内容提要

本丛书共6集，第1、2集主要收录第一批国家名老中医146位的1850例医案，第3、4集主要收录第二批国家名老中医142位的1884例医案，第5、6集主要收录第三批国家名老中医和部分前两批国家名老中医及中医博士生导师共146位的1438例医案。6集共收录434位名中医的5172例医案。

本丛书特点：①所选名中医在全国有广泛影响，极具权威性。②各集内对名中医均按行政区划和军队分类编排。③每一医案均由名老中医自己亲自选定，真实、可靠。其中一部分名老中医现已作古，因此所收医案尤为珍贵。④每一医案后均有按语，或为名医自己所撰，或由后人、门徒所加。⑤每位名中医的医案后都有编者评注。该评注均系本丛书主编、副主编所撰，因他们长期从事中医临床工作，具有较高的学术水平。评注以简洁的语言，高屋建瓴地概括了该名中医的学术思想和诊疗特点，结合所选医案予以剖析，每能抓住名中医的学术精髓，突出要点，对读者有所启迪。⑥每集正文后附有该集的病名病证索引，第6集书末附有丛书总病名病证索引，以便读者查阅。

本丛书对提高中医各科各级临床医生诊疗水平有较大的参考价值，如能细心品读，反复钻研，掌握精髓，那他距离名医的目标也就不远了。应该肯定，这套丛书的出版，对名老中医诊疗特色的继承和诊疗经验的抢救有特殊意义。

中国现代名中医医案精粹

第4集

主　编　董建华　王永炎
副主编　杜怀堂　陶广正　江扬清　杨晋翔
编　委　董建华　王永炎　杜怀堂　陶广正　江扬清　杨晋翔　王亚芬　李　琴　崔京艳

人民卫生出版社

图书在版编目（CIP）数据

中国现代名中医医案精粹．第4集/董建华等主编．
—北京：人民卫生出版社，2010.12
ISBN 978-7-117-12633-5

Ⅰ.①中…　Ⅱ.①董…　Ⅲ.①医案-汇编-中国-现代
Ⅳ.①R249.7

中国版本图书馆CIP数据核字（2010）第025106号

中国现代名中医医案精粹

第 4 集

主　　编：董建华　王永炎
出版发行：人民卫生出版社（中继线 010-59780011）
地　　址：北京市朝阳区潘家园南里19号
邮　　编：100021
E - mail：pmph @ pmph.com
购书热线：010-59787592　010-59787584　010-65264830
印　　刷：保定市中画美凯印刷有限公司
经　　销：新华书店
开　　本：787×1092　1/16　　**印张**：54
字　　数：1382千字
版　　次：2010年12月第1版　　2024年1月第1版第7次印刷
标准书号：ISBN 978-7-117-12633-5
定　　价：108.00元

出版者的话

继承和发扬我国古代医药学遗产，是当今中医发展的主要方向；传承当今名老中医鲜活的临证经验，是发展中医的坚实基础。中医几千年的发展史，从某种意义上讲也是众多中医名家的成才史，而众多的中医名家的学术思想与临床经验，在中医发展中又起着举足轻重的作用。

历代中医医家都非常重视医案的整理和编撰工作，这些医案是历代中医学家灵活运用中医理法方药治病救人的真实记录，其中蕴藏着许多新发现、新创造、新见解。因此，学习名家医案是中医师提高临床诊疗水平的重要途径之一。

我社历来重视名老中医经验的整理出版工作，建社57年以来，我社出版了大量的中医名家的学术著作和医案、医论、医话等。自上个世纪70、80年代，我社先后出版了《蒲辅周经验集》、《蒲辅周医案》、《岳美中医案》、《岳美中医话》等老一辈名老中医的临床经验，其中《蒲辅周医案》、《蒲辅周经验集》还是在周恩来总理的亲自关心下整理出版的。90年代至本世纪初的这10年，我社规划出版了大量的著名老中医经验集，尤其是国家三批名老中医的著作是我社策划组织出版的重点。如："十五"国家科技攻关计划"名老中医学术思想、经验传承研究"课题结题后，我们策划出版了《当代名老中医典型医案集》系列，分内科（上、中、下）、外伤科、妇科、儿科、五官科、针灸推拿等8册出版。此外还有《全国著名中医经验集丛书》、《现代名医证治丛书》等。这些名老中医经验著作的出版，对传承名老中医经验发挥了积极的作用，在读者中产生了很好的影响。

当代中医名家辈出，而由卫生部、人事部、国家中医药管理局评选的全国三批名老中医，是众多名医中的佼佼者。他们分布在全国不同地区，倾心为患者服务，成就了现代中医的辉煌。

本丛书6集共收录434位全国三批名老中医的5172则医案，按行政区划和军队分类排序。本丛书的编写由著名中医大家董建华、王永炎两位院士发起，先后向全国第一、二、三批名老中医发出征文，请他们将在临床中看病最拿手的医案整理出来，将医案中蕴含的诊疗思路和治疗方法总结出来，为当代医生提供借鉴。这些受邀的名老中医遂将其毕生积累的临证精粹予以总结，不少人亲自整理了自己的诊疗医案，分析其机理，探讨用方用药奥秘。

与其他同类名医医案、经验集不同的是，本丛书的医案多出自名医本人之手，为第一手资料，可信度高。这些医案就像一个个鲜活的患者呈现在我们面前，名老中医带领着读者一步一步诊治患者，思考分析，判定实践。年轻的中医医生能沿着这条被名医引领的路不断走下去，潜心研究，用心实践，那他距离成长为名医的目标也就不远了。

整理与出版名老中医经验是中医发展的必由之路，在中医发展中起着助推器的作用。我社将一如既往地做好名老中医经验传承的出版工作，为中医学术的进一步发展，为中医临床水平进一步提高，为培养造就更多的中医名家，出版更好更多的作品。

人民卫生出版社

2010年8月

编者说明

中国医药学是一个伟大的宝库，中医医案则是这个宝库的重要组成部分。据不完全统计，深具影响的中医医案著作载于《中医联合图书目录》者约有360多种，未经收入《中医联合图书目录》的近现代名家医案著作更是难以计数。无疑，这些医案著作都是研究中医学的宝贵财富，也是研究中医学的真凭实据。

在著名中医专家、教授董建华院士倡导下，由王永炎院士等中医专家群体编纂的《中国现代名中医医案精华》连续出版了1～6册之后，深受广大中医工作者青睐，并在海内外产生了较大影响，因此又精心编写了第7～9册。但由于北京出版社改制，不再出版医学书籍，却又难以割舍这部由高层次中医专家群体编纂的、在社会上颇有影响的长销书，几次请作者耐心等待其出版社"研究"，以致一拖再拖延误了两年。最后还是忍痛割爱出具证明放弃版权。

本丛书转由人民卫生出版社继续出版后，出于全面考虑，将该书书名改为《中国现代名中医医案精粹》，并将已经出版的前6册重新厘订、整理，交由人民卫生出版社统一规划刊印发行。将原来的32开本换成16开本，改原计划的共9册为6集，将原第1～6册合并为新丛书的前4集，新编的第7～9册改为新丛书的第5、6集，所有医家的肖像分别放置在每位医家生平传略的左上角，使读者在研读名医医案之前既可以了解医家的生平传略，又可以一睹著名医家的风采。

编　者

2010年6月26日

崔 序

（《中国现代名中医医案精华》序）

中国医药学是一个伟大的宝库，是一门具有独特理论体系和丰富临床经验的科学。几千年来，中医药学对中华民族的繁衍昌盛，作出了重大贡献。早在唐代，中国已经成为亚洲医药学的中心，对亚洲和世界医学的发展曾经产生过深远的影响。新中国成立以来，在继承的基础上，中医药学又取得了许多重要的科研成果，对世界医药学的发展起到了积极的促进作用。近年来，中医药学在国际上的影响越来越大，不少国家出现了“中医热”；世界上一些知名的科学家认为，中医中药可能给生命科学带来新的突破。欧美和东南亚的许多国家，都加强了对中医中药的研究，某些课题已经取得一定的成果。对于中医中药发源地的中国来说，振兴中医中药事业，造福全人类，更是一项义不容辞的历史使命。

具有高深的中医理论、独到的学术思想、丰富的临床经验的名中医，是中华民族的宝贵财富。整理、继承、发扬他们的学术思想和实践经验，是振兴中医的重要内容之一。董建华教授率北京中医学院的几位门人，致力于振兴中医事业，将23个省、市、自治区的和人民解放军系统的共146位著名中医专家的医案精华汇集在一起，编辑成《中国现代名中医医案精华》一书，这对继承我国传统医药学的丰富遗产，整理和发扬现代名中医的诊治经验，无疑是一种有益的贡献。

我期望中医界能有更多的医案精华问世，更希望中医界的同志们团结一致，艰苦奋斗，不断探索，不断创新，为振兴中医作出更多更大的贡献。

中华人民共和国卫生部部长　崔月犁

1986年8月

余序

（《中国现代名中医医案精华》续编序）

十年前，国内一部重要的医案著作——《中国现代名中医医案精华》(一、二、三)(主编：董建华，副主编：王永炎、杜怀棠、马朋人、陶广正)刊行问世，受到中医界的广泛重视。该书是作为建国后的大型医案汇编，第一批共收选全国23个省、市、自治区和人民解放军系统总计146位名医、1850余例医案记述，包括临床各科常见多发病及若干疑难危重病证。在编撰中，为了加强学术理论与临床实践的有机结合，编者在精选医案学验精粹的同时，撰写了提炼、启发性按语和精要的评注，使读者易于领悟，亦便于临证借鉴、参考。当时，卫生部部长崔月犁十分看重并支持这部医案专著的编写，并在百忙中提笔作序。崔部长以宏观的气势看待今后中医药学的发展，他在序文中特别提到"世界上一些知名的科学家认为，中医中药可能给生命科学带来新的突破……"敝见认为，这种"新的突破"，古今医案中丰富的临床内涵将发挥至关重要的作用。

我历来重视医案著作的学习与运用，数十年来泛览数以百计的古代名家验案，往往不忍轻易释卷。医界共知，治法有常法、变法、定法、活法之别，医案著作中诸法毕备，而临床医师要学习变法、活法，尤须研读古今名家医案。唐初许胤宗尝谓："医者意也，在人思虑……"(《旧唐书·列传·第一百四十一》)，我国临床医学奠基人——东汉·张仲景给后世创立了辨证论治诊疗思想体系和施治大法的规范。而在疏方论治方面，又善于同中求异，异中求同，反复推敲，认真酌定。正如梁·陶弘景所说："仲景用药，善以意消息。"此处所说"消息"，系指立方、遣药时的斟酌加减和善于化裁变通。《续医说·吴恩序》又说："御寇有言，医者理也，理者意也……理言治，意言识。得理与意，料理于未见，曰医。"这是对"医者意也"一段绝妙的注笔。由此可知，"求意"亦即"求理"，所谓"医者意也"，是指医生在精细辨证的基础上，经过认真思考而获得的证治概念和处治大法。学习先哲、今贤的医案，有利于读者开阔诊治思路，逐步达到"审证确、思虑精"的临床水平。

今值《中国现代名中医医案精华》第四～六册即将编成、刊印之际，我还须向读者郑重推荐的是，该书为了进一步完善宏编、提高编写质量，收选更多现代名中医医案。四～六册的主编人员又作了相应的调整、充实，由董建华、王永炎两位中国工程院院士领衔主编，杜怀棠、陶广正、江扬清、杨晋翔教授任副主编。收选全国142位名医、约1884例治案，编写体例大致同前。我们翻阅诸家医案，可以从中学习现代名中医察病之机宜与遣方、用药之要妙。对于各科医师诊治复杂多变的疑难病证，每能起到"发智灯于暗室，渡宝筏于迷津"(见清·申士秀《金匮悬解·后叙》)的临床指导作用，须予着重提出的是，读者阅习此书案例，可以在诊疗过程中学到"操纵于规矩之中，神明于规矩之外"，一些相当生动的活法与变法，其中之融化机变、圆机活法，颇能取法观摩，发人深思。再者，这部医案新作，编者能进一步精选全国各地名医的临证医案予以总汇。在编法方面，突出以医家为纲，以病证为目。并以介绍中医病名和立法作为表述的主旨，体现了主编者编撰此书的主要学术特色。

综上所述，我认为该书具有鲜明的时代性和临床实用性，其中不乏具有临床深入探索、总结和开发、推广的治法、方药。当前我们正处于中医药发展"机遇与挑战并存"的新世纪，北京出版社以重点出版项目，刊印《中国现代名中医医案精华》之续编，是符合广大中医临床工作者迫切需求的。有鉴于此，聊书杂感以为序。

全国古籍领导小组成员
中国中医研究院学术委员　余瀛鳌

2001年5月

第3、4集前言

世纪之交，生命科学的悄然兴起，科教兴国战略的实施以及创新人才的培养和创新工程的展开，都为中医学术研究的深化与发展带来良好的机遇。尤其是医学朝向的变化与“健康”概念的拓宽，将为中医药学科生长点的培植和学术内涵建设创造一种前所未有的氛围。要发展中医学，首先是继承，继承是源头，是基础，要在继承的基础上创新。创新包括知识创新和技术创新。鉴于中医学是一门实践性很强，重复经验积累的医学，其生命力体现在临床疗效上，因此要强调以临床为中心。还有中医学独特理论体系的构建，是生命科学与人文科学成功的交融，具有丰厚的中国文化的底蕴，是具有中国特色的生命科学。所以整理和发掘古今著名临床学家的诊疗经验和学术思想，以“医案”为载体辐射其研究成果，进而推广应用将是一份有意义、有力度的工作。

历代中医医案，是中医药学伟大宝库中的重要瑰宝之一。其之所以重要，就在于这些医案是历代中医学家灵活运用中医理、法、方、药治病活人的真实记录，是中医理论与临床实践紧密结合的生动范例，是人们学习中医理论和临床的最好借鉴；尤其重要的是，中医理、法、方、药各方面许多的新发现、新创造和新发展，往往是一点一滴地渗透在一些医案之中，成为继承与发扬中医药学取之不尽、用之不竭的源泉。因此，历代医家都十分重视医案的整理和编纂工作。

我国的中医医案，最早见于汉代司马迁《史记·扁鹊仓公列传》的“仓公诊籍”，它记载了淳于意的治病验案。此后，中医医案的整理和编纂工作，随着历史的发展、科学技术的进步，形式更加多样，内容日益丰富，既有名医个人的医案，又有名医群体中小型医案和名医群体大型医案。名医个人医案流传较广的有：元代(1281)罗天益的《罗谦甫治验案》，元代(1358)朱震亨的《怪痾单》，明代(1519)汪机的《石山医案》，明代(1529)薛己的《薛氏医案》，明代(1644)王肯堂的《王肯堂先生医案》，明代(1644)肖京的《伤寒门医案》和《杂病门医案》，明代(1662)李中梓的《李中梓医案》，清代(1729)尤怡的《静香楼医案》，清代(1746)叶桂的《临证指南医案》，清代(1759)徐大椿的《洄溪医案》，清代(1764)薛雪的《薛生白医案》，清代吴瑭的《吴鞠通医案》，清代(1813)王九峰的《王九峰临证医案》，清代(1843)王士雄的《王孟英医案》，清代(1897)张聿青的《张聿青医案》，近代的有1921年董韵笙辑的《陈莲舫医案秘抄》，1925年金子久的《金子久医案》，1927年丁甘仁的《丁甘仁医案》，1940年祝谌予编的《祝选施今墨医案》，1941年汪逢春的《泊庐医案》等等。名医群体中小型医案中有代表性的有明代(1639)陆嶽等编的《陆氏三死医验》，清代(1831)吴金寿纂辑的《三家医案合刻》，清代(1889)姜成之编录的《龙砂八家医案》，清代(1900)柳宝诒选评的《柳选四家医案》，近代1918年陆锦燧等选辑的《重古三何医案》等等。名医群体大型医案影响比较大的有明代(1549)江瓘编的《名医类案》，清代(1770)魏之琇编的《续名医类案》，清代(1778)俞震编的《古今医案按》，清代(1786)沈源编的《奇症汇》，清代(1795)吴畹庵编的《前贤医案》，清代(1882)罗茂亭编的《医案类录》；近代则有1916年张寿颐编的《湿温病古今医案评议》，1927年何廉臣编的《全国名医验案类编》，1928年秦伯未编的《清代名医医案精华》，1930年叶劲秋编的《现代名医验案》，1934年徐衡之、姚若琴编的《宋元明清名医类案》和《清代名医医案大全》，1935年陈景岐编的《奇病治法三百种》，1937年冯伯贤编的《医案选粹》等等。据中国中医研究院、北京图书馆1961年出版的《中医图书联合目录》记载，至1959年底，我国出版的历代名中医医案共有280多种。可见名中医医案是深受读者欢迎的书籍之一。

现代名中医，是我国的宝贵财富；现代名中医的医案，则是中医药学宝库中的瑰宝。为了系统地整理、继承和发扬现代名中医的临床经验，以促进中医事业的繁荣和发展，我们已整理出版了《中国现代名中医医案精华》1～3册。本次又搜集整理了全国142位中医主任医师、教授、研究员等著名学者提供的常见病、疑难病及危重症的医案，选其精华，汇集编纂成4～6册付梓。为了弘扬中医学术，不断提高防治水平，我们还将继续组织编写本书的续篇，供广大中医工作者借鉴和参考。

在本书行将付梓之际，德高望重、学验俱丰的中国中医研究院学术委员、全国著名中医教授余瀛鳌先生以酣畅淋漓的语言高屋建瓴地为本书作了中肯而具有时代气息的序言，在此表示由衷的感谢。

马朋人、陈光新、赵志付、戴昭宇、焦扬等同志参加了一部分编选工作，在此一并表示感谢。

主编　董建华　王永炎

2001年5月

第3、4集凡例

一、本书第3、4集是继第1、2集之后的续作，其体例与前两集大致相同。主编与副主编人员作如下变更：主编为董建华、王永炎，副主编为杜怀棠、陶广正、江扬清、杨晋翔。

二、本书第3、4集共收录包括台湾省在内的24个省市自治区及人民解放军系统共计142位著名老中医1884例医案。

三、省市自治区的排列次序无一定程式，完全取决于我们收稿的先后。每一地区(或系统)的名医的先后排列以医家出生年月为序，年月同者则以姓氏笔画为序。

四、为了使读者一睹现代名老中医之风采，本丛书将名老中医照片刊于其医案所在之页生平传略之右上角。

五、各位名老中医的生平传略，述于各自医案之前，俾先知其人再观其术而印象深刻。

六、由于每位医家各有各的风格，致使所书医案之体例亦不尽相同。为了方便研读，我们在编纂过程中，本着不害意、不失真的原则略加规范并进行必要的文字加工，将所选医案基本统一成主诉、诊查、辨证、治法、处方、按语等诸项加以叙述。但药名以每位医家处方习惯所用者为准，全书不做统一处理。

七、每一案例(抑或同类数例)之后皆有按语，或分析方药，或指出辨证关键，皆画龙点睛有助于研读。医案与按语凡属医家自撰者，一律不再署名；凡由他人整理者，则于括弧内署名某某整理。

八、每位医家全部医案之后均有“编者评注”一项，系本书编者所加，意在提要钩玄，评其纲纪。

九、本书所收医案一般都采用中医病名，极少数医案沿用了原案所用的西医病名。亦有一些医案出于中西医结合之需要，采用中西对照法，将西医病名以括号的形式附于中医病名之后。

十、为方便当代读者阅读，本书中的药物剂量、检查和化验结果等的计量单位一律采用法定计量单位。

十一、每集之后，附有病名病证索引，以便读者查阅。

目录

广东名医医案

何炎燊医案……1
一、从“土载万物”立法治愈习惯性流产一例……2
二、加减调荣饮治愈慢性肾炎水与血结一例……3
三、乌梅丸合大回生汤加减治愈重型小儿腹泻(慢脾风)一例……4
四、下法治愈乙型脑炎(重型)一例……5
五、以崩大碗为主治愈高血压性肾病合并氮质血症一例……6
六、风引汤合防风通圣散治愈中风闭证一例……7
七、益气育阴潜阳法治愈温病危证一例……8
八、地黄饮子加减治愈热病后期眼球震颤、全身瘫痪一例……10
九、加味白虎汤治愈热痿一例……11
十、暖土御风法治愈高血压眩晕一例……12
十一、人参败毒散加石膏治愈登革热一例……13
十二、遵景岳“去其所偏”之说治愈不孕症一例……14
十三、通腑涤痰、清热救津法治愈马脾风(麻后肺炎)一例……15
十四、小柴胡汤治愈肺炎发热百日一例……16
十五、补脾滋肾、化气行水、活血消癥复方治愈肝硬化一例……17
王德鑑医案……19
一、养阴生津、解毒通经法治愈噎膈一例……19
二、养阴清肺法治愈虚火喉痹二例……20
三、柔肝养肺、行气活血法治愈声带息肉一例……21
四、扶正祛邪法治愈急性鼻渊一例……22
五、玉屏风散合苍耳子散治愈慢性虚性鼻病三例……23
六、清热利湿祛风法治愈左耳湿疹一例……24
七、清肺养胃法治疗鼻咽癌一例……25
魏凤坡医案……27
一、行气散热、活血化瘀法(阳明经穴为主,配肺俞、心俞、膈俞)治愈痤疮一例……28
二、补肾益气健脾法(肾俞、足三里为主穴)治愈肾病综合征一例……28
三、疏风解表、祛邪降逆法(肺俞、合谷为主穴)治愈哮喘证一例……29
四、通经活络法(后溪、跗阳为主穴)治愈太阳头痛(枕大神经痛)一例……30
五、祛风通络法(翳风、风池为主穴)治愈头风一例……31
六、特异性选穴、行气活血法(翳风穴为主穴)治愈偏头痛(血管性头痛)一例……32
七、言语开导、疏通气机法(合谷、天突为主穴)治愈暴喑不语(癔病性失语)一例……32
八、健脾和胃、疏泄肝胆法(脾俞、胆俞、足三里、太冲为主穴)治愈慢性肝病一例……33
九、行气活血、祛风通络法(阳明经穴为主,辅以太、少两经)治愈面瘫一例……34

十、益气健脾、疏肝解郁法（以阳明经穴为主，配疏肝理气方药）治愈重症肌无力一例 …… 35
周国雄医案 …… 37
一、升麻消毒饮治愈湿热蕴脾、浸淫疮一例 …… 38
二、益气清热敛汗治愈卫阳不固多汗一例 …… 39
三、疏肝理气、健脾燥湿治愈脾为湿困弥漫三焦一例 …… 40
四、清热凉血、滋阴潜阳法治疗相火妄动、血热妄行一例 …… 41
五、养血止血潜阳法治愈阴虚内热斑疹一例 …… 42
六、健脾驱湿逐饮治愈经脉痰阻、阳微肢厥一例 …… 43
七、寒温并用治疗咳喘一例 …… 44
八、清心肝之火、温化痰结治愈痰热逆脑、头眩难眠一例 …… 45
九、八珍汤加减治愈气血两虚、疮疡不愈一例 …… 45
十、豁痰除湿、宣通经络法治愈痰热蒙闭、痦痱瘖痱一例 …… 46

四川名医医案

龚去非医案 …… 49
一、桂麻各半汤治愈痛痹证一例 …… 49
二、芩连增液汤治愈风温证二例 …… 50
三、益气发表、活血解毒法治愈下肢慢性肿疡一例 …… 51
四、仿地黄饮子治愈痱证一例 …… 51
五、益气法治愈便血证二例 …… 52
六、当归四逆汤加味治愈脱疽一例 …… 53
七、仿乌梅丸法治愈溃疡性结肠炎二例 …… 53
八、乌头桂枝汤加味治愈三叉神经痛一例 …… 55
九、自拟芩连红桃棱莪方治愈阑尾炎四例 …… 55
十、桂枝加麻辛附汤治愈尿闭三例 …… 57
十一、当归四逆汤治愈痛经二例 …… 59
十二、芪附理中汤加味治愈阳虚血崩一例 …… 59
十三、小承气汤加味治愈食积发热一例 …… 60
十四、桂枝汤加味治愈小儿厌食症一例 …… 60
十五、附子理中汤加味治愈慢性腹泻一例 …… 61
十六、半边莲为主治愈腹水症二例 …… 61
施治全医案 …… 64
一、清化湿热、通淋排石法治愈石淋一例 …… 64
二、虎潜丸加减治愈痿躄一例 …… 65
三、黄芪桂枝五物汤加味治愈眩晕一例 …… 65
四、温阳化饮法治愈痰饮一例 …… 66
五、疏肝理气、温化散结法治愈瘰疬一例 …… 66
六、温阳通络、活血化瘀法治愈股骨肿瘤一例 …… 67
七、益气升阳、清化湿热法治愈五色痢一例 …… 68
八、温肾扶脾法治愈顽固性腹泻一例 …… 68
九、普济消毒饮加减治愈腮腺炎并发睾丸炎一例 …… 69

十、温阳摄血法治愈便血一例 …… 69
十一、养血熄风法治愈老年皮肤瘙痒症一例 …… 70
十二、扶阳助正、温化寒湿法治愈泄泻伴胃痛一例 …… 71
十三、薏苡附子败酱散加减治愈肠痈一例 …… 71
十四、清热凉血、润燥除湿法治愈口糜龈烂一例 …… 72
十五、降气化痰、养阴止血法治愈咳血一例 …… 72
十六、扶阳益气法治愈眩晕一例 …… 73
王静安医案 …… 74
一、疏风散热宣肺气、清胆泻热治鼻渊一例 …… 74
二、升阳益气温肝肾、疏肝散结治疝气一例 …… 75
三、健脾和胃、渗湿利尿治愈泄泻二例 …… 76
四、透营转气、清宣导滞退高热一例 …… 77

湖北名医医案

李丹初医案 …… 79
一、补虚泄实、化瘀降浊治疗慢性肾功能衰竭一例 …… 79
二、芙蓉清解汤治疗尿路感染一例 …… 80
三、中西医结合治疗慢性肾炎尿毒症昏迷一例 …… 81
四、疏郁导滞、壮督补脑治愈阳痿一例 …… 82
五、健脾益肾、育阴壮阳治愈阳痿一例 …… 83
六、运脾渗湿法治愈慢性肾炎一例 …… 83
七、温阳利水法治愈慢性肾炎一例 …… 84
八、健脾益肾法治愈慢性肾炎一例 …… 84
九、益气养阴法治愈慢性肾炎一例 …… 85
十、扶正解表法治愈慢性肾炎一例 …… 85
十一、解毒行水法治愈慢性肾炎一例 …… 86
十二、清咽育阴法治愈慢性肾炎一例 …… 87
十三、滋阴潜阳法治愈慢性肾炎一例 …… 87
十四、温经活血法治疗痛经一例 …… 88
十五、温肾扶脾法治疗泄泻一例 …… 88
十六、滋肾养阴法治愈便秘一例 …… 89
十七、肺肾双补法治愈喘证一例 …… 89
张介安医案 …… 91
一、内外合治法治愈木舌一例 …… 91
二、小承气汤加味治愈急惊风一例 …… 92
三、攻补兼施法治愈慢惊风一例 …… 93
四、参苓白术散加味治愈滞颐一例 …… 93
五、射银汤加味治愈乳蛾一例 …… 94
六、小青龙汤治愈哮喘急性发作一例 …… 94
七、六味止泻散治愈泄泻一例 …… 95
八、疏肝健脾、行气化水法治愈水疝一例 …… 95
九、清热利湿退黄治愈胎疸一例 …… 96

十、贝母瓜蒌散加味治愈顿咳一例 …… 97
十一、消食散加味治愈食痫一例 …… 97
十二、消食导滞清热法治愈斑毒一例 …… 98
十三、理脾养阴法治愈长期低热一例 …… 99
十四、培土和胃法治愈呕吐型痫证一例 …… 100
十五、益气温肾法治愈遗尿一例 …… 100
万文谟医案 …… 102
一、清热利湿、养阴生津法治愈湿温一例 …… 102
二、清热利湿、活血化瘀法治愈黄疸二例 …… 103
三、清利湿热法治愈黄疸合并淋证一例 …… 105
四、通阳化湿、活血化瘀法治愈阴黄一例 …… 106
五、清化湿热、调肝和胃法治愈胁痛并胃脘痛一例 …… 107
六、清利湿热、活血化瘀、健脾行水法治愈臌胀一例 …… 108
七、清利湿热、活血化瘀、健脾和胃法治疗臌胀合并胃脘痛一例 …… 109
八、清化湿热、调养脾肾法治愈胁痛合并消渴一例 …… 110
九、温养肝肾、调理气血法治愈胁痛合并阳痿一例 …… 110
十、清利湿热、调理脾胃、补益肝肾法治愈水肿一例 …… 111
十一、清热解毒、育阴止血、化痰散结、调理脾胃法治愈癥积并发血证一例 …… 112
十二、清泄湿热、利胆和胃法治愈胁痛并水肿、胃脘痛一例 …… 113
钱远铭医案 …… 115
一、清心化痰法治愈痰郁证一例 …… 115
二、平冲降逆法治愈奔豚气一例 …… 116
三、温阳利尿治愈肺心心衰症二例 …… 116
四、化痰开窍、宁心安神治愈散发性脑炎一例 …… 118
五、清热化瘀法治愈乳头流血症一例 …… 118
六、温补脾肾法治愈乳糜尿三例 …… 119
七、活血通络法治愈脑栓塞二例 …… 120
八、清宣邪热、益气生津法治愈中毒性休克一例 …… 121
九、清肺豁痰法治愈顽固哮喘一例 …… 122
十、脾肾双补法治愈慢性肾炎合并尿毒症一例 …… 122
十一、芳香开痹、清气化痰法治愈心绞痛一例 …… 123
十二、补益心脾、交通心肾法治愈顽固性心动过速一例 …… 124
十三、脾肾双补法治愈缩阴症一例 …… 124
十四、痹证治验二例 …… 125
十五、麝香丸为主治疗类风湿关节炎三例 …… 126
十六、清热逐饮法治愈悬饮二例 …… 127
十七、泻下法治疗肝硬化腹水一例 …… 128
杨百茀医案 …… 130
一、自拟麻辛味干汤治愈咳喘一例 …… 130
二、滋阴固肾法治愈消渴一例 …… 131
三、补肾固摄法治愈遗尿一例 …… 132
四、化痰散饮法治愈神经性呕吐一例 …… 132

五、化痰熄风法治愈偏头痛一例 …… 133
六、三仁汤化裁治愈湿温(邪留三焦)一例 …… 134
七、小柴胡汤化裁治愈热入血室一例 …… 134
八、疏塞并用治愈腹胀泄泻一例 …… 135
九、先温散后清化分步治愈寒湿内结一例 …… 135
十、化痰熄风法治愈眩晕猝发一例 …… 136
十一、运用温通行滞法治愈胸痹一例 …… 137
十二、辨证治愈心律不齐二例 …… 137

湖南名医医案

刘炳凡医案 …… 139
一、健脾化痰、温肾降逆法治愈癫痫一例 …… 139
二、健脾祛痰、通络活血法治愈癫痫一例 …… 140
三、清润通络法治愈脑损伤后遗症一例 …… 141
四、柔剂养阳、介类潜镇固本治愈脑炎后遗症一例 …… 141
五、滋肾养阴、平肝潜阳法治愈重度神经衰弱一例 …… 142
六、健脾化痰、平肝熄风治愈精神分裂症一例 …… 142
七、滋水涵木、平肝潜阳法治愈高血压一例 …… 143
八、益气活血、祛风化痰法治愈面神经麻痹一例 …… 143
九、养阴凉血熄风法治愈面三角区红斑一例 …… 144
十、引火归原法治愈慢性口腔炎一例 …… 144
十一、养阴潜阳、活血通络法治愈毒性甲状腺功能亢进一例 …… 145
十二、疏肝理气、化痰消肿、软坚散结法治愈左甲状腺囊腺瘤一例 …… 146
十三、健脾利湿、化饮止痛治愈左侧胸膜炎及左侧胸腔包裹性积液一例 …… 147
十四、健脾益肺、活血化瘀法治疗肺癌一例 …… 147
十五、行气化痰、活血通络法治愈乳腺增生一例 …… 148
十六、疏肝理气、化瘀通络法治愈乳腺癌一例 …… 149
十七、养阴熄风、消润通络法治愈风湿热一例 …… 150
十八、益气温阳、宣痹通络法治愈类风湿关节炎一例 …… 150
十九、健脾益气、祛湿通络法治愈类风湿关节炎一例 …… 151
二十、补虚通络法治愈过敏性紫癜一例 …… 152
二十一、滋肾养阴、行血止血法治愈过敏性紫癜一例 …… 152
二十二、气血双补、活血通络法治愈再生障碍性贫血一例 …… 153
二十三、清宣通络法治愈皮肤病(湿疹)一例 …… 153
二十四、益气健脾、温润通络法治愈慢性结肠炎及肠系膜肿块一例 …… 154

河北名医医案

张文灿医案 …… 155
一、平衄汤治愈老年乳衄一例 …… 155
二、渗湿通痹汤治疗类风湿关节炎一例 …… 156
三、散寒宣痹汤治疗类风湿脊柱炎一例 …… 157

四、清热宣痹汤治疗风湿热一例 …… 157
五、通窍涤痰汤治疗暴发性耳聋三例 …… 158
六、育阴平肝熄风法治愈震颤麻痹一例 …… 160
七、消痞汤治愈疣状胃炎、十二指肠多发性溃疡一例 …… 160
八、复方三妙汤治愈风湿病二例 …… 161
九、清热燥湿治愈重症静脉炎一例 …… 162
十、行气顺经法治愈逆经病二例 …… 163
十一、复方香甘汤治愈反应性精神病一例 …… 164
李裕蕃医案 …… 165
一、健脾化积法治愈乳糜泻一例 …… 165
二、通脉化瘀汤治愈血栓性静脉炎一例 …… 166
三、益肾活血、清热利湿法治愈遗精一例 …… 166
四、益气健脾、温中行气法治愈手术后腹胀一例 …… 167
五、生脉散加味治愈病毒性心肌炎一例 …… 167
六、和解、凉血、清营法治愈流行性胸痛一例 …… 168
七、知柏地黄汤加味治愈劳淋一例 …… 168
八、凉血清热、祛湿通络法治愈风湿性心肌炎一例 …… 169
九、凉血解毒、通腑利湿法治愈急黄昏迷一例 …… 169
十、和解、清营、凉血法治愈传染性单核细胞增多症一例 …… 170
十一、二仙汤加味治愈更年期综合征一例 …… 171
十二、琥珀散治愈崩漏一例 …… 171
十三、温下清上、潜阳通痹法治愈更年期胸痹一例 …… 172
十四、益肾补精、通腑降浊法治愈慢性肾功能衰竭氮质血症一例 …… 172
十五、清心涤痰、疏肝安神法治愈癫证一例 …… 173
十六、和解养阴、凉血清热法治愈低热一例 …… 174
十七、疏肝散结、活血软坚法治愈瘿瘤一例 …… 174
十八、冠心饮治愈胸痹五例 …… 175
十九、益肺活血软坚法治愈矽肺一例 …… 176
二十、益气滋阴、解毒化瘀法治疗胃癌一例 …… 177
王体仁医案 …… 178
一、白虎蒿芩清胆合用方治愈湿温病一例 …… 178
二、强心健脾法治愈心悸一例 …… 179
三、清金抑木法治愈咳嗽一例 …… 180
四、雄鸡汤治愈滑胎一例 …… 180
张子维医案 …… 182
一、"僵藤饮"治疗顿咳(百日咳)一例 …… 182
二、滋阴潜阳、平肝熄风法治疗下焦温病一例 …… 183
三、"安中饮"治反胃呕吐两例 …… 183
四、开鬼门、洁净府法治愈风水证一例 …… 184
五、清热利湿法治石淋(肾结石)一例 …… 185
六、熄风潜阳法治疗阵发性颈项强直一例 …… 186
七、滋水潜阳法治愈摇头震颤症两例 …… 186

八、益气活血、温经散寒治愈奇痒一例 …… 187
九、清肝熄风治愈眼球突出一例 …… 188
十、益肾清肝治疗瞳孔缺损(虹膜睫状体炎)一例 …… 188
十一、理气、行水、逐瘀配合外敷法治愈臌胀二例 …… 189
十二、小柴胡汤治疗高热三例 …… 190
十三、脾胃同治法治心下痞满症二例 …… 191
十四、“中和汤”治心烦嘈杂胃疼吐酸二例 …… 192
十五、“加味小柴胡汤”治疗少阳腑证一例 …… 192
十六、行气化痰法治疗痰气结核二例 …… 193
庞赞襄医案 …… 195
一、养阴清热法治愈蚕蚀性角膜溃疡一例 …… 195
二、调理脾胃法治愈匐行性角膜溃疡一例 …… 196
三、滋阴益肾法治愈视网膜静脉周围炎一例 …… 197
四、疏肝解郁法治愈急性视神经乳头炎一例 …… 197
五、健脾益气法治愈眼肌麻痹一例 …… 198
六、补气养血、破瘀通络法治愈视神经萎缩一例 …… 198
七、清肝解郁法治愈急性视网膜色素上皮炎一例 …… 199
八、疏肝解郁、活血通脉法治愈视神经视网膜炎一例 …… 199
九、育阴、潜阳、通脉法治愈视网膜静脉阻塞一例 …… 200
十、泻肝解郁法治愈眼外伤一例 …… 201
高濯风医案 …… 202
一、益气、健脾、补肾法治愈重症肌无力二例 …… 202
二、辨证治愈精神分裂症一例 …… 203
三、柴胡加龙骨牡蛎汤治愈精神分裂症一例 …… 204
四、芍药汤加减治愈结肠炎一例 …… 204
五、龙胆泻肝汤加减治愈急性外耳道炎一例 …… 205
六、辨证治验冠心病一例 …… 205
七、健脾补肾法治愈老年性泄泻一例 …… 206
八、葶苈薏苡泻肺汤加味治愈结核性胸膜炎一例 …… 206
九、当归补血汤加味合中药洗剂治愈鹅掌风一例 …… 207
十、当归六黄汤合生脉饮治愈心肌炎频发室性期前收缩一例 …… 208
十一、加减越婢汤治愈急性肾小球肾炎一例 …… 208
十二、温阳益气法治愈病态窦房结综合征二例 …… 209
十三、自拟解郁通经方治愈闭经一例 …… 210
十四、养血温经法治愈不孕症一例 …… 211
十五、自拟麻杏二三汤治愈哮喘证一例 …… 212
夏锦堂医案 …… 214
一、调肝降逆法治愈头痛一例 …… 214
二、滋阴养血法治愈顽固性偏头痛一例 …… 215
三、清肝熄风法治愈眩晕一例 …… 216
四、平肝潜阳法治愈眩晕一例 …… 216
五、益气养血法治愈眩晕一例 …… 217

六、补阳还五汤加减治愈中风一例 …… 217
七、清肝泻火法治愈耳鸣耳聋一例 …… 218
八、小青龙汤加减治愈喘咳一例 …… 219
九、理气活血法治愈胁痛一例 …… 220
十、桂枝龙骨牡蛎汤合参附汤治愈心悸发热一例 …… 220
十一、炙甘草汤加减治愈心悸一例 …… 221
十二、归脾汤加减治愈心悸一例 …… 222
十三、温通化瘀法治愈胸痹一例 …… 222
十四、疏肝和胃法治愈呃逆一例 …… 223
十五、理气活血法治愈胃痛一例 …… 224
十六、黄芪建中汤加味治愈胃脘痛一例 …… 224
十七、通里导滞法治愈腹痛一例 …… 225
十八、表里双解法治愈泄泻一例 …… 226
郭中元医案 …… 227
一、清肺化痰汤治愈风温喘咳二例 …… 227
二、润燥熄风法治愈心空晕厥一例 …… 228
三、清热、和胃、止痛法治愈火郁胃痛一例 …… 229
四、益气止血法治愈气随血脱一例 …… 230
五、灸药结合治愈顽固性呕吐一例 …… 230
六、行气、利湿、解毒法治愈腹胀温毒一例 …… 231
七、滋肾、柔肝、活血法治愈重症肝炎一例 …… 232
八、疏风、散寒、活血法治愈周痹一例 …… 232
九、清热、利湿、凉血法治愈血淋一例 …… 233
十、清热、疏风、通窍法治愈暴聋一例 …… 233
十一、清热和胃法治愈久不欲食一例 …… 234
十二、健脾利湿活瘀法治愈水肿一例 …… 235
十三、清热解毒扶正法治愈蛋白尿一例 …… 235

陕西名医医案

郭国兴医案 …… 237
一、大柴胡汤治疗癫狂一例 …… 237
二、大柴胡汤治疗妊娠恶阻一例 …… 238
三、清热泻火、滋阴润肺法治愈耳衄一例 …… 238
四、清热凉血、滋阴降火法治愈鼻衄一例 …… 239
五、温补脾肾法治愈痢证一例 …… 239
六、损伤性小便失禁治验一例 …… 240
七、麻黄附子细辛汤治疗水肿一例 …… 241
八、小儿发热治验一例 …… 242
九、小儿胎黄治验一例 …… 242
吴一纯医案 …… 244
一、肾着汤为主治愈痹证一例 …… 244
二、吴茱萸汤治愈顽固呕吐一例 …… 245

三、扶正解毒控制急性粒细胞性白血病长期发热一例 …………………………………… 245
四、小建中汤为主治疗衄血一例 ………………………………………………………… 246
五、祛痰活血、软坚扶正法治愈晚期恶性肿瘤四例………………………………………… 246
六、当归贝母苦参丸治愈淋证一例 ……………………………………………………… 248
七、辨证治愈紫斑一例 ………………………………………………………………… 249
郭谦亨医案……………………………………………………………………………… 251
一、活血通络、熄风解痉法治愈痨瘵继发类风证一例………………………………………… 251
二、健胃散治愈胃痛便黑症一例 ………………………………………………………… 252
三、温中降逆法治愈重证呃逆一例 ……………………………………………………… 253
四、四逆散加味治愈肠系膜上动脉综合征一例 …………………………………………… 254
五、除蚘汤治愈蛔虫及兼症一例 ………………………………………………………… 254
六、安蛔消疹法治愈蛔虫腹痛伴发瘾疹一例 …………………………………………… 255
七、逐石通淋法治愈石淋证一例 ………………………………………………………… 256
八、清胃保津法治愈消渴一例 …………………………………………………………… 257
九、滋阴润燥法治愈消渴一例 …………………………………………………………… 257
十、益肾扶阳法治愈消渴一例 …………………………………………………………… 258
十一、滋水宁心法治愈痹淋并见伤及心肾证一例 ………………………………………… 259
十二、灵蛇透骨丹治愈顽痹一例 ………………………………………………………… 260
十三、健脾利湿、清热平肝法治愈黄带下一例………………………………………………… 261
十四、乳癖消解汤治愈乳癖一例 ………………………………………………………… 262
十五、软疣立消汤治愈扁平疣一例 ……………………………………………………… 262

北京名医医案

蒲辅周医案……………………………………………………………………………… 265
一、调和营卫、祛风活络法治愈经期抽搐一例………………………………………………… 266
二、补中气、固冲任、益阴止血法治愈经行如崩一例 ……………………………………… 266
三、调和肝胃、疏利积热法治愈头痛一例…………………………………………………… 267
四、调理肝脾法治疗闭经一例 …………………………………………………………… 268
五、调脾胃、固肝肾法治愈习惯性流产一例………………………………………………… 269
六、香苏枳桔汤加味治愈小儿重症肺炎一例 …………………………………………… 270
七、祛邪扶正法治愈腺病毒肺炎一例 …………………………………………………… 271
八、十味温胆汤加减治疗冠状动脉粥样硬化性心脏病一例 ……………………………… 271
九、清热降火、养阴祛风法治疗头痛一例…………………………………………………… 272
十、温下法治疗积滞一例 ………………………………………………………………… 273
十一、清暑利湿法治疗高热一例 ………………………………………………………… 273
十二、辛凉疏泄法治疗咳嗽一例 ………………………………………………………… 274
十三、补中益气汤加味治愈慢性痢疾一例 ……………………………………………… 275
十四、温、清、和三法并用治疗流行性乙型脑炎一例 …………………………………… 275
十五、小承气汤治疗流行性乙型脑炎一例 ……………………………………………… 276
十六、表里双解法治疗流行性乙型脑炎一例 …………………………………………… 277
十七、养血活络、祛风宣痹法治愈流行性乙型脑炎后遗症一例……………………………… 277
十八、调复冲任、止血化瘀法治愈崩漏不止一例……………………………………………… 278

十九、益阴潜阳法治疗类中风一例 …… 279
二十、清热利湿、凉血解毒法治愈生理性黄疸兼肺炎一例 …… 279
余无言医案 …… 281
一、桂枝加附子汤治愈伤风汗多阳虚证一例 …… 281
二、红藤丹皮大黄汤治愈肠痈化脓证一例 …… 282
三、豁痰承气汤治愈春温痰火发狂证一例 …… 282
四、清肝养血汤治愈产后漏血证一例 …… 283
五、清肝凉血散风汤治愈头风重证一例 …… 283
六、阿魏香槟丸治愈气滞腹痛证一例 …… 284
七、傅氏决流汤治疗重笃水臌证一例 …… 285
八、一解四清汤治愈热病神昏发厥证一例 …… 285
九、首乌故纸汤治愈久疟证一例 …… 286
十、硝黄蒌葛汤治愈小儿食积痉病一例 …… 286
十一、白虎人参汤加花粉治愈热病阳明经证一例 …… 287
十二、痈疔百效丸治愈疔疮走黄证一例 …… 287
十三、地榆苦酒汤治愈多年漏经症一例 …… 288
十四、大黄黄连泻心汤合三仁汤治愈湿温化燥证一例 …… 288
十五、桂枝加桂汤治愈妇人产后奔豚证一例 …… 289
十六、调胃承气汤加味治愈气郁食滞哕证一例 …… 289
许公岩医案 …… 291
一、温散法治愈寒湿困阳感冒不解一例 …… 291
二、苍麻汤治疗痰湿型咳嗽四例 …… 292
三、甘草干姜汤加味治愈久咳一例 …… 294
四、凉血、止血、散瘀法治愈血尿一例 …… 295
五、温阳益气法治愈久喘二例 …… 295
六、四逆散加味治愈痨瘵一例 …… 296
七、豁痰宣窍法治愈痫证一例 …… 296
八、《金匮》泽泻汤化裁治愈眩晕二例 …… 297
九、推化湿浊法治愈口疮二例 …… 298
十、参附汤治愈腰痛一例 …… 299
十一、酸甘合化法治愈低热一例 …… 300
十二、疏邪化湿法治愈急性发热三例 …… 300
十三、推化湿浊法治愈持续高热一例 …… 301
翟济生医案 …… 303
一、不同类型发热的辨证治案四例 …… 303
二、攻下平逆法治愈顽固性呃逆一例 …… 305
三、安神宁心法治愈顽固性神经衰弱症一例 …… 305
四、气血双补法治愈血小板减少性紫癜症一例 …… 306
五、纳肾气法治愈咳喘证一例 …… 307
六、调胃承气汤治愈老妇"羸状"一例 …… 307
七、振心阳法治疗眩晕证一例 …… 308
八、调理脾胃治愈顽固性口臭一例 …… 308

九、温中健脾法治愈慢性结肠炎一例 …… 309
十、疏肝和胃法治愈背热胃凉一例 …… 310
刘春圃医案 …… 311
一、平肝熄风、降逆通络法治愈中风一例 …… 311
二、平肝熄风、通络化痰法治愈中风一例 …… 312
三、通络化痰、活血熄风法治愈中风一例 …… 312
四、清热化痰、醒神开窍法治愈中风一例 …… 313
五、清心涤痰、醒神开窍法治愈中风一例 …… 314
六、豁痰通窍、活血通络法治愈中风一例 …… 315
七、平肝清热法治愈血管神经性头痛四例 …… 316
八、狂证从肝论治七例 …… 319
九、轻清通透法治愈战汗一例 …… 323
十、滋肾固崩法治愈尿崩症三例 …… 324
宋孝志医案 …… 327
一、育阴利水法治愈淋证一例 …… 327
二、鸡鸣散加减治愈胕肿多寐一例 …… 328
三、调和营卫法治愈血痹一例 …… 329
四、补中益气法治愈狐疝一例 …… 330
五、射干麻黄汤治愈胃痛二例 …… 330
六、炙甘草汤治愈气功走火一例 …… 332
七、调肝健脾、温阳补肾法治愈惊泻一例 …… 333
八、滋阴敛汗、调和营卫治愈惊汗脏躁一例 …… 334
九、防己地黄汤治愈风虚脏躁一例 …… 334
魏龙骧医案 …… 336
一、桑叶治愈汗证验案一例 …… 336
二、健脾升阳法治愈便秘一例 …… 337
三、温补脾肾法治愈眩晕一例 …… 338
四、应用四逆散治愈腹痛下利一例 …… 339
五、辛温方药治愈郁寒发热一例 …… 339
六、温阳散寒治愈寒疝一例 …… 340
王为兰医案 …… 342
一、解郁敛肺治愈哮喘一例 …… 342
二、建瓴汤加减治愈顽固性脑鸣一例 …… 343
三、建瓴汤加减治愈头顶刺痛一例 …… 344
四、辨证治愈高热三例 …… 344
五、清气、解毒、凉血法治愈顽痹一例 …… 347
六、补肾助阳法治愈产后关节痛一例 …… 347
七、补肾化瘀法治愈骨痹一例 …… 348
八、补益风湿汤治愈腿股风一例 …… 349
九、清热解毒、气营两清法治愈高热一例 …… 349
十、龙胆泻肝汤加减治愈子痫一例 …… 350
十一、散偏汤加减治愈顽固性偏头痛一例 …… 350

十二、清热化湿、化瘀通络法治愈痹证一例 …… 351
十三、术附汤合四神四逆散加减治愈久泻一例 …… 352
十四、平肝熄风法治愈肝风上扰一例 …… 352
祝谌予医案 …… 354
一、不孕基本方治愈不孕症六例 …… 354
二、滋阴清热、收敛止血法治愈绝经后子宫出血一例 …… 357
三、滋补脾肾、凉血止血法治疗血尿一例 …… 358
四、祛风活络、调和营卫法治愈面肌瞤动一例 …… 358
五、滋阴清热、凉血止血法治疗女童性早熟症一例 …… 359
六、疏肝化瘀、散风通络法治愈面神经麻痹一例 …… 360
七、清热凉血、祛风利湿法治疗顽固性荨麻疹一例 …… 361
八、参附汤治真阳欲脱证一例 …… 361
九、桂枝汤治正虚畏寒一例 …… 362
十、辨证治疗消渴二例 …… 362
赵松泉医案 …… 365
一、闭经排卵汤治愈闭经不孕症一例 …… 365
二、痛经排卵汤治愈内膜异位症不孕一例 …… 366
三、功血排卵汤治愈崩漏及不孕症一例 …… 367
四、培育促孕汤治愈先兆流产与习惯性流产一例 …… 367
五、调冲促孕汤治愈月经失调、幼稚子宫及卵巢功能低下、习惯性滑胎、久不受孕一例 …… 368
六、祛湿促孕汤治愈盆腔炎症一例 …… 369
七、祛寒促孕汤治愈慢性湿寒性盆腔炎症一例 …… 369
八、孕吐和胃饮治愈妊娠恶阻一例 …… 370
九、妊娠消肿汤治愈羊水过多症一例 …… 371
十、吐衄顺经汤治愈倒经一例 …… 371
郭士魁医案 …… 373
一、辨证治愈心悸、怔忡、胸痹(心肌炎)三例 …… 373
二、清热豁痰、活血熄风治愈风瘫瘖痱三例 …… 375
三、活血通络、补肾开窍治愈中风后遗症一例 …… 378
四、扶正祛邪、开窍固脱治愈中风中脏一例 …… 379
五、辨证治愈迟脉症二例 …… 380
六、益气宣痹、理气活血治愈不月一例 …… 382
七、养阴补肾治愈男子不育症一例 …… 382
八、补益肝肾治愈痿证(重症肌无力)一例 …… 383
九、辨证治愈肝郁胸痹(更年期综合征)二例 …… 384
十、龙胆泻肝汤治疗真性红细胞增多症二例 …… 385
十一、养阴、清热、利湿法治愈慢性肾盂肾炎一例 …… 386
傅方珍医案 …… 388
一、葛根芩连汤合四逆散加减治愈经行泄泻久治不愈一例 …… 388
二、二至丸加味治愈绝经前后诸症一例 …… 389
三、疏肝理气、调理冲任法治愈继发性不孕一例 …… 389

四、清热化湿法治愈阴道流水样分泌物一例 …… 390
五、银翘散加减治愈经行吐衄一例 …… 391
六、加减玉女煎治愈外阴溃疡一例 …… 392
七、独活寄生汤加减治愈产后身痛一例 …… 392
八、温补脾肾、调理冲任法治愈脑瘤引起闭经一例 …… 393
九、活血化瘀、温经散寒法治愈子宫内膜异位症一例 …… 394
十、疏肝健脾、调理冲任法治愈绝经前后诸症一例 …… 394
王玉章医案 …… 396
一、清热解毒法治愈乳痈一例 …… 396
二、疏肝、理气、通络法治愈乳癖一例 …… 397
三、温肾健脾法治愈玉茎结疽一例 …… 397
四、健脾益肾、温化寒湿治疗蜣螂蛀一例 …… 398
五、养阴益气法治疗三期脱疽一例 …… 399
六、甘温除热法治疗慢性乳腺炎一例 …… 400
七、清热透托法治疗搭背一例 …… 400
八、行气通络法治疗带状疱疹后遗神经痛一例 …… 401
九、清利湿热、解毒通络法治疗结节性红斑一例 …… 402
十、补肾回阳法治愈肾子疽一例 …… 403
李介鸣医案 …… 405
一、温中止血法治愈上消化道出血一例 …… 405
二、生脉饮合安宫牛黄治愈高热昏迷一例 …… 406
三、益气活血法治愈心绞痛一例 …… 407
四、行气活血法治愈心绞痛一例 …… 408
五、理气、通阳、通血脉法治愈心绞痛一例 …… 409
六、调理脾胃法治愈心衰一例 …… 409
七、温补脾肾法治愈心衰胸水一例 …… 410
八、补益肝肾法治愈心律失常一例 …… 411
九、益气温阳法治愈病窦综合征一例 …… 412
十、三步法治愈心肌炎一例 …… 413
十一、益气养阴法治愈尿毒症一例 …… 414
十二、益气、养血、滋阴法治愈心律不齐一例 …… 415
十三、攻补兼施法治愈心衰一例 …… 416
十四、补益脾肾法治愈再生障碍不良性贫血二例 …… 416
赵金铎医案 …… 419
一、清热化痰、利气活血法治愈喘证一例 …… 419
二、祛痰理气治愈哮喘一例 …… 420
三、急救心肺之阴、加强淡渗行水利气、扶正祛邪并行挽治肺心病一例 …… 421
四、滋养阴液、清解余邪治愈风痨一例 …… 422
五、和解少阳、清化痰热治愈头痛一例 …… 423
六、桑钩温胆汤治疗中风五例 …… 424
七、薏苡附子败酱散治疗克隆病一例 …… 428
八、健脾利湿、和解少阳法治疗尿毒症一例 …… 429

九、先祛湿后养阴治疗大渴引饮一例 …… 429
十、清热解郁治愈梅核气一例 …… 430
十一、扶正固本、清热利湿治愈阳痿遗精一例 …… 431
十二、清热解毒、凉血散结治愈重症瘰疬一例 …… 432
刘韵远医案 …… 434
一、健脾温肾法治愈小儿虚寒泻一例 …… 434
二、炙甘草汤加减治疗小儿心律不齐一例 …… 435
三、清营汤加减治愈重症乙型脑炎一例 …… 435
四、宣肺清热、通调三焦治愈小儿急性肾炎一例 …… 436
五、宣肺开闭、降逆泻热法治疗小儿肺炎一例 …… 437
六、温化湿痰、理气平喘法治疗小儿痰饮咳喘一例 …… 438
七、祛风散寒、温经通络法治疗小儿偏瘫一例 …… 439
八、清暑化湿、降浊止泻法治疗小儿湿热泻一例 …… 440
杨甲三医案 …… 441
一、滋水涵木、通调二跻控制震颤麻痹一例 …… 442
二、针刺治疗糖尿病(消渴)二例 …… 442
三、清心安神法治愈耳鸣、幻听各一例 …… 443
四、针药并用治疗面肌痉挛一例 …… 444
五、针药并用治愈皮痹一例 …… 445
六、归脾汤加减治愈妇人崩漏一例 …… 445
七、清热利湿法治愈胆石症一例 …… 446
八、固表化痰法治愈过敏性哮喘一例 …… 446
李辅仁医案 …… 448
一、益肾填精、健脾养肝法治愈痿证(森林脑炎后遗症)一例 …… 448
二、清脑醒神、镇痉熄风治愈蛛网膜下腔出血一例 …… 449
三、清热理肝、健脾制水法治愈结核性腹膜炎一例 …… 450
四、清热养阴、健脾化瘀法治愈肌衄(血小板减少性紫癜)一例 …… 450
五、养血平肝、理气解郁治愈行经昏厥一例 …… 451
六、疏肝活血、消肿止痛、温散寒湿治愈癫疝(急性睾丸炎)一例 …… 451
七、强心补肾、益气活血法治愈心力衰竭一例 …… 452
八、强心益气、清热醒脑、活血化瘀法治愈左心衰竭、脑血栓形成一例 …… 452
九、养血活血、温化利湿法治愈慢性盆腔炎一例 …… 453
十、温化痰饮、健脾和胃法治愈咳嗽一例 …… 454
十一、清热凉血、解毒利湿法治愈带状疱疹一例 …… 454
路志正医案 …… 456
一、宣肺祛湿清热法治愈半侧面部自汗证一例 …… 456
二、清热利湿法治愈盗汗一例 …… 457
三、补肾填精法治愈链霉素中毒症一例 …… 458
四、益气养血、祛痰通络法治愈脑外伤性癫痫一例 …… 458
五、祛痰活络法治外伤性头痛眩晕一例 …… 459
六、表里同治、补泻兼施治愈痦瘤(荨麻疹)一例 …… 460
七、健脾补肺治愈嗜酸性粒细胞增多症一例 …… 461

董万鑫医案 …… 463
一、手法治愈锁骨骨折一例 …… 463
二、手法治愈肱骨外科颈骨折一例 …… 464
三、手法治愈桡骨头骨折一例 …… 465
四、手法治愈尺骨近端骨折合并桡骨头脱位一例 …… 465
五、手法治愈股骨干骨折一例 …… 466
六、手法治愈胫腓骨骨折一例 …… 467
七、手法治愈右肱骨髁上骨折(伸直型)一例 …… 467
八、手法治愈多发性肋骨骨折合并胸肋关节脱位一例 …… 468
谢海洲医案 …… 469
一、运用经方治愈痹证四例 …… 470
二、调疏气血治疗脊柱裂一例 …… 472
三、疏风、散寒、胜湿治愈历节风一例 …… 472
四、活血化瘀、补肾荣脑治疗脑外伤后遗症验案五例 …… 473
五、补肾填精法治愈脊髓空洞症一例 …… 477
六、化痰开窍、养心通络治愈一氧化碳中毒性脑病二例 …… 478
七、滋养肝肾佐以疏利治愈脏躁一例 …… 480
八、补益肝肾、强筋壮骨、化瘀通络治愈痿证一例 …… 481
九、滋阴清热、养心安神治疗癔症性瘫痪一例 …… 482
十、清热、解毒、凉血治愈口疮二例 …… 483
十一、益气养血、补肾壮阳治疗席汉综合征一例 …… 485
十二、补肾健骨、化瘀通络治愈外伤性截瘫一例 …… 486
十三、健脾温肾固涩佐以益气升提治愈小肠泄二例 …… 487
十四、清热解毒、启膈通幽治疗贲门癌一例 …… 488
十五、清泻相火、益肾涩精法治愈前列腺炎一例 …… 489
十六、运用仲景防己剂治疗水肿三例 …… 491
十七、清热化痰、止咳定喘治慢性气管炎一例 …… 492
十八、破血行瘀法治愈久虚咳血一例 …… 493
十九、久咳因瘀治验一例 …… 494
二十、清补兼施治喘证一例 …… 494
二十一、疏肝利胆治愈胁痛二例 …… 496
金起凤医案 …… 498
一、温阳破瘀通络法治愈脱疽一例 …… 498
二、清热化痰、和胃托毒法治愈脑疽一例 …… 499
三、温散寒湿血瘀法治愈环跳疽一例 …… 500
四、凉血清热败毒法治愈红皮病一例 …… 501
五、养阴清热法治愈白塞病一例 …… 502
六、消银解毒汤治愈白疕(银屑病)一例 …… 503
七、散瘀清利法治愈瓜藤缠(结节红斑)一例 …… 504
八、地黄饮子加减治愈泛发性神经性皮炎一例 …… 504
九、滋阴清热、益气凉血法治愈系统性红斑狼疮一例 …… 505

高辉远医案 …… 507
一、温中摄血法治愈大衄一例 …… 507
二、养心定志汤加减治愈胸痹一例 …… 508
三、补土伏火法治愈狐惑病一例 …… 509
四、补益脾肾法治愈脊髓空洞症一例 …… 509
五、温中健脾法治愈胃脘痛一例 …… 510
六、越鞠丸合甘麦大枣汤加减治疗抑郁型精神病一例 …… 510
七、加味逍遥散治疗发热一例 …… 511
八、大安丸治疗食积发热一例 …… 511
九、附子理中汤加减治疗重症病毒性肝炎一例 …… 512
十、肾着汤加减治疗乳糜尿一例 …… 513
十一、辛温解表、祛风止痒法治愈荨麻疹一例 …… 513
十二、燥湿祛痰、平肝熄风法治愈头晕一例 …… 514
十三、益气固表、调和阴阳法治疗阳痿一例 …… 515
十四、涤痰湿、通胞络、固冲任之法治疗不孕症一例 …… 515
十五、益母盛金丹加味治愈输卵管不通症一例 …… 516
十六、三才封髓丹治愈白塞综合征一例 …… 517
十七、培土生金法治愈咳嗽一例 …… 517
十八、养心定志方治愈心悸(房颤)二例 …… 518
十九、益气、养阴、平肝法治愈消渴并青风内障一例 …… 519
焦树德医案 …… 521
一、复元活血汤加减治愈复合骨折昏迷、黄疸一例 …… 522
二、胆道蛔虫症急性发作验案一例 …… 523
三、自拟治痹汤加减治愈痛痹一例 …… 524
四、自拟清热散痹汤治愈热痹一例 …… 525
五、补肾祛寒为主治疗尪痹(类风湿关节炎)一例 …… 526
六、补肾祛寒治尪汤治愈尪痹(类风湿关节炎)一例 …… 527
七、瘈疭(脑占位性病变)验案一例 …… 528
八、偏头痛(蝶腭神经痛)验案一例 …… 530
九、养肝肾、调月经、活血祛风治愈三叉神经痛一例 …… 530
十、肝、胃、心同治治愈肝硬化一例 …… 531
十一、调肝和胃、活络益肾治愈迁延性肝炎一例 …… 532
印会河医案 …… 534
一、温阳化水治疗心悸、气短一例 …… 535
二、燥湿逐瘀治疗湿热痹痛一例 …… 535
三、理伤活血治疗外伤头痛一例 …… 536
四、舒挛定痛治疗胃脘挛痛一例 …… 537
五、活血、祛风、解毒治疗风水(肾炎)一例 …… 537
六、除痰降火治疗狂躁证一例 …… 538
七、除痰降火治疗失眠症一例 …… 538
八、滋阴、软坚、消水治疗臌胀一例 …… 539
九、疏肝开肺、利湿化瘀治疗肝性腹胀(脂肪肝)一例 …… 540

十、疏肝、开肺、解毒治疗肝性腹胀一例 …… 540
张家鹏医案 …… 542
一、温阳逐水消除胸腔癌性积液一例 …… 542
二、补气通阳法治疗冠心病心律失常一例 …… 543
许润三医案 …… 545
一、益肾健脾、调经止血法治愈崩漏证一例 …… 546
二、滋补肝肾、调经止血法治愈崩漏证一例 …… 546
三、补气摄血法治愈崩漏证一例 …… 547
四、求因止血、固本调经治愈青春期功血一例 …… 547
五、犀角地黄汤加味治愈功能失调性子宫出血一例 …… 548
六、温肾祛痰法治愈月经过少症一例 …… 549
七、益肾健脾、养血调经法治愈闭经一例 …… 550
八、益肾养血法治愈闭经一例 …… 550
九、益肾调冲任法治愈闭经一例 …… 551
十、滋补肝肾法治愈闭经二例 …… 552
十一、清肝除湿法治愈经行头痛一例 …… 553
十二、理气活血法治愈痛经一例 …… 554
十三、寿胎丸加味治愈习惯性流产一例 …… 554
十四、补肾调肝法治愈女性不孕症一例 …… 555
十五、补肾法治愈不排卵不孕症一例 …… 556
十六、清热利湿法治愈少精不育症一例 …… 557
十七、疏肝化瘀法治愈男性不育症一例 …… 557
吉良晨医案 …… 559
一、和肝理气法治愈气郁结胸证一例 …… 560
二、用下法治愈虫积腹痛重症一例 …… 561
三、补益肾精法治愈阳痿证一例 …… 561
四、调理阴阳法治愈阴缩一例 …… 563
五、辛温宣化法治愈湿毒头肿一例 …… 564
六、清热燥湿法治愈湿毒头肿一例 …… 565
七、补气降逆法治愈胃虚呕吐一例 …… 566
八、清化湿热法治愈湿热痹痛重证一例 …… 566
九、四逆散治愈肝厥脏躁重证一例 …… 567
十、理气驱虫法治愈寸白虫证一例 …… 568
巫君玉医案 …… 570
一、清通法治疗心肌梗死一例 …… 570
二、补气摄血法治愈过敏性紫癜一例 …… 571
三、健脾益气法治愈十二指肠溃疡一例 …… 572
四、健脾利水治疗肝硬化腹水一例 …… 573
五、清热活血法治愈闭塞性脉管炎一例 …… 574
六、旋覆代赭汤治愈术后呃逆二例 …… 575
七、益气、清热、利湿法治愈石淋二例 …… 576
八、清热培元法治疗乙型肝炎三例 …… 577

九、苦寒苦辛法治疗绿脓杆菌感染一例 …… 581
施汉章医案 …… 584
一、疏肝理气、解毒活血法治疗乳岩一例 …… 584
二、疏肝清解、活血通乳治愈乳痈一例 …… 585
三、温阳清解、活血理气治愈乳痈一例 …… 586
四、柔肝养阴、活血解毒治愈蛇串疮一例 …… 586
五、清热解毒、凉血化斑、养阴利湿法治愈丹毒高热一例 …… 587
六、滋阴解毒、补托透脓法治愈对口疽一例 …… 588
七、疏肝补肾、清解活血治愈精浊一例 …… 589
八、补托化痰法治愈瘰疬一例 …… 589
九、疏肝理气、活血化瘀治愈阴茎痰核一例 …… 590
十、补托、解毒、益肾法治愈蛇头疔一例 …… 591
十一、辨证治疗脱疽验案四例 …… 591
十二、疏肝理气、通里攻下法治愈奔豚一例 …… 593
十三、疏风清热、凉血化斑、健脾燥湿治愈白疕风一例 …… 594
十四、清热利湿、活血化瘀治愈石淋一例 …… 595
十五、温阳散寒、化痰散结法治愈颈疽一例 …… 596
十六、清热生津、温脾止泻治愈胆结石术后高热一例 …… 597
十七、温经散寒、养血通脉法治疗肢端冷痛验案二例 …… 597
十八、清热燥湿、凉血升提法治愈内痔嵌顿一例 …… 598
十九、养阴补气、化痰散结法治愈肉瘿一例 …… 599
二十、辨证治疗血栓性静脉炎二例 …… 600
张志礼医案 …… 602
一、理气、活血、软坚法治愈颜面播散性粟粒性狼疮(流皮漏)一例 …… 603
二、凉血解毒法治愈脓疱型银屑病(牛皮癣)一例 …… 603
三、健脾除湿、益气解毒法治愈红斑性天疱疮一例 …… 604
四、滋阴补肾法治愈黄褐斑二例 …… 605
五、滋补肝肾法治愈普秃二例 …… 606
六、健脾益肾、活血通络法治疗皮肌炎二例 …… 607
七、清热凉血法治愈银屑病(牛皮癣)红皮症一例 …… 608
八、清脾消导法治愈婴儿湿疹一例 …… 609
九、健脾消导法治愈异位性皮炎一例 …… 609
十、活血、解毒、软坚法治愈疣证二例 …… 610
十一、活血化瘀软坚、健脾除湿治愈皮肤肉样瘤病(结节病)二例 …… 611
十二、清热祛风法治愈风热型荨麻疹一例 …… 612
十三、养血疏风、益气固表、温经散寒治愈顽固性荨麻疹一例 …… 613
十四、养血、润燥、祛风法治愈泛发性神经性皮炎一例 …… 613
十五、除湿解毒、活血化瘀法治愈顽固性臁疮一例 …… 614
十六、养阴益气、化痰开窍、凉血解毒法治疗红斑狼疮脑病一例 …… 615
十七、健脾益肾、温阳利水、活血解毒法治疗红斑狼疮肾炎尿毒症一例 …… 616
十八、健脾益肾、清心解毒、活血通络治疗红斑狼疮心包炎一例 …… 616
孔光一医案 …… 619

一、宣肺解毒汤为主治愈小儿肺热喘咳二例 …… 619
二、清热解毒兼益气阴治愈尿中长期有红细胞一例 …… 620
三、疏风泄热、凉营解毒治愈心悸一例 …… 621
四、温经活血治愈不孕一例 …… 622
五、清泄少阳法治愈伏暑发热一例 …… 623
六、祛风胜湿法治愈脱发一例 …… 623
七、小陷胸汤合温胆汤化裁治愈精神分裂症一例 …… 624
八、宣肺利痰、解毒化瘀治疗胸痛胸闷气短一例 …… 625
九、疏肝、活络、散风治愈顽固性头痛一例 …… 626
十、疏肝活络兼益脾肾治愈经闭一例 …… 626
危北海医案 …… 628
一、健脾益气、活血利尿法治愈腹水一例 …… 628
二、养血益气、润肠通便法治愈习惯性便秘一例 …… 629
三、健脾益气、化痰祛瘀法治愈瘿瘤一例 …… 630

台湾名医医案

万寿永医案 …… 633
一、健脾肃肺、滋水平肝法兼针刺治愈眼底漏脓视物不见症一例 …… 633
二、调胃、温阳、化瘀法治愈周身肌无力症一例 …… 635
三、壮水平肝与育金法治愈肝癌手术后遗症一例 …… 635
四、用龙虎斗手法针刺足三里穴治愈表伤寒证一例 …… 637
五、针刺八法夫妻穴治愈久年伤损疼痛症一例 …… 638
六、针刺通经法治愈车祸手术后遗症一例 …… 639
朱训医案 …… 641
生脉散加减配合针灸治疗心悸不眠症一例 …… 642
修养斋医案 …… 643
血府逐瘀汤加减治疗腰椎外伤术后瘫痪症一例 …… 644

福建名医医案

康良石医案 …… 645
一、祛风通络、散结消肿治愈偏头痛(枕叶肿瘤)一例 …… 645
二、滋养肝肾、养阴清热法治子痫一例 …… 646
三、熄风潜阳、利湿清热治愈眩晕(高血压合并慢性肝炎)一例 …… 647
四、平肝明目、清利湿热为主缓解暴盲、痿证一例 …… 648
五、祛风除湿、通络泄浊法治愈风湿赤眼一例 …… 649
六、和胃降逆、清化热痰治愈呃逆一例 …… 650
七、理气清热、养阴和络治愈胁痛(慢性迁延型肝炎)一例 …… 650
八、决三焦、化瘀浊治愈多兼症之臌胀一例 …… 651
九、化瘀行水、补益扶正治愈臌胀(肝硬化可疑癌变)一例 …… 652
十、解毒、化瘀、培本法控制多兼证之肝癌一例 …… 654
林庆祥医案 …… 656

一、加味苏连汤治疗胃脘痛(慢性胃炎)一例 …… 657
二、凉膈散治愈高热、顽固性呃逆一例 …… 657
三、活血通络治疗小脑萎缩一例 …… 658
四、温阳化浊、活血通络法治疗 Schmidt 综合征一例 …… 659
五、温阳利水法治疗绝经后水肿三例 …… 660
六、口服灌肠并用治疗慢性结肠炎一例 …… 661
七、蒿芩清胆汤治疗多年低热一例 …… 662
八、温阳、通络、活血法治疗硬皮病一例 …… 663

辽宁名医医案

彭静山医案 …… 665
一、益火之源法治愈儿童尿床一例 …… 665
二、围魏救赵法治愈膀胱咳一例 …… 666
三、消灭隐患法治愈肾炎蛋白尿二例 …… 667
四、假途灭虢法治愈严重偏头痛一例 …… 667
五、以镒称铢法治愈乳腺增生一例 …… 668
六、升阳益胃法治愈拒食症一例 …… 668
七、通因通用治愈经漏一例 …… 669
八、补可扶弱治月经闭止一例 …… 669
九、针灸并用治愈严重噎膈一例 …… 670
十、眼针疗法治愈遗精带血一例 …… 670
贲子明医案 …… 672
一、宣肺疏表、利湿清热法治愈湿温一例 …… 672
二、滋阴熄风、活血通络法治愈中风先兆症一例 …… 673
三、平肝潜阳、疏肝泄火法治愈头痛一例 …… 674
四、温通胸阳、化痰通脉法治愈胸痹一例 …… 674
五、辨证治愈咳喘二例 …… 675
六、辨证治愈水肿二例 …… 676
七、养阴清热、化瘀利水法治愈血淋一例 …… 677
八、健脾益肾法治愈膏淋一例 …… 677
九、清热利湿、通淋排石法治愈石淋一例 …… 678
十、清热、利湿、化浊法治愈久痢一例 …… 679
十一、行气化瘀法治愈经闭一例 …… 679
十二、疏肝泄热、活血化瘀法治愈逆经一例 …… 680
十三、辨证治愈崩漏四例 …… 680
十四、温经散寒、行气化瘀法治愈不孕症一例 …… 682
十五、益气健脾、温阳利水法治愈子肿一例 …… 683

黑龙江名医医案

陈景河医案 …… 685
一、辛温逐饮法(自拟青龙柏枣汤)治愈慢性支气管哮喘一例 …… 686

二、温经活络法(自拟温经活络饮)治愈两足灼热症一例 …… 687
三、清热生津法(自拟润喉汤)治愈咽干病一例 …… 687
四、壮阳利水法(真武汤加味)治愈肉瞤症一例 …… 688
五、补肾宁心法(桑螵蛸散加味)治愈夜尿、尿数(遗尿)症一例…… 689
六、疏肝和胃法(自拟舒肝和胃汤)治愈肝郁性胃病一例 …… 689
七、补益肝肾、活血通络法(自拟治痹方)治愈慢性风湿性关节炎一例…… 690
八、利水化瘀、扶助肾阳法(自拟肾炎水肿方)治愈水肿(肾病综合征)一例…… 691
九、活血化瘀、升阳降浊法(自拟化瘀止痛方)治愈瘀血头痛一例…… 692
十、活血化瘀、温通经脉法(自拟温通止痛汤)治愈胸腹剧痛症一例…… 693
十一、通气法(通气散加味)治愈神经性耳聋一例 …… 694
十二、削坚扶正法(自拟柴胡消痞饮)治疗肝囊肿显效一例 …… 694
十三、清肝镇逆法(自拟清肝镇逆汤)治愈突眼症一例 …… 695
十四、疏风通络法(自拟补肾驱风汤)治愈类风痿一例 …… 696
十五、清气解热法(自拟解热饮)治愈无名热(或低热)一例 …… 697

甘肃名医医案

李子质医案…… 699
一、标本并治治愈中风抽搐一例 …… 699
二、滋阴清热、补心安神法治愈不寐症一例…… 700
三、通阳泄浊法治愈胸痹一例 …… 701
四、温运中焦治愈咽痒咳嗽一例 …… 701
五、调气化瘀治愈胃脘疼痛一例 …… 702
六、甘温除热治愈低热不退症一例 …… 703
七、化气行水、利湿通窍法治愈肾结石一例…… 703
八、清热解毒法治愈蛇丹一例 …… 704
九、和解法治愈眩晕症一例 …… 704
十、活血通脉等治愈颈动脉狭窄所引起的眩晕症一例 …… 705

内蒙古名医医案

张斌医案…… 707
一、甘露饮治愈上消中消证一例 …… 707
二、疏肝和胃、养阴生津法治愈肝旺脾虚纳呆证一例…… 708
三、宣痹、疏风、清化痰热法治愈外感风寒喉痹证一例 …… 709
四、疏肝顺气化癥法治愈经前乳痛痃癖症一例 …… 709
五、养阴潜阳兼清化湿热法治愈阴虚浊带证一例 …… 709
六、滋养肝阴、凉血降逆法治愈行经吐血症一例…… 710
七、滋肾、平肝、养心兼以宣散风热法治愈阴虚风热喉痛证一例 …… 711
八、滋肾养阴、平肝熄风法治愈小儿阴伤眩晕证一例…… 711
九、消疳润燥、清热解毒法治愈小儿疳热乳蛾证一例…… 712
十、化痰消食、清热宣肺法治愈小儿气厥证一例…… 712
王荫卿医案…… 713

一、滋肾、调肝、益气法治愈胸痹一例 …… 713
二、滋阴、清热、解毒法治愈肺痨三例 …… 714
三、益气健脾法治愈经闭一例 …… 716
四、清热利湿法治愈肾结石一例 …… 717
五、胃苓汤加减治愈臌胀一例 …… 718
六、辨证治愈痛经一例 …… 719
七、宣肺清热法治愈小儿肺炎一例 …… 719
八、止嗽散加减治愈小儿百日咳三例 …… 720
九、益气固冲法治愈产后血崩一例 …… 721
十、辨证治愈中风二例 …… 721

河南名医医案

万庆林医案 …… 725
一、仙方活命饮加减治愈肝痈二例 …… 725
二、辨证治愈重症呕吐三例 …… 726
三、通腑导滞、理气降逆法治愈"肠结证"一例 …… 728
四、加味生化汤治愈产后高热一例 …… 728
五、清热解毒、活血散结治愈蛤蟆瘟一例 …… 729
姚昌礼医案 …… 730
一、辨证治疗肝昏迷三例 …… 730
二、育阴消水饮治疗肝硬化腹水三例 …… 733
三、利湿和解法治愈肝硬化持续高热一例 …… 735
四、通腑利尿、活血化瘀法治疗多囊肾一例 …… 736
五、健脾补肾法治愈牙龈生毛一例 …… 737
六、自拟克糖平胶囊治疗糖尿病二例 …… 737
七、加味归脾汤治愈十二指肠溃疡一例 …… 739
八、和解少阳、清利湿热治愈肠伤寒一例 …… 739
九、防己地黄汤加减治疗精神性神经官能症一例 …… 740
十、活血化瘀法治疗肠风下血一例 …… 740
十一、辨证治愈泄泻四例 …… 741

云南名医医案

戴丽三医案 …… 745
一、扶阳抑阴法治愈肾虚全身浮肿一例 …… 746
二、健脾润肺降逆法治干咳浮肿一例 …… 746
三、温经解表法治愈太阳少阴两感证一例 …… 747
四、温经散寒法治愈中耳炎一例 …… 747
五、救逆法治愈寒入厥阴一例 …… 748
六、泻火救阴法治愈真热假寒证一例 …… 749
七、水纳元阳法治愈戴阳证一例 …… 750
八、温肝舒郁法治愈经漏并血尿一例 …… 750

九、清暑利湿、温阳化气治愈癃闭一例…… 751
十、育阴潜阳法治愈牙宣一例 …… 752
十一、峻扶元阳法治愈失血后阳虚寒战一例 …… 752
十二、辨证治愈阴寒浮肿、烦喘一例…… 752

江西名医医案

洪广祥医案…… 755
一、辨证治愈哮喘七例 …… 755
二、清肝泻肺为主治愈支气管扩张并咯血一例 …… 760
三、五积散治愈高热一例 …… 760
四、龙胆泻肝汤治愈斑秃一例 …… 761
五、黄连解毒汤加味治愈低温败血症一例 …… 762
六、麻黄连轺赤小豆汤加味治愈斑疹一例 …… 763

广西名医医案

班秀文医案…… 765
一、温肾养肝、健脾益气法治愈贫血一例…… 766
二、釜底抽薪法治愈经行口糜一例 …… 767
三、益气健脾、化痰通络法治愈月经过少一例…… 768
四、补肾养血法治愈闭经一例 …… 768
五、二陈汤加味治愈肥胖闭经一例 …… 769
六、清热利湿、解毒化瘀法治愈带下一例…… 770
七、调补肝脾肾法治愈不孕症一例 …… 771
八、攻补兼施法治愈不孕症一例 …… 772
九、温肾暖宫法治愈原发性不孕一例 …… 773
十、脾肾并补治愈滑胎一例 …… 773
十一、自拟养血通脉汤治愈输卵管不通一例 …… 774
十二、养血活血、化瘀通络法治愈癥瘕一例…… 775
十三、养血散结法治愈子宫内膜息肉一例 …… 776
十四、滋阴柔肝法治愈产后自汗一例 …… 777
十五、补血化瘀法治愈产后病三例 …… 778
十六、养血通络法治愈经行身痛一例 …… 779
十七、温补气血法治愈四年白浊一例 …… 780
十八、清宫解毒饮治愈急性宫颈炎一例 …… 781
十九、调养肝肾法治愈更年期综合征一例 …… 781
二十、养阴疏肝法治愈经前脏躁一例 …… 782

解放军名医医案

汪承柏医案…… 785
一、破血行气、凉血解毒法治愈急性肝炎严重肝内胆汁郁积一例…… 785
二、凉血活血、清热泻火、养血祛风、舒筋止痛法治愈重度黄疸肝炎

合并身痒、瘀斑、关节痛一例 …… 787
三、三仁汤治愈慢性活动性肝炎重度黄疸一例 …… 788
四、化湿活血、养阴降酶治愈慢性乙型活动性肝炎一例…… 789
五、益气养阴、凉血解毒治愈慢性乙型迁延性肝炎一例…… 791
六、温化水湿、益气活血法治愈慢性乙型活动性肝炎一例…… 792
七、温阳化湿、凉血活血法治愈慢性乙型重型肝炎一例…… 793
八、扶正固本、活血化湿法治愈慢性乙型重型肝炎伴长期发热一例…… 795
九、温补脾肾、养阴活血法治愈长期服用激素的慢性乙型肝炎伴肝硬化一例…… 796
十、疏肝活血、温经散寒法治愈慢性乙型活动性肝炎伴早期肝硬化一例…… 797
十一、益气养阴、活血解毒法治愈晚期肝硬化合并内毒素血症、
严重凝血机制障碍一例 …… 799
十二、温通心阳、活血利湿法治愈慢性乙型重症肝炎合并预激
综合征(B型)一例 …… 800
十三、化瘀清热醒神、温化健脾疏肝治愈失代偿性肝硬化肝性脑病一例…… 802
十四、健脾理气、降脂祛湿法治愈重度脂肪肝一例…… 803
十五、温阳利水、益气固肾治愈肾病综合征一例…… 804
赵冠英医案…… 806
一、辨证治疗心动悸、脉结代五例…… 806
二、温补脾肾法治愈泄泻一例 …… 809
三、补肾健脾、温阳利水法治愈水肿一例…… 809
四、健脾养心、益气养血法治愈血亏一例…… 810
五、小柴胡合白虎汤加减治愈高热一例 …… 811
六、补肾活血、强筋续骨法治愈截骨术后不愈合一例…… 811
七、益气养血、化瘀通脉法治愈真心痛(心肌梗死恢复期)一例…… 812
八、调理阴阳、益气活血法治愈真心痛(急性心肌梗死)一例…… 813
九、宣痹通阳、活血化瘀法治愈胸痹心痛(冠心病)一例…… 813
十、归脾汤合犀角地黄汤化裁治愈肌衄(过敏性紫癜)一例 …… 814
十一、健脾益肾、补气养血法治愈血证(再生障碍性贫血)一例…… 815
十二、健脾益肾、温阳利水法治愈水肿(肾病综合征)一例…… 816
十三、四神丸合补中益气汤化裁治愈泄泻(肠功能紊乱)一例 …… 817
十四、益气固本、活血化瘀法治愈肺间质炎间质纤维化症一例…… 818
十五、理气活血、解毒缓急法治愈老年肠腑气滞一例…… 819
十六、益气养阴、通里攻下法治愈老年阳明腑实一例…… 820

病名病证索引…… 822

广东名医医案

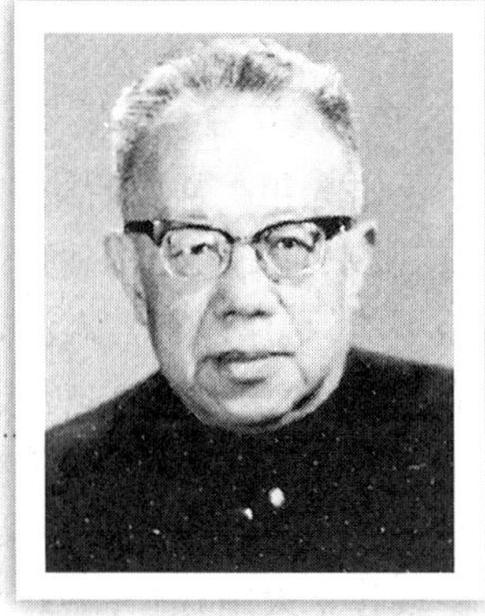

何炎燊医案

【生平传略】

何炎燊，1922年生，广东省东莞市人。幼从宿儒习古文，考入高中后丧父失学，乃发愤自学中医。从21岁行医迄今，已五十余载。现任广东省东莞市中医院名誉院长、主任医师、中华全国中医学会广东省东莞市分会理事长。历任东莞市(县)政协第一、二、三、四、五届常委、副主席；从1977年起任广东省政协委员至今。1978年广东省人民政府授予“广东省名老中医”称号，1986年卫生部授予“全国卫生文明先进工作者”称号。著述甚多，已在医刊发表论文48篇，专著有《常用方歌阐释》、《竹头木屑集》。

何氏精勤力学，至老不倦，治学态度严谨，钻研伤寒温病数十年，主张寒温合流，对外感热性病的理、法、方、药都有所创新。

他用历史唯物主义观点看待古今医家的学说流派，能博采众长，不存偏见，因而临证精思明辨，治病不拘一格。

治疗急重病，何氏擅用猛峻之剂。他大大扩展了吴又可用下法逐邪的范围，认为疾病总的发病机制不外是邪正斗争、阴阳失调、升降乖戾三者。在某些疾病发展过程中一个特定阶段，可运用下法，使邪势鸱张者得挫，阳热亢盛者得制，气机逆乱者得平，疾病便向有利于机体的方面发展。他用下法治疗内科急症如中风、乙脑、肾衰、血证等都取得较好疗效。而且他运用大剂姜附成功地救治了高血压危象和“慢脾风”。

与此相反，治疗慢性病及顽残痼疾，何氏却主张“王道勿求近功”，既要逐邪，更应时刻勿忘扶正，而扶正又以“顾护真阴”与“扶持胃气”为主。因为“真阴枯竭，虽卢扁莫救；胃气溃败，则百药难施”，这是何氏所常谈及的。

顾护真阴，何氏善用育阴潜阳之法。认为阴虚之甚者，不能维阳，阳气必亢，而过亢阳气又会尅削真阴，故育阴潜阳双管齐下，才收良效。

扶持胃气就是重视后天给养源泉。他善于融汇李东垣补气升阳、叶天士甘柔濡润及缪仲淳疏补中州诸法，对疾病的治疗和机体的康复都有不可忽视的积极作用。

一、从“土载万物”立法治愈习惯性流产一例

李某，女，27岁。

初诊：1988年12月30日。

主诉及病史：已婚3年。从婚后第二年起，连堕两胎，皆两月而殒。1988年10月怀第三胎，即小心翼翼，广服中西安胎药物。12月下旬，阴道出血，一如前两胎。中西医多方治疗而血不止。医云：胎不能保，建议刮宫人流，家人请余一决。

诊查：孕妇面色萎瘁，形体虚胖，短气若不相接续，稍劳则自汗涔涔，头目昏花。胸脘痞闷妨食，口不知味。腹不痛而小腹里急，腰骶酸坠沉沉。所下之血，色暗淡，时稀时稠，未见瘀块。舌正红，苔薄白腻，脉细濡无力，沉取滑象隐然指下。

辨证：此妇平素脾土大虚，清气不升而下陷，即古人所谓土虚不能载物者；且兼奇经亏损，不能维荫胞宫，胎焉得不坠？前医所用方皆胶艾四物汤，参、苓、萸、杞、桑寄等类，且加炭类止血药。其中芎归之走窜，萸地之柔腻，白芍之酸寒，皆与病相谬，用炭类药止血，仅能治标，无补于中阳之虚也。今幸胎犹未殒，急用大剂温补，庶可挽回。

治法：急进大剂补中益气汤去当归加砂仁、炮姜以升举元气，温补脾阳，辅以峻补维脉、维系胞宫之品。

处方：上等野生人参1支，重约6g，另炖兑服。

黄芪60g　白术45g(糯米同炒微黄去米)　炙甘草10g　炙升麻10g　炙柴胡15g　陈皮5g　炮姜15g　大枣30g　砂仁5g(后下)　川续断20g　杜仲30g　菟丝子20g　巴戟15g

用水五大碗煎成一碗半，兑和参汤，早、午、晚分3次服完。

二诊：12月31日。阴道出血大减。仍用前方，以野生人参难得，改用新开河参30g，服法如前。

三诊：1989年1月2日。两日来，出血全止，腰腹舒，胸痞除，食欲增进。

处方：前方去升麻、柴胡，加桂枝10g、酒炒白芍15g、炙防风10g，取桂枝汤与玉屏风散意，以和营卫而固表。又三剂而自汗全止，头目转清。嘱其常用3年以上之老母鸡一只，去皮及肠杂，入杜仲30g、红枣10枚炖食，此乃保胎之良方，屡效多人。1989年7月顺产一男，现已能走能说，健康良好。

［按语］陈修园从土载万物之理，悟出滑胎未产多由脾土虚衰不能载物所致，因而制订“所以载丸”(白术、人参、茯苓、桑寄、杜仲、大枣，见陈氏所著《女科要旨》)。其方颇纯，而陈氏释方则好谈玄理。如释茯苓、桑寄两药云：“一者伏于土中，俨若子宫母腹；一者寄于枝上，居然胎系母胞”，牵强附会，十分可笑。此方常服以资后天生化之源，不无裨益，若以之拯危救急，则嫌力薄。即如此例，苟非用大剂补中益气汤及上等人参以补之，升之，举之，又兼用峻补奇经之药(巴戟、菟丝、川断、杜仲)以维系之，支撑之，则胎恐不能保也。古人有言，凡医临证，必须“剑胆琴心”，诚非虚语。而对前贤成说，又须采其长而弃其短也。

二、加减调荣饮治愈慢性肾炎水与血结一例

谢某，女，20 岁。

初诊：1969 年 9 月 20 日

主诉及病史：病者于 1966 年夏月患皮肤湿疹，两月不愈，后用中草药熏洗十多次，湿疹始消。未几，发现面目浮肿，当地医生诊断为肾炎。用青霉素及利尿剂治之，半月肿消，以为病愈未继续治疗。1967 年春，头面四肢又见浮肿，在卫生院治疗 40 天，据说小便转阴，病已向愈，照常出勤农事，相安年余。1968 年又复发，在当地治疗未效，便到处求医，中西药物与民间验方遍投，病时好时坏。至今年夏月，病情日渐加重，遂来本院治疗。

诊查：病者本是青年未婚妇女，望之面色苍黄萎瘁，却如三十许人。全身浮肿，腹部及下肢尤甚，大腿以下按之如泥，凹陷不起，脐以下肿满，皮肉有赤纹，胸脘痞闷，气逆，时有痰嗽，纳少，便滞，小便短赤，口干不渴，夜寐不安，自 1968 年 8 月迄今，已闭经一年。六脉皆沉，细涩不匀，舌质暗红不华，边有瘀斑。血象：白细胞计数 5.2×10^9/L；分类：杆状细胞 0.02，分叶细胞 0.7，淋巴细胞 0.27，大单核 0.02；红细胞数 2.1×10^{12}/L，血红蛋白 68g/L，血沉 22mm/1h，尿蛋白（+++），红细胞（+++），白细胞少许，颗粒管型（++），透明管型（++），血压 128/82mmHg。

辨证：此病初起于皮肤湿疹，迁延失治，以致湿浊阻遏气机，经隧窒塞，则水与血结，故久肿不消。前医屡进滋阴助阳补肾之品，水与血更胶着难解。《金匮要略》云："少阳脉卑，少阴脉细，男子则小便不利，妇人则经水不通。经为血，血不利则为水，名曰血分"。许学士《本事方》、徐灵胎《兰台轨范》皆有"血分"病之论述，除遍身浮肿外，且皮肉有赤纹，与此女之腹部赤纹正相符合。

治法：活血祛瘀与化气行水两法并进。

处方：川芎 12g　当归 12g　赤芍 12g　桂枝 12g　熟大黄 9g　元胡 9g　益母草 15g　桑白皮 15g　带皮苓 15g　葶苈子 15g　瞿麦 15g　槟榔 15g　陈皮 3g

第十诊：上方药初服 3 剂无变化，第四剂后小便量渐多，大便通畅，面目浮肿稍消，腹部及下肢肿势依然。服药至第九剂，大便溏泻，一日 3 次。

处方：前方去大黄、槟榔，加黄芪 30g、石韦 18g 以化气行水。

第二十六诊：上方药服后，大便转好，小便量亦日增，15 剂后肿消一半，舌苔退薄，然胃纳尚差。

处方：前方再减去葶苈、元胡，加白术 15g、鸡内金 9g，以健运中州。

第四十六诊：上方药连服 20 天，胃纳渐好，神色渐佳。时届深秋（11 月初），凉风倏至，病者起居不慎，感受外邪，昨夜发热恶寒，头痛咳嗽，无汗，不渴，面目又现浮肿，下肢肿未续消。舌苔薄白，脉仍涩弱并无浮紧之象，乃用玉屏风散合杏苏散加减治之。

处方：黄芪 30g　白术 15g　防风 15g　苏叶 15g　北杏 9g　前胡 6g　桔梗 6g　陈皮 3g

第四十八诊：服第 1 剂药微汗出，热退，恶寒罢。服第 2 剂药大汗沾衣，面目浮肿全消，下肢肿亦锐减。外邪尽解，今日停药一天。

第四十九诊：昨日未服药，患者一般情况良好，当晚觉腰腹隐痛，月经竟来，惟量少，色瘀暗。今日改用当归四逆汤以温经通阳，合玉烛散活血祛瘀。

处方：当归 18g　赤芍 15g　桂枝 9g　炙甘草 6g　生姜 6g　大枣 4 枚　熟大黄 9g

川芎 9g　益母草 15g

第五十五诊：上方药服 2 剂，月经量多，5 日乃止，停药 3 天，今日经净，浮肿已消八九。此时可进温补之剂，以增强体质，防止复发。为长久之计，用人参养荣汤加减。

处方：黄芪 30g　桂枝 9g　党参 24g　白术 15g　茯苓 15g　炙甘草 6g　陈皮 3g　远志 9g　川芎 12g　当归 18g　白芍 18g　玉竹 24g

此后以此方为基础，随症加减一两味，治疗至年底，已餐加神旺，二便调匀，共住院 108 天。出院时检查：白细胞计数 7.1×10^{9}/L，分类：分叶细胞 0.72，淋巴细胞 0.28；红细胞数 3.85×10^{12}/L，血红蛋白 110g/L，血沉 16mm/1h；尿蛋白（±），红细胞极少，白细胞（－），管型（－）。

出院后两年内，定期来院检查，月经如期，全身情况良好。惟舌边之瘀斑，下腹之赤纹，一年以后始缓慢消退。又两年已结婚生子矣。

［**按语**］慢性肾炎日久，多是本虚标实，或寒热虚实错杂之证。尝见某些医者，自诩中西医结合，其实以西医套中医，临床思维为化验单所左右，而置中医理法于脑后。见其尿中丢失大量蛋白，且血红蛋白偏低，便谓其虚，滥用温补，势必越治越坏，即如此例是也。余从《金匮》论血分之文，辨得此病乃水与血结，而所用活血祛瘀与化气行水之法，又是从《兰台轨范》之调荣饮学来者。20 世纪 70 年代以后，医刊大量报道用活血祛瘀之法治疗肾炎，与余当时所见不谋而合。时至今日，活血祛瘀之法盛行，甚至有作为慢性肾炎之治疗常规者，若遇虚证，便犯虚虚之禁矣。

此女病情日好之际，忽罹外感，浮肿再现，余颇以为忧，而两进玉屏风散加味后，即得畅汗而解。玉屏风散本为表虚汗多而设，此例用之竟获发汗祛邪之效，此中药相向作用（效应源）之妙也。古人谓黄芪有汗能止，无汗能发，诚非虚语。事有凑巧，此女汗出肿消之后，闭止逾年之月经复来。有问："玉屏风散是否有通经作用？"其实不然。病者治疗已 45 天，水血互结之病理变化已被基本解决；而玉屏风散扶元气，助卫阳，开腠理，使营卫流行，津液输布，水邪亦随之而去。气为血帅，气行则血行，于月经之来潮，不无推动作用，非真能通经也。

善后之方，用人参养荣汤。方从十全大补汤化裁而来，余一向服膺柯琴之论，去川芎之辛窜甚善。独于此例则反其道而行之。去熟地之腻，五味子之敛，防其碍脾资湿也，仍用川芎者，以其病因在于血滞不行也。用大量玉竹者，取其甘平柔润而不滞，助参术以滋养中州之气阴，又可制桂、芎、陈、远之刚也。

此例数年久病之慢性肾炎，自始至终未用任何补肾药物，但得血行水退、邪去正安，则阴平阳秘，肾脏亦受其益，则远期疗效甚佳，由此可知中医辨证施治、整体调节之深义。

三、乌梅丸合大回生汤加减治愈重型小儿腹泻（慢脾风）一例

彭某，男，2 岁。

初诊：1975 年 4 月 9 日。

主诉及病史：病孩 3 月初患泄泻，其母惑于"千金难买春头泻"之谬说，不以为意，自购消滞药与之服食，病重时始入某院治疗，诊断为"中毒性消化不良"。一周后，病有好转，惟泄泻未止，竟自动出院，辗转就诊于各门诊中西医及社会医生之间，甚至日易一医，皆无显效，今日来院就诊时，病交 38 天。

诊查：病孩面色苍白，肌肉尽削，神气极疲，昏睡露睛，时而惊惕抽搐，时而烦躁呼叫，咬牙抓衣，息微而促，四肢厥冷而后脑发热（体温 38.2℃）。腹满如鼓，青筋暴露，遍布灯火粹痕无

数(据述曾经社会医生用灯火粹法)。口渴思饮,多饮则吐,饥而不欲食,强食则呕逆。现一昼夜仍泻十次左右,泻时先肠鸣辘辘,先下稀水,完谷不化,后则里急后重,努责频频,又滞下黄色黏液少许或带鲜血(检视之乃久泻肛门红肿破损所致,与肠道无关)。舌质暗晦,尖边起红刺,苔黄燥,脉弦细数,重按则涩弱似散。

辨证:此乃重型小儿腹泻,即古所谓“慢脾风”之病也。本例迁延误治月余,脾肾大亏,目下见症既是火衰土败、痉厥交作,同时肝木偏旺,疏泄太过,寒热虚实错杂,处方用药实费周折。

治法:仿仲景乌梅丸意以辛甘温热之品补脾肾之阳,佐以酸味敛肝、苦寒泻火之药,更参入补气安神、熄风止痉之品。

处方:乌梅肉 4.5g　黄连 4.5g　肉豆蔻 4.5g　丁香 4.5g　全蝎 4.5g　钩藤 4.5g　附子 9g　白术 9g　炮姜 6g　党参 18g　五味子 3g　炙甘草 3g

每日另用洋参 6g,粳米一撮,熬饮代茶。

四诊:服第一剂药后睡稍安,烦渴减,抽搐缓。服第二剂药后四肢温,后脑热退。服第三剂药抽搐全止。泄泻始减一两次。

前方去钩藤、全蝎,加破故纸 9g。

八诊:上方药连服 4 天,今日大便 4 次,成糊状,无里急后重感,进食不呕。

前方再去黄连、丁香,加黄芪、茯苓各 15g,服药至第十五天,诸恶候悉退;又半月,大便始成形,续进大补脾肾之剂,遂日渐康强。

[按语] 此例病甚重,实由误治酿成。初诊时,其母出示前方一叠,乃知医者多为假象所惑,有见其舌刺燥渴,作热邪烁津治者,不知乃津液下夺,阴不上承之故;有见其腹满绷急,作胃肠积滞治者,不知乃脾气乍泄,运化无权之故;有见其小便混短,作湿热困阻治者,不知乃下泉枯竭,阳不流布之故;有见其惊厥神迷,作心肝积热治者,不知乃元气匮乏,心神失守之故。遂致迁延日久,恶候蜂起矣。审其病机,颇类厥阴病之乌梅丸证。章虚谷论乌梅丸云:“木邪肆横,中土必困,故以辛热甘温助脾胃之阳,而重用酸以平肝,佐苦寒泻火”。但患儿又兼见风动神衰危象,故参入《谢映庐医案》之大回生汤,化裁成方。谨守病机,药随证转,因而获效。

附:谢映庐《得心集医案》大回生汤方:

人参　白术　附子　枣仁　枸杞子　茯苓　肉桂　黄芪　丁香　白蔻　钩藤　全蝎　甘草　煎成入赤石脂末和服(原书无药量)

原书云:“专治小儿夏月吐泻及杂病误治成慢脾风症,一切脾胃虚寒、发痫惊风,实有起死回生之功”。

四、下法治愈乙型脑炎(重型)一例

林某,男,6 岁。

初诊:1964 年 7 月 1 日。

主诉及病史:病孩于 6 月 29 日发热、头痛、渴饮、呕逆,次日即壮热神糊。入院诊断为流脑,治之未效。7 月 1 日来我院治疗。

诊查:病孩高热(40.5℃);面赤烦躁,谵妄狂叫,目赤唇焦,溲赤便秘,舌边尖绛起刺,中布黄厚燥苔,脉洪大滑数。正在诊查之际,病孩面色陡变,目窜上视,四肢抽搐,不省人事,颈项强直,巴宾斯基征(+),克匿格征(+),腹壁反射及提睾反射均消失。血象:白细胞计数 $18.2\times10^9/L$,分类:杆状细胞 0.04,分叶细胞 0.77,嗜酸细胞 0.02,淋巴细胞 0.17。脑脊液检查:压力正常，蛋白定性（＋＋），糖半定量 1.67～2.22mmol/L，白细胞计数 30×10^6/L，分类：中性 0.75，淋巴 0.25，涂片及培养均未发现脑膜炎双球菌。诊断为乙型脑炎。

辨证：病属暑热充斥，气营同病。一方面是阳明腑气不通，一方面是热陷心包，火炽风生之候。

治法：急进凉膈散合白虎汤以急下存阴，荡涤气分热邪，合至宝丹清心镇痉。

处方：石膏 50g　知母 15g　连翘 20g　栀子 20g　黄芩 15g　竹叶 15g　大黄 15g　芒硝 15g　甘草 5g　薄荷 4g　至宝丹 2 瓶（每瓶 1.5g）

病孩入院时，值班医生为针人中、合谷，注射苯巴比妥钠及青霉素，以后只用葡萄糖盐水及维生素 E 静滴，以补充体液，未用其他西药。

二诊：昨日病孩入院后，抽搐频繁，晚上 7 时中药已分次灌完，泻下黄秽胶粪，量中等，抽搐略减，夜间由深度昏迷转为烦躁谵妄、惊厥。今早热仍未降（40.3℃），诸医会诊，皆谓下后不可再下，改用清瘟败毒饮加减（方从略）。

三诊：热稍降（39.5℃），余无进退，守前方一剂。

四诊：热仍稽留（39.7℃），谵妄略少，掐之似有痛感，然昏迷如故，抽搐仍频，自第一日下后，两日未解大便。舌干绛，中心焦黑，脉弦滑数。改用犀连承气合白虎汤两清心胃，再下其热结。

处方：广角 5g　黄连 7.5g　大黄 15g（水浸后下）　元参 20g　生地黄 25g　麦冬 15g　石膏 75g　知母 15g　甘草 5g　竹叶 15g

药后四小时，腹中鸣动，泻下大量黄黑胶粪，随即安静入睡，微汗濈然，热渐降（暮 38℃，午夜 37.5℃）。

五诊：今晨热退（36.8℃），抽搐止，神志渐清，知饥索水，病势锐减。此后用竹叶石膏汤加减调理（方从略），愈后无后遗症，随访 20 年，健康良好。

［按语］此例高热持续、深度昏迷、抽搐频繁三者并见，乃乙脑中之重型者，而入院 5 天，险浪悉平，下法实起主要作用。但古今名医多云暑病不必用下。如叶天士引张凤逵之言："暑病首用辛凉，继用甘寒，终用酸敛酸泄，不必用下。"余师愚治暑热疫更反对下法，倡言"热疫乃无形之毒，而当硝黄之峻烈，热毒焉得不乘虚而深入耶？"近年石家庄治乙脑经验，亦有"邪陷心包时，徒攻阳明，并不能解决问题，且遗后患"之论点。余则认为：阳明乃五脏六腑之海，居中土而万物所归，伤寒、温热之邪皆可传入胃腑，既然"夏暑发自阳明"（叶天士语），其热性又较伤寒温病为甚，岂有始终流连在经而不入腑之理？病孩入院第一天，余即用硝黄，虽未得峻下，但已能阻遏鸱张之病势。次日会诊，泥于成说，未曾乘胜追击，两进大剂寒凉，效果不显。第四日，余又从"六经实热，总清阳明"立法，畅下之后，有如釜底抽薪，营热肝风均随之平息。正如吴又可所言"但得秽恶一去，邪毒从此而消，脉症从此而退"，故此例病虽重而愈速，且无任何后遗症也。

五、以崩大碗为主治愈高血压性肾病合并氮质血症一例

王某，男，48 岁。

初诊：1976 年 3 月 2 日。

主诉及病史：病者患高血压已十多年，因工作繁忙，迄未及时治疗，近年常出现蛋白尿及血尿，亦未引起注意。3 月 2 日突然眩晕不支，呕吐频频，继而发热神烦，遂被送入医院救治。

诊查：病者形体瘦弱，面色苍黑，目绕红丝，唇焦色暗，神情烦躁，时有错语。频呼头痛如劈，眩晕不支，时作干呕，口秽喷人，腹满便秘，小便短涩而赤，脉弦劲细数 102 次/分，舌质瘦敛

干红，苔薄黄。体温 37.9℃；血压 202/128mmHg；X 线照片：主动脉延张迂曲，心影膨隆。尿检：蛋白（＋＋＋），红细胞（＋＋＋＋），白细胞（±），颗粒管型（＋），血中非蛋白氮 55.7mmol/L。二氧化碳结合力 12.6mmol/L。诊断为高血压 3 级、慢性肾功能不全、氮质血症。

辨证：中年脏阴渐亏，加以烦劳操持，肾阴更耗，肝阳失于涵濡，乃上逆为患。头痛，眩晕、干呕、神迷，乃“诸逆冲上，皆属于火”也。

治法：标本同治，以崩大碗清除血氮，大补阴丸以滋肾阴而降火，羚羊钩藤汤以平肝阳而降压。

处方：

（1）崩大碗鲜者 500g，冷开水洗数遍，捣取自然汁，分多次服。

（2）生地黄 30g　龟版 30g　知母 15g　黄柏 15g　羚羊角 4.5g　钩藤 12g　桑叶 15g　茯苓 30g（皮肉各半）　白芍 24g　菊花 9g　竹茹 18g

水煎服。

第一天西药降压，补碱，以后单用中药。

二诊：血压下降至 190/112mmHg，热退至 37.2℃，神志稍清，干呕亦减，能进食稀粥，小便仍短赤辣痛。

前方加茅根 50g。

六诊：上方药守服 5 天，血压降至 172/102mmHg，头痛眩晕均减，小便量稍多。尿检：蛋白（＋＋＋），红细胞（＋＋），颗粒管型（＋），转方以大补肾阴、清相火为主。

处方：生地黄 30g　淮山药 18g　茱萸肉 18g　茯苓 24g　泽泻 15g　丹皮 15g　龟版 30g　黄柏 12g　茅根 30g　女贞子 15g　旱莲草 15g　车前子 15g

每日仍服崩大碗汁如前。

此后诸恙递减，血非蛋白氮每周检测一次，分别为：46.4mmol/L、34.3mmol/L、27.8mmol/L。一个月后，病者急于工作，要求出院，其时血压仍偏高，尿检仍不理想，盖冰冻三尺，非一日之寒也。

病者出院后，长服六味地黄丸，每星期仍服崩大碗两次，至年底始停。计服崩大碗近 50 剂。其后 10 年间，偶有不适，亦常饮崩大碗汁。1986 年 1 月，正在机关办公，忽然跌仆而厥，急送医院，已不及救，乃心肌梗死也。

［按语］崩大碗学名积雪草，性味甘淡微寒，善能去湿清热、凉血解毒，鲜者捣汁尤良。20 世纪 40 年代初，余获识一外科疡医，用插药线法治痈疮久溃不敛者有效。余问其能治内科病否？笑曰：“吾粗犷不知书，凭祖传单方治外症以糊口，未尝习内科也。然有出白疹者（即肠伤寒）医用温补致危，下血神昏，烦躁谵妄，我采鲜崩大碗数斤，捣汁与服，曾救数人。”此君半农半医，口讷诚朴，治病不多取值，愈病亦不求报，余以其言可信。因思崩大碗能治肠伤寒之严重毒血症，而血中增高之非蛋白氮亦血中之邪毒也，试用崩大碗治之，果然有效。我院推广此法，用之内服或灌肠，治疗尿毒症，颇见成效。晚期尿毒症预后不良，崩大碗虽无回天之力，然亦可减轻病人痛苦，延长病人生命也。

六、风引汤合防风通圣散治愈中风闭证一例

温某，女，63 岁。

初诊：1962 年 11 月 14 日。

主诉及病史：患者平素阴虚火旺，有 10 年以上高血压史。11 月 8 日午膳之际，突然昏厥，口咼肢瘫，某院诊断为“脑溢血”。中西药并进，中药用羚羊角、钩藤、天冬、生地黄、龙骨、牡蛎、阿胶、牛膝等（西药未详），治疗 3 天无起色，14 日下午转来我院。

诊查：患者神志丧失，口噤失语，直视握拳，肢体强直，面赤，气粗，痰鸣，壮热（39.8℃）无汗，胸腹热满，大便秘结，小溲涓滴自遗。撬视其舌，色干绛，中有黑苔如烟煤，脉沉弦滑数，血压 192/124mmHg。

辨证：病虽起于阴虚火旺、阳化内风，然目下风火扑腾莫制，热痰壅盛，乃中风闭证之甚而致三焦壅塞不通者。标症急，急则治标；前所用之胶地育阴、介属潜阳，反滋腻留邪矣。

治法：宜急下以釜底抽薪，佐以大寒清降，宜折风火上腾之威，风引汤合防风通圣散加减。

处方：防风 9g　荆芥 9g　桔梗 9g　大黄 15g　芒硝 15g　连翘 12g　栀子 12g　赤芍 12g　当归须 12g　薄荷 3g　竹叶卷心 20g　石膏 30g　滑石 30g　寒水石 30g　冲竹沥 1 杯

安宫牛黄丸 1 枚，鼻饲给药。

二诊：（当日深夜）服药后 12 小时无动静，再用下法。大黄 15g　芒硝 15g　甘草 6g

化服安宫牛黄丸 1 枚（连夜鼻饲）。

三诊：（15 日晨）昨夜药后 6 小时，患者腹中鸣动，大泻黄秽胶粪两次，微汗出，体温降至 37.6℃，血压降至 170/116mmHg，神志略清，能瞬目。

此时壅塞得通，病有转机。续用羚羊钩藤汤合温胆汤 20 余剂，以清火熄风涤痰，中用三甲复脉辈以育阴潜阳，最后则左归饮与补阳还五汤交替使用，以峻补下焦，益气活血，共治疗 4 个月而康复（方药从略）。惟左手若废，左足跛行，能操持家务 20 余年，活到 91 岁。

［按语］中风闭证即《内经》所称“血之与气并走于上，则为大厥”是也。此时并走于上之血气已转化为邪，并非正常之血气，故《金匮》亦揭示此病为实证。王旭高《环溪草堂医案》治中风一案云：“痉厥神昏，风淫火炽极矣。夫内风多从火出，欲熄其风，必须清火，欲清其火，必须镇逆。”王氏针对血气并走于上之病机，提出镇逆一法，确有真知灼见。余师其意，每用《金匮》风引汤与河间防风通圣散加减化裁，一取硝黄之急下，泻热存阴而泄可去闭；一取诸石药慓悍滑疾，大寒沉降，直折风火上腾之势；而方中又有行气活血、疏风透解之药为之佐使，再合牛黄丸（或至宝丹）苏神通窍，整体大用，数十年来，用之屡效。

七、益气育阴潜阳法治愈温病危证一例

李某，男，59 岁。

初诊：1962 年 7 月 5 日。

主诉及病史：患者乃饮食业职工，素有咳嗽宿疾，4 年来常苦目痛，视力减退。1962 年 6 月 21 日起病，初时恶寒发热，头痛，咳嗽，经中西医治疗多日，高热持续不退，胸痛，痰中带血，烦躁谵语，7 月 1 日入院留医。血象：白细胞计数 15×10^9/L，分类：杆状细胞 0.02，分叶细胞 0.86，嗜酸细胞 0.02，淋巴细胞 0.1；红细胞 4.08×10^{12}/L，血红蛋白 110g/L。小便检查：蛋白（＋＋），白细胞（＋＋），透明管型（＋＋），颗粒管型（＋＋），血沉增快为 77mm/1h。西医初步诊断为：中毒性肺炎合并肾炎。遂用大量抗生素、输液及皮质激素等治疗，未见好转。7 月 4 日，家人亲友均认为绝望，征得院方同意，背回家中，一切后事均已措办停妥。惟以一息尚存，其子求余往诊，聊尽人事而已。

诊查：患者神志丧失，目睛溷浊，瞳孔对光反射消失，面色苍白，颧红，气喘痰鸣，额上及四

肢微汗自出，双足躁动不宁，两手撮空，筋肉瞤动。口噤不开，撬视之，舌干绛枯萎，舌苔黄黑而焦，以水少少沃之，尚能下咽，脉六部细劲数疾。

辨证：此温邪久羁，肝肾阴竭，元气离亡之候也。论证则死候迭见。《内经》谓“汗出而脉躁盛，喘者死；目不明，热不已者死”。叶天士谓“热病舌干神昏者为内匮，不可救药”。而双足躁动，两手撮空，皆是死候。惟脉尚弦细数疾，一线生机未泯。仲景谓“……发则不识人，循衣摸床，惕而不安，微喘直视，脉弦者生”是也。倘脉见浮大空豁，按之涩或散者，虽卢扁莫救矣。

治法：扶元气，育阴镇摄，生脉散合三甲复脉汤加减。

处方：人参6g　麦冬15g　五味子4.5g　龟版30g　牡蛎30g　阿胶12g　生地黄24g　白芍18g　炙甘草4.5g　茯神18g　淮山药18g　珍珠末2支(每支0.33g)

二诊：7月6日晨。据述昨药灌至下午服完，夜间撮空躁动稍减，瞳孔对光稍有反应，黑睛溷浊略减，口噤稍开，呼之似有知觉，仍不能言。舌仍干绛，黑苔稍退，惟脉仍弦劲数疾无伦，险候未过。

处方：前方加菖蒲3g，远志3g。

三诊：7月6日下午四时。中午药服完后，神色渐好，下午四时突然面色苍白，大汗出，四肢厥冷，手足躁动转甚，神志完全丧失。家人为之沐浴穿衣，环绕而泣。其子急请余至，持其脉数无序。急用：上等人参18g，急火煎，频灌。及暮，厥回汗收，夜间气喘较平，躁动渐止，沉沉如睡状。

四诊：7月7日。神志渐清，听觉恢复，与之言，能点头以示可否，目睛溷浊者大减，舌可伸出口外，与稀粥能自吞咽，舌质仍干，黑苔转为黄燥，脉数象减。病有转机。

处方：用5日方去五味子，加天冬15g、玉竹24g。

五诊：7月8日。神志已清，能言索食，进稀粥一碗，右目见物，左目昏翳，小便知觉恢复，大便二日未行，舌质由绛转红，苔黄干，咳嗽频繁，痰稠色如铁锈。自述胸痛，右上肢不遂，脉弦细数。改用育阴益气、肃肺涤痰之法：

处方：人参6g　生地黄24g　元参18g　天冬15g　麦冬15g　玉竹24g　白芍18g　阿胶10g　百合15g　牡蛎30g　蛤壳24g　石决明30g　川贝母10g　橘红3g　珍珠末2支

六诊：7月11日。前方药已服3剂，精神渐好，思食软饭，能靠坐片时，咳嗽减少，但痰中带有血丝，右臂若废，双足浮肿，右目赤翳，小便短赤，大便秘结。舌红苔薄黄，脉弦数无力。遂予六味地黄汤加洋参、麦冬、桑叶、菊花、贝母、沙参、石决明等善后调理，并请针灸科医生为之治臂，眼科医生为之治目。至月底，肿消咳平血止；右臂举动自如，惟灵便较前大减；左目复明，右目已瞎矣。9月复任职于饮食业(存活八年半)。

[按语] 叶天士云：“热邪不燥胃津，必耗肾液”。故温病初中期常见肺胃津伤，中后期常见肝肾阴竭之候。阴竭则阳无所附而浮亢化风，故吴鞠通立三甲复脉、大小定风珠诸方，正为此等证而设。然临床所见，阴虚阳亢之甚者，元气亦将离亡，凡脉见弦细而极数，或芤或促者，是元气将脱之兆，非用人参不能挽救(若脉细而微者须加附子)。此例首次两日皆用人参6g，然力犹不足，故病虽稍好，而第二日下午突现元气暴脱之险象，苟非及时用大量人参，则莫可挽回。吴氏取仲景复脉汤去桂、姜、枣之温，谓治温邪不能再补其阴，是矣；奈何将人参亦谓其补阳而一并去之，实是智者一失。仲景治阳明热病，“汗多、脉芤，舌上干燥，大渴欲饮水数升者”，白虎汤尚可加入人参以扶元气，救津液，岂有温邪久羁，深入下焦，真阴欲涸，元气衰残者，反不能用人参之理乎？且人参品种甚多，有甘凉生津之西洋参，有甘温益气之吉林人参，有强心救脱、挽回欲绝元气之长白山野生人参，在乎人之随证运用耳。

八、地黄饮子加减治愈热病后期眼球震颤、全身瘫痪一例

刘某，男，6岁。

初诊：1963年8月3日。

主诉及病史：病孩于8天前起病，初发热，随即神昏，当地医院诊断为“流脑”。西医治之两日，热不退，加服中药两剂，得热退神清。继而震颤恐惧，全身瘫痪，再经中西医治疗四日不效，乃来莞就医。8月2日黄昏时入院，由值班西医处理，肌注青霉素，内服磺胺剂。翌日晨请余诊治。

诊查：病孩呈急性重病容，面瘦枯而白，面肌绷急，神志尚清，但呈惊惶恐怖状，眼球震颤不停，瞳孔对光反射迟钝，全身瘫痪，不能坐立，手足亦有轻微抖动，但无抽搐，颈项微强。上半身濈然自汗，头额尤多；身凉，四末微冷（体温36.5℃）。时作干呕，食入片刻即吐。腹平软，略陷，无痞块及压痛。巴宾斯基征（＋），克匿格征（＋），布鲁津斯基征（±）。脉沉弦细数，舌质干绛，苔黄而干。血象：白细胞15×10^9/L；分类：杆状细胞0.03，分叶细胞0.7，嗜酸细胞0.04，淋巴细胞0.23。

辨证：时方夏末，病属“暑风”，乃暑邪深入厥阴，热盛动风之候。

治法：平肝熄风，羚羊钩藤汤加减。

处方：羚羊角5g　钩藤6g　蝉衣15只　川贝母6g　竹茹12g　白芍10g　桑叶10g　元参10g　生地黄12g　麦冬10g　沙参12g

西药同昨，加颠茄酊、氯丙嗪等。

二诊：昨日中西药并进，病无起色，夜间巡视，见病孩彻夜不眠，见人来则惊惶鼓颔战栗。今晨脉舌如昨，身凉，汗续出，强扶之起坐，则惊呼心中悸痛。吴鞠通谓热深厥甚，心中悸动，甚则心中痛者用三甲复脉汤，仿其法：

处方：人参3g　龟版24g　鳖甲24g　牡蛎24g　龙骨24g　麦冬12g　白芍10g　阿胶6g　炙甘草3g　枣仁10g　至宝丹1瓶

西医用药如前，加葡萄糖静注。

三诊：昨夜病孩睡眠较好，今晨诊查，症状仍未明显好转。舌质干绛如故，舌心苔反变黑。余颇踌躇，乃邀老医数人会诊。咸谓昨方育阴潜阳之力虽宏，但清火之力不足，更虑其内有伏痰，众商仍用昨日方，再加：

羚羊角3g　胆南星4.5g　竺黄10g

四诊：今晨脉更沉细而数，舌黑更甚，震颤恐怖，身凉汗泄如故。化验报告谓脑脊液涂片及培养均未找到脑膜炎双球菌（惜未做常规检查）。余思之再三，又细问其母在当地治疗经过，始恍然而知此乃阴阳两伤之证，即请西医改用维生素B_1、B_{12}作为辅助治疗，而停用其他西药。中药则从病入下焦、肝肾阴竭、脉络空虚、内风升腾、阳从汗泄立法。仿河间地黄饮子去桂附加三甲治之：

处方：龟版30g　鳖甲30g　牡蛎30g　熟地黄18g　苁蓉15g　茱萸肉10g　枸杞子12g　阿胶10g　麦冬12g　五味子2g　石斛10g　远志3g　巴戟10g　茯苓12g　白芍15g　枣仁10g

浓煎一碗半，自晨至暮，少量频服。

五诊：恐怖震颤大减，汗出较少，舌黑苔退薄，舌质转淡红。扶之能稍坐片刻，久则自诉头晕作呕。

前方去石斛、麦冬，加天麻 10g、蝎尾 6g。

六诊：前方药连用 3 天，今已汗收身暖，眼球震颤全止，四肢偶有抖动，能自起坐，久坐亦不呕，惟两足乏力，不能站立。脉数象大减，舌黑苔退净。改用峻补下焦精血之剂，虎潜丸法。

处方：虎骨 12g 当归 10g 熟地黄 18g 锁阳 10g 牛膝 10g 杜仲 12g 首乌 10g 玉竹 18g 阿胶 10g 枸杞子 15g 龟版 30g 鳖甲 30g 牡蛎 30g

上药进一剂即能立，两剂而能行，诸恙向安。惟舌泛白苔腻，大便溏滞。以暑湿之令，久服滋腻，中焦易困耳。即用六君子汤加运脾化湿之品调理，8 月 14 日痊愈出院。

［按语］此病中西医皆云罕见。从病情分析，其为热病后期，肝风内动无疑。昔贤治热病风动，属实者有清心营、泻胃腑及凉肝熄风诸法，属虚者则着重于育阴潜阳。初诊时，余以脉象沉弦细数，舌质干绛苔黄，震颤寒栗为主要依据，认为是肝经风火，虽有身凉肢冷汗泄等症，亦作热深厥深视之，未加详细分析，遽投以凉肝熄风之羚羊钩藤汤，是夜病无好转，且病孩彻夜不眠，兼有心中悸痛，显示为阳亢而不入于阴，阴虚不受阳纳之象，乃知前药不中病机，即改用三甲复脉以育阴潜阳，然又恐其留邪为患，又加至宝丹之芳香清透。服药后虽病无增减，然入睡颇安，是阴阳有互交之机。欲以前法再进，惟舌苔变黑，令人狐疑。老中医会诊，多谓小儿纯阳之体，虽属阴虚风动，而舌黑应考虑有热痰内伏，故从众议而以羚羊、胆南星、竺黄等泻火除痰之品掺杂其间，故又不效。及细询其母在乡治疗经过，据云所服中药（旧方已失）剂量较大，药价甚贵，药味甚苦，且有丸散和服，医云此大热证，非用重剂不为功。由此推测前所服药大概亦是羚犀紫雪及清热熄风苦寒之品，始憬然忆及喻昌之言："夏月人身之阳以汗而外泄，人身之阴以热而内耗，过用甘温，易遏其阴，过用苦寒，易亡其阳"。此病乃阴损及阳之候，不但寒凉攻伐最忌，即纯用填阴亦不易奏效，盖无阳则阴无以生化故也。然病至肾阴枯涸，木失滋荣，内风鼓荡，脉络空虚，倘药过刚燥，又恐龙相升腾，火炽而风更甚，此时用药更宜细酌。考叶氏《临证指南医案》治内风暗动、阴中之阳伤损者，每用地黄饮子去桂附之刚，取其温煦涵濡，阳生而阴长。余乃仿其法复入三甲复脉汤中，即变三甲复脉汤之甘咸凉法为甘咸温法。果然，药能中肯，即效如桴鼓。

九、加味白虎汤治愈热痿一例

李某，男，57 岁。

初诊：1981 年 8 月 12 日上午 10 时。

主诉及病史：患者一向健康，8 月 6 日感受外邪，发热头痛，经西医治疗后好转，8 月 10 日晚又头痛心烦，并觉四肢麻痹无力，即到甲院门诊（用西药不详）。11 日晨起床病情加重，改到乙院门诊（亦用西药不详），下午麻痹更甚，呈向心性发展，渐至四肢活动不灵，不能行走。4 时半，由家人背负入院。值班医生初步诊断意见为"多发性神经炎"。以病势急，且时将入暮，即用西药处理：静滴地塞米松、四环素，肌注青霉素、维生素 C、ATP、维生素 B_1、B_{12}、B_6 及乌洛托品等。12 日晨，病情严重，四肢完全瘫痪，上午 8 时，开始排尿困难，胸膈拘急、短气似喘，进食时一饭粒误入气管，欲咳无力，咳嗽 10 余分钟始能将饭粒咯出。当时西药仍按昨日方药处理，10 时，请余会诊。

诊查：病者形体壮实，面赤，神清，答话流利，惟全身瘫软，不能稍动，肌张力下降，腱反射消失，未引出病理神经反射。自诉头痛、心烦，口干渴饮，数日来大便干结，小溲黄短，扪之身有微热，口秽喷人，唇焦，舌质深红，苔黄燥，脉数（88 次/分），左弦劲，右滑大。血象：白细胞计数

21×10^9/L；分类：杆状细胞 0.02，分叶细胞 0.83，淋巴细胞 0.15。

辨证：病属中医痿证范畴。原病者素禀阳盛，时方炎夏，感受暑热之邪，深踞阳明而成热痿。《内经·痿论》云："治痿者，独取阳明何也？阳明者，五脏六腑之海，主润宗筋，宗筋者，束骨而利机关也"。脉症合参，皆一派阳明内热燔炽的据。

治法：大剂白虎汤以清解阳明经热，再加清肝、透邪、滋液、通络之品。

处方：石膏 60g　知母 15g　甘草 5g　生地黄 30g　葛根 20g　羚羊角 5g　丝瓜络 20g　桑枝 30g　茅根 30g　苡仁 30g　银花藤 30g　连翘 15g　板蓝根 15g

二诊：昨日会诊后病情继续恶化，中午病者出现呼吸窘迫、吞咽困难，家人惶恐，商转院往广州。适中药煎好，只能少少频进，至下午 1 时半，中药灌完，嘱其安卧，静观其变。5 时半，病者自觉气顺，晚餐吞咽较易，能尽稀粥一碗，且能自动排尿。夜睡颇酣。13 日晨，病者竟能起坐下床，惟仍酸楚无力。表热虽退（36.8℃），脉仍大数，舌黄未净，口秽溺赤依然。

前方药再进 1 剂（昨日午后停用西药）。

三诊：8 月 14 日。病者能扶杖步行，大便通畅。血象：白细胞计数 16.5×10^9/L；分类：杆状细胞 0.02，分叶细胞 0.77，淋巴细胞 0.20，大单核细胞 0.01。舌苔退薄一半，仍黄燥，脉弦大未和。炉烟虽熄，恐灰中有火，除恶务尽，再用前方。

七诊：8 月 18 日。前方药共服 7 剂，诸恙悉蠲，脉和舌净。血象：白细胞计数 9.5×10^9/L；分类：分叶细胞 0.73，嗜酸细胞 0.02，淋巴细胞 0.25。改用薛氏参麦散合增液汤调理而康（方药从略）。

［**按语**］此例病势甚急，虽连续用西药治疗，仍日趋严重，甚至出现呼吸吞咽困难、肋间肌及膈肌麻痹等危象，而服中药四小时后即见效果，且病愈之速出乎意料。可知中医不但能治急重病，且若投剂中肯，更效如桴鼓也。

此病属中医痿证范畴。痿证病机复杂多端，慢性者多肝肾阴虚，或夹痰瘀；其感时邪而发者，常见有燥伤肺金，"肺叶焦则痿"，以及"湿热不攘，大筋软短，小筋弛长"等类型。此例则属阳明实热，并不多见。白虎汤专解阳明经热，故用之为主，加生地黄凉血滋液，葛根升发清阳，以涵濡筋脉。阳明里热，常引动厥阴风木，且肝主筋，故加羚羊、桑枝以清肝舒筋；茅根、丝瓜络、苡仁皆阳明经药，既可佐白虎解热，又有疏通脉络之功。又考虑病由外感时邪引起，且血象显示白细胞数偏高，故加银花、连翘、板蓝根以透邪解毒（抗感染），如此复合成方，药味虽多而丝丝入扣，故获良效。

十、暖土御风法治愈高血压眩晕一例

黄某，女，51 岁。

初诊：1954 年 4 月 2 日。

主诉及病史：患者乃搬运工人。解放前已从事苦力，日晒雨淋，至今三十年。平素血压偏高，常徘徊于 180/100mmHg 上下而无所苦。惟干活之后，挥汗如雨，又喜热饮，汗出更多。近年经绝之后，血压更升至 190～200/100～110mmHg，时觉眩晕头重，心悸食少。时解放初期，医疗机构尚未健全，患者常就诊于开业西医，仅为注射葡萄糖，并给予降压药，故病常反复发作。今日出勤之际，突然眩晕倒地，由数人扶持来诊所就诊。

诊查：患者形体虚胖，面色不华，自诉突然头重昏沉，眩晕欲倒，脑中鸣响，两眼发黑，而大汗淋漓，沾衣透襦，大渴须啜热饮，若汤水稍温，下咽即呕，而食不知味，心中空荡无主。脉缓大而平，如按鼓皮，舌质暗淡，苔薄白，血压 240/118mmHg。

辨证：脉症合参，乃其人下元虚冷，中阳素馁，土虚不能荣木，以致阴风萌动，乘巅则为头重眩晕，戕胃则为呕逆恶食；且一向卫疏汗泄，又是阳气式微之征。

治法：补火暖土以御风。古有近效术附汤治"风虚头眩苦极，不知食味"者，仿此加天麻祛风，半夏降逆。

处方：白术 60g　熟附子 18g　炙甘草 9g　生姜 15g(煨令热透)　大枣 6 枚　天麻 15g　半夏 15g

浓煎一碗，少量趁热服之。

二诊：翌日清晨，患者能自步行来诊。谓服药后汗渐收，渴渐止，倦极而睡，今晨头重眩晕大减，饮食知味，血压降至 190/102mmHg。

前方减附子为 12g、煨姜为 9g，连服两天。

三诊：眩晕全止，已照常出勤。为立一培土荣木之简便方为善后之计。

处方：糯米(炒黄)60g　大枣 30g　煨姜 15g

日常煎水代茶。近期每日服六君子丸 15g。

此后血压平稳(170～180/95～100mmHg)，精神日增，五年后退休，寿至七十八岁。

［按语］高血压眩晕常见者乃阴虚阳亢化风及痰热蕴聚化火等类型，故俗有高血压忌温忌补之说。然人身阴阳气血之偏盛偏衰，变幻莫测，不能一概而论。即如此例，虽是变局而非正局，然形体虚胖、烦劳操持之人及妇女经绝之际，亦类多此候，故医者当知常达变也。

十一、人参败毒散加石膏治愈登革热一例

莫某，女，42 岁。

初诊：1985 年 10 月 6 日上午。

主诉及病史：10 月 4 日起，微恶风寒，发热(37.8℃)，肢体酸疼，西医治之，口服、肌注、静滴并施，两日未效，5 日午后病情迅速加重。

诊查：病者壮热如燎(41℃)，恶寒战栗，重衾不温，皮肤干涩无汗，头痛如劈，项强拘急，腰背剧痛如被杖，四肢酸楚，面赤，心烦，口渴不引饮，舌红，苔薄白微黄，脉浮弦洪数。

辨证：此乃感染时疫，寒邪外束，里热方炽，卫气同病之候。若不迅挫病势，顷刻寒邪化热入里，与里热相搏，必成燎原。

治法：先用辛温解表为主，佐以辛寒解热；继进辛苦大寒，平阳清里。

处方：

(1)即服人参败毒散加石膏。

太子参 15g　柴胡 15g　前胡 15g　羌活 15g　独活 15g　茯苓 15g　川芎 15g　桔梗 15g　枳壳 10g　甘草 10g　石膏 45g

水三碗煎成一碗半，分 2 次服，2 小时 1 次，上午服完。

(2)继服白虎加葛根汤合清心凉膈散。

石膏 60g　葛根 30g　崩大碗 30g　知母 15g　连翘 15g　栀子 15g　黄芩 15g　桔梗 10g　薄荷 5g　甘草 5g

下午分 2 次服，于黄昏时服完。

二诊：10 月 7 日。病者自述：昨日上午服败毒散后，恶寒渐罢，涔涔汗出而热降(38.5℃)，

全身轻快，惟头项仍强痛，面赤、心烦、口渴，下午接服第二方药，入夜得畅汗而热退（36.8℃），头项亦舒。今晨四肢遍出红疹，诸恙悉退，惟觉口干倦怠而已。改用竹叶石膏汤合清络饮1剂（方从略），次日即照常上班。

［按语］1985年9、10月间，我市及邻近地区登革热流行，经防疫部门分离病毒确诊，经余所治者逾二百例，按伤寒瘟疫之法治之，皆获速效。《类证活人书》首用人参败毒散治伤寒时疫，宋代所称伤寒，乃包括温热暑湿在内之广义伤寒。喻氏《医门法律》论败毒散云："热暑湿三气门中，推此方为第一，以其功之著也。人感三气为病，其气互传，乃至十百千万，传为疫矣。倘病者日服此药二三剂，所受之邪，不复留于胸中，讵不快哉！"余师愚治暑热疫，善用大剂寒凉，然亦说"首用败毒散去其爪牙"，并不摒除辛温解表之法。尝见某些医者，徒知见热投凉，畏羌独芎防如虎，却说宗法叶氏。而叶氏治感，明言"在卫，汗之可也"，而其所用之汗剂，并不限于辛凉。《幼科要略》治春温之由于外邪逗发者，首用辛温解表之葱豉汤，可为明证。二十年来，每遇流感盛行，出现外寒束内热，类似大青龙汤证者，余每用人参败毒散加石膏辄效。今用治登革热之外寒极盛而里热方炽者，确能顿挫病势，大大缩短病程。此例余据其脉弦洪，面赤、心烦等症，预料其表寒解后，里热必炽，故令其下午接服白虎汤加葛根合清心凉膈散大寒清解之剂，使邪敌无喘息之机会，故愈病迅速。

登革热特征之一乃身痛。凡背脊疼痛如折者治在太阳，非羌独不为功；四肢酸疼不举者治在阳明，非白虎不能解；而头项强痛拘急者更须葛根。故寒温学说既应合流，又应有所创新也。

十二、遵景岳"去其所偏"之说治愈不孕症一例

李某，女，37岁。

初诊：1959年10月22日。

主诉及病史：此妇于1939年（18岁）结婚，至今二十年未孕，中西药物遍试，迄无一效，夫妻久已断念，6年前已育一螟蛉矣。是岁，妇就职于饮食服务业，而苦于妇科隐疾缠绵，妨碍工作，来就余诊，只求治愈痛经带下，于愿已足。

诊查：此妇形瘦色苍颧红，肌肤不泽，脉沉细涩略数，舌质暗红，苔薄黄。据述多年来脐下两侧若有块状物，可移动，时隐时现，经前则绷急如索，疼痛甚剧，后连腰骶，重坠难举，经后痛渐缓，块状物亦扪不到。月经迟早不定，色暗成块，先多后少，最后则淋漓不绝。且终年累月，带下黄白，中夹赤色黏液，房事后赤带更多，下腹拘痛不已。经某医院妇科检查，诊断为子宫较小，略后倾，两侧附件慢性炎症改变，局部水肿；慢性子宫颈炎，Ⅱ度糜烂。

辨证：病人之体质乃肝血肾阴不足，血行不畅则凝而为瘕，相火疏泄太过则为带也。

治法：先用四乌贼骨一芦茹丸合桂枝茯苓丸缓攻其癥瘕，继用补肾阴清肝阳方治其带下，最后以补肾阴、养肝血收功。

处方：海螵蛸24g　茜根9g　阿胶15g　桂枝6g　茯苓15g　丹皮15g　桃仁15g　赤白芍各15g　山甲9g

二诊：11月14日。上方加减服药20剂，月经适来，疼痛大减，索状物亦未扪到，淋漓已断。今是经后3天，改用"补肾阴清肝阳方"以治其带下：

处方：藕节24g　侧柏叶15g　青松叶（即松针）8g　天冬12g　生地黄24g　玉竹15g　女贞子15g　旱莲草15g　黄柏9g　苡仁24g

三诊：11月30日。上方加减服药已半月，带下渐止，平日兼见之心烦多梦口干咽燥等亦

相继消失，脉转细软不数，舌质淡红。改用补肾阴、养肝血之方以为善后之计。

处方：龟版 24g　生熟地黄各 15g　茱萸肉 12g　桑寄生 15g　女贞子 15g　旱莲草 15g　当归 15g　白芍 18g　阿胶 15g

四诊：1960 年 2 月 23 日。上方药每 2 天服 1 剂，一个月后神气盎然，面色红润，月经正常。春节期间，月经应来，今逾期 20 天未至，且觉肢体倦息，再来求诊。持其脉细滑，尺部按之不绝，青蛙试验得阳性，余曰："孕矣！"妇闻言大骇，良久，泪涔涔下。秋日，产一女，时妇年已 38 矣。41 岁再生一子，今夫妻均年届古稀，健康状况良好。

［**按语**］张景岳云："种子之方，本无定轨，因人而药，各有所宜。故凡寒者宜温，热者宜凉，滑者宜涩，虚者宜补，去其所偏，则阴阳和而生化著矣。"此言极为精确。此例二十年不孕之能治效者，在乎"去其所偏"。若癥瘕不消，带下不止，安能阴阳和而有子乎？

人知《金匮要略》之桂枝茯苓丸能治宿癥，不知《内经》之四乌贼骨一芦茹丸尤妙。海螵蛸入奇经，有能通能涩之妙，配以茜根之行，雀卵鲍鱼汁之补（入汤剂余每用阿胶代之），与桂枝茯苓丸合用，功更宏而不伤正。凡癥瘕非坚实不移，而病者体弱不受克伐之药者，用此缓攻，至为稳妥。

余治此例之赤白带下，所用之"补肾阴清肝阳方"出于《沈氏女科辑要》，原书云"主治相火亢盛，疏泄无度之带下。方书多谓带下不离乎湿，然由于相火亢盛者亦不少。沈尧封谓此方'以清劳之品清肝，不以苦寒之药伤气'，张山雷极称其巧"。余加苡仁黄柏者，兼治其湿也。方中青松叶药肆无有，如摘采不易，可用莲叶代之，盖莲叶亦入肝胆，芳香清透又能止血也。

至于善后种子之药，无非用傅青主"养精种玉汤"扩展而成。因此妇本木火之质，不受温补，故用药如此。其实，此时瘕消带止，其所偏者已去，正如景岳所云"阴阳和而生化著矣"。此方补肾阴、养肝血，自能水到渠成耳。

十三、通腑涤痰、清热救津法治愈马脾风（麻后肺炎）一例

方某，女，2 岁。

初诊：1964 年 7 月 18 日晚上 7 时。

主诉及病史：病孩于 7 月上旬患麻疹，迁延失治，身热稽留十余日。7 月 16 日麻疹渐收，但身热复炽，咳逆气喘，烦躁谵语。18 日下午病情更重，连忙入院。

诊查：病孩呈急性重病容，面色青紫，颈项软而无力，头向后倒仰，扶之不能直。高热（40.1℃），气喘，鼻扇，痰鸣，胸高，呈三凹征，腹满绷急如鼓，烦躁神糊，唇焦鼻煤，涕泪全无，二便闭涩不通，脉滑数，两寸无力，舌边尖干绛，苔黄厚、中心焦糙，皮肤干涩无汗。听诊心率 156 次/分，心音减弱，两肺皆有明显湿性啰音，呼吸 44 次/分，神经病理反射阴性。血象：白细胞计数 123×10^9/L；分类：杆状细胞 0.02，分叶细胞 0.62，淋巴细胞 0.36，诊断为麻疹后肺炎合并心衰。

辨证：此古时所称"马脾风"危候也。病由麻疹失治，热毒蕴聚肺胃，劫津烁液，酿痰内陷，经腑窒塞，包络欲闭，化源将绝，病情凶险。

治法：急进吴氏牛黄承气汤以通腑开窍，荡涤热痰；继进竹叶石膏汤加减，甘寒肃肺，救欲绝之化源。

处方：即用大黄 10g，捣碎，滚水泡浸 5 分钟，和安宫牛黄丸 1 枚，频灌。接服：

西洋参 3g　竹叶 6g　石膏 25g　半夏 6g　麦冬 10g　甘草 3g　元参 12g　川贝母 4.5g

两小时后，头额胸背微汗出，晚上6时，热降至38.5℃，气喘渐缓。黄昏时泻下黄秽黏稠粪便甚多，小溲快畅，腹胀顿减，烦躁渐止，呼呼入睡，一夜安和，只有间或呛咳，痰气上逆。

二诊：天明。病孩能自抬头，颈柱不软，喘止胀平，体温降至37.4℃，病已速退，惟痰嗽频频，舌苔仍燥，脉仍滑数。

前方去大黄，加瓜蒌仁9g、竹茹6g、冬瓜仁12g。

一剂热全退，痰嗽大减，舌苔之厚者退薄，燥者转润，脉亦趋和。此后用清肃肺胃极轻清之品，调理4日，舌净咳止，肺啰音消失，痊愈出院。

［**按语**］此病西医诊断为“肺炎心衰”，然西医之心衰不等于中医之虚脱，最忌对号入座，一见心衰，即投姜附，必至偾事。即如此例，主要是津亏邪壅，出现脏腑气机升降窒塞之病机。《幼幼集成》名为“马脾风”，论云：“胸膈积热，心火凌肺，热痰壅盛，忽然暴喘，不急治必死，用牛黄夺命散（即牵牛子、大黄两味）”，是上病下取之法。因肺失肃降，气机有升无降，故喘促致危。肺与大肠相表里，往往急下之后，地道一通，天气即舒。余师其法而不泥其方，用大黄通腑，安宫牛黄丸清心火以保肺金，且能开窍涤痰，再合竹叶石膏汤加味甘寒清肃，以救欲绝之化源，优于单用牵牛、大黄两味。而大黄捣浸灌服，给药迅速，故不用西药，亦能抢救垂危。

十四、小柴胡汤治愈肺炎发热百日一例

张某，男，14岁。

初诊：1981年8月10日。

主诉及病史：病者于5月初发热咳嗽，经中西医治疗未效。5月4日入某院治疗，经X线照片诊断为“大叶肺炎”。治疗4周，诸恙均减，惟低热不退（38℃左右），咳嗽未止，乃转院治疗。第二次X线照片显示右下肺病灶并未消散，此后缓慢好转，治疗至7月底，热退至37.2℃，咳嗽尚余少些。第三次X线照片，据云病灶已大部分吸收，只余少许淡薄阴影，乃出院回家调理，继续门诊治疗。8月5日，即出院后第六天，又发热，多方治疗数天，热仍不退，自晨至暮，稽留于37.8～38.6℃之间。8月9日X线显示，右下肺有散在不均匀之片状影。血象：白细胞计数8.5×10^9/L，分类：中性粒细胞0.89，淋巴细胞0.11；红细胞计数2.8×10^{12}/L，血红蛋白92g/L，乃来我院用中药治疗。

诊查：病者形瘦色昧，短气懒言，身热持续（上午37.8℃，下午38.5℃，深夜38℃），无头痛恶寒，皮肤干涩无汗，咳嗽声低，痰白而黏，胸脘痞闷、按之濡，右胁翳胀、间有隐痛，纳呆食少；大便数日一行，但不干结；腹软无压痛，小便微黄，口苦微渴。舌正红，苔白不燥，舌心略厚，脉弦细数，右寸略浮。

辨证：病由风邪犯肺，深踞肺络，久病伤气，正虚不能托邪外出。昔东垣治外感风寒、内虚留邪、久嗽不已者，用麻黄人参芍药汤，今仿其法。

治法：补肺气，和营卫，祛邪止咳，麻黄人参芍药汤加减。

处方：麻黄5g　党参15g　白芍15g　麦冬12g　五味子5g　炙甘草5g　黄芪12g　桂枝5g　川贝母6g

二诊：昨日下午热升至38.8℃，咳嗽增多，胸痞胁痛亦甚，余恙依然，脉舌如昨。此病正虚邪实，昨药偏于温补，未中病机。古云：二虚一实，偏治其实。转方用苇茎汤合泻白散以清肃肺金，涤痰撤热。

处方：桑白皮15g　地骨皮15g　甘草5g　黄芩12g　苇茎30g　冬瓜仁30g　苡仁25g

瓜蒌仁 10g　川贝母 6g　南沙参 15g

三诊：热仍未降(38.7℃)，咳虽略减，但排痰乏力，胃纳更差，时作干呕。舌上反遍布白苔，中心厚向边尖渐薄。余沉思良久，反复参详始恍然曰："此伤寒论之复证也。"予小柴胡汤加上下分消之药。

处方：柴胡 10g　半夏 10g　黄芩 10g　太子参 15g　炙甘草 5g　生姜 3 片　大枣 4 枚　杏仁 10g　厚朴 6g　茯苓 15g　陈皮 5g

四诊：昨暮得微汗，热降(38℃)，家人谓病经 3 个月，虽炎夏亦少出汗。昨日汗后，病者自觉轻快，咳减，排痰较易，舌苔略退。

仍用前方，柴胡加至 12g。

五诊：昨午后微汗续出，热续降(37.4℃)，舌苔续退，胸胁亦舒，胃纳稍振，得大便一次。

仍用前方，柴胡加至 15g。

六诊：昨得畅汗，热退身和(36.6℃)，病者神气盎然，咳嗽大减，舌苔退薄过半，脉亦趋和。

前方柴胡减为 10g，去厚朴，加石斛 15g、糯根须 20g。又 3 剂而诸恙悉退，改用六君子汤加黄芪、芍药、淮山药、扁豆、石斛等培补肺脾，遂日渐康复，月底 X 线复查阴性。

[**按语**]《伤寒论》云："伤寒瘥以后，更复热者，小柴胡汤主之。"徐灵胎云："此变病也，非劳复，非女劳复，乃正气不充，余邪未尽，留于半表半里之间，故亦用小柴胡汤。"此例病者于第二次出院时，虽未痊愈，亦已向瘥，而数日后更发热者，正是徐氏所云"复证"也。初来诊时，既无太阴表证，又无阳明里证，更无三阴经之虚寒与营血分之炽热，可知病邪仍在气分，正如徐氏所云"留于半表半里之间"。病者主诉之口苦、胸胁痞胀、脘闷不欲食及脉弦细，皆少阳之证。虽无寒热往来，但仲景明言："伤寒中风，有柴胡证，但见一证便是，不必悉具。"且"身有微热或咳者"亦是小柴胡汤所主。但余为 X 线所确诊之"肺炎"二字所左右，临床思维囿于肺经，以致初诊犯"实实"之禁，二诊犯"虚虚"之禁，三诊吸取教训，排除干扰，仔细辨证施治，病情始有转机。

此例服小柴胡汤得畅汗而解，而仲景于少阴禁发汗而独任柴胡，可知柴胡非发汗剂也。其所以得汗之机理，仲景于《阳明篇》第 230 条申明小柴胡汤之功效云："……上焦得通，津液得下，胃气因和，身濈然汗出而解"也。正是小柴胡汤能辅正祛邪、调和内外、疏瀹气机，故正气复，邪外达，汗出而解。叶天士论温病邪留三焦，如伤寒中之少阳病者，可冀战汗而解，但畏忌柴胡不用，改用杏朴苓等类及温胆汤之走泄，实从仲景书脱胎而来，其法亦轻灵可师。今病者舌白不燥，故立方时兼采叶氏之长，于柴胡汤内加杏仁宣上，陈朴宣中，茯苓导下，既和解表里之半，又分消上下之势，相得益彰，故收效亦捷。

十五、补脾滋肾、化气行水、活血消癥复方治愈肝硬化一例

肖某，女，45 岁。

初诊：1971 年 5 月 5 日。

主诉及病史：病者一向在海南岛部队机关工作，"文革"期间受审查，精神、肉体备受折磨。1970 年患肝炎，迁延一载，身心交瘁，1971 年 4 月在当地医院确诊为肝硬化，同意她回东莞原籍休息治疗，5 月初即来就诊。

诊查：病者形体虚胖，面色暗晦，左右两胁下皆有痞块(肝大 4.5cm，质硬，边缘厚钝，轻度压痛；脾大 2～5cm，质中硬)。上胸部有蜘蛛痣七八颗，腹胀满，腹围 84cm，有移动性浊音。回乡前，曾在当地医院做肝功能检查：谷丙转氨酶 160U/L，麝香草酚 16U，脑絮(+++)，硫酸

锌浊度 18U，总蛋白 50g/L，白蛋白 21g/L，球蛋白 29g/L(摘自海南某医院病历)。

病者自述短气乏力，稍劳则身振摇，心悸动；胁脘胀满，气逆欲吐，食欲不振，食后脘胀不舒，大便先硬后溏，小便短涩，呈现一派中虚气滞水停征象。而眩晕、目花、耳鸣、咽干、少寐、火升、盗汗等阴虚症状亦同时出现。脉沉弦而涩，舌干质暗红，边缘紫晦，苔白而干，根部厚浊。

辨证：病起于七情所伤，加以劳倦失节，营养不足，迁延日久，遂致脾气大虚，肾阴亏损，肝气郁结。脾虚则气滞湿聚水停，肾亏则虚火浮动，肝郁日久则血结成癥，是虚中夹实，非一脏一腑为病。

治法：用补脾滋肾，化气行水，活血消癥之复方治之。

处方：黄芪 60g　党参 30g　白术 15g　茯苓 30g　山药 24g　熟地黄 24g　枸杞子 12g　泽泻 12g　砂仁 4.5g　丹参 15g　鳖甲 24g　白背叶根 30g

另用：吉林参 1g、三七 0.5g、珍珠层粉 0.5g，研为细末，开水冲服，每日 3 次。

此后，以此方为基础，随证加减。

初时恶心纳少，腹胀便溏等症比较突出，暂去枸杞子，加半夏、麦芽、扁豆、木瓜等和中化湿，一个月后苔净食增，从原方加腹皮、车前、苡仁利水。腹水消退后，从原方加当归、白芍养肝血。

共治疗五个月，诸恙消失，形神颇安，肝缩至 1.5cm，质较软，脾缩至 1cm，在本院复查肝功能：麝香草酚 8U，脑絮(＋＋)，硫酸锌 12U，总蛋白 64g/L，白蛋白 34g/L，球蛋白 30g/L。1971 年冬返回海南，恢复工作，继续与余通讯治疗半年，后经当地医院复查，已基本痊愈。1981 年调深圳工作，1984 年回莞探访，虽白发增添，而健康状况良好。

[按语] 古云用药如用兵，故仲景治病，有用轻锐直捣之法，如承气、白虎、四逆等汤是也；有用四面合围之法者，如麻黄升麻汤、乌梅丸等是也。大概前者常用于病机不甚复杂，主要矛盾比较突出之病；后者常用于病机复杂，头绪纷纭之病，对顽残痼疾尤为合适。《素问·至真要大论》云：“奇之不去则偶之，是为重方。”重方又称复方，即用两种或两种以上之方法结合而成之方剂也。余治此例，针对其脾虚湿聚、肾虚生火、肝郁凝瘀之复杂病机，采用补脾滋肾、化气行水、活血消癥之复方治之。正如韩信将兵，多多益善，故收较好之远期疗效。

[编者评注] 温病与伤寒之争，由来已久。从病因、病机到遣方用药，将寒温截然区分。近年，主张寒温统一论者逐渐增多。何老以实例验证了寒温统一理论。他治愈登革热案步步为营，条晰理明。先以辛温解表，佐以辛寒解热，继进辛苦大寒而愈，说明温热病也不摒除辛温解表之法，只要用之得当，取效甚捷。

王德鑑医案

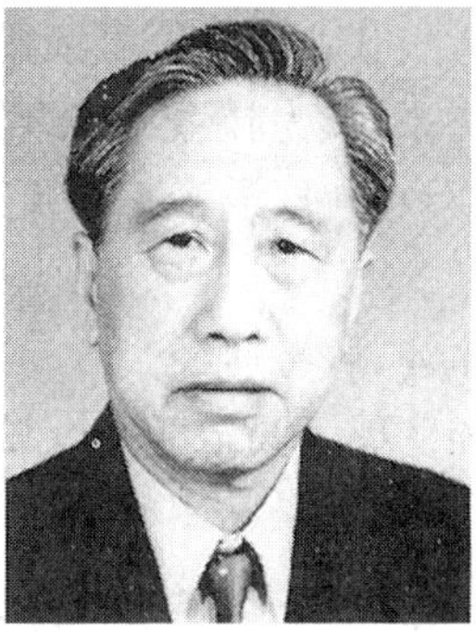

【生平传略】

王德鑑，1926年生，广东省台山县人，中医教授。幼承家传，后进入广东中医药专科学校学习，1951年毕业后在广东省卫生厅任职。广州中医学院成立后，调入中医学院任教至今。曾任广州中医学院耳鼻喉科主任、广东省中医五官科学会主任委员、中华全国中医学会耳鼻喉科分会副主任委员等职。

王老从事中医工作四十余年，有较深的中医理论修养和丰富的临床、教学经验，特别在中医耳鼻咽喉口腔科和头颈部肿瘤方面有较深的研究，其提出的鼻咽癌辨证分型治疗方案在全国肿瘤学术会议上被采纳，并选入有关专著中。王老主张辨证与辨病相结合，辨全身证候与辨局部证候相结合；扶正与祛邪两不偏废，以达到阴阳的重新平衡，并强调局部用药在五官科疾患上的重要性。其创制的“润喉丸”由制药厂生产并应用于临床，受到病家的好评。治疗“炎症性咽喉病”的经验研制成电脑软件，并通过技术鉴定，获1991年广州市科技进步奖。

论著颇丰，逾百万字。主编的主要著作有全国高等医药院校教材《中医五官科学》、《中医耳鼻喉科学》等(第二～五版)，在职干部学习丛书《五官科学》，教学参考丛书《中医耳鼻喉科学》，中国医学百科全书《中医耳鼻咽喉口腔科学》分册等，并在国家及省级医学杂志上发表论文近十篇。

一、养阴生津、解毒通经法治愈噎膈一例

赖某，男，72岁。

初诊：1992年2月26日。

主诉及病史：进行性吞咽困难15天，伴张口受限、声音嘶哑、语音不清、呛咳。曾在多家医院作过诊治，诊断未明、疗效欠佳而于当天收入院。入院时症见汤水难下，咽下即吐，已4天未能进吃任何食物，靠滴注补充能量，且伴呛咳、张口受限、声嘶、语音含糊不清，并有头痛、乏力、口干舌燥、痰黄稠难咯等症状。无咽痛、胸痛。

诊查：体温 37.2℃，心率 90 次/分，呼吸 18 次/分，血压 210/105mmHg，颧红，颈淋巴结无肿大，鼻腔正常，张口受限，上下齿距 1cm，口腔黏膜红干，双扁桃体正常，软腭尚能上提，喉部未能窥及。舌质红绛，苔薄焦黄，脉弦数有力。外院检查结果：食道吞钡谓双侧梨状窝可见钡剂停留，部分流入气管。鼻喉纤维镜检查声带充血，梨状窝有积液，未见肿物。

辨证：咽为胃系，喉为肺系。患者年届古稀，肺胃津亏，经络涩滞，故吞咽困难；咽喉失之滋养，故声户不利而致声嘶、语音不清及呛咳不止。颧红、咽干、舌燥、舌红绛、苔焦黄、脉弦数是为津亏内热之象。

治则：养阴生津，解毒通经。

处方：天花粉 30g　葛根 20g　白芍 15g　党参 15g　川木瓜 15g　威灵仙 12g　白附片 15g　桑葚子 15g　马勃 10g　紫地丁 15g　川萆薢 15g

多次少量频服。

二诊：2 月 28 日。已能进食少许肉汤，呛咳减少，痰涎亦减少，口微干。血压已降至 150/90mmHg，上下齿距 2cm；口颊黏膜潮红，仍干微肿，有白膜附着，右上下牙龈溃烂。舌暗红苔黄褐润，脉弦数。病有起色，证明药已对证。考虑到患者年纪大，宜加强补气血、通经络之药物。

处方：花粉 30g　首乌 15g　白附片 15g　川萆薢 12g　川牛膝 15g　党参 15g　冬瓜仁 25g　紫地丁 15g　马勃 12g　白芍 15g　川木瓜 15g

三诊：3 月 1 日。前方药服 2 剂，病情进一步好转，能进食少许稀饭，仍时有呛咳，无呕吐，照原方再服药 3 剂。

四诊：3 月 4 日。已能进吃稀饭，无明显呛咳。咽干口苦，口腔黏膜仍有少许糜烂。舌暗红，苔白，脉弦细滑。宜养阴益气，通经活络。

处方：天花粉 30g　苇茎 15g　山茱萸肉 12g　生地黄 20g　丹皮 15g　党参 15g　白术 12g　天竺黄 12g　川红花 12g　马勃 10g

连服上方药 6 剂后，已能慢慢进吃干饭，无明显呛咳及吞咽困难，张口已基本恢复正常，口腔黏膜溃烂已愈。咽干不苦，舌淡红，苔白，脉弦滑。住院期间，做鼻喉纤维镜检查及组织活检，确诊为鼻咽低分化鳞状细胞癌，CT 报告有颅底骨质破坏。遂建议转肿瘤医院治疗。

[按语] 患者以吞咽困难为主要症状，属中医“噎膈”范畴。其口腔、咽喉干燥无津、痰黄稠难咯、血压较高及舌脉之象均表明为阴津干涸、内热自生。患者虽然经检查发现为鼻咽癌合并颅神经损害，但由于自始至终坚持以养阴生津、解毒通经为主要治则，亦能在短期内力起沉疴，使诸症基本消失，恢复吞咽进食功能，实在难能可贵。

二、养阴清肺法治愈虚火喉痹二例

例一　叶某，男，29 岁。

初诊：1992 年 1 月 21 日。

主诉及病史：近月来觉咽喉干燥不适感，早晨起床后有灼热感。口干不苦，大便多日一行且秘结。

诊查：咽部黏膜暗红色，双扁桃体窝亦稍红（双扁桃体已于数年前摘除）。舌淡红，苔黄稍腻，脉弦。

辨证：肺阴亏虚，虚火上炎。

治法:养阴清肺,泻火利咽。

处方:沙参 15g 麦冬 15g 玄参 15g 石斛 15g 银花 15g 紫地丁 12g 丹皮 15g 野菊花 15g 五味子 10g 泽泻 12g 7 剂

二诊:1 月 28 日。咽喉干燥感及灼热感均已消失,仍遗异物感;寐多梦,大便正常。舌脉同前。苦寒之药极易伤阴,故中病即止。

处方:沙参 15g 麦冬 15g 知母 12g 杭菊花 12g 花粉 15g 芦根 15g 北杏 12g 玉竹 15g 石斛 15g 7 剂

两个月后,因伤风鼻塞来诊,询问得知其喉痹之症状已消失,未见复发。

例二 黄某,男,19 岁。

初诊:1991 年 8 月 9 日。

主诉及病史:咽痒不适,喜作"吭咳"动作及咳嗽,痰多色白呈泡沫状,时有口干不苦。

诊查:咽部黏膜呈慢性充血改变,咽后壁淋巴滤泡增生。舌淡红,苔白,脉细。

辨证:肺阴虚损为主,兼有肺气失宣。

治法:养阴清肺,佐以宣肺止咳。

处方:前胡 12g 百部 12g 天花粉 18g 知母 12g 枇杷叶 12g 紫菀 15g 麦冬 15g 沙参 15g 牛膝 15g 五味子 12g 绵茵陈 15g 5 剂

二诊:8 月 16 日。咽痒咳嗽减轻,痰仍多,色白如泡沫状;口干,舌尖较红,苔白脉细。药已对症,上方加减。

处方:玄参 15g 石斛 15g 沙参 15g 麦冬 15g 玉竹 15g 知母 12g 百部 12g 天花粉 18g 芦根 15g 五味子 12g 6 剂

三诊:8 月 27 日。患者因学习繁忙,无暇就诊,托人来诉服药后诸症已基本消失,要求继续开药以巩固疗效。遂照上方 6 剂。

[**按语**] 虚火喉痹相当于慢性咽炎,有肺阴虚、肾阴虚、肺肾阴虚之分。本病诊断容易,治疗方药亦多,然辨证较难,收效甚微。二例均由肺阴亏损所致,但例一以咽喉干燥感、灼热感为主,是为虚火上灼于咽喉之候,故在养阴之中重用银花、地丁、泽泻、丹皮等清热泻火药物。然苦寒诸药极易伤伐真阴,为虚虚之忌,故中病即止。例二以咽痒咳嗽为主,故在养阴之中加以百部、杷叶等宣肺止咳药物。此说明中医治病贵在审证求因,灵活施治,而不可泥于常法常方。

三、柔肝养肺、行气活血法治愈声带息肉一例

胡某,男,40 岁。

初诊:1991 年 8 月 9 日。

主诉及病史:两个月前吵架后引起声嘶,伴咽喉干灼感,口苦咽干,微咳,痰不多,胃纳尚可。

诊查:咽部黏膜呈慢性充血改变,双声带充血肿胀,左声带前中 1/3 段边缘可见一绿豆大瘀红色赘生物,表面尚光滑,声门闭合欠佳,声带活动良好。舌尖边稍红,苔白,脉弦细。

辨证:证属肝火偏亢,肝木侮金,气滞血瘀。

治法:柔肝养肺,行气活血。

处方:杭菊花 12g 白芍 12g 麦冬 15g 沙参 15g 芦根 15g 玄参 15g 泽兰 12g 川红花 12g 香附 12g 前胡 12g 6 剂

二诊:8 月 20 日。发音较前清晰。舌淡红,苔微黄,脉弦细。效不更法,守前方加减。

处方：白芍 15g　绵茵陈 15g　木贼 12g　蝉衣 10g　芦根 15g　麦冬 15g　北杏 12g　泽兰 12g　香附 12g　瓜蒌实 12g　丹皮 15g　6 剂

三诊：9 月 13 日。服完上方药 6 剂后，声嘶减轻，由于工作较忙，未能继续就诊。检查双声带淡红，左声带仍见息肉，大小大致相同。沉思声带色泽转淡，肿胀较轻，咽部症状减轻，说明木亢侮金之症趋于缓解。但息肉大小变化不大，是由于活血化瘀之力不够，故治宜破气血、散瘀结。

处方：三棱 15g　莪术 15g　香附 12g　法半夏 15g　地丁 12g　白芍 15g　杭菊花 12g　千层纸 12g　花粉 15g　车前草 12g

另加润喉丸 2 瓶含服。

四诊：9 月 27 日。连服药十余剂，声嘶大减，口干不苦。鼻喉纤维镜下见双声带色泽正常，左声带息肉缩小至芝麻尖大小，声门闭合稍差。照 9 月 13 日处方去杭菊、花粉、车前草，加红花 12g、五味子 12g、知母 15g，进药十余剂，并配合含服润喉丸而获全功。

［按语］声带息肉中医称之为“喉瘤”。多由气滞血瘀或气滞痰凝所致。本例暴怒伤肝，木气郁而偏亢，克制肺金，导致肺金受损而声哑。《素问》云：“气有余，则制己所胜而侮所不胜，其不及，则己所不胜侮而乘之，己所胜轻而侮之”。故治则以柔肝伐木、养肺生金为先。由于本病是由于气机郁滞而起，加之局部可见瘀红色赘生物，故行气活血祛瘀之法亦不可少，特别在治疗后期，侧重于破气血、散瘀结。由于对本例治法先后有序，药力足够，并持之以恒，最后竟逐渐将其息肉化为乌有。

四、扶正祛邪法治愈急性鼻渊一例

朱某，男，11 岁。

初诊：1992 年 1 月 14 日。

主诉及病史：感冒后反复低热（37～39℃），咳嗽二十多天，伴鼻塞流黄涕，头重头胀感。在其他医院曾用过青霉素、庆大霉素肌注，并口服各种抗感染药物、止咳药，均效果欠佳。

诊查：双下甲红肿明显，用 2% 麻黄素棉条收缩鼻甲后见双中鼻道有脓性引流，左鼻底部有黄白色涕，双上颌窦投影区有压痛。口咽部无明显充血，双扁桃体不红。白细胞数 116×10^9/L。患儿面色较为皖白，纳欠佳。舌淡红，苔白厚，脉细略数。

辨证：急性鼻渊。证属正虚邪实，乃因素有肺脾虚弱，复感风湿之邪而发。

治法：扶正祛邪，宣肺化痰。

处方：天竺黄 10g　青天葵 8g　紫菀 8g　枇杷叶 8g　前胡 8g　百部 8g　党参 15g　白术 8g　茯苓 10g　鸡内金 10g　3 剂

另加呋喃西林麻黄素滴鼻液 1 支滴鼻。

二诊：1 月 17 日。偶有低热，鼻塞减轻，仍流涕较多及咳嗽。舌脉同前。治法在初诊基础上加强宣肺散寒之力。

处方：紫菀 8g　北杏 6g　百部 6g　前胡 6g　麻黄 4g　桂枝 4g　法夏 8g　天竺黄 10g　五味子 6g　白芍 8g　党参 15g　3 剂

三诊：1 月 21 日。热已退，咳嗽基本消失，仍鼻塞流黄白色涕。舌尖红，苔白，脉细。风邪已疏散，而肺脾之气未复，故改为补益肺脾、化痰祛湿。

处方：北芪 15g　白术 6g　党参 10g　北杏 6g　前胡 8g　天竺黄 10g　苇茎 12g　天花粉 10g　麦冬 8g　白芍 8g　7 剂

四诊：1月28日。仍有少许鼻塞流涕。检查见双下鼻甲稍大及充血，未见明显脓性引流。舌淡红，苔白，脉细。治宜托里排脓、化痰通窍。

处方：北芪15g　党参12g　白术6g　鸡内金6g　五谷虫10g　辛夷花6g　苍耳子6g　天竺黄8g　杭菊花6g　7剂

另加补中益气丸2瓶，分服。

［按语］急性鼻渊即急性化脓性鼻窦炎，临床多见为肺经风热及胆腑郁热之症。本例患病之初用大量的抗生素治疗仍未退热，并结合面色、胃纳、舌脉及鼻涕的色泽等全身与局部证候，已非肺经风热或胆腑郁热所能解释，正虚邪实之候显而易见，故一开始就大胆地应用党参、北芪以鼓舞正气，即甘温除热法也。时值初春，加之病势缠绵较久，舌苔亦色白质厚，此乃湿浊为患，故一直坚持加用天竺黄、白术以化痰祛湿。小儿为纯阳之体，脏腑娇嫩，在治疗后期酌加白芍、麦冬以柔肝养肺，即为此意。

（刘森平整理）

五、玉屏风散合苍耳子散治愈慢性虚性鼻病三例

1. 慢性副鼻窦炎（鼻渊）

陈某，女，46岁。

初诊：1990年11月16日。

主诉及病史：鼻塞，流脓涕量多，头痛已5年。近一个月来上述诸症状加剧，遇风遇冷症状明显；眼疼痛，眠欠佳，口淡口干。

诊查：舌淡苔白，脉细。双下鼻甲稍肿大，双中鼻甲肿胀，中鼻道有引流，双眼内眦压痛，前额压痛。X线照片提示：全副鼻窦炎。

辨证：肺气虚弱，邪滞鼻窦。

治则：温补肺气，渗湿祛邪通窍。

处方：北芪12g　白术10g　防风10g　苍耳子10g　白芷10g　辛夷花10g　菊花10g　鱼腥草12g　土茯苓20g　木通15g　皂角刺10g

每天1剂，连服3剂。

二诊：11月20日。服药后鼻塞、流脓涕减轻，头痛明显减轻，口淡不干。舌淡苔白，脉弦细。检查见双中鼻甲微肿胀，双中鼻道少许引流。

处方：11月16日方去鱼腥草，加花粉15g，10剂。

三诊：11月30日。鼻塞轻微、少涕，无头痛。舌脉如前，检查同前。11月20日方去辛夷花、土茯苓，加太子参20g、生薏仁20g，7剂。

患者12月7日复诊，自诉无鼻塞，无流涕，无头痛，检查见双中鼻甲不大，无引流。复查X线照片提示：较前片明显好转，筛窦、额窦密度正常，双上颌窦密度稍增高，边缘稍模糊。

2. 慢性鼻炎（鼻窒）

陈某，男，26岁。

初诊：1990年12月25日。

主诉及病史：持续性鼻塞1年余，尤以夜间明显，流白稠涕，量不多，伴面色苍白，易感冒。

诊查：舌淡苔白，脉细。双下鼻甲肥厚、肿胀，鼻黏膜淡红，未见明显分泌物。

辨证：肺气不足，邪滞鼻窍。

治则：补肺益气，通散鼻窍。

处方：北芪 25g　升麻 10g　防风 10g　白术 10g　茯苓 15g　麦冬 15g　辛夷花 12g　苍耳子 12g　白芷 12g　红花 10g　泽泻 12g

每天 1 剂，共 5 剂。

二诊：1991 年 1 月 4 日。鼻塞减轻，夜间鼻塞不明显，涕减少，涕色淡白。因感冒有少许咳嗽。舌脉如前。检查见双下鼻甲稍肿大，黏膜淡红。

处方：北芪 30g　白术 12g　防风 10g　苍耳子 12g　辛夷花 10g　前胡 10g　百部 12g　藿香 12g　杭菊 12g　芦根 15g

每日 1 剂，连服 5 剂。

三诊：1991 年 1 月 11 日。自诉鼻塞已基本消失，无涕。检查见双下鼻甲不大，黏膜淡红，无分泌物。

3. 过敏性鼻炎(鼻鼽)

林某，男，28 岁。

初诊：1990 年 11 月 27 日。

主诉及病史：反复鼻塞，喷嚏，流清涕 3 年，近来加剧一个月。鼻痒，尤以清晨、遇风时发作明显。口淡不干，舌淡红，苔白，脉细。

诊查：双下鼻甲肿胀，黏膜苍白，有少许清稀分泌物。

辨证：肺气虚弱，卫外不固。

治则：补益肺气，固表通窍。

处方：北芪 25g　白术 10g　防风 10g　苍耳子 10g　白芷 10g　辛夷花 10g　僵蚕 12g　菊花 15g　五味子 10g　甘草 10g　6 剂

二诊：12 月 5 日。鼻塞、喷嚏、流涕好转，鼻仍痒。舌脉如前。检查：双下鼻甲稍肿胀，黏膜苍白、湿润。

处方：上方去僵蚕，加桂枝 10g，白芍 15g，6 剂。

三诊：12 月 14 日。诉鼻塞、喷嚏、流涕基本消失。

[按语] 鼻渊、鼻窒、鼻鼽为耳鼻喉科的常见病、多发病。上述三例均属慢性虚性鼻病，属肺气虚兼有湿邪停聚。临床全身辨证属肺气不足，五官局部检查见鼻黏膜颜色较淡、湿润等，均可运用玉屏风散益气固表祛风，合苍耳子散祛寒湿、消肿、排脓、止痛来进行治疗，即可收到药到病除之效。另因二方合用性偏温补，故多加用性味辛甘微寒之杭菊以制其温，又取其升清解毒、祛风止头痛之作用；如涕较多，检查见鼻黏膜水肿较明显者，则酌加木通以清利湿浊；如喷嚏频频，则加用五味子以补肺敛气。

六、清热利湿祛风法治愈左耳湿疹一例

贾某，女，31 岁。

初诊：1991 年 11 月 8 日。

主诉及病史：左耳流黄水，奇痒，疼痛，左耳周肿痛，已两周。经用西药抗炎和滴耳液等治疗后效果不显。

诊查：左耳廓及外耳道弥漫性潮红、糜烂，有水疱及黄色分泌物；左耳周及面颊部充血、肿胀；左耳垂下方可扪及肿大的淋巴结 2 个，压痛；口干口苦。舌淡红，苔白微黄，脉细。

辨证:风热湿邪浸渍。

治则:清热利湿,祛风止痒。

处方:地肤子 15g 川萆薢 12g 茵陈 15g 白鲜皮 15g 野菊花 15g 党参 15g 银花 15g 丹皮 15g 荆芥 10g

每天 1 剂,连服 5 天,再煎外洗耳部。黄连滴耳液滴耳,每天五六次。

二诊:11 月 15 日。左耳流水,痒、疼痛明显减轻,头痛,口干口苦。舌红苔白,脉细。检查见左耳廓、外耳道已无分泌物,潮红,少许红色皮疹,稍肿胀。

处方:地肤子 12g 酸枣仁 12g 车前草 12g 丹皮 15g 丹参 15g 北芪 25g 党参 15g 荆芥 12g 藿香 12g 杭菊 12g 白鲜皮 15g

6 剂,日服 1 剂,再煎外洗耳部。

三诊:11 月 22 日。左耳流水少,痒痛轻微,口干口苦轻。舌淡红苔白,脉细。检查见左耳廓、耳周已无充血、肿胀,左外耳道口皮肤增厚、潮红,有少许分泌物。

处方:白鲜皮 15g 野菊花 15g 沙参 15g 川萆薢 12g 麦冬 15g 银花 15g 地肤子 15g 党参 15g 茵陈 15g

5 剂,日 1 剂口服,再煎外洗耳部。

外用药同前。

1991 年 11 月 29 日复诊,患者左耳无不适,听力均正常。

[按语] 外耳湿疹相当于中医的旋耳疮。多由湿热邪毒积聚或脾虚血亏生风化燥所致,且易复发,缠绵难愈。本例由于风热湿邪浸渍耳部而发作,左耳红、肿、痛、痒、黄水淋漓,故用清热利湿、祛风止痒以治,拟地肤子、川萆薢、茵陈、白鲜皮以清热利湿,取银花、野菊清热解毒,丹皮凉血消肿,荆芥祛风止痒;由于患者脉细,且形体偏瘦弱,恐上药清热利湿力猛易伤正气,故投以党参、北芪。

七、清肺养胃法治疗鼻咽癌一例

何某,男,50 岁。

初诊:1990 年 10 月 5 日。

主诉及病史:今年 9 月中旬经活检确诊为鼻咽癌,现在肿瘤医院行放射治疗。现觉口干咽燥,口渴喜饮,咽疼痛,干咳少痰,胃纳欠佳,大便干结,小便短少。

诊查:舌淡红苔白,脉细。鼻咽及口咽黏膜充血,上腭有散在溃疡点。

辨证:肺胃阴虚。

治法:清肺养胃,润燥生津。

处方:葛根 30g 沙参 15g 花粉 20g 麦冬 15g 知母 12g 杭菊 12g 石斛 15g 苇茎 15g 生薏仁 20g 首乌 25g

7 剂,每天 1 剂。

二诊:10 月 12 日。咽疼痛明显减轻,口干减,胃纳欠佳,舌淡红苔白,脉弦。检查见鼻咽充血减轻,有少许分泌物。

处方:党参 15g 沙参 15g 花粉 20g 麦冬 15g 知母 12g 杭菊 12g 石斛 15g 白术 12g 桑椹 15g 茯苓 15g 7 剂

三诊:10 月 18 日。结束放射治疗第一疗程。觉口干咽燥,纳欠佳。舌淡苔白,脉弦细。

原法加健脾益气之品。

处方：花粉 25g 知母 12g 白术 12g 麦冬 15g 杭菊 12g 党参 15g 茯苓 15g 芦根 15g 苇茎 15g 桑椹 15g 7剂

四诊：10月26日。仍觉咽干舌燥，纳较前增，嗅觉差。舌淡红苔白干，脉弦细。

处方：葛根 35g 沙参 15g 麦冬 15g 知母 12g 玄参 15g 白芍 18g 野菊 15g 首乌 25g 枸杞子 12g 7剂

五诊：11月16日。诸症好转，准备进行第二疗程放射治疗。舌淡红苔白厚腻，脉细弦。

处方：沙参 15g 麦冬 15g 酸枣仁 15g 知母 12g 石斛 15g 生苡仁 25g 芦根 15g 白芍 15g 党参 18g 5剂

六诊：11月23日。放疗进行第二疗程，胃纳差，干呕，口干咽燥，咽疼痛，大便干结。舌淡苔白厚，脉细。检查见咽充血，黏膜溃疡。加用和胃止呕。

处方：沙参 15g 麦冬 15g 知母 12g 生薏仁 25g 花粉 18g 玄参 15g 木通 12g 竹茹 12g 神曲 12g 鸡内金 12g 首乌 20g 杭菊 12g 10剂

七诊：12月7日。放疗第二疗程结束。口干咽燥，咽微疼痛，左耳鸣，时恶心干呕。舌尖红苔微黄腻，脉细数。检查见咽充血，咽后壁淋巴滤泡增生。

处方：川萆薢 12g 砂仁 12g 石斛 15g 白芍 15g 花粉 30g 麦冬 15g 竹茹 12g 桑椹子 15g 首乌 25g 北杏 12g 10剂

患者服上药后，诸症基本消失，但仍有口干，继续间断给予清肺养胃、润燥生津之药，并加入具有抗肿瘤作用的山海螺、老鼠筋、蚤休等。至今患者精神好，无明显不适，正常上班，无复发现象。

［按语］鼻咽癌患者在进行放射治疗的同时，可有全身的或局部的不良反应，尅削气血津液，影响疗效，甚至使治疗无法继续进行。临床配合中草药辨证治疗，以调整机体的阴阳气血、经络和脏腑的生理功能，增强体质，减轻各种不良反应，巩固疗效，且对防止复发和转移有一定的作用。经观察，一般行放射治疗的鼻咽癌患者，多数表现为肺胃阴虚及脾胃失调，如本例患者在行放疗期间，二证均具，尤以肺胃阴虚之证突出，故以清肺养胃、润燥生津为主，配以健脾和胃；后期结束放疗后，则适当加入抗肿瘤的中草药，以防止复发和转移。

（罗晖整理）

［编者评注］王老先生幼承家传，从医四十余年，在中医耳鼻喉及口腔科方面有深刻研究。对于慢性疾患，抓住多存在虚实夹杂的病理特点，扶正祛邪并用。如养阴生津合解毒通经治疗噎膈；养阴配合清肺治疗虚火喉痹；柔肝养肺与行气活血治疗声带息肉，应用苦寒之品，中病即止，均体现了其灵活的辨证施治思想。用药也非常灵活，如治疗慢性鼻渊，方中有木通、五味子两味，一通一敛，颇合方宜。

魏凤坡医案

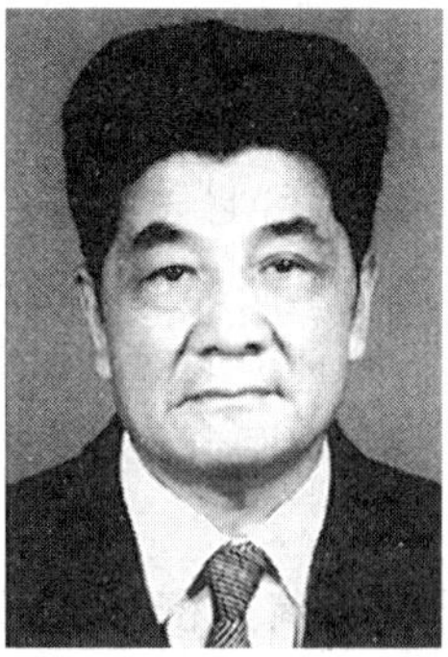

【生平传略】

魏凤坡，生于1928年12月25日。原籍辽宁省营口县。教授、主任医师。1952年毕业于沈阳中国医科大学。同年分配到武汉同济医科大学附属协和医院工作。1957年在该院中医科工作，并随朱师墨等名老中医学习中医。1962～1965年在湖北中医学院西学中研究班结业，并留该校附属医院针灸科，从事针灸临床、教学、科研工作。1973年在天津医学院附院脑系科进修神经内科一年。1974～1976年参加援外医疗队，在阿尔及利亚杜也哈医院针灸科任主任。1978年任湖北中医学院经络研究室主任，1979年任针灸教研室主任、附属医院针灸科主任，1981年先后晋升副主任医师、副教授。1983年任湖北中医学院针灸系第一副主任，主持该系医疗、教学、科研全面工作。1988年调广州暨南大学医学院中医针灸培训中心任主任，主持对外交流（美国、德国等）及（港、澳、台等地区）培训工作。社会兼职有：中国针灸专家讲师团教授、广东省中医药科学技术专家委员会委员、中国针灸学会广东省分会理事、阿根廷中华针灸学会顾问等职。在临证中，主要学术思想为特异性选穴规律之运用，“对双手同时进针与行针法”和深刺透穴等积累了丰富的经验。主要论著近二十篇，撰写了《临床中医学新编·针灸分册》一书，并参加撰写《当代中国针灸临证精要》。其科研成果有：《针刺治疗偏头痛150例的临床观察及实验研究》一文，被挑选参加1991年在德国汉堡召开的第六届德中、中德医学学术年会，该文并获得广东省学术交流会论文奖。另篇《中医心理学在针灸临床中的应用》发表于台湾《自然疗法》杂志1989年第六期。至1989年从事中医、针灸教学工作满25年，获得广东省人民政府颁发的“荣誉证书”。由于从事中西医结合，尤其是针灸工作在国内外有一定影响，于1990年12月16日应邀参加香港中医学会成立大会。

一、行气散热、活血化瘀法(阳明经穴为主,配肺俞、心俞、膈俞)治愈痤疮一例

寇某,男,20岁。

初诊:1988年10月8日。

主诉及病史:两年来面部反复出现疮疹,疹形大小不一,色鲜红,部分疮疹顶端有小脓点。虽经长期治疗未效,而且疮疹逐渐扩散至整个面、额部,疹形由小变大,多数如黄豆和蚕豆样红色丘疹,自觉面热、面赤,尿色黄赤,大便燥结。在皮肤科内服抗生素,两月余仍未获效,故来针灸科试治。

诊查:患者面、额部有簇密小疮疹及多处散在如黄豆和蚕豆样丘诊,疹顶伴有大小不等之脓点,疮疹周围红晕。苔黄燥,舌质红,舌尖为著,脉象洪数。

辨证:根据患者主诉、病史,面、额部症状、体征及舌象、脉象等,当属阳明胃肠蕴热,火热之邪循阳明经脉而上犯于面部。因手阳明大肠经从手走面,而足阳明胃经则从面走足。两条多气多血之经交会于面部。痤疮最常见之部位。另与肺热、心火也相关,如《外科正宗》:"肺风粉刺酒渣鼻三名同种,粉刺属肺……皆血热郁滞不散……每发于面鼻。"从心火立论者,有"诸痛痒疮,皆属于心",心属火,旺于夏季,夏季是本病多发季节。《医宗金鉴》:"痈疽原是火毒生"。本病易发生气血旺盛之青年人,气有余便是火,火性炎上,造成其面不荣。加之本病易于反复发作而形成精神心理压力,便成为治疗本病的复杂因素而难速效或痊愈的后果。

治法:行气散热,活血化瘀。

处方:四白　地仓　颊车　合谷　曲池　足三里　内庭　心俞　肺俞

均用毫针泻法,经一个疗程(十次)治疗。火热证象明显减轻,疮疹色变淡红,疹形减萎,脓点敛。继续针刺两个疗程(当时西医皮肤科给予口服抗生素治疗,疗程为两个月),疹形绝大部分消减平复,脓点消失,面色接近正常。自觉症状,如面热、面痒已消失,二便如常,脉、舌亦不见热象。为巩固疗效及预防再发,患者不定时(每隔两周左右)来针刺一次,至今观察两年余,未见复发。

[按语] 如辨证所述,治本病有从肺热入手者,多守枇杷清肺饮为基本方,效果不显;有从心火立论者,用清热凉血解毒之品,效果亦欠满意;用西药四环素口服时间长达两月余,且有一定副作用,疗效也难肯定;且易复发难愈之例为数不少。笔者从内地来广州不到3年,所见本病例(用针刺治疗者)比在武汉工作36年还多数倍,可见本病有地区性特点。既然所见病例多,故留心玩索针刺治疗痤疮的疗效。经3个夏秋季节所观察的病例,可肯定针刺有较好的疗效,对部分难治病例,如用针药结合,更能体现出中医之特点。

二、补肾益气健脾法(肾俞、足三里为主穴)治愈肾病综合征一例

李某,男,36岁。

初诊:1991年6月15日。

主诉及病史:于1991年春节期间回乡探亲,乘长途汽车十余小时。自觉精神欠佳,全身倦怠,腰膝酸软,随之有发热、咽喉肿痛、咳嗽等上呼吸道症状,同时伴有双眼睑浮肿。1991年3月2日,就诊于广州某医院内科,拟为肾病收住院诊治。

诊查：入院后仍有上述大部分症状及体征。做尿常规检查结果：蛋白(＋＋＋＋)，红血球(1～3)，白血球(1～5)。住院期间，西医按“肾病综合征”治疗近4周。出院时尿蛋白(±)，一周后复查尿蛋白(＋)，而后长期服中药，但尿蛋白一直未转阴性，而来我科用针灸治疗。

辨证：追问病史，患者于1985年1月曾因“肾病综合征”住本院西医内科治疗后，症状及体征消失，尿常规未见异常。既往未发现高血压、糖尿病及其他慢性病史。来我针灸科初诊时，有慢性病容，精神及体力欠佳，伴有腰酸膝软及消化道症状，舌苔以薄白为主，舌质淡胖，但时而出现白腻或黄腻苔。脉象沉细，时而有数脉兼弦。结合主诉及诊查项目，中医辨证为正虚，以脾肾阳虚为主。

治法：法当补肾益气，健脾和胃。

处方：肾俞双，艾条灸20分钟。足三里双、三阴交双，毫针刺均用补法。

二诊、三诊时，主诉症状、体征均有好转，四诊后，查尿常规，尿蛋白转为阴性。其他项目未见异常。患者精神振作，体力正常，饮纳、二便如常。出院后在家全休，后来上班，坚持正常工作。为巩固疗效，每周逢本人专家门诊时，再做两次针灸治疗。至今未见复发，照常工作。

［**按语**］本例肾病综合征患者，证情较重，发病后即入院治疗，尿蛋白曾达(＋＋＋＋)，兼有白血球与红血球。第一次住院用西药治疗共四周出院后，尿蛋白仍保持(＋)，后改用服中药近三个月，仍未获效。而第二次住西医内科月余，尿蛋白仍未转阴。笔者建议改用针灸治疗，在门诊共针灸四次，查尿常规，尿蛋白转阴，其余项目亦正常。1988年，武汉市第一医院肾病研究室曾邀请省、市专家鉴定《中药穴位注射治疗慢性肾小球疾病蛋白尿疗效观察》，笔者是参加者之一，专家共同肯定该课题的成果。其所用药物：鱼腥草注射液2ml，板蓝根注射液2ml，穴位注射，每日一次，交替使用。所选穴位为肾俞双，足三里双。其作用机理是足三里、肾俞穴对人体免疫系统产生有利的影响，已有不少类似报告。笔者采用针灸，以足三里、肾俞为主穴配三阴交，同样获得满意效果。比用药物穴位注射费用低廉，简便易行，并可减少药物的副作用。鱼腥草、板蓝根虽能清热解毒，但属于寒凉药物，久用多用必伤阳，而且此类病人多有脾肾阳虚证象。灸肾俞可补肾阳益肾气，刺足三里、三阴交，因慢性肾病治疗前多伴有消化道症状，如恶心、欲吐、食欲不振、腹胀、大便干结或稀薄、舌苔薄白、舌质淡等脾气(阳)虚证候，用针刺足三里、三阴交，调理脾胃，使脾胃功能增强，摄取营养良好，则能较快增加血浆蛋白，减少或消除免疫球蛋白从尿中丢失而获效。

三、疏风解表、祛邪降逆法(肺俞、合谷为主穴)治愈哮喘证一例

李某，女，20岁。

初诊：1968年5月8日。

主诉及病史：阵发性呼吸困难，反复发作四年余，近两周来因感冒多次急性发作，伴有咳嗽，多白色稀痰。每次发作时，即去西医急诊，对症处理而缓解。最近一次发作，有药物过敏及长期应用激素类药物而呈副作用，故来针灸科治疗。

诊查：急性痛苦病容，呼吸困难，张口抬肩，不能平卧，喉中痰鸣吐白色泡沫稀痰，面色青紫。苔薄白，舌质淡，脉浮紧。听诊两肺满布哮鸣音。

辨证：根据主诉及诊查，本例当属实喘兼风寒感冒。

治法：宜疏风解表，宣肺平喘，泻肺气之壅逆。针刺泻法。

处方：肺俞双、合谷双、定喘双，上穴均用泻法，数分钟后，上述诸症明显减轻，20 分钟后症状消除，听诊两肺哮鸣音基本消失。而后每逢哮喘发作，不去急诊室，而直接来针灸科，及时用针刺治疗，数分钟后，哮喘多明显缓解，共治疗十余次，因天气入夏转暖未再发作。

［按语］哮喘急性发作时，临床所见多属实喘，当泻肺气之壅逆，故首取肺俞，疏泄肺脏，以降逆气。如兼有外感者，不论风寒或风热应配风门穴，风邪出入之门户，以疏通足太阳经经气，因太阳主一身之表，肺主皮毛，使邪从表解，肺气自能通降。但以上两穴，笔者认为针刺宜深，视患者体形之胖瘦，可向脊柱斜刺深达 2～3 寸时得气后则喘证有明显减轻或消失，即可出针。定喘穴亦为临床常用之有效穴位，针刺深度为 1～2 寸，较肺俞、风门二穴易操作而较安全。合谷穴、手阳明经原穴，《灵枢·九针十二原》云："五脏有疾，当取之十二原"；又与肺相表里，对调节相关脏腑的机能，确有良好作用。通过手法运用，得气后沿手阳明经线向上传导越远效果越好。对急性发作者之实喘效果更佳。本例患者，在一般发作情况下，只用双合谷穴，在运针过程中即可缓解症状，勿须做其他处理，取针后可安然返回。哮喘证患者常有多年慢性病史，经年频发，久病则虚，应按中医"虚则补之，寒则留之，寒则温之"等原则大法处理。如久病以扶正为主，虚寒证以灸为主。按相关脏腑、经络选穴，兼咳者加经渠，喘咳痰多者或有痰湿体质者加丰隆，留针时间可长些。慢性喘证难愈者，可针刺和灸法并用或针灸中药并用。

四、通经活络法（后溪、跗阳为主穴）治愈太阳头痛（枕大神经痛）一例

林某，男，56 岁。

初诊：1975 年 3 月 16 日。

主诉及病史：后枕痛三周，近两三天阵发性加剧。3 周前患感冒后自觉枕后项部疼痛，并有痛区感觉过敏，开始为持续性，进而有阵发性加剧，但尚可耐受。近两天来，因外事活动过多，精神体力均感极度疲倦，欲休息，但因枕后项部疼痛而难以入睡。就诊当日上午又逢繁忙的外事活动，而枕后部疼痛难忍，加之当晚还有重要外事安排，要求医师能尽快为患者解除疾苦，不影响当晚外事活动的安排。

诊查：慢性痛苦重病容，精神极疲倦，情绪极差，面色不荣。苔薄白，舌质淡红，脉弦有力。平素及此次体检：心、肺、肝、脾未发现异常，但在天柱与风池穴处有明显压痛并向头顶部放散。血压 130/80mmHg。

辨证：发病前曾患时令感冒，加之体虚劳倦，风寒之邪乘虚而入，侵犯足太阳经脉，留滞不去，致使经脉受阻、络脉瘀滞，经气不通则痛。

治法：疏通经气，调和络脉，取太阳经穴为主，辅以少阳经穴，毫针泻法。

处方：玉枕双　风池双　后溪双　跗阳双

玉枕、风池二穴，进针得气后即出针。后溪、跗阳运用手法数分钟后，患者头痛止，并安然入睡达 3 小时之久。醒来枕后无不适感，颈项活动自如，体倦消除，精神振作。当晚又参加外事活动，达深夜 11 时许，头痛未再发作，亦无其他不适感。

［按语］本例枕后项部头痛（西医可诊断为枕大神经痛，病史、症状、体征均符合）。中医按经络辨证为太阳头痛，治疗亦根据经络学说及经络循行分布，采用局部近取玉枕、风池与远道取穴后溪、跗阳相结合的方法，以疏通经气，调和络脉，使患部气血通畅，"通则不痛"，则头痛自可平息。后溪为八脉交会穴之一，通于督脉，上达项后之病所。加之后溪穴易得气，针感好，传

导快，容易产生速效。因此，现在有人主张用后溪代替“四总穴”之一列缺之说。《通玄指要赋》云：“头项痛，拟后溪以安然”。跗阳穴为阳跻脉之郄穴，多用于急性病和痛症；其操作方法为边运针，边令患者头前屈、后仰、左右转侧之动作，对此类病人或“落枕”患者，多能产生速效之功。本例患者，以循经远道取穴为主，加之运用针刺传统手法而获速效，体现了中医经络学说及传统针法之特点。

五、祛风通络法（翳风、风池为主穴）治愈头风一例

贾某，男，42岁。

初诊：1974年12月3日。

主诉及病史：十余年来，有周期性发作性头痛（每3周左右发作一次），发作前有先兆，如视物模糊、闪光、眼痛胀、精神倦怠、疲乏、胃部不适，伴发恶心、呕吐、面色苍白等。此次发作又逢感冒发热，恶风寒，头痛如劈，较历次发作为剧。经该国首都最大医院长期诊治未效，乃要求中国医疗队出诊去家中治疗。

诊查：急性痛苦病容，精神委靡不振，情绪忧郁，面色苍白，闭目恶闻其声，鼻塞，咽部充血。苔薄黄，舌质淡红，脉浮数兼弦。体温39℃，血压110/70mmHg，心、肺未闻杂音，腹软、肝、脾未触及，二便如常。

辨证：根据病史、症状及体征，当属头风（兼风热感冒）。

治法：祛风解表清热止痛。

处方：风池　翳风　外关　合谷　丝竹空透率谷。均用泻法。

针后20分钟，头痛明显减轻。但体温未降，同行西医内科医师给予对症处理，数小时后体温正常。二诊、三诊时，只用针刺治疗，头痛已愈。但患者顾虑头痛复发，并说：“愿断其一指，不愿头痛再发。”故约患者来医疗队所在医院，做防复发治疗，每周3次，共针10次，已超过发作周期时间，头痛未再发作。两年半后，医疗队归国前夕，托使馆人员询问随访病情头痛已愈。

［按语］患者为治头痛，曾先后去德国、意大利等国，经神经专科检查，诊断为偏头痛。回阿尔及尔，在本国首都最大、条件最好的医院长期应用西药治疗，仍未终止其周期性发作。此次应东道国请求，大使馆派遣，出诊医治此类慢性疑难病证。本证当属中医头风，证名见《诸病源候论·头面风候》。指头痛经久不愈、时作时止者。明代·方隅《医林绳墨》云：“浅而近者，名曰头痛；深而远者，名曰头风”。其症头痛反复发作，痛势较剧，兼症不一。如兼目痛或兼见鼻流臭涕；或兼见恶心、眩晕耳鸣等。治法宜祛风通络为主。《玉龙歌》云：“偏正头风痛难医，丝竹金针亦可施，沿皮向后透率谷，一针两穴效更奇”；“偏正头风有两般，有无痰饮细推观，若然痰饮风池刺，倘无痰饮合谷安。”一诊时，用风池、外关祛风解表，配合谷加强解表清热之功（合谷为全身性止痛要穴，尤其对头、面、颈、胸部止痛效果更佳）。当表解、热退、痛止后，转为“缓则治其本”，取丝竹空透率谷或头维透率谷，还应加翳风穴（笔者治头风常用要穴，而且善治内风）。本例所用经穴，以少阳为最多，共四穴，即可疏通手、足少阳经气，解表祛风而通络止痛。头维为足阳明、少阳，阳维之会，可疏通头额部之经气，而加强止痛之功。合谷为手阳明之原穴，可温阳化气，气行则血不滞，火（热）邪可散，瘀（郁）滞可消，疼痛可止。笔者在治此例前，用此法、此方已有十余年之经验，共治头风已过百例，治愈者近半数（五十余例），未痊愈者亦有明显好转。

六、特异性选穴、行气活血法（翳风穴为主穴）治愈偏头痛（血管性头痛）一例

蒲某，男，38岁。

初诊：1989年6月19日。

主诉及病史：十余年来以右额颞部阵发性疼痛为主症。就诊于中、西医，但头痛不见好转，并进行性加剧，由阵发性变为持续性。头痛发作明显时，右颞部有明显波动感，对镜观察或用手触摸时，有青筋隆起，按之则痛减，患者常用手按痛处来就诊。本年6月初，患者头痛日渐加剧，痛苦难忍，在某医院神经内科检查：考虑有脑供血不足。住院用低分子右旋糖酐500ml静脉点滴，用此法治疗4天无效。改用普鲁卡因封闭，可缓解一天。在此之前，神经科用多种西药对症治疗，有脑血康、止痉片、麦角胺类药物及其他止痛剂均未获效。最后建议患者，托人在香港自费一千港币买活血素一盒，10支服完亦无明显好转。故最后转我针灸科治疗。

诊查：患者痛苦病容，情绪焦虑不安，以手按压额颞部不放，放开头痛即发作难忍，并持续较长时间。伴有口苦、咽干、目眩。脉象弦紧，舌质暗红苔微黄。

辨证：根据主诉、病史、症状、头痛部位、舌象与脉象，当属少阳头痛——偏头痛，伴有气滞血瘀证（痛位不移，揉按疏通经气则痛减或痛止），病史长则久痛入络。

治法：先按针灸常规治法，未效而改弦易辙。

处方：先取头维透率谷或丝竹空透率谷、悬颅、颔厌、太阳、风池、外关、足临泣等少阳经穴。共针刺5次无效。患者对治疗已丧失信心时，笔者只选双翳风获效。

下次来诊时面带笑容，仍要求针翳风穴。为巩固疗效及预防复发，患者不定时抽暇来针刺。至1989年10月20日患者称暂停针刺，复发再来。1991年8月在写此案时随访仍未再发。

［按语］此类头痛患者，笔者在长达20余年之临床系统观察150余例，并做实验研究，其结果发表于《中国针灸》1988年第五期（总251）。为了寻求治疗偏头痛最佳穴位和针刺方法，在选用手足少阳经众多穴位基础上，精选出独取双翳风穴而显示出相对特异性规律。在选用翳风穴之思路时，是以神经解剖学观点及神经科多数学者认同的偏头痛之发作机理与头部血管舒缩失调有密切关系的论点为根据的。深刺翳风穴，可直接或间接影响颅内植物神经节之一的颈上神经节，而调整颅内外血管舒缩功能，及时控制偏头痛发作。但必须注意深度（2～2.5寸）与角度（向对侧乳突直刺）；针感达舌根或咽喉者效果最佳，亦即中医古籍称之谓“……气速至而速效，气迟至而不治”。

七、言语开导、疏通气机法（合谷、天突为主穴）治愈暴喑不语（癔病性失语）一例

李某，女，22岁。

初诊：1977年3月10日。

主诉及病史（家人代诉）：患者于半月前，因家中亲人死亡，精神和心理受到严重创伤，表现心情郁闷、情绪低落，突然失音不语。当医者向家人详细询问病情时，患者表情急躁，欲讲而说不出话来。平时无人过问时，则表情抑郁，沉默不语。经当地县医院用中西药治疗一周未效，

而转来本院针灸科就医。

诊查：患者神志清楚，一般情况良好，问诊时能听懂和理解医生所问事项，表情急欲回答而讲不出。除失语主证外，未见其他阳性体征。经耳鼻喉科间接喉镜检查：声带闭合良好，未见其他异常。饮纳正常，二便如常。苔薄白，舌质淡红，脉象弦而有力。

辨证：根据病史、家属代诉，本证当属中医郁证，由七情所伤，气机郁滞、闭塞喉窍所致。

治法：法当舒肝解郁，理气开窍。

处方：天突　合谷　太冲

天突常规刺法，可加强暗示作用，太冲得气后平补平泻，以利于疏肝解郁。关键是双合谷穴同时进针，同时行针，给予强刺激，边行针边用言语诱导，使患者尽快讲话。本例患者行针约两分钟，可回答医师所问，随之言语自如，和家人讲话如常，一次速效而愈。

[**按语**] 本例当属中医郁证。气郁窍闭而喑也。大凡暴喑者，发病多急，以猝然不能出声为特征。郁证是常见的一种心身疾病。草郁为腐，木郁生虫，人郁则病。本证多由七情所伤，其病机多是气机郁滞失调，治当条达气机，“木郁达之”并善用言语开导。言语开导一义，来自于《灵枢·师传》篇云：“告之以其败，语之以其善，导之以其所便，开之以其所苦，虽有无道之人，恶有不听者乎？”这里“告”、“语”、“开”、“导”四字就是现代心理疗法的含义。但应有强有力的条件刺激配合，针刺即是最好的良性条件刺激，如两者巧妙结合，运用得当，可收事半功倍之效。本例效果可以说明之。当用针刺双合谷时，可用强刺激手法（合谷穴特点，感受快而针感强），再配合言语诱导，可问患者有无酸、麻、胀等感觉，或询问患者最关心的人和事，如患者能回答一字或一句，便告成功。其他类似癔病患者，可仿此理此法，亦可获效。

八、健脾和胃、疏泄肝胆法（脾俞、胆俞、足三里、太冲为主穴）治愈慢性肝病一例

赵某，女，26岁。

初诊：1968年9月15日。

主诉及病史：食欲不振，伴有恶心、消瘦、精神体力均感倦怠，巩膜及皮肤有微黄，十个月余。曾住职工医院半年余，住院期间肝大2cm，谷丙转氨酶600U/L，诊断为慢性肝炎。长期用中西药治疗，包括激素。住院期间因食欲不振，纳差，为保护肝脏，曾用过输葡萄糖液加小剂量胰岛素，以增进食欲。但症状、体征、谷丙转氨酶检查均未见好转。因此，要求转湖北中医学院附院针灸科住院治疗。

诊查：患者呈慢性病容，消瘦，精神委靡不振，情绪忧郁，面色暗黄，双眼巩膜有轻度黄染；肝大2cm，中等硬度；脾未触及，心肺未见异常。血化验检查：黄疸指数26U，谷丙转氨酶640U/L。苔黄腻，脉象弦数。

辨证：根据病史、症状及体征，证属湿热蕴结中焦，熏蒸胆腑，胆液不循常道，渗溢肌肤而成黄疸。久病湿从热化，郁热在里，胆热与脾湿相搏，致使脾失健运而出现上述诸症。

治法：健脾和胃，疏泄肝胆。

处方：脾俞　胆俞　足三里　太冲为主穴。随证配至阳　期门　章门　三阴交等穴。

按上法上穴每次选用2～4穴，每天1次，多用泻法或平补平泻。经三周治疗，饮纳明显改善，食量增加，消化良好，精神振作，情绪舒畅。查肝功能：黄疸指数下降18U，接近正常，谷丙转氨酶由640U/L降至正常。又继续针刺治疗四周，痊愈出院。

［按语］按上法上方，笔者1968年后，在针灸科门诊、武汉及广州两个单位附属医院曾先后治疗二十余例慢性肝病患者。其类型不同，某些患者谷丙转氨酶增高，长期维持在400～600U以上；某些患者白蛋白合成不足，长期在30g/L以下，甚至在27g/L，而伴有水肿；某些患者肝功能其他项目不正常，他们经中西药长期治疗而未获效，改用针灸治疗后，多数获得较好和显著疗效，满意（治愈）效果者亦不罕见。为了说明针灸不仅能治疗慢性病，而且也能治疗急性，附笔者所在原单位医院传染病房收治急性黄疸型肝炎125例的诊治情况如下：黄疸指数有高达80U以上者，多数为40～60U。用此法并精简穴位，以足三里、太冲为主穴，大多数病例经针灸治疗，除症状、体征好转，肿大之肝脏明显缩小外，还有如下客观指标：成人组21天内退黄者59例（占67.8%），黄疸指数降至正常平均时间为17.9天；小儿组14天内退黄者33例（占86.7%），黄疸指数降至正常的时间平均为11.4天；谷丙转氨酶大部分在40天内恢复正常，少数也有延至80天的。另设有中西药对照组，针灸组与其他两组疗效相似。

九、行气活血、祛风通络法（阳明经穴为主，辅以太、少两经）治愈面瘫一例

周某，女，26岁。

初诊：1966年5月20日。

主诉及病史：发病前二三天，头面部感受风寒，伴有右乳突部位自觉痛及压痛史。当时未加注意，发病前因疲劳熟睡，又被风寒侵袭。次晨起床后自觉右面肌板滞不适。当洗脸、刷牙时，发现右口角漏水，对镜照面时发现右眼不能闭合，自觉右面麻木不仁，并向左侧牵拉。进早餐时发现右齿颊间隙有食物滞留。数年前曾患过左侧面瘫，用针灸很快治愈。

诊查：查体发现右额纹消失，右眼不能闭合，眼裂扩大0.3cm，伴有流泪。右鼻唇沟平坦，右口角下垂，流涎。鼓腮不能，吹口哨时右口角漏气。令患者表情时，面肌明显向左侧牵拉。苔薄白，脉象浮紧。

辨证：结合病史、症状、体征，脉证合参，证属风寒侵袭面颊部阳明经脉、经筋所致口眼㖞斜。

治法：行气活血，祛风通络。

治疗面瘫，从古至今，皆以面颊部阳明经穴为主，兼用其他阳经穴位。因面颊部以足阳明经之经络与经筋分布最广。这种取穴原则，仍为我国针灸医生所采用。但临床以针法为多，灸法次之，亦有应用火罐和按摩的。随着医学的发展，亦有采用电针、穴位注射或配合中西药物者等方法。

处方：地仓透颊车（可互透）　阳白透鱼腰　攒竹透睛明　丝竹空透瞳子髎　迎香透承泣　人中及承浆透地仓　翳风　风池　合谷　足三里　内庭　太冲　上穴根据证情，每次选用6～8穴，交替使用。本例患者，按上法、上方共针6次而治愈。

［按语］笔者针灸治疗面瘫，有近30年之临床经验。1978年9月参加在庐山召开的“全国针灸研究工作座谈会”上，与会者所带面瘫论文二十余篇，大会主席团建议把所有面瘫论文交与笔者进行综述。综述文章发表于《中医杂志》1980年第七期（总553）。综述基础资料共2773例（与西医对照组761例），针灸治疗2012例。笔者归纳如下观点：针灸治疗面瘫，确有良好效果，而且优于中西药物治疗。但也不能笼统而言，更不能用典型病例来说明疗效之高低，应视病变之轻重；病之轻重不能单从患者症状、体征观察来判别，其可靠标准是神经和肌肉

的电刺激检查。如属正常无变性反应，绝大多数经针灸及时治疗，均能获得满意疗效；如少数患者属绝对变性反应者，即便是针灸名家高手，也难取得速效或显著疗效。此点已为当代神经电生理学者所公认。值得注意的是：早期患者，两周内不宜用电针，否则易发生面肌痉挛，比面瘫更为棘手难治。还有病程长达一年以上者，此类患者多数有不同程度的神经变性反应，如能坚持针灸、自我按摩及面肌功能被动运动和其他疗法互相配合，亦有获得显著效果或满意效果者，不应放弃治疗。

十、益气健脾、疏肝解郁法（以阳明经穴为主，配疏肝理气方药）治愈重症肌无力一例

肖某，女，24岁。

初诊：1967年5月30日。

主诉及病史：双上睑下垂，全身易疲劳，症状有波动性，早晨较轻，下午与傍晚加重。病史已近两年，初起时症状较轻，未加注意。后因精神受刺激或过度劳累后，病情加剧而去某医学院附属医院神经科检查，经用新斯的明小剂量肌肉注射后，20分钟症状明显好转而诊断为重症肌无力。并告知患者无特殊治疗及预后不良等后果，而来针灸科求治。

诊查，可见明显双上睑下垂，因知本病预后不良，而情绪低落，心情抑郁。抱着死马当活马医的态度来求治。脉象沉细无力，苔薄白舌质红。抗胆碱酯酶药物试验阳性。

辨证：根据病史、主诉、诊查，本病特点是病在肌肉，症在无力，并有情志失和、郁久成疾之证。

治法：益气健脾，疏肝解郁。

处方：曲池　合谷　足三里　丰隆　三阴交　阳白透鱼腰

配疏肝解郁理气化痰方药：

醋柴胡12g　枳壳12g　制郁金10g　菊花15g　沉香5g（后下）　法半夏12g　贝母12g　瓜蒌20g　海藻30g（视证情而加减用之）

本证开始主要用针刺治疗，毫针刺用补法或平补平泻，留针30分钟，取针后双上眼睑即可提起，自觉全身无力症状消除。自用针刺后即停止应用中西药物。为巩固疗效，患者共坚持十余年针刺治疗。10年后仍不定期进行治疗，至1988年笔者从武汉调广州为止，共观察20余年，并一直上班坚持轻工作。据现代神经科专业提示，本病在分娩后可加剧。但其婆母坚持要患者生育，在治疗过程中共生两胎，未见病情加剧。本证属中西医疑难病症，值得探讨。

［按语］ 本病当属中西医疑难病症。对治疗本病，中西医均感棘手，对预后均不乐观。笔者所治病例中，有治愈和显效者，有见效缓慢者，亦有个别发生危象收住院而短期死亡者（当时医院尚无人工呼吸机）。笔者所在医院名老中医治疗本病多从益气健脾入手，虽有一定疗效或显效者，但取得满意效果者甚少。笔者曾验证此类病例，其疗效使某医科大学神经科专家、教授惊奇。中医治疗前，每天必按时服用新斯的明，少服一次则症状明显加剧。中医治疗共服中药20剂而愈。停用新斯的明，生活如常，并可上班坚持原来工作。中医立法是从疏肝解郁、疏导气机入手。其学术思想有朱丹溪的“六郁说”（气、血、痰、湿、食、热郁）。六郁中朱氏强调气血郁，认为它为诸病形成之共因（万病之源）。重视疏肝理气，解郁散结。朱氏指出：“气血冲后，万病不生，一有怫郁，诸病生焉。”故人患诸症皆因于郁。王节斋著《古今名医汇粹·诸郁证》称丹溪治病不外乎对气、血、痰而用药，并认为久病属郁，三者多兼郁，故治疗法则以解郁为主。此例即按丹溪学术思想立法用药而获良效。多数患者为巩固疗效，应健脾温阳益气。脾

与胃相表里，在体合肉（本病病位所在），脾主四肢（本病主证为四肢无力）。脾主运化水谷精微和水湿，如脾阳虚，运化失职，则水湿停留，凝结成痰。许多疑难病证与痰有密切关系。丹溪云："诸病多因痰而生"。痰作为病理产物，到处流窜，在肌肉则表现此类病证。健脾和益气均需温阳，"阳化气"，故取阳明经穴，温补法，温阳益气而健脾，脾为后天之本，用调理脾胃法治疗慢性病及疑难病证的疗效巩固，是有力措施之一，并经临床验证确有良好效果。

（魏波整理）

［编者评注］ 魏老针灸治疗疑难病证，如痤疮、肾病综合征、哮喘、偏头痛、重症肌无力等均取得良好疗效。他根据中医理论辨证施针，治病求本，是使疑难病得到根治的关键。所举虽为个案，大多确立基本治法，重复治疗类似病例数十例，取得宝贵经验。

周国雄医案

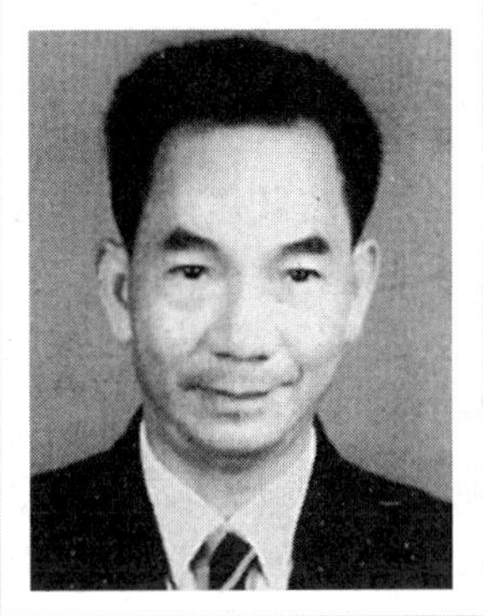

【生平传略】

周国雄，1930年9月生于广东省顺德县，暨南大学医学院附属医院（广州华侨医院）中医科教授、主任医师。

1955年毕业于广州华南医学院（现中山医科大学）医本科，任职于四川医学院附属医院（现华西医科大学附属一院），从事临床皮肤病学三年，即脱产到成都中医学院西学中班学中医三年，以学习成绩卓著，在1962年由卫生部长李德全授予“一等奖状”。自后即回四川医学院附属医院中医科从事中医、中西医结合的医疗、教学、科学研究工作。由住院医师逐级提升至副教授。1979年因工作需要，被调任广州暨南大学医学院中医教研室主任，1987年提升主任医师、教授。现任中国中西医结合学会广东分会副理事长、中国中西医结合学会虚症与老年医学专业委员会副主任委员、广东省虚证与老年医学专业委员会主任委员、中华全国中医学会广东分会常务理事、中华医学会广东分会医史学会理事等。

周氏从事中医、中西医结合工作已三十多年，并取得很多成绩。1988年获中国中西医结合研究会授予的“坚持中西医结合工作30年，为中西医结合事业作出贡献”荣誉证书。他治学一贯严谨，既强调西医的微观诊断观点，更强调中医的宏观认病观点。医疗上专长于用中医方法协调患者的阴阳气血的平衡。曾于20世纪60年代初期跟随成都名老中医李斯炽、吴介诚、雷文先、赵沅章等学习临床辨证，受上述诸氏影响，故擅长治疗内科杂病、疮疡、温病。后又有所发展，在治疗思想上强调调整病人的阴阳气血，运化患者的脾胃功能，使病人机体自我调节康复。治疗专长的病种有老年病、皮肤病、自体免疫疾病、心血管病、血液病等。

著有《疮疡经验录》、《中西医结合治疗内科常见病汇粹》、《中西医结合治疗老年病》，并在医学刊物上发表专业论著四十余篇。

一、升麻消毒饮治愈湿热蕴脾、浸淫疮一例

邓某，女，50岁。

初诊：1984年夏初。

主诉及病史：全身皮肤瘙痒，四肢复发性痒疹已两周。近数年来得一皮肤顽疾，全身皮肤经常发痒疹，浸淫难愈。每次初发时多先在上下肢内外侧皮肤处，继之迅速蔓延至全身各处皮肤。疹子初发为小红疹，逐渐发展为斑丘疹，弥漫成大片，瘙痒难受，抓后即浸淫糜烂、渗液、皮肤浮肿。在国外，曾找遍有名的皮肤病专家诊治，多给予一般抗过敏药或类固醇类药治疗。最近该类药物不但不能控制皮疹发作，并已诱发胃溃疡病。

本次发病是在两周前，上下肢体的内侧先发生针头大至米粒大小之红色丘疹，继之蔓延至胸腹及背部，自知痼疾又将大发，自知西医药已无法控制，乃迅速归国，寄希望于中医中药的治疗。回广州后先到一"奇难杂证"医院诊治，给予大剂驱风解表及各类虫蛇类药服治，皮肤症状未减反而加重，患者茫然不知所主，乃由戴教授介绍，觅余诊治。

诊查：患者精神疲怠，脸色晦黄。上下肢的远侧部皮肤均可见弥漫性之丘疹、斑丘疹，双手臂内侧可见融合成大片的红斑，边缘不清楚；胸腹部亦可见散发之丘疹、抓痕。舌质红绛舌苔黄厚腻。脉沉而滑数。

辨证：本案属于"黄水疮"、"浸淫疮"一类病。由于脾虚湿困，致发为疮疹；加之西药激素损伤其脾胃之阳，更使其发作频繁而难愈。今次发作蔓延迅速，皮疹剧痒及所现舌脉等症，是因外受风邪相搏，致使风湿热三种邪气纠集而成病明矣。

治法：浸淫疮的急性发作期宜先压抑其嚣张之势，待其稍为缓和则调其脾胃。因效用"升麻消毒饮"(《医宗金鉴》方)之法，以清热解毒、驱风祛湿法治其标症。

处方：银花藤30g　蒲公英30g　连翘10g　栀子10g　夏枯草30g　黄芩10g　防风10g　薄荷3g　芦竹根30g　猪苓10g　车前草15g

水煎服。

二诊：服上方药3剂，皮疹未见减轻，抓痒反为加重，致彻夜难眠，痛苦甚也。然观其舌脉，舌红苔黄已见减轻，脉象亦由沉伏而显露，按理分析风热邪气以外透为顺，湿邪则以与热离解为佳，故不应自乱方寸，改弦易辙也。乃宗守上法，去其外透之品，并加重清解除湿之剂，以断湿热邪气之后路。

处方：银花藤30g　蒲公英30g　连翘10g　栀子10g　黄芩10g　紫花地丁15g　地肤15g　苦参15g　淡竹叶10g　芦竹根30g　猪苓10g　泽泻10g

水煎服。

三诊：服上方药3剂，全身皮疹已无新发，但四肢之丘疹、斑丘疹仍融合成片，抓痒剧烈，抓后渗液，局部浮肿，患者思想更益苦恼，自谓失去信心，准备订机票回加拿大。但余诊得患者之舌诊已不红而苔亦转淡白腻，脉象虽仍弦滑但已不数，此乃经苦寒渗淡治疗后使湿热病邪从阳微转化，较之前数天之湿热邪气胶着、稽留不解为佳也。乃以此理告知患者，嘱勿多虑。根据此时舌诊及脉症，乃按《叶香岩外感温热篇》治湿胜阳微之法则，着眼于化气利湿通小便之法，处以芳化理气祛湿为主方剂，使其脾阳健运、水道通调，则湿邪从小便排泄矣。

处方：南藿香10g　苍术10g　厚朴10g　蔻仁6g　陈皮10g　蒲公英20g　银花藤20g　苦参15g　茯苓10g　猪苓10g　茅根30g

四诊：改服芳香化湿、理气渗利之剂只3剂，病情明显好转，每天尿量大增，胃纳及睡眠亦转好。皮疹逐渐消退，只在四肢远端残存一些淡红色丘疹及一些色素斑痕。双下肢浮肿已消退。舌质淡红，薄白苔，脉象弦细。此湿热邪气已解，脾阳功能已基本恢复，乃以下方调理中焦之机能而收功。

处方：黄芩10g　银花藤15g　制半夏10g　广陈皮8g　蔻仁5g　茯苓10g　佩兰10g　豆卷10g　泽泻10g

［按语］余在20世纪50年代后期随多位名老中医学习中医治病。疮疡科老中医吴介诚先生常谓皮肤疮疹一证，在其急性发作时多属阳证、实证、热证，即风湿热证，当以驱风清热除湿法治之，可选用荆防败毒散加回苓散等。余曾随温病学派雷文先老师学习治疗湿温之法，雷氏常谓治湿温证宜首先分清湿邪是从阳明热化，抑或是从太阴湿化，两者治疗的方向迥异也。本案之治疗经过，实参以上吴、雷二老之意，余先以辛凉苦寒淡渗之法直折邪气嚣张之势，遂使湿邪势孤，最后得以用芳化利湿之法使机体气机宣通，病证得解。

二、益气清热敛汗治愈卫阳不固多汗一例

李某，男，36岁。

初诊：1988年5月某日。

主诉及病史：近三个月来反复感冒多汗。患者于半年前在悉尼患上呼吸道感染，服用感冒药及抗生素过多，致身体虚弱。近三个月来经常感冒，咽喉不适，并有低烧（37.3～37.8℃）、疲乏、自汗、盗汗、虚烦、失眠等症，已不能支持商务工作，乃由妻子陪同回广州治疗。先在市内某医院诊治，亦给予清热解表之品，更令自汗、盗汗加重，汗出如洗，四肢冰凉，彻夜难眠，遂来我院找余诊治。

诊查：患者精神疲惫，眼神呆滞。虽已夏令之酷热天气，患者仍恶寒厚衣。检查咽后壁轻度充血，并有少许分泌物。舌略淡胖，舌苔白滑。血象：血红蛋白110g/L，白细胞总数7.2×10^9/L；分类：中性粒细胞占0.42。心肺X线检查及心电图检查均无病变发现。脉象左弦细数而右芤大，沉按无力。

辨证：阳气不足所致卫阳不固多汗证。

治法：扶正以祛邪，用益气敛汗清余热法。

处方：黄芪30g　白术10g　防风5g　茯苓10g　淮山药30g　生牡蛎30g　熟枣仁10g　五味子10g　乌梅肉5g　浮小麦30g　地骨皮15g　黄芩10g　炙甘草5g

另西洋参5g，另煎冲服。

二诊：上方药服3剂，汗液大减，睡眠好转，精神转佳。以此方加减再服药6剂后，自汗很少，睡眠安宁，胃纳正常。舌质转淡红而不胖，两侧脉均呈弦细。诉仍觉体质虚弱，稍事行动则心馁、气短，腰膝酸软。此证非独阳气不足，阴分亦虚也。朱丹溪有云：阳易复，阴难填。宜早作绸缪，以免独阳不长矣。用益气养阴法调理月余而痊愈。

处方：黄芪30g　党参15g　白术10g　茯苓10g　生牡蛎30g　淮山药30g　炒远志10g　五味子8g　桑寄生12g　白蒺藜10g　白芍10g　丹参15g　炙甘草5g

［按语］本案主要是辨出虚实兼见，以虚为主。余治疗长期外感不愈之证，必先审察病人邪实与正虚孰多孰少，然后再辨别外邪之所属，正虚之所因，因其所主而治之，多能生效。

三、疏肝理气、健脾燥湿治愈脾为湿困弥漫三焦一例

庄某，男，40 岁。

初诊：1990 年 11 月 24 日。

主诉及病史：精神委靡，周身酸痛，厌食，便溏泄已 3 个多月。

诊查：神色倦怠，脸色晦黄，眼神呆滞，语音低微。舌质胖暗，边有齿印，舌苔白腻，如涂厚粉。脉象浮弦滑大，重按无力。肝脾未能扪及。上腹部轻压痛。咽前柱及咽后壁轻度充血。

辨证：脾属中土，主运化水谷精微，喜燥恶湿。若受寒湿所困，则运化功能失调，轻则表现出纳呆、倦怠，重则可表现出寒湿弥漫三焦之证，困于上则短气懒言、神志呆滞；困于中则食少难咽，甚则恶心呕吐、泄泻难止；困于下则下肢或腰膝酸软难忍。若脾阳不能外达，则卫阳不展致有恶寒、肢冷、乏力等症。本案患者上述诸症兼而有之，可见病深难解矣。究其病因及病情转变，皆因于先受暑湿外邪干扰(新加坡天气暑热，雨水特多)，医者未能及时调解，反而给予过多苦寒(包括各类西药抗生素)或滋补之品，徒使脾阳更伤，寒湿更重。图治之法，宜先从奋发脾阳之气着手；而病久已脾病及肝，当以疏肝理气为佐。

治法：健胃燥湿，舒肝理气，选用不换金正气散与金铃子散化裁加减。

处方：山楂 10g　神曲 10g　苍术 10g　厚朴 10g　陈皮 10g　炙甘草 3g　谷麦芽 30g　黄芩 10g　柴胡 10g　藿香 10g　法半夏 10g　金铃子 10g　延胡 10g　煎水内服

二诊：1990 年 11 月 27 日。服上方 3 剂，精神好些，肢酸亦减轻，夜眠稍安宁，但仍有胸闷、恶心、厌食、低热(37.3℃)，上腹部仍有轻按痛，晨泻未止。诊其舌苔仍白腻，脉象弦大。考虑再三，患者反复感冒，低烧，身重疼痛，胸脘痞闷不饥，苔白腻等症均符合湿温邪气阻遏三焦，使其气机升降失司，宜按治湿温之法用苦寒燥湿，芳香化浊，淡渗利湿之法治之，取藿朴夏苓汤之意。

处方：藿香 6g　半夏 6g　茯苓 10g　杏仁 6g　蔻仁 3g　泽泻 10g　厚朴 6g　佩兰 10g　黄芩 6g　淡竹叶 10g　茅根 15g　橘络 5g

三诊：1990 年 12 月 2 日。服上方药 4 剂，病情大为好转，脸色由晦黄转较明亮，精神亦好些，已无低热，恶心呕吐亦止，稍啖稀粥亦觉舒服。虽仍晨泄，但便质已不稀溏。舌苔由纯白转为黄腻。上述病证变化是阴寒邪气大减，病机已由阴出阳，此顺证也。乃乘胜追击之，以三仁汤逐其湿热纠结之邪。

处方：杏仁 10g　蔻仁 3g　苡仁 18g　竹叶 10g　黄芩 10g　栀子 6g　厚朴 10g　半夏 10g　石菖蒲 6g　郁金 10g　合欢皮 24g　橘络 6g

四诊：1990 年 12 月 9 日。服上面芳化燥湿、淡渗利湿、苦寒清热之剂 4 剂后，患者病情更为好转，胃纳逐渐恢复，精神已明显好转，周身酸痛已基本消退，睡眠亦甚安宁，二便已日行一次，便质成形。舌苔薄黄腻。病邪已基本消退，脾运之机能渐恢复，乃处以下方调理收功。

处方：黄芩 10g　栀子 6g　杏仁 10g　蔻仁 3g　淮山药 15g　藿香 10g　佩兰 10g　法半夏 10g　陈皮 10g　生谷芽 30g　郁金 10g　石菖蒲 5g

服用第四诊方数剂后，病情完全康复，已正常工作矣。

[按语] 本案之所以迁延不愈，且发展至寒湿弥漫三焦者，主要是医者未认出本病是属湿温，因而犯了汗、下、润之禁忌。吴鞠通说："汗之则神昏耳聋，甚则目瞑不欲言，下之则洞泄，润之则病深不解。"笔者治疗本案，主要是采用治湿温之法，因势诱导，驱除湿热病邪，使脾阳功能

得以恢复而已。

四、清热凉血、滋阴潜阳法治疗相火妄动、血热妄行一例

李某，女，24岁。

初诊：1960年11月8日。

主诉及病史：因反复鼻衄、齿衄8个多月，加重一个多月入院。患者于入院前8个多月始有恶寒、发热、流涕、鼻塞等症状出现，其后3天即有齿龈出血、流鼻血；臀部及双下肢皮肤出现紫癜并尿中带血，即入沈阳某医院检查，经周围血及骨髓检查诊断为急性白血病。经一般处理后即回成都治疗。一个多月前病情加重，诉疲乏、心馁、头昏、气促、耳鸣、视力模糊、齿龈及皮肤经常出血而收入四川某医院中医科治疗。

诊查：贫血面容，精神疲息。舌质暗淡，薄白微黄苔，脉弦细数。周围血：红细胞数$1.67\times10^{12}/L$，血红蛋白50.3g/L，白细胞计数$0.95\times10^{9}/L$；白细胞分类：多核细胞0.26，单核细胞0.06，淋巴细胞0.36，中幼粒细胞0.22，晚幼粒细胞0.17，原粒细胞0.01。骨髓检查：原粒细胞0.34，晚幼粒细胞0.01，单核粒细胞0.07，多叶核粒细胞0.05，网状细胞0.04，淋巴细胞0.05，原红细胞0.03，早幼红细胞0.07，中幼红细胞0.19，晚幼红细胞0.16。周围血血小板计数为$70\times10^{9}/L$。

辨证：根据周围血及骨髓象，西医确诊为急性粒细胞性白血病。中医辨证：根据患者发病急骤、变化急剧、血热妄行所致鼻衄、齿衄、肌衄，舌脉表现亦为阴虚内热之象，故考虑其辨证是相火不安于其位，变为“龙雷之火”、“壮火”、“毒火”矣。朱丹溪描述这种相火之气“暴悍酷烈，变化莫测，无时不有煎熬真阴，阴虚则病，阴绝则死”。故治疗本类疾患者的原则有二：一是以大剂凉血清热之品折其已入营血之火毒，迫使其浮游之火得以归源，使相火复安于其位；二是以大剂养阴潜阳之药，以填补其已消耗之真阴。苟能给予持久有力的治疗，或许有助于病证的稳定。

治法：清热凉血，滋阴潜阳，养血止血法。选用清热（原犀角）地黄汤、六味地黄汤、二至丸等加味治疗。

处方：水牛角30g　赤芍30g　生地黄10g　丹皮10g　山茱萸10g　茯苓10g　泽泻10g　白芍10g　旱莲草15g　龟版10g　鳖甲10g

住院一个多月，服上方药加减30多剂（未用化疗药物），虽然精神及症状好些，但复查周围血及骨髓象未见好转。周围血中白细胞总数为$0.90\times10^{9}/L$，分类中原粒细胞增至0.51，骨髓象中原粒细胞0.54。考虑患者火毒嚣张，煎熬阴液，理宜增强清热凉血以及填精养阴之品，使相火速安于其位。

处方(1)：汤剂，每天煎服1剂。

阿胶珠(烊化)15g　龟版15g　旱莲草12g　女贞10g　藕节15g　生地黄12g　白芍18g　莲末15g　茯神10g　怀山药18g　玄参15g　北沙参15g　高丽参3g　炙甘草5g

处方(2)：膏剂，每天服3次，每次服40ml。

犀角屑(现已禁用，可用水牛角代之)12g　生地黄30g　丹皮炭15g　白芍30g　肉苁蓉30g　丹参30g　淡菜30g　阿胶30g(烊化)　枸杞18g　旱莲15g　女贞15g　血余炭18g　藕节30g　茯神15g　山茱萸15g　田七末15g　龟版30g

上药共18味，加水用慢火熬成膏剂，收膏900ml。

按上面汤剂与膏剂同时服用，20天后患者自觉症状大减，已不觉心馁气短，全身皮肤及黏膜已无出血，但人仍疲乏，大便时溏，脉象沉细。此热毒有所抑制，阴血亦有所恢复，但脾阳稍有损害矣。乃于上方药中加入实脾之品如莲末、扁豆、芡实之类，仍守上法汤剂与膏剂并用。病情日见稳定，住院约一年之久，在没有使用西药化疗情况下，患者病情得到缓解。周围血象好转，红细胞数增至 $3.84 \times 10^{12}/L$，血红蛋白105g/L，白细胞总数 $2.0 \times 10^{9}/L$，分类：原粒细胞下降至0.02。治疗期中也曾去清热凉血的犀角地黄汤药类，而改用养血滋阴安神类药，如一贯煎等方加减，但患者服药不到数剂，牙龈渗血、皮肤紫癜、大便潜血试验强阳性，周围血及骨髓象又迅速恶化，乃改回前方（清血热、凉血止血、滋填肾阴之方），症状又迅速改善，说明本案必须以大剂凉血填阴之品才能控制病情。

后患者因经济困难，在病情稳定后出院，出院后没有坚持服中药，数周后病情复发，收入西医内科病房，改用西药治疗，效果不好，在住院之短期内由于脑内出血死亡。

[按语] 按相火妄动，用大剂量的清热凉血养阴潜阳之法治疗本例急性粒细胞性白血病，取得临床及血液学上的缓解，疗效是肯定的。我在临床上治疗急性白血病多宗此法。

（本医案由雷文先 周国雄治疗，由周国雄整理）

五、养血止血潜阳法治愈阴虚内热斑疹一例

李某，女，24岁。

初诊：1962年1月。

主诉及病史：患者因两颧部发红斑一年多，经常咯血而入院治疗。患者于1960年初即发现面部两颧部无原因所致的红斑，不痛不痒，以后逐渐扩大，呈蝴蝶形及后在两脚外侧缘亦出现红斑，双手指端亦发生红色斑块。自患病后常觉疲怠乏力，心馁心跳，失眠盗汗，牙龈溢血，视物模糊等。3个月前曾因大咯血1500ml而住院，在血中查到红斑性狼疮细胞（LE细胞），确诊为系统性红斑性狼疮（SLE）。结婚已5年，仍未有生育。

诊查：慢性病容，眼睑略肿。两颧部有对称性蝴蝶形之色素沉着斑。舌质红，薄黄苔。上下肢可见散发性瘀红色结节，大小为0.5～1cm。心尖区可闻2级缩鸣，肝在肋下1.5cm可扪及，质软。脉沉弦细。实验室检查：血沉45mm/1h。肝功能检查：CCFT＋，TTT 8U，血清白蛋白（A）41.5g/L。球蛋白（G）33.5g/L。周围血：白细胞数 $4.85 \times 10^{9}/L$；白细胞分类：中性粒细胞0.69、嗜酸粒细胞0.01、淋巴细胞0.22；红细胞数 $4.12 \times 10^{12}/L$，血红蛋白98g/L，出血时间1min、凝血时间10min、凝血酶原时间11s。血LE细胞检查阳性。

辨证：朱丹溪说"肝肾之阴，悉具相火"。相火在下为少火，少火生气，逆而在上，则为壮火，壮火食气。今患者除有相火妄动所致的出血、红斑、失眠、盗汗等症外，复有元气耗损之疲乏、短气等表现，但宜先治其阴虚内热之证。

治法：养阴潜阳止血法。

处方：生地炭10g 白芍30g 丹皮炭10g 血余炭10g 郁金10g 牡蛎18g 淡苁蓉12g 菟丝子12g 桑寄生12g 旱莲15g 女贞10g 生谷芽30g

服上方药8剂，症状无何进退，再服8剂，亦无改善。仍有鼻衄、心烦、二便短涩。舌苔微黄，脉弦细数。根据治疗反应，辨证用药虽然准确，但机体内相火暴酷，只用滋补已不能抑遏其燎原之势，故在原方基础上加入清热凉血之品犀角地黄汤。

处方：犀角屑（现已禁用，可用水牛角代之）6g 生地炭12g 丹皮炭10g 白芍30g 血余

炭 10g　郁金 10g　牡蛎 30g　菟丝 12g　桑寄生 12g　旱莲 10g　女贞 10g　山茱萸 10g　茯神 10g　藕节 10g　甘草 6g

服上方药加减 10 剂，精神、食欲均好转，鼻衄、牙宣均已减轻。药已对证，宗上方再服药 10 剂，病情继续好转。自后乃根据病证改变调整上方服用，如热重加银花、连翘、蒲公英、知母、黄柏等；兼湿则加淮山药、扁豆、苡仁等；气虚加重则加西洋参、北沙参、白芍等。住院三个多月服药 90 剂，牙龈、鼻、皮肤均无出血，皮肤之红斑及结节亦已全部减退。查血 LE 细胞未查到。乃出院疗养，并嘱继续服中药巩固。出院后五个月妊娠，劝其终止妊娠，但患者阖家求子心切，不愿终止，乃嘱于生产前住院保护分娩，并在住院期间每天给服大量清热解毒、滋阴补肝肾之剂。以下方加减治疗。

处方：犀角屑(现已禁用，可用水牛角代之)5g　蒲公英 30g　绿豆 60g　紫草 12g　栀子 10g　黄芩 10g　银花 10g　生地黄 15g　桑寄生 12g　白芍 20g　女贞 12g　旱莲草 20g　菟丝子 10g　阿胶珠 15g(烊化)　肉苁蓉 10g　枸杞 10g　杜仲 10g　首乌 20g

住院保产，服上方类药近 4 个月之久，乃正常顺产一重 3400g 男婴，母子平安，产期流血不多。观察婴儿的体格及智力发育均在正常范围内。但患者身体状况仍时好时坏，稍劳累即疲乏、牙龈渗血、周身酸软、关节疼痛、夜眠多梦。查血：轻度贫血，白细胞偏低，乃经常给服养阴清热之品治疗，每服用一段时间中药，病情又好转，并能上半班或全班工作。后六七年内又生一男一女，身体健康，发育正常。笔者观察患者 19 年之久，至笔者 1979 年离开成都时，患者仍存活，但当病情恶化时，查血 LE 细胞仍可查见。

本例患者除在初发时用过少量皮质激素外，一直均以中药治疗为主。

［按语］系统性红斑狼疮的辨证多属阴虚内热；急性发作期则属由虚致实乃成化火化毒之证。这种概念，可能已被全国中医学者接受，但如何从理论上把本病之病机说清楚，笔者拟从“相火妄动”之学说解析之，但能否符合广泛的临床实践，有待于同道们的探讨。

（本医案由 雷文先 周国雄治疗，由周国雄整理）

六、健脾驱湿逐饮治愈经脉痰阻、阳微肢厥一例

吴某，女，30 岁。

初诊：1970 年 9 月。

主诉及病史：畏风，怕冷，每沾湿水即周身不舒，已两年多。患者 3 年前，即 1967 年秋天曾患呼吸道感染，致咳嗽、恶寒、发热，经当地医院治疗两周后好转，但随后即觉身体虚弱，自汗、盗汗、畏风、怕冷，尤畏沾冷水，每略沾湿水，则数天周身不舒，甚至生活不能料理。因患者是农村基层妇女干部，常须亲自到山区各地做群众工作，但每次遇到涉水或过小溪时，常须同行同志背她过去。患病近 3 年，曾服过中药四百余剂，服凉药则畏寒更甚，服温药则虚烦难眠，服补药则腹胀纳呆，服滋润药则溏泄不爽。自谓近来食欲甚差，腹胀肠鸣，夜睡不宁，心悸怔忡，四肢厥冷，已不能沾水多月矣。晨间带有痰涎梗咽，咯之不尽。

诊查：初诊时见患者脸色晦黄，精神呆滞。舌淡而苔白厚腻微黄，脉象沉而滑数。心肺检查正常。

辨证：根据以上脉症，患者证属久病伤脾致运化失司、水湿停滞，日久成痰，郁而化热，成为痰热阻塞经脉而产生诸症。痰热阻于气道，则卫气功能失调，致有肢凉畏冷，不能沾冷水；痰热壅盛于肺系则痰多；干扰于心，则心神不宁，睡眠不安，心悸怔忡。审其过去所服方药，不是温

补，则是滋腻，更使生痰助热，病久难治愈明矣。《金匮要略》治痰饮用苓桂术甘汤温阳蠲饮，健脾利水；王孟英用温胆汤加减治“康伯侯怪脉痰证”(见《王氏医案译注》)，均着眼于枢转气机，醒脾驱湿。因仿其意，用温胆汤加瓜蒌、菖蒲通胸腹之阳；用黄芩、冬瓜仁清泄已盛之上焦痰热；用橘络、丝瓜络通其已凝滞之经脉。

治法：健脾驱湿，化痰逐饮。

处方：制胆南星10g　京半夏10g　陈皮10g　茯苓10g　茯神10g　枳实8g　全瓜蒌20g　石菖蒲10g　旋覆花8g　黄芩10g　冬瓜仁30g　橘络6g　丝瓜络5g　甘草3g

两周后患者来信说：“……服所开中药9剂，效果很好，日夜均不冒汗了，怕风恶寒症状大减，精神及胃纳好多了，只余睡眠稍差，精力仍未完全恢复……”嘱其注意调理，并开给一善后丸药方如下：

党参60g　白术20g　茯苓20g　茯神20g　酸枣仁15g　远志20g　丹参60g　白芍20g　牡蛎60g　白蒺藜60g　桑寄生60g　枸杞子30g　半夏20g　陈皮20g　夜交藤30g　橘络15g　炙甘草10g

上药研为细末，泛糊为丸，每日早晚服10g，以资巩固。随访患者近10年，证无复发，坚持工作如常人。

[按语] 本例是呼吸道感染后由于处理不当所致之神经系统、消化系统及心血管系统的症状，西医谓是植物神经功能紊乱所致，但无特效治疗药物。余治疗此类疾患多从痰饮治之，而选用的方剂多以温胆汤加减为主。

七、寒温并用治疗咳喘一例

邝某，男，72岁。

初诊：1990年2月1日。

主诉及病史：慢性咳喘急性发作一年多未愈。患者三十多年前即被诊断为慢性支气管炎，每到冬天受寒即急性发作。这次是在去年春节前后因受凉而致咳嗽、气短、哮喘、痰多，胸骨后缘常有灼热性疼痛。这一年内已经用各种抗生素(如青霉素、链霉素、红霉素、麦迪霉素、螺旋霉素、庆大霉素、先锋霉素等)及解痉平喘、止咳化痰等中西药治疗均无满意效果，而转由笔者辨证治疗。来诊时患者诉仍咳喘、痰多，痰色黏白间有稠黄，夜间哮喘常发作，不能平睡，夜尿特多而清长，畏寒肢冷。

诊查：血压150/86mmHg，心率76次/分。听诊：双肺满布哮鸣音，未闻湿啰音。双下肢轻度浮肿。舌质淡胖，舌苔白微黄，脉象弦细无力。

辨证：本案嘱咳喘病。张景岳指出治本病之原则是“未发时以扶正气为主，既发时以攻邪气为主”，“攻邪气者，须分微甚，或散其风，或温其寒，或清其痰火。然发久者，气无不虚，故于消散中宜酌加温补，或于温补中宜量加消散”。本例患者急性发作后已近一年之久，大多数症脉表现均属虚寒证，然亦有痰黄、苔黄等热证，应辨为寒饮夹热之咳喘证(不应误辨为痰热实证)。仿张氏“于温补中宜量加消散”之法。

治法：温肺散寒，化痰清余热法。

处方：熟附子10g　麻黄10g　桂枝10g　细辛3g　白芍15g　五味子10g　法半夏10g　陈皮10g　杏仁10g　黄芩10g　生石膏20g　甘草5g　生姜3片

服药3剂，咳喘明显好转，痰量大减，已能平睡；服药6剂，咳嗽及哮喘基本消失，双下肢水肿消退，肺上已听不到哮鸣，胃纳、睡眠均佳，已恢复每天打太极拳。嘱其善为调理，预防感冒。

［按语］本案也是一例呼吸道感染后处理不当所致咳喘难平案。由于辨证不准，用药不当，致拖延时日达一年之久。笔者辨为“寒饮伏热”，用小青龙加石膏汤化裁而取得疗效。

八、清心肝之火、温化痰结治愈痰热逆脑、头眩难眠一例

杨某，男，40岁。

初诊：1972年5月。

主诉及病史：失眠、心悸、头目昏眩四年多。患者为某大学的外语教师，患失眠症已多年。每到夜间即难以入睡，心中惊恐，若有所失；常自按脉，三五不调，甚为苦恼，精神及体力日差，胃纳亦减退。曾到省内大医院做各项检查，除心电图有期前收缩外，无异常发现，曾多次找西医诊治，均诊断为“神经官能症”，给服各种镇静药或安眠药均无良好效果。自觉病情日渐加重，发展至彻夜难眠，体重半年来减轻>5kg，并有头目昏眩，食欲甚差。

诊查：患者显疲怠、忧虑表情。舌苔黄腻，脉象滑数。

辨证：本案患者患失眠症，屡服中西药无效；西药用的是镇静安眠药品，中药则多是滋阴潜阳安神之品，但从其脉症看不属于阴虚内热之证，而应属于痰湿郁结化热，阻遏手厥阴心包，痰热上扰清阳，致有失眠、眩晕、心悸等症。

治法：清泻心肝已盛之火，温化梗塞经脉之痰结，使火去痰消，则诸症也可退矣。

处方：夏枯草30g　黄芩10g　黄连2g　法半夏10g　橘络5g　胆南星10g　竹茹10g　杏仁10g　瓜蒌壳20g　薤白10g　茯神10g　夜交藤30g

另用琥珀粉3g冲服，每天2次。

服上方药加减两周，诸症大减，夜间已能睡五六小时。饮食精神亦好转，头目昏眩及心悸基本消失。诊其舌脉，舌苔转薄，脉由滑数转弦。乃用上方加减，制丸药服用一段时间，以巩固疗效。3年后随访患者，见患者脸色红润，体重增加10kg，胃纳及睡眠均好已如常人。

［按语］失眠证古称不寐，多从情志郁结、心肾虚损等辨证；但如患者见胸闷、目眩、苔腻、脉滑者，宜从痰结考虑，痰结过久，每多化热，则应从痰热阻遏结脉治之，而温胆汤加减，每每收到良好效果，本案亦一验证。

九、八珍汤加减治愈气血两虚、疮疡不愈一例

杨某，女，60岁。

初诊：1962年10月7日。

主诉及病史：右搭手溃破一月余未愈合。患者右背部长一搭手已有一月余，经中西药治疗无效转川医附院住院治疗。入院时检查搭手约为10cm×10cm大小，并伴有恶寒、高烧、食欲甚差、神志不清等症。先在西医病房抢救治疗，体温已降至正常，食欲、精神等均稍好转；但搭手仍继续溃破扩大，约为12cm×12cm大小，虽经半个多月西药外用药处理，但进步不大，患者日趋软弱乏力，口淡无味，心悸气短，脉虚细，乃请中医会诊。

诊查：患者体倦乏力，脸色晦黄，舌质淡薄白苔，脉沉细无力。右背部溃疡面约12cm×12cm大。疮面苍白，分泌物清稀。

辨证：患者年老体弱，经治疗疮毒后，正气更虚，所有症脉表现，均无邪实症状，故应从补虚

着手。

治法：用八珍汤加减大补气血。

处方：黄芪 30g　党参 24g　白术 10g　茯神 10g　当归 10g　白芍 10g　生地黄 10g　川芎 10g　法半夏 10g　陈皮 10g　银花藤 24g　蒲公英 15g　炙甘草 3g　生谷芽 30g

服上方药 7 剂后，病情明显好转，精神及食欲均大有进步；搭手已缩小至 3.5cm×6.5cm 大，疮面肉芽组织红活鲜润。此后仍以八珍汤加减内服，外撒益蟮丹（黄蟮烤焙成灰末），前后用中药治疗三周，疮口接近愈合出院。

［按语］本案为一高龄妇女，住院初期用西药治疗是有效的。但某些西药的弱点是容易伤害机体正气，致疮疡久不愈合；而中药却能补助西药的不足，用八珍汤加减治疗本案所取得的疗效就充分说明此点。

（本医案由吴介诚　周国雄主治，由周国雄整理）

十、豁痰除湿、宣通经络法治愈痰热蒙闭、瘖痱瞀瘈一例

林某，女，22 岁。

初诊：1980 年 6 月 3 日。

主诉及病史：神志异常十天，高热、昏迷、抽搐一天住院。入院后经各项检查确诊为病毒性脑炎，经西医西药治疗（包括用甘露醇高渗葡萄糖等降颅内压，肌注青链霉素防感染，静脉滴注大剂量地塞米松等），但患者仍持续高烧 40℃左右，频发性四肢抽搐。给予吸氧、水敷、安定药等对症处理，病情仍日趋严重，乃于住院之第三天邀余诊治，加用中药治疗。

诊查：高热，昏迷，舌红绛苔黄腻，舌謇，脉弦滑数有力。

辨证：证属暑温，病情是在气营两燔阶段。

治法：根据叶香岩《外感温热篇》："入营犹可透热转气"之法则，佐以清心开窍之品，选方以清营汤为主加减。服药三天，症状随之好转，体温下降至 38℃，神志渐清，能笑，但夜间仍发热 39℃。胸背部有红色疹点，舌红苔黄白腻而干，脉弦滑略数。此邪热已减，但营阴之热未退，更兼痰热阻遏心窍，故神志仍未清醒，肢体亦未能自主活动，图治之法，除仍用清热开窍之法外，宜加强豁痰除湿，宣通经络之剂。

处方：青蒿 10g　知母 10g　地骨皮 12g　佩兰 10g　藿香 6g　菖蒲 9g　橘络 6g　杏仁 10g　天竺黄 9g　竹茹 10g　竹叶心 20g　黄芩 9g　枇杷叶 10g

另服苏合香丸，每日 2 次，每次 1 丸。

根据病情改变，上方略有加减。服用上方药加减约四周，患者病情已大为好转，能回答问题，虽语声低微，但语音清楚，自诉头晕痛，左侧肢体活动不自主，但在家人扶持下能站立并缓慢步行。舌质红苔黄，舌体伸缩自如，脉象已转弦细数。此乃热邪灼伤阴津，而痰热仍有阻塞经络之证，给予清解余热、补养阴津，并佐以豁痰通络之剂。

处方：地骨皮 12g　芦根 24g　淡竹叶 9g　丹皮 10g　北沙参 30g　玉竹 10g　麦冬 10g　丝瓜络 5g　橘络 6g　丹参 24g　鲜地龙 30g

服用上方药加减，病情日渐恢复，于住院之第六十六天痊愈步行出院。

［按语］近代温病学家叶、薛、吴、王、柳等对温病之兼湿痰、热痰、燥痰者有很多精辟之论述，特别是对湿温之逗留气分，郁而生痰，以及痰热阻遏、内蒙心包所出现的神昏、谵语、失语、痉瘈等症均有独特的认识与处理方法，他们习用宣上渗下、清热涤痰、开窍辟秽之法，从而取得

较好的疗效，杜绝了温热病昏迷患者的后遗症。笔者治疗本例高热、昏迷、抽搐案，自始至终均不离透达、涤痰、通络之旨，就是运用晚清各大温病学家之法。

［**编者评注**］周老治疗急性白血病一案，通过与其他方法相对照，说明本病用凉血清热、填阴潜阳，佐以健脾法确有良好效果，单用养血滋阴则效果较差。其中犀角地黄汤似起了重要作用。

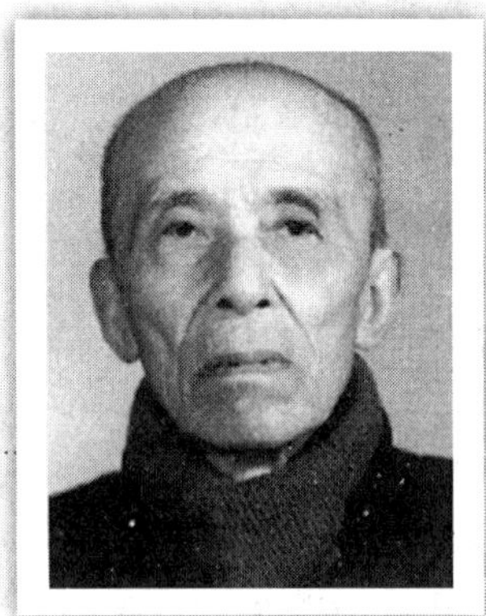

龚去非医案

【生平传略】

龚去非，男，1908年9月生于湖北黄陂，主任医师。14岁随胞叔龚厚堃先生习医，19岁通过中医考试，开业行医。1931年在汉口自设诊所。1937年参加冉雪峰先生主持的武汉市中医药界战地后方服务团，为难民施诊送药。1938年秋，到四川万县开业行医，有缘再次师事冉先生，受益殊深。解放后，组建万县市第一联合诊所任所长。1956年入万县地区人民医院任中医科主任。1973年退休，被万县地区中医学校聘为学术顾问。

主要学术思想是提出疾病无绝对的表里寒热虚实。有《医笔谈》之临床经验著作。科研成果有《电脑软件、慢性咳喘辨证论治》。

一、桂麻各半汤治愈痛痹证一例

龚某，男，70岁。

初诊：1977年5月14日。

主诉及病史：右上肢疼痛，伴麻木半个月。4月30日上午伏案工作时，突觉右上肢疼痛，活动不便。一周后，疼痛阵发性加剧，胳臂及手指时感麻木，如触电样。拿物则痛不可忍。日夜不能上床平卧入睡，仅能背靠竹椅悬肘假眠。自服蠲痹汤数剂，无效。又因复感风邪，全身啬啬恶寒，低热、无汗。

诊查：舌淡红，苔薄白，脉浮缓。

辨证：风邪束表，寒滞经络。

治法：疏风散寒，温通经络。

处方：桂枝15g　麻黄8g　白芍15g　杏仁10g　甘草10g　生姜15g　大枣5枚　关白附12g　秦艽15g　黄芩15g　连翘15g　知母15g(自拟)　2剂

二诊：服上方药后，不但表证解除，且右上肢疼痛麻木明显减轻，甚慰。上方不变，又连服药6剂而愈。

[按语] 本案迄今14年，此证未有复发，故志之。病初曾摄X线片，第4、5、6颈椎轻度唇样骨质增生。西医友劝用牵引术治疗。看来此证之生似与颈椎退行性病变相关。若是，患者现已84岁了，缘何不见复发？麻桂各半汤，仲景本为太阳病日久不愈、邪少势微之证而设，用来解表，固不与方义相悖，奇在加入关白附、秦艽后，不期彻底治愈痛痹重证。其理何在？不敢妄议，只得如实说出，供同行们参阅。

二、芩连增液汤治愈风温证二例

1. 刘某，男，21岁。

初诊：1967年12月3日。

主诉及病史：发烧、咳嗽、喘气10天。10天前，因患右肺中下部大叶性肺炎，住某院治疗，未见明显好转，要求中医治疗。询悉患者整天发烧，午后及夜间尤甚，剧烈干咳，喘气，胸痛，盗汗，便结，口渴不思饮，胃纳尚可。

诊查：形体消瘦，两颧发红。舌鲜赤，少苔，脉细数。

辨证：热毒羁留，肺胃阴虚。

治法：清热解毒，滋阴生津。

处方：黄芩30g　黄连15g　玄参40g　麦冬30g　生地黄20g　生石膏30g　知母20g　丹皮20g　连翘20g　赤芍20g　葶苈子12g　罂粟壳20g　7剂。停用西药。

二诊：12月11日。热退身凉，咳嗽、喘气、胸痛大减。X线复查：右肺中下部炎变大部分吸收。仍宗上方，带药7剂出院。

三诊：12月25日。诸症悉除，稍感倦怠。X线报告：心肺无异常发现。

2. 乔某，女，2岁。

初诊：1980年2月27日。

主诉及病史(其母代述)：46天前开始发热，咳嗽气促。于2月1日入地区医院，X线提示：右肺上中叶炎变。住院一周烧退。3天后又突发高烧，用青霉素、庆大霉素静滴，热势下降，但仍低热不尽，时有起伏。住院27天，肺部炎变未见明显吸收。出院求治中医。患儿咳嗽不已，气促而喘，不思饮食；大便数日一次，或干或溏。消瘦，精神委靡，营养颇差。舌质干红，少苔，脉细数无力。

辨证：证属邪热羁留，肺胃阴虚。

治法：清热养阴。

处方：黄芩10g　黄连5g　玄参15g　麦冬15g　生地黄15g　连翘10g　赤芍6g　丹皮5g　知母12g　川贝母6g　诃子8g　6剂

二诊：3月5日。服药后低热退尽，咳嗽气促减轻，饮食渐复。舌红略润，少苔，脉细数。上方不变，6剂。

三诊：3月20日。X线见右肺中上部有少量边界不规则斑影及少许索状阴影，为大叶性肺炎消散期。更方善后。

北沙参15g　麦冬10g　北五味3g　黄芩15g　赤芍10g　知母10g　川贝母5g　甘草5g　3剂

[按语] 风温的基本病机，既是热象显著，又是化燥伤阴最速的病症。上述两例风温，临床

特征十分相符。故用芩连清热解毒、增液养阴润燥，标本合治，收取全功。从病邪看，热与毒为本，阴伤为标；从正气看，阴伤为本，热与毒为标。就是治邪即治本，治本即治标之意。配赤芍、丹皮，一可预防耗血动血，二可化瘀散结、促进肺部炎变的吸收。

三、益气发表、活血解毒法治愈下肢慢性肿疡一例

熊某，男，47岁。

初诊：1975年9月4日。

主诉及病史：右小腿暗红肿胀，污水浸出四个月余。半年前，因脚癣发生右小腿皮肤大片鲜红色斑块，界线清楚，突然恶寒战栗、高热。地区医院皮肤科诊为"丹毒"。用青霉素等药治疗后，热退，红斑缩小，颜色变浅。两个月左右感到右小腿肿胀，发现颜色渐渐加深，并向四周扩散，局部皮肤溃破，有点滴污水浸出。又经地区医院皮肤科反复诊治不愈，前来求医。患者神情抑郁，面少荣色。

诊查：右小腿前、外侧肌肤肿胀，用手触之板硬，有灼热感，压痛明显。按挤溃破处，凹陷没指，良久不起，有少许暗黄色液体渗出。舌淡，苔薄白，脉缓。

辨证：湿毒稽留，热邪郁蒸，肌肤失荣。

治法：益气发表，活血解毒。

处方：羌活12g　北细辛6g　白芷15g　黄连8g　黄柏10g　黄芪25g　桃仁15g　红花10g　赤芍12g　川芎12g　防己12g　玄参20g　5剂

二诊：9月10日。神情好转，右小腿肿胀减轻，余症同前。上方不变，嘱服药7剂再诊。

三诊：9月18日。神情明显好转，面带笑容。右小腿已不肿胀，乌红的皮色渐渐转红，板硬的肌肤变得软活些，溃破处大部分愈合，按挤未见液体渗出。上方不变，连服药40余剂而愈。随访7年，未见再发。

［按语］本例下肢慢性肿疡，肌肤紫红，肿胀是其临床特征，据此判定，属湿、热、毒邪杂至为患。因湿性重浊黏滞，易下流，与热、与毒相互纠结，郁蒸不已，缠绵难愈。"邪之所凑，其气必虚"。凑在皮肤、肌肉、经络；虚在经络受阻，肌肤气血不充。当祛邪扶正、通络逐瘀，故用黄连、黄柏清热燥湿解毒；防己利尿，导湿下行；黄芪、玄参益气养阴，扶助正气；桃仁、红花、赤芍、川芎活血逐瘀，以通络脉；羌活、北辛、白芷发表疏里，能散能润能行，既能胜湿，又能宣畅肌肤络脉气机，推动血行，恐系此法此方的枢机所在、关键所系。

四、仿地黄饮子治愈痱证一例

贺某，男，26岁。

初诊：1978年8月17日。

主诉及病史：一年前因淋雨后恶寒发热，全身酸痛，渐觉双下肢疼痛加重、发麻，步履沉重，行走不稳，常跌倒，排尿费劲，偶尔头脑恍惚，语言错乱。在重庆某院住院治疗一个月，诊断为"急性脊髓炎"。用肾上腺皮质激素等药治疗后，体温、精神、饮食均恢复正常，但双下肢游走钝痛、发麻，步履沉重，行走不稳，排尿困难等症仍未明显好转，迄今一年，依然无效。来诊时，仍感双下肢游走钝痛发麻，步履沉重，行走不稳，稍快即跌倒。小便时须用手指在阴茎根部用力推揉良久，方可缓缓排出尿液。阳痿十个月。

诊查:患者形体不虚,舌红,苔薄白而润,平脉。

辨证:肝肾虚损,精亏阳弱。

治法:温补肝肾,填精化气。

处方:熟地黄 30g　肉苁蓉 20g　枣皮 15g　菟丝子 10g　杜仲 10g　补骨脂 10g　巴戟 12g　淫羊藿 10g　茯苓 12g　泽泻 10g　台乌药 10g　小茴香 10g　5 剂

二诊:8 月 24 日。服药后双下肢钝痛发麻有所减轻,小便稍畅。上方不变,7 剂。

三诊:9 月 5 日。自觉双下肢钝痛、发麻、沉重大有减轻,小便时不须用手推揉阴茎根部也能解出。上方不变,6 剂。研细末,炼蜜为丸,每丸重 10g 许,日服 3 次。2 个月后痊愈。

[按语] 痱证,是足废不用。地黄饮子可治痱证,系《宣明论》之见。此人此病固非典型痱证,但属痱证无疑,故仿地黄饮子法,治之而获全效。根据证情,去原方之大辛大热之品,惟甘温益气、甘润填精之剂,才与病机相符。因肝主筋,体阴用阳;肾主骨,内藏元阴元阳之故。扶阳容易,滋阴难,何况又是慢性病,只要一见疗效,必须守方守药,缓缓图之。

五、益气法治愈便血证二例

例一　刘某,男,2 月龄。

初诊:1980 年 1 月 5 日。

主诉及病史:解黑色稀大便 8 天。其母发现大便稀黑或见黑血已经 8 天。地区医院儿科以"消化道出血待查"收院治疗。输血一次,便血减少。两天后,反复如前。日解黑稀大便三四次,第一次先干后溏,第二至第四次全是稀便。疲倦不思食,喜睡。

诊查:患儿面色皖白,精神委靡。舌淡红,少苔,指纹淡,透气关。

辨证:气不摄血。

治法:补气止血。

处方:黄芪 20g　炒白术 10g　槐米 5g　地榆 5g　大蓟 5g　仙鹤草 5g　艾叶炭 6g　乌贼骨 5g　三七粉 3g(冲服)

2 剂。煎汤频喂。

二诊:1 月 7 日。大便由稀变软,黑血减少。上方不变,3 剂。

三诊:1 月 12 日。血止,潜血试验(一)。大便成形,淡黄色。精神转佳。

处方:黄芪 20g　党参 10g　白术 5g　茯苓 5g　甘草 3g　焦山楂 5g

益气健脾,澄源善后。

例二　孙某,男,80 岁。

初诊:1989 年 8 月 7 日。

主诉及病史:日解黑色稀大便两三次,已经两天。中腹部隐隐作痛,面色苍白,额汗如珠,四肢发冷,心悸气短,厚衣向被。

诊查:舌淡、边有瘀斑,苔薄白,脉沉细数无力。潜血试验强阳性。

辨证:脱证。

治法:回阳、益气、救脱。

处方:附片 15g(先煎 20 分钟)　红参 20g　黄芪 60g　地榆 30g　乌贼骨 20g　茯苓 20g　升麻 15g　柴胡 15g　甘草 15g　2 剂

二诊:8 月 10 日。诸症大为好转,上方不变,2 剂。血止病瘥。

［按语］血脱必须益气，乃古之定论定法，不但理论深刻，而且临床疗效卓著。上述两例便血证，一婴一老，处方遣药几乎迥然不同，都是遵守血脱必须益气这条古老医疗准则完成的，试能明证之。

（以上由万成荣整理）

六、当归四逆汤加味治愈脱疽一例

谭某，女，46岁。

初诊：1976年10月24日。

主诉及病史：双足趾阵性疼痛、麻木，行动困难二月余。两个月来形寒肢冷，面色萎黄，气短乏力，精神疲惫。地区医院诊断为闭塞性脉管炎，服四妙勇安汤加味近一个月无效，乃商治于余。双足趾触之冰冷。皮色苍白，踇趾及二趾趾甲紫黑瘀斑，脚背动脉未明显扪及，患处疼痛麻木。舌淡苔白，脉沉细。

辨证：阳虚气弱，寒湿脱疽。

治法：温经散寒，益气活血，通络逐瘀。

处方：当归15g　桂枝15g　赤芍20g　细辛10g　甘草10g　木通5g　大枣15g　附片15g(先熬半小时)　红花10g　桃仁15g　独活15g　地龙10g　黄芪40g

二诊：服上方药月许无效，病情逐渐加重，不能步行，且时发虚脱，赴渝求治。药方及剂量与上方基本相同，同时加强患肢运动和功能锻炼。经两个月的治疗，逐渐能勉强独立步行，但趾端紫黑瘀斑未除，疼痛减轻。舌淡苔白，脉沉细。宗当归四逆汤加味继服。

处方：当归15g　桂枝15g　赤芍20g　细辛10g　木通5g　大枣15g　红花10g　桃仁15g　独活15g　地龙10g　黄芪40g

附片15g(先熬半小时)　甘草10g

三诊：1977年12月18日。守上方经治一年多，服药三百余剂，并坚持自我锻炼，精神转佳，体力逐渐恢复正常，诸症消失而愈。药随病投，效不更方。嘱其间断服药，以资巩固疗效，随访十五年未复发。

［按语］本病例属中医脱疽。《灵枢经》有“发于足趾名曰脱疽，其状赤黑……”的论述。此病由寒湿之邪闭阻经脉，气血不能达于肢末而成。阳虚则阴寒内伏，气血运行无力则血脉瘀阻、寒湿凝滞。当归四逆汤本为仲景用于血虚寒厥证。方中桂枝、附片、细辛、独活温经散寒；当归、赤芍、桃仁、红花养血活血；地龙通络逐瘀；黄芪、大枣、甘草补中益气健脾；合而成方，以收温经散寒、益气活血、通络逐瘀之功。

综观对本病例的治疗，由此受益。在内服上方为主的同时，配合必要的针灸、按摩、功能锻炼等辅助疗法，不但有助于药力的更好发挥，有助于气血的运行，而且对于改善全身机能，促进机体康复起到一定的作用。患者从渝返万，趾端紫黑瘀斑同前，寒冷及疼痛仍然存在，持续一年继服当归四逆汤加味，药达病所而获痊愈。

七、仿乌梅丸法治愈溃疡性结肠炎二例

例一　罗某，男，35岁。

初诊：1978年2月19日。

主诉及病史：腹痛后重，滞下黏液稀便，偶有脓血，时发时止，已逾十八年。病初发于1960年秋，因腹泻住省人民医院，诊断为阿米巴痢疾，服卡巴砷十余天，症状缓解，半年后复发。此后时发时止，曾多方就医未能治愈。于1977年12月20日，做乙状结肠镜检查，见肠壁普遍充血，伴粟粒样疱疹状物，模糊不清，于直肠距肛门10cm六点处有一直径约3cm的表浅溃疡，基底暗红，有分泌物。来诊时，患者面黄少华，倦怠乏力，纳差食少。腹痛后重，滞下黏便，痛在脐周和少腹；便稀如烂粥，一日三五次。大便时结时溏，时有脓血。每因食生冷或油腻而发病，多次复查大便未见阿米巴原虫。

诊查：舌质淡，苔灰而腻，脉细数。

辨证：脾阳不足，寒热错杂，邪留正虚。

治法：温脾通阳理气，清热燥湿柔肝，寓除邪于扶正之中。

处方：党参20g　白术15g　干姜10g　甘草10g　白芍30g　广木香15g　黄连8g　丁香5g　吴茱萸5g

二诊：1978年2月26日。服上方药7剂，腹痛后重大减，纳食转香，腹胀肠鸣，滞下白色黏便。舌淡苔白，脉细数。

处方：苍术20g　厚朴15g　陈皮10g　甘草10g　白芍15g　黄连8g　公丁5g　吴茱萸5g

三诊：1978年3月5日。又服上方药7剂后，诸症悉减。叮嘱患者不可因小效而疏忽，当慎饮食，坚持服药，仿乌梅丸法继服。

处方：乌梅15g　白芍20g　甘草15g　干姜10g　北辛8g　黄连8g　木香12g

以上共八味为基本方，随症加减，寒湿邪胜，无后重但肠鸣稀便，则加苍术、厚朴、肉蔻，减轻白芍用量；若里急后重下利黏液便，则选加槟榔、熟军、白头翁，少佐吴茱萸，重用白芍。如此治疗三月余，诸症完全消失而获痊愈。

于1978年10月24日做直肠镜复查，见肠壁轻度水肿，血管清晰，未见溃疡，未见新生物。

停药后饮食渐增，形体渐充，精神转佳，现已十余年，大便一直正常，未复发。

例二　李某，男，45岁。

初诊：1981年10月24日。

主诉及病史：腹胀纳差，腹痛后重，下利黏液稀便五年余。五年来长期大便不规则，时而大便硬结难解，时而便溏不爽，外附黏液，腹痛后重，伴有肠鸣腹胀、嗳气、咽哽，间有失眠。经直肠镜检，诊断为“溃疡性结肠炎”。

诊查：形体较瘦，面黄少华。舌质淡，苔白而腻，脉细弱。

辨证：脾虚湿滞，正虚邪留。

治法：温中健脾，佐以清热燥湿。

处方：白芍20g　甘草15g　槟榔12g　木香12g　干姜10g　细辛8g　黄连6g　黄柏10g　党参15g　乌梅15g　枳壳15g　桔梗10g

二诊：1982年2月12日。服上方药三十余剂，诸症悉减，要求给丸药处方回家服用。

处方：白芍20g　甘草15g　黄连6g　黄柏10g　干姜10g　细辛8g　肉蔻10g　木香12g　槟榔15g　黄芪30g　党参15g　乌梅15g

以上加蜜为丸。每日3次，每次1丸。

三诊：1982年5月31日。1剂丸药服完后，诸症逐渐消失，形体渐充，直肠镜复查，“溃疡愈合，未见异常”。饮食睡眠均好，大便正常。但仍时腹胀，上方去白芍、乌梅，加厚朴、枳壳，以善其后。

[按语] 乌梅丸本为仲景在《伤寒论》中为寒热错杂的蛔厥证而设，借用治久痢，由来已久。龚老在例一的治疗中，先用理中汤加味以温中散寒，振奋脾阳，健脾益气，扶正去邪，寓驱邪于扶正之中；继巧用乌梅丸之法，以姜辛、白芍、乌梅配芩连，体现温清并用，以温助清，以通助塞之法则；赖姜辛之温通，扶其阳，助其运，开营卫之郁陷；再施芩连等之清戢，白芍、乌梅之柔敛，庶乎得到阳回气转、生机盎然。寓清于温之内，寓温于清之中，以温助清，寒温并于一炉，邪去则正复，久痢得愈矣。例二病机与上案基本相同。所不同者，久病影响肝气不调，心神失养，因而伴腹胀、嗳气、咽哽、失眠等症。方中用白芍、甘草、槟榔、木香，柔肝疏郁，宽肠理气；干姜、细辛、黄连、黄柏、乌梅等温运脾阳，清热燥湿，温清并用，开合同施，扶正除邪，两者兼顾；又益桔梗，枳壳升降气机。如稀便次数多而后重不显者，则可减轻白芍用量，加入厚朴、肉蔻、苍术，去黄柏、槟榔，如有其他兼症时，随证出入，治之收效。

八、乌头桂枝汤加味治愈三叉神经痛一例

高某，男，61岁。

初诊：1982年7月4日。

主诉及病史：左侧面颊部肌肉阵发性刺痛半年余。病发于1981年10月，某日患者突感左侧面颊部肌肉阵发性针刺样疼痛，持续数分钟而自行缓解。一日两三次，十多天后自愈。于1982年4月旧病复发，每日发作4～8次，仍如针尖刺痛。发作时，吃饭、喝水、说话均可使疼痛加重，甚则整个头均痛。有时则如触电样麻痛，疼痛较剧，致涕泪交流，汗出心慌难支。平时遇冷、遇风易诱发。于1982年6月经会诊诊断为"三叉神经痛"。给服扑炎痛、苯妥英钠治疗十余天，面颊部肌肉疼痛大减。试减西药剂量疼痛即加剧，故请求中医诊治。

诊查：面晦少荣，舌淡苔白润，脉紧而弦。

辨证：风寒外来，寒邪阻滞。

治法：温经散寒，解肌通阳。

处方：制川乌15g　桂枝12g　白芍40g　甘草20g　生姜15g　红枣15g　羌活12g　北辛6g　川芎12g　白术12g　知母20g　白附子12g　僵蚕12g　蜂蜜60g

先煮川乌、蜂蜜半小时，再纳入诸药同煎半小时，温服，1日3次。

二诊：患者服上方药3剂后，即开始逐渐减少西药剂量，至半月后完全停用西药，守服上方药一月余，病痛迄未复发。

[按语] 根据本病的部位及临床特点，与中医学的"头痛"、"牙痛"有关。因寒滞经脉，"不通则痛"。龚老巧用乌头桂枝汤加味，出奇制胜。此方原为仲景在《金匮要略》中为"寒疝腹中痛，逆冷，手足不仁"所设，方中乌头温经散寒、镇痛力著，作用良好；再入羌活、北辛、川芎、白附子、僵蚕增强通络逐瘀、祛风散寒止痛之力；桂枝汤调和营卫，解肌通阳，散寒通痹；本方妙在重用白芍、甘草、蜂蜜等润液柔肝之品与乌头相配，可变大热而辛为甘，变急为缓，以收缓急止痛之功。

九、自拟芩连红桃棱莪方治愈阑尾炎四例

例一　李某，女，70岁。

初诊：1958年6月5日。

主诉及病史：右下腹持续性疼痛，伴恶心呕吐 5 天。患者于 5 日前因右下腹突然剧痛伴恶心呕吐，以急性阑尾炎并发阑尾周围脓肿而收住地区医院外科。因其年高体弱而不愿手术，先用西药保守治疗数日不验，约余会诊。患者右下腹持续疼痛，手不可近。

诊查：午后高热伴恶寒、口干苦，视其腹部为阑尾处，局部隆起，触之包块如鹅卵大，压痛明显，喜左侧卧而右腿弯曲。舌苔黄腻，大便干结，脉弦滑而数。查白细胞计数 $16.8\times10^9/L$；分类：中性粒细胞 0.80。

辨证：肠道郁滞，热毒瘀结。

治法：清热解毒，消痈散结，化瘀止痛。

处方：黄芩 20g　黄连 10g　红花 10g　桃仁 15g　三棱 10g　莪术 10g　柴胡 20g　半夏 12g　生石膏 40g　知母 15g　熟军 10g　冬瓜仁 30g

二诊：服上方药 3 剂后，热退身凉，大便稀溏，恶寒已除，痛减思食。舌苔黄腻，脉弦滑。白细胞计数已降至 $8.0\times10^9/L$。此乃热清毒减，再宗原法方药略作加减。

处方：黄芩 20g　黄连 20g　红花 10g　桃仁 15g　三棱 10g　莪术 10g　冬瓜仁 30g　赤芍 20g　地丁 30g　厚朴 15g　甘草 10g

三诊：用上方加减调治半月多，诸症消失，复查血象正常，痊愈出院。

例二　韩某，男，32 岁。

初诊：1958 年 9 月 20 日。

主诉及病史：右下腹疼痛伴恶心 3 天。3 天前，患者突然上腹疼痛拒按，后转移右下腹持续性疼痛，中等发热，伴恶心呕吐，腹胀纳差。

诊查：右下腹肌紧张、压痛及反跳痛明显。舌苔薄黄而腻，大便结燥，脉滑数。血象：白细胞计数 $15.6\times10^9/L$；分类：中性粒细胞 0.82。

辨证：肠道郁滞，热毒内结。

治法：清热解毒，通腑泻热，化瘀散结。

处方：黄芩 20g　黄连 10g　红花 10g　桃仁 15g　三棱 10g　莪术 10g　柴胡 20g　半夏 12g　酒军 15g　红藤 30g　橘核 15g　地丁 30g

二诊：服上方药 3 剂后，腑气畅通，每日解稀便数次，热退痛减，食欲增加。守上方加减治疗一周余出院。

例三　王某，女，34 岁。

初诊：1980 年 5 月 26 日。

主诉及病史：右下腹疼痛，伴腹胀、恶心 3 天。患者 3 年前曾患急性阑尾炎治愈。三天来，患者右下腹疼痛不适，伴恶心呕吐，腹胀纳差，低热。查血象偏高。经地区医院外科诊断为慢性阑尾炎急性发作。用药效果不满意。求余诊治。刻下右下腹及右上腹均痛，拒按，恶寒低热，倦怠纳呆。

诊查：舌苔白厚湿润，便溏不爽。

辨证：湿阻中焦，热毒郁滞。

治法：清热解毒，行气消滞，化瘀散结。

处方：黄芩 20g　黄连 20g　红花 10g　三棱 10g　莪术 10g　木香 15g　丁香 6g　半夏 12g　茯苓 15g　苍术 20g　厚朴 15g　桃仁 15g

二诊：服上药 3 剂后，精神转佳，食欲增加，低热已退，疼痛大减，血象已正常。宗原方加减服药一周，诸症消失而愈，迄今已十二年未复发。

例四 藤某，男，18岁。

初诊：1982年6月14日。

主诉及病史：右下腹持续性疼痛3天。3天前开始上腹疼痛不适，后转移至右下腹持续性疼痛，不发烧。大便结燥。

诊查：精神尚可，饮食如常。查血象：白细胞计数 $14.2\times10^9/L$；分类：中性粒细胞0.82。右下腹压痛及反跳痛明显，闭孔肌、腰大肌试验均为阳性。舌苔黄腻，脉弦数。

辨证：热毒内结，肠道瘀滞。

治法：通下泻热，清热解毒，化瘀散结。

处方：黄芩20g　黄连10g　红花10g　桃仁15g　三棱10g　莪术10g　木香15g　橘核15g　红藤30g　酒军15g

二诊：服上方药3剂后，每天解稀便数次，疼痛消失，腑气通畅，血象正常。再宗原方3剂，以巩固疗效。

［**按语**］阑尾炎属于中医学的“肠痈”范畴。余在长期临床工作中体会到：肠痈之发，病因复杂，主要以肠道传化失职、气血瘀阻、热毒内结、化腐成脓为其共同病机。治以“六腑以通为用”，“通则不痛”为宗旨，以清热解毒、通腑泻热、化瘀散结为法则。自拟芩连红桃棱莪方作为治疗阑尾炎的基本通用方。从1958年起，在地区医院外科病房用此方经治单纯性阑尾炎、慢性阑尾炎急性发作，以及阑尾周围脓肿者百余例，经临床观察，对于急性阑尾炎和慢性阑尾炎急性发作，一般在一周左右治愈出院；阑尾周围脓肿，多在半月左右治愈。应该说明，其中有少数病人治愈出院后复发而行手术治疗者，还有极少数病人在治疗中用过西药。其组方简便，易于掌握，疗效可靠，一般治愈和好转率达80%左右。根据不同病情和个体差异，可随证加减，因势利导。便结者或加瓜蒌仁，或加熟军通腑泻热，以通便为度；发热者加柴胡、生石膏、知母等以清热；或加半夏和胃止呕；右下腹痛者加云木香、橘核、白芷、川芎等行气通络；湿热郁阻、呕恶腹胀、舌苔厚腻者，酌加苍术、厚朴。

上举数例，不难看出，守服芩连红桃棱莪方加味，药中病机，力专效宏，伏其所主，治其所因，直达病所，清热与化瘀溶为一体，相须为用有相得益彰之妙，故能收到事半功倍之效。

十、桂枝加麻辛附汤治愈尿闭三例

例一 米某，女，30岁。

初诊：1940年8月24日。

主诉及病史：妊娠六个月，小腹胀满，小便点滴不通5天。其人妊娠近六个月，始由小便不利，渐至点滴不通，下腹胀满，窘迫不堪。近来全靠导尿，现因导尿刺激而尿道灼痛异常，不发热，饮食正常，精神尚可。

诊查：形体瘦长，面色较㿠白。舌质略淡，脉无异常。

辨证：转胞重证(妊娠尿闭)。

治法：益气温阳，化气行水。

处方：桂枝10g　茯苓15g　猪苓15g　泽泻15g　白术15g　党参20g　黄芪30g

二诊：服上方药2剂，其效不显，更服补中益气汤。

处方：柴胡15g　黄芪30g　党参20g　当归15g　升麻10g　白术15g　甘草10g

三诊：服上方药2剂，效亦不显。忆及《金匮要略》有“气分，心下坚，大如盘，边如旋杯，水饮所作，桂枝去芍药加麻辛附子汤主之”，乃用其方。

处方：桂枝 15g　白芍 30g　生姜 15g　大枣 15g　甘草 15g　附子 15g　黄芪 30g　细辛 8g　麻黄 10g　天冬 15g　麦冬 15g

嘱病者昼夜每 6 小时一服。服药 2 剂后，小便逐渐通畅；继服 3 剂，诸症消失而愈。

例二　石某，女，23 岁。

初诊：1987 年 9 月 9 日。

主诉及病史：产后小腹胀急，小便不通 3 天。3 天前，由于产程过长，胞胎下坠压迫膀胱。产时又气阴耗伤，产后发生尿闭。下腹胀急难忍，导尿已两日，导出尿量不多，仍然尿意急迫，尿道灼热而痛，时有汗出。

诊查：舌质略淡。

辨证：产后尿闭。

治法：益气温阳，化气行水。

处方：桂枝 12g　白芍 30g　生姜 15g　红枣 15g　甘草 15g　麻黄 10g　附子 12g　细辛 8g　黄芪 40g　天冬 15g　知母 15g

嘱其连服药 2 剂，昼夜每 6 小时一服，并安慰病人，解除紧张情绪。服药后 3 时许，尿量逐渐增多，再过一小时后，小腹胀急逐渐消失，取出尿管。2 剂药服后，小便通畅如常。

例三　张某，女，56 岁。

初诊：1989 年 10 月 15 日。

主诉及病史：小腹坠胀，小便欲解不出一月余。患者于一个月前开始小腹坠胀，排尿历时甚长，量少而不爽，虽有尿意但又欲解不出，尿难排尽，时能点滴尿出，但排尿无疼痛之感，尿后尿道有灼热感。

诊查：形体较瘦，面黄少华，精神疲乏，食欲不振。舌淡苔白，脉沉而弱。

辨证：气虚尿闭。

治法：益气温阳，化气行水。

处方：黄芪 50g　大枣 15g　生姜 15g　甘草 15g　白芍 30g　桂枝 12g　麻黄 10g　细辛 8g　附子 15g　天冬 15g　知母 15g

二诊：服上方药 3 剂后，小便逐渐畅通如常，但气虚之证尚存，继以补中益气法善其后。

[按语] 不论是妊娠尿闭、产后尿闭，还是气虚尿闭，均与膀胱的气化失职相关。气化有赖三焦，尤以下焦最为重要。临床有气虚、肾虚之别。常用补中益气汤，其治重在脾；或肾气丸，其治重在肾；或五苓散，其治重在膀胱。然而例一初用常法常方（五苓散、补中益气汤之类），其效不应。更服桂枝加麻辛附子汤而获速效。病例二、三，借此之验，用之得心应手，顺利收效。由此看来，桂枝加麻辛附子汤又是治尿闭不可多得的良方。龚老认为：“无论何因所致闭，应注意恢复肾与膀胱的气化功能，是治疗本病的关键所在。

探其桂枝去芍药加麻辛附子汤，本出《金匮要略·水气篇》治水饮结于胃脘。阳虚不能化阴，寒邪阻碍气机，三焦气化失职，水气互结不利。用治尿闭，其理何在？桂枝得附子，以助温肾通阳，助三焦气化；麻辛芪合用，上能宣肺，通调水道，中能益气升陷，下能助膀胱气化，通窍利水；姜、草、枣同施，补脾和胃，以此达到通阳化气、开上下之痞塞，使“阴阳相得，其气乃行，大气一转，其结乃散”。其结从何而散？小便去也。转胞尿闭，细审病机，同属一理。余认为本方药关键之处是能振奋全身化气行水之机能，消除肾与膀胱的气化障碍，促进和恢复肾与膀胱司开阖之职能，交通上中下三焦之力，尤胜于众方。故病例一两次转胞，病例二、三均以此方治愈,收到良好效果。

十一、当归四逆汤治愈痛经二例

例一 肖某,女,27岁。

初诊:1982年7月25日。

主诉及病史:反复经期腹部剧烈疼痛12年。患者自15岁月经初潮起,每次经期少腹持续性剧痛。痛时肢冷,汗出,面色苍白。少腹及腰背胀痛,喜按,得温则舒;经量多,色紫暗,有瘀块;三日后疼痛逐渐减轻,一周左右干净。

诊查:舌质紫暗,边有瘀点,苔薄白,脉弦紧。

辨证:寒滞胞宫,寒凝血瘀。

治法:温经散寒,活血化瘀。

处方:当归15g 肉桂8g 白芍20g 细辛10g 甘草10g 通草10g 大枣15g 香附20g 川芎12g

二诊:服上方药5剂后,月经期仅有微痛。守上方继服药3个周期,嘱其经前10天服药至经来,以巩固疗效。

随访半年,月经周期正常,经期疼痛消失。

例二 童某,女,24岁。

初诊:1982年9月17日。

主诉及病史:经期少腹剧烈疼痛10年。患者自14岁月经初潮即开始痛经,逐渐加重。近几年经期疼痛剧烈,需服止痛药方能缓解。痛时肢冷,汗出,面色苍白,喜温喜按,得热痛减;经量多,色紫暗,夹有瘀块;月经提前四五天,经行后疼痛逐渐缓解,腹部压痛不明显。

诊查:舌紫有瘀点,脉沉弦。

辨证:寒客胞脉,瘀血阻滞。

治法:温经通络,散寒止痛。

处方:当归15g 肉桂8g 白芍20g 细辛10g 大枣15g 丹参20g 艾叶12g 通草10g 五灵脂10g

嘱其在经前10天开始服药,直到月经来潮时停止。

二诊:患者复诊时云:"服药八剂后月经来潮,周期正常,无明显疼痛,经量、经色均正常、无瘀块。"守上方继服药5剂,以善其后。

[**按语**] 痛经不外虚实两大类。根据龚老数十年的诊治体会,认为实证偏多,实证又多发于未婚女青年,其发病机理主要是寒滞胞脉、冲任失养。临床以经期腹痛、腰痛、经血有瘀块等为主症。月经周期多推迟,少数提前,出血量在正常范围,用温经散寒、活血止痛之当归四逆汤治疗,疗效肯定。所举二例痛经,均属寒客胞脉,其病机与当归四逆汤证合拍,故能收到良好效果。

十二、芪附理中汤加味治愈阳虚血崩一例

刘某,女,45岁。

初诊:1966年9月24日。

主诉及病史:行经5天,大出血半天。近一年来月经不规则,经期延长,此次月经来潮四五

天，仍坚持劳动。由于劳累过度，今午后阴道大出血不止，血量约1000ml，伴下腹持续疼痛，阵发性加剧，心慌难支。有续发虚脱之危。

诊查：面色苍白，神志清楚，语音低微难续，手足发冷，腹痛喜按。舌质淡，脉细弱。

辨证：气虚不摄，气随血脱。

治法：益气摄血，固冲止崩；并针刺足三里、三阴交。

处方：红参15g　黑姜12g　白术15g　甘草10g　附片15g　艾叶炭15g　地榆20g　蒲黄炭15g　石榴皮15g　熟地黄15g　黄芪40g　2剂

急煎服。药后患者云腹痛下血渐缓。嘱其每日1剂，连服药2剂。恐夜间再次大出血，劝其到医院观察，病人不从。

翌晨我同两位妇科医师到病人家，病人说从昨夜半起，腹痛消失，出血停止，但人软乏力。守上方加减，调治一周，诸症消失而愈。

[按语] 本例患者行经中，由于劳累过度而大出血，证属阳虚血崩，气虚不摄，气随血脱。治当益气摄血、固冲止血为法。用理中汤温中散寒，升下陷之脾气，配熟地护阴，艾叶炭、地榆、蒲黄炭、石榴皮摄血归经。据龚老多年经验，崩证暴下血者，重证多见气虚及阳，轻证亦多气虚，摄流为救急之首务、成败之关键。常用芪附理中汤加味，仅气虚者去附片，始终重用黄芪益气摄血。习佐三七消瘀，以杜瘀滞胞宫，熟地护阴以制约姜附，再加诸止血药而获效验。

十三、小承气汤加味治愈食积发热一例

刘某，男，3岁。

初诊：1989年2月18日。

主诉及病史(代诉)：反复发热伴纳少腹胀一周。其母说："一周来反复发热，体温波动在37.5～38.9℃之间。初以为感冒，多处就医，打针、输液三四天，发热不减，时高时低。近两天午后热盛，体温39.2℃，遂来就诊。"患儿一周前曾过食汤元，而后起病。身热面赤，气促，时时哭闹，纳少神疲，手足心热，大便三日未解，矢气极臭，小便短赤。

诊查：舌质红，苔黄厚，指纹青紫而沉。

辨证：食伤脾胃，饮食积滞。

治法：通腑泻热。

处方：酒军5g　厚朴8g　枳实6g　山楂12g　连翘12g　甘草3g

二诊：2月20日。服上方药2剂后，泻下青黄绿色稀便数次，热势渐退，体温降至正常，腹胀消失，已思饮食。但口干欲饮，舌红少津，指纹青紫。

处方：连翘12g　谷芽12g　山楂12g　花粉10g　枳实8g　白术10g　甘草3g　2剂

[按语] 食积发热，小儿常见。因六腑以通为贵，以通为顺，不通则病。其患病之因乃饮食不节，郁积发热。治以小承气汤加山楂、连翘因势利导，通腑导滞，泻下积热而获效。

十四、桂枝汤加味治愈小儿厌食症一例

杨某，女，4岁。

初诊：1991年8月24日。

主诉及病史(代诉)：不思饮食四个多月。患儿体弱，常易感冒。近四个多月来饮食很少，

纳谷不香，常常不思饮食。曾到医院就医多次，均未查出明显病证，服酵母片、健脾糕片等，其效果亦不明显，故转为中医治疗。精神尚可，睡眠中常易惊醒，大便两天一解。

诊查：患儿体弱瘦小，面黄无华，唇舌淡。苔薄白，头发萎黄少光泽，脉细弱。

辨证：脾胃虚弱，纳化不健。

治法：健脾助运，调养脾胃。

处方：桂枝 5g　白芍 10g　生姜 6g　大枣 10g　甘草 3g　乌梅 10g　陈皮 8g　白术 10g　谷芽 15g

二诊：服上方药 5 剂后，患儿饮食明显增加，唇舌转红，睡眠转佳。因效果好，必须守方守药，嘱其继服药 5 剂。三个月之后因他病来诊时，见患儿面色红润，头发已转黑而有光泽，其母言自服中药后，饮食渐增，食欲很好，很少感冒，体重明显增加。

［按语］ 小儿厌食症极为常见，症情多变，若用党参、黄芪、山药等补气健脾之品，可导致呆滞壅塞；若用鸡内金、莱菔子、神曲等消导之药，又恐克伐太过。总之，需因症、因人、因时而治。此例患儿，外有营卫不固之证而易感冒，内有脾胃虚弱之候而厌食，故用桂枝汤加白术、山楂等能获全效。

十五、附子理中汤加味治愈慢性腹泻一例

毛某，男，38 岁。

初诊：1990 年 10 月 24 日。

主诉及病史：反复腹泻伴肠鸣腹胀半年余。半年前，常出差在外工作，生活起居无常，因疲劳及饮食不调而致腹泻半年多。每天解稀大便五六次，便前腹胀肠鸣，轻微腹痛，便后减轻，肢冷怯寒，食欲下降。曾去医院诊治多次，疗效不佳，诊断为慢性肠炎。自觉体力日渐衰减，为此忧心忡忡，疑为难治不治之证。

诊查：面带愁容，其色少华。舌质淡，苔薄白而润，脉濡细而弱。

辨证：脾胃虚弱，寒湿阻滞。

治法：温中散寒，运脾化湿。

处方：附子 15g　党参 15g　白术 12g　干姜 10g　甘草 10g　肉蔻 10g　苍术 15g　厚朴 12g　茯苓 12g　焦楂 15g　草蔻 10g

嘱其连服药 4 剂，每日 1 剂，分 3 次温服。调其情志，首在消除顾虑。

今年 2 月，病者回家时特前来敬谢。言服上方药效果很好，共服药 8 剂，大便日渐成形，腹痛、肠鸣、肢冷等症均消失，食欲增加，精神体力日渐恢复，一年多未见复发。

［按语］ 慢性腹泻病人并不少见。有的易治，有的难疗。此案仅服药八剂而愈，当属易治之类。探其原因，除了辨证准确、用药精当这个主要因素外，与情志的调畅非常有关。《内经》有思伤脾，恐伤肾之说。病者能否做到情志调畅，一方面取决于病人自己，另一方面取决于医师的临床技巧与方法。

十六、半边莲为主治愈腹水症二例

例一　熊某，男，9 岁。

初诊：1991 年 8 月 8 日。

主诉及病史：心跳、气喘、腹大四个月。其父述说，四个月来，多次求治本地农村医生，未见好转，专程到地区医院检查。经临床、X线片、B超、心电图综合分析，断为“心脏病”。因无钱住院，找中医治疗。稍动就感心跳心累、气喘；肚子大，两脚浮肿；吃不得，大便稀，小便极少。不能平卧，需高枕。患儿精神困倦，不能独自站立。

诊查：面容憔悴，口唇青紫，上肢干瘦，腹部胀大，青筋微露；下肢水肿，按之凹陷不起。舌质嫩红略紫，苔白灰，脉沉细无力。

辨证：心脾两虚，水血瘀阻。

治法：益气利水，活血化瘀。

处方：红参 10g　黄芪 30g　白术 12g　苍术 15g　厚朴 10g　半边莲 30g　枸杞 10g　丹参 15g　赤芍 15g　红花 10g　生山楂 15g

5剂，8～10天服完。低盐饮食，卧床休息。

二诊：8月18日。药后，小便明显增多，腹胀减轻，饮食好转。近日受凉，清涕不止，咽痛、干咳，气喘加重。舌脉同前。上方去厚朴，加麻黄 8g、蚤休 15g、葶苈子 10g，4剂。

三诊：8月26日。外感虽解，但仍干咳、气紧。舌脉同前。用8月8日方，5剂。

上方加减续服。

六诊：9月29日。其父代诉，腹水胀全消，和病前一样。患儿不觉心跳、心累、气喘。两脚不肿，饮食行动如往常。

处方：党参 10g　白术 10g　茯苓 10g　黄芪 20g　当归 5g　山药 15g　生山楂 10g　甘草 5g　3剂

调理脾胃，补益气血，以图善后。

例二　李某，男，31岁。

初诊：1991年4月23日。

主诉及病史(代诉)：其父前来我处请求说病处方。其子40天前因重症肝炎住地区医院一月余，脱离生命危险后，回本地卫生院继续治疗。仍旧目黄、身黄、小便黄，午后及夜间低热，鼻衄，时时烦躁不安，日进稀粥少许，大便干结。

辨证：此证系湿、热、毒邪为患，当仿急黄治之。

处方：茵陈 30g　栀子 15g　生大黄 8g　黄芩 20g　黄连 10g　黄柏 15g　水牛角 60g　生地黄 20g　赤芍 12g　丹皮 10g　苍术 10g　槐米 10g　3剂

煎汤频服。

二诊：4月26日。其父来说，午后及夜间低热退尽，大便稀软，日解一次。上方药6剂。

三诊：5月13日。其父来说，鼻血减少，目黄渐消，神情安静，间有烦躁。上方药5剂。

四诊：5月27日。其父来述，卫生院医生诊断有轻度腹水，胃脘胀满，食差。

处方：红参 10g　黄芪 30g　白术 10g　茵陈 25g　栀子 10g　赤芍 15g　丹皮 12g　枳壳 10g　莱菔子 20g　生山楂 15g　3剂

五诊：6月3日。其父来说，腹水加重，尿量减少。

处方：红参 10g　黄芪 30g　白术 10g　茵陈 25g　栀子 10g　赤芍 15g　茯苓 10g　半边莲 30g　麻黄 5g　葶苈子 12g　3剂

7月中旬其父来述，3剂药服后，尿量增多，腹水减轻。继续服原方药二十余剂，现已出院，回家调养十余天，恢复正常。

[按语] 半边莲俗名腹水草，利尿作用显著持久，民间用来治疗臌胀，屡见疗效。腹水臌

胀，不但病机复杂，病情严重，而且难于彻底治愈。这两例腹水臌胀证，例一属于心，例二属于肝，乃标同本异之证。用半边莲为主取得了临床治愈的显著疗效。

（骆常义　万成荣整理）

［编者评注］龚老行医数十年，积累了丰富的临床经验，有独到的见解。痛经以实证为多，寒凝为主，故用当归四逆汤温经散寒、活血止痛而取效。气随血脱，崩漏不止，急以芪附理中益气回阳，摄血固崩而立效。小儿为稚阴稚阳之体，龚老用桂枝汤加味治愈小儿厌食独辟蹊径。善用半边莲而愈臌胀顽证堪称经验之谈。

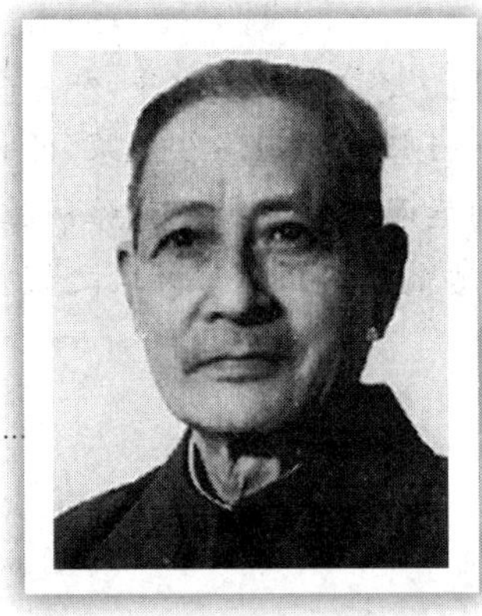

施治全医案

【生平传略】

施治全，1914年生，四川省成都市人。主任中医师。施氏1935年就读于四川高等国医学校，先后拜祝味菊、黄绪香、尧天民先生为师，继考入中国医药教育社研究班、中央国医馆医务人员训练班学习结业。1940年在会理县行医，三年后返成都行医。1952年在成都市卫生局工作，继调成都市第一人民医院。先后发表《出血性疾患的辨证论治》、《对眩晕证的探讨》等学术论文多篇。1986年受聘为四川省中医药专业技术高级职务评审委员会委员。

施氏寝馈医学五十余年，精研医理，手不释卷，老学未荒。除继承诸业师学术经验外，并旁搜博采，有所发展。在治疗外感时病方面，冶《伤寒》、《温病》于一炉。对杂病的治疗，钻研尤勤，积累了丰富的临床经验，故疗效颇佳。

一、清化湿热、通淋排石法治愈石淋一例

马某，男，38岁。

初诊：1979年8月29日。

主诉及病史：1975年7月开始反复间断右下腹剧痛，经四川省人民医院检查，考虑为“肾结石”。今年3月7日，右腰部绞痛伴血尿，经照X线片诊断为“右输尿管结石”。曾患过支气管炎。

诊查：患者右腰隐痛，尿黄赤，口不渴，食纳尚可，大便正常。日前支气管炎复发，咳喘，痰少。舌质淡红，苔涎滑，脉沉。

辨证：下焦湿热积聚而成石淋。

治法：清化湿热，利尿通淋。

处方：金钱草60g　石韦15g　萹蓄15g　瞿麦10g　白茅根30g　干地龙10g　炙旋覆花10g　苦杏仁10g　地周花10g　甘草梢5g　3剂

二诊：9月2日。服前方药3剂后，咳减，小便较频，余症同前。舌质淡红，苔白滑，脉沉细。上方去旋覆花、杏仁、地周花，加金钱草为90g，硝石6g，分3次冲服。3剂。

三诊：9月6日。脉症同前，续服上方药3剂。当天晚上7时许，患者解小便时，感尿道刺

痛，会阴部胀痛，小便中断约两分钟，继下血尿。

9月8日晨，患者解小便疼痛，旋即自尿道排出0.5cm×0.7cm小结石一粒，疼痛立即消失。经照片复查，右输尿管已无结石影。

[按语] 石淋乃湿热阻遏积聚而成，清热利湿所以清除形成结石之条件，故用大剂量金钱草，再加入通淋利尿之品以助长冲刷尿路之力，地龙有松弛输尿管之作用，使结石无立足之余地，故能使结石顺利排出而告痊愈。

二、虎潜丸加减治愈痿躄一例

张某，女，65岁。

初诊：1984年3月18日。

主诉及病史：胆囊手术后伤口愈合，但下肢痿软，足不能任地者十多天。心烦易怒，不思食饮，睡眠不稳。

诊查：形体瘦弱，面色萎黄，口干，舌红绛，无苔，脉细数无力。

辨证：阴虚瘦弱之躯，又经手术伤及阴血，筋骨失养，发为痿躄之证。

治法：滋补肝肾，以壮筋骨。

处方：熟地黄20g　龟版15g（先煎）　知母10g　焦黄柏6g　淮牛膝15g　锁阳10g　肉苁蓉15g　虎胫骨（现已禁用，可用狗胫骨代之）10g（酥制、先煎）　白芍15g　桑椹20g　干姜10g　陈皮6g　甘草3g　3剂

二诊：上方药服完3剂后，口干、心烦减轻，下肢仍乏力。舌红绛，苔薄白，脉细无力。上方去干姜、苁蓉，加白术10g，淮山药15g，龙眼肉15g，以助生化之源。3剂。

三诊：食增，寐安，下肢较前有力，能扶杖行走数步，稍觉劳累。舌质红，苔薄黄略干，口不渴，脉细。仍本上方随症加减，共服药20剂后，已能健步如常，遂停药出院。

[按语] 古人治痿，独取阳明，以阳明主宗筋，为水谷之海、生化之源。人身阴阳、气血，胥以赖之。故独取阳明者，握其要也，溯其源也。本例患者原属阴虚血少之体，经手术后阴血更伤，导致下肢筋骨失于濡养而发为痿躄，治以大补肝肾阴血之剂，盖肝藏血而主筋，肾藏精而主骨，精血充足，筋骨得以濡养，故服药3剂即奏肤功，次诊增入补养心脾之品，以助生化，培其根本，俾化源有资，则精血有自，下肢得养而痿躄自痊。

三、黄芪桂枝五物汤加味治愈眩晕一例

叶某，女，46岁。

初诊：1988年5月4日。

主诉及病史：一周前清晨起床时，突然晕眩欲倒，不能起坐，经五官科检查排除美尼尔综合征（现称梅尼埃病）、高血压。发病时正值月经期第二天，此次月经先期而至，量少，无块，色淡黑，现已经净。食少，口干，无寒热，大便略干，每天能解。

诊查：舌质暗红，苔白润，脉沉细。

辨证：气虚则血不能上奉于脑而作眩晕。

治法：补气升阳。

处方：炙黄芪20g　桂枝10g　生白芍15g　大枣15g　生姜10g　薤白10g　茯苓15g

陈皮 10g　炙甘草 5g　3剂

二诊：服上方药3剂后，眩晕减，已能下床，但活动时仍感微晕，食纳稍增，心烦，喜温饮，大便3日未解，小便略黄。脉细弱，舌脉同上。上方加淡苁蓉 15g。3剂。

三诊：服完上方药3剂后，眩晕消失，二便畅，心烦止，食纳增。以后在原方基础上随症加减，共服药15剂，痊愈。

[按语] 本案眩晕为气血营卫俱不足所致，故借用仲景治血痹虚劳之黄芪桂枝五物汤加味治之。其用黄芪为主药者，以黄芪甘温，其味较厚，为补气助阳之要药；黄芪伍桂枝除温阳补气外，更能通络祛瘀、散寒宣痹；用桂枝汤者，具益气升阳、调和营卫之功；加薤白、茯苓、陈皮者，温中通阳以助脾运而利升降，故获治效。

（刘采倩整理）

四、温阳化饮法治愈痰饮一例

王某，男，44岁。

初诊：1986年10月13日。

主诉及病史：咳喘10年，每于冬季则发，近年又增心累、气紧和面目、下肢浮肿，小便涩少。多次住院，均诊断为"肺心病"。经中西医治疗，病情反复。

诊查：患者面如土色，精神委顿，咳嗽，咯白色泡沫痰，心累、气紧，自汗，面目、足跗浮肿，不能进食，流清涕，寐艰，畏寒，肢冷，恶心，口不渴，饮水则脘腹痞胀，大便一般，小便涩少而黄。舌质淡红，有细裂纹，苔淡黄水滑，脉沉弱不应指。

辨证：肾阳虚衰，脾失运化，肺失清肃。

治法：温肾扶阳，化饮逐痰。

处方：制附片 20g（先煎）　茯苓 15g　桂枝 10g　白术 10g　炮姜 10g　陈皮 10g　炒白芥子 10g　炙甘草 3g　3剂

二诊：10月16日。服上方药3剂后，咳喘、心累、浮肿均减，但仍不思食饮，痰稍稠，大便干，小便仍不利，余症、舌脉同前。以上药法尚能应手，乃于上方去白芥子，加北五味子 10g、麦冬 10g，并增附片为 30g，5剂。

三诊：10月22日。上药服完后，仍咳喘，小便不利，面浮脚肿，余症同前，舌脉无异。上方加蛤蚧一对，研冲，椒目 15g，蝼蛄2只，以后循此治则，随症处方用药，共服药36剂，诸症痊愈。最后拟一调理药方，遂返吉林。

[按语] 痰饮一证与肺、脾、肾三脏关系甚切。肺主气，外合皮毛，一旦被邪侵袭，则失清肃下降之权，于是咳逆上气作矣；肺主气而气之根在肾，肾失潜纳，则气逆为喘；且肾阳虚衰则不能暖土，脾失健运则积为痰饮，上干于肺则为喘咳。古人云："肺为贮痰之器，脾为生痰之源。"一语道破痰饮机制。本例用附片、干姜温肾扶阳以治其本；用苓桂术甘以温化水饮，平喘降逆；加陈皮、白芥子以理气豁痰。药证相投，如针拾芥，故能于短期获效。

五、疏肝理气、温化散结法治愈瘰疬一例

陈某，男，56岁。

初诊：1982年6月8日。

主诉：10 天前左颈疼痛，不能转头，继发一包块，经旬包块长大如鸽蛋。后到某医院嘱取活检，家属不同意，主张服中药治疗。

诊查：左颈包块突起如鸽蛋大，疼痛，转侧受限，推之不甚活动，皮色不红、不热。平时常咳嗽咯痰。舌质正常，苔淡黄润，脉弦略数。

辨证：肝郁气滞，痰湿阻络，凝成瘰疬。

治法：疏肝理气，温化散结。

处方：炙柴胡 10g　老鹿角 15g（先煎）　白芥子 10g　麻黄 5g　肉桂 3g　炮姜 5g　生牡蛎 30g（先煎）　浙贝母 10g　广玄参 15g　青橘叶 20 片　生甘草 3g　5 剂

二诊：6 月 14 日。上方药服完后，疼痛减，口微渴，小便黄，食纳一般，舌脉同前。上方加夏枯草 15g，以增强清肝火、散郁结之功。

三诊：6 月 20 日。服上方药 5 剂后，左颈包块明显缩小，痛觉已不明显，能左顾右盼，口不渴，二便正常。舌脉同前。上方加橘络 10g 以通络化痰。5 剂。

四诊：6 月 26 日。左颈包块已缩小 2/3，疼痛基本消失，食增，二便正常。苔淡黄薄润，脉细弦。上方减柴胡为 5g，夏枯草加为 20g。5 剂。以后在上方基础上随症加减，经治三个月痊愈，至今未发。

［按语］ 瘰疬之发，每起于肝气郁结，痰湿阻滞，瘀阻不通，遂形成矣。治以阳和汤、消瘰丸复方加减。前方乃王洪绪治疗阴疽屡效之方；消瘰丸为程国彭治瘰疬常用方剂。现根据脉证，冶两方于一炉并随症加减，共服药 30 剂，卒收显效，后亦未发。足证前贤成方，运用贵在辨证明晰，合理施用，每收立竿见影之效。

六、温阳通络、活血化瘀法治愈股骨肿瘤一例

冉某，女，13 岁。

初诊：1980 年 10 月 18 日。

主诉及病史：前几天滑冰后，觉左腿疼痛，经处理无效，第二天左腿股骨外侧发现包块，疼痛加剧，不能上下楼，抬到某医学院附院检查、照片后，诊断为骨癌，继又到两所医院照片、穿刺诊断均认为是骨癌。并嘱其住院做高位截肢手术，因父母不忍见女儿成残疾，才改请中医治疗。

诊查：病孩面色㿠白，左股骨近环跳穴处突起一条包块，长约 12cm，宽 3～4cm，触痛明显，推之不移，局部皮色不变。舌质正常，苔白润，脉沉弱。

辨证：阳虚寒凝，气滞血瘀。

治法：温阳通络，活血化瘀。

处方：鹿角胶 15g（烊化）　熟地黄 30g　白芥子 10g　麻黄 3g　炮姜 5g　肉桂 3g　淮牛膝 15g　乳香 10g　没药 10g　金果榄 10g　生甘草 3g　5 剂

二诊：10 月 23 日。服上方药后，痛减，大便稍干，口不渴。舌脉同前。上方加黄芪 20g，以加强补气扶正托邪之力。5 剂。

三诊：10 月 29 日。包块稍软，推之略可移动，行走时已不觉痛，眠食正常，二便畅适。上方加土鳖虫 10g，以增益活血祛瘀、消癥散结之力。5 剂。

四诊：11 月 3 日。包块明显缩小约 4cm，亦略平坦，已能推动，疼痛基本消失。余无不适。效不更方，再服药 5 剂。

五诊：10 月 9 日。包块已缩小 6/10，疼痛全止，行走自如。为免煎药麻烦，乃改处丸方：

处方:老鹿角40g 土鳖虫80g 蜈蚣80g 全蝎80g 生麻黄15g 鸡内金80g 淮牛膝50g 广三七30g 穿山甲20g

共研细末,炼蜜为丸,每丸重4g,每日3次,每次1丸,温开水送服。

连续服丸剂十个月,包块消失殆尽,与健侧无异,行走、运动毫无影响,遂停服丸剂。

[按语] 此案经成都市4个大医院照片,均认为骨癌,治疗方案均主张高位截肢,别无他法。施老视为此乃阳气不足则阴寒乘之,寒主凝泣,凝则气滞,气滞则血脉瘀阻而形成癥块。治此舍温阳通化莫属,温阳不仅能祛除寒邪,更重要的是增强机体抗邪能力;活血化瘀以消散癥块,故能达到治愈目的。

七、益气升阳、清化湿热法治愈五色痢一例

陈某,男,6岁。

初诊:1951年7月8日。

主诉及病史:上月底开始腹痛,旋即腹泻,日十余次,大便如脓样,里急后重。先请某中医治疗,10日未见好转。现腹痛,每次泻点滴,日数十次,日夜坐在痰盂上不能起来,肛门脱出寸许,日夜哭闹,不能进食。今晨泻各种颜色的脓液,无明显恶寒,发热。

诊查:病儿面色黄晦,哭闹不休,肛门脱出,大便呈五色涎沫,小便黄臭。舌质暗红,苔垢浊,口气熏人。

诊断:五色痢。

辨证:湿热蕴中,气虚下陷,虚实互见。

治法:清化湿热,益气升陷。

处方:炙黄芪15g 全当归15g 生白芍30g 苦参10g 黄芩10g 银花炭15g 苍术10g 陈仓米15g 升麻10g 柴胡10g 广木香10g 炒枳壳15g 桔梗10g 生甘草3g 3剂

二诊:7月11日。服上方药3剂后,腹痛减轻,里急后重亦减,稍能睡眠,能食清粥半碗。舌苔渐化。上方去柴胡、银花炭,加生军5g以清热泻毒。4剂。

外用活螺蛳一个,揭去盖,放入少许冰片,待螺肉泌水后,蘸搽肛周,以清热消肿,便于收复。

三诊:7月15日。大便稀软,黄多白少,一日五六次,便时爽畅,腹痛基本消失,肛门收复大半,知饥索食,每餐食粥一碗。舌苔黄腻。上方加减,共服药16剂,痊愈。

[按语] 湿热下痢本不难治。奈前医初用消导、兜涩之剂。殊不知无积而用消导,徒伤正气;兜涩过早,邪无出路,因而造成邪实正虚之局面。治此当一面清化湿热以祛邪,一面补气升阳以扶正,卒挽狂澜而弥险患。

八、温肾扶脾法治愈顽固性腹泻一例

何某,男,35岁。

初诊:1991年3月8日。

主诉及病史:反复腹泻8年,经藏医治疗,时有好转,但不巩固。目前大便呈水样,每天泻6~8次,腹胀、肠鸣不痛,大便中常有未消化食物残渣,矢气时常遗尿。畏寒,食少,倦怠,口不渴。

诊查：患者面色㿠白，腹胀，肠鸣。舌质淡，苔白润根厚腻，脉虚不应指。

辨证：肾阳虚衰，火不暖土，脾阳受困，运化无权。

治法：温肾扶脾。

处方：制附片 30(先煎) 干姜 10g 太子参 20g 煨肉蔻 10g 茯苓 15g 苍白术各 10g 吴茱萸 10g 大腹皮 10g 砂仁 10g 炙甘草 5g 5 剂

二诊：服上方药后，大便每日减为两三次；拂晓时必泻，呈糊状便；腹胀肠鸣减，食纳略香。仍畏寒，口微渴不多饮。舌脉同前。上方加赤石脂 20g，以增强温涩作用。5 剂。

三诊：服完上方药后，大便已成形，未见完谷，矢气已不遗屎，但每日仍解两次大便，不定在拂晓时解。食纳略增，仍畏寒。舌质淡红，苔白润，脉弱。上方加天生磺 6g，以增强温复命火之力。5 剂。

以后据上方随症加减，共服药 35 剂，痊愈。

［按语］此案羁迟 8 年未愈者，前医多着眼于“脾阳不升则泻”之旨，虽曾收一时之效，但未能巩固，咎在舍其本而求其末。从脉症合参，断为肾阳虚衰，不能温煦脾土，故选用附子理中、四神丸、桃花汤三方加减，助火生土，始合拍取效。

九、普济消毒饮加减治愈腮腺炎并发睾丸炎一例

陈某，男，21 岁。

初诊：1979 年 1 月 19 日。

主诉及病史：五天前感冒后，恶寒、发热，次日两腮肿痛，以左侧为甚。到厂医院服中西药未见好转。且觉左侧睾丸疼痛，口渴喜饮，大便干结，小便黄烫。

诊查：体温 40.7℃，双侧颌下肿痛，局部微红、发烫。左侧睾丸肿痛，阴囊发红、触痛。舌质红胖，苔黄厚润，脉洪弦数 105 次/分。

辨证：少阳湿热蕴蓄，由腑急犯厥阴。

治法：清热化湿解毒，舒和少阳、厥阴。

处方：板蓝根 30g 柴胡 10g 蝉衣 10g 僵蚕 10g 玄参 15g 黄连 10g 黄芩 10g 焦栀 10g 桔梗 10g 大力子 10g 连翘 10g 荔枝核 20g 炒橘核 20g 生军 10g(泡水兑服) 生甘草 3g 3 剂

二诊：1 月 22 日。上方药服后，两腮红肿疼痛基本消失，左睾丸、阴囊红肿热痛亦减，恶寒罢，仍低烧，体温 37.5～38.4℃，头晕，知饥思食，口渴不多饮。昨日下午解大便一次，先干后稀，小便仍黄。舌质红，苔黄厚润，脉弦滑数，92 次/分。服上方药后已见显效，将板蓝根、橘核、荔枝核各减 10g。续服药 3 剂后，诸症消失而告愈。

［按语］此证发病骤急，邪势鸱张，故湿邪热毒初犯少阳，迅即深入厥阴。幸用大队清热解毒之剂予以攻伐，更以栀子清利三焦，生军通腑泻热，使湿热毒邪由二便而解，及时遏制病势发展而告愈。所谓“急症自宜用急攻”者是也。

（叶国瑜整理）

十、温阳摄血法治愈便血一例

赵某，男，55 岁。

初诊：1976年7月5日。

主诉：便血20天。6月19日收入住院后，即用生理盐水冰冻加云南白药灌胃，出血不止，于6月24日做胃次全切术后，7天内仍出血。6月30日做剖腹探查术，亦未发现出血病灶。治疗中陆续输全血4800ml，血浆1000ml。从6月28日起加注射对羧基苄胺及6-氨基乙酸后，仍继续出血5天。1976年7月5日中医接治。

诊查：病员面色萎黄、浮肿。舌质淡，苔白厚润，脉细数无力，100次/分。大便污黑呈块状，下血前脘腹部气体窜响，自汗，半月未进食。口渴，喜饮盐汤及浓茶，厌甜食，体温在37℃以下。

辨证：阳虚者气下陷，气下陷则血亦随之下泄。

治法：温阳益气摄血。

处方：制附片20g（先煎） 黑姜灰10g 干地黄15g 阿胶珠15g 红参10g（另煎兑服） 赤石脂30g 白术10g 血余炭10g 罂粟壳10g 炙甘草3g 2剂

二诊：服上方药2剂后，未解大便，小便淡黄，未进食，汗减，体温不高。舌质淡胖，苔淡黄厚润，脉细数略弦100次/分。上方加仙鹤草15g、广三七粉5g（分次冲服）以增强止血化瘀之功。3剂。

三诊：上方药3剂服完后，解少许软大便，未见出血，精神好转，知饥思食，口不渴。方药已应手，乃于上方随症加减。共服药30剂。至8月4日痊愈出院。

［按语］此例患者脾气虚衰、统摄无权而下血，况经两次手术，未查得出血病灶，仍下血不止，因而正气愈伤，以至阴损及阳，虽经针药并进，亦无济于事。所以然者，缘于患者阳气衰惫，全身抗力低降，止血药仅能治其标，配参、附扶阳补气乃能治其本，所以收效显著。

十一、养血熄风法治愈老年皮肤瘙痒症一例

陈某，女，81岁。

初诊：1991年9月14日。

主诉及病史：皮肤发痒已3年，每逢冬季加剧，以夜间为甚。口干、苦；大便干结，数日一次；睡眠不宁，心烦，食少。

诊查：皮肤干燥，未见皮疹。舌质偏红，苔薄黄乏津，脉细涩。

辨证：老年津血干枯，皮肤失于濡养而发痒。

治法：养血熄风。

处方：生地黄20g 丹皮10g 赤芍10g 制首乌15g 丹参10g 全当归10g 旱莲草10g 蝉衣10g 刺蒺藜10g 紫草5g 鸡血藤20g 生甘草3g 3剂

二诊：9月18日。上方药服完后，皮肤瘙痒减去大半，夜间稍剧；大便润下，心烦减，寐安，口已不干苦。舌质淡红，苔薄黄润，脉细。上方加三角胡麻10g，以增强滋营止痒之力。5剂。

三诊：上方药服完后，肤痒基本止，惟夜间偶有痒感，已不心烦；便畅、食增。舌脉无异常。上方去刺蒺藜、紫草，加制女贞10g，以养肝肾之阴。以后就上方随症加减调处，共服药20剂，痊愈。

［按语］此例为老年皮肤瘙痒症，不能按一般治痒方法处理。如认为“无风不痒”而误予祛风药，则津愈枯、血愈燥，其痒则愈甚。故治此必须采用养血、凉血、滋润津血之剂以熄风止痒，庶几证药相投而应手收功。

十二、扶阳助正、温化寒湿法治愈泄泻伴胃痛一例

李某，女，39岁。

初诊：1986年6月12日。

主诉及病史：两年前曾患急性胃肠炎，反复发作，现胃脘冷痛，腹泻日2～4次，腹隐痛，泻后痛减，大便中夹有不消化食物残渣，矢气，食少。

诊查：面色萎黄，舌质淡红，苔薄白润，尿少色黄，矢气频，口不渴，脉细弦迟。

辨证：素体阳虚，伤于生冷，脾胃受寒湿侵凌，以致脾胃同病。

治法：扶阳助正，温化寒湿。

处方：制附片30g(先煎)　干姜10g　高良姜10g　肉桂5g　煨肉蔻10g　吴茱萸10g　苍术10g　大腹皮10g　广木香10g　猪苓10g　泽泻10g　3剂

二诊：6月15日。服药3剂后，大便转干，每日一次；尿量增多，胃冷痛减轻，口微渴。舌质正常，苔白润，脉细。上方药尚能贴切，于前方中加白术10g，以增强补气健脾之力。5剂。

三诊：6月20日。上方药服完后，诸症基本愈，舌脉正常。于上方加炒川椒5g以温中理气。连服药3剂后，诸症消失。

［按语］本例患者病程较长。胃脘冷痛，日泻三数次，完谷不化，不欲饮水。结合舌脉分析，应属肾阳不足、火不生土、寒湿蕴中。治用姜附以扶肾阳；良姜、肉桂、吴茱萸以祛寒止痛，取四神之意，以治完谷不化之飧泄，佐猪苓、泽泻、腹皮以渗湿而实大便，大队温肾运脾之品，有如“离照当空，阴霾尽扫”，虚泻焉有不愈之理。

十三、薏苡附子败酱散加减治愈肠痈一例

刘某，男，62岁。

初诊：1987年4月7日。

主诉及病史：右下腹痛已两年，近日加剧，鼓包拒按，大便稀，小便黄，食少，体倦，口干。不愿开刀，要求服中药。

诊查：右下腹包块肿痛，质稍硬，有压痛。舌质暗红，苔黄腻，脉细涩。

辨证：气滞血瘀，郁而成痈。

治法：理气活血，化结消痈。

处方：制附片20g(先煎)　生黄芪15g　生白术10g　败酱草30g　红藤30g　石菖蒲5g　五灵脂10g　生蒲黄10g　广台乌10g　炒橘核15g　炒小茴香10g　生甘草3g　3剂

二诊：4月10日。服上方药3剂后，腹痛减，食增，包块硬度略减，大便仍稀。舌脉同前。上方加生苡仁10g、大腹皮10g，以增强排脓实便之力。5剂。

三诊：4月15日。上药服完后，右下腹包块疼痛减半，精神、食纳均有好转，大便软。舌质淡红，苔薄黄，脉细少力。上方加红参5g(另煎兑服)以增强扶正之力。

以后随症加减，共服药25剂，痊愈出院。

［按语］本例患者年老久病，正气本衰，如一味排脓消痈，则正气不支，预后不良。故必须在用芪附参术等扶阳助正的基础上，予以活血化瘀、消除瘀痈之品，始获治效。

十四、清热凉血、润燥除湿法治愈口糜龈烂一例

尹某，女，5岁。

初诊：1958年5月8日。

主诉及病史：口舌糜烂已三个月，近日齿衄，唇干裂疼痛，饮食困难，大便干，小便黄臭，心烦，医治未效。

诊查：张口不大，口不渴。舌红，苔黄干，舌面、口腔糜烂，齿衄，唇焦裂，脉细数。

辨证：嗜啖香燥，助火生湿，口为脾窍，舌为心苗，故病是证。

治法：清热润燥，除湿止血。

处方：白茅根20g　藕节15g　仙鹤草15g　生苡仁10g　知母10g　生地黄15g　麦冬10g　黄芩10g　炙枇杷叶10g　生石膏15g　茵陈10g　大小蓟各10g　生甘草3g　3剂

二诊：5月11日。上方药服完后，症减，稍能进食薄粥，便解，溲黄，口不渴。舌脉同前。上方加儿茶10g、焦栀10g以清化湿热、敛合创面。4剂。

三诊：5月15日。诸症再减，食增，口微渴。舌红，苔黄略干，脉细。上方去茵陈，加侧柏炭10g。4剂。

以后在原方基础上随症加减治疗，共服药25剂痊愈。

［按语］口乃脾之外窍，胃络环唇口，脾胃湿热熏蒸，故而口糜龈烂、唇焦齿衄。治以白虎汤佐枇杷叶清降胃火，用苡仁、茵陈、枯芩、焦栀以清化湿热，生地、麦冬清热润燥，余皆清热、凉血、止血之品。综观全方功能清化湿热、润燥、凉血、止血，面面俱到，故收效迅捷。

十五、降气化痰、养阴止血法治愈咳血一例

陈某，男，51岁。

初诊：1975年4月18日。

主诉及病史：咳血十余年，痰多气紫，动则累，喉痒，大便干，小便黄。此次复发。

诊查：面色苍白，两颧发红，食少，神疲。痰中带血，午后发低热。舌质红，苔薄黄略干，脉细数略弦。

辨证：肺失清肃之令，阴虚火亢，阳络损伤则午后低热，咳嗽咯血；脾失健运则食少痰多而神疲。

治法：降气化痰，养阴止血。

处方：炙覆花10g　炙桑皮10g　黄芩10g　制百部15g　全瓜蒌12g　广橘络6g　苦杏仁10g　地骨皮10g　白茅根30g　藕节15g　降香6g　生淮山药15g　生白芍30g　甘草5g　3剂

二诊：上方药服完后，颧仍红，午后低热，咳痰咳血气紫均减。昨天已进薄粥，大便已软畅，小便仍黄，头晕，喉痒。舌红，苔薄黄润，脉细数略弦。前法已效，仍步原章。

处方：夏枯草20g　钩藤15g　制百部20g　降香6g　炙桑皮10g　地骨皮10g　白茅根20g　藕节15g　仙鹤草15g　炙旋覆花10g　白芍20g　大力子10g　广橘络6g　生甘草5g　3剂

三诊:4月25日。颧红基本消失,晨间咯黄痰时咯带血丝,低烧退,精神好转。舌淡红,苔黄厚润,脉细。上方去桑白皮、地骨皮、仙鹤草,加半夏曲10g、生淮山药15g以助脾运。5剂。

四诊:4月30日。食纳精神渐复,痰血全止,倦累亦减。舌淡红,苔黄厚润,脉细。上方撤去止血药,加杏仁10g、川贝粉10g(分冲)、黛蛤散15g(包煎),续服5剂。以后以止咳豁痰、扶脾健胃收功。

[按语] 本案久咳不已,以致伤及阳络而咳血,并伴有午后低烧、颧红、便干、尿黄等阴虚现象。组方用旋覆花、降香以降气止咳,气降则血降而血易止;况佐茅根、藕节、仙鹤草等,则止血清热之效更著;用泻白散、黛蛤散以清肝肺热邪而平咳喘;用芍药甘草汤则寓止血于敛肝阴、平虚热之中。辨证用药,吻合无间,故疗效尚佳。

十六、扶阳益气法治愈眩晕一例

何某,男,37岁。

初诊:1985年1月31日。

主诉及病史:头晕两年,经几所医院检查,均无结论。四川医学院附院检查后诊断为"神经官能症"。头晕发作时,全身无力,动则汗出,饮食、二便正常。

诊查:舌暗红,苔白润,脉沉弱不应指。

辨证:肾阳虚衰,无力奉血至巅顶则发眩晕;卫外之阳不固则汗出。

治法:扶阳升气。

处方:制附片20g(先煎) 煅磁石20g(先煎) 山萸肉15g 炙黄芪15g 熟地黄15g 炒韭子10g 仙茅15g 炙甘草5g 上桂3g(冲服) 5剂

二诊:2月7日。服上方药后,头晕止,仍感疲乏,口不渴。昨天鼻衄少许。脉沉弱,舌质略红,苔薄白润。

处方:制附片20g(先煎) 煅磁石20g(先煎) 生地黄20g 白芍15g 山萸肉15g 甘枸杞10g 丹皮10g 炒韭子10g 仙茅15g 炙甘草6g 3剂

三诊:2月11日。头晕未再发作,衄亦止,精神好转,口不渴。舌脉同前。仍本上方进退而收全功。

[按语] 本案患者头目晕眩,头为诸阳之会,赖气以煦之,血以濡之。今患者脉不应指,全身乏力,呈现一派阳气不足、失于温养之象。盖肺为气之主,而肾为气之根,故以扶助肾阳为治,用桂、附、黄芪、韭子、仙茅等以扶命门之火,然阴阳互根,所以又用地、芍、丹、萸等相配以调剂之,卒收桴鼓之效。

[编者评注] 施老治疗脾肾阳虚之证,擅用附子,量用20～30g,先煎,对痰饮、腹泻、便血等证属阳虚者收效甚捷。治疗痈、瘰疬等证亦擅长益气温阳托里排脓,使痼疾得愈。

王静安医案

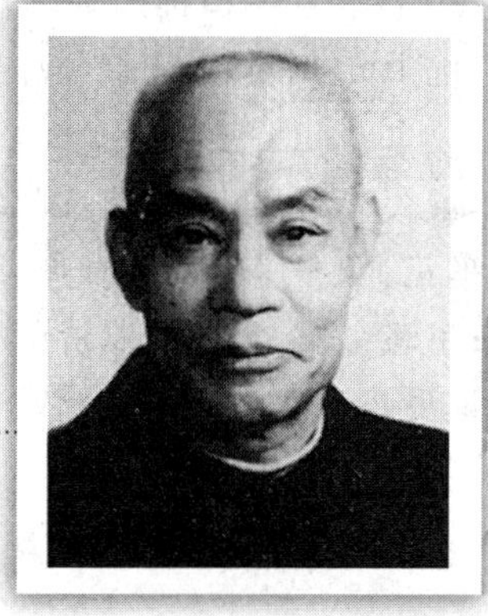

【生平传略】

王静安，男，1922年生，四川省成都市人。自幼即受岐黄之术所陶冶，师承蜀中著名内儿科专家谢铨镕、廖理奎、曾彦适、蒲湘澄等专习内儿科。复受业于曾文轩、白子容、周秉良、王文志、邓治平、邓冲阳诸名医。为能更进一步探求中华医学之堂奥，1955年入四川省中医进修学校(成都中医学院前身)深造。故从医数十载，其医术能博采众家之所长，以临床实践与中西医理论相互印证，师古而不拘于陈词，求实而不侈言空谈，兼之谦恭好学，勤奋深研，故其医术始得博大而精深，于众科之中尤精于儿科，因之有"王小儿"之美誉，其医术医德尤为人所称道。

王静安先生曾为成都市中医医院儿科主任、主任医师；中华全国中医学会四川分会常务理事，儿科专业委员会副主任；中华全国中医学会成都分会副理事长；成都市卫生局命名"名老中医"；四川省青年中医协会顾问；成都市计划生育协会常务理事。1990年第十一届"亚运会"期间，受"中国中医药文化博览会百名中医专家进京特邀门诊办公室"之邀，进京应诊。

著有《静安慈幼心书》、《王静安临证精要》等专著，先后在国内重要杂志上发表了《益气温阳活血化瘀法治疗"心悸"、"怔忡"》以及关于小儿高热、厌食、咳喘证治、泄泻辨治、慢性肾炎、婴幼黄疸、萎缩性胃炎、呕吐、遗尿、脑积水、益智聪明丸治疗痴呆等学术论文二十余篇。

一、疏风散热宣肺气、清胆泻热治鼻渊一例

吴某，女，8岁。

初诊：1991年4月21日。

主诉及病史：鼻流浊涕二十余日，近3日加重。鼻塞声重，不辨香臭历时三个月，每随感冒加剧，经中西药治疗发作更频。近日脓涕不止，前额疼痛，心烦意乱，夜不安寐。

诊查：鼻腔黏膜红肿。舌质红，苔黄而腻。

辨证:此肺失宣降,湿郁胆热。

治法:予自拟宣肺泻胆汤。

处方:细辛 9g 白芷 9g 荆芥花 10g 薄荷 15g 胆草 30g 栀子 6g 银花 15g 连翘 9g 桑叶 10g 黄连 9g 木通 10g 白蔻 6g 谷芽 30g(炒) 麦芽 30g(炒) 3 剂

辅以外治熏鼻法,自拟“通鼻饮”。

处方:荆芥花 10g 薄荷叶 30g 香白芷 30g 北细辛 10g 紫苏叶 30g 葱白头 60g

煎水用其蒸汽熏鼻孔。

二诊:1991 年 5 月 3 日。服上方药 3 剂后,脓稠涕大减,头痛止,鼻窍通能辨香臭。舌转淡,苔由黄变白。前方去桑叶、栀子,加重白蔻为 9g。再服药 3 剂,剂尽诸症愈。观察至今未发。

[按语] 方中细辛、白芷辛通走串,疏散风邪而通鼻窍;荆芥、薄荷、银花、连翘、桑叶散风热、清头目,解毒而消痈肿;黄连清热解毒善泻火;胆草、栀子清利胆肝湿热可安脏;白蔻、二芽护脾胃而调和诸药,此乃吾多年临床所得。方中弃传统治鼻渊药苍耳、辛夷花之属而能取效,何耶? 此泻腑安脏法也。肺与胆一腑一脏,辛散与清热泻火与宣透并用,辛温与苦寒同施,内治与外治并举,故常能应多取效。方中细辛用量至 9g,胆草用至 30g,方能有效,用于儿童粗看似乎量大,然二药同施,一热一凉,既可相互制约,又可各司其长,泻胆热而安肺,宣肺气而通窍,故鼻渊可治。

二、升阳益气温肝肾、疏肝散结治疝气一例

杨某,男,5 岁。

初诊:1991 年 4 月 29 日。

主诉及病史:左侧少腹疼痛 3 年,左侧阴囊肿胀一年。常因感冒咳嗽、活动过多而胀痛加剧。1988 年曾做手术治疗,半年后又复发。医令再行手术,患者及家长均畏之而转来求治。

诊查:左侧阴囊肿大如鸡蛋,仰卧推之可入于腹,站立走动则复出。舌质淡苔薄白,脉细微数。

辨证:疝气。

治法:温阳益气,疏肝散结。

处方:温经消液汤加味。

泡参 30g 小茴香 10g 金铃炭 10g 吴茱萸 3g 六台乌 6g 香附 15g(炒) 广木香 6g 青皮 9g 柴胡 9g 炙升麻 10g 泽兰 30g 白蔻 6g 炒二芽各 30g 3 剂

外用泡洗方:散寒消气散。

小茴香 30g 吴茱萸 15g 陈艾 30g 石菖蒲 30g 陈皮 15g

熬水泡洗阴囊及小腹,每日两次,亦可将药渣用布包后蘸浓药汁熨小腹及阴囊。

二诊:1991 年 5 月 16 日。上方药服 6 剂,外用方 3 剂泡洗后,阴囊肿胀明显减轻,仅过动后偶有发作,前方去泽兰,再服 5 剂,外用方 5 剂。

三诊:1991 年 7 月 27 日。因身发疹来诊述,前药服后肿胀痊愈至今未复发。予疏风解毒清热之剂而去。

[按语] 小儿为稚阳之体,脾常不足,中气下陷,加以寒气凝滞、气血下坠,小肠钻入囊中而成疝气。方中小茴香、吴茱萸温肝肾去寒邪,是治疝主药;合铃炭、台乌行气散寒止痛;泡参合

升麻、柴胡升阳举陷益中气;泽兰合香附、广木香、青皮疏肝理气散结。全方重在从肝论治,因足厥阴肝经沿腹部由两侧进入阴中,过阴部上达少腹,与肝相表里的足少阳胆经亦出少腹两侧,经过外阴毛际。故从肝论治可取速效,佐以升阳益气效果更佳。

三、健脾和胃、渗湿利尿治愈泄泻二例

例一 白某,女,40日龄。

初诊:1991年3月12日。

主诉及病史:腹泻一周,近两日加剧,日泄十余次。半月前曾因肺炎住院治疗,虽愈而纳差,渐至泻下清稀。便中可见乳块,兼见粘液。腹胀厌食,吵闹不安。

诊查:舌淡苔白腻,脉纹微紫。化验大便常规:仅见脂肪球。

辨证:婴儿脾虚泄泻。

治法:健脾利湿。

处方:苏梗3g　陈皮3g　苍术3g　广木香3g　黄连1.5g　白蔻3g　木通9g　大腹皮3g　车前草15g　山楂3g　神曲3g　谷芽30g(炒)　麦芽30g(炒)　1剂

二诊:1991年3月14日。家属云:一剂药尽而泻止,能安然入睡。前方去山楂、神曲,再剂而愈。

例二 张某,女,1岁4个月。

初诊:1991年11月10日。

主诉及病史:今日清晨突发腹泻十余次。泻下清水及食物,且腥臭,伴呕恶。随即到市儿童医院就诊。血常规检查:白细胞计数17.6×10^9/L,分类:中性粒细胞0.27,淋巴细胞0.63。大便常规:白细胞少许,脂肪球(+)。诊断为急性肠炎,予住院治疗。家长拒之前来要求中医治疗。据其母言:数日前因感冒发热,用西药热退即拒不进食,昨日强令食导致。患儿卧于其母怀中,不愿下地。

诊查:倦怠少神,面青白少华,消瘦。舌红苔白腻,脉纹淡。

辨证:此脾虚伤食泄。

治法:健脾和胃,渗湿止泄。

处方:紫苏10g　藿香9g　陈皮3g　姜竹茹6g　苍术6g　白蔻9g　槟榔6g　山楂15g　神曲15g　草果10g　黄连9g　黄芩9g　广木香3g　木通10g　大腹皮10g　1剂

二诊:1991年11月11日。昨日服药1剂后泄止呕停,自行下地活动,饮食明显增加。于前方去槟榔、山楂、神曲。再剂而愈。

[按语] 泄泻一证,四时皆有,夏秋为儿科常见病,亦为急重证。尤其婴幼儿更是危急之候,如若小视,治之不当预后险恶。余据《素问·痹论》所说"饮食自倍,脾胃乃伤",脾胃伤则运化失常、湿郁成泄之理,结合数十年临床所悟,认为此证治宜快捷、果断,选药宜平淡、轻灵。法予健脾醒中、和胃渗湿。所组之方药中,苏梗、陈皮、白蔻芳香醒脾;苍术、黄连燥脾除湿;木香行气和胃;木通渗湿利尿降浊。脾运、胃和、清升、浊降,泄泻可止。

病例中所加大腹皮、槟榔、山楂、神曲、麦芽、谷芽因食积而用;加藿香、草果可治胃中虚寒。

此方临床常用,用之得当常一剂即效。

四、透营转气、清宣导滞退高热一例

潘某，男，8 个月。

初诊：1991 年 11 月 11 日。

主诉及病史：患儿反复发热一周，昨晚热剧，体温 39.5℃。并见四肢阵阵抽搐。因一周来西药未停，而证反加重，前来求治。

诊查：患儿面红目赤，额及腹部扪之灼手，唇红。舌红苔白黄腻，脉纹淡，紫达气关。小便黄，大便三日未解。

辨证：此小儿高热之症。病程一周未解，有由气入营之征。

治法：急予透营转气、清宣导滞之法。

处方：荆芥 6g　柴胡 6g　黄芩 9g　栀子 6g　石膏 30g　青蒿 30g　赤芍 3g　板蓝根 30g　槟榔 6g　神曲 15g　山楂 15g　黄连 9g　木通 10g　连翘 9g　花粉 15g　1 剂

加紫雪丹 1 支，晚 20：00、21：00、22：00 分 3 次服。中药熬后作茶频服。

二诊：1991 年 11 月 13 日。服药当晚即热退神清，饮食二便恢复正常。再予益阴和胃之剂调理而获痊愈。

[按语] 余多年临证，深感治疗小儿高热须以“大将”方才可以攻邪，否则杯水车薪，药轻病重，难以取效，故切不可因其年少而不敢用药。方中石膏辛甘大寒无毒，善清血分之热、行血中之滞，有透表解肌之力，温病邪在气分而见壮热者必用，且用量需足；青蒿芳香清宣透气之功著，祛邪而不伤中阳；板蓝根清热解毒，凉血泻热，凡急性高热量至 30g 方可取效；柴胡、荆芥发散郁热，透营转气，引邪外出；黄连、栀子凉营清心，以防湿邪入血犯心之势，而先安未受邪之地；山楂、神曲、槟榔消食健胃和中，以防苦寒伤胃；花粉养阴生津，顾护精液。诸药合用，共奏透营转气、清宣导滞之功，高热可去。此例固其急重，加用紫雪丹，以助其功。

（刁本恕整理）

[编者评注] 王老治疗小儿疾病处方用药别具一格，疗效卓著。如治鼻渊的宣肺泻胆汤，细辛用至 9g，胆草 30g；治疗疝气的温经消液汤重用泡参 30g，小茴香 10g，泽兰 30g 等，而治泄泻、高热则用药较轻，惟清热解毒之板蓝根用至 30g，能获捷效，均为宝贵的经验。

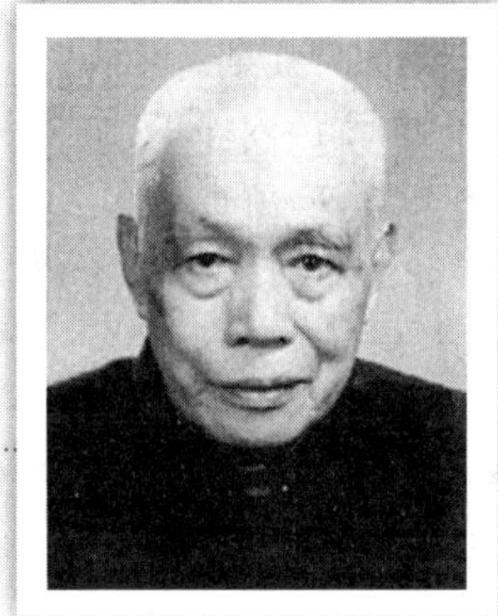

李丹初医案

【生平传略】

李丹初，字循熙，生于1908年，湖北汉川人，主任医师。李氏出身中医世家，幼承庭训，耳濡目染；1952—1955年在湖北省中医进修学校学习深造，以优异成绩分配到湖北省血吸虫病研究所工作。1958年被评为劳动模范，出席全国医药技术革命先进经验交流大会，受到党和国家领导人刘少奇、周恩来的亲切接见。1959年调湖北省中西医结合研究所。1982年并入湖北省中医药研究院，曾任肾病研究室主任、省政协委员、中华医学会湖北省分会常务理事、省中西医结合肾病专业委员会名誉主任委员、省梨园医院中医顾问。1986年获卫生部及省卫生厅卫生文明先进工作者称号和全国总工会"五一"劳动奖章，1989年聘为主任医师。

李氏在数十年的临床工作中，积累了丰富的临床经验，不仅医治了许多内科疑难杂病，而且在治疗肾病方面硕果累累，在理论和实践两方面均有自己的特色。他临证注重益气养阴、益气化瘀、温阳护阴，燮理阴阳、健脾益肾和调理气机。选用药物主张温而不燥、滋而不腻、补而不滞、甘淡清灵，因此效果卓著，闻名遐迩。著有《千金子胶囊治疗血吸虫病肝硬化腹水》、《治疗慢性肾炎八法》、《治疗慢性肾炎合并尿毒症经验》等论文，并主编《湖北省名老中医经验选》，其医话、医治、医案收载入湖北省中医研究院《老中医经验选编》一书。

一、补虚泄实、化瘀降浊治疗慢性肾功能衰竭一例

吕某，女，40岁。

初诊：1991年3月11日。

主诉及病史：尿频、尿急反复发作三年余，伴恶心、浮肿半年。

诊查：入院时症见面色晦滞，颜面及下肢浮肿，恶心呕吐，口中尿味，神疲乏力，头昏头痛，纳呆腹胀，腰膝酸软，畏寒肢冷，大便溏薄，小便频短。舌质淡暗体胖大，苔白腻，脉沉细。体检：血压 135/70mmHg，重度贫血貌，双肺呼吸音清晰，未闻及干湿性啰音，心率 90 次/分，律齐，S_m Ⅱ 级，双肾区叩击痛（+）；双下肢浮肿，指压凹陷。实验检查：二氧化碳结合力 20.3mmol/L，血尿素氮 22.8mmol/L，血清肌酐 609.9μmol/L，血红蛋白 48g/L；尿常规：蛋白（+），白细胞（+），清洁中段尿培养有金黄色葡萄球菌生长，计数 10^6/ml。诊断为慢性肾盂肾炎、慢性肾功能衰竭尿毒症期。

辨证：脾肾阳虚，水湿内停，气血两亏，浊邪瘀滞。

治法：首拟和胃降逆、解毒行水法。

处方：竹茹 12g　枳实 12g　茯苓 30g　姜半夏 15g　陈皮 12g　黄连 5g　干姜 10g　厚朴 12g　腹皮 15g　桑白皮 12g　葫芦壳 20g　蒲公英 15g　地丁 12g　蛇舌草 30g　车前草 12g

配合西药纠酸、利尿、抗感染等对症处理。

二诊：3 月 17 日。服上方药 6 剂，呕恶渐平，纳谷有增，腹胀减轻，小便昼夜量 1000ml 左右。继拟补虚泄实、化瘀降浊法治疗。

补虚汤：

紫河车 10g　党参 15g　白术 12g　黄芪 30g　茯苓 30g　熟地黄 20g　枣皮 12g　首乌 12g　菟丝子 15g　巴戟 15g　仙茅 12g　淫羊藿 12g

每日 1 剂，浓煎两次，共取汁 300ml，分两次温服，两个月为一疗程。治疗过程中，根据病情，可适当加减。

并用泄实降浊丸：蜈蚣、水蛭、地龙、土鳖、丹参、大黄等烘干研末，炼蜜为丸，梧桐子大。日服 2～3 次，每日 6g，温开水送服，15 天为一疗程，间隔三五天再行第二疗程，视病情使用 2～5 个疗程。

经上述治疗两月余，浮肿消退，纳谷增加，精神好转，诸症悉平。实验室检查：血尿素氮下降 50%以上，血清肌酐下降 30%，血红蛋白有所上升，酸中毒得到纠正，显效出院，随访半年无恙。

[**按语**] 慢性肾功能衰竭的根本病机是正虚邪实。正虚乃肾元虚衰、精血亏耗所致；随着疾病演变，可以出现肾衰及脾，或五脏俱损。邪实乃为湿浊瘀毒。对本病例采用补虚泄实、化瘀降浊的原则，是符合上述认识和解决病机主要矛盾的。汤药中紫河车是血肉有情之品，配合淫羊藿、菟丝子、巴戟、仙茅滋肾补元、扶正固本；熟地黄、枣皮、枸杞、首乌等滋肾养肝、填精充髓；黄芪、党参、白术、茯苓益气健脾以助其根。全方富有温而不燥、滋而不滞、肝肾同源、阴阳互补的内涵特点。丸药中大黄、丹参、土鳖清热化瘀，通腑泄浊；蜈蚣、水蛭、地龙走窜通络，有以毒攻毒之功。

二、芙蓉清解汤治疗尿路感染一例

吴某，女，46 岁。

初诊：1985 年 10 月 17 日。

主诉及病史：小便频急、赤涩、胀痛伴恶寒发热 3 天。患者因公外出，起居失常而发病。发热寒战交作,体温39℃,小便频急,赤涩胀痛,腰痛如折已3天,伴口干思饮。

诊查:舌质红,苔黄,脉浮数。尿检:尿白少许,脓细胞(+++),红细胞(+)。

辨证:此乃湿热毒壅,证属热淋(尿路急性感染)兼少阳证候。

治法:清热解毒,和解少阳。

处方:芙蓉花20g　忍冬藤20g　连翘12g　蒲公英30g　地丁15g　板蓝根15g　车前草15g　泽泻15g　萹蓄15g　木通9g　黄柏12g　柴胡10g　青蒿12g　黄芩15g　丹皮12g

二诊:10月21日。诉热势已退,口干减轻,小便频数、涩痛减轻,仍觉腰痛。舌质红,苔薄黄,脉弦数。尿培养为大肠杆菌生长,菌落计数为1.3×10^{12}/L。宗上方去柴胡、青蒿、黄芩,加六一散30g,芙蓉花加至30g。

三诊:10月25日。服上方药后,小便频涩胀痛明显减轻,腰痛缓解,惟觉胃脘不舒,纳少。尿常规:红细胞少许,脓细胞(+)。继服上方药加茯苓、甘草、鸡内金。

四诊:上方药调理至11月3日,小便利,腰痛愈,纳谷增。原方药调理5剂,复做尿培养无细菌生长,菌落计数正常。

[按语] 尿路感染急性发作期类似"热淋"、"血淋",慢性发作期类似"劳淋"。其发病机制主要是肾虚膀胱湿热和毒邪壅滞。芙蓉清解汤即是针对湿热毒邪的根本病因而立。方中以芙蓉花为主药,功能凉血解毒,利湿消肿,与忍冬藤、蒲公英、板蓝根等联合使用,可增强解毒祛邪的功效,再佐以车前草、泽泻、萹蓄、木通、黄柏等清热利湿之品,合奏解毒祛邪、清利湿热之功。

三、中西医结合治疗慢性肾炎尿毒症昏迷一例

蔡某,男,38岁。

初诊:1972年7月13日。

主诉及病史:浮肿、尿少反复发作九年,加重两个月,伴恶心呕吐。患者近两个月来周身浮肿,尿少,头昏,恶心呕吐,胸闷,畏寒,便溏。

诊查:脉沉细,舌质淡,苔薄白。检查:非蛋白氮75.0mmol/L,二氧化碳结合力13.3mmol/L,酚红排泄率0.02,血清总蛋白37.5g/L,血红蛋白55g/L,红细胞数1.9×10^{12}/L。尿常规:蛋白(+++),红细胞(+),脓细胞少许,颗粒管型少许。诊断为慢性肾炎、尿毒症。

辨证:脾肾阳虚、浊气上逆。

治法:温补脾肾,健脾利水,和胃降逆。

处方:条参12g　焦术12g　茯苓12g　干姜12g　补骨脂12g　山药15g　陈皮12g　姜半夏15g　竹茹12g　鸡内金10g　广木香6g　厚朴10g　车前子15g

西药给予降压、利尿、纠酸之剂,并输鲜血2次。

二诊:7月14日。服药3天以后,小便稍利,大便成形。宗上方去厚朴、广木香,加枣皮12g、葫芦巴10g、菟丝子12g、仙茅10g。

三诊:7月22日。服药一周,浮肿渐退,然神志时有恍惚、昏迷,伴有谵语。此乃阳损阴耗、肾亏肝旺之候,急拟扶阳益阴、益肾平肝法。

处方:红参6g　麦冬12g　五味子6g　焦术12g　茯苓12g　山药15g　枣皮12g　补骨脂12g　桑椹15g　何首乌12g　鸡内金6g　谷芽10g　夏枯草15g

四诊:8月1日。服上方药两周,神志清楚,仍有头昏、呕恶,遂以温胆汤加减:

处方：陈皮10g　姜半夏12g　枳实12g　竹茹10g　茯苓12g　焦术12g　山药12g　旋覆花（布包煎）10g　赭石24g　补骨脂12g　五味子6g

五诊：8月16日。再服药两周，虽有头昏但呕吐已止，精神食欲转佳，日可进食九两左右，大便日行一次，小便尚可。治疗仍以脾肾为本。

处方：党参12g　黄芪15g　桑椹12g　菟丝子15g　补骨脂12g　仙茅12g　茯苓15g　泽泻15g　焦术12g　山药15g　车前子10g　陈皮10g

服上药三个月余，病情稳定，胃纳好，二便调，浮肿基本消失。复查：非蛋白氮54.7mmol/L，二氧化碳结合力18.9mmol/L，酚红排泄率0.2，血清总蛋白48.8g/L，血红蛋白63g/L，红细胞2.43×10^{12}/L。尿检：蛋白（＋＋），红白细胞极少。1973年2月13日出院，继以上方熬成膏剂以资巩固。1975年8月27日复查：非蛋白氮42.8mmol/L，二氧化碳结合力20.2mmol/L，尿蛋白（＋），诸症悉平。

［按语］ 该例病情错综复杂，肾、脾、肝、心、胃皆受其累，气亏血弱，阳损阴耗，治疗比较艰难。当阴阳衰竭、险象丛生之时，急予回阳救阴、宁心降浊之剂，以红参补气回阳，麦冬、五味子、桑椹、何首乌大剂救阴，茅根、车前子、竹茹、姜半夏导浊下行。候阳回阴复之后，仍拟脾肾为本治疗，终起沉疴。

四、疏郁导滞、壮督补脑治愈阳痿一例

李某，男，42岁。

初诊：1988年3月8日。

主诉及病史：阳痿12年。少年时曾犯手淫，婚后两年常觉神疲乏力，阴茎举而不坚，或房事早泄，羞言未治。又因家事不和，情志抑郁，痿而不举已12年。症见面色萎黄，脑空耳鸣，记忆力减退，胸闷太息，两胁隐胀，纳差乏味，神疲肢软，腰骶畏寒，会阴部沉胀，阴囊潮湿，小便余沥不尽或尿终滴白。

诊查：舌质暗，苔黄厚腻，脉濡细而滑。肛门指诊前列腺液涂片检查：卵磷脂小体少许，脓细胞（＋＋＋）。诊断为慢性前列腺炎、性功能障碍。

辨证：湿热下注、宗筋瘀滞。

治法：清利湿热，疏郁导滞。

处方：苍术10g　黄柏12g　川牛膝12g　苡仁30g　车前草10g　橘核15g　川楝12g　柴胡12g　当归10g　赤白芍各15g　枳实12g　楂曲各12g　蛇舌草30g

水煎服。

二诊：3月18日。上方药连服9剂，会阴部沉胀显减，小便滴白减少，纳谷增加，胁胀减轻，阳事仍痿而不举。遂拟疏郁导滞、壮督补脑法。药用露蜂房、九香虫、蜈蚣、菖蒲、郁金、熟地黄、枣皮、枸杞、菟丝子、淫羊藿、蛇床子、绞股蓝、秋石等烘干研末（部分药煎煮浓缩取汁）炼蜜为丸，梧桐子大，日服3次，每次6g，温开水送服。服药期间忌辛辣、禁烟酒、戒房事。

三诊：服丸药两个月，诸恙悉平，体健神佳，阳痿告愈，房事生活完全恢复正常。

［按语］ 疏郁导滞，俾使三焦调畅、水谷健运、精微有源，振奋全身功能；壮督补脑，意为督脉为诸阳之海，与任脉交会宗筋，上通髓海、下贯精道。如果督脉不充则气化无源，致脑力不足、宗筋瘀滞、痰湿结聚，作强无力而痿废不起。方中菖蒲、郁金、九香虫疏郁导滞、开窍三焦；露蜂房、蜈蚣、蛇床子走窜消瘀，壮阳通督；秋石能消坚去积，治淋兴阳痿；绞股蓝益气和血，养

心健脾，祛瘀化痰，含有丰富的人参皂苷及合成核酸物质；熟地黄、枣皮、枸杞、菟丝子、淫羊藿等滋养肾精，育阴壮阳，强壮督脉，充髓补脑，共奏兴阳起痿之效。

五、健脾益肾、育阴壮阳治愈阳痿一例

李某，男，45岁。

初诊：1987年11月12日。

主诉及病史：阳痿两年，伴腰脊酸软，腹胀便溏。1985年秋季泄泻月余，身体疲惫，渐至阳事不举，虽经当地医院予以补肾壮阳调治，仍作强不能。

诊查：面色㿠白，神疲乏力，腰脊酸冷，纳谷一般，时有腹胀，大便偏溏，夜尿清长。舌质淡红，苔白腻，脉沉细尺弱。

辨证：脾肾两虚、命门火衰而痿。

治法：首拟温中健脾法。

处方：制附片10g　干姜10g　党参15g　茯苓15g　法半夏12g　陈皮12g　焦术12g　苡仁30g　山药20g　炒扁豆12g　补骨脂10g　砂仁7g

二诊：连服上方药10剂，纳谷增加，腹胀减轻，大便成形，夜尿一次。继服上方药去附片加益智仁10g。

三诊：服上方药7剂，精神渐佳，二便正常阳事有转。继拟健脾益肾、育阴壮阳法。

处方：淫羊藿15g　补骨脂10g　巴戟15g　仙茅12g　鹿角片20g　阳起石30g　熟地黄15g　枸杞15g　枣皮12g　黄芪30g　党参15g　白术12g　陈皮10g

四诊：守上方调治两月，诸恙悉平，阳痿告愈。

［按语］命门火衰，习用温肾壮阳之药，但临床壮阳而不举者，屡见不鲜。此例因脾虚失运、精泻不足，故首拟温中健脾，理中汤加附片、补骨脂以温肾暖脾，使脾胃得健，化生有源，精血得充，方能举阳有望。然后益肾壮阳，运用温而不燥之品，伍以滋肾育阴之药，寓"阴中求阳"之意。

六、运脾渗湿法治愈慢性肾炎一例

田某，男，34岁。

初诊：1963年4月2日。

主诉及病史：面部及四肢浮肿年余。患者曾在某医院检查诊断为慢性肾炎。经中西医治疗，病情时轻时重。

诊查：症见面肢浮肿，伴身重倦怠，肢软，脘闷，便溏，面色萎黄无华。舌质淡红，边有齿痕，舌苔薄白，脉濡。尿常规：蛋白(＋＋＋＋)，红细胞少许，细颗粒管型0～2个/HP，脓球少许，酚红排泄率两小时共排出0.4。

辨证：水湿困脾。

治法：健脾渗湿。

处方：茯苓15g　泽泻15g　茅根15g　菟丝子15g　黄芪20g　山药15g　党参15g　补骨脂12g　苡米30g　莲肉12g　白术12g　肉苁蓉15g

二诊：5月4日。服上方药月余，浮肿明显消退，纳食好转。尿检：蛋白(＋＋)。继以上方增损，黄芪加至30g。

三诊:7月5日。浮肿退尽,体健神佳,纳香,二便调,诸恙悉平。多次复查尿常规:蛋白(一),酚红排泄率正常。随访至今未复发。

[按语] 脾虚水湿留、湿盛困脾为此案病机特点,故治疗当健脾渗湿。盖"黄芪为补气诸药之最"(《本草求真》)可大剂量用之。在应用健脾药的基础上,辅以菟丝子、补骨脂、肉苁蓉,取肾火暖脾土之意。方证合拍,故能洞中肯綮。

七、温阳利水法治愈慢性肾炎一例

丁某,男,42岁。

初诊:1980年1月2日。

主诉及病史:周身浮肿反复发作五年余。于1975年8月出现浮肿,9月住入某职工医院,诊断为肾炎。经中西医结合治疗,病情时有起伏而来就诊。症见周身浮肿,按之没指;面色㿠白;纳呆腹胀,腰膝酸软,畏寒肢冷;小便短少,大便稀溏。

诊查:舌质暗,边有齿痕,脉沉细。尿检:蛋白(+++),管型(++),红血球(+)。血浆总蛋白61.5g/L,白蛋白32.0g/L,球蛋白29.5g/L,白蛋白∶球蛋白=1.15∶1。

辨证:阳虚水泛。

治法:温阳利水。

处方:附子片10g　菟丝子15g　黄芪20g　白术12g　干姜8g　苡米30g　苓皮30g　车前草10g　泽泻12g　枸杞15g　淫羊藿12g　郁金12g　香附15g　当归12g　川芎6g

二诊:1月13日。服上方药10剂,小便量增,浮肿有减,大便稍溏。继以上方去香附、郁金,加益母草15g、砂仁7g。

三诊:1月25日。诉精神好转,纳谷增加,四肢转温。尿检:蛋白(++),管型(一),红细胞少许。继以上方去附片、干姜,加补骨脂12g、枣皮12g。

此后间断用药至1981年元月,诸恙悉平,各项检查结果均正常。

[按语] 浮肿是慢性肾炎的突出症状,然治疗不宜单纯利尿。张景岳说:"阳旺则气化,水即为精;阳衰则气不化,而精即为水"。故李老主张温阳,阳气得振则气化复常,小便自利,浮肿自消。本方用附片意即如此。但一旦中病,阳复肿消即停附片,加用温而不燥之品。久病必虚,久痛必瘀,瘀阻则水停,故又佐以香附、郁金、当归、川芎、益母草等行气活血化瘀之属去宛陈莝。

八、健脾益肾法治愈慢性肾炎一例

陈某,女,16岁。

初诊:1982年7月28日。

主诉及病史:面目浮肿11年。5岁时开始面目浮肿,先后在省级几个附属医院诊治,诊断为慢性肾炎。曾用环磷酰胺、地塞米松等治疗,缠绵难愈。后到省外求医,至今仍赖激素维持。今来我院就诊时症见:面目浮肿,面色㿠白无华,肢软乏力,纳谷一般,脘腹胀满,时有泛恶,腰酸,不耐疲劳,大便尚调,溺少而短,月经可。

诊查:舌质偏淡,有齿痕,舌苔薄白,脉沉细弱。尿检蛋白(++++),红血球少许,白血球(+),颗粒管型0~2。

辨证：脾肾气虚。

治法：健脾益肾和胃。

处方：桑椹 12g　黄芪 15g　玉竹 15g　茯苓 20g　白术 10g　菟丝 12g　姜半夏 15g　陈皮 12g　枳壳 12g　砂仁 6g　泽泻 12g　茅根 15g　厚朴 12g

二诊：8 月 9 日。服上方药 10 剂，泛恶止，脘腹胀减，小便转利。依上方去姜半夏、陈皮、厚朴；加莲肉 10g、枸杞 15g、制首乌 12g、车前草 10g。同时递减激素。

三诊：9 月 11 日。浮肿渐消，精神好转，纳谷可，无腹胀。继服上方药去枳壳、砂仁，加生熟地黄、黄精等。调理至 1983 年 3 月，浮肿尽消，纳香神佳。尿检：蛋白(＋)，红血球(－)，白血球少许。多次复查结果正常，继以前方药 2 日 1 剂善后。

［按语］盖脾主升清，肾主蛰藏；脾虚则清气不开，肾亏则关门失固，致精微下流，亦即西医学所谓蛋白尿。于此，李老常从健脾益肾入手，缓缓调理。善投黄精、黄芪、白术、山药、桑椹子、首乌、菟丝子之类，使脾肾得补、清气得升，关门得固，诸症得平。

九、益气养阴法治愈慢性肾炎一例

赵某，男，51 岁。

初诊：1965 年 9 月 4 日。

主诉及病史：眼睑及下肢浮肿一年余。眼睑及下肢轻度浮肿已年余，经某医学院附属医院诊断为慢性肾炎。但因工作较忙，未作系统治疗。近来病情加重，前来我院专科门诊。观其面色萎黄，眼睑及下肢浮肿，口干咽燥，纳谷不香，少气懒言，倦怠乏力，不能耐劳，大便干燥，小便量少。

诊查：舌质偏红，边有齿痕，舌苔薄白少津，脉虚数。尿检：蛋白(＋＋＋)，白血球少许，红血球(－)，透明管型 2～3，肾功能轻度受损。

辨证：气阴两亏。

治法：益气养阴。

处方：黄芪 15g　茯苓 20g　白术 12g　玉竹 12g　生熟地黄各 12g　菟丝子 12g　桑椹子 12g　制首乌 15g　银花藤 12g　车前草 12g　泽泻 15g

另以紫河车焙干研细为末，置入胶囊，日服 3 次，每次 10 粒(约 3g)。

二诊：1965 年 9 月 28 日。服药半月后，口干咽燥减，精神好转，大便不燥。尿检：蛋白(＋＋)，白血球极少许，红血球(－)。宗上方加枣皮 12g。

三诊：10 月 14 日。浮肿消退，纳食渐佳。尿检：蛋白(＋)。依上方巩固调理至 1966 年 10 月，多次复查尿常规、肾功能均正常，随访至 1988 年未见复发。

［按语］患者病延日久，加之工作繁忙劳累，耗气伤阴，治疗非益气养阴难以奏效。此时除用汤药以外，尚以紫河车研末吞服。盖紫河车系血肉有情之品，性味甘温，入肾经，益气养阴建功最卓，李老谓之母子散，意为源于先天，禀父母精华而成，育儿却疾，母健子安，诚如《本经逢原》所谓“紫河车禀受精血结孕之余液，得母之气血居多，故能峻补气血”。故此例患者服之有效。

十、扶正解表法治愈慢性肾炎一例

许某，女，22 岁。

初诊:1983 年 8 月 27 日。

主诉:浮肿,易感冒年余。1982 年底出现轻度浮肿,因延误治疗,浮肿逐渐加重,今来我院门诊求治。除面目浮肿外,常觉头昏腰酸,腰部坠痛,神疲乏力,少气懒言,容易感冒,鼻咽不适,小便量少,大便尚可。

诊查:舌质淡红苔薄白,脉细。尿检:蛋白(+++),红血球少许,白血球少许。诊断为慢性肾炎。

辨证:肺气虚弱,卫外失固。

治法:扶正透邪固表。

处方:黄芪 15g　防风 12g　白术 10g　菟丝子 15g　枣皮 12g　苓皮 20g　泽泻 12g　桑椹子 12g　茅根 12g　车前草 10g　板蓝根 12g　连翘 12g

二诊:11 月 5 日。服上方药后,前段病情渐趋稳定,近日来感冒复作,鼻塞流涕,咽喉不利,咳嗽,痰白不易咯出,肢软。舌边尖红,苔薄白,脉浮数。风热犯肺,急则治标,祛风清热宣肺为治。

处方:桑叶 10g　菊花 10g　薄荷 6g　苏叶 6g　杏仁 10g　前胡 10g　桔梗 6g　鱼腥草 12g　芦根 20g　元参 12g　瓜蒌仁 12g

三诊:11 月 9 日。服上方药 5 剂,鼻塞除,咽病缓,咳嗽瘥,然尿检蛋白在(+++)至少许波动。继以 8 月 27 日方去板蓝根、连翘,加鱼腥草 15g、党参 12g。

四诊:以上方药调理至 1984 年 3 月,浮肿消退,诸恙若失,反复尿检均在正常范围。

[按语] 慢性肾炎罹病日久,戕伤正气,正亏体弱,易感外邪。易感外邪者,病情更为错综复杂,临证治疗颇为棘手。李老根据多年临证经验认为,控制感冒复作是治疗本病不可忽视的一环,否则就会弃其全功,毁于一旦。法当扶正祛邪,变通调理,在正气得复、外邪得驱、体质增强的同时,尿检结果亦渐复常。

十一、解毒行水法治愈慢性肾炎一例

徐某,女,13 岁。

初诊:1982 年 4 月 5 日。

主诉及病史:尿少、浮肿一年半,伴左眼睑肿痛三个月。患者于 1981 年 3 月因浮肿、尿少,收住某医院,诊断为肾炎。经用大剂量激素治疗,病情未见缓解,且并发糖尿病、蜂窝织炎等,要求中药治疗。

诊查:颜面及双下肢浮肿,左眼睑蜂窝织炎,阴部红肿痒痛有硬块,小便灼热。舌质偏红,苔根黄,脉细数。尿检:蛋白(++),脓球 2～5 个/HP,红血球 8～10 个/HP,尿糖(++),血糖 14.2mmol/L。

辨证:毒滞肌肤、疮毒内侵所致。

治法:解毒行水。

处方:地肤子 15g　连翘 12g　地丁 12g　黄芩 12g　大青叶 12g　蒲公英 10g　丹皮 12g　栀子仁 12g　车前草 10g　银花 15g　元参 15g　生地黄 15g　六一散 15g

二诊:4 月 17 日。服上方药 10 剂,左眼睑蜂窝织炎好转,阴部红肿硬块渐消,小便灼热减轻。舌质淡红,苔薄腻,脉弦细。尿检:蛋白(+),红血球 2～3。依上方加赤芍 15g。

三诊:4 月 28 日。继服上方药 10 剂,小便无灼热,尿量增加,阴部红肿硬块已消,蜂窝织炎愈。尿检蛋白少许，尿糖、血糖逐渐下降。更方调补脾肾至1983年5月21日，多次复查尿常规蛋白(－)，尿糖血糖正常。随访至今未见复发。

[按语] 肺主皮毛，通调水道。毒滞肌肤，肺气闭郁，行水无权，而致上证。此即《医学入门》所谓水肿可由“疮痍所致”，非解毒行水难以奏效。该病例本虚标实，治疗当明察缓急标本，方不至偾事。上有面目浮肿，下有外阴红肿结节瘙痒时作，则非清热解毒、育阴利水难以奏功。是以治标为急，疮毒外透，血热内清，湿热得利，故病情向愈。

十二、清咽育阴法治愈慢性肾炎一例

田某，男，25岁。

初诊：1984年5月28日。

主诉及病史：咽干、咽痛、腰痛3年。患者咽痛、腰痛3年，溺黄，尿常规检查结果长期不正常，常随咽炎程度起伏。就诊时轻度浮肿，时有头昏、咽干、咽痛或黏滞不舒，纳谷一般，大便偏干，小便色黄。

诊查：咽部及上颚明显充血，后壁呈滤泡状。舌红少苔，脉数而细。尿常规：蛋白(＋＋)，红血球0～1，白血球0～2。

辨证：毒热蕴郁，肺肾阴伤。

治法：清咽透热，育阴利水。

处方：大青叶12g　玄参15g　连翘12g　忍冬藤12g　何首乌12g　生地黄15g　黄芩12g　桑椹子15g　车前草12g　泽泻12g　茯苓20g　茅根15g

二诊：6月4日。服上方药7剂，咽干、咽痛减轻，腰痛稍缓。宗上方加山豆根12g、杜仲15g、淮牛膝12g。

三诊：6月20日。咽部症状明显好转，腰不痛。尿检：蛋白(＋)至少许波动。继服上方药去黄芩、忍冬藤、连翘、淮牛膝，加黄芪20g，女贞12g。

四诊：7月5日。诸恙悉除，尿检结果正常。宗上方调理至12月，体健如常，尿常规检查结果持续阴性。

[按语] 慢性肾炎迁延不愈者，必别有故，理当详察。此案系由毒热蕴结、留滞咽喉，戕伤肺肾之阴，故水病为标，咽痛为本，咽喉不利，水病难却，蛋白难消。故非清咽育阴焉能中鹄！方用大青叶、元参、连翘清咽透热于上，桑椹、首乌、生地黄育阴于下，加用引经之淮膝、清肺之黄芩，始终抓住解毒育阴，治疗得当，使缠绵之证告愈。

十三、滋阴潜阳法治愈慢性肾炎一例

王某，女，51岁。

初诊：1984年11月23日。

主诉及病史：浮肿、头昏年余。患者就诊前曾在某医院住院半年，病情不稳，时有起伏。就诊时头晕目眩，时有烦躁或头重脚轻，视物模糊，睡不安眠，精神倦怠，腰膝酸痛，胃纳不香，大便不规则，小便色黄、泡沫多。

诊查：舌红苔薄脉弦。血压170/100mmHg。尿检：蛋白(＋＋)，颗粒管型少许，红血球少许，脓球(＋＋)，上皮细胞(＋)。

辨证：气阴两亏，肝阳偏亢。

治法：滋阴潜阳。

处方：杜仲15g　制首乌12g　白芍15g　草决明20g　黄芩15g　夏枯草12g　钩藤12g　车前子15g　茅根15g　泽泻15g　石决明30g（先煎）　生龙牡各30g（先煎）

二诊：12月12日。服上方药后，头晕目眩减轻，烦躁平，血压150/80mmHg，仍有少寐多梦。于上方加枸杞20g、炒枣仁12g、夜交藤30g。

三诊：12月25日。睡眠转安，视物清晰，无头重脚轻感。仅晨起眼睑肿，偶感腰痛。守上方去草决明、黄芩、钩藤、石决明，加生熟地黄、桑寄生、黄芪、枣皮等。调理至1985年元月，血压稳定在正常范围，尿检无异常，随访两年未见复发。

［按语］病延日久，消耗肾阴，或阳损及阴，肾阴亏耗，肝阳偏亢。此例患者病情较为复杂，阴、阳、气悉有戕伤，肾、肝、脾皆受其累，故方以制首乌、白芍、杜仲盖肾育阴，草决明、钩藤、夏枯草、黄芩平肝潜阳，车前子、忍冬藤、连翘、茅根利水渗湿、导热外出，黄芪健脾益气。诸药各行其道，既无碍脾遏气之虑，又无使阳气愈亢之虞，相互协调。

十四、温经活血法治疗痛经一例

董某，女，16岁。

初诊：1983年6月16日。

主诉及病史：痛经年余。每次月经前两天开始少腹冷痛，经行二日左右疼痛尤剧而不能坚持上学。就诊时，月经来潮第二天，月经量少色暗，畏寒喜暖，少腹冷痛。

诊查：面色㿠白无华。舌质偏淡，苔薄白，脉细弦。

辨证：寒凝肝脉。

治法：温经活血。

处方：当归12g　赤白芍各12g　川芎6g　乌药12g　吴茱萸5g　五灵脂9g　益母草12g　桂枝8g　郁金12g　香附15g

服上方药3剂，经色转红、量渐多，腹痛减轻。再服药2剂而安。下次月经前3天，又以前方化裁调理，如此三个周期，月经转常。

［按语］肝藏血，其经循少腹，肝气郁滞或寒凝肝脉，则血行不畅，遂至月经先后不定期，经量少，少腹或小腹胀痛，或掣痛难忍。李老认为，温则通，寒则凝，此案宜温经活血较为恰当。乃以乌药、吴茱萸温肝经，当归、赤芍、白芍、川芎、益母草活血调经，郁金、香附、青皮行气疏滞，临症多有效验。

十五、温肾扶脾法治疗泄泻一例

熊某，男，58岁。

初诊：1986年12月23日。

主诉及病史：泄泻十余年。患者晨起即肠鸣溏泄，一日两三次不等，已有十余年。虽经多方医治，反复罔效。就诊时，诉时觉腹部隐痛，畏寒喜暖，夜睡时腰腹部需要裹被贴身。症见面色无华，体瘦神疲，大便溏薄不化，腰膝酸软，大便日行四五次。

诊查：舌淡苔腻，脉沉细弱。大便常规检查无异常。

辨证：脾肾阳虚（肾阳亏虚为显）。

治法：温肾扶脾。

处方：制附片 25g　补骨脂 15g　菟丝子 20g　山药 20g　干姜 12g　焦术 20g　苡仁 30g　茯苓 15g　枳壳 12g　炙甘草 10g　葛根 12g

二诊：上方药连服 8 剂，腰腹部冷感减轻，肠鸣好转；晨便质软，1 日 2 次。宗上方加炒扁豆 12g，制附片减至 15g。

三诊：1987 年元月 10 日。精神好转，纳谷增加，大便正常。依上方去制附片、干姜，加巴戟 12g、党参 15g、黄芪 15g，调理善后，未见复发。

［按语］泄泻一证多与脾虚失运有关。本案例亦属脾阳不足所致。前医温中健脾，反复罔效。穷其根本在肾，肾虚及脾、阳衰土弱，故晨起泄泻、溏薄不化。因此，当温肾阳，补肾气，佐以暖土健脾。肾阳得充，脾阳得振，泄泻自平，故而收效。

十六、滋肾养阴法治愈便秘一例

张某，男，61 岁。

初诊：1987 年 10 月 8 日。

主诉及病史：大便干结难解六年余。患者述近六年来大便秘结难解，五七日一行，每次需半小时左右，硬如羊屎，苦不堪言。曾按气虚、气滞，采用番泻叶、生大黄等泡水服，均罔效，便秘日益加重。

诊查：面容瘦削，皮肤干燥，纳谷一般，腹软，腰膝酸软，神疲乏力，睡不安眠，时有手足心热。脉沉细弱，舌红苔薄。

辨证：肾阴不足，津亏肠燥。

治法：滋肾养阴，生津润肠。

处方：生地黄 30g　桑椹子 20g　生首乌 30g　元参 15g　麦冬 12g　当归 10g　白芍 12g　桃仁 10g　郁李仁 15g

二诊：10 月 13 日。服上方药 5 剂，大便已通，惟解出较难。继服上方药加太子参 20g、玉竹 20g、山楂 12g。

三诊：再服药 10 剂，大便通调，睡眠转安，纳谷增加，以上方制成糖浆，调理善后，至今排便良好。

［按语］便秘有虚实之分。此例患者年逾花甲，病程较久，气阴两亏，肠濡动迟缓，故便秘难解。若投以峻泻之品，虽可图一时之快，但便泄后更秘。故李老选用滋肾养阴、生津润肠法以增水行舟，使多年便秘迎刃而解。

十七、肺肾双补法治愈喘证一例

许某，男，42 岁。

初诊：1987 年 10 月 15 日。

主诉及病史：咳喘 10 年，加重两年。患者有 10 年咳喘史，时轻时重，时作时缓。近两年咳喘加重，发作频繁。就诊时呼吸困难，喘促气短，动辄喘甚，神疲腰酸肢冷，吐痰清稀，夜尿三四次。

诊查：脉沉细弱，舌质红，苔薄腻。检查血象在正常范围，胸透两肺纹理增粗。

辨证:肺肾两虚。

治法:肺肾双补。

处方:冬虫夏草 10g　紫河车 30g　炙蛤蚧 2 对　红参 10g

烘干共研末置于胶囊,日服 3 次,每次 3g。

配服汤药:黄芪 20g　党参 15g　茯苓 15g　化橘红 12g　炒苏子 12g　紫菀 10g　五味子 8g　补骨脂 12g　仙灵脾 12g　胡桃肉 30g　枣皮 12g

二诊:服上方药半月,汤丸并用,喘促减半。庭内散步呼吸平和,精神尚可。于上方加百合 12g。

三诊:继服汤丸药半月,病情缓解,咳止喘平,能做家务。后用补肾平喘胶囊巩固,随访一年未发。

[按语] 咳喘频作,必然戕伤肺气,迁延日久,势必肺虚及肾而致肺肾两虚。对此证,李老采用汤丸并用、肺肾双补之法,使宗气充足,肃降通调;肾气旺盛,蛰藏固敛,故咳喘自平。

（王柏枝　李良泉　何颖整理）

[编者评注] 综览上述数案,可悉李老重于辨证,灵活用药,遣方量剂恰到好处。尤其治肾病浮肿新案更是灵活多变,方随证转,病虽同而治法各异,此所以取得显效之关键所在,值得研读细悟。

张介安医案

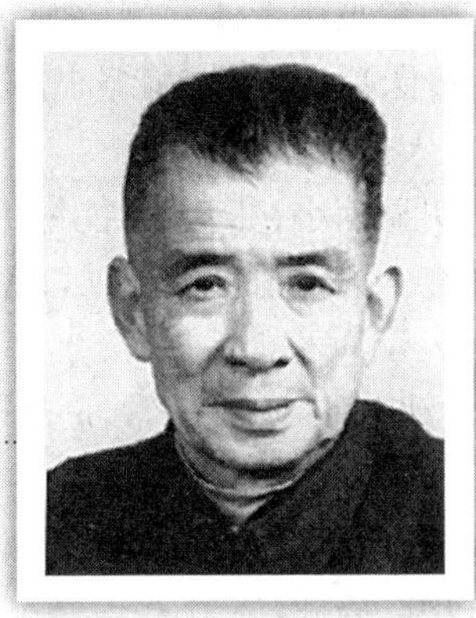

【生平传略】

张介安，字荷村，1921年生，湖北黄陂县人。武汉市中医医院儿科主任医师、业务顾问。曾任武汉市中医医院副院长、全国中医儿科学会理事、湖北省中医儿科学会理事长。

张氏六代业医，专擅儿科。他幼年曾学中药炮制法并随父张百川学医8年，此后开始临床应诊。著有《中医急症》（儿科部分）及《中华食物疗法大全》的部分编写工作。发表《攻下法在儿科临床的应用》等论文数篇。

张氏行医五十余年，在小儿望诊及用药上有其丰富经验及独特见解，治病以驱邪为主，同时讲究病后调理。擅长医治儿科的急、重、难证，其中用攻下及调理脾胃的方法治疗儿疾的疗效独树一帜。选方用药精验，既善用经方，又不拘于经方，本着"适宜者用之"的原则。处方用药有药味少、药量小、价格廉、效果好、重复性强的特点。自创有消食散、六味止泻散、克咳喘、射银片、清心汤等经验方，对儿科常见病、多发病疗效显著，在群众中享有较高的声誉。

一、内外合治法治愈木舌一例

彭某，男，12日龄。

初诊：1967年11月18日。

主诉及病史：患儿出生7天，突然舌体肿大，吮乳困难，哭闹不停，口角流涎；不发热，无呕吐及腹泻。在当地就医未能确诊，至武汉某医院检查疑为"舌癌"，建议住院作病理切片以进一步确诊。因家长不同意手术转至武汉市中医院儿科就诊，门诊诊断为"木舌"收入住院。

诊查：舌体肿硬，填满口腔，突出唇外，唇舌乌紫，吮乳困难，啼哭不止，呼吸稍显急促，腹部轻度胀气，指纹色紫。

辨证：胎毒炽盛，心脾积热。

治法：清心泻热，凉血解毒。

处方：黄连5g　黄芩10g　生地黄10g　赤芍10g　石斛10g　丹皮10g　栀子6g

银花 10g　生石膏 15g　甘草 3g　3 剂

水煎，缓缓呷服。

外治法：三棱针点刺舌体两侧放血，刺毕，取生蒲黄粉擦舌尖及两侧，每日两三次。

二诊：治疗 3 天后，见舌体稍缩小，质略变软，颜色转淡紫，且稍能活动，但不能回缩口内。继用前法施治 3 天。

三诊：舌体明显缩小、变软，已能缩回口腔之内；患儿能短暂吮乳，腹部胀气消失，夜寐安宁；舌体颜色转红。为热邪去而未尽。上方去丹皮、石膏，加连翘 10g，再服药 3 剂，停用外治法。

药后舌体活动自如，吮乳正常，唇色转红且无其他不适。11 年后随访，患儿语言清晰，智力发育正常。

[按语] 木舌以舌体肿大填满于口腔为主症，临床少见。据《幼幼集成》云："木舌者，心脾积热之气上冲，故令舌肿，渐渐长大，塞满口中，若不急救，必致害人"。说明心脾积热是本病的主要原因。张老自拟清心汤，取黄连、黄芩、栀子清心泻热，配以生地、赤芍、银花、丹皮凉血解毒；石膏以清胃火；石斛养阴而除热，生甘草解毒且调和诸药。拟三棱针舌体放瘀血，瘀去生新；用生蒲黄粉敷擦，有活血消肿、疏通经络之功，内外合治而收奇效。

二、小承气汤加味治愈急惊风一例

芦某，女，8 岁。

初诊：1974 年 12 月 18 日。

主诉及病史：患儿高热 3 天，第四天出现昏迷、四肢抽搐、双目定视、牙关紧闭。伴纳少、口臭、汗多，大便 3 日未解，小便短少，遂来院急诊留观察。测体温 40℃，即予以给氧、镇静、输液、灌肠等抢救措施，次日体温略降，灌肠后有少量结屎，余症同前，门诊以"急惊风"收住院。

诊查：体温 39.5℃，神志昏迷，面色潮红，周身灼热，四肢掣动频作，唇干。舌苔黄厚腻，脉洪数。

辨证：痰热积滞内生，致痰火湿浊内蕴，上蒙心包，引动肝风。

治法：清热通腑，化痰熄风。

处方：生军 6g　厚朴 10g　枳实 10g　银花 10g　连翘 10g　川贝母 10g　天竺黄 10g　僵蚕 10g　蝉衣 6g　石菖蒲 5g

上药 1 剂，煎 2 次，取汁 300ml，分两次鼻饲(因牙关紧闭)。

二诊：药后体温降至 38.5℃，抽搐次数减少，牙关已松；稀便一次，色黄而奇臭。仍神志不清，口臭同前。舌苔黄厚，脉弦数。张老嘱其主管医师拟上方大黄加至 12g 续服。其医不解，患儿已排稀便，又为何加重大黄量？张老谓之："热未退，惊勿止，神不清，虽为稀便乃热结旁流也"。倍用生军 1 剂后，大便两次，排出黑色结屎数十枚。次日患儿热退，身凉，惊止，神清，诸症锐减。后拟扶脾和胃养阴之剂，一周痊愈出院。

[按语] 本例以高热、神昏、抽搐为主。兼纳少、口臭、汗多、大便三日未解。舌苔黄厚腻，脉洪数。显系痰热积滞导致痰火湿浊、上蒙心包而引动肝风所致的急惊风。《幼科全书·惊风》曰："惊风有二，有急有慢，急惊风为实，为实当用凉泻……凡治急惊风，除伤饮食一证外，不可遽用下药……"提示了急惊用下法的指征。故此本例采用小承气汤加川贝母、天竺黄、僵蚕、蝉衣等泻下清热化痰定惊之品，以通腑逐邪，使大便通、痰热清。同时，本例把握了对可下之证

做到"除恶务尽"的原则，终以倍用生军而达热退、神清、惊止而病告愈之目的。

三、攻补兼施法治愈慢惊风一例

熊某，男，10岁。

初诊：1967年7月。

主诉及病史：患儿于一年前因尿血、周身浮肿，在某院以"急性肾炎"住院治愈。此后出现厌食、反复呕吐、口臭、头项汗多、潮热、形体日益消瘦、大便秘结三四日一行、小便短少而色黄等。近日来发展至不能行走及说话，故请张老会诊。

诊查：面黄形瘦，皮肤粗糙失润，双目乏神，肋骨暴露，腹如舟状，四肢如柴棒且不自主交替掣动，唇干。舌苔黄腻、津少，脉数而无力。

辨证：证属虚中夹实之慢惊风。久病土虚木盛为其本，里实积结为其标。

治法：益气健脾，行气导滞，攻积泄热（标本同治，攻补兼施）。

处方：党参10g　白术10g　云茯苓10g　厚朴10g　枳壳10g　木香6g　大白芍10g　青陈皮各6g　生军10g　生石膏15g

二诊：上方药服4剂后，纳谷稍增，四肢掣动次数减少；大便日行一次，先干后溏；有坠胀感。仍不能说话，口臭如故。舌、脉同前。观其症群前方已应，效不更方，仍拟原方再进药3剂。

三诊：服二诊方药2剂后，大便日行三四次，有结屎和黑色之渣滓，其味臭而难闻；患儿突然能说简短之语，自要饮水，但精神疲倦，其父忧喜失措问曰："大便已泻，第三剂能否续服？"张老以为"……有故无殒，亦无殒也"，嘱其服完。

四诊：服药3剂后，大便次数反而减少，日行两三次，仍有结屎夹清谷，其色转黄，小便变清。精神好转，能坐会语，但四肢掣动仍有所见，且又见汗多。舌苔薄白微腻，脉细。更拟扶脾养阴。

处方：南北沙参各15g　白术10g　苡米10g　茯神10g　炙甘草6g　炙怀芪15g　当归10g　杭芍10g　龟版15g　地骨皮10g　蝉衣6g　陈皮6g

五诊：服上方药7剂后，四肢掣动基本消失，能起床活动，纳可，二便正常。惟时有午后潮热。舌苔薄，脉细。嘱其主管医生上方药照服3剂。潮热退后可去地骨皮、蝉衣，续服用至痊愈。1983年得知该孩已参加工作。

[按语] 慢惊一证以虚证居多，重在补虚治本。本例为虚实夹杂之证，在组方用药时，随诊者雷某曾问曰："患儿染疾日久，形瘦如柴，虽说攻补兼施，而方中却以攻下药为主，其因何在？"张老答曰："根据'六腑属阳，泻而不藏'的生理特点，临证时凡具有里热积滞、腑气不通之证候，首当通腑。是'以通为贵，以泄为补'。本案以攻下药为主，实为取其下法是'去其所害，而气血自生，借攻为补'的一种祛邪安正的治疗方法。"

四、参苓白术散加味治愈滞颐一例

刘某，女，3岁。

初诊：1990年12月24日。

主诉及病史：患儿素口角流涎，近3日加重，每日浸湿小方毛巾及口罩数十条，涎色白而清稀；纳少，神疲倦怠，寐时汗多和露睛。大便溏，日行一两次。

诊查:面色少华,口角流涎。舌苔薄白,质淡,脉细。

辨证:脾气虚弱,湿邪上扰。

治法:益气健脾,燥湿摄涎。

处方:北条参 15g　茯苓 10g　白术 10g　陈皮 6g　山药 10g　苡米 15g　莲肉 10g　姜半夏 10g　苍术 6g　扁豆 10g

二诊:服上方药 4 剂,口角流涎明显减少,饮食略增,余症同前。上方加杭芍 10g,5 剂。

三诊:药后流涎基本已止,汗减少,饮食正常;大便成形,日行一次。嘱继服数剂以巩固前效。

[按语] 小儿多涎,由脾气不足不能四布津液而成。《诸病源候论》曰:"滞颐之病,是小儿多涎唾流出,渍于颐下,此由脾冷液多故也。"据本例之证系由脾气虚弱、脾湿有寒所致。治方以参苓白术散为主,加苍术、半夏取其平淡甘温之性,既能益气健脾,又能健脾燥湿,使其脾健津液循其常道,湿无所生,并取杭芍酸收之功以摄涎止汗;诸药合用,力专效宏,故收效甚捷。

五、射银汤加味治愈乳蛾一例

陈某,男,4 岁。

初诊:1991 年 3 月。

主诉及病史:发热、咽喉疼痛两天。吞咽时咽痛加重,微咳,烦躁叫吵,口干喜饮,纳少;便结,1～2 日一行;溲黄。

诊查:体温 39.2℃,面色潮红;咽充血(++),双侧扁桃体Ⅱ度肿大,充血(++),可见散在脓栓。舌质红,苔薄黄,脉浮数。

辨证:肺胃郁热,上冲咽喉,复感风热之邪。

治法:清热利咽,疏风解毒。

处方:射干 10g　银花 10g　牛膝 10g　丹皮 10g　蝉蜕 6g　桔梗 6g　地骨皮 10g　白芷 6g　连翘 10g

二诊:服上方药 2 剂后,热渐退至正常,喉痛明显减轻,扁桃体脓栓消失,惟感口渴喜饮。前方去地骨皮、白芷,加生地黄 10g、麦冬 10g 以养阴清热。服药 2 剂后病告痊愈。

[按语] 乳蛾为小儿常见多发病。现代医学名为扁桃体炎,分为急性、慢性两种。急性者发病一般症状重,为风热邪毒侵犯肺胃两经,或肺胃素有积热,其咽喉为肺胃之门户,故而咽喉首当其冲。

本方系由射干消毒饮和银翘散二方化裁而成。由射干、银花、连翘、牛膝、丹皮、蝉蜕、桔梗组成。其中射干泻热破结而利咽,为治喉痹咽痛之要药;银花、连翘清热辛凉解表;牛膝、桔梗润肺开音;丹皮、蝉衣凉血而散风热。诸药合用,有清热解毒、疏风利咽之功效。此方是张老几十年临床治疗乳蛾的经验方。应用时,要注意对其兼症的处理。本例在一诊中加用了地骨皮和白芷,是针对其发热、乳蛾脓栓之兼症,故而能提高疗效和缩短病程。

六、小青龙汤治愈哮喘急性发作一例

张某,男,5 岁。

初诊:1991 年 3 月。

主诉及病史:哮喘反复发作3年。好发于冬春季,每次发作用氨茶碱、非那根方能缓解,以致久用而效果不佳。西医诊断为支气管哮喘。此次发病由于日前气候突变,当即见喷嚏、鼻塞声重,入夜喘息甚而不能平卧。喉间痰鸣,痰涎清稀,口不渴,二便调。

诊查:面色少华,呼吸稍粗,唇微发绀。舌苔白微腻,脉浮紧。

辨证:寒邪束表,内闭于肺。

治法:温肺散寒,止咳平喘。

处方:麻黄6g 桂枝6g 杭芍20g 细辛3g 干姜3g 甘草6g 五味子6g 姜半夏10g 3剂

二诊:服上方药第一剂咳喘减;第二剂喘平;第三剂续服毕,仅见微咳,喉中痰少许,纳谷不香,神疲。舌苔薄白、脉细。遂以参苓白术散加苏梗10g、桔壳10g、姜半夏10g,4剂,健脾化痰以善后。

[按语] 经方小青龙汤源于张仲景《伤寒论》,具有温肺化饮之功。方中麻黄配桂枝发汗以散邪水,芍药与桂枝相伍调和营卫,芍药配五味则收敛以固真水。张老治疗发作期寒哮常采用本方,仅将方中杭芍之剂量三倍于麻黄,盖因小儿卫外功能薄弱,其收敛之功必倍于发散之效,是为散中有收,以防有肺气耗散太过之弊,而达逐邪不伤正、正盛则邪却之目的。

七、六味止泻散治愈泄泻一例

邹某,女,5个月。

初诊:1990年10月。

主诉及病史:腹泻三个月。每日十余次,甚则二十余次。大便清稀,或泻下清谷。伴乳食不香,神疲肢软,睡时露睛,头颈汗多,小便短少。曾住院以西药输液治疗月余无效,而请中医治疗。

诊查:面色少华,唇、舌质淡红,苔薄白,指纹淡。

辨证:脾胃虚弱,清浊不分。

治法:健脾渗湿,分清止泻。

处方:白术10g 泽泻10g 茯苓10g 猪苓10g 车前子10g 木瓜5g

上方药4剂,每日1剂,水煎两次,取汁,分次当茶饮。嘱其母忌食油腻、生冷之物。四天后复诊得知,服上方药2剂腹泻次数明显减少,4剂而愈。后予参苓白术散以健脾治本。

[按语] 本方是张老自拟经验方之一,以四苓散加车前与木瓜而成,主治脾土亏虚、清浊不分之泄泻。根据《景岳全书》指出的"治湿不利小便,非其治也",方中以白术健脾燥湿为主,其余五味药物均择其利尿之功,意在利小便以实大便。同时,方中妙用木瓜一味,乃借其酸收涩肠之性,既止泻而又防利水太过。验之临床,它确是治疗脾虚泄泻的有效方剂。

八、疏肝健脾、行气化水法治愈水疝一例

朱某,男,3岁。

初诊:1989年5月8日。

主诉及病史:睾丸鞘膜积液年余。经抽液后右侧睾丸积液仍存,伴汗多、纳少,便结日行一次,小便正常。

诊查：面黄形瘦，右侧阴囊肿大如鸭蛋大，光滑质软，有囊性感，透光试验阳性。舌淡苔白腻，脉弦细。

辨证：肝气郁而疏泄失调，脾气虚而水湿不化所致。

治法：疏肝健脾，行气化水。

处方：软柴胡 10g　赤白芍各 10g　青皮 6g　桔梗 10g　金铃子 10g　荔枝核 10g　广木香 6g　小茴香 5g　白术 10g　猪苓 10g　茯苓 10g　泽泻 10g

二诊：服上方药 4 剂后，睾丸积水略有所减，余症如故。舌脉同前。嘱上方药再进 4 剂。

三诊：右侧睾丸积水明显消退而趋于正常，仍纳少，睡眠头项有汗，便结。舌苔薄白，脉弦细。更拟扶脾疏肝。

处方：南北沙参各 15g　白术 10g　茯苓 10g　苡米 15g　当归 10g　杭芍 10g　金铃子 10g　桔梗 10g　荔枝核 10g　青皮 6g　4 剂

四诊：睾丸鞘膜积液消失。食纳正常，头项汗出亦消除，二便正常。舌淡，苔薄白，脉细。继用上方去金铃子、荔枝核，加山药 10g，扁豆 10g，5 剂以巩固其效。

[按语] 睾丸鞘膜积液一病，中医谓之"水疝"。其病位为肝肾之经所过，故多以肝肾两经论治，且行气利水多选用五苓散加味。张老惯从肝脾二脏论治，认为该病为肝木克脾土脾虚水湿不化、水液下注而成。常用四苓散加荔枝核、青皮、桔梗、小茴香，取其性温入肝经，理气散结止痛之功；其中荔枝核、桔梗、小茴香作为治疗各种疝气之要药，故是疝者必用之；四苓有健脾利水之功。组方中以行气药为主，寓"治疝必先治气"之意。由于处方用药谨守病机，往往一击而中。

九、清热利湿退黄治愈胎疸一例

余某，男，4 月龄。

初诊：1991 年 9 月 18 日。

主诉及病史：出生 10 天后，身黄，目黄，小便黄至今 3 个月余，且腹胀大。在武汉市某医院住院行 B 超示："肝脾肿大"，疑为"阻塞性黄疸"（胆道畸形），建议剖腹探查。其家属不愿手术，而望中药退黄治疗。就诊时，患儿乳食尚可，但见咳嗽已半月，精神差，汗多，寐不安；大便溏而不畅，日行四五次，小便如浓茶。

诊查：身目俱黄如橘色，形体消瘦，肝脾平脐。舌苔灰腻，纹紫。

辨证：孕母遗热于子，子系脾虚湿困，湿热搏结熏蒸于肝胆。

治法：健脾利湿，清热利胆。

处方：北条参 15g　白术 10g　茯苓 10g　泽泻 10g　猪苓 10g　苡米 15g　姜半夏 10g　陈皮 6g　茵陈 15g　车前子 10g　5 剂

二诊：药后咳愈，精神稍好转，但黄疸消退不明显；大便次数减少至日行两三次，色黄；小便同前；纹紫。更拟清热利湿退黄为主。

处方：茵陈 15g　黄柏 10g　栀子 10g　白术 10g　茯苓 10g　泽泻 10g　猪苓 10g　车前子 10g　青皮 6g　通草 6g

三诊：服上方药 10 剂，肤目黄完全消退，小便色淡黄，大便行一两次、质溏。惟精神稍差，余症均瘥。后拟益气健脾之剂调理之。

[按语] 本证为"胎黄"，又叫"胎疸"。《诸病源候论·胎疸候》曰："小儿在胎，其母脏气有

热，熏蒸于胎，至生下小儿体皆黄，谓之胎疸也”。有人认为“胎黄者病轻，胎疸者病重”。西医学则以出生后3～5天出现身目发黄，7～10天内不再加重或逐渐消退者属生理性黄疸。除此则为病理性黄疸。本例出生10天后出现黄疸3个月余，诊断“胎疸”无疑。在一诊之治法中，以健脾利湿为主，而效果不佳。二诊中更拟清热利湿退黄为主，方用茵陈蒿汤及五苓散去桂枝合而用之，退黄显著，是谓湿热俱盛之时，当湿热俱清，方获良效。

十、贝母瓜蒌散加味治愈顿咳一例

杨某，女，3岁半。

初诊：1990年11月。

主诉及病史：咳嗽逾月。近10日昼夜阵咳，夜间更甚，咳时面红耳赤，喉间有鸡鸣之回声，时涕泪俱流，口干喜饮，食纳较差，大便干结，曾用多种西药未效。

诊查：咽红，舌质红，苔薄，脉滑数。

辨证：外感时行疫气，内蕴伏痰，痰热互结于气道，热灼肺津所致。

治法：清热润肺。

处方：川贝母10g　瓜蒌仁10g　天冬10g　麦冬10g　北沙参15g　知母10g　冬瓜仁15g　云茯苓10g　枳壳10g　桔梗6g

二诊：服上方药4剂，阵咳由剧转缓，发作次数减少，夜间阵咳由原十余次减少至三四次，且程度减轻。昨晚鼻衄一次，量少。舌、脉同前。续以上方加茅根15g再进药4剂。

三诊：咳嗽基本控制，惟感口干喜饮，神疲困倦，纳谷不香，二便调。舌红，津少，苔薄，脉细数。更拟培土生金法，方用参苓白术散合沙参麦冬汤加减，5剂后病告痊愈。

［按语］“顿咳”是小儿常见传染病之一，故又有“疫咳”、“鹭鸶咳”之称。其治法根据病程的不同阶段，分别以宣、泻、润肺治之。然而该病初期往往不易确诊，待其发展到第二阶段，即“痉咳期”诊断则不难，此期以泻肺为主。张老凡见咳嗽阵作、咳时面红耳赤，或有涕泪俱出、舌红、苔薄或无苔、少津者，均用清热润肺之法。清（泻）润之法同用，是以清热以泻火、润燥以养阴，把握了阴虚肺热之机转。其以沙参、知母、天冬、麦冬为清润肺金之要药，必当用之。几十年临床实践证明，其治法及用药，不但对痉咳期的症状有迅速截止之功，而且还能提高恢复期用药的治疗效果。若兼鼻衄者，加茅根、生地炭；发热有汗者，加地骨皮；呕吐者，加竹茹。本例循上法治之，故疗效迅捷。

十一、消食散加味治愈食痫一例

彭某，女，6岁。

初诊：1988年1月22日。

主诉及病史：间断口角㖞斜抽搐两年余。于1986年初开始出现口斜抽动，双目斜视。嗣后每两周发作一次，以饮食生冷油腻之物为其诱因。多在夜寐之时发作，每次约一两分钟，无口吐涎沫之症。曾在武汉某院做脑电图检查，确诊为“癫痫”。长期服用丙戊酸钠片效果不佳。平素纳差，夜寐不安，头项汗多，时口臭，便结。

诊查：面黄形瘦，手心热。舌苔白厚腻，脉滑数。

辨证：饮食不节，食停中焦，积而生热，热炽熏蒸，炼津成痰，痰热蒙蔽清窍。

治法：导滞化痰，清热熄风。方用消食散加味治之。

处方：川厚朴 10g　茯苓 10g　陈皮 6g　建曲 6g　鸡内金 10g　焦山楂 10g　槟榔 10g　川贝母 10g　僵蚕 10g　石斛 10g

二诊：服上方药 4 剂后，食欲略增加，余症无明显好转。舌苔仍白厚腻。故此先后守上法拟上方去石斛，加藿香、砂仁或蝉衣、石菖蒲，服药 24 剂。此期间抽搐未作，食欲增加，汗减少，寐转安；大便下黑色结屎及少许痰涎之物，日行一两次。后因其家属予以油腻之物调之，于 2 月 19～22 日先后发作四次，仍以口斜抽动、两眼斜视为主，约一分钟。又见纳少、烦躁、汗多、便结。舌苔白腻，脉细滑。继用导滞化痰熄风法。

处方：川厚朴 10g　茯神 10g　陈皮 6g　建曲 6g　鸡内金 10g　焦山楂 10g　蝉衣 6g　僵蚕 10g　川贝母 10g　菖蒲 6g　4 剂

三诊：药后抽搐未作，食欲增加，夜寐安宁，汗减，二便调。舌苔薄白，脉细。更拟扶脾养阴熄风法。

处方：南北沙参各 15g　茯神 10g　当归 10g　杭芍 10g　山药 10g　苡米 15g　扁豆 10g　僵蚕 10g　蝉衣 6g　陈皮 6g

四诊：服上方药 5 剂后，精神明显好转，食欲睡眠均正常。继拟上方加用炙怀芪、灯心或麦芽、建曲，共服药 30 剂，抽搐一直未发作，随访至今近四年无反复。

［按语］本例之“痫证”，属“食痫”一类。其成因早在《诸病源候论·痫候》一书中就提出：“食痫者，因乳哺不节所成”。食痫是小儿痫证中发病率较高的一类。究其原因，与小儿生理上脾常不足、乳食不知自节、痰热易生有关。临床除具有典型的或非典型的痫证证候之外，常伴有不同程度的纳差、腹胀、肠鸣、寐不安、汗多、舌苔厚腻等食积之证。张老自创的消食散，由川厚朴、云苓、陈皮、建曲、鸡内金、焦山楂、槟榔等药组成，以消除积滞为主；对其因积滞所致的各种病证，常以此方为主加减用之，颇为得心应手。本例一、二诊取消食散加川贝母、僵蚕、蝉衣、石菖蒲等清风化痰熄风之剂，服药 20 余剂，以药验证，据证守方，待积消痰除。三、四诊更拟扶脾养阴熄风以获全效。整个治疗过程体现了早期治疗痫证以祛邪（除却病因）为主的治法，以控制发作；后期由于久病气血耗散，则以扶正补虚巩固疗效。

（张绍莲整理）

十二、消食导滞清热法治愈斑毒一例

沈某，女，6 岁。

主诉及病史：患儿近一年来颜面及周身皮肤起红色皮疹，伴行走不稳、易摔跤，双下肢弯曲受限，渐发展至不能下蹲、不能爬梯，解大小便时须他人抱起，且神疲、纳少，睡眠时头颈汗多，时有腹痛、身灼热，大便干结。住武汉市儿童医院，经多种有关检查诊断为“皮肌炎”，给予激素等药物治疗。因家长担忧激素的副作用，特转来中医治疗。

诊查：患儿由父母搀扶入诊室，满月脸，面赤，红疹明显，躯干及四肢亦可见连成斑片状红疹，腹大青筋暴露，双下肢膝关节不灵活，下蹲起立均受限，鼻尖汗出。苔白厚腻，脉细数。

辨证：此乃食停中焦积而生热，热入营血流注关节所致食滞及斑毒。

治法：消食导滞，清热化斑。

处方：川厚朴 10g　生石膏 30g　赤芍 15g　茯神 10g　丹皮 15g　鸡内金 10g　青皮 6g　石斛 10g　建曲 6g　玄参 15g

5剂。嘱其日服1剂,服药期间忌食油荤。

二诊:患儿精神明显好转,出汗减少,五心热退,大便次数增多,稀便夹黑渣,颜面红斑略退色。舌苔仍白厚腻,脉数。考虑脾胃积滞尚未完全消除。继守原方加槟榔10g、砂仁6g,4剂。

三诊:诸症均有明显改善,自行步入诊室,躯干及手掌红斑明显消退,颜面红斑亦减少甚多,大便日行四五次,无腹痛,鼻腔、唇红赤,干燥。苔白腻,脉数。

处方:川厚朴10g　茯神10g　生石膏15g　苡米15g　砂仁6g　建曲6g　石斛10g　鸡内金10g　丹皮10g　黄芩10g　4剂

四诊:患儿精神佳,纳食增,颜面肤色如正常儿童,行走步伐稳,由他人扶助可下蹲并站起。继以扶脾养血剂以巩固疗效。

[按语] 此例据患儿家长诉,西医诊断为皮肌炎。张老根据患儿皮肤红疹、纳少、身灼热、汗多、苔厚腻等诊断为:①食滞;②斑毒。病因病机为食停中焦,积而生热,热入营血,内迫营血从肌肤外溢。正如《诸病源候论》指出的"斑从肌内而出,属胃"。故方中以川厚朴、鸡内金、建曲消食导滞化积;取生石膏色白入肺为治发斑之要品;肺外合皮毛,与治结热毒痈的玄参配伍,入肺胃二经,既可清热,又可凉血滋阴生津;赤芍、丹皮清热凉血;茯神健脾宁心;青皮理气和中,终以消食导滞清热化斑而获良效。

十三、理脾养阴法治愈长期低热一例

汪某,男,9岁。

主诉及病史:患儿出生后四个月起不明原因发热,伴咳嗽、纳差、呕吐等。曾按肺炎给予大剂量广谱抗生素治疗无效。后又辗转几家医院诊治,抗结核治疗多年,体温仍在38.5～39℃之间,咳不减,伴体弱神疲,生长发育迟缓;咳甚伴气喘,偶有痰中带血,睡眠不宁,汗多,大便日行三四次,小便短赤。

诊查:体温39℃,精神委靡,面色㿠白,形体消瘦,皮肤干燥,毛发枯黄,肌肤灼热。苔白腻,舌质淡,脉细数。

辨证:湿热久羁,热伤肺阴,肺虚及脾。

治法:养阴退热。

处方:川贝母10g　南沙参10g　知母10g　首乌10g　银柴胡10g　天麦冬各10g　龟版15g　地骨皮10g　陈皮6g

嘱其分次煎60分钟,量约200ml,每日2次温服,共4剂。

二诊:2剂药服后体温下降至37.2℃,仍咳嗽,喉中痰鸣,纳食略增,汗多。苔白腻,脉细。此系热邪虽去,痰湿未尽;肺主一身之气,气顺则痰行,脾为生痰之源,肺为储痰之器。故在上方基础上加建曲6g、白茅根15g,消食化湿痰。5剂。

三诊:上方药服5剂后,热退尽,精神好转,咳轻,纳增,大便日行两次、质软;面黄形瘦,皮肤干燥。舌质淡,苔白腻,脉细。张老考虑热退阴伤未复,更予理脾养阴方药:

南北沙参各15g　山药10g　苡米10g　首乌10g　杭芍10g　地骨皮10g　川贝母10g　知母10g　建曲6g

四诊:诸症明显好转,体温正常,轻咳无痰,二便调顺,寐安宁,汗少,体重增加1.5kg。

[按语] 由于小儿脏腑娇嫩,阴气未充,阳气未实,其体温调节功能尚未完善,脾胃虚弱,故

张老认为此例系湿热久羁、热伤肺阴、肺虚及脾。根据急则治其标之原则，首先采用养阴退热之知母、天麦冬、地骨皮、龟版，阴足内热消；加川贝母、陈皮，清热化痰止咳。两剂药后，热降，纳增；但痰多为热邪去、痰湿存，乃加白茅根、建曲消食化痰。5剂药后热退尽，纳增，皮肤干燥，此乃大病之后津液枯焦，投以南沙参、山药、首乌、知母等理脾养阴药善后而获痊愈。

十四、培土和胃法治愈呕吐型痫证一例

黄某，女，9岁。

主诉及病史：发作性呕吐一年余。患儿自8岁开始经常发作性呕吐，呕吐物为胃内未消化食物或黄色苦水，且发作期间不能进食，食入水入均加重，伴昏睡、畏冷、流涎、神疲肢软。每次发作历时一周左右，间隔十余天一发，缓解期如同常人。经脑电图检查报告为可疑阳性，同济医科大学附属同济医院诊断：呕吐型癫痫。用抗癫痫药物治疗效果不显而转中医治疗。

诊查：患儿形体肥胖，痛苦表情，懒言少语，闭目伏案。苔白腻，质淡，脉细。

辨证：饮食伤其中土，胃失和降，脾阳不振，运化无力，浊气上冲，发为呕吐。

治法：培土和胃。

处方：北条参15g　苏梗10g　姜半夏10g　藿香10g　砂仁6g　川厚朴10g　陈皮6g　云苓10g　建曲6g

嘱其自加煨姜3片，共煎100ml，温热服。

二诊：4剂药服后，患儿精神转佳，呕吐未发作，流涎减少。按日常发病规律本周又应发病，但患儿仅有轻微畏寒，纳可寐安。嘱其原方药继续服用。

三诊：患儿症情未再复发，热情活泼，善与人言谈，效不更方。

［按语］此例西医诊断为呕吐型癫痫，属中医痫证与呕吐范畴。患儿发作性呕吐病史一年余，脑电图检查可疑阳性，但服用抗癫痫药物无效。服用张老九味培土和胃剂，异病同治，药到顽疾除。北条参、苏梗、云苓扶脾益胃；藿香、砂仁芳香化湿醒脾；建曲、姜半夏、川厚朴消食化积降逆止呕；煨姜温中祛寒和胃燥湿，陈皮调理脾胃气机。脾胃健痰湿无从生，食积除，呕吐自止。

十五、益气温肾法治愈遗尿一例

汤某，女，5岁。

主诉及病史：自幼遗尿，每夜四五次，从未间断，故此家长甚感被褥晾晒不及之苦。日间亦尿频，寐不安，纳少，汗多，龂齿，口干不饮，神疲无力，大便尚调。患儿系早产儿。

诊查：头方发稀，面黄形瘦，后囟凹陷，目光乏神。苔白薄，脉细。

辨证：脾肾亏虚。

治则：益气湿肾。

处方：炙怀芪15g　茯神10g　当归10g　益智仁10g　桑螵蛸10g　附片10g　枣皮10g　山药10g　苡米15g　炙甘草6g　4剂

二诊：服前方药4剂，服药期间遗尿现象未再发生，家人呼之可清醒排尿，日间尿频亦减，父母惊喜交加，半信半疑。一则认为中医中药确实可妙手回春；二则怀疑是否属巧合。张老根据患儿仍面黄苔白，嘱其继服前方药，龂齿、汗多属心经虚火，加灯心3只。5剂。

三诊：患儿母亲欣喜至极，诉近10天遗尿现象全消，且寐安，纳增。继以扶脾益肾剂巩固疗效。

[按语] 古代医家与医籍对本病论述记载很多，如《灵枢经·九针论》云："膀胱不约为遗溺"。《诸病源候论·遗尿候》曰："遗尿者，此由膀胱虚寒，不能约于水故也。"此例患儿先天不足，肾气虚弱，膀胱虚冷不能制约，故经常遗尿；脾属中土，性喜燥恶湿，脾虚运化无力，故纳少、面黄、形瘦；气虚不能固表则汗多。方中用炙怀芪、山药扶脾益气，怀芪伍当归气血双补，桑螵蛸、益智仁温补脾肾，附片暖丹田之火，使下焦得暖而寒去，膀胱得温而气化；炙甘草温中调和诸药，共同起到培元补肾、固涩小便之功。

（王抗灵整理）

[编者评注] 张老治疗小儿疾病经验颇丰。抓住小儿稚阳之体、脾胃柔弱之特征，善从调理脾胃、清心凉血入手，治疗疑难病及少见病颇有建树。用药简而力专，古方之中参入个人经验，奏效甚捷。如用小青龙汤治疗咳喘时，芍药三倍于麻黄；治疗小儿腹泻的四苓散加木瓜；通便法治疗惊风等，很有特色。对小儿疾病善用攻邪之法，而后注重调理。

万文谟医案

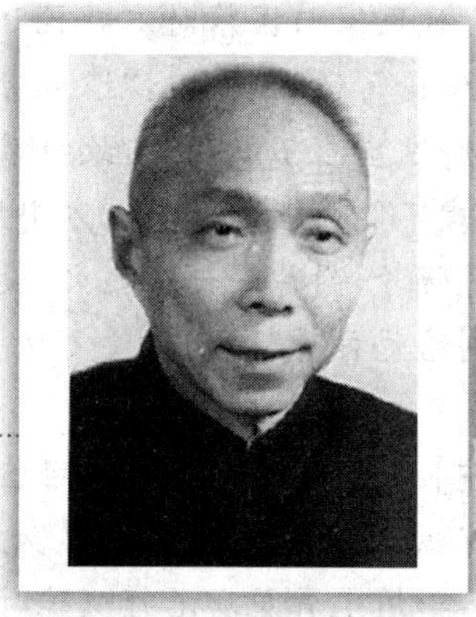

【生平传略】

万文谟，男，1923年生，湖北省武汉市人，汉族。出身于中医世家，14岁从父亲万恕之学医，17岁悬壶应诊。解放以后，于1954年毕业于北京中医进修学校。1955年任武汉市青山区第二门诊部副主任。1962年任武汉市第九医院中医科主任，1981年评定职称为副主任医师，1987年为主任医师。曾任湖北中医学会理事、武汉中医学会副理事长、武汉《内经》研究会副理事长等职。

万老涉足医林五十余年，中医学术造诣较深，临床经验丰富，对治疗内伤外感诸疾均有心得，晚年专攻疑难杂证，擅治肝、胃、肾等脏疾病，尤精于治疗肝病。发表著作五十余篇，主要有《治疗慢性肝炎体会》、《治疗肝硬化腹水经验简介》、《肝病实脾之我见》、《慢性胃炎治疗体会》、《肾炎论治拾遗》、《肝炎中若干矛盾问题处理原则》、《〈周易〉与孙思邈的学术思想》等。

万老在学术思想上十分重视疾病的本质，有较强的辨证观点，常谓新病邪实与久病正虚为辨证之常法，虚人亦有痼疾与暴病亦有正虚为辨证之变法。晚年学易以后，辨证论治的哲理更为精辟。临床特点是热病善用清法，杂病善调脾胃，认为六淫中湿邪较为常见，脏腑中脾胃病变较多。对仲景的"治肝实脾"与东垣的"脾胃虚则九窍不通"等论述极为赞赏。这些观点，在案例及著作中均可窥见一斑。

一、清热利湿、养阴生津法治愈湿温一例

桂某，男，14岁。

初诊：1973年9月21日。

主诉及病史：本年8月18日因肠伤寒住某医院，用氯霉素等治疗好转出院。出院旬日，又见发热，再往该院复查，诊断为伤寒复发，因白血球较低而转院，故来我院中医就诊。

诊查：表情稍现呆滞，形体消瘦，面色少华。舌苔黄腻斑剥，舌质红嫩。胸部红疹隐约可见。呼吸稍急，口中略有臭味。发热口苦，咽干少饮，食欲不振，少腹隐痛，小便黄；大便溏黑，

日行两三次，便时肛门稍有灼热不爽。六脉弦细而数。上腹两侧有块可及(肝脾肿大)，脐周轻度压痛。体温39℃。血象：血色素80g/L，白细胞数2.2×10^9/L；分类：中性粒细胞0.60，淋巴细胞0.38，嗜酸细胞0.02。肥达试验：阴性。尿常规：黄、清，蛋白少许。大便潜血：阴性。肝超：肋下2cm，密集微波，脾肋下1cm。肝功：正常。

辨证：湿热蕴遏，化燥伤阴，渐有入营之象。

治法：清热利湿，养阴生津。

处方：沙参30g　银花30g　旱莲草30g　滑石30g　生石膏30g　花粉15g　石斛15g　黄芩9g　黄连9g　竹叶9g　连翘9g　生地黄9g　丹皮6g　甘草6g

安宫牛黄丸2粒。服2剂。

二诊：9月24日。服药后稍见微汗，热势轻减，胸部红疹不显；大便较爽，仍为黑色溏便，日行一两次，腹痛缓解。舌脉如前。体温38℃。仍宗原法。原方去丹皮、安宫牛黄丸，再服3剂。

三诊：9月29日。症见午后小有潮热，时见自汗少许，咽干口苦好转，大便转黄、微溏，小便时清时黄。苔薄黄，仍见斑剥，脉细弱。体温37.6℃。白血球4.1×10^9/L，分类：中性粒细胞0.7，淋巴细胞0.3。尿常规(—)。大便潜血：弱阴性。乃湿热渐退、气阴未复之象。拟法益气养阴为主。

处方：太子参20g　首乌20g　鳖甲20g　牡蛎20g　银花15g　石斛15g　淮山药15g　黄芩9g　茯苓9g　阿胶9g　甘草6g　5剂

四诊：10月7日。潮热汗出已解，精神纳食好转，二便正常。苔薄黄，斑剥不显，舌红，脉弦细。体温正常，大便潜血(—)。拟法同前。

处方：太子参20g　首乌20g　鳖甲20g　淮山药20g　丹参20g　银花15g　石斛15g　阿胶9g　茯苓9g　陈皮9g　甘草6g　红枣10枚

服药6剂，纳食精神恢复正常。追访3年，肝脾正常。

[按语] 吴坤安云："舌之苔，胃蒸脾湿上潮而生"。本案辨舌，即知湿热化燥津伤之象。因湿热蕴遏未解，故见舌苔黄腻；加之口苦尿黄、便溏不爽，也系湿热所致。脾胃生发之气不足，故苔见斑剥。阴液耗损，故见舌质红嫩。湿热蒸腾而见口渴咽干，热邪侵营而见红疹隐现。大便溏黑与潜血，为热伤血络之故。拟法甘寒清热养阴，佐苦寒以化湿热，伍养胃并肾之品以扶正。本叶氏"到气才可清气"、"入营犹可透热转气"之意，故收热退津复之效。病后气阴不足，血瘀肝脾，再进益气养阴、活血软坚之品而获痊愈。初诊选用甘寒之品如石膏、竹叶、生地黄、银花、花粉等清热生津，佐以苦寒之药如芩、连加滑石以清利湿热，伍沙参、石斛等以养胃益肾，旱莲还有收敛止血之功，以丹皮、生地凉血，安宫牛黄丸清热解毒，防止邪陷之变。热退津复之后，则选太子参、首乌、阿胶、丹参、鳖甲等益气养阴，而丹参、鳖甲还有活血软坚之意，使肝脾逐渐消肿。这些药物的演变，有整体观念的前后呼应，也有随证施治的阶段立法，体现了处方的严谨、活而不乱，有画龙点睛之妙。

(马肇禹整理)

二、清热利湿、活血化瘀法治愈黄疸二例

例一　陈某，男，39岁。

初诊：1990年10月18日。

主诉及病史：1990 年 9 月 24 日因黄疸住某医院，诊断为病毒性肝炎、乙型、重症黄疸型。经输血，服用激素、车茵茶等药，不见黄疸减退，且有进行趋势，故延万师会诊。

诊查：面目一身尽黄如橘色。舌苔黄腻，舌红偏紫。语音稍低，呼吸尚平稳，无特殊臭味。口中黏腻不爽，干苦不欲多饮；疲乏无力，胁痛隐隐，脘腹胀气，纳食不振，恶心厌油，咳嗽稠痰少许；大便溏而不爽，日行两三次；小便深黄，溺道稍有灼热。脉象寸滑关弦。肝功能检查：黄疸指数 120U，谷丙转氨酶 1244U/L(赖氏法)，乙型肝炎表面抗原阳性、乙型肝炎 e 抗原阳性、抗 HBC 阳性。胸透：肺纹稍见增粗。

辨证：湿热疫毒侵袭，气滞血瘀痰阻，肝胆疏泄不利，脾胃运化失常。

治法：清热解毒，利湿化痰，活血理气。先以疏泄肝胆为主，兼顾脾胃运化。

处方：茵陈 30g　虎杖 30g　白花蛇舌草 30g　益母草 30g　秦艽 15g　连翘 15g　大黄 12g　黄芩 12g　败酱草 10g　藿香 10g　川贝母 6g　橘红 6g　王不留行 6g　大枣 10 枚

水煎服，停激素等药。服 18 剂，继续支持疗法。服药后初见大便日行五六次，一周后减为二三次，便时较前爽利。于 11 月 20 日好转出院。

二诊：11 月 21 日。大便日行一二次，微溏，偶觉不爽；身黄不显，两目微黄；小便仍黄；恶心已解，咳嗽已止，精神纳食渐佳。舌苔腻厚变薄，舌质瘀紫尚未明显消退，六脉弦细。11 月 16 日肝功能检查：黄疸指数 18U，谷丙转氨酶 72U/L。辨证为湿热之邪顿挫，痰阻渐解，肝胆疏泄较畅，脾胃受困轻减，血瘀尚未彻底消除。拟法继续清利湿热，活血化瘀。

处方：益母草 60g　虎杖 30g　茵陈 30g　白花蛇舌草 30g　连翘 15g　秦艽 15g　蒲公英 15g　茯苓 15g　大黄 12g　黄芩 12g　赤芍 10g　王不留行 12g　藿香 10g　30 剂

三诊：1991 年元月 17 日。症见目黄身黄退尽。腻苔转为薄黄，舌质瘀紫减轻，脉弦细。腹胀已解十之七八，纳食好转；大便日行一次，先干后溏；小便或清或黄；肝区偶痛，夜寐欠佳，仍觉疲劳。复查肝功能为黄疸指数 7U，谷丙转氨酶 51U/L。湿热之邪尚未彻底清除，肝血未畅，正气未复。拟法清利湿热，调畅肝血，顾护脾胃。

处方：太子参 35g　桑寄生 30g　红枣 30g　丹参 30g　白花蛇舌草 30g　枸杞 15g　虎杖 15g　连翘 15g　茯苓 15g　藿香 10g　苦参 10g　柴胡 10g　甘草 10g　五味子 10g

服 30 剂。至 1991 年 3 月 3 日复查肝功能正常，抗 HBS 阳性，抗 HBC 阴性，已恢复正常工作。仰上方略为增损，再服 30 剂。于 5 月底停药，近半年来三次复查肝功能正常，抗 HBS、抗 HBC、乙型肝炎表面抗原均为阴性。

[按语] 本案为湿热疫毒侵袭于前、气滞血瘀痰阻于后，继而肝胆疏泄不利，脾胃运化失常，以大剂清热利湿之品，兼用化痰理气、活血化瘀药先祛其邪，调理肝肾脾胃善后，收到邪去正复之效。所选清热利湿之方，为茵陈蒿汤合甘露消毒丹化裁，其中大黄攻积导滞、泻热凉血、活血化瘀，有先行之功；益母草与王不留行的活血、解毒、利尿，也起到推陈出新的作用。

（陈焕兰整理）

例二　黄某，女，47 岁。

初诊：1974 年 5 月 24 日。

主诉及病史：1967 年因胆石症做过手术，术后头 3 年尚安。1970 年初，又见黄疸、胁痛小有发作，至 1971 年夏，病情逐渐加重，并见腹水、浮肿等症，尤以皮肤奇痒为苦。在某医院住院 3 个月，诊断为胆汁性肝硬化。因不愿手术探查而来我院就诊。

诊查：两目深黄带绿，皮肤黄褐，面部及下肢浮肿，腹部胀大；胸颈部散在结节性黄疣，搔破处有黄色黏液。舌苔黄腻，舌质瘀紫。语音正常，无特殊臭味。全身奇痒难忍，口苦微干，纳食中等；大便灰黄，先干后溏，日行一二次；小便茶色。月事已绝两年。脉滑。腹部可扪及痞块（肝脾肿大），叩诊有明显移动浊音；下肢指压凹陷。尿液检查：尿胆红素（++），尿胆原（—）。肝功能：黄疸指数 130U，谷丙转氨酶 330U/L（金氏法），麝香草酚浊度：17U，硫酸锌浊度 20U 以上。血清胆固醇 13.5mmol/L。蛋白电泳：白蛋白 0.52，α_2-球蛋白 0.12，γ-球蛋白 0.31。A 超：肝上界 5 肋间，下界右肋下 3cm，肝厚 11cm，脾厚 4cm，肋下 3cm。肝波为密集微小波，侧卧腹水液平 3cm。

辨证：病属黄疸、臌胀范畴，乃湿热蕴遏，痰瘀互结，肝血不畅，脾运失常，胆汁外溢，水液停聚之象。

治法：清利湿热，化瘀散结，疏泄肝胆，调理脾胃。

处方：益母草 120g（先煎水去渣，纳诸药再煎） 生黄芪 30g 秦艽 30g 连翘 30g 地肤子 30g 虎杖 30g 赤芍 30g 茯苓 30g 杏仁 10g 旋覆梗 10g 浙贝母 10g 丹皮 10g 王不留行 10g 白术 10g 大黄 10g 元明粉（分 2 次冲）10g 桂枝 6g

水煎服。外以地肤子、荷叶、苦参各 100g，明丸 10g，煎汤熏洗。服药 3 剂以后，大便稀粪，小溲增多，原方药再服 3 剂。

二诊：6 月 16 日。黄疸及瘙痒明显减轻，浮肿消退，腹水少量。苔薄黄，脉弦缓有力。原方药再服 9 剂。

三诊：8 月 20 日。黄疸已退，瘙痒已解，精神纳食见好。苔薄黄，舌红偏紫，脉弦细。检查肝功能及血胆固醇正常。拟法清利湿热、调畅肝血以善后。

处方：虎杖、茵陈、茯苓、益母草、红枣各 30g，煎汁代茶饮。至 11 月份恢复正常活动，观察五年未见复发，肝脾肿大不显。

［按语］ 中医学有“瘀热发黄”、“瘀血发黄”等认识。臌胀为肝脉瘀阻、脾运失常所致。黄疸属阳黄范畴，瘙痒也系血瘀化燥生风的阳证，故以活血凉血、清利湿热为主，配以健脾行水之剂而收全功。方中秦艽、元明粉等药的应用，乃仿《备急千金要方》治黄之义，“治黄疸，皮肤眼睛如金黄色，小便黄赤”，用“秦艽五两，牛乳三升，煮取一升，去滓，纳芒硝一两服”。患者顺利治愈，系根据脉实及胃气未败而采取“大方”与“守方”的策略。辨证要点着眼于阴黄实证，立法选方着手于攻下，方中大剂益母草与王不留行配伍，有较强的活血利尿作用，大黄配元明粉，有较强的清热利胆作用，故而顺利达到退黄、消水、清除湿热的目的。

（陈焕兰整理）

三、清利湿热法治愈黄疸合并淋证一例

鲁某，女，27 岁。

初诊：1984 年 9 月 11 日。

主诉及病史：恶寒发热，面目发黄旬日。

诊查：面目一身尽黄，肤黄明润。舌苔黄腻，舌质红。呼吸平稳，无特殊臭味。恶寒发热，小便黄赤涩痛，胁肋隐隐作痛，大便先干后溏，脘腹胀气，厌油恶心，纳食不振，疲乏无力，月事后期。脉弦数。肝可及 1cm，质软，稍有触痛，左侧肾区叩痛。体温 39℃。肝功能：黄疸指数 50U，谷丙转氨酶 200U/L 以上（赖氏法），乙型肝炎表面抗原阴性。血象：白血球 0.14×10^9/L；

分类:中性粒细胞 0.82,淋巴细胞 0.18。尿常规:脓球(+++),红血球少许。尿培养:大肠杆菌。

辨证:湿热毒邪侵袭,脾胃运化失常,肝胆疏泄不畅,肾与膀胱气机不利。

治法:清利湿热,疏泄肝胆,调理脾胃,宣畅气机。

处方:茵陈 30g　连翘 30g　六一散 30g　白花蛇舌草 30g　虎杖 30g　银花 30g　丹参 30g　青蒿 10g　黄芩 10g　柴胡 10g　藿香 10g　赤芍 10g　大黄 6g　石菖蒲 3g　6 剂

二诊:9 月 18 日。体温正常,黄疸有所减退,小便较畅。腻苔变薄,脉弦细而数。辨证为湿热之邪已见顿挫,气机较畅。仍宗原法。

处方:茵陈 30g　虎杖 30g　连翘 30g　忍冬藤 30g　白花蛇舌草 30g　丹参 30g　六一散 30g　黄芩 10g　藿香 10g　茯苓 10g　9 剂

三诊:10 月 16 日。诸症好转,苔薄黄,脉弦细。肝功能正常,仰前方再进药 3 剂,以清余邪。

四诊:11 月 23 日。又见头痛发热两日,体温 38℃。耳内流出脓液少许,伴有口苦咽干、目眩等症。苔薄黄,脉数。辨证为未尽之湿热,夹胆火上逆耳窍。拟法清利湿热、降泄胆火。原方加龙胆草、菊花、蔓荆子各 10g。服药 6 剂。至 11 月 9 日以后,耳内未见脓液,体温正常,目黄、身黄退净。尿常规检查及培养结果正常,肝功能正常,乙型肝炎表面抗原(一)。观察四年未发。

[按语] 本案湿热并重,邪在气分,初为中下焦湿热证候,黄疸为湿热蕴遏肝胆脾胃之机,淋证为湿热下注之象,治以清利湿热之品,使邪去正安,应手取效。继而出现聤耳流脓之变。遵循肝胆相表里及胆经入耳的走向,结合湿热之邪夹胆火上逆的病机,仍以清利湿热而获效。先后服药 24 剂,皆以甘露消毒丹化裁。正如王孟英所说"湿热、疫疠之病……病人舌苔淡白或厚腻或干黄者,是暑湿热疫之邪尚在气分,悉以此丹治之立效"。

(马肇禹整理)

四、通阳化湿、活血化瘀法治愈阴黄一例

贾某,女,6、7 日龄。

初诊:1989 年 8 月 5 日。

主诉及病史:出生时即见肤色黄染,半月后两目及肤黄加深,先后在某职工医院及某儿童医院住院,皆诊断为阻塞性黄疸。

诊查:两目深黄带绿,皮肤黄而色暗。舌苔薄黄,中心厚腻,舌质瘀紫。指纹色紫带青,通透气关。哭声低微,呼吸稍急,无特殊臭味。大便溏而色灰,小便金黄,吸乳尚可。肝大 3cm,稍硬。肝功:黄疸指数 60U,胆红素 119.7μmol/L,谷丙转氨酶 50U/L,乙型肝炎表面抗原阴性。

辨证:先天肾气不足,胎中感受湿毒,脾运失常,肝血瘀阻,胆流不畅。

治法:通阳化湿,活血化瘀。

处方:茵陈 10g　虎杖 10g　白花蛇舌草 10g　白术 6g　藿香 6g　益母草 6g　淫羊藿 6g　赤芍 3g　桂枝 3g　甘草 3g　王不留行 3g　18 剂

二诊:9 月 26 日。黄疸减去大半;大便日行四五次,仍见稀溏,但已转为黄色。指纹如前。复查肝功为黄疸指数 18U,血胆红素 38.5μmol/L,谷丙转氨酶正常。原方加炮姜 3g、金钱

草10g。服15剂。

三诊:12月25日。目黄、肤黄退尽,精神明显好转,大便成形而色黄,小便清长或见微黄,指纹转红。复查肝功能正常(血胆红素6.84μmol/L)。拟法调补脾肾为主,兼用活血化瘀以善后。

处方:黄芪10g　桑寄生10g　丹参10g　茯苓10g　白花蛇舌草10g　淫羊藿6g　巴戟6g　白术6g　甘草6g　藿香6g　益母草6g　9剂

1990年2月3日,再查肝功正常,智力发育正常。观察到1991年9月,未见病情反复,肝缩减为1cm,B超未见异常。

[按语] 患者为阴黄,但湿热及血瘀隐约可见,如舌苔黄腻、舌质瘀紫、指纹青紫等脾阴与先天肾气不足也较为明显,如便溏、哭声无力、黄色晦暗等。故以通阳化湿、活血化瘀为主,佐以清利之品,而使婴儿获救。本案的通阳化湿,仿茵陈术附汤之意,以淫羊藿易附片,桂枝易肉桂,立方温而不燥,却起到助长生发肝肾之阳的作用。

(陈焕兰整理)

五、清化湿热、调肝和胃法治愈胁痛并胃脘痛一例

张某,男,29岁。

初诊:1988年10月12日。

主诉及病史:脘痛阵发两年,胁痛4个月。

诊查:苔薄黄,中心稍腻。无特殊病变。胃脘疼痛阵发,或见痞胀,或见灼热,伴有右胁疼痛、疲乏无力、口苦尿黄、恶心厌油、大便溏而不爽、夜寐欠佳。脉弦细。肝可及1cm。胃脘轻度压痛。胃镜诊断为浅表性胃炎。肝功能:谷丙转氨酶138U/L(赖氏法),麝香草酚浊度10U。乙型肝炎表面抗原阳性,乙型肝炎e抗体阳性、乙型肝炎病毒核心抗体阳性。

辨证:湿热中阻,肝疏不利,胃降失和。

治法:清化湿热,调肝和胃。

处方:太子参12g　连翘12g　黄芩12g　桑寄生30g　铁树叶30g　白花蛇舌草30g　六一散30g　柴胡10g　当归10g　白芍10g　藿香6g　三七粉6g(冲)　薄荷6g　豆蔻3g　6剂

二诊:10月24日。脘痛腹胀减轻,大便成形,精神纳食较佳。原方加石菖蒲3g、茯苓10g,30剂。

三诊:1989年2月14日。症情稳定如前。复查肝功正常,乙型肝炎e抗体阴转。仰原方加红枣30g,10剂,以白蜜炼膏,每日冲服2次。先后服此膏4剂,至1990年4月3日再查肝功能正常,乙肝三系阴性。胃镜复查正常。

[按语] "胃为五脏之本",《黄帝内经》早有记载。肝病传脾的观点,仲景论述较详,《临证指南医案》指出"肝为起病之源,胃为传病之所",说明肝胃相关病变的生理渊源。患者湿热中阻胃脘于前,侵袭肝脏于后,进而肝胃不和、升降失调而致病。现代医学为两脏异病,运用中医学脏腑相关与气血相依的生理变化及病因同为湿热之邪的机制,拟法清化湿热、升降并调,顺利达到肝胃同治的目的。

(马肇禹整理)

六、清利湿热、活血化瘀、健脾行水法治愈臌胀一例

田某，男，34岁。

初诊：1973年12月13日。

主诉及病史：1971年发现患急性黄疸肝炎，住院三个月好转，出院后又见肝功能反复异常。今因黄疸、腹水收住我院。临床诊断为：①肝炎后肝硬化并腹水；②肝细胞性黄疸。

诊查：面目一身尽黄，皮肤黄如橘色，腹部胀大如鼓，腹壁青筋显露。苔黄腻，舌红边紫，舌体略胖。痛苦呻吟，无特殊臭味。胁肋（肝区）隐隐作痛，头晕目眩，疲乏无力，腹胀纳差，口苦微干，小便黄而短少，大便通而不畅。六脉弦滑。下肢指压凹陷，腹部叩诊有明显移动浊音。肝功能：黄疸指数35U，溴碘酞钠试验（＋＋＋），麝香草酚浊度＞20U，硫酸锌浊度＞20U，谷丙转氨酶300U/L（金氏法），白蛋白22.9g/L，白蛋白与球蛋白比为0.88∶1。A超：肝上界6肋间，右肋下3cm，剑突下4cm，厚9cm，密集微小波，进肝波呈齿状，脾大3cm，厚4cm，侧卧腹水液平3～4cm。

辨证：湿热久蕴，肝脾损伤，气血不畅，络脉瘀阻，水液停聚中州，胆汁外溢周身。

治法：清利湿热，活血化瘀，健脾行水。

处方：党参30g　虎杖30g　茵陈30g　白花蛇舌草30g　金钱草30g　白茅根30g　益母草30g　茯苓皮30g　腹皮15g　苍白术各15g　马鞭草15g　大黄9g　58剂

另以黑白丑30g，炒黄为末；蝼蛄15g，陶器上烤黄为末；二味拌匀，分6次口服，每日1次。同时进行支持疗法。

二诊：1974年2月25日。目黄明显减退，腹水减少，腹胀减轻，纳食好转。腻苔变薄，舌边瘀紫，脉弦细。拟法如前。

处方：党参30g　虎杖30g　茵陈30g　白花蛇舌草30g　益母草30g　白术9g　昆布9g　海藻9g　郁金9g　大黄9g　18剂

三诊：3月20日。目黄身黄退净，腹水少许，纳食、精神日渐好转。拟法以健脾利湿、活血软坚为主。

处方：黄芪30g　党参30g　桑寄生30g　茯苓30g　鳖甲30g　益母草30g　桃仁9g　红花9g　陈皮9g　昆布9g　海藻9g　大黄9g　20剂

4月20日复查：肝功黄疸指数7U，溴碘酞钠试验（＋＋），麝香草酚浊度20U，硫酸锌浊度18U，谷丙转氨酶正常，白蛋白30.5g/L，白蛋白与球蛋白比为0.97∶1。于4月27日出院。共住院135天，服药106剂。曾输入血浆两次，每次200ml。出院时腹水不显，肝脾肿大未见消退。

四诊：5月18日。又见少量腹水，下肢微肿，大便日行一两次，微溏，小便微黄，纳食中等。苔薄黄，脉弦细。拟法健脾益气、活血软坚为主，佐以清利。

处方：黄芪30g　党参30g　茯苓30g　金钱草30g　白花蛇舌草30g　丹参30g　鳖甲30g　益母草60g　白术15g　泽兰15g　阿胶9g　香附9g　炮姜6g　桂枝6g　30剂

以后略有加减，至1975年初肝功能逐渐恢复正常，并恢复工作。但发现乙型肝炎表面抗原阳性（以往未做此项检查）。1976年春，肝功能小有异常，谷丙转氨酶56U/L（赖氏法）。1977年以后，未见肝功反复，发现乙型肝炎病毒表面抗体及乙型肝炎病毒核心抗体阳性，仍坚持服以上药物。至1980年以后未再服药。1990年6月26日B超提示为肝恢复正常（肝内光

点稍粗，边缘整齐，血管走向清晰，囊壁光滑，囊内未见异常回声，脾厚4cm）。肝功能：黄疸指数4U，麝香草酚浊度5U，谷丙转氨酶正常。血清白蛋白44.2g/L，白蛋白与球蛋白比为2.1∶1。自觉一切良好。

［按语］此例病邪虽盛，但正当壮年，脾气未绝，初以清热解毒、利水活血为主；黄疸消退以后，则以健脾益气为主，而以活血化瘀贯彻始终。前后服药近千剂，以健脾益气、活血化瘀法应用较久，因而疗效巩固。另外，患者柔性恬淡，饮食有节，起居有常，对医者充分信任，也是病情稳定18年之久的重要因素。

（陈焕兰整理）

七、清利湿热、活血化瘀、健脾和胃法治疗臌胀合并胃脘痛一例

丁某，男，46岁。

初诊：1975年1月24日。

主诉及病史：1973年秋因肝炎后肝硬化并腹水住某医院五个月，经治疗后腹水消退，病情好转。出院后未及一年，又见肝功异常，腹水再起。

诊查：颜面虚浮，苔薄黄根腻，舌红紫，边有齿印。腹部胀大如鼓。未见明显异常。肝区隐隐刺痛，胃脘胀痛阵发，纳食不振，疲乏无力，口微苦干，小便时清时黄，大便时溏时秘。脉弦细。腹部可扪及痞块（肝脾肿大），叩诊腹部明显移动浊音，下肢指压凹陷。肝功能：谷丙转氨酶265U/L（金氏法），麝香草酚浊度18U，血清白蛋白25g/L，白蛋白与球蛋白比为0.82∶1。乙型肝炎表面抗原阳性。A超：肝上界6肋间，肋下2cm，剑下4cm，密集微小波，进肝波呈齿状，腹水液平2cm。胃镜诊断：萎缩性胃炎。

辨证：湿热血瘀交结，肝脾功能失调，痞积中焦，胃气失和，水液停聚不化。

治法：清利湿热，活血化瘀，健脾和胃，化气行水。

处方：党参20g　黄芪20g　白花蛇舌草20g　益母草20g　半枝莲20g　铁树叶20g　茯苓20g　赤白芍9g　陈皮9g　白术9g　当归9g　香附9g　甘草6g　桂枝6g　大黄9g　左金丸8g（入煎）　45剂

中途稍有增损。最初配合服用小量安体舒通3日，每次20mg，一日3次。

二诊：5月21日。腹水消退，诸症缓解，肝功能谷丙转氨酶正常。仰原方加枸杞、阿胶、红枣各15g，三棱、莪术、三七各10g。先以诸药熬汁，加白蜜炼膏，入三七末搅匀。每日开水冲服60ml左右，连服两年。

三诊：1978年11月23日。胃镜复查为浅表性胃炎。肝功能正常，乙型肝炎表面抗原（一）。腹水未起，自觉健康如常人。每日饮酒四两，亦不觉胃脘不适。苔薄黄，脉滑。以铁树叶、益母草、黄芪、红枣各30g，煎汁代茶饮经年。以后未再检查治疗。至1989年冬季患感冒发烧一周以后，突然出现黄疸、腹水等症，住某医院检查乙型肝炎病毒表面抗原、乙型肝炎病毒e抗原、乙型肝炎病毒核心抗体均为阳性。肝功能异常。

［按语］本案为肝胃不同脏器的病变集于一身，以清利湿热、活血化瘀、健脾和胃法精心调治，收效较好。10年后又起波折，旧病复发，是湿热毒邪未清，或感受新邪，亦或嗜酒成性、饮食不节所致，值得深思。

（陈焕兰整理）

八、清化湿热、调养脾肾法治愈胁痛合并消渴一例

傅某，女，47岁。

初诊：1979年10月5日。

主诉及病史：1963年感染血吸虫病，经治疗好转。1977年发现肝功能异常，诊断为血吸虫性肝硬化。1979年又发现糖尿病及更年期综合征。

诊查：眼睑微肿。舌苔薄黄，舌质尖红边紫。肝区疼痛，疲乏无力，口干少饮，纳食不佳，头晕目眩，夜寐多梦，烦躁不宁，大便时溏时结，小便频数，月事超前或错后。六脉弦细，两手抚之不温，腹部有块扪可及（肝脾肿大）下肢指压略有凹陷。尿糖（＋＋）。空腹血糖9.43mmol/L，肝功能：黄疸指数4U，碘试（＋＋），麝香草酚浊度17U，谷丙转氨酶82U/L（赖氏法）。B超提示：血吸虫性肝硬化。

辨证：肝血不畅、脾运失常、湿热水毒侵袭于前，肾气亏损、冲任失调、心神失养于后。

治法：化湿热，调气血，补脾肾，养心神。

处方：生黄芪20g　太子参20g　淮山药20g　夜交藤20g　丹参20g　白花蛇舌草20g　花粉15g　山茱萸肉15g　益母草15g　连翘15g　石斛15g　淫羊藿10g　沙苑子10g　莲子心10g　10剂

二诊：1979年10月20日。口渴、多尿、胁痛减轻，睡眠仍差，舌脉如前。宗原法调治。

处方：太子参30g　淮山药30g　交藤30g　丹参30g　白花蛇舌草30g　元参10g　麦冬10g　连翘10g　山萸肉10g　五味子10g　淫羊藿10g　陈皮10g　鸡内金10g　枣仁15g　20剂

三诊：11月24日。肝功能、血糖正常，尿糖（－），眠食好转。舌脉如前。原方加黄芪、益母草、柴胡、当归、白术等出入调理。至今历时十年，月事已绝，偶觉肝区不适，精神欠佳，大便偶溏，仰原方调理则安。多次复查肝功能、血糖等未见异常。

［按语］患者久病湿热未清，肝血瘀阻，脾运失常，又届七七肾气衰退之年，情志多变，以致阴阳失调，心神失养，诸症环生。故随证施治时，根据脏腑虚实及邪之盛衰及时调治。着眼于调补脾肾为主，解毒活血之品贯彻始终，寓治病求本之意。同时，必须“谨察阴阳所在而调之”，达到“以平为期”则已。施氏云：“治疗糖尿病，除滋阴清热外，健脾补气实为关键一环。肾为先天之本，脾为后天之本，滋肾阴以降妄炎之火，补脾气以助运化之功，水升火降，中焦健旺，气复阴回，糖代谢即可随之恢复正常。”（《施今墨临床经验选》）这一论述，对本案的治疗有一定的指导意义。

（马肇禹整理）

九、温养肝肾、调理气血法治愈胁痛合并阳痿一例

徐某，男，48岁。

初诊：1982年2月18日。

主诉及病史：发现乙肝年余，肝功能反复异常，近3个月来又诊断为前列腺炎并发性机能减退。

诊查：面色萎黄。苔薄白、中心微黄，舌质淡紫、边有齿印。倦怠无力，饥不欲食，形寒肢冷，阳痿不举，腰膝酸软，小便或清或黄，尿后带有白浊，大便正常。脉沉细。肝于右肋下可及

2cm，稍硬。B超：肝切面光点稍粗。肝功能：黄疸指数3U，谷丙转氨酶198U/L（赖氏法），血清蛋白正常。乙型肝炎表面抗原阳性，乙型肝炎病毒核心抗体阳性。前列腺液：脓球（＋＋＋），卵磷脂小体（＋）。

辨证：肝肾阳气不足，兼有湿热血瘀之象。

治法：温养肝肾，调理气血，兼化湿热。

处方：黄芪30g　桑寄生30g　白花蛇舌草30g　淫羊藿15g　菟丝子15g　益母草15g　鸡血藤15g　当归10g　巴戟10g　黄柏10g　苦参10g　肉桂6g　柴胡6g

另以人参鹿茸精口服液（成药）1支，吞服五味子粉6g，每日2次，服20剂。

二诊：3月10日。形寒肢冷好转，精神纳食较佳，白浊阳痿未已。拟法同上。

处方：黄芪30g　白花蛇舌草30g　益母草30g　淫羊藿15g　菟丝子15g　鸡血藤15g　当归10g　巴戟10g　黄柏10g　苦参10g　桃仁10g　肉桂6g　甘草6g　18剂

三诊：4月1日。肝功能正常，阳痿稍有转机，白浊减少。原方药再服28剂。至6月4日复查肝功能正常，乙型肝炎表面抗原阴转。阳痿已愈，精神纳食正常。

[按语] 肝"以血为体，以气为用"，也称体阴用阳。肝的阳气为升发疏泄的一种正常生理功能。肝阳不足，治宜助长生发为主。本案久病肝血瘀阻，肝气失养，缺乏助长生发之力，以致脾阳、肾阳或全身阳气不足，主要表现为血凝肝寒之象。患者肝病于前，阳痿于后，乃厥阴筋脉弛纵，导致"阴器不用"。尿后白浊，又与湿热下注有关。故以温养肝肾、调理气血，兼化湿热为法而收效。近代研究认为肝硬化时肝脏降解雌激素能力减退，还有肾上腺萎缩等改变，说明肝病阳痿的因果关系，也说明温养肝肾作为治肝的法则之一是必不可少的。

十、清利湿热、调理脾胃、补益肝肾法治愈水肿一例

吕某，男，3岁。

初诊：1981年3月29日。

主诉及病史：1980年10月下旬发现水肿，查尿有蛋白等物，诊断为急性肾炎。用抗炎等治法疗后时有反复。1981年初发现乙型肝炎表面抗原阳性及肝功能异常，又诊断为乙型肝炎相关肾炎，住某医院3个月，病情不见稳定，故来就诊于中医。

诊查：全身浮肿。舌苔白腻，中心微黄。浮肿时起时消，小便色黄，大便微溏，纳食不佳。脉细数。肝可及1cm，质软；下肢指压略陷。尿检：蛋白（＋＋＋），红血球（＋），脓球（＋）。肝功能：谷丙转氨酶600U/L（合氏法）。乙型肝炎病毒表面抗原、乙型肝炎病毒e抗原、乙型肝炎病毒核心抗体均为阳性。血沉32mm/1h。

辨证：湿热毒邪侵袭，肝肾受损，脾运失常。

治法：清利湿热，调理脾胃，补益肝肾。

处方：生黄芪10g　沙苑子10g　枸杞子10g　白术10g　益母草10g　连翘10g　桑寄生15g　茅根15g　茯苓15g　白花蛇舌草15g　苡仁15g　陈皮6g　黄芩6g　桂枝3g　10剂

二诊：4月15日。浮肿渐消，纳食好转。腻苔变薄，脉细数。拟法如前。

处方：生黄芪10g　党参10g　沙苑子10g　益母草10g　山萸肉10g　贯众10g　白花蛇舌草15g　桑寄生15g　茅根15g　陈皮6g　淫羊藿6g　白术6g　30剂

三诊：6月20日。浮肿全消；尿检：红血球少许，未见蛋白。原方加淮山药10g。服30剂。

至 8 月 31 日尿检正常。肝功能、血沉、三抗等均在正常范围。又断续服药至 1982 年 10 月，再查尿常规及肝功能正常。

[按语] 中医学的“肝肾同源”，也称“乙癸同源”。明·李中梓著有《乙癸同源论》，取干支和五行学说的乙木(肝)、癸水(肾)之义，阐述了“同源”与“同治”的论点，为后世所推崇。近代研究也发现乙肝病病毒引起的肝肾病变，如李氏报告：“由乙型肝炎表面抗原引起免疫复合物型肾炎的发生率为 16.8%～56.2%。”(见《病毒性肝炎基础与临床》)本案的肝肾异病于一身，而湿热病邪引起肝肾病变的病因病机是相同的，故以清利湿热、调理脾胃、补益肝肾为法，收到同治的效果。

(马肇禹整理)

十一、清热解毒、育阴止血、化痰散结、调理脾胃法治愈癥积并发血证一例

姚某，男，50 岁。

初诊：1980 年 11 月 27 日。

主诉及病史：有慢性肝炎、丹毒、高血压等病史。1983 年 11 月 17 日突然大量齿衄，往口腔医院急诊，用糊剂外涂止血，初步诊断为肝硬化继发血小板减少(血小板 40×10^9/L)。

诊查：两目微黄，面颊有红斑赤缕。舌苔黄腻，舌质红紫。口中有血腥臭味。齿衄未发(口中糊剂未除)，口干微苦，小便黄赤，大便不爽，疲乏无力，胁肋偶觉刺痛，脘腹胀气。脉弦滑。手心热。右肋下肝大 5cm，质硬，边缘尚齐，表面有结节状物；左肋下脾大 3cm，边缘较钝，质硬。肝功能：血胆红素 27.4μmol/L，谷丙转氨酶 200U/L(赖氏法)。血小板 68×10^9/L。A 超：见丛状波形。

辨证：湿热毒邪久羁，痰凝血瘀，脾失运化，癥积中州是其本；阴虚火动，血热妄行是其标。

治法：清热解毒、育阴止血以治其标，化痰散结、调理脾胃以治其本。

处方：旱莲草 30g　女贞子 30g　白茅根 30g　小蓟 30g　生牡蛎 30g　虎杖 15g　茵陈 15g　夏枯草 15g　生地黄 15g　鳖甲 15g　阿胶 10g　丹皮 10g　陈皮 10g　茯苓 10g　三七末 6g(冲)　6 剂

二诊：12 月 4 日。齿衄未发(口中糊剂已去)，口中干苦及腥臭已解，大便通畅，精神较佳。原方去生地黄，再服 6 剂。

三诊：12 月 24 日。前日在某医院 B 超：右半肝形态失常，可见多个大小不等低回声区，最大范围 7.8cm×5.6cm，提示为肝实质占位性病变。继而扫描诊断仍为肝右叶占位病变。甲胎蛋白阳性。血沉 94mm/1h。血小板 90×10^9/L。诊断为肝硬化恶性变。症见肝区隐隐胀痛，大便成形，小便仍黄，口苦微干。舌脉如前。拟法解毒化癥，调理脾胃。

处方：虎杖 30g　茵陈 30g　白花蛇舌草 30g　半枝莲 30g　龙葵 30g　女贞子 30g　太子参 30g　生鳖甲 30g　藤梨根 15g　花粉 15g　丹参 15g　阿胶 10g　白术 10g　陈皮 10g　干蟾 6g　三七 6g　45 剂

另以西黄丸 3g 吞服，每日 2 次。同时，以蟾蜍油(活蟾蜍 1 只，去内脏洗净，用麻油 500g 煎枯去渣备用)炒菜佐餐。

四诊：1984 年 3 月 2 日。目黄已退，大便成形，小便或清或黄，纳食精神好转，夜寐欠佳。

苔薄黄，脉滑。复查肝功能正常，血沉 60mm/1h。血小板 100×10^{9}/L。甲胎蛋白阴性。拟法如前。

处方：生黄芪 30g　太子参 30g　白花蛇舌草 30g　半枝莲 30g　白英 30g　龙葵 30g　女贞子 30g　旱莲草 30g　龟版 30g　鳖甲 30g　生牡蛎 30g　陈皮 10g　甘草 10g　茯苓 10g　阿胶 10g　26 剂

至 6 月初恢复工作，以后原方略有增损，服药经年。1986 年 8 月 26 日 B 超未见明显占位病变，肝功能、血小板、血沉等正常。触诊肝大 3cm，质地稍软，表面较平；脾大 3cm，质地仍偏硬。以后常以龙葵、白花蛇舌草、丹参、黄芪、云苓、女贞子各 30g，煎汁当茶饮。直至 20 世纪 90 年代，自觉一般情况尚好，能坚持全日工作，偶见胃脘小痛阵发，进六君子汤合左金丸加减 1～2 剂则已。1991 年 3 月 5 日复查 B 超，肝功能等均未见明显异常。

［按语］患者以湿热毒邪伤阴动火、血热妄行为先导，继而癥积中州，肝脾功能失调之象逐渐突出，故以清热解毒、养阴止血先治其标，后以化瘀散结、调理脾胃以治其本，说明标本先后的规律是不能忽视的。善后的健脾益气是宗前贤所谓"壮人无积，虚人则有之"及"养正则积自消"的论述为指导而选用的。案中以干蟾配方和蟾蜍炸油佐餐，既有祖传经验的积累，也有近代研究的论证。如报道蟾蜍提取物（华蟾素）对动物移植性肿瘤有抑制作用，尤其对小鼠肝癌有明显的抑制功用，以及镇痛、消炎、保护细胞免疫作用（见《中西医结合杂志》1985 年 2 期）。

（陈焕兰整理）

十二、清泄湿热、利胆和胃法治愈胁痛并水肿、胃脘痛一例

刘某，男，39 岁。

初诊：1975 年 10 月 15 日。

主诉及病史：1961 年患肺结核，1963 年患急性黄疸型肝炎，1975 年 8 月初发现结核性胸膜炎，10 月初又发现胆囊炎与急性肾炎，于 10 月 4 日住某医院。住院期间，又经钡餐诊断为肥厚性胃炎。入院后曾用青链霉素注射，因皮肤丘疹及面部发麻而停药。治疗方案改为支持疗法及少量异烟肼（每日 300mg）外，主要以中医中药调治。初用大剂苦寒清利之品而见恶心呕吐及胃脘疼痛，故来我院邀请中医会诊。

诊查：颜面及下肢浮肿。舌苔黄腻，舌质红紫，边有齿印。痛苦呻吟，口中略有臭味。咳嗽咽痛，胃脘及右肋隐隐作痛，腹部胀气，恶心厌油，口苦而干，纳食不振，大便五日未行。脉象滑数。肝于右胁下可及 1cm，稍硬。胃脘轻度压痛，下肢指压凹陷。肝功能：黄疸指数 10U，谷丙转氨酶 260U/L（金氏法），麝香草酚浊度 14U。乙型肝炎表面抗原阳性。A 超：上界 5 肋间，右肋下 1cm，剑下 8cm，肝厚 10cm，密集微小波。尿常规：蛋白（＋＋＋），颗粒管型少许，红血球 80～100 个/HP，脓球 1～2 个/HP，尿比重 1.010。抗"O"1000U，血沉 36mm/1h。胸透：左侧胸膜炎，少量胸水。

辨证：湿热久蕴不清，肺失清肃之令，脾失运化之常，肝失调达之性，胆流不畅，胃降失和，肾水调节受阻，膀胱气化不利。

治法：清泄湿热，宣肺利胆降胃为先，调理脾肾于后。

处方：党参 9g　白术 9g　陈皮 9g　竹茹 9g　京半夏 9g　大黄 9g　白芍 9g　杏仁 9g　苏叶 9g　茯苓 30g　白茅根 30g　鱼腥草 30g　白花蛇舌草 30g　射干 6g　甘草 6g　3 剂

二诊：10 月 20 日。大便通利，肿消过半，腻苔变薄，咳嗽咽痛好转。恶心已解，脘胁疼痛

减轻，赤尿未已。拟法继续清利湿热、调理脾胃。

处方：党参 15g　茯苓 15g　小蓟 15g　枸杞 15g　白术 9g　扁豆 9g　陈皮 9g　京半夏 9g　鱼腥草 30g　白花蛇舌草 30g　夜交藤 30g　旱莲草 30g　苡米根 30g　甘草 6g　10 剂

三诊：11 月 5 日。浮肿完全消退，纳食好转，脘胁不痛，赤尿已减十之七八，大便通畅。苔薄黄，脉弦细。拟法清利湿热，调理脾肾。

处方：黄芪 20g　党参 20g　淮山药 20g　茯苓 20g　枸杞 15g　沙苑子 15g　山萸肉 15g　夏枯草 15g　白花蛇舌草 30g　苡米根 30g　益母草 9g　白术 9g　当归 9g　陈皮 9g　茅根 60g　甘草 6g　30 剂

12 月 15 日复查肝功能、尿常规、血沉、抗“O”等均恢复正常，胸水吸收。原方继续调治，于 1976 年元月 30 日出院。继续来我院门诊，尿常规偶见蛋白及红血球，肝功能未见反复。仰前方加百部、百合各 15g 熬膏。连服三个月，诸症消失，乙型肝炎表面抗原阴性，追访两年未见复发。

［**按语**］患者五脏受病，现代医学检查为多种疾病集于一人之身。由于病因不一，病灶各异，加之药物副反应等问题，治疗颇为棘手。在中医学看来，湿热之邪可以内蕴脾胃，郁结肝胆，上扰华盖，侵袭下焦，因而论治时用生军清泄湿热，率先恢复中州运化之能与华盖清肃之令，继而调理脏腑阴阳气血而收全功。正如《临证指南医案》所云“上下交损，当治其中”。当代名医关幼波云：“调理脾、肝、肾，中州要当先。”

（马肇禹整理）

［**编者评注**］万老治疗湿温、湿热黄疸，肝病善以中州为枢，攻补兼施，标本兼顾。由于把握病机先后缓急，虽邪深正虚亦无掣肘之虞。如治疗臌胀用大黄 9g、黑白丑各 5g、芒硝 10g 等，配合其他药物治疗，取得了良好的效果。

钱远铭医案

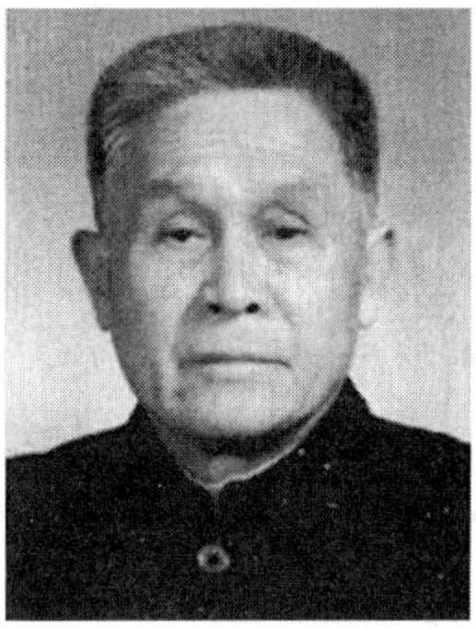

【生平传略】

钱远铭，号竹堂，湖北咸宁市人。生于1923年7月，出身世医之家。少时读乡塾10余年，通经史子集。弱冠弃儒从医，承教于当地宿儒名医黄振声。负笈4载，熟习医经原旨，探索诸家精华，学有初成，医名渐著。后又深究针灸之术，以为羽翼。

1956年始在省中医进修学校任教。1959年调省中西医结合研究所，从事临床科研工作，兼任省中医学院教师。1979年晋升为副研究员。1981年调省中医药研究院，先后任附属医院院长、内科主任、医史文献研究室主任。1987年晋升为研究员。

钱氏主持中西医结合临床科研工作20余年，积累了丰富的经验，辨证施治灵活而有成规，立法处方仿古而有新见。

晚年致力于经验、总结和医史文献之研究。先后撰写了《简易针灸疗法》、《竹堂医话》、《临床经验汇编》。主编出版之著作有《李时珍研究》、《李时珍医学钩玄》、《李时珍史实考》、《本草纲目精要》、《奇经八脉考研究》、《经史百家医录》。毕生治学经验编成《竹堂医镜》一书，实为钱氏毕生治学经验之大成。

一、清心化痰法治愈痰郁证一例

钟某，女，16岁。

初诊：1977年1月12日。

主诉及病史：发作性昏睡两月余。自1976年11月上旬因在校受老师批评后，情绪低落，当天回家熟睡不醒。久之，家人多方推弄，亦不觉醒，举家惊恐。次日抬送当地医院做有关检查，未见异常，只好任其自睡。每日除给葡萄糖1000ml静脉点滴外，未作其他处理。如此经过一周以后，自行苏醒。醒后问之，一无所苦，一无所知。然自此以后，每隔三五七天类似发作一次，每次昏睡三五七天不等，先后服过中西药物无效，来汉求治。

诊查：一般情况良好，智力正常，脉来和缓，仅见舌红苔白而厚。

辨证：其病起精神刺激之后，乃气郁生痰，痰阻心窍；舌红主火，苔厚主痰，应属痰火阻窍之候。

治法:清神醒脑,化痰开窍。

处方:石菖蒲 10g　远志 10g　胆南星 6g　橘红 10g　神曲 10g　麦冬 15g　百合 20g　白术 10g　柏子仁 15g　甘草 5g　大枣 12 个　枳实 10g

二诊:服上方药 5 剂,发作减少,昏睡时间缩短,一天左右可以自行清醒。继进 5 剂,停止发作。

三诊:半月来未见昏睡出现,一般情况良好。舌苔转为薄白。嘱按原方继服药两周,回乡休息。3 个月后来信告知,病已痊愈,未再发作,恢复上学。

[按语] 本病临床少见,医书亦未见类似记载。《史记》虽有扁鹊治虢太子尸厥一案,然彼实因病而然,亦未记有反复发病之经过。此则因郁而多次复作,有似有不似也。本病以其起自精神刺激,舌红苔白而厚,断为气郁生痰、痰阻心窍,采用导痰汤加味而效,甚出意外。

二、平冲降逆法治愈奔豚气一例

戴某,女,42 岁。

初诊:1975 年 8 月 13 日。

主诉及病史:气从少腹上冲咽喉反复发作 4 年之久。本病初起,每次发作仅觉少腹有如虫行,自下而上。上至心下,则胸满气急,约一两分钟即可自行消失。数月或半年一发,尚不以为苦。近一年来,症情日益加剧,乃至一日数发。发则先觉少腹跳动一阵,随之上抵胸膈,甚则上冲咽喉。于时气急胸满,呼吸几乎停顿,面青目竖,两眼流泪,额上汗出,身体强直,两手握固,有如角弓反张者。如是多则三五分钟,少则一两分钟,必待深深吸气一口,长叹一声,诸症逐渐缓解,痛苦万分。曾在地、市、县医院及武汉某医院作多次诊治,诊断为西蒙病。未作特殊处理。

诊查:就诊时间不过一小时许,亲见其发作两次,一轻一重,发时神志清楚,发后疲乏无力,必须卧休片刻,方可恢复。病虽奇特,但不碍大局,外貌尚属如常,饮食二便均无特殊。脉弦而缓,舌稍红,苔薄白。

辨证:本病与奔豚气甚相类似。盖冲脉起于气街,并少阴之径,夹脐上行,至胸中而散,故本病气从少腹冲于胸为其主要见症,为冲气厥逆之候。

治法:宜用平冲降逆、开郁化痰为治。

处方:当归 10g　白术 10g　香附 10g　旋覆花 10g　赭石 30g　降香 15g　磁石 30g　枳实 10g　竹茹 10g　茯苓 15g　甘草 5g

水煎服,每日 1 剂,连服 15 剂。

二诊:药后发作稀少,症亦减轻。先后以上药出入为方,服药五十余剂。至 1975 年 12 月来信,告知病已向愈。1982 年随访,再未复发。

[按语]《金匮要略》所载,"奔豚病,从少腹起,上冲咽喉,发作欲死,复还止,皆从惊恐得之"。细询患者,前后四年并无惊恐诱因,但与情绪起伏有一定关系,似与仲景所言不同。故在平冲降逆基础上酌加开郁化痰之品,竟获满意疗效。足证个体不同,病有多因,古今治法,不必强求一致。

三、温阳利尿治愈肺心心衰症二例

例一　严某,男,59 岁。

初诊：1979 年 6 月 23 日。

主诉及病史：咳嗽十余年，气喘心慌，浮肿腹胀加重月余。于 1979 年 5 月 16 日以气喘心慌、浮肿腹胀入院，诊断为慢性支气管炎、肺气肿、肺心病、重度心衰、心源性肝硬化伴腹水。用西药抗感染、强心利尿治疗一月余，病情毫无好转。

诊查：咳逆倚息，胸满腹胀，心下坚，大如盘；下肢浮肿，按之如泥。不思食，食则胀甚，口干不欲饮，半靠卧位，低流量输氧维持呼吸。唇干舌绛，舌下静脉怒张，脉来细数。

辨证：本病据其唇干舌绛，甚似邪入营阴之候。但起病以来从无发热谵语过程，舌虽绛而不燥、口虽干而不欲饮；且下有腹胀浮肿，心下坚，大如盘，乃阳虚水泛、水结血瘀之候。此即《金匮要略》中所谓“气分，心下坚，大如盘，边如旋盘，水饮所作”之证。

治法：宜温阳利水，佐以活血祛瘀为治。

处方：桂枝 10g　麻黄 10g　附子 10g　干姜 10g　细辛 3g　厚朴 10g　茯苓 20g　泽泻 15g　苡仁 15g　降香 15g　红花 6g　干漆 6g

水煎服，每日 1 剂。

二诊：服上方药 10 剂，尿量增多，腹胀浮肿基本消失，可以下床活动。舌绛唇绀亦减。步上方麻黄、附子、干姜减半续投观察。

三诊：服药至 8 月 2 日，一般情况良好，可以外出活动，症状消失，出院休息。

［按语］治疗本病过程中有两点值得提出：一是舌质光绛，在温热病中应属邪入营阴，但在临床观察，凡肺心病兼有腹胀浮肿者，多因水结血瘀、水津不能上呈，导致唇干舌绛，与温热病之热甚伤阴者有本质之不同。故必温阳利尿、活血化瘀，使其水饮一去，气化恢复，营血流畅，则唇干舌绛自会消失。二是本病由于多年痰饮积聚，导致腹胀浮肿，肺脾肾三脏阳气亏损、功能衰退，病非一朝一夕所成，治非一朝一夕所致。因此，在温阳利水过程中必须效不更方，待其阳气自复、水饮消退、营血流畅，疗效方能巩固。且有病则病当之，虽盛夏酷暑之际，不必惧其燥热过甚，不敢坚持用药，以致功亏一篑。本例先后共用麻黄、桂枝、附子、干姜各达 0.5kg 有余，细辛亦有 0.2kg 之多，并无矫枉过正之弊，亦属罕见之例。

例二　秦某，女，63 岁。

初诊：1974 年 2 月 9 日。

主诉及病史：慢性咳嗽 30 年，气喘 10 年，心慌、浮肿 12 天。

诊查：半卧位，呼吸稍促，全身重度浮肿，四肢逆冷，一按如泥，肚腹胀满，小便不利，口不干渴，纳少神疲。唇绀舌紫，苔白稍厚，脉沉稍数，咳嗽白痰。两肺可闻干湿性啰音；心律不齐（多发性早搏），心率 102 次/分，颈静脉怒张，肝颈静脉征阳性，肝肋下 4.5cm，腹水征阳性。白细胞计数：12×10^9/L；分类：中性粒细胞 0.89。

辨证：咳嗽痰喘，陈痰寒饮蓄积多年，导致脾肾阳虚，水邪泛滥，上凌于心而然。

治法：温阳利水，宣上通下为法。

处方：麻黄 10g　桂枝 10g　附子 12g　干姜 10g　苍术 12g　陈皮 10g　厚朴 12g　泽泻 15g　茯苓 24g　猪苓 24g　苡仁 15g

水煎去渣，浓缩成 300ml，分 2 次服。

上方每日 2 剂，连服 5 天。

二诊：服上方药后，尿量逐步增多，每日可达 3500ml 左右，其中最多一天竟达 5000ml 之多，嘱原方药每日 1 剂，继续观察。

三诊：服上方药一周后，水肿基本消退，全身皮皱可掬。与此同时，心慌气喘亦明显减轻，精神胃纳增进,心衰控制,心律亦齐,肝大1.5cm。住院一个月出院。

[按语] 本病患者在服药前后,有意分别测定其血清、电解质、二氧化碳结合力及尿17酮、类固醇等,未见大量利尿导致电解质酸碱平衡紊乱,而17酮、类固醇均有所增加。说明本例中药利尿,是在大剂温阳之剂振奋脾肾功能基础上达到利尿之目的,与西药强行利尿有所不同,其机制有待进一步探索。

四、化痰开窍、宁心安神治愈散发性脑炎一例

金某,男,18岁。

初诊:1983年5月13日。

主诉及病史:神志异常,恐惧痴呆三个月。患者平时学习成绩良好,病前亦无精神创伤史。于1983年2月25日开始出现恐怖感,如人将捕之,怀疑食物有毒,不敢进食,沉默寡言,情志异常。由老师护送回家休息。自后不时发热,记忆力丧失,时有幻觉,不敢出门,接触任何事物均有恐惧感。3月2日开始,上述症状加重,不知人,不识路,饮食不入口,彻夜不敢入睡,口流痰涎。于3月6日转当地医院。体温38℃,心率112次/分,血压110/80mmHg。血常规正常,脑脊液无色透明,压力不高。经治无效,于4月2日来武汉某医院诊治,断为散发性脑炎、感染性精神病,经治亦无明显效果。

诊查:表情痴呆,怕人怕事,无欲无求,不言不语,大小便随地而解,不知饮食、须人喂给,不能独自行走、须人扶行,躁动不安,双手颤抖。舌红,薄黄苔,脉来弦数。

辨证:据其病起发热之后,神情痴呆,躁动不安,双手颤抖三个月之久,而舌红苔黄,脉来弦数。证属痰火阻窍、心神散越之候。

治法:化痰开窍,宁心安神。

处方:胆陈皮10g　胆南星10g　石菖蒲10g　郁金15g　百合20g　苏木15g　莲子心3g　枳实10g　川贝母10g　全虫4个　甘草5g　广角粉6g(另包冲服)

水煎服,每日1剂。另加牛黄清心丸每日2次,每次1粒。

二诊:服上方药8剂后,在他人帮助下可以自行进食,神志渐转清。效不更方,继服上方药8剂,能自己进食,可以安眠,双手不抖,送入厕所可以自行二便。自5月13日至6月25日,先后服上方药四十余剂,病情明显好转,智力恢复,可以坐床看小说,生活主动。乃改投益气宁心之剂,调补善后。随访,已于次年春季恢复学习。

[按语] 本病患者神志痴呆三个月之久,本属难治之证。然在辨证论治中抓住痰火阻窍一环,取得初效;守方不变,坚持用药,竟获意外效果,甚属罕见。

五、清热化瘀法治愈乳头流血症一例

史某,女,30岁。

初诊:1989年9月5日。

主诉及病史:双侧乳头流血反复出现5年之久。起病以来,曾多次在西医外科、妇科作过诊治,原因不明,治亦无效。

诊查:血色鲜红,有时手挤而出,有时不挤自流,并伴见如奶汁样液体同时出现,乳头疼痛灼热。舌红黄苔,脉细而缓。

辨证:属肝胆瘀热郁结之候。

治法:清热解毒,凉血化瘀。

处方:忍冬藤 20g　天花粉 15g　天丁刺 15g　老鹳草 15g　赤芍 10g　丹皮 10g　甘草 6g　香附 10g　连翘 15g　桃仁 12g　当归 10g　地丁 15g

每周服上方药 5 剂,连服 4 周。

二诊:10 月 8 日。上述诸症消失,仅于月经前数日乳头有轻度胀感。舌上黄苔消退,瘀热大势已去。步上方去天丁刺、地丁,加川芎、生地黄继投 10 剂,巩固疗效。于 1990 年 10 月随访,疗效稳定,未再复发。

[按语] 本证临床少见。当时抓住乳头灼痛、舌红苔黄见症,作为辨证要点,采用清热凉血收效,殆亦偶合而然。

六、温补脾肾法治愈乳糜尿三例

1. 曾某,女,47 岁。

初诊:1966 年 2 月 2 日。

主诉及病史:乳白色小便反复发作 12 年,症状加剧一年。

诊查:症见小便色白,有如牛奶,稍一放置,即凝结如膏。无尿频尿急尿痛,亦无消渴善饥之象。且面色萎黄,形体消瘦,纳少神疲,腰酸肢软,四肢无力,室内行动亦感困乏。舌淡苔白,脉细弱。尿常规:蛋白(++),红细胞(++),脓细胞(少许);乳糜尿试验(+),两次查血丝虫(-)。西医诊断为乳糜尿。

辨证:脾虚下陷,肾虚不固,脾肾两虚之候。

治法:温补脾肾。

处方:炙黄芪 18g　党参 15g　白术 12g　山药 18g　炙甘草 10g　故纸 10g　山萸肉 10g　菟丝子 15g　熟地黄 15g　益智仁 10g　乌药 10g　鹿角片 10g

水煎服,每日 1 剂。

二诊:服上方药 4 剂,尿浊明显减轻,精神胃纳亦有好转。继守上方,乘胜前进。

三诊:继进 8 剂以后,小便转清,尿浊基本消失,精神体力好转。先后服上方 15 剂,尿常规无异常发现,乳糜尿试验(-),而获痊愈。住院 35 天,出院休息。

2. 阎某,女,31 岁。

初诊:1974 年元月 8 日。

主诉及病史:乳白色小便反复出现 5 年,加剧半年。

诊查:患者小便呈乳白色,时轻时重。轻则如米泔水,重则尿后沉淀成块,有如絮状。症见面色萎黄,精神困倦,四肢乏力,胃纳减退,腰酸腿软。舌淡苔白,脉来沉细。尿常规:蛋白(+),红细胞(+++),脓球(++)。乳糜尿试验(+),两次查血丝虫(-)。西医诊断为乳糜尿。

辨证:属脾肾两虚之证。

治法:温补脾肾。

处方:炙黄芪 18g　党参 12g　白术 12g　山药 15g　炙甘草 10g　故纸 10g　山萸肉 10g　菟丝子 15g　熟地黄 15g　益智仁 10g　乌药 10g　鹿角片 10g

水煎服,每日 1 剂。

二诊:上方药连服 10 剂之后,尿浊明显好转。步原方续服。

三诊:继服药6剂,小便转清,精神胃纳转佳,面色转润。守方服药15剂后,复查尿常规未见异常,乳糜尿试验(一),临床治愈,出院休息。

3. 邹某,女,21岁。

初诊:1974年3月15日。

主诉及病史:以乳白色小便半年、加重一个月入院。于1973年10月,初见尿频、尿急、尿痛,当地作泌尿系感染治疗而无效。同年11月增见尿色混浊,有时如米泔,有时如牛奶,时轻时重,持续不愈。1974年元月,经某医院确诊为乳糜尿。

诊查:面色萎黄,食纳不佳,神疲肢软,腰酸头晕,小腹坠胀,无尿频、尿急、尿痛等情。舌淡,苔薄白,脉缓软。尿常规:蛋白(+++),红细胞(++),脓细胞(++)。乳糜尿试验(+),查血丝虫(+)。

辨证:据其脉症应属脾肾两虚之证。

治法:温补脾肾。

处方:方药同以上两例。

二诊:投药8剂,尿浊明显好转,继服药10剂。

三诊:续服药之后,小便转清,精神胃纳转佳,诸症消失。复查尿常规、乳糜尿试验,均在正常范围。

[**按语**] 从临床所见,本病相当于中医学之尿浊。然以历代文献所载,尿浊多属湿热下注为患。治疗大法,大体以清利为主,立方多以萆薢分清饮加减为治。然以本病分析,其病机则与前人所论之尿浊大相径庭。三案皆病史较久,多则十余年,少则亦有半年之久,长期尿浊,如油如膏,乃至面色萎黄,肌肉消瘦,精神困乏,腰酸腿软,头晕纳减,舌淡脉虚,显属脾肾两亏之候,毫无湿热下注之征。即以第三例而论,起病初期,因有尿频尿急尿痛诸症,似有湿热下注之象;但病到半年以后,邪去正虚,尿频尿急尿痛亦随之消失,已无湿热可议。探其本源,乃于长期尿浊导致脾气亏虚,水谷精微上不能奉心化赤以荣周身,下不能化生精气以滋肾,竟随小便自流,其与下消、遗精病机同出一理。对此,必以大补中气、填益肾精为当务之急。方中参、芪、术、草均为大补中气之品;鹿角、熟地、萸肉、菟丝子等为填补肾精之剂,脾肾两补,合收预期之效。此外,从现代医学观点,本病患者应严禁荤油之品。但上述三例,均未作过饮食禁忌处理,对疗效并无影响。

七、活血通络法治愈脑栓塞二例

1. 崔某,女,42岁。

初诊:1974年1月23日。

主诉及病史:以突然昏倒、右半身不遂12小时入院。患者原有风湿性心脏病,经常出现心慌气喘咳嗽,时有痰中带血,曾经某医院诊断为风湿性心脏病。

诊查:入院时神识颇清,瞳孔等大,对光反射存在,右上下肢呈弛缓性瘫痪,无口眼㖞斜;心率90次/分,律不齐,心房纤颤,心尖区双期杂音。舌质暗红,脉来参伍不调,有时一止。

辨证:证属瘀血阻滞经隧之候。

治法:通经活络,活血化瘀。

处方:秦艽10g 归尾10g 赤芍10g 桃仁12g 川芎10g 红花10g 土鳖6g 鸡血藤24g 甘草6g 桂枝10g

水煎服，每日 1 剂。

二诊：服上方药一周后，上肢可以活动，下肢功能亦有恢复，继服上方药 7 剂。

三诊：服药至 2 月 6 日，下肢可以触地，但不能抬步。续服药 10 剂。

四诊：至 2 月 15 日，上肢可以拿箸进食，下肢可以下床活动。于 3 月 9 日上下肢功能基本恢复正常出院。

2. 徐某，女，54 岁。

初诊：1974 年 3 月 8 日。

主诉及病史：以突然失语、半身不遂两天入院。患者原有风湿性心脏病，时现心慌气短等症。于 3 月 6 日早晨被家人发现卧床不起，神识不清，失语，右侧偏瘫。二便失禁。

诊查：神清，光反射存在，颈软，无面口歪斜。心率 90 次/分，律不齐，心房纤颤，心尖区双期杂音。右上肢呈痉挛性瘫痪，右下肢可以活动，但不能任力，腱反射亢进，口气甚臭。舌质暗红，脉涩，参伍不调，时现一止。

辨证：证属血瘀经络、痰阻清窍之候，中经而兼中脏之证。

治法：通经活络，豁痰开窍。

处方：石菖蒲 10g　胆南星 10g　远志 10g　白芥子 10g　鸡血藤 24g　归尾 10g　赤芍 10g　桃仁 10g　红花 10g　僵蚕 10g　土鳖 6g　甘草 6g

水煎服，每日 1 剂。

二诊：服上方药至 3 月 20 日，右下肢可以下床活动，但不大任力，右上肢可以作抬举伸指动作，精神胃纳转佳，可以发音，但吐辞不清。

三诊：继服上方药 10 剂，上下肢续有恢复，可发一二字清晰语言。于 4 月 3 日出院，继续门诊治疗。因患者家住医院附近，可以步行就诊。

［按语］脑血栓一症，从临床表现看仍属中医中风范畴，不外痰瘀阻滞为患。前一例以邪中于经之半身不遂为主，后一例以中经兼有中脏失语之表现。此即《金匮要略》所谓“邪在于经，即重不胜；邪入于脏，舌即难言”者。因此两例治法，同中有异。前者专一通经活络；后者则通经与开窍合投。不仅如此，前者只有瘀阻见症，纯用活血祛瘀为法；后者既有瘀阻见症，又有痰浊表现，故必在活血通经基础上加用化痰开窍之法，此即中医同病异治之特点。

八、清宣邪热、益气生津法治愈中毒性休克一例

陈某，男，54 岁。

初诊：1974 年 2 月 4 日。

主诉及病史：恶寒发热，咳嗽气喘一周，加剧一天。原有慢性咳嗽史，冬春发作，早晚明显。一周来咳嗽加剧，并见恶寒发热，气喘胸闷。在本单位卫生所治疗，用过青、链霉素，疗效不显。胸透：两肺纹理增粗；白细胞计数 $31\times10^9/L$；分类：中性粒细胞 0.94，大部分中性粒细胞内含毒性颗粒；体温 38.9℃，血压 64/40mmHg。夜班医生用每 100ml 葡萄糖内加阿拉明一支，血压维持在 80/60mmHg 左右。

诊查：神志恍惚，烦躁不安，两肺满布干鸣音，呼吸稍促，咳吐黄痰，痰中带血，烦渴引饮，唇红舌红，苔黄而燥，脉来沉伏微细。

辨证：病属风温，邪热内蕴，气阴被损之候。

治法：清宣邪热，益气生津。

处方：麻黄 10g　石膏 60g　太子参 30g　黄精 24g　甘草 10g　连翘 15g　二花 24g　黄芩 15g　知母 15g　杏仁 10g

4 剂，水煎服，每隔 2 小时服药 1 次，1 日内服完。

二诊：上方药服至当日下午 4 时，血压开始回升为 84/60mmHg。至 2 月 5 日上午 8 时，血压稳定在 100/70mmHg。一般情况好转，体温正常。咳喘大减，脉来缓和有力。上方药改为每日 2 剂，4 小时服药 1 次。

三诊：服上方药至 2 月 6 日，两肺干鸣音消失，精神胃纳转佳。复查白细胞计数 $10\times10^9/L$；分类：中性粒细胞 0.75，毒性颗粒消失。上方去麻黄、石膏、人参，黄精减量；加芦根、川贝母续投，每日 1 剂，分 2 次服。另加艾叶油丸，每日 3 次，每次 1 粒。于 2 月 16 日痊愈出院休息。

[按语] 本病发热，咳嗽气喘，痰色黄稠，痰中带血，口渴引饮，舌苔黄燥，纯属一派邪热壅肺之候。但以脉来沉伏而微细，为阳症见阴脉，邪盛而正虚之危候。法宜祛邪扶正，齐头并进。方用麻杏石甘汤合人参白虎汤加减投服。且以病情危重，非重剂不足以取效，故两天之中计服石膏 360g、人参 180g，收到满意之效，诚非易事。

九、清肺豁痰法治愈顽固哮喘一例

杨某，女，15 岁。

初诊：1979 年 11 月 15 日。

主诉及病史：自幼患哮喘，加重两年。患者自幼即发哮喘，多于春秋二季发作。近两年来，不分季节，每日白天则轻发，喉中有水鸣声，夜间加重，影响睡眠。每隔一两周则大发一次，必须输液，加用大量抗生素及激素治疗，方可缓解。

诊查：面色潮红，舌红，苔黄，脉来滑数。唇口干燥，夜卧多噩梦，烦躁怕热，虽属冬季，夜卧常不自觉掀弃被褥而不觉寒冷，咳唾少量稠痰。

辨证：据脉症分析，虽久患之病，乃属痰热郁肺之候。

治法：清肺豁痰。

处方：麻黄 10g　桃仁 10g　桑皮 15g　苏子 10g　款冬花 10g　黄芩 10g　石膏 30g　甘草 10g　法半夏 12g　淫羊藿 20g　川贝母 10g　每日 1 剂

二诊：上方药连服 10 剂，症状明显减轻，白天基本不喘，夜间虽有发作，但已不影响睡眠，烦躁如故，精神胃纳增进。苔黄，仍守上方继服药。

三诊：进药二十余剂后，哮喘基本平息，脉舌亦转正常。嘱守原方 2 日服药 1 剂，巩固疗效，以防复发。百日之后，家长登门致谢，告以疗效巩固。

[按语] 哮喘一证，久病之后虚寒者多，实热者少。本例自幼即罹此病，而症见一派燥热之候，先后用石膏达 1.5kg 之多，收到良效，确属少见之例。

十、脾肾双补法治愈慢性肾炎合并尿毒症一例

张某，女，22 岁。

初诊：1981 年 6 月。

主诉及病史：慢性肾炎 9 年合并尿毒症八个月余。1972 年 2 月以急性扁桃腺炎引起发

热，面目浮肿，经当地医院诊断为急性肾小球肾炎。九年以来，证情反复，经常早起可见面目浮肿，甚则全身浮肿。1980 年 10 月，证情加重。血压 150/100mmHg，尿蛋白(＋＋＋)，非蛋白氮 70.0mmol/L，二氧化碳结合力 14.4mmol/L，胆固醇 7.8mmol/L，酚红排泄试验：0.20。诊断为慢性肾炎，肾病期，尿毒症。在当地医院先后服中西药八个月之久，病情仍无好转。适余执教于董永之乡，该院邀余会诊。

诊查：面色晄白，唇淡舌淡，边有齿印，肢冷腰酸，下肢浮肿，纳少神疲，恶心呕吐。

辨证：审证当属脾气本虚、肾气不足之候。

治法：脾肾双补。

处方：黄芪 15g　太子参 15g　白术 10g　茯苓 15g　泽泻 15g　薏米 20g　山药 15g　莲肉 15g　鹿角片 10g　龟版 15g　巴戟 15g　菟丝子 15g　山萸肉 10g　枸杞 15g

水煎服，每日一剂，浓煎频服，每次 30ml。

二诊：服药一周后，证情稍有好转，继守原方续投。

三诊：服药至二十余剂，浮肿基本消失，头晕头痛好转，恶心消失，精神胃纳增进，续服原方药。

四诊：服至 8 月中旬，诸症悉除。复查：非蛋白氮 25.7mmol/L，二氧化碳结合力 30.2mmol/L，胆固醇 5.2mmol/L，酚红试验 0.55，尿蛋白少许，血压 120/80mmHg。固守前方改用龟鹿二胶，加大十倍剂量制成膏剂 1 剂，出院自理。出院后证情稳定，并于同年 10 月恢复工作。随访，主观症状及客观检查均能保持正常范围，坚持工作。

[按语] 本病反复发作 10 年之久，且见面色晄白、唇淡舌淡、肢冷腰酸、神疲肢软等症，本属一派脾肾阳虚之候。然本例正值生长发育之期，阳气虽虚，阴精未必不受其耗。虽宜温补，然温脾不宜姜蔻，温肾不宜桂附，只宜甘温平补之法缓以济之，方为合拍。且久病之虚，非血肉有情之品不足以奏功，故用龟鹿二胶取其填精补髓之效，此又法中之法。

十一、芳香开痹、清气化痰法治愈心绞痛一例

许某，男，62 岁。

初诊：1974 年 3 月 2 日。

主诉及病史：胸闷、心前区疼痛三个小时。患者原有高血压病史，因无症状，未作过任何治疗。于 3 月 2 日晚上七时许突感胸闷、心前区疼痛，以至不能忍受。继之出现面色苍白，冷汗自出，血压下降为 80/60mmHg。本单位给予输氧，注射杜冷丁、氨茶碱等，证情未能缓解。9 时许抬送我院急诊，以心肌梗死收住入院。

诊查：入院体温 36℃，呼吸 24 次/分，血压 100/70mmHg。证见两侧胸闷、胀痛感。舌红，白厚苔，根部微黄，脉来缓软。

辨证：据其脉症，乃属痰浊痹阻心胸所致。

治法：芳香开痹，清气化痰。

处方：蔻仁 10g　川黄连 6g　瓜蒌仁 15g　薤白 10g　胆半夏 10g　佩兰叶 10g　藿香 10g　厚朴 10g　郁金 10g　石菖蒲 10g　枳实 10g　陈皮 10g

2 剂。水煎服，分 4 次，1 日内服完。

药后，当晚疼痛大减，胸闷亦轻。3 天以后，苔转白薄，精神胃纳好转，胀痛消失。上方药改为每日一剂，巩固疗效。

[按语] 本例表现为舌苔白厚、胸闷胀痛，病机主要涉及气分，故纯以清气化痰开痹立法，

不用血分药物，这是本案辨证论治之特点。

十二、补益心脾、交通心肾法治愈顽固性心动过速一例

袁某，男，44岁。

初诊：1976年12月20日。

主诉及病史：阵发性心慌十余年，加剧半月余。患者有阵发性心动过速症十余年，平素发作较轻，不经治疗，稍事休息亦可缓解。1976年11月25日因搬家劳累而发心慌，不能支持，虽经治疗，稍有缓解而不稳定。27日复发加剧，心率160次/分，并见胸闷、胸痛剧烈，全身冷汗，不能自持。经当地医疗单位抢救，16小时以后症状稍有好转。但卧床不能移动，彻夜不眠，稍有噪声则心慌立刻加剧。12月10日以后，轻发一日数见，剧烈发作则三两天一现，每大发一次则通宵达旦，必须大剂镇静剂和西地兰等方可缓解。

诊查：面色萎黄，脉来细数无力，舌淡少苔，心悸如悬，失眠梦多，神气虚怯，语声低微。

辨证：心肾不交，心脾气虚。

治法：大补心脾，交通心肾。

处方：党参24g　黄芪12g　当归10g　麦冬15g　朱茯苓24g　炙甘草10g　枸杞15g　白芍15g　龟版24g　珍珠母24g　磁石24g　五味子6g　黄连2g　肉桂2g

水煎服，每日1剂。

二诊：上方药连服10剂，症状减轻，剧烈发作未再出现。守上方继服药。

三诊：续服药20剂，轻发亦少出现。每晚可以入睡三五小时，白天可以外出活动。先后服药六十余剂，基本痊愈。随访多年，未再复发。纵发亦轻，能坚持工作。

［按语］心悸一症，有虚有实，有属于功能失调者，有属于器质改变者。本案虽无器质性改变，然以反复发作，导致心脾气虚，心失所主，神不守舍，必须重用参芪补益心气，使气虚一复，则诸症易愈。另以黄连、肉桂、麦冬、五味子、枸杞子等交通心肾。其他安神镇纳之品，均为佐使之用，亦不可少。

十三、脾肾双补法治愈缩阴症一例

郭某，男，74岁。

初诊：1979年9月25日。

主诉及病史：突发少腹弦急，阴茎萎缩，排尿困难。患者1979年8月23日以咳喘心慌加重入院。当时西医诊断为慢性气管炎、肺气肿、肺心病、心衰Ⅲ度，经中西药合治，证情缓解。住院月余突发缩阴一症，阴茎萎缩，仅露出一两厘米，且排尿涓滴而出，甚为痛苦。

诊查：气喘心慌，动则为甚，脉来细弱，舌红无苔。

辨证：脾肾两虚，气阴两亏。

治法：脾肾双补。

处方：党参15g　黄芪15g　白术10g　山药15g　枸杞15g　菟丝子15g　熟地黄20g　肉苁蓉15g　淫羊藿15g　降香10g　甘草10g

水煎服，每日1剂。

二诊：服上方药一周后，证情明显好转，续服15剂。

三诊：服上方药半个月以后，不仅阴茎恢复如前，气喘心慌亦相应好转，因证情稳定而出院。

［按语］ 缩阴症临床少见，方书多以阴寒论治，温通为法。而本例以其年老体衰出现此症，且见舌红无苔、气喘心慌，证非虚寒可知。拟用气阴两补为法，亦属破例之治。

十四、痹证治验二例

1. 路某，女，36 岁。

初诊：1974 年 9 月 2 日。

主诉及病史：低热，双手指关节持续疼痛 3 年。自 1971 年冬开始双手指关节疼痛，接触冷水后手指发白、麻木，迅即由白变紫，知觉不灵，屈伸不利。与此同时出现低热、头晕、全身无力、食欲不振、大便硬结。血沉增快，抗“O”偏高。在当地以风湿病而系统接受过安乃近、青链霉素、强的松、保泰松及中药治疗，无效。自此后夏秋减轻，冬春加重，然低烧始终不退，有时高达 38～39℃之间。精神体力日渐消耗，丧失工作能力。曾经某医院诊断为“雷诺现象”。

诊查：体温 38℃，形体消瘦，面色皖白，唇舌色淡，苔白，便秘。双手指关节微肿，皮色颇现紫暗、轻度触痛，手指屈伸受限，脉来细弱而涩。血沉：86mm/1h；抗“O”640U/ml。

辨证：寒痹（寒凝血滞）。

治法：温经散寒，活血化瘀。

处方：红花 10g　桃仁 10g　赤芍 10g　川芎 10g　灵脂 10g　细辛 3g　桂枝 10g　附子 10g　土鳖 6g　地龙 10g　党参 15g　鹿角片 10g　鸡血藤 24g

水煎服，每日 1 剂，连服 5 天。

二诊：服上方药 5 剂即觉全身发燥，肠鸣，大便变软。继服药 8 剂，关节疼痛减轻，体温开始下降，最高时为 37.8℃。继用上方药二十余剂，体温正常，关节疼痛消失。复查血沉32mm/1h；抗“O”600U/ml。继守原方用药 20 剂，经过两冬一春，低热一直未见，手指疼痛消失，余无特殊不适。随访一年未见反复。

2. 辜某，女，22 岁。

初诊：1979 年 8 月 25 日。

主诉及病史：四肢肌肉关节游走性疼痛一年余，恶寒发热，疼痛加剧八个月。自 1978 年 6 月出现双下肢疼痛，行走不便。经本单位医院用强的松、消炎痛等药可缓解。至 1978 年 12 月，症状加剧，全身肢体疼痛，活动受限，不能转侧，并见恶寒发热、精神疲乏、食欲不振、四肢肌肉和关节游走性疼痛、步履维艰。住入武昌某医院治疗，体温波动于 38～40℃之间，白细胞计数 $21\times10^9/L$；分类：中性粒细胞 0.82；血沉 100mm/1h。经用大剂量抗生素、激素和中药治疗近半年之久，证情反复，并经某院全科会诊，断为变态性亚败血症，因久治无效动员出院。于 8 月 5 日恳余诊治。

诊查：其面如满月（服激素反应），全身肌肉、关节走痛，行动须予扶行，午后发热，有时高达 39℃以上，口渴不多饮，月经不潮。舌红而苔黄腻，脉来濡数。

辨证：据其全身走痛数月不解，午后发热而苔黄腻，脉来濡数，证属湿热久蕴、脉络痹阻之候。

治法：清利湿热，搜风疏络为法。

处方：灵仙 15g　防己 15g　苍术 15g　黄柏 15g　地龙 10g　蜈蚣 3 条　青风藤 15g　海风藤 15g　虎杖 15g　桂枝 10g　桑枝 20g　淫羊藿 15g　僵蚕 15g　青木香 15g

每日 1 剂，连服 10 天。

二诊：药后潮热渐退，疼痛大减。嘱其逐步减去激素，步上方去桂枝继服药 10 剂。

三诊：潮热退尽，疼痛基本消失。于 9 月 15 日停用激素，精神胃纳正常。复查血沉：30mm/1h；白细胞计数 9×10^9/L；分类：中性粒细胞 0.72。坚守上方去桂枝先后约服药四十余剂，蜈蚣共用百余只。次年元月恢复工作，随访三年未见复发。

[**按语**] 上述病例均属中医痹证范畴，但病因不同，治法各异。第一例以冬春为甚，遇冷加剧，唇舌俱淡，脉涩而弱为主症，以寒凝血滞为其特点，故以温经通阳、活血化瘀立法而收效。第二例以午后发热、舌苔黄腻，湿热久蕴、痹阻经隧为其特点，采用清热利湿、疏通经络而收奇效。由此可见，同一痹证而病因不同，治法有异，贵在变通，不可执一而论。且久痹通络，为叶天士独得之秘。上述病例由于日久入络，病情顽固，非一般草木之品所能奏效，故均用虫类灵异之品以建殊功，此又为二例治法中之共同特点。

十五、麝香丸为主治疗类风湿关节炎三例

例一 朱某，男，27 岁。

初诊：1967 年 3 月 21 日。

主诉及病史：两膝关节红肿热痛进行性加重一个月。一个月前开始出现两膝关节红肿疼痛，局部有灼热感，日渐加剧，痛如锥刺，日夜呻吟不已。

诊查：形体消瘦，表情痛苦，双下肢拘挛不能伸直，扁桃体不肿大，心界不大，律齐，右瓣膜无杂音。舌红苔黄，脉滑而数。两腿消瘦，独膝肿大，形同鹤膝。拍片示两膝骨质脱钙，肌肉萎缩，两侧骨上囊均模糊不清，诊为类风湿关节炎。血沉 110mm/1h。

辨证：脉数苔黄，两膝红肿疼痛，为湿热痹阻之候。

治法：活血通络，祛风除湿。

处方：

(1)麝香丸：海马 30g　全蝎 60g　甲珠 60g　乌梢蛇 60g　蜈蚣 40 条　地龙 60g　丹参 90g　牛膝 60g　麝香 1.5g

上药分别研为细末，和匀，炼蜜为丸，如梧桐子大。每日服 2 次，每次 10 粒，渐增至 20 粒。

(2)煎剂：黄柏 12g　赤芍 10g　牛膝 10g　防己 15g　苍术 12g　蚕沙 15g　海桐皮 15g　独活 10g　桑枝 30g　大贝母 10g

水煎服，每日 1 剂。

上法经治两周，症状大减，膝肿明显消退，可以下床活动。连服麝香丸 2 料，煎剂 72 剂，住院 81 天，步行出院。复查血沉正常，拍片示“未见明显骨质改变”。嘱带麝香丸 1 料回家续服，巩固疗效。同年冬季随访，恢复体力劳动。

例二 董某，男，52 岁。

初诊：1972 年 7 月 18 日。

主诉及病史：全身关节红肿灼痛九个月，加重七个月。于 1971 年 10 月开始左足小趾关节红肿疼痛，活动受限，未加介意。1972 年 1 月不仅加重，且双膝亦红肿疼痛，渐延至双肩、两手指、腕关节红肿灼痛。曾在当地诊断为类风湿关节炎，因既往有十二指肠球部溃疡和高血压，不能服用激素。经用多种中西药治疗无效而来我院求治。

诊查：入院后拍片示“两手及腕关节见普遍骨质疏松，关节间隙变窄，多处有不规则虫蚀状及小破坏区，以右侧为甚”。血沉 125mm/1h。体质结实，脉来有力，舌红苔厚。

辨证：体实脉实，舌红苔厚，关节红肿灼痛，显属瘀热阻滞之候。

治法：通经活络，祛风除湿。

处方：

(1)麝香丸，每日3次，每次20粒。

(2)煎剂：桂枝10g　防己15g　蜈蚣2条　松树节30g　甲珠10g　苍术12g　黄柏22g　鹿角片12g　全蝎6g　地龙10g　红花6g　杉木节30g　牛膝15g　土鳖6g　蜂房10g　每日1剂煎服。

坚持服上方药五十余剂，麝香丸1料，疼痛大减，在室内可以丢杖活动，关节红肿大势消退，血沉降至22mm/1h。继用上法施治三个月后出院。随访一切正常。

例三　蒋某，女，21岁。

初诊：1962年6月16日。

主诉及病史：两趾关节红肿热痛年余，加重一个月。自去年4月始见左足趾关节红肿疼痛，右趾关节疼而较轻。当地治疗无效，并波及两膝关节亦见红肿疼痛，伴见全身发热、精神胃纳均减。先后用青霉素、水杨酸钠等无效。

诊查：痛苦面容，心肺未见异常，双膝关节有搓雪音、压痛明显，右足第四、五趾红肿热痛，双足背轻度浮肿，关节活动受限。舌红苔白，脉弦稍数。血沉100mm/1h。拍片示"双足趾关节及左膝关节有广泛骨质疏松脱钙，符合广泛性多关节性类风湿关节炎"。

辨证：湿热蕴结，痰瘀痹阻。

治法：清热除湿，活血通络。

处方：

(1)麝香丸：每日3次，每次15粒。

(2)煎剂：苍术10g　黄柏10g　知母10g　萆薢15g　防己15g　苡米24g　当归10g　白芍10g　牛膝10g　地龙10g　僵蚕15g　桑寄生15g

水煎服，每日1剂。

服上方丸剂2料，煎剂65剂，关节基本不疼，红肿消失，低烧已退，可以活动。血沉及拍片检查均已恢复正常，痊愈出院。1974年因事来汉，追述一切正常，结婚后生三胎。

[按语] 类风湿关节炎相当于中医之历节风，以关节红肿疼痛为其主症。个人体会，此病湿热居多，寒证绝少，麻桂姜附多不适宜；病虽缠绵、患者体瘦，但实证居多，虚证绝少，参芪归地不宜早投。盖此病良由痰瘀阻滞经络、血瘀气滞，不通则痛而然。虽有似虚似寒之症，实非温补所宜。应以清解疏利、通经活络、祛痰化瘀为主，方为探本求源之治。

麝香丸多用虫类，其中全蝎、蜈蚣、地龙、乌梢蛇、甲珠等乃祛风疏利、善于走窜之品，大有消除陈痰瘀积之功。尤以麝香一味，芳香走窜，大能疏通经络，消肿止痛，协同诸药共奏满意疗效。

煎剂之应用亦不可忽视。必须结合具体证情，辨证施治。必要时在煎剂中加入全蝎、蜈蚣、甲珠之属，取其迅速建效，然后以麝香丸继之，其效尤捷。

十六、清热逐饮法治愈悬饮二例

例一　鲁某，男，55岁。

初诊：1973年6月9日。

主诉及病史：胸痛、发热、气喘持续21日。午后发热21天，且胸痛、咳嗽，气喘不能平卧。一周前在门诊诊为右侧胸膜炎，大量积液。先后拍胸片两次，第一次抽水900ml，3天后第二次又抽水1200ml，随抽随涨。于第二次抽水后胸透发现左肺下叶有大片阴影，有可疑新生物，始收住院观察。入院后继用西药抗痨治疗，气喘咳嗽减轻。

诊查：浊音界第九后肋间。9月30日症状加剧，气喘不能平卧，浊音界上升至第六肋间。胸透示左侧中量积液，上界第六后肋平面。证明患者胸水第三次复发。

辨证：悬饮（渗出性胸膜炎）。

治法：逐水涤饮。

处方：甘遂胶囊（自制），取煨甘遂50g，碾成细末；空心胶囊100个；阿胶6g。先将甘遂末装入胶囊内，以满为度；再将阿胶打碎，放于搪瓷杯内加水少许用酒精灯慢慢熔化，并继续熬炼，至起大泡为止。另用一碗盛开水将炼好之阿胶连杯放进保温。再用竹签点上阿胶将每个胶囊进行封口，放玻璃板上风干。另用75%酒精95ml、福尔马林5ml共100ml，合放杯内。将上述胶囊一次全部放在杯内泡15分钟，准时取出，放置玻璃板上风干待用。每次4粒，间日1次，连服4次。

二诊：服甘遂胶囊后，每次泻水颇多，咳嗽气喘明显减轻，可以平卧，左侧浊音界下降到第九后肋间。胸透证实左侧胸膜炎，以肥厚为主。有包裹性改变。此后改投清肺化痰之剂，症状消失，精神胃纳转佳，于11月7日出院。一年后随访，身体健康。

例二 李某，女，50岁。

初诊：1965年11月6日。

主诉及病史：咳嗽、气短、胸痛持续9天。

诊查：一般情况差，倚息不得卧。检查：气管右移，左胸前叩诊浊音，呼吸音减弱，心界右移，腹隆起，移动性浊音，腹水征（++），唇红。舌苔白，质红，脉弦而滑。胸透：左侧胸膜炎，大量积液。血沉71mm/1h。入院后第三天行诊断性穿刺，抽出胸水500ml。单用中药治疗。

辨证：病属悬饮（渗出性胸膜炎，多发性浆膜积液）。

治法：清热涤痰逐饮。

处方：十枣汤、大陷胸汤合方。

芫花2g 大戟2g 甘遂2g 红枣10枚 大黄10g 芒硝15g

先煎大黄，去渣，纳芒硝、红枣再煎二沸，入甘遂、芫花、大戟末更煎15分钟。温服，日2次。

二诊：用上方药18剂后，胸水消失，腹水亦退，咳嗽胸痛大减，体温正常，一般情况好转，后改用清轻宣化之剂，住院51天出院。

[按语] 渗出性胸膜炎，相当于中医之悬饮、结胸等病，大多系痰热瘀结所致。故治疗当以祛痰逐饮散结为主，诸如十枣汤、大陷胸汤、控涎丹、甘遂胶囊均可采用。笔者通过长期临床体验，认为甘遂一味，服量小，药力大，泻水量多，效果优于其他逐饮药。但其导致恶心呕吐之反应亦大，故以胶囊盛之，使在胃中不被吸收，从而减少刺激。

必须注意的是，凡需多次服用甘遂胶囊者，必根据上一次服药后之反应，决定下一次之用药剂量。若上次泻水量多，则不必再加大剂量；若上次泻水量少，则可酌情加大剂量。同时，应根据病人反应之大小，决定用药次数。如经泻下后，精神食欲不衰者，可每日或隔日再服一次；若经泻下后精神食欲衰减，则应停药或改用其他泻下药。

十七、泻下法治疗肝硬化腹水一例

纪某，男，20岁。

初诊：1969年3月9日。

主诉及病史：腹胀一年，加剧四个月。于 1968 年 3 月发现腹胀不适，经当地医疗单位检查，发现肝脾肿大，未加介意。同年 7 月因高烧后出现腹胀，经当地医院治疗无效，于 11 月 25 日转我院。首用螺内酯（安体舒通）、双氢克尿噻、汞撒利等毫无进展，且精神日差，卧床不起，腹围达 111cm，家属哭泣待毙，于 1969 年 3 月 9 日恳余诊治。

诊查：形瘦如柴，腹大如瓮，巩膜无黄染，腹上青筋暴露有如指大一支，肚脐突出大如鹅卵。肝功能异常，白蛋白/球蛋白比值为 0.4/1。舌暗苔白，脉来弦缓。

辨证：臌胀无疑。

治法：勉以攻逐水饮，冀图万一之效。

处方：甘遂胶囊（自制方，详见悬饮例），3 粒，嘱于凌晨空腹顿服。

二诊：服药 3 小时后，即见腹泻稀水，无以次计，水自肛门不断自流，约达 2000ml 之多。泻后精神食欲反见好转。嘱其每日凌晨服甘遂胶囊 3 粒，坚持 1 周，腹水大势已退。继服药 1 周，腹水全已消退，一般情况好转，可以下床活动。由于腹水消得太快，腹壁肌肉一时收缩不及，皱皮下垂，活动时须双手捧腹而行，经用腹带捆扎后，逐渐回收。于 1969 年 6 月 1 日步行出院，随访一年尚健康存在。

［按语］本例运用攻下取得满意疗效，实出意外。根据临床经验，臌胀不论新久，若臌胀而兼黄疸者难治，若不兼黄疸者可治。凡臌胀而腹壁紧张，叩之鼓响，有如未成熟之西瓜者难治；臌胀而腹壁松软，叩之如囊裹水，如已成熟之西瓜者可治。此外，还必须严密观察下后病人精神食欲之反应。若下后精神食欲不受影响，或反觉下后有舒适感者，则可具信心，续攻不疑；反之，则必须及时停止攻下，待机再举，不可孟浪行事。本例取得满意疗效，完全本着上述经验进行，故能立于不败之地。

（蔡渔琴　李轩锦整理）

［编者评注］钱老中医学有功底，造诣很深，临床经验丰富，深得中医之精妙。综观上述医案，钱老在统驭千变万化、错综复杂之临床病证时，不外分清急性病与慢性病两种，急性病着眼于邪气这一矛盾的主要方面，力主攻邪，邪不去则正不安，得力于张子和、吴又可诸说，擅长下法；慢性病由于历时已久，脏腑之气亏虚，故着眼于正虚这一矛盾的主要方面，以培本扶正为主，权衡病情虚实、正气强弱之程度和攻补的适度运用，特别注意将舌诊作为辨证施治的重要依据。由于准确把握住疾病过程中正、邪两者的关系，故在治疗上，或祛邪以扶正，或扶正以祛邪，灵活变通，随机取法，存乎其人。

杨百茀医案

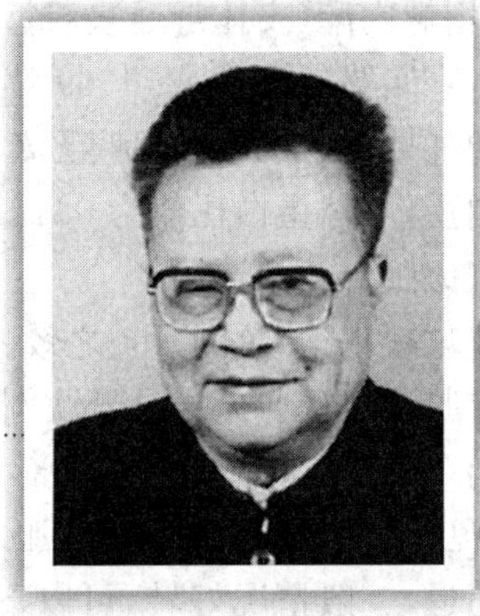

【生平传略】

杨百茀，字万全，1924年生于湖北省江陵县。曾任湖北中医学院教授、中国中医药学会湖北分会常务理事、湖北省卫生技术职务评审委员会副主任委员、湖北省高等学校教师职务评审委员会委员兼医学组组长、全国高等医药院校中医专业教材编审委员会委员、国务院学位委员会第二届学科评议组成员等职。

先生出身中医世家，自幼随父习医，1946年即悬壶乡里。新中国成立初期任县医院中医科主任。1957年被选调至湖北省中医进修学校学习，未及毕业，即被留校任教，并保送南京中医学院中医教学研究班深造。1959年结业转湖北中医学院从事教学、医疗和科研等工作。曾任中医内科、《金匮》教研室主任，湖北中医学院院长。

教学方面，擅长对中医内科和《金匮要略》的研讨。临床经验丰富，注重辨证论治，擅治疑难杂证和危急重证。学术上不拘一家之言，博取众家之长。主张中医在继承的基础上，借助现代科学技术进行研究，使之不断发展。出版著作8部，发表论文10余篇。主要著作有《金匮要略讲义》、《高等中医院校教学参考丛书·金匮要略》、《金匮集释》、《中医学多选题题库·中医内科分册》。

一、自拟麻辛味干汤治愈咳喘一例

殷某，男，19岁。

初诊：1991年12月3日。

主诉及病史：自两岁时即患有咳喘，几乎每年发作，尤以冬季为频，夜间加重。发作时，须服氨茶碱、强的松等西药，方可暂时缓解。经某医院诊断为支气管哮喘。近来因气候寒冷发病，咳痰清稀，胸满，喘不得卧，入夜尤甚。依常法服氨茶碱、强的松，才能减轻病情。伴畏寒肢冷，口干不欲饮，大便干结，小便清长。

诊查：精神委靡，面色晦暗，双手冰冷。舌苔白滑，脉象沉细。

辨证：宿有沉寒痼冷，痰饮内伏，复因外寒诱发，肺失宣降。

治法：散寒化饮，宣肺降气，止咳平喘。

处方：麻辛味干汤。

麻黄 10g　细辛 3g　五味子 6g　干姜 10g　法半夏 10g　茯苓 15g　杏仁 10g　苏子 10g　桑白皮 10g　枳壳 10g　厚朴 10g　甘草 6g

每日 1 剂，水煎服。

二诊：服上方药 4 剂，咳喘大减，大便亦转正常。效不更方，守方续服。其中细辛量加至 6g，以增强温散沉寒之功。

三诊：服上方药 7 剂，咳喘已止（自初诊后未用西药），他症亦除。惟有少许白稠痰未尽。继服二诊方药加瓜蒌皮 15g、花粉 10g，7 剂，以防化热，并巩固疗效。随访至今，未见复发。

［按语］本方系以《金匮要略》治表寒里饮的小青龙汤和治寒饮伏肺的苓甘五味姜辛汤为基础，宗其法而不泥其方，结合实践经验，灵活变通而成。临床运用时，随证加减药味，变化剂量，治疗寒饮咳喘，效果颇佳。方中麻黄、细辛、干姜为君，宣肺散寒化饮；法半夏、茯苓、杏仁、苏子、桑白皮为臣，化痰止咳，降气平喘；枳壳、厚朴为佐，理气宽胸而除满；佐五味子，意在敛肺止咳，并防辛温之品耗散肺气；甘草为使，调和诸药。方中宣降并用以理肺气；散收结合以防耗气；甘寒（桑白皮）相伍以制辛热太过。组方严密，配伍精当。诸药合用，俾寒散饮除，肺气得以宣降，则咳喘自平。

二、滋阴固肾法治愈消渴一例

左某，男，39 岁。

初诊：1989 年 10 月 10 日。

主诉及病史：渴饮多尿伴眩晕乏力一年。因过度疲劳于 1988 年 10 月初出现口渴引饮，小便频数量多，一昼夜达 5000ml。伴头晕目眩，肢软乏力。血压高达 160/130mmHg。同年 10 月 24 日住某医院检查治疗。曾做多项检查仍未能确诊。虽经治疗，未获显效。月余出院，更数医诊治，病情依然如故。现仍尿频尿多，日十余行，量约 4000～5000ml，口中干苦，大渴引饮，眩晕耳鸣，夜寐不安，神疲乏力，动则气短，大便干结。

诊查：精神不振，形体虚羸。舌苔薄白，脉象细数。血压：160/130mmHg。

辨证：肾阴亏虚，固摄无权。

治法：滋阴固肾摄精（停用西药）。

处方：六味地黄丸加味。

生地黄 12g　山萸肉 10g　山药 12g　茯苓 12g　丹皮 10g　泽泻 10g　麦冬 12g　五味子 6g　巴戟天 10g　枸杞 10g　川牛膝 10g　肉苁蓉 10g　菟丝子 10g

每日 1 剂，水煎服。

二诊：服上方药 5 剂，渴饮多尿已减大半，惟头晕无明显好转。于原方去渗利之茯苓、泽泻，加滋阴补肾、平肝潜阳之女贞子 10g、旱莲草 10g、珍珠母 30g。

三诊：服上方药 35 剂，小便如常，口渴已除。但眩晕仍存，午后面赤，少眠多梦，血压偏高。舌脉同前。此乃阴虚阳亢之证也，拟滋阴潜阳熄风方治之：

生地黄 15g　白芍 15g　当归 15g　川芎 10g　枸杞 10g　五味子 6g　茯苓 10g　菊花 10g　蔓荆子 10g　刺蒺藜 10g　僵蚕 6g　钩藤 12g　石决明 15g

上方随证出入，连服药四十余剂，血压正常（140/90mmHg 以下），眩晕终愈，渴饮多尿未见复发，诸症悉除。继以六味地黄丸加麦冬、五味子、枸杞、女贞子、菟丝子、覆盆子以巩固疗效。

1991年12月追访，患者自云两年来与初诊时判若两人。虽停止治疗，且工作量大，但精力充沛。剧烈运动，尚无倦意。连续讲四小时课，竟毫无渴感。小便一如常人，血压也未再升高。

［按语］本案消渴并见眩晕、高血压，病程较长，病情复杂。从先生治疗经过可见，虽渴饮多尿，而未专事止渴涩尿；虽血压甚高，却不一味重镇降压。而是谨守病机，审因论治，以滋阴补肾之法贯彻始终，因而获显著且稳定的效果。从所用方药看，以滋阴药为主的同时，还配伍了补阳药。其义有二：一是阳中求阴，使阴得阳助而泉源不竭；二是阴虚日久，累及阳虚，如此则可收阴阳双补之功。然病体阴虚为主，若用辛热燥烈之品，又恐伤阴。故以巴戟天、肉苁蓉、菟丝子等药力缓和之品，平补肾阳。

三、补肾固摄法治愈遗尿一例

徐某，男，23岁。

初诊：1991年11月12日。

主诉及病史：遗尿6年，四季如此，以冬为甚。多则每夜尿床四次，尿色时黄时白，排尿偶有中断而无痛感。伴畏寒肢冷、口干不欲饮。曾多处求治，中西药物未获寸效。

诊查：形体瘦小，面色晦暗。舌质偏红，舌苔薄白，脉象细数。

辨证：肾阴亏虚，阴损及阳，阴阳两虚，固摄无权。

治法：滋阴温肾，固精摄尿。

处方：枸杞10g　山萸肉10g　熟地黄15g　菟丝子10g　肉苁蓉10g　巴戟10g　补骨脂10g　桑螵蛸10g　益智仁10g　煅牡蛎30g　芡实15g

每日1剂，水煎服。

二诊：服上方药7剂，遗尿次数减半，每夜最多两次。守方加煅龙骨30g。

三诊：服上方药7剂，未再遗尿。但排尿时仍偶有中断之感。守二诊方继服药7剂，以巩固疗效。

四个月后随访，病未复发。

［按语］肾开窍于二阴。肾阴亏虚，阴损及阳，不能化气摄水，故小便自遗。方中枸杞、山萸肉、熟地黄滋阴补肾；菟丝子、肉苁蓉、巴戟天、补骨脂温肾补阳；桑螵蛸、益智仁、煅牡蛎、芡实固精摄尿。诸药合用，阴阳双补，气化复常，则遗尿自愈。本方温阳何以不用桂附？以阴虚明显，恐有伤阴之弊也。而用平补肾阳之品，则无此虞矣。

四、化痰散饮法治愈神经性呕吐一例

张某，女，31岁。

初诊：1977年4月7日。

主诉及病史：1970年怀孕时即常发呕吐。分娩以后，呕吐竟有增无减。其特点为进食时能吞不能嚼，咀嚼则呕或吐。吐出物为食物或痰涎。每餐进食约需一小时以上。6年多来，餐餐如是，从未间断，痛楚万状，日复一日，以致精神疲惫、形体消瘦。四处求医，无济于事。经某医院西医诊断为神经性呕吐。现除上述症状外，伴胸脘胀痛，时泛清水，肢软乏力，大便溏薄。

诊查：精神委靡，形体羸瘦，面色萎黄，声低懒言。舌质淡红，苔白滑，脉弦缓。

辨证：痰饮阻胃，胃气上逆。

治法：化痰散饮，和胃降逆。

处方：党参 12g　白术 9g　茯苓 12g　甘草 6g　陈皮 6g　法半夏 9g　旋覆花 9g（布包）　代赭石 15g　吴茱萸 3g　黄连 3g　郁金 6g　香附 9g

兑服生姜汁 1 勺，每日 1 剂，水煎服。

二诊：服上方药 3 剂，喜容悦色，感激不已。诉进食时终能咀嚼，未发生呕吐。询及他症，亦均有所减。继以六君子汤加香附、郁金、佛手、枳壳调理脾胃、升降气机以善后。

三诊：同年 7 月 16 日因他病就诊，告知自服初诊方药 3 剂后，呕吐竟获痊愈，且饮食渐增，精神体力好转。

1991 年随访，10 余年来呕吐从未复发。

［按语］呕吐一证，病因多端。临证不可见呕吐单治其标，而当辨证求因重治其本。该患者痰饮阻胃、胃气不和，复因咀嚼引动胃气上逆（阳明经脉入齿夹口环唇）而致呕吐。痰饮不除，呕吐难止。本方以二陈汤化痰，姜汁散饮，四君子汤健脾以防生痰，旋覆花、代赭石降气化痰，吴茱萸、黄连辛开苦降以和胃止呕，郁金、香附理气止痛。诸药合用，治本为主，标本兼顾，俾痰饮除，胃气降，故呕吐旋止。

五、化痰熄风法治愈偏头痛一例

沈某，女，17 岁。

初诊：1991 年 10 月 11 日。

主诉及病史：偏头痛 3 年，近一个月加重，发作频繁，每天不断。或一侧痛，或两侧交替痛，其势如劈，烦躁不安，夜不得寐，以致不能坚持学习。伴恶心欲吐，头胀昏重，口干口苦，大便干结。于湖南本地中西医久治无效，苦不堪言。经他人介绍，慕名前来求诊。就诊前，某医院诊断为血管性头痛、自主神经功能紊乱。

诊查：形体矮小，情绪激动，表情痛苦，面色潮红。舌苔白，脉弦细。

辨证：痰浊夹风，上扰清窍。

治法：化痰降浊，熄风止痛。

处方：陈皮 10g　法半夏 10g　茯苓 15g　甘草 6g　蔓荆子 10g　刺蒺藜 10g　天麻 10g　僵蚕 6g　钩藤 12g　珍珠母 30g　石决明 15g

每日 1 剂，水煎服。

二诊：服上方药 4 剂，痛势大减，每二三天午后发作一次，持续数分钟即止；稍恶心，夜寐多梦。口不苦，大便转正常。舌脉同前。效不更方，祛邪务尽。守方加胆南星 10g、全蝎 3g，以加强化痰熄风之功。

11 月 25 日患者来信告知，服二诊方药 10 剂后，头痛已愈，且未复发，诸症悉除。

［按语］偏头痛，临床虽较常见，然治疗难以取效。该患者更数医治疗罔效，无奈远道求医。先生认为，侧头乃少阳胆经之所过，肝胆互为表里。患者偏头痛势急剧，忽左忽右，恶心欲吐，头胀昏重，心烦面赤。苔白，脉弦。脉症合参，证属痰浊夹肝风上扰，以化痰熄风之法治之，矢的相贯，故效若桴鼓。其临证凡见风痰上扰之偏头痛，以此方化裁，屡获效验。

六、三仁汤化裁治愈湿温(邪留三焦)一例

张某,女,27岁。

初诊:1980年7月15日。

主诉及病史:缠绵发热30日,中西药屡治罔效。发热无定时,汗出热不退(体温39℃左右),不恶风,胸脘痞闷,身痛纳呆,口苦,渴喜热饮,小便短赤。

诊查:精神倦怠,少气懒言,面色淡黄。舌质红,苔白厚腻,脉象濡数。体温38.1℃。

辨证:外感湿热,湿遏热伏,弥漫三焦,气机不畅(湿热并重)。

治法:清热利湿,宣畅气机。

处方:三仁汤加减。

苡仁15g　杏仁10g　白蔻仁6g　滑石20g　通草10g　法半夏10g　厚朴10g　栀子10g　黄芩6g　连翘10g　防己10g　苓皮15g

二诊:上方药日服2剂,共服10剂,身痛有所减,但仍汗出热不退,午后热甚(39℃以上)。舌苔渐退,而色变黄,舌质深红。此湿热之邪留恋气分,热重于湿之证。于上方去白蔻仁、法半夏、厚朴、黄芩、栀子,加青蒿12g、板蓝根15g、黄连6g、石膏30g、穿心莲15g,重清气分热邪。

三诊:日服上方药2剂,共服药8剂,体温完全恢复正常,诸症若失。守方略加调整,日服1剂,继服5剂善后。

[按语] 患者因时值暑湿当令,感受湿热之邪而发病。因湿性粘滞重浊,与热相合,不易骤化,故病程较长,发热日久不愈。邪留三焦气分,治之视湿热之偏重而运用开上、宣中、导下之法,使湿化热清,邪有去路;同时,用药重症重投,以期药能胜病,故药到病除。

七、小柴胡汤化裁治愈热入血室一例

蒯某,女,51岁。

初诊:1980年4月21日。

代诉及病史:3月6日开始小便频数、短少、急痛。13日出现恶寒发热,17日月经来潮。感头痛、恶心、纳呆、口干。尿检红细胞(++),脓细胞(+),蛋白少许。经服中药治疗,病情逐渐好转。4月21日月经突然停止,精神失常,哭笑不能自制,少腹疼痛,胸闷呕恶,不思饮食。

诊查:神志恍惚,哭笑无常,坐卧不安,自言自语。舌苔黄腻,脉弦滑。

辨证:发热之中,适逢经期,邪热内陷血室,热与血结。

治法:清解内陷之热,消散血室之结。

处方:小柴胡汤加减。

柴胡6g　黄芩10g　法半夏10g　生姜3g　大枣5枚　甘草6g　生蒲黄15g　五灵脂15g

每日1剂,水煎服。

二诊:服上方药2剂,体温正常。继进1剂,精神复常。惟尿时急痛未除,改拟清热利尿通淋之方继续治疗。

[按语]《金匮要略·妇人杂病》篇曰:"妇人中风,七八日续来寒热,发作有时,经水适断,此为热入血室,其血必结……小柴胡汤主之"。"妇人伤寒发热,经水适来,昼日明了,暮则谵

语，如见鬼状者，此为热入血室……”该患者发热期间，正逢月经来潮，而在热未尽退之时经水停止，并出现精神失常、少腹疼痛等症，此正如《金匮要略》所云。故以小柴胡汤减人参，合失笑散主之，俾邪从外解，血结内散，而病告愈。合失笑散活血散结，较单用小柴胡汤更为贴切；又恐人参畏五灵脂，故去之。

（以上由戴天木整理）

八、疏塞并用治愈腹胀泄泻一例

徐某，女，58岁。

初诊：1991年9月21日。

主诉及病史：脘腹胀满两月余，纳差，食后腹胀加重，伴大便稀溏；大便每日三四行，带少量黏液，肛门有下坠感。

诊查：形体瘦弱，神疲气短。舌暗苔薄白，根部微黄，脉细弦。近期胃镜报告：①胃下垂；②十二指肠球部炎症。直肠镜检报告：慢性结肠炎。

辨证：证属脾虚气陷，湿热下注，虚实夹杂之腹胀泄泻。

治法：健脾祛湿，清热化滞。

处方：太子参10g　茯苓15g　白术10g　陈皮10g　枳壳10g　白蔻仁6g　黄芩10g　黄连3g　香附10g　川芎10g　炙甘草6g

二诊：10月8日。前方药连进7剂，腹胀明显减轻，大便先干后稀，每日一行，仍感肛门下坠，纳差乏力。舌暗苔淡黄根厚，脉细数。实邪已祛，里虚仍存，治宜益气升清、健脾止泻。

处方：黄芪15g　党参10g　白术10g　茯苓10g　柴胡6g　升麻6g　陈皮10g　白蔻仁6g　枳壳10g　厚朴10g　当归10g

服上方药7剂后，肛门坠下感减轻，大便成形且每日一行。守上方随证加减24剂，诸症皆愈，随访至今，未见复发。

［按语］脾虚失运，中气下陷，水湿不化，湿热内生，下注大肠。腹胀、泄泻，貌似实邪为害，实乃本虚而标实，且以虚证为主。初诊时虚实兼顾、疏塞并用，投自拟加味异功散合芩连汤加减，方中参、苓、术、草益气健脾祛湿；陈皮、枳壳、白蔻仁、香附、川芎行气化滞，兼以止痛；黄芩、黄连清热燥湿，共奏健脾理气、清利肠中湿热之妙。二诊湿热已祛，惟腹胀、肛门下坠乃属大气下陷，宜塞因塞用，投补中益气汤益气升阳，调补脾胃。方中加用茯苓健脾渗湿，以祛余邪，枳壳、厚朴、白蔻仁疏理气机。其中白蔻仁一味，杨老用之最有心得，谓其既可芳香化浊、行气祛湿，又可温中除满、和胃止呕，脾胃病无论寒热虚实之证，随证灵活配用，皆有卓效。

九、先温散后清化分步治愈寒湿内结一例

曹某，女，46岁。

初诊：1991年9月15日。

主诉及病史：胃脘及背部相互掣痛一周，日渐加重，伴周身困痛不适、背心发冷。不思饮食，嗳气频作，痛甚则呕，大便3日未行。

诊查：形体肥胖，语声重浊，呃声响亮。舌暗苔白厚，脉沉细。

辨证：病乃气机紊乱、寒湿内阻、痹阻阳气所致。

治法：行气散寒，化湿通阳。

处方：柴胡 10g　白芍 15g　枳实 10g　甘草 6g　法半夏 10g　香附 10g　高良姜 10g　青皮 10g　陈皮 10g　茯苓 10g　4 剂

二诊：11 月 19 日。服上方药后诸症明显减轻，但仍感背部发冷，心下痞胀，纳谷不香，小便黄，大便稀溏且每日二行。舌淡红苔黄腻，脉沉细。气机温通而湿邪未尽，且有化热趋势。治宜清热祛湿、开痞通阳，方拟杏仁滑石汤加味。

处方：杏仁 10g　滑石 15g　通草 6g　厚朴 10g　黄芩 10g　黄连 6g　郁金 10g　陈皮 10g　法半夏 10g　枳壳 10g　香附 10g　白蔻仁 6g

服上方药 4 剂后，诸症痊愈。

［按语］本案乃肝脾不和，寒结内结，阳气郁温所致，故先拟四逆、二陈、良附之属，行气散寒，化湿通阳。复诊时虽诸症大减，但背心发冷、心下痞胀、小便黄、大便溏、苔黄腻，乃湿邪热化、湿热交混之象，非偏寒偏热可治，故而因势利导，拟杏仁滑石汤淡渗利湿，兼以清热，化湿通阳；方中杏仁、滑石、通草宣肺利湿；黄芩、黄连清热燥湿；橘皮、法半夏、厚朴、郁金开痞行气化湿，俾三焦混处湿热之邪各得分解。此亦"通阳不在温，而在利小便"之意。

杨老治疗气机郁滞、寒湿内结所致的胃痛、腹胀等病证，总以攻病逐邪为主，先以辛温理气之法，稍佐燥湿化湿之品，借以开郁结、通阳气、散寒湿。俟有化热之象，则随机应变，宗叶师"以苦辛寒治湿热"，并主张不可过用辛燥、苦寒之药，以免伤津损脾之弊。

十、化痰熄风法治愈眩晕猝发一例

赵某，女，37 岁。

初诊：1992 年 1 月 3 日。

主诉及病史：六天前猝发眩晕，头晕、头重，视物旋转，颈项不能转动，卧则不能转侧；伴恶心，呕吐频作。两天未进饮食，大便三日未行。曾服安定、维生素 B_6 等未见明显好转，由家人用车推送来诊。

诊查：体胖面白，端坐闭目，神疲声微。舌淡苔白滑，脉细。

辨证：证系痰湿夹风阳内扰，阻滞经络，蒙蔽清窍，中阻脾胃为患。

治法：化痰祛湿，熄风通络。

处方：法半夏 10g　陈皮 10g　茯苓 15g　甘草 6g　天麻 10g　钩藤 15g　石决明 15g　刺蒺藜 10g　蔓荆子 10g　僵蚕 10g　全蝎 10g

二诊：1 月 7 日。服上方药 4 剂，头晕明显减轻，卧能转侧，视物如常，二便调。惟感颈项不能转动，恶心欲呕。舌淡苔白，脉细。仍为风痰内阻之象，拟温胆汤加味，燥湿化痰。

处方：法半夏 10g　竹茹 1 团　枳实 10g　陈皮 10g　姜汁少许　甘草 6g　厚朴 10g　茯苓 15g　天麻 10g　钩藤 10g　僵蚕 10g

服上方药 1 剂后，诸寇遂平，食纳如常。

［按语］眩晕突起，病劳甚急，头晕、呕吐等症是为痰湿夹肝风内扰所致。所谓"无痰不作眩"，"诸风掉眩，皆属于肝"是也。治宜化痰熄风并举，拟二陈汤、温胆汤燥湿化痰、理气和中；加天麻、钩藤、刺蒺藜、石决明、僵蚕、全蝎等熄风化痰通络、平肝潜阳；蔓荆子疏风清利头目。

十一、运用温通行滞法治愈胸痹一例

何某，男，49岁。

初诊：1991年10月25日。

主诉及病史：胸闷、气短、心前区胀痛5年，日渐加重；伴头昏、周身疲软无力。曾间断服用中西药，疗效不佳。

诊查：面色暗淡无华，舌淡苔白，脉细结。心率40次/分，律不齐，期前收缩6～8次/分。1987年查心电图报告："室性期前收缩"、"心动过缓"，疑为冠心病。

辨证：胸阳不振，痰饮上乘，气机痹塞，胸阳不通。

治法：通阳蠲饮，理气开痹。

处方：全瓜蒌15g　薤白10g　桂枝10g　枳壳10g　厚朴10g　陈皮10g　郁金10g　檀香10g　丹参15g　茯苓15g　白术10g　炙甘草6g

二诊：11月1日。服上方药3剂后，即感胸闷等症减轻，未发心痛，惟近日感恶心欲呕。苔薄白，脉细缓，无结代之象。症属痰饮上泛，温化痰饮是为当务之急。

处方：桂枝10g　茯苓15g　白术10g　炙甘草6g　法半夏10g　枳壳10g　郁金10g　陈皮10g　丹参15g

服上方药7剂后，诸症明显减轻。守方加减连续服21剂后，查心电图正常，心率60～74次/分，律齐。随访至今，未见复发。

［按语］本例胸痹病因"阳微阴弦"，胸阳不足，痰饮上乘，阻滞气机，致胸中痹塞而痛。其治则拟栝蒌薤白桂枝汤合苓桂术甘汤加味，辛温通阳，温化痰饮，开痹散结。方中加用檀香、郁金、陈皮等加强理气散寒、止痛开痹之功；丹参活血化瘀以助通阳；不用枳实而用枳壳者，取其力缓而不耗气。二诊症见恶心欲呕，是痰饮中阻上泛，故遵"治痰饮者，当以温药和之"之旨，拟苓桂术甘汤温化痰饮。

先生治疗胸痹，重视调理气机，认为气通则阳气通；气畅则瘀血行；气顺则痰饮消；气达则痹结散。常根据病情而适当选用郁金、佛手、檀香、乌药、枳壳、薤白等行气理气之品，总以宽胸开结、调畅气机为要。

十二、辨证治愈心律不齐二例

例一　陈某，男，66岁。

初诊：1991年9月24日。

主诉及病史：心律不齐8年，加重三个月。感心慌、胸闷、气急，服胺碘酮、普萘洛尔（心得安）等不能控制。神差乏力，鼻咽干燥，睡眠多梦易醒。

诊查：舌暗红苔少白，脉细促。心电图报告：窦性心动过速，心率115次/分；心电轴偏移；偶发室性期前收缩。

辨证：阴血亏虚，心脉失养。

治法：滋阴安神，两调心肾。

处方：生地黄12g　五味子6g　当归12g　麦冬12g　炙远志6g　柏子仁10g　枣仁12g　党参12g　丹参15g　玄参12g　茯苓12g　佛手10g　白蔻仁6g

二诊:10月4日。服上方药7剂,感心慌、乏力较前好转,但仍动则心慌、胸闷、气急,鼻咽干燥。舌暗红,苔薄黄,脉细数,脉律无结代之象。阴虚内热,水不济火。宗前法,拟加减复脉汤出入。

处方:炙甘草15g　生地黄10g　白芍15g　麦冬15g　阿胶10g　党参10g　丹参15g　五味子6g　茯神10g

三诊:10月15日。上方药服3剂,诸症明显好转,惟活动多时偶感心慌。效不更张,遂以上方为主,加减调治2个月,经年宿疾竟告痊愈。复查心电图属正常范围;心率85次/分,心律齐。停药后至今未见复发。

例二　饶某,男,70岁。

初诊:1991年9月24日。

主诉及病史:心慌、胸闷8年,伴心律不齐一年。曾于1985年诊断为冠心病,屡次就医、服药总不得愈。近一年来感上症加重,伴气急、乏力,睡眠欠佳。平素畏寒,手足发冷。

诊查:舌质紫暗有瘀斑,舌苔右侧厚腻,左侧少苔,脉细代。6月19日心电图报告:频发室性期前收缩(二联律),T波改变。

辨证:气虚血少,心失所养。

治法:滋阴益气,养心安神。

处方:当归15g　生地黄15g　玄参10g　麦冬15g　丹参15g　党参12g　枣仁15g　柏子仁10g　炙远志6g　茯苓15g　珍珠母30g　五味子6g

二诊:9月27日。服上方药3剂,晨起感恶心,干呕,纳差,余症同前。心气不足,心阳不运,痰饮上泛。上方偏于滋腻,有碍胃气,据证更易前法,以温化痰饮为治。

处方:桂枝10g　茯苓15g　白术10g　炙甘草6g　法半夏10g　枳壳10g　郁金10g　陈皮10g　枣仁10g

三诊:10月4日。上方药连服7剂。心慌减轻、睡眠好转,但仍胸闷、气急,晨起心跳不规则。舌暗有瘀斑,苔稍退。宜益气养血、滋阴复脉,拟炙甘草汤增损。

处方:炙甘草12g　党参10g　生地黄10g　桂枝10g　阿胶10g　麦冬10g　白芍10g　法半夏10g　茯苓12g　枳壳10g　陈皮10g

以上方为基础,随证加减,治疗月余,诸症痊愈。查心电图:心率71次/分,律齐,P波顺序发生,形态时间正常,部分T波改变。

[按语] 此案病例二则,前者阴虚血亏、心脉失养,故用补心丹、加减复脉汤以养阴血、补心气、通心脉;后者气虚血少,血不养心,宜用炙甘草汤益气养血、滋阴复脉。先生体会:心律不齐之辨证宜以阴阳虚实为纲,痰血气郁为目,分清虚实及其兼夹善为施治,偏于阴虚者用补心丹;偏于阳虚者用炙甘草汤;三甲复脉汤用于阴阳两虚者效果较为理想,但须凭症凭脉,从病机转化随证治之,处方不可拘泥不变。如例二偏于气虚,心阳不足,夹有痰湿上泛,则应慎用寒凉重镇之品,当以温化痰饮、益气复脉为主。遣方用药须因人因证而异,方能切中病情,使之迅速痊愈。

(郑晓英整理)

[编者评注] 杨先生出生于中医世家,幼承家学。他学验俱丰,尤对《金匮要略》之旨领会更深。常以经方起大证,临危不乱,力挽狂澜。具体运用时,宗其法但不泥其方,依临床实际灵活化裁,并主张谨守病机,审因论治,如此才能矢的相贯,效若桴鼓。如消渴一案,虽渴饮多尿,而未专事止渴涩尿;虽血压甚高,却不一味重镇降压,而是以滋阴补肾法贯彻始终,获得显著而稳定的疗效。他治疗内伤杂病的另一特点是注重调理气机,平补阴阳,这在胸痹、心悸案中可得到体现。

湖南名医医案

刘炳凡医案

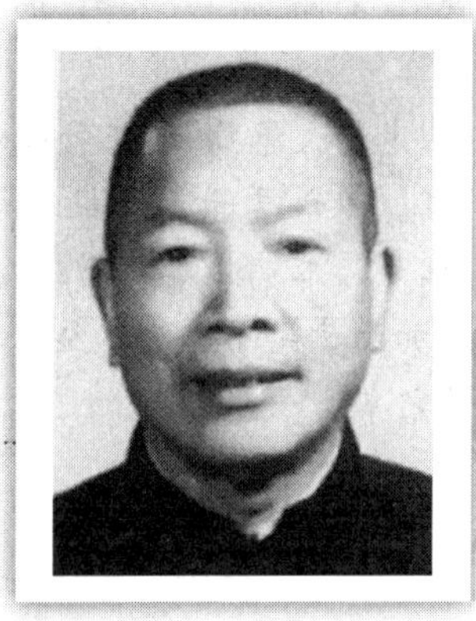

【生平传略】

刘炳凡，1910年生，湖南省汨罗市人。中医研究员。16岁拜长沙名医柳缙庭为师，1933年悬壶长沙、汨罗等地。长于中医内、妇、儿科。

业医数十年，精研中医理论与临床实践辨证用药规律，学验俱丰。著有《脾胃论注释》(执笔卷下)、《金元四大医家学术思想之研究》(执笔刘河间、朱丹溪)。主编《湖南省老中医医案选》一、二、三集，高等中医函授教材《儿科学》，受到国内学者的好评。其中《脾胃论注释》获1978年全国科技大会奖；主持研究的“古汉养生精”获全国中成药“健康杯”金奖和中国中医药文化博览会“神农杯”金奖。

曾任全国血防委员会委员、湖南省第五届人民代表、中华全国中医学会理事、中医学会湖南分会顾问组副组长，湖南省科技专家顾问委员会委员、湖南省中医药研究院学术顾问。

一、健脾化痰、温肾降逆法治愈癫痫一例

罗某，男，22岁。

初诊：1989年5月27日。

主诉及病史：患癫痫病十余年。自1989年2月至5月17日，已发作5次，发时突然昏倒，双目上翻，四肢抽搐，口吐白沫，无明显诱发因素。

诊查：神呆，舌质淡红，苔薄白而少津，脉弦滑。

辨证：脾肾阳虚，痰浊上逆。

治法：健脾化痰，温肾降逆。

处方：西党参15g　白术10g　茯苓12g　炙甘草5g　法半夏5g　广陈皮5g　炙远志3g　枣仁6g　丹参15g　建菖蒲5g　磁石12g(另包先煎)　龙齿12g(另包先煎)　淮山

药 15g　酒芍药 12g　附片 3g　麦芽 10g　鸡内金 5g　荜澄茄 3g

水煎 3 次，每日 1 剂，14 剂。

二诊：服药过程中发作一次，但症状减轻，发作后自觉头晕乏力，吐泡沫痰，耳鸣，纳可。舌淡红，舌苔薄白而少津，脉弦小。

处方：原方去附片，加北黄芪 15g。继服 14 剂。

三诊：自诉服药后未再发作，头晕等症均消失，惟觉劳累后耳鸣。舌质淡红，舌苔薄白，脉细。继上方去酒芍、澄茄、磁石、龙齿，加制首乌 15g、枸杞 12g、枣皮 5g，14 剂，以巩固疗效。已两年未复发。

［按语］本例患者久患痫证，正气受损，以致脾肾阳虚、痰浊上逆，属本虚标实之证，治宜发时治标、平时治本。以六君子汤合淮山药健脾益气化痰，炙远志、枣仁、建菖安神定志；且建菖、远志可涤痰开窍，为治本病必备之药；磁石、龙齿重镇降逆，酒芍、丹参平肝活血，麦芽、鸡内金、澄茄健胃助化。加北黄芪增益健脾益气之功。善后以制首乌、枸杞、枣皮滋阴补肾，脾肾同治，培后天以固先天之本。

二、健脾祛痰、通络活血法治愈癫痫一例

唐某，女，21 岁。

初诊：1986 年 8 月 17 日。

主诉及病史(其母代诉)：1983 年 6 月听课时，突然昏倒，不省人事。口吐白沫，四肢抽搐，约 20 分钟后苏醒，醒后感头晕、乏力，而对发作情况一无所知。此后，发作频繁，至 1984 年就诊于某省医院，经脑电图等检查诊断为“原发性癫痫”。曾用苯妥英钠和中药治疗，未见明显疗效。现头晕、耳闭、耳鸣、多梦、健忘，情志抑郁，食纳欠佳，双下肢乏力，大便干稀失调。

诊查：口吐涎水，形体肥胖。舌质淡红、舌右边见瘀点，舌苔白腻，脉弦带滑。

辨证：脾虚痰壅，血瘀络阻。

治法：健脾祛痰，通络活血。

处方：党参 12g　白术 12g　茯苓 10g　炙甘草 5g　法半夏 5g　广陈皮 5g　炙远志 3g　石菖蒲 5g　郁金 5g　磁石 10g　当归 12g　炒枣仁 12g　丹参 20g　田三七 3g(兑服)　麦芽 10g　鸡内金 4g　14 剂

二诊：服上方药 14 剂未见发作，大便成形。仍口吐涎水，食纳增加，余症同前。脉弦小。上方加荜澄茄 5g，续服 21 剂。

三诊：吐涎止，症状进一步改善，但仍头晕、耳鸡、双下肢乏力。舌质淡红，舌苔薄白，脉弦。仍按二诊处方服药，去郁金、田三七，加制首乌 15g、枸杞子 12g，14 剂。

四诊：症状已消失，癫痫未发作。效不更方，仍服上方药 24 剂善后，随访 5 年未发作。

［按语］本例患者素因脾虚，健运失常，水谷精微不布，痰涎内结，气机受阻，血行不畅，致痰瘀互结，脑络为之闭塞；脑失气血充养则癫痫时作，治疗关键在祛痰化瘀，所以治脾是本例要点。方中六君子麦芽、荜澄茄、鸡内金健脾助化，以杜生痰之源，远志、石菖蒲、郁金祛痰开窍，以洁痰浊之流，当归、丹参、田三七、磁石、枣仁活血化瘀，宁神定志，以安受邪之地，因而疗效巩固，愈后未复发。

三、清润通络法治愈脑损伤后遗症一例

李某，男，16岁。

主诉及病史：患破伤头部愈合后，癫痫样发作已十余年，西医诊断为“脑损伤后遗症”。近来发作频繁，日夜二十余次，据述发作前自觉有一股逆气，从足底上冲到头部为发作的先兆，来所就诊时正值“癫痫”样发作，目斜视，口吐白沫，四肢抽搐，出汗，头热足冷。

诊查：巩膜青暗，脉络充血，爪甲乌紫。舌质红，边青紫，苔薄黄而干，脉弦数，上溢鱼际，两尺无力。

辨证：血瘀络阻，阴虚阳亢。

治法：活血通络，养阴潜阳。

处方：细生地黄 24g　丹参 12g　生白芍 12g　黄牛角 60g(另熬 4 小时兑服)　全瓜蒌(炒)10g　淡竹茹 12g　黄连 1.5g(另包不煎)　旋覆花 10g　红花 10g　建菖蒲 10g　制鳖甲 24g　制龟版 24g　牛膝 10g　锈铁 1 块(烧红入黄连淬水兑服)

(注：牛角片一剂的用量，可供5剂水药反复煎用，如无黄牛角，水牛角可代；锈铁使用3次即换)

二诊：服上方药10剂后，症状减轻，发作次数减少，神色较安定，白睛赤脉已去，自觉足冷，发作时爪甲仍乌紫。舌质淡红，边紫消失，黄苔去，脉弦不数。原方去瓜蒌、竹茹、黄连，加制首乌 15g、制附片 5g。

三诊：连服上方药20剂，已停止发作，饮食、睡眠、活动如常，神清面润，足已不冷。舌淡红无苔，脉弦缓。原方去生地黄、附片，红花减为 5g，加条参 12g、淮山药 15g。继服药10剂，已一年多未再发。

［按语］本例癫痫样发作，自觉有一股逆气从足底上冲至头部，为发病的先兆，这一病机属于“冲脉为病，逆气里急”、“督脉为病，脊强而厥”的表现，因有巩膜青暗、脉络充血等血瘀阻络的症状，故治法首先注意活血通络，病势扭转后，再针对两足清冷，又在柔剂中加一味刚药——附片，从阴引阳则足部逐渐温暖，从而阴阳相对平衡，治愈而疗效巩固。

四、柔剂养阳、介类潜镇固本治愈脑炎后遗症一例

詹某，女，33岁。

主诉及病史(爱人代诉)：发高热后痉厥抽筋，发则不省人事，须针人中、合谷乃醒，反复发作已一年多。四肢渐枯痿，行动受限。经西医院检查诊断为“脑炎后遗症”。转诊于中医，发时口不吐涎沫，也不发异声，平时神志清醒，食纳尚可，但睡眠较差，梦中常惊叫。神疲乏力，经带色淡量少。

诊查：面晦，消瘦，下肢及手指末梢冷感。舌质淡而润，苔白薄，脉弦细。

辨证：督脉为病，脊强而厥。

治法：柔剂养阳，介类潜镇以固本。

处方：制首乌 15g　大熟地黄 15g　白芍 15g　附片 5g　淮山药 15g　山茱萸 10g　茯苓 10g　牛膝 10g　杜仲 12g　巴戟天 12g　制龟版 15g　制鳖甲 15g　牛角片 60g

先熬4小时，兑服。

二诊：服上方药20剂后，基本控制了发作，下肢已温，行步渐稳。原方去附片，加丹参

15g、当归10g，再服药20剂，发作已止，以归芍六君汤加砂仁、鸡内金健脾助化以善后，半年四肢渐润泽，行动自如。

［按语］本例脑炎后遗症属中医“痉厥”范畴；无发热现象，乃属“督脉为病，脊强而厥”。治“督”必须治肾，使肾机强壮，辅以介类潜镇，则风不内动；健脾胃、助消化，培养化源，以达到“骨正筋柔”而痉厥自愈之目的。

五、滋肾养阴、平肝潜阳法治愈重度神经衰弱一例

杜某，女，44岁。

主诉及病史：患头晕、耳鸣、心悸、健忘、烦躁、失眠、梦多已一年余。经西医院检查诊断为重度神经衰弱。吃药打针，无甚改善。情绪易激动，对声音敏感，甚至彻夜不能入睡。大便干结，小便夜多；月经紊乱，量少色鲜红，具更年期症征。

诊查：目惊视，舌质红，无苔而干，脉弦细带数。

辨证：阴虚阳亢，血热生风。

治法：滋肾养阴，平肝潜阳。

处方：生地黄24g　制首乌15g　白芍15g　麦冬12g　女贞子15g　旱莲草12g　牛膝10g　制龟版15g　制鳖甲15g　生牡蛎15g　桑叶10g　菊花3g　锈铁1块(烧红淬水兑药)

1剂，煎3次，上午、下午、晚间分6次温服，晚上必须服此药以助睡眠。

二诊：服上方药20剂后，夜间已能睡四小时，头晕耳鸣缓解，饮水减少，食纳渐增，对声响已不惊惧。舌质淡红，仍无苔垢，脉弦不数。原方去生地黄，加熟地黄15g、枣仁12g、桂圆肉10g、炙甘草5g，又服药20剂，心悸、健忘好转，眠食俱安，恢复工作，仍以原方加减善后。

［按语］本例烦躁失眠，源于“阳亢不能入于阴，阴虚则目不得瞑”，因而出现头昏、耳鸣、心悸、健忘等一系列阴血亏虚的证候，单纯平肝潜阳还是不能解决问题的，必须滋肾养阴以培根本。

六、健脾化痰、平肝熄风治愈精神分裂症一例

刘某，男，16岁。

主诉及病史(代诉)：患者由于亲人病故、考试不如意等原因于1986年7月某晚，突然踢桌、摔杯，但无昏仆。经湖南省精神病院检查诊断为精神分裂症。予以西药氯丙嗪、舒必利、氯坦平治疗，无明显疗效。现狂妄打骂，喜外出，食纳较差，嗜卧，大小便正常。

诊查：神清，惊视，躁动兴奋，流涎(氯坦平之副作用)。舌质红，舌苔薄白，脉弦小。

辨证：忧郁伤脾，风痰上扰。

治法：健脾化痰，平肝熄风。

处方：条参15g　沙参10g　丹参15g　首乌15g　女贞子15g　漂白术10g　茯苓12g　炙甘草5g　法半夏5g　生地黄15g　白芍药15g　炙远志3g　枣仁6g　淮山药15g　炒麦芽10g　鸡金3g　北山楂10g　14剂

并针对其思想意识用语言开导，配合治疗。

二诊：服上方药后病情趋向好转，已无狂躁现象。但头昏，食纳仍差，口干喜冷饮，二便如常。舌质淡红，舌苔润白，脉弦小。

处方：原方加减14剂。

三诊：服药后食欲渐增，病情稳定，但见心悸、烦躁、多梦、头痛、口干欲饮。舌质淡红，舌苔薄白，脉弦小带数。

处方：太子参 15g　沙参 12g　丹参 20g　制首乌 15g　生地黄 15g　白芍 15g　水牛角 60g(先煎)　炙远志 3g　枣仁 10g　生龙齿 15g(先煎)　生牡蛎 15g(先煎)　鸡内金 3g　北山楂 10g　炒麦芽 10g

另方：锈铁 1 块烧红与黄连 1g 淬水，兑药服，21 剂。

四诊：服上方药后神志未见异常，故守方服用 60 剂。已能单独行动，思维正常，情绪稳定，眠食俱安，随访疗效巩固。

［按语］此案患者由于忧思过度损伤脾气，脾虚则聚湿生痰，肝阴不足则阳亢风动，风痰上扰神明而致狂证，故治以健脾化痰、平肝熄风之法。方中首乌、女贞子、白芍滋肝肾之阴以敛阳；漂白术、淮山药、麦芽、鸡内金、北山楂健脾助运；二陈汤与远志、枣仁合用，取其化痰、安神之效。但心理疗法是治疗神志异常的关键措施，故嘱患者树立信心，配合治疗以促事半功倍。二诊因食纳不佳，故以原方突出健脾助化为主，佐以养血安神之品。三诊，胃纳已佳，但见心悸、烦躁、夜寐不安，遂在滋肾养肝的同时加入龙齿、牡蛎、牛角等重镇潜阳之品以助平抑上扰之虚阳。取黄连 1g 与烧红的锈铁淬水兑药，以取黄连之气不用其味，使之清上炎之火而无苦寒碍胃之弊，锈铁则可平肝火、镇心安神，乃取《素问·病能论》铁落重坠之义。始终以语言启发其乐观情绪，治病治人，所以收效甚捷。

七、滋水涵木、平肝潜阳法治愈高血压一例

刘某，男，59 岁。

主诉及病史：患高血压，头昏头痛，耳鸣，心烦，失眠，自觉头重脚轻，腰酸腿软，行步欲倒。血压波动在 190～180/120～110mmHg 之间，服降压药降而复升。眼底动脉硬化。胆固醇 6.76mmol/L。口干苦，大便结，小便黄，食纳差。

诊查：面有油光，颞动脉搏动明显，眼结膜微红。舌质红，苔薄而干，脉弦劲有力。

辨证：肝肾阴虚，肝阳上亢。

治法：滋水涵木，平肝潜阳。

处方：制首乌 24g　生地黄 18g　生白芍 15g　丹皮 12g　泽泻 12g　女贞子 30g　旱莲 15g　草决明 15g　珍珠母 24g　牛膝 10g　桑叶 10g　菊花 3g　锈铁 1 块(烧红淬水兑药)

二诊：服上方药 15 剂后，自觉症状减轻，晚上能入睡四五小时，大便已润畅，面部油光消失，行步渐稳。晨起有恶心感。舌质淡红，苔薄白而腻。原方去生地黄、草决明，加法半夏 5g、广皮 5g。再服药 15 剂，血压降到 150/90mmHg 左右，头痛、头昏、耳鸣缓解，睡眠更佳。嘱其禁绝脂肪饮食。原方加减续服以巩固疗效。

［按语］本例高血压头昏腿软、头重脚轻，属肝肾阴虚导致肝阳上亢，在滋肾养阴、平肝潜阳的同时，必须注意二便的通畅，亦即上病下取、釜底抽薪之法。

八、益气活血、祛风化痰法治愈面神经麻痹一例

何某，男，27 岁。

主诉及病史：自诉左侧面神经麻痹近 10 天。现左面部及左眼胀痛麻木不适，左眼易疲劳

流泪，眠食可，二便正常。

诊查：嘴唇向右歪。舌质淡红，舌苔薄白，脉弦。

辨证：气虚血滞，风痰阻络。

治法：益气活血，祛风化痰。

处方：西党参 5g　白术 10g　茯苓 10g　炙甘草 5g　法半夏 5g　广陈皮 5g　北黄芪 15g　丹参 15g　白芷 10g　僵蚕 3g　全蝎 2g　蜈蚣 3g　淮山药 15g　白芍 15g　白附片 3g　女贞子 15g　蒺藜 10g　鸡内金 3g　14 剂

另方：蓖麻子 30g（去壳研），鳝鱼血适量（无鳝鱼血可用雄鸡冠血代），艾叶 10g（抖绒），上药调成饼敷患侧，睡时敷上，并刺孔透气。

二诊：服上方药 21 剂，同时配合外敷药，患者左面部及左眼胀痛麻木明显减轻，嘴唇右歪已好转。

处方：仍以原方去白芷、蒺藜。21 剂。外用药同前。

三诊：已恢复正常，左面部及左眼麻木胀痛消除。易方以六君子汤善后。

［按语］本例患者乃正气不足，络脉空虚，卫外不固，风邪乘虚入中经络，加之脾气亏虚，湿聚成痰，风痰交阻，以致气血痹阻，运行不畅，筋脉失于营养。故用六君子汤合北黄芪、淮山药健脾益气化痰，牵正散合白芷、蜈蚣、蒺藜祛风化痰通络，丹参活血养血，白芍、女贞子养肝肾之阴，鸡内金健胃助化。然取效之速还在巧配外敷法。方中蓖麻子消肿拔毒泻下通滞，《本草纲目》载其“疗口眼㖞斜……”，临床单用蓖麻子或鳝鱼血治疗面神经麻痹患者屡有报道，二味合用加艾叶温通经络，则温经活血通络之力更强。

九、养阴凉血熄风法治愈面三角区红斑一例

张某，女，24 岁。

主诉及病史：患环唇红斑，奇痒，搔之出黄水，反复发作已半年。经某医院诊断为面三角区红斑。就诊我院，见局部斑色暗红，渐向面部蔓延。伴头昏、夜热、出汗，烦躁失眠，腰酸腿软，月经先期且色鲜红。

诊查：舌质红，苔薄微黄，脉弦细带数。

辨证：肾虚阴损，血热生风。

治法：养阴凉血熄风。

处方：制首乌 15g　生地黄 15g　淮山药 15g　丹皮 10g　赤芍 10g　女贞子 24g　旱莲草 12g　紫草 6g　蝉衣 5g　桑叶 10g

二诊：服 10 剂后，红斑逐渐变淡，烦躁失眠好转。舌质淡红，苔薄白，脉弦不数。原方去蝉衣，加枸杞 10g、菊花 3g，再服 10 剂，头目清爽，月经正常，红斑完全消退而愈。

［按语］本例红斑属血热，奇痒属血风，这是病的现象。腰酸腿软，经期紊乱属肾虚。烦躁失眠属阴损，这是病的本质。在益肾滋阴的同时，加紫草、赤芍凉血，蝉衣、桑叶熄风，通过整体疗法以改善局部，重点在于治肾。

十、引火归原法治愈慢性口腔炎一例

刘某，女，39 岁。

主诉及病史：口唇及牙龈肿痛、溃烂、出血，反复发作，年余不愈。某医院诊为慢性口腔炎。给予抗生素和维生素 C、B_{12} 等，溃疡无改变。服上清丸及其他寒凉药，则溃烂疼痛加剧。就诊时，眼睑浮肿，涉及颈项肿大，难以转侧；口舌溃烂呈白疱，口气臭秽，流清涎。头晕、耳鸣，双下肢冷感，大便带结，小便清长。

诊查：舌质淡而胖润，边有锯齿纹，脉沉细。

辨证：阴损于下，肾虚火浮。

治法：柔济养阳，引火归原。

处方：桂附八味丸加减。

熟地黄 15g　淮山药 15g　茯苓 10g　山萸肉 6g　牡丹皮 10g　泽泻 10g　附片 5g(先煎半小时)　菟丝子 12g　骨碎补 10g　牛膝 10g　炙甘草 5g　砂仁 3g

每日 1 剂，煎 3 次(早、中、晚)分服。服药 5 剂后，口中清涎减少，双下肢渐温，颈项肿消，溃疡向愈。嘱再服药 5 剂，愈后未复发。

［按语］本例属虚火浮于苗窍，常常发病缓慢，迁延不愈，前人称为"龙雷之火"。此病最忌苦寒直折，因苦寒伤胃，中气受损，则虚火更炽，"温之则浮焰自熄，养之则虚火自除"，火就燥而归根，故宜柔剂养阳、引火归原法。用此法的依据：一是服寒凉药而病加甚；二是溃疡面起白疱而基底舌淡；三是口泛清涎，渴喜热饮；四是下肢有冷感。这些症状不必悉具，但必须明辨其疑似，抓住肾虚的本质。

十一、养阴潜阳、活血通络法治愈毒性甲状腺功能亢进一例

杨某，女，33 岁。

初诊：1974 年 2 月。

主诉及病史：1973 年 4 月，患者头晕无力，心慌，心悸，眼突出，项肿大，逐渐加重。5 月在地区及省人民医院检查：基础代谢率＋90％(体重 39kg)，诊断为毒性甲状腺功能亢进，主张手术，患者不愿意，10 月去湖南医学院附属一院做甲状腺部位吸碘 131 率测定，吸碘率 24 小时超过 86％～84％，月发二三次，每次三四天。发作期食欲亢进，1.25～1.5kg 主粮/d，低热盗汗，医嘱休息，不宜做手术。来就诊时，症状同上，眼突项肿加甚，手颤，呈恐怖状，稍动则头晕、心悸，全身疲乏，烦躁失眠，月经不规则，口渴不多饮。

诊查：巩膜青暗，脉络充血，爪甲带乌紫。舌质红、边紫无苔而干，脉弦细数。

辨证：阴虚阳亢，气结络瘀。

治法：养阴潜阳，活血通络。

处方：条参 12g　沙参 12g　玉竹 12g　丹参 15g　生首乌 15g　生白芍 15g　女贞子 15g　旱莲草 12g　黄药子 10g　旋覆花 10g　红花 6g　鸡血藤 10g　夏枯草 10g　生牡蛎 24g　制鳖甲 18g　制龟版 15g　炙甘草 5g

二诊：服上方药 20 剂后，食欲减至正常，低热盗汗已止，项肿缩小，眼突好转，自觉症状减轻；巩膜充血消失，爪甲亦转红活，情绪稳定。原方去黄药子，加土贝母 10g，又坚持服药 30 剂，症状基本消失。1974 年 6 月起已 8 个月未发，在当地医院复查：基础代谢率＋19％，疗效满意，认为不必手术。

三诊：据面色无华，舌淡脉弱，给八珍汤加丹参、鸡血藤、制首乌、生牡蛎以巩固疗效，已上

班工作。

［按语］本例眼突、项肿、心悸、脉数、烦躁、失眠，无疑属于阴虚阳亢，但已出现血瘀络阻症状，单纯用介类潜阳法是不能迅速取得疗效的。必须结合活血通络，这就是“欲求南风，须开北牖”的道理。本病与地方性甲状腺肿治法不同，故不用昆布、海藻等含碘药物。

十二、疏肝理气、化痰消肿、软坚散结法治愈左甲状腺囊腺瘤一例

杨某，男，53岁。

主诉及病史：患者自诉发现颈部肿块已近十余天。1989年2月25日在湖南医学院附属第二医院B超检查：“左甲状腺囊腺瘤，左甲状腺乳头状瘤？”现后颈部疼痛，活动受限，失眠，喉中发干，大便干结。

诊查：左侧颈部可扪及一3cm×3cm大小肿块，质软，活动可。舌质淡红，舌苔白，脉弦细。

辨证：肝郁气滞，痰凝络阻。

治法：疏肝理气，化痰消肿，软坚散结。

处方：太子参15g　沙参10g　丹参12g　制首乌15g　海藻12g　水蛭3g　肉桂1g(同煎)　菝葜15g　壁虎5g　炙远志3g　枣仁5g　白芍15g　炙甘草5g　麦芽10g　鸡内金3g　14剂

另方：黄药子30g、土贝母30g、生鹿角30g、田三七10g，1剂。茶醋各半磨汁搽左颈肿块处，每日搽一两次。

二诊：服上方药后，自感肿块缩小，无压痛，但睡眠仍差。舌质暗红，舌苔白，脉弦小。

处方：原方去菝葜，加杜仲10g、木蝴蝶3g、蛤粉12g。继服药14剂。

三诊：患者服此方药效果明显，故坚持服用28剂。时左侧甲状腺肿块已无触及感，1989年6月1日在湖南医学院附二院同位素扫描结果：“甲状腺左外冷结节，质地与甲状腺组织放射性相同。”现感右胁下及胃脘部胀及隐痛，得矢气则舒。舌暗红，舌苔白腻，脉弦。

处方：明党参12g　白术10g　土茯苓15g　炙甘草5g　法半夏5g　广陈皮5g　紫丹参12g　白芍12g　五灵脂10g　蒲黄10g　郁金5g　鸡血藤10g　壁虎5g　水蛭3g　肉桂1g(同煎)　荜澄茄5g　砂仁5g　鸡内金5g　28剂

四诊：服药28剂后，腹胀(一)，左侧甲状腺肿块已完全消失，惟左颈部稍感不适；疲乏无力，视力稍减，易感冒。舌质淡红，边有齿印，舌苔薄白，脉弦细。原方加北黄芪15g、夜明砂6g。14剂。

另方：枸杞10g、杭菊2g、蛏干10g，蒸素肉间服，5剂。

五诊：服药后患者精神振作，睡眠转佳。嘱再服药14剂以善后。

［按语］甲状腺囊腺瘤属中医瘿瘤范畴。本病多因情志不舒、肝气郁结、气聚痰凝、阻滞经络所致。方中太子参、沙参、首乌、白芍、炙甘草益气养肝；海藻、菝葜、水蛭、壁虎软坚散结通络；肉桂性温，仅用1g以取其芳香之气中和水蛭之腥味；炙远志即可化痰，配以枣仁则增安神之效；麦芽疏肝，配以鸡内金又可健胃助化。其中关键在内外兼治，以黄药子、田三七、土贝母、生鹿角磨汁外搽，使药从局部直达病所，起到了活血化瘀、软坚消肿的作用。二诊坚持效不更方，原方去菝葜加杜仲、木蝴蝶、蛤粉养肾阴固肾气；蛤粉乃咸寒软坚之品，具有软坚化痰之功。

肿块消失后，遂以六君子汤加味健脾化痰、活血通络以善其后。

十三、健脾利湿、化饮止痛治愈左侧胸膜炎及左侧胸腔包裹性积液一例

黄某，男，39岁。

初诊：1989年1月14日。

主诉及病史：患者左胸疼痛已月余，呼吸时加剧，不咳嗽吐痰，胸膈胀痛，食纳一般，二便正常。

诊查：1989年1月15日本院B超检查："左侧胸膜炎及左侧胸腔包裹性积液"。舌质淡红，舌苔白，脉弦滑。

辨证：脾失健运，痰饮阻肺。

治法：健脾利湿，化饮止痛。

处方：明党参12g　白术10g　茯苓10g　炙甘草5g　法半夏5g　广陈皮5g　苡仁15g　杏仁10g　白蔻3g　冬瓜子30g　五灵脂10g　蒲黄10g　淮山药15g　杜仲12g　木蝴蝶3g　14剂

二诊：症状改善，疼痛减轻。舌质淡红，苔白，脉弦。

处方：原方药继服14剂。

三诊：自感左胸疼痛不明显，经本院B超复查："左侧胸腔少量积液。"仍原方去淮山药，加隔山消12g、炒瓜蒌皮5g、鸡内金3g。28剂。

四诊：服上方药后，感觉良好，B超检查："左侧胸腔积液已消失。"予以：

条参12g　沙参12g　丹参12g　茯苓10g　炙甘草5g　法半夏5g　陈皮5g　苡仁15g　杏仁10g　白蔻3g　白芍12g　川楝子10g　麦芽10g　鸡内金3g　14剂

以之善后。

［按语］本例患者，据其症状当属《金匮要略》四饮中之"悬饮"。然饮之形成，肺、脾、肾三脏之气化失调为其关键，而脾之健运首当其要。脾居中焦，贯通上下。脾失健运，则上不能输精以养肺，下不能助肾以制水，乃导致水蓄而成饮。故本方以六君子汤合淮山健脾益气、振奋脾阳；三仁、冬瓜子以开上、宣中、渗下而化饮；灵脂、蒲黄通络止痛，少佐杜仲、木蝴蝶以养肝肾而纳气；全方重在"健"、"运"二字上，使邪祛而正不伤，此治病治人之一法也。

十四、健脾益肺、活血化瘀法治疗肺癌一例

周某，男，56岁。

初诊：1990年8月29日。

主诉及病史：左侧胸部隐隐作痛，咳嗽吐白黏痰量不多，咯血三个月余；伴低热、汗多，体倦乏力；口干不显，纳食欠佳，失眠多梦；尿黄；大便微干，一日一行。原有结核病史。

诊查：舌红，苔滑白花剥，脉右弦左弱。化验检查：北京协和医院X线照片检查诊断：右上肺结核；左上肺转移灶肺癌；协和医院CT诊断报告：左中肺癌。5月30日在湖南省肿瘤医院病理检查诊断报告：发现鳞癌细胞；支气管镜检查病变符合中等分化鳞癌。

在北京协和医院确诊为："左中央型肺癌"后，住院做了一个疗程的化疗，因白细胞明显下降到$(1.5\sim2)\times10^{9}/L$，不能再做化疗，患者出院服中药。

辨证：脾肺气虚，痰凝络阻。

治法：健脾宣肺，活血化瘀。

处方：明党参 12g　沙参 10g　丹参 15g　土茯苓 15g　炙甘草 5g　法半夏 5g　广陈皮 5g　苡仁 15g　杏仁 10g　冬瓜子 15g　百部 6g　淮山药 15g　白及 10g　五灵脂 10g　蒲黄 10g　杜仲 12g　木蝴蝶 3g　鸡内金 4g

另方：太子参 15g 泡水间服。

二诊：服上方药 28 剂后，精神明显改善；但仍咳嗽痰白，量不多；咯血已止，胸痛减轻，间有低热；因以前做化疗皮肤瘙痒、红疹。4 天前做血常规检查，结果均接近正常。舌质红，苔花剥，脉右弦左弱。

处方：明党参 12g　沙参 12g　丹参 15g　土茯苓 15g　炙甘草 5g　法半夏 5g　广陈皮 5g　苡仁 15g　杏仁 10g　冬瓜子 15g　白英 15g　丹皮 12g　赤芍 12g　蒺藜 12g　蝉衣 5g　晚蚕砂 12g

外用方：青黛 30g、明雄 15g、明矾 10g、冰片 2g，研细粉茶调如糊，外搽皮肤患处。

三诊：继服上方药 21 剂后症状改善，X 线照片复查：肿块明显缩小，血常规化验各项指标均正常，体重明显增加。近几天因感冒咳嗽较甚，咳白绿色黏液痰，口不渴，纳食可，眠安，小便调；大便稍稀，一日二行。舌质暗红，苔白腻，脉弦缓。

处方：明党参 12g　白术 10g　土茯苓 15g　炙甘草 5g　法半夏 5g　广陈皮 5g　苏叶 6g　杏仁 10g　苡仁 15g　冬瓜子 15g　桑叶 15g　土贝母 12g　白蔻 4g　杜仲 12g　木蝴蝶 3g　麦芽 10g　鸡内金 4g

四诊：服上方药 7 剂，咳嗽止。原方去苏叶、桑叶，加淮山药 15g、白及 12g，坚持治疗九月余，6 月 17 日在某医院行 CT 照片检查：双上肺结核，部分病灶纤维化，余均正常。肿块已基本消失。现不咳嗽，食眠均佳，精神好，二便调，体重增加近 11kg。舌质稍红，苔白微腻，脉弦缓。

处方：明党参 12g　白术 10g　茯苓 12g　炙甘草 5g　法半夏 5g　广陈皮 5g　北黄芪 15g　炙远志 3g　苡仁 12g　杏仁 10g　冬花 6g　淮山药 15g　杜仲 12g　补骨脂 3g　麦芽 10g　砂仁 4g　鸡内金 4g

五诊：上方药服 28 剂后，检诊正常，临床疗效巩固。

[**按语**] 肺癌、肺部的肿块，中医学谓之“息贲”。此例病人有结核病史，素有气阴两虚，症见左胸疼痛，位置固定不移，肺气不宣则咳，肺胃阴虚则低热，舌苔花剥；虚火上炎损伤血络则咯血。肺为华盖，主一身之表；肺气不足、皮毛不固则自汗，脾运不健则痰浊内生，纳呆腹胀、神倦乏力、短气皆由脾胃气虚所致。然癌症的病因、病机错综复杂，治疗必须以固护脾胃为第一要图。方中四君子健脾益气；半夏、陈皮祛湿化痰；淮山、杜仲滋养肝肾；黄精、沙参养阴；杏仁、冬瓜子、百部、木蝴蝶宣肺化痰；黄芪增强益气摄血之功；砂仁、麦芽、鸡内金以助化；灵脂、蒲黄、丹参活血化瘀；土贝母、白英清热解毒消有形之积块。因此，病人脾胃功能得以恢复，机体免疫能力增强；多次检查(见前)肿块逐渐缩小，最后消失。实验室检查除转氨酶稍高外，各项指标均正常。精神好，纳食睡眠俱佳，体重增加近 11kg。仍间服中药以善后，而疗效巩固。

十五、行气化痰、活血通络法治愈乳腺增生一例

梅某，女，35 岁。

主诉及病史:左侧乳房左上方有肿块如枣核及豆粒大五六枚,胀痛牵引整个乳部及腋胁,经湖北某院检查诊断为“乳腺增生”,劝令手术治疗,患者不愿,要求服中药。就诊时,患者手臂动作受限,情绪紧张,眠食俱差。

诊查:巩膜青暗,舌质淡红,边微紫,脉沉弦。

辨证:气郁痰凝,络脉阻滞。

治法:行气化痰,活血通络。

处方:明党参 12g 沙参 10g 香附 10g 广陈皮 6g 炙远志 5g 全瓜蒌(炒焦黄)12g 土贝母 10g 山慈菇 5g 蛤粉 12g 当归 10g 红花 5g 鸡血藤 10g 海藻 12g 丝瓜络 5g 麦芽 10g 炙甘草 5g

二诊:服上方药 15 剂后,乳部肿胀感,左臂活动已不受限,眠食均佳。原方药续服 25 剂,乳房牵引痛消失,肿块已扪不到。

三诊:巩膜青暗消失,舌边紫退色。仍以原方去瓜蒌、土贝、山慈菇、海藻,加白术 10g、土茯苓 12g、法半夏 5g、鸡内金 4g,服 10 剂。四个月后复查,疗效巩固。

[**按语**] 乳腺病变多发于情绪激动者,所谓肝郁气结的患者,疏肝解郁是要着,故方中重用香附以疏肝理气解郁,气行则血行是也。方中海藻、甘草同用,相反相成,可提高疗效,最后以六君子汤合麦芽、鸡内金健脾助化以收功。

十六、疏肝理气、化瘀通络法治愈乳腺癌一例

苏某,女,40 岁。

初诊:1990 年 7 月 10 日。

主诉及病史:左乳房肿块十余年,近三个月明显增大、疼痛;左乳头有血性分泌物一月余,伴左侧胸胁胀痛、口干苦思饮、心烦、纳差、失眠多梦。在某省医院诊断为“左乳腺纤维瘤,左乳腺癌”。已住院准备做手术切除,病人不愿意,自行出院服中药治疗。

诊查:左乳房外上缘有一肿块,约 4cm×5cm,边缘欠清楚,未破溃,活动较差,按压时疼痛,乳头渗出淡红色分泌物。舌质淡红,苔薄白,脉弦小。

辨证:肝气不疏,郁阻经络,久而成癖。

治法:疏肝理气,化瘀通络。

处方:太子参 15g 沙参 10g 丹参 15g 制首乌 15g 白芍 15g 蒲公英 20g 土贝母 10g 炒瓜蒌皮 5g 甘草 5g 山慈菇 10g 山海螺 12g 生鹿角 5g(磨兑) 橘核 10g 丝瓜络 6g 麦芽 15g

另方:生鹿角 30g、黄药子 15g、山慈菇 15g、田三七 10g,共磨汁搽局部。

二诊:共服药 24 剂,左侧乳房肿块从鸡蛋大缩小到豌豆大,已无血性分泌物,间有隐痛,眠食俱可,月经 20 天一行,腹隐痛,有凝块。舌质淡红,苔薄白,脉弦小。原方去蒲公英、山海螺、瓜蒌皮,加灵脂炭 10g、蒲黄炭 10g、仙鹤草 15g、砂仁 5g。

三诊:服上方药 14 剂后,乳房肿块已不明显,间有隐痛;月经一月一行,色量均正常。舌质淡红,苔薄白,脉弦小。

处方:明党参 12g 沙参 10g 丹参 15g 首乌 20g 法半夏 5g 广陈皮 5g 灵脂炭 10g 蒲黄炭 10g 生鹿角 10g 山慈菇 5g 土贝母 10g 冬瓜子 15g 丝瓜络 5g 夏枯草 5g 甘草 5g 麦芽 10g 橘核 10g 鸡内金 4g

续服药21剂，肿块已全部消失。停药一年后随访，患者基本情况正常，肿块在情绪波动时稍可摸及，约一豌豆大，月经后及情绪稳定时消失。

[按语] 乳癖，精神忧郁、肝气不舒是引起本病的主要因素之一，与肝胃冲任等经脉有密切关系。陈实功曰："多由思虑伤脾，怒恼伤肝郁结而成。"因此治疗应注重在疏肝理气、化瘀通络的同时健脾益胃，使气畅络通而邪无所附。故方中用三参、首乌养阴扶正，使邪祛而正不伤，麦芽、鸡内金健脾助化以固中焦，瓜蒌皮、橘核、丝瓜络疏通经络，生鹿角、山慈菇消肿软坚散结，灵脂、蒲黄活血化瘀；内服药的同时，并配以外用方，生鹿角、山慈菇、田三七、黄药子等软坚散结之品直达病所。内外兼治，共奏消肿散结之功。

十七、养阴熄风、消润通络法治愈风湿热一例

王某之女，9岁。

主诉及病史：屡患扁桃体发炎、充血，相继出现长期发热，小关节肿痛，皮肤红斑，经西医院检查：抗"O"阳性，血沉增快，诊断为"风湿热"。给予抗感染及激素治疗，热退而反复发作，迁延不愈已一年余。就诊时，潮热盗汗，心烦不安，夜梦中惊叫，手足呈舞蹈状，日中也伴有无意识动作，关节游走作痛，皮肤间常出现红斑，食欲差，大便干结，且三四日一次，小便黄赤。

诊查：面虚浮，巩膜青暗脉络充血，爪甲淡紫。舌质红，舌尖有赤瘤，苔薄黄，脉细数，112次/分。

辨证：阴虚内热，久病在络。

治法：养阴熄风，清润通络。

处方：细生地黄24g　丹参15g　赤芍10g　丹皮10g　牛角片60g(先熬4小时)　防己12g　夜交藤15g　银花藤30g　红花5g　桑枝30g

二诊：上方药连服10剂，热退，红斑消失，关节痛缓解。梦中仍惊叫，盗汗，大便干。舌上黄苔虽去，舌质红而带干，舌尖仍有赤瘤。原方去桑枝、银花藤，加条参12g、沙参12g、玄参12g、白芍12g、桑叶10g。

三诊：又服上方药20剂，热退后未再反复，盗汗止，睡眠较好，食欲增，面色转红润，巩膜赤脉消失，舞蹈动作已不明显，大便仍两天一次。舌红不干，脉弦细，80次/分。原方去防己、桑叶、夜交藤、红花，加制首乌15g、玉竹12g、甘草5g。服20剂，现已复学三年，疗效巩固。

[按语] 按西医诊断，中医用药，不能机械地对号入座。如本例风湿病，表现为阴虚内热，并见络瘀症状，用《金匮》防己地黄汤加减，标本并治，重在治本，治标在于通络以清瘀热，治本在于壮水以制阳光。本方原治"妄行独语不休"，于夜惊舞蹈亦收到满意的疗效。

十八、益气温阳、宣痹通络法治愈类风湿关节炎一例

田某，男，40岁。

主诉及病史：西医检查诊断为"类风湿关节炎"，已两年余。两手指关节肿痛变形，爪甲淡紫，涉及四肢大关节痛、形寒、下肢作麻，疲乏无力，血压正常，饮食睡眠尚可。

诊查：眼巩膜色青有瘀滞点，爪甲淡紫。舌质淡红，苔润白，脉弦细。

辨证：气虚湿滞，络脉痹阻。

治法：益气温阳，宣痹通络。

处方：黄芪 15g　白术 10g　土茯苓 15g　苡仁 15g　附片 10g　防己 12g　五加皮 10g　晚蚕砂 12g　地龙 10g　鸡血藤 12g　红花 6g　桑枝 30g(炒)　松枝节 3 个(炒)　杉枝节 5 个(炒)

二诊：服上方药 10 剂，关节痛缓解，四肢转温。原方去土茯苓，附片改为 5g，加丹参 15g、当归 10g。

三诊：继服上方药 30 剂后，巩膜及爪甲青紫消失，手足温暖，指关节运动自如，行动如常，能坚持工作。原方去防己、桑枝、杉枝节，20 剂以巩固疗效。

［按语］形寒肢冷、手足麻木感，此寒凝湿滞络痹，实导源于阳虚不运所致，用《金匮》防己黄芪汤补气行湿，加附片温经回阳，根据瘀阻症状，再入通络之品如地龙、红花、鸡血藤、桑枝、松节之类，亦是标本兼顾而重在治本。

十九、健脾益气、祛湿通络法治愈类风湿关节炎一例

李某，男，35 岁。

初诊：1986 年 11 月 7 日。

主诉及病史：自诉两膝关节疼痛已八年多，从西北高原赴湘进修学习，到湘后因气候潮湿，饮食水土不宜，于 1986 年 11 月 2 日突然全身关节游走性刺痛，尤以手、趾小关节为剧，屈伸不利，身重伴发热汗出，神疲力乏，心烦少寐，腰膝酸软疼痛，脘腹闷胀，食少便溏。试验室检查：血细胞沉降率 50mm/1h，类风湿因子乳胶凝集试验阳性。

诊查：面白少华。舌质淡边有齿痕，舌苔薄白，脉弦细。

辨证：脾胃虚弱，气虚湿阻。

治法：健脾益气，祛湿通络。

处方：党参 15g　白术 12g　土茯苓 15g　甘草 5g　黄芪 20g　防己 8g　白芍 12g　附片 5g　青风藤 15g　五加皮 5g　狗脊 10g　淫羊藿 15g　晚蚕砂 12g　鸡血藤 10g　炒桑枝 15g　14 剂

二诊：服上方药后关节疼痛明显减轻，热退汗止，腹胀减轻，饮食增加。效不更方，继服上方药 14 剂。

三诊：服药后关节疼痛基本消失，精神好转，饮食明显增加，腹胀消失，大便正常，但自觉口干，余无不适。舌质淡红，舌苔薄微黄脉弦细。

处方：原方去党参、附片，加养阴清补之太子参 15g，继服 14 剂。

四诊：诸症消失，复查类风湿因子阴性，血沉恢复正常，追访两年未复发。

［按语］类风湿关节炎属风寒湿痹范畴，前人按三气轻重辨证施治。然病程久，顽痹多，常由脾胃虚弱，气血不荣，寒湿乘虚侵袭，痹阻经络，风胜则动，寒胜则痛，湿胜则肿。本例虽出现痹证的特点，且见面白少华、纳差便溏、腹胀怠倦等脾胃虚弱的症状，故其治法亦应因人制宜，而采用四君子汤加黄芪健脾益气，辅以防己、青风藤、五加皮、狗脊、淫羊藿、桑枝祛湿通络、强筋健骨，佐以鸡血藤、白芍、附片舒全身之经络，晚蚕砂祛内外之湿邪，标本兼顾，药中病机而获显效。可见治病必须治人，乃是中医特点。

二十、补虚通络法治愈过敏性紫癜一例

刘某，男，45 岁。

主诉及病史：食稣鱼两次后，出现双侧大小腿部有出血斑点，去湖北某医院检查血象：白细胞计数 3.5×10^9/L，血小板 80×10^9/L，诊断为“过敏性紫癜”，不排除白血病前征。给脱敏及激素治疗，此消彼起，反复发作，疲乏不支，改用中药治疗。自诉神疲、心悸、头痛、头晕、心烦失眠，两腿新出的斑点色红紫，陈旧的斑点黝褐。

诊查：面苍，爪甲青紫。舌质淡红而干，脉弦细带数。

辨证：气血两虚，血瘀络阻。

治法：补虚通络。

处方：黄芪 20g　当归 10g　丹参 15g　生地黄 24g　赤芍 10g　丹皮 10g　牛角片 60g（先熬 4 小时）　女贞子 24g　旱莲草 30g　鸡血藤 15g　红花 5g　松针 30g

二诊：服上方药第一剂后紫癜发出更多，坚持服药 6 剂（每日 1 剂，煎 3 次分服），紫癜逐渐减少，自觉症状减轻，神色愉快，斑点稀淡。脉弦细不数，舌质淡红而润。原方去赤芍、丹皮，加熟地黄 15g、白芍 12g、驴胶 15g（蒸兑），又服药 20 剂，紫癜逐渐消失，不见陈旧斑痕。复查：白细胞数 7×10^9/L，血小板 126×10^9/L，精神眠食恢复正常，上班工作。

[按语] 本例出现红紫斑点，仍用通络法改善微循环，似与病情相反。尝观农民车水，速度慢则水流失，速度快则水不漏。行血以止血的道理与此相同。其中牛角之用实以代犀角，松针之用来自民间经验。

二十一、滋肾养阴、行血止血法治愈过敏性紫癜一例

左某，女，34 岁。

主诉及病史：患者双下肢及胸部有散在的出血斑点，牙龈出血，月经量多，经期延长已五个多月。经某医院检查：血色素 90g/L，血小板 64×10^9/L，诊断为“血小板减少性紫癜”。就诊我院，自诉头晕、心悸、失眠、口干，食纳尚可，大便干结，腰酸痛，夜尿多。

诊查：面色萎黄，双下肢有出血斑点。舌质淡红而干，无苔垢，脉弦细带数。

辨证：肾虚阴损，血热妄行。

治法：滋肾养阴，行血止血。

处方：制首乌 15g　生地黄 15g　枣仁 12g　茯苓 10g　山萸肉 6g　丹皮炭 10g　赤芍药 10g　女贞子 15g　旱莲草 15g　阿胶 15g（蒸兑）　骨碎补 10g　蒲黄炭 10g　牛角片 60g（另熬 4 小时，兑服）　松针 30g（拌损，开水烫去泡沫）

二诊：服上方药 15 剂后，出血斑点逐渐消失，口鼻牙龈未再出血。坚持原方再服药 15 剂后，月经量已减少，血色素上升到 100g/L，血小板 110×10^9/L。舌质淡红，苔润薄，脉弦细不数。原方去生地黄、丹皮、赤芍、牛角，加党参 15g、白术 10g、当归 10g、熟地黄 15g、大枣 7 枚、桂圆肉 10g，再服药 20 剂，头晕、心悸、失眠等症基本消失，血色素 120g/L，血小板 160×10^9/L。恢复工作。

[按语] 本例皮肤紫癜、牙龈出血、月经量多，属血热妄行的临床表现；腰部疼痛、口渴尿多，源于肾虚阴损，是血热妄行的根源所在。在滋肾养阴的基础上，加驴胶养血，牛角消瘀，蒲

黄炭行血以止血。斑点消退后,继以益脾养血,则由于血虚导致的头晕、心悸,亦及时得到改善。

二十二、气血双补、活血通络法治愈再生障碍性贫血一例

褚某,男,12岁。

主诉及病史:低烧,面皖白,卧床不起,病情日益加重,经湖北某医院检查:全血细胞减少,骨髓象呈增生抑制,诊断为“再生障碍性贫血”。血红蛋白450g/L,红细胞1.3×10^{12}/L,血小板计数74.5×10^{9}/L,给以西药治疗,每隔20日输血300ml,但两星期后又逐渐下降,共输血10次,病无起色,改用中药治疗。就诊时,神疲乏力,头晕耳鸣,心悸气短,口渴喜热饮,眠食俱差。

诊查:面白浮肿,眼睑、唇、舌俱淡,巩膜青暗,四肢清冷,末梢乌紫,爪甲失华。脉细弱无力,血红蛋白35g/L,红细胞900×10^{9}/L。

辨证:气血亏虚,血瘀络阻。

治法:气血双补,活血通络。

处方:党参15g　白术10g　炙甘草5g　黄芪20g　当归10g　丹参12g　鸡血藤12g　干生地黄15g　牛角60g(先熬4小时)　白芍12g　附片5g　枣仁10g　桂圆肉15g　红枣5个

二诊:上方药服10剂后,面浮肿消退,手足转温,已能起床行动,停止输血观察。原方去附片,加制首乌12g、女贞子15g、旱莲草12g。

三诊:继服上方药30剂后,血色素上升到75g/L,饮食睡眠均好,体温正常,不再输血。原方去丹参加驴胶12g(蒸兑)。

四诊:又坚持服上方药20剂后,血红蛋白110g/L,红细胞3.6×10^{12}/L,白细胞数5.5×10^{9}/L,血小板115×10^{9}/L。面色红润,巩膜青暗消失,体重增加,活动如常,恢复上学。嘱仍服原方药善后,至三年零五个月随访时,疗效仍巩固。

[按语] 方药中病,贵在坚持。本例始终以归脾汤合犀角地黄汤加减,用参芪补气以统血,用丹参、鸡血藤在于补血必须活血。当手足清冷的时候,加附片以温阳,手足一转温即去此味加女贞、旱莲以养阴;在食欲增进的情况下,再加驴胶则全血恢复较快。小孩不知道本病的严重性,思想上没有负担,也是取得疗效的有利因素。

二十三、清宣通络法治愈皮肤病(湿疹)一例

王某,男,27岁。

主诉及病史:患者湿疹成片如顽癣已两年,双下肢瘙痒,出桐油样黄水,流到搔破的部位即行扩散蔓延。曾经X线浅层照射,愈后又复发作。就诊时,双下肢及胯部形成黑斑起疙瘩块,皮肤紫褐,晚上痒甚影响睡眠,食纳尚好,大便秘结。

诊查:舌质红尖紫,苔薄黄,脉弦带数。

辨证:风湿化热,血瘀络阻。

治法:疏风祛湿,清宣通络。

处方:苦参12g　丹参15g　生首乌20g　生地黄15g　赤芍12g　丹皮12g　红花6g　菝葜30g　晚蚕砂12g　白蒺藜12g　荆芥穗6g　威灵仙12g　藿香叶10g

二诊:服上方药15剂,皮肤紫褐消失,黑斑转红。又服原方药10剂,瘙痒止,能入睡,结痂

已掉。舌脉正常。原方去苦参、灵仙、荆芥，加苡米15g、摇竹消5g，再服10剂善后。

[按语] 本例用清热凉血宣痹通络法，无非是改善皮肤血行，亦治风先治血之意。用苦参、威灵仙抗感染以杜蔓延之势。风无湿不恋，晚蚕砂不但去风湿，且用于脱敏；藿香加入本方似不伦不类，但本品在实验中对常见的致病性皮肤癣菌有较强的抗菌作用，故取之。

二十四、益气健脾、温润通络法治愈慢性结肠炎及肠系膜肿块一例

陈某，女，30岁。

主诉及病史：于1971年便秘与腹泻交替出现，左下腹部有3.5cm×6.5cm肿块，经职工医院检查，初步诊断为：①慢性结肠炎；②肠系膜肿块，癌变？患者不愿意手术。1972年8月来长沙就诊时，疲乏气短；大便日泻三四次，为黏液便；左下腹（近脐部）肿块4cm×7cm，质较硬，压痛明显；饭后腹胀，眠食差。

诊查：面黄白，巩膜青暗。舌质淡、边紫，苔白滑，脉弦细。

辨证：脾虚气陷，瘀阻络痹。

治法：益气健脾，温润通络。

处方：党参15g　黄芪20g　白术10g　土茯苓15g　法半夏5g　陈皮5g　炙甘草5g　隔山消15g　台乌10g

服药2剂后腹泻加剧，排出垢腻甚多。原方药用白炭三块烧红淬水代汤煎药，服至10剂，腹泻已止，下坠感消失，左下腹肿块如前。原方加龙葵30g、菝葜30g、腊瓜12g、红藤15g、地鳖虫10g。服药至15剂，大便忽下如鱼脑猪肝秽物四次，腹胀松，肿块变软。

二诊：巩膜青暗消失，舌质淡红，脉弦细，面色精神好转，二便如常，肿块扪不到。原方去龙葵、菝葜、地鳖虫，加当归、白芍各10g，服药10剂后，眠食均好，体重增加，1972年11月恢复工作，至今疗效巩固。

[按语] 本例先用健脾胃助消化之剂，基本控制腹泻后，再结合使用化瘀通络、消肿软坚之品，导下瘀血，肿块消失。正如叶天士所言"瘀血必结在络，络血内反肠胃而后乃下"。这样的例子不止一例，有待进一步研究。

[编者评注] 刘老临证，四诊极细，善以巩膜、爪甲辨血瘀。辨证标本俱悉，治疗二者兼顾，先后有序。认为甲状腺功能亢进不宜使用海藻、昆布等含碘类药物，并以实例说明腹部肿块为"瘀血必结在络，络血内反肠胃而后乃下"的理论是有道理的，值得进一步研究。

河北名医医案

张文灿医案

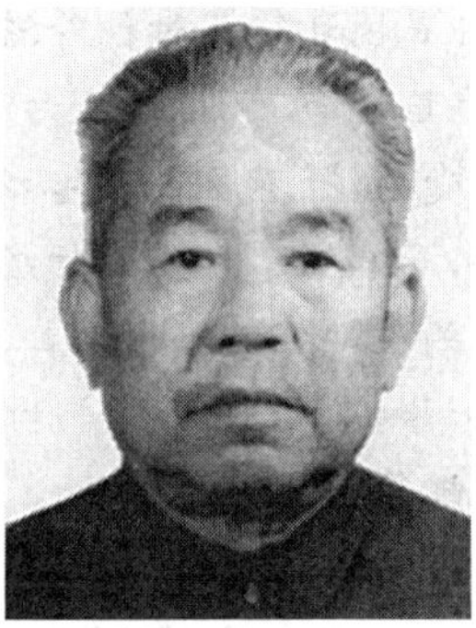

【生平传略】

张文灿，男，1912年生，原籍山东省济南市章邱县。

1921年在原籍公立高等小学学习，1929年随父到河北省故城县郑家口诚德堂药铺学习中医中药，业余时间发奋自学中医经典，刻苦攻读中医学名医著作，并跟随药铺名老医生实习。1940年开始独立行医，治病不分贫富贵贱，不分昼夜，不分阴雨，随叫随到，并得到故城县内外科名医沈芳斋指点，深受教益。

新中国成立后，1949年被选为故城县医药联合会主任，同年被选为故城县人民代表，1950年又被选为故城县卫生工作者协会主任，1956年由河北省卫生厅聘请到保定市河北省中医门诊部工作，1957年提升为中医门诊部医务股长，1965年调天津市河北省医院中医科工作，1966年任中医副主任，1981年晋升为主任中医师。

一、平衄汤治愈老年乳衄一例

岳某，女，58岁。

初诊：1985年5月13日。

主诉及病史：左乳衄血两月余。患者于1984年3月突然发现右侧乳房衄血，曾到某医院就诊，诊断为乳腺肿瘤。经外科手术切除而愈。1985年3月，左侧乳窍又有淡红色脓样液体渗出，又到石家庄市某医院就诊，诊断为乳房囊性增生。经中西药治疗两月余无效而转入我科。

诊查：左乳微红，皮形无特殊变化，触之乳内有直径2cm左右的囊状块，质软，可左右活动，重按之疼痛，并伴有左腋下攻痛，心中烦闷，夜不得寐，口干不欲饮水。舌质红，苔薄白少津，脉细数。西医诊断为左乳房囊性增生继发感染。

辨证：乳衄，肝经郁热蕴积已久，伤及营血。

治法：清热疏肝，凉血止血。

处方：知母 12g　黄柏 10g　生牡蛎 15g　柴胡 10g　丹皮 15g　生地黄 10g　赤芍 12g　川芎 3g　泽兰叶 10g　橘叶 15g　甘草 3g　4 剂

文火煎 2 次，分 2 次服。

二诊：5 月 27 日。乳衄止，乳房肿块较前缩小 1cm，仍有左腋下攻痛。上方加丹参 12g、元胡 9g，15 剂。

三诊：6 月 11 日。左乳房肿块完全消退，诸症皆消，停服中药。

［按语］乳衄是因乳窍不时往外溢出少量鲜血而得名。本病多发生在中青年妇女，老年妇女较少见。清《疡医大全·乳衄》认为"妇女乳房并不坚肿、结核，惟乳窍常流鲜血，此名乳衄"；"忧思过度，肝脾受伤，肝不藏血，脾不统血，肝火亢盛，血失统藏，所以成衄也"。综上所述，乳衄主要责之肝脾，而本例患者主因肝经郁热，热积较久不得清，伤及血络而出现乳衄，所以用黄柏、知母清热；柴胡、橘叶疏肝；生地黄、丹皮、赤芍清热凉血；泽兰叶、川芎活血通络；生牡蛎软坚散结，甘草调和诸药，共奏清热疏肝、凉血止血之效。此方不仅对乳衄有效，临床灵活加减，对鼻衄、齿衄、目衄等也有很好疗效。

二、渗湿通痹汤治疗类风湿关节炎一例

贾某，女，27 岁。

初诊：1978 年 3 月 17 日。

主诉及病史：全身关节窜痛，以两手指为主，有一年余。一年前在田间劳作，忽遇倾盆大雨，躲避不及，冒雨跑回家。第二天便出现发热、全身疼痛、无汗，自认为是感冒，服用 APC 两片后，发热退，疼痛稍缓解。从此之后全身关节经常疼痛，两手指关节肿胀如梭形，活动受限，遇风冷阴雨气候，或冷水洗衣后疼痛加重，屈伸不利，夜重昼轻，时不得眠。曾在当地医院就诊，诊断为类风湿关节炎。给予保泰松、阿司匹林、消炎痛、强的松等药物，时好时坏，经久不愈。

诊查：面色微黄，两手指关节、膝关节疼痛，以右手为重，畸形呈梭形，肿胀，屈伸不利，活动受限。脉沉细，舌淡，体胖有齿痕，少苔。检查血红细胞沉降率 40mm/1h，类风湿因子试验阳性。西医诊断为类风湿关节炎。

辨证：尫痹。气血虚损，湿邪凝结，阻滞脉络。

治法：渗湿通络，兼顾气血。

处方：黄芪 30g　防己 15g　丝瓜络 10g　茯苓 15g　蚕砂 10g　薏仁 30g　威灵仙 10g　桑枝 20g　当归 10g　4 剂

温火水煎 2 次，早晚分服，每日 1 剂。

二诊：3 月 20 日。全身关节疼痛缓解，但两手指关节肿胀不消。脉象、舌象无变化。上方加麻黄 6g、川乌 3g，以加强散风寒止痛消肿之力。服药 9 剂后，血沉、类风湿因子正常。

三诊：3 月 29 日。疼痛消失，手指关节肿胀明显消退，活动自如。原方药继服 14 剂回原籍，经随访，至今未复发。

［按语］类风湿关节炎属中医尫痹、历节病范畴，皆由风寒湿三气杂至，痹阻脉络，气血运行不畅，瘀而阻滞，故指肿如梭，疼痛屈伸不利。而痹之所致之病，有风偏盛、湿偏盛、寒偏盛之不同，还有气血虚实之差异，治疗时不可一概而论，一方包治。此例患者因冒雨受湿邪为主，又兼寒邪侵袭，病初本应寒湿并祛，但患者误认为感冒，自服 APC 后，寒邪去而湿邪滞留、缠绵不

去，而致周身关节疼痛。湿邪流注于手指关节，气血瘀滞，所以肿胀疼痛、畸形。由于邪留不去，久之伤及正气，气血受伤。因此，治疗以渗湿通络，兼顾气血。方中用防己、灵仙祛风胜湿；茯苓、薏仁、蚕砂通利渗湿；丝瓜络、桑枝宣痹通络；黄芪、当归补气养血。二诊时关节肿胀不消是寒湿凝结不去，少佐麻黄开玄府、通腠理、散寒邪、解气痹；川乌头入肝经祛风寒、解筋脉之急，使湿祛寒散而愈。

三、散寒宣痹汤治疗类风湿脊柱炎一例

周某，男，28岁。

初诊：1978年4月10日。

主诉及病史：腰背冷痛、不能转侧半年余。患者为汽车司机，曾经外出夜宿车上，因不慎寒湿侵袭肾府，出现腰背冷痛，转侧、弯腰十分困难，遇阴冷天疼痛加重。曾在当地医院就诊，诊断为类风湿脊柱炎，给予强的松、消炎痛等西药以及祛风除湿中药十余剂，还配合针灸，仍不效，转我院诊治。

诊查：面色苍青，身体消瘦，腰部冷痛，转侧、弯腰困难，屈伸不利，多汗，脊柱畸形，行动佝偻，四肢清冷，小便多而清。脉沉迟，舌淡红，苔薄白。腰椎X线拍片显示：4～5腰椎骨质变形、疏松，血沉30mm/1h，类风湿因子阳性。西医诊断为类风湿脊柱炎。

辨证：寒痹。寒湿蕴结肾腑，伤及肾阳，筋脉凝滞，气血运行不畅。

治法：散寒除湿，通络宣痹。

处方：麻黄6g　川乌头6g　老鹳草30g　伸筋草12g　防己15g　木瓜10g　黄芪30g　生地黄10g　黄芩10g　砂仁10g　甘草3g　7剂

水煎服，每日1剂。

二诊：4月18日。自觉服药后疼痛缓解，出汗减少，腰部屈伸有好转，能参加一些轻体力劳动。上方加狗脊15g、桑寄生15g，服用10剂。

三诊：5月15日。腰部疼痛消失，血沉已降至正常，类风湿因子阴性，但脊柱畸形变化不大，病情已基本控制。上方加党参15g、丹参15g扶正固本、活血通络。服用二十余剂，至今感觉良好。

［按语］ 本案以寒湿蕴结肾府、腰背转侧不利、疼痛为主，非麻黄、乌头不能逐寒除湿；病在肾府，非皮毛之邪一汗而解，故以黄芪、生地黄培元补气，缓而图之；以防己、木瓜除湿宣痹；老鹳草、伸筋草祛湿通络；黄芩、甘草以防麻黄、乌头之辛热过散；砂仁燥湿醒脾以防内湿与外湿互结。二诊时腰背疼痛减轻，并能转侧活动，但寒湿着肾府必伤其脏，故加狗脊、桑寄生益肾强脊。三诊时加党参、丹参益气通络之品以巩固疗效。

四、清热宣痹汤治疗风湿热一例

孟某，女，28岁。

初诊：1978年8月10日。

主诉及病史：发热（体温38℃），四肢关节疼痛，以膝关节红肿、烦痛为重，已两周。发病前曾有路遇风雨而受风湿侵袭病史，随后发热，关节疼痛。曾到市某医院就诊，认为是伤暑，给予解暑之药后，发热稍退，两天后又复发热，关节疼痛不得屈伸，乃来我院就诊。

诊查：低热(38℃左右)，两膝关节、足踝部微红漫肿，疼痛不可屈伸，活动后加重，午后较甚，双腿腓肠肌肿胀。红细胞沉降率30mm/1h，抗链“O”1∶800。舌质红，苔白腻，中微黄，脉滑数。西医诊断为风湿热。

辨证：热痹，湿热蕴结。

治法：清热宣痹，通络消肿。

处方：苍术30g　黄柏10g　忍冬藤30g　赤芍10g　防己15g　薏苡仁30g　槟榔10g　细辛3g　羌活10g　3剂

水煎服，每日1剂。

二诊：8月13日。低热已退，膝及踝关节疼痛减轻，但仍肿胀不消、屈伸不利，腓肠肌肿胀消退。舌苔由黄转白。上方加独活6g、淮牛膝6g，以加强除湿行痹、引药下行之力。服用6剂。

三诊：8月19日。膝关节、踝关节肿胀已明显消退，疼痛消失，活动自如。血沉，抗链“O”指标均降至正常范围。守原方再服药20剂。一个月后家属来告知，病人已痊愈上班。

[按语] 本案属热痹范畴。患者因路遇风雨而风湿侵袭肌肤，本应祛风除湿，以解肌表之风湿。医者误认为伤暑，只给解暑，邪稍缓而不解入里化热，湿热互结，痹阻脉络，客搏经络留而不行而成热痹。用苍术、黄柏二妙为君，以清热燥湿；防己、羌活、薏苡仁、细辛祛风除湿；忍冬藤、赤芍清热通络、消肿止痛；槟榔涤荡内热，以防内热、外湿互结。二诊舌苔由黄转白，呈热势退而湿不去之象，故加牛膝、独活以加强其除湿引经之力，使热清、湿除而愈。

五、通窍涤痰汤治疗暴发性耳聋三例

例一　贾某，女，62岁。

初诊：1977年6月1日。

主诉及病史：突然双耳失聪，耳鸣半月余。患者于5月中旬因家务纠纷心情抑郁不畅，不久出现双耳如蝉鸣，任何声音听不清，并伴有心悸、多汗、心烦、眩晕、口咽干燥而不欲饮水。曾到某医院耳鼻科就诊，确诊为暴发性神经性耳聋，给予肌注维生素B_1、B_{12}注射液，以及口服三磷腺苷片等药物治疗半月余无明显好转，来我院就诊。

诊查：两目痴呆，神情抑郁，头晕目眩，双耳听不清任何声音，自觉有蝉鸣。舌质淡红，舌苔薄白有津，脉象弦细。西医诊断为神经性耳聋。

辨证：肝气夹痰浊上逆，壅闭清窍。

治法：降逆化痰，开闭通窍。

处方：柴胡1.5g　石菖蒲6g　远志4.5g　党参15g　路路通18g　知母12g　黄柏6g　升麻1.5g　川芎3g　菊花6g　甘草3g　15剂

水煎服，每日1剂。

二诊：6月19日。服上方药后头晕、心悸、耳鸣明显减轻，耳聋也较前为轻，已能听到他人大声说话，并能准确回答；时有声音嘶哑，咽喉如物哽，吐之不出，咽之不下。吞咽饮食顺利，脉细缓。考虑有痰气阻滞咽喉，上方加威灵仙3g、谷精草3g、苏叶3g、蝉蜕10g，以加强祛痰通窍之力。

三诊：6月25日。诸症皆消，耳目聪明，语言流利。恐复发，守原方服药10剂。一个月后家属告知已痊愈，停服中药，至今未复发。

例二 郑某,女,16岁。

初诊:1977年9月18日。

主诉及病史:突发耳聋一周。患者于7日前在学校参加义务劳动回家较晚,家长不问因由便严厉教训,自觉内心委屈,得不到家长理解,啼哭约两小时。第二日便出现双目呆滞,呼之不应,双耳听不清任何声音;更觉心烦、胸闷,啼哭不止。到某医院耳鼻喉科就诊,经检查,诊断为“癔病性耳聋”。给予安慰剂及维生素类药物治疗一周不效,转中医科。

诊查:双目呆滞,呼之不应,哭笑无常,自觉耳内有物堵塞,查之无异常。舌质淡红,舌苔薄白,脉细弦。

辨证:肝气挟痰浊上逆,壅闭心窍。

治法:降逆化痰,开闭通窍。

处方:柴胡3g　路路通10g　菖蒲6g　远志6g　川芎9g　桔梗3g　香附9g　蝉蜕9g　石决明12g　甘草3g　5剂

水煎服,每日1剂。

二诊:9月21日。服药后自觉耳聋、眩晕减轻,已能听清一段说话声,但仍有两耳内嗡嗡作响之声;双目胀痛,头两侧太阳穴处疼痛,鼻塞。上方加木通3g,以通利泻肝火;加黄芪12g,补气升清阳;加辛夷3g,芳香透窍。上方药服用3剂。

三诊:9月24日。听觉已完全恢复,已能听清任何声音,耳鸣也消失,惟时有太息。上方加浮小麦30g、大枣3枚。继服药10剂。一个月后家长来告知,已痊愈上学。

例三 曾某,男,32岁。

初诊:1979年1月29日。

主诉及病史:突发性耳聋耳痛一个月。患者于一个月前乘飞机出国途中,自觉耳内如针刺作痛,下机后便觉听不清他人说话声,随之呕吐胃内容物,眩晕。过两日自行好转。归国途中又出现上述症状,并伴有视物不清、口角向左歪斜。到某医院耳鼻喉科就诊,诊断为神经性耳聋。给予肌注维生素类药物和口服扩张血管药物,效果不佳,转中医科。

诊查:双耳听不清任何声音,口角左歪,视力正常。舌胖有齿痕,舌苔薄白有津,脉细濇。西医诊断为神经性耳聋。

辨证:中气不足,痰浊上扰,壅闭清窍。

治法:补益中气,化痰开窍。

处方:石菖蒲10g　远志9g　川芎6g　黄柏6g　升麻3g　香附6g　知母12g　路路通10g　柴胡3g　黄芪15g　党参15g　甘草3g　9剂

水煎服,每日1剂。

二诊:1月23日。服药后双耳已能听到较大的声音,但耳鸣较重,时有少寐多梦。口角左歪好转。脉弦细。上方加生牡蛎15g、龙胆草10g,以加强其清肝安神之力。服用6剂。

三诊:1月27日。耳聋已明显减轻,能听到一般说话声音,口角左歪好转。继服上方药13剂。

四诊:2月10日。前症皆明显好转,但时有牙关紧感。上方加全蝎6g,以解痉牵正。服药20剂。

五诊:3月13日。已完全痊愈,为巩固疗效,守原方服药20剂。

[按语] 耳聋、耳鸣多数责之肝肾,如肝肾阴虚、肝火上扰、肝阳上亢等,从痰论治者并不多见。此三例暴发性耳聋患者病因虽不同,但病机则一,都有痰证,治疗原则为降逆化痰、开闭通

窍为主，也可随病情的不同变化而加减。通窍涤痰汤的基本方为：石菖蒲、远志为君，涤痰开窍；路路通、川芎活血通窍；香附理气机；黄柏清邪热，柴胡、升麻升清阳。兼有气郁肝火旺者，加菊花、龙胆草以清肝泻火，阴虚肝阳亢者，加石决明、白芍育阴潜阳；年老久病中气不足者，加黄芪、党参补益中气升清阳；有血瘀头痛者，加丹参、红花、桃仁；痰气阻滞咽喉者，加威灵仙、谷精草；头痛、口眼㖞斜者，加全蝎、蜈蚣解痉牵正。总之，可随症加减，灵活应用。

六、育阴平肝熄风法治愈震颤麻痹一例

赵某，男，49岁。

初诊：1977年8月13日。

主诉及病史：上肢及头部不自主震颤一年余。患者于一年前偶然因情绪激动出现上肢震颤及不自主摇头，到某医院就诊，诊断为震颤麻痹。给予西药治疗（药名不详），稍好转。近两个月来呈逐渐加重趋势转入我科。

诊查：双手及头部不自主震颤，龂齿，口唇抽搐，坐立不稳，舌强语謇，小便失禁。舌红少苔，脉象弦细。

辨证：肝肾阴虚，经脉失养，虚风内动。

治法：滋补肝肾，平肝熄风。

处方：生地黄15g　元参15g　麦冬15g　山药12g　全蝎6g　钩藤20g　生牡蛎15g　石菖蒲10g　远志10g　茯苓10g　杜仲12g　益母草10g　4剂

水煎服，每日1剂。

二诊：8月17日。龂齿、口唇抽搐、手颤减轻，但激动时仍然不能控制手颤。上方加生龟版15g、生鳖甲15g，4剂。

三诊：8月21日。震颤较前减轻，但时有多汗，心悸。上方加浮小麦15g、珍珠母15g，15剂。

四诊：9月4日。震颤基本控制，时有小便失禁。上方加山萸肉12g、石斛10g，以养肾阴。连服药两个月后病人痊愈。

[按语] 震颤麻痹属于中医内风的范畴，多由肝肾阴虚、虚风内动所致。《内经》有“诸风掉眩，皆属于肝”，肝为刚脏，体阴而用阳，喜条达，恶抑郁，阳常有余，阴常不足。肝在五行属木，它又赖肾水的滋养。本例震颤麻痹是因肾水不足、肝木失所养、肝阳亢盛、虚风内动。肝主筋，筋经失于肝阴之濡养故抽搐震颤。所以用生地、元参、麦冬滋水涵木，以养真阴；生牡蛎、全蝎、钩藤平肝潜阳、熄风镇痉；石菖蒲、茯苓、远志化痰醒神；杜仲、山药固肾关以调小便失禁；益母草行血通络，共奏滋肾水、镇肝潜阳熄风之效。

七、消痞汤治愈疣状胃炎、十二指肠多发性溃疡一例

王某，男，60岁。

初诊：1988年5月5日。

主诉及病史：上腹部痞胀、疼痛，伴烧心、反酸两年余。患者于两年前因饮食不慎，出现烧心反酸，上腹部不适，未引起重视。近半年来上腹部痞胀、疼痛加重，并伴有烧心、反酸、纳食不佳，而到当地医院就诊，经做胃镜提示：慢性疣状胃炎、十二指肠球部多发性溃疡，给予猴菇菌

片、维酶素等药物治疗不效，住我院治疗。

诊查：面色萎黄；心下痞满、疼痛，按之濡，喜暖、喜按；时时口吐清水。舌胖，有齿痕，舌苔薄白有津，脉象沉迟。

辨证：脾胃虚寒，水饮停蓄。

治法：温中散寒，逐饮降逆，和胃止呕。

处方：党参 15g　半夏 12g　生姜 9g　吴茱萸 6g　元胡 12g　川厚朴 12g　枳实 12g　甘草 10g　黄芩 9g　4 剂

水煎服，每日 1 剂。

二诊：5 月 9 日。心下痞满、疼痛减轻，时有口干苦，此为津不上承之故。上方加白芍 15g，平肝润燥，再服药 4 剂。

三诊：5 月 12 日。呕哕清水已止，时有饮食后腹胀。上方加砂仁 6g，醒脾理气。继服药 4 剂。

四诊：5 月 16 日。口干苦瘥，惟下肢腿胫部微肿。前方去生姜、甘草，加五加皮 12g，以渗湿消肿。连服药 20 剂。

五诊：6 月 9 日。诸症皆消。胃镜检查，胃炎明显减轻，十二指肠球部多发性溃疡已愈合，留有淡红色瘢痕，不久痊愈出院。

［**按语**］《伤寒论》第 154 条："伤寒五六日。……若心下满而硬痛者此为结胸也，大陷胸汤主之；但满而不痛者，此为痞……宜半夏泻心汤。"此例病人心下痞满、疼痛等症与结胸相类同也，但病机则异；结胸为邪热内陷，与水饮互结，气机阻滞不通，故心下硬满疼痛，但痛则拒按；而此病例虽然有心下痞满、疼痛，但喜暖、喜按，病机为脾胃虚寒、水饮停蓄。《伤寒论》用陷胸汤治疗水热互结陷胸证，用半夏泻心汤治疗心下痞满不痛的寒热错杂致痞证。而本病例所有的消痞汤实为半夏泻心汤、吴茱萸汤加减化裁而来，具有温中散寒、逐饮降逆、和胃止呕的功效。方中用半夏、吴茱萸、生姜温中散寒、逐饮降逆、和胃止呕；党参、甘草健脾和胃；元胡、枳实、厚朴通达气机、止痛和胃；黄芩为佐以防热化。

八、复方三妙汤治愈风湿病二例

例一　赵某，女，34 岁。

初诊：1981 年 11 月 21 日。

主诉及病史：四肢起红色结节 6 天，周身关节疼痛，双踝部漫肿，肢体活动受限，不能自行上床。化验：白细胞总数 16×10^9/L，分类：中性粒细胞 0.84，淋巴细胞 0.16；血红细胞沉降率 46mm/1h。门诊以急性风湿热收住院。

诊查：发热，体温 38.5℃，周身关节胀痛；四肢起结节性红斑，以下肢较著，双腿内外侧可见数十个大小不等的结节，大者如杏核，小者若蚕豆，色泽鲜红，质较硬，触之疼痛；双跗漫肿，四肢关节疼甚，活动受限，伴口干渴。舌苔黄腻，脉滑数。

辨证：风湿热邪客于经络，以致气血壅滞。

治法：清热祛湿，散风通络。

处方：苍术 12g　黄柏 10g　防己 12g　薏苡米 30g　木瓜 30g　络石藤 15g　当归 10g　桑枝 9g　牛膝 15g

二诊：服药 3 剂，热退，周身痛减，跗肿消，结节红斑显消，下床活动自如。继服原方药

3剂。

三诊：结节红斑全部消退。继服上方药3剂后，复查血象、血沉均已正常，病愈出院。

例二 王某，男，9岁。

主诉及病史：三个月前因参加游泳训练队，游泳后受凉，即左膝关节开始疼痛，一个月来疼痛加甚，行走困难，不能上学。左膝关节肿大，曾在某院抽积液3次，诊为"滑囊炎"。经抽液及肌注青链霉素等治疗，滑囊积液日增，来门诊治疗。

诊查：左膝关节疼痛，行走困难，膝部漫肿，浮髌试验阳性。伴全身关节胀痛，口干，小便短黄。舌苔黄腻，脉弦滑。

辨证：湿热之邪侵渍肌肤、流注关节所致。

治法：清热祛湿，通络消肿。

处方：苍术15g　黄柏9g　防己9g　木瓜9g　薏苡米20g　当归10g　地龙6g　红花10g　忍冬藤12g　淮牛膝9g　甘草3g

二诊：服上方药3剂，关节肿痛俱减。前方加秦艽10g。

三诊：服上方药10剂，疼痛漫肿均消失，浮髌试验阴性，患儿行如常人，病愈而上学。

[按语] 结节性红斑、滑囊炎，属风湿病范畴，分别与中医的"湿毒流注"、"鹤膝风"相类似，均为湿热下注所致。湿热相搏，阻滞经络，气血壅滞则现红斑结节；湿性黏腻，湿邪流注关节则关节肿大，治疗皆予清热、祛湿、通络。处方以三妙散为主，黄柏苦寒清热，苍术苦温燥湿，加苡米、木瓜渗湿通络，防已除风湿利水消肿，当归合牛膝活血通络获效，七药合用清热祛湿、散风通络，使风湿结节消退，滑囊积液消失，二病痊愈。

临床运用复方三妙汤治疗"结节性血管炎"、"静脉炎"、"急性淋巴管炎"、"脚气感染"等症均获得满意疗效。

九、清热燥湿治愈重症静脉炎一例

韩某，男，63岁。

初诊：1983年5月。

主诉及病史：患双下肢静脉曲张十余年。一个月来右腘上起四五个肿大硬块，肿块疼痛，右膝活动受限。在单位医务室肌注青链霉素两周，肿块不消，由家人搀扶来院就诊。

诊查：右腿跛行，步履困难。右委中上漫肿且局部发红，触之灼热，可摸到四五个大如鸡卵之硬块，按疼明显，右下肢伸屈不利，右腹股沟可触到核桃大小之肿大淋巴结。舌苔黄腻，脉滑数。

辨证：湿热之毒蕴于血脉所致。湿热邪毒侵入络脉，营血循行受阻，瘀血凝聚肌肤则见肿块；湿邪化热，热盛现肿且局部发红。

治法：清热燥湿，解毒消肿。

处方：苍术15g　黄柏12g　牛膝15g　薏苡米15g　木瓜12g　槟榔12g　银花10g　大青叶15g　甘草3g

二诊：服上方药4剂，局部红肿见消。原方加丹参30g、赤芍12g，继服药6剂。

三诊：肿块变软，触之痛减，能自行来诊，前方去大青叶，加当归15g、红花12g、元参15g以养血活血。继服药三十余剂，肿大之硬块俱消。

[按语] 病人虽系静脉炎，但右委中上红肿可触到数个大如鸡卵之硬块，症属少见；况肌注

青链霉素两周仍无好转，此证较重，与中医之“委中毒”相似。因症见局部红肿热痛且有肿大之硬块，医者常以大量苦寒药予以清热解毒。吾师按之脉弦滑，查患处漫肿，视舌苔黄腻，诊为湿热下注，治以清热燥湿为主，佐以解毒、消肿块，处方重用苍术、黄柏清热燥湿为主，辅以苡米、木瓜、槟榔渗湿降浊，佐以银花、大青叶解毒，配牛膝引经通络。服药 4 剂湿邪去，湿去热亦退，肿消。复诊予当归、赤芍、丹参、元参、红花等通络活血药，使肿块渐消而愈。

十、行气顺经法治愈逆经病二例

例一 乔某，女，18 岁。

初诊：1989 年 7 月 23 日。

主诉及病史：月经半年未至，每到经期胸烦闷，急躁易怒，少腹胀痛，月经不来而鼻衄。既往 14 岁初潮后月经一直正常。

诊查：月信 6 个月未至，每逢经期经水不以时下而鼻衄，衄血量不多，伴性情急躁、心烦、胸胁满闷、少腹胀痛。舌质紫暗，舌边有瘀点，舌苔薄黄，脉弦。

辨证：平素性情急躁易怒，怒则伤肝，肝气上逆，气升血亦升则鼻衄；气滞血瘀则经闭。

治法：行气活血，顺经止衄。

处方：香附 12g　白芍 12g　黄芩 10g　当归 10g　生地黄 10g　丹皮 12g　大黄 6g　藕节 15g　小蓟 15g　白茅根 15g　甘草 3g

二诊：服上方药 3 剂，月经已行，量少，色淡黄；无鼻衄。脉细弦。前方去大黄、生地黄、小蓟、白茅根，继服药 3 剂而愈。

例二 王某，女，38 岁。

初诊：1990 年 7 月 25 日。

主诉及病史：从 1987 年春天开始，每逢经前则咳嗽、咳痰、鼻出血，且于经前 48 小时则颈部憋胀，咽堵，夜间常常憋醒，必须坐起，心烦欲蹦、欲跳、欲死，胸闷，两乳胀痛。每至经水下，上症方减。曾多方求治，症未解，来就诊。

诊查：月经过后二十余日。头晕、头微痛，心情烦躁，胸胁胀满，咽堵，双乳攻痛，伴咳嗽、多痰。舌边红，薄白苔，脉细。

辨证：肝宜顺而不宜逆，逆则气动，气动则血亦动，故鼻衄。

治法：疏肝理气，顺经止衄。

处方：香附 12g　白芍 15g　瓜蒌 30g　橘叶 15g　半夏 12g　川厚朴 10g　黄芩 10g　小蓟 15g　茅根 15g

二诊：服上方药 2 剂后，经已行，无鼻衄，胸胁胀、咽堵、颈部憋胀明显减轻，夜间亦无憋醒坐起等症。前方去小蓟、白茅根。继服药 2 剂，上症均消失，病愈停药。

[**按语**] 经行前后或正值经期发生吐血、衄血，谓之“逆经”。有因热、冲气上逆、经血妄行诸说。本病例一、二例均因肝气上逆所致。逆则气动，血随气上逆则现鼻衄，故治疗以疏肝理气顺经办法。上两方均以香附、白芍疏肝、行气、解郁；气滞必化热，又以黄芩清热；以藕节、白茅根凉血清热止血防止鼻衄。因其临床表现不尽相同，例一兼血瘀经闭，故加当归、生地黄、丹皮、大黄活血凉血顺经而使月事以时而下；例二以气滞较甚故以橘叶、半夏、瓜蒌、川厚朴理气宽胸；两方同中有异，异中有同，共奏行气顺经止衄之效，使鼻衄皆愈。

十一、复方香甘汤治愈反应性精神病一例

邱某，男，74岁。

初诊：1991年6月27日。

主诉及病史：病人主因发热、咳嗽、咳黄痰以慢性支气管炎继发感染收住院，经静脉点滴抗生素治疗，热已退，咳嗽，咳痰诸症减轻。一个月前，病人出现不自主抽动，双手震颤，10天后，出现神志恍惚、言语含糊不清，时而躁动不安、惊恐、情绪激动易怒，常怒斥家人，并出现幻视、幻觉，自诉本人“掉进坑里了”、“要开批斗会”等，有自罪妄想，述自己“已住监狱”、“有人要抓我，说我反革命”等。诊断为“反应性精神病”，口服奋乃静等镇静药十余天，病情无明显好转，请中医会诊。

诊查：病前有精神创伤史。病人意识模糊，不识人，时而精神抑郁不语，时而恼怒多言，语无伦次，言语错乱，幻视、幻觉，两手震颤，少寐，大便干。舌苔黄，脉弦数。

辨证：由精神刺激，肝气久郁，郁而化热，肝阳上亢，肝火挟痰上扰，蒙蔽清窍。

治法：解郁平肝，豁痰开窍，镇惊安神。

处方：香附15g　龙骨15g　生牡蛎15g　赭石15g　胆南星10g　菖蒲10g　枣仁15g　柏子仁10g　甘草3g

二诊：服上方药7剂，病人意识已清，能识人，幻视、幻觉基本消失。继服前方药7剂。

三诊：精神明显好转，言语正常，大便干，双手震颤。前方加肉苁蓉30g、芦荟3g、白芍1.5g。

四诊：服上方药7剂，大便已行，日行一次；手震颤减轻，精神症状消失，病愈。

[按语] 香甘散出自《杂病源流犀烛》，由香附、甘草二药组成，主治善怒。患者曾有精神创伤，长期精神抑郁，发病后常怒斥家人、他人，并有肝郁化火、热扰心神及痰火上扰蒙蔽清窍之症，此皆由肝郁所致，治当以疏理肝气为主。本方重用香附，取其疏肝理气解郁；配龙骨、生牡蛎、代赭石平肝潜阳降逆气并镇惊安神；枣仁、柏子仁养心安神；胆南星、菖蒲清热化痰、祛痰开窍；甘草调和诸药，九味药合用使肝气得疏，肝阳得平，心神得养而诸症皆消。

（郭连澍　张秀玲整理）

[编者评注] 张老以四妙丸为主方，治疗风热结节、静脉炎，均以下焦湿热为主要病机，取得良好效果。以苍术、黄柏、苡米清热燥湿，牛膝活血通络为基础，加木瓜、桑枝、络石藤等祛风通络，当归、红花、地龙活血通络，使湿热去、脉络通而热痹自除。

李裕蕃医案

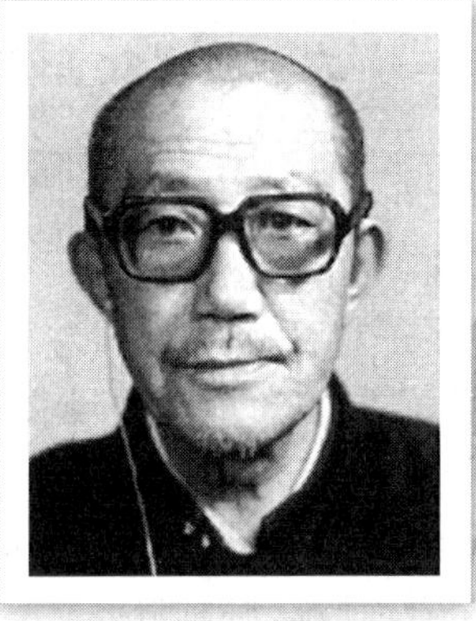

【生平传略】

李裕蕃，1915年生，河北省北戴河人。主任中医师。幼年时期家境贫寒，其妹染伤寒而夭折，痛惜之余，矢志学医，以济世活人。13岁时即随姑父抓药、侍诊，诵读《本草》，钻研历代医著。及至年长，又拜东北名医高仲山、李春元、王仙舟、张志纯为师。寒暑8载，业成之后，悬壶于燕赵民间。新中国成立后又辗转京、津等高等中西医学府进修深造。后就职于秦皇岛市中医医院。

李氏勤奋好学，孜孜以求，治学严谨，博览广采，虚怀若谷，不断进取，学验俱丰。不仅穷研岐黄之道，而且熟谙西医学。临床擅长内、妇科杂证，对一些疑难重证有独特见解。行医数十载，屡起沉疴，盛誉燕赵大地。

李老终日忙于诊务，晚年整理有三十余万字的中医内、妇、儿科临床经验总结，撰写发表过学术论文十余篇。

一、健脾化积法治愈乳糜泻一例

李某，男，13岁。

初诊：1978年4月21日。

主诉及病史：腹泻，便前腹胀痛，粪量多，已7年。经多方治疗，未愈。

诊查：形体瘦削，口角糜烂，唇甲淡白，凹甲，面及双下肢轻度浮肿。体温37.5℃。粪便色淡，量多、呈泡沫状，恶臭。化验：周围血呈大细胞性贫血，大便大脂肪滴。

辨证：脾虚生风，伤食泄泻。

治法：健脾补血，消滞化积。

处方：海螺粉 15g　炒薏米 20g　制首乌 10g　当归 10g　大黄豆卷 10g　山楂 10g　诃子 6g　莱菔子 6g　黑丑 6g　水红子 6g　砂仁 6g　白术 6g　黄连 6g　瓦楞子 10g

水煎服。

二诊：服上方药6剂，腹痛腹泻减轻。按上方为散，每服6g，每日3次。连服药一个月，诸症消失，指甲复常。

［按语］临床诊治腹泻，病因辨证有严格区别。本例以消积、健脾为主，佐以和血而收良效，可见乳糜泻与一般泄泻治法不同。

二、通脉化瘀汤治愈血栓性静脉炎一例

张某，女，40岁。

初诊：1987年8月4日。

主诉及病史：子宫肌瘤手术后，左下肢肿胀疼痛，诊为股部深层静脉炎。用抗生素治疗两周无效。左下肢沉重肿痛，活动受限求治。

诊查：左下肢肤色暗红，肿胀灼热。膝上10cm处周长较右侧多5cm；踝上10cm周长较右侧多6cm；内踝浮肿明显，股骨内侧压痛。舌质晦，边有瘀点，苔薄黄腻，脉滑数。

辨证：湿热流注血脉，瘀血阻络。

治法：清热利湿，化瘀通络。方用自拟通脉化瘀汤加味。

处方：当归10g　川芎10g　制乳香10g　制没药10g　桃仁10g　红花10g　苏木10g　泽兰15g　紫草10g　秦艽3g　石斛10g　生姜6g　忍冬藤30g　蒲公英30g　淮牛膝10g　防己12g　生薏仁30g　连翘30g　天花粉12g　银花15g

二诊：上方药服用10剂，肿胀疼痛明显减轻，活动较前轻便。原方药继服20剂，沉重胀痛基本消失，活动自如；查左下肢小腿较右侧尚粗1cm，膝以上两侧已接近正常。

［按语］血栓性静脉炎，乃瘀血阻脉，血行受阻，水湿外溢，瘀而化热，湿热交蒸，以致患肢肿胀热痛。自拟通脉化瘀方药通治一切闭合损伤、脑震荡后遗症、网球肘等，乃异病同治也。若病在上肢者，加桑枝；病在下肢者，加淮牛膝、防己；下肢肿胀明显者，加生薏仁、连翘；红肿者，加公英、银花、天花粉。十余年来，余用本方治疗深部或浅表静脉炎五十余例，皆获良效。

三、益肾活血、清热利湿法治愈遗精一例

杨某，男，33岁。

初诊：1990年3月12日。

主诉及病史：已婚，梦遗、滑精已5载。近年余加重，伴头晕耳鸣，心烦口苦，腰膝酸软，每夜眠中精滑自遗，昼间见色流精及溺遗泄。曾辗转求治，皆以补肾壮阳、涩精止遗施治，终未得效。

诊查：精神委靡，目眶发暗。舌嫩红，苔薄白，脉沉缓。详询之，有过手淫史，间有排尿窘迫感，肛周湿黏。检查前列腺液：白细胞35～42个/高倍，卵磷脂小体极少。尿常规：正常。

辨证：下焦湿热蕴结，肾虚精关不固。

治法：清利下焦湿热，益肾固精活血。

处方：菟丝子10g　枸杞子10g　车前子10g　五味子10g　金樱子10g　女贞子10g　旱莲草15g　芡实15g　丹参15g　泽兰叶10g　桃仁10g　赤芍10g　白黄10g　蒲公英15g　败酱草30g

二诊：服上方药7剂，症好转，继服7剂。

三诊：近一周未见遗滑，余症亦明显好转。宗原方化裁服药30剂，诸症消失。化验前列腺液白细胞5个以下/高倍。随访一年未复发。

［按语］叶天士曾说："遗滑之证，补涩无效者，大都由脾胃湿热所乘。"本例脉证合参，属肾

虚无疑，然肛周湿粘、排尿窘迫、心烦口苦确属湿热，其遗滑之因，乃湿热久蕴、气血瘀滞、脾肾受戕、精关不固也。治病必求于本，审因论治，故以五子衍宗丸为主，补而不燥，辅以清热利湿、活血化瘀，标本兼顾。

四、益气健脾、温中行气法治愈手术后腹胀一例

许某，男，59岁。

初诊：1983年3月4日。

主诉及病史：二旬前行胆囊取石术后，脘腹胀满，不能进食。外科诊为机械性肠梗阻。给予大承气汤攻下，加服麻油250ml。腹泻两次，但腹胀未见缓解。延余会诊。

诊查：精神委靡，语声低微，四肢不温，面色晦暗。舌淡胖，苔白腻，脉缓，沉取无。

辨证：脾阳虚衰，中气不运。

治法：益气健脾、温中行气。方用厚朴温中汤化裁。

处方：红人参6g　生黄芪15g　紫蔻壳12g　石菖蒲30g　焦白术12g　酒当归12g　盔沉香10g　枳实20g　厚朴15g　干姜10g　槟榔10g　云茯苓20g　砂仁壳10g　大腹皮10g　甘草10g　1剂

二诊：3月5日。服药1剂后，矢气频出，脘腹舒适，能进流食，腹部按之平软。舌质胖，苔白腻而厚，脉缓弱，沉取尚有力。治以芳香化浊、益气运脾。

处方：红人参6g　紫蔻壳12g　石菖蒲15g　清半夏10g　竹茹12g　炒枳实10g　广陈皮10g　云茯苓10g　川厚朴10g　广藿香10g　佩兰叶10g　炙甘草6g　2剂

三诊：3月8日。病有转机，排稀便11次，矢气多，腹胀消失，知饥欲食。外科检查：肠功能恢复，蠕动正常。嘱加强膳食调理。

［按语］手术后出现不排气排便，使用中药攻下，往往奏效。本例之所以无效，其原因是患者年老体弱，加之术后中气不足、脾阳虚衰、运化无力，故腹胀不消，大便不行。用攻下法犯了虚虚之误；取益气健脾，温中行气之法，而收良效。

五、生脉散加味治愈病毒性心肌炎一例

韩某，女，10岁。

初诊：1977年12月20日。

主诉及病史：季秋患感冒发热（体温39℃），咽痛，心悸，脉促结。住院治疗，诊断为急性病毒性心肌炎。经输液热退，但脉象促结，心电图示频发室性期前收缩。活动后仍心慌、气短、乏力。经用激素和胺碘酮，显效出院观察。停药后又出现频发性期前收缩。

诊查：面色无华，咽部充血。舌质嫩红，苔薄白，脉结代。

辨证：时邪犯心，气阴两伤。

治法：滋阴复脉，解毒护心。方用生脉散加味。

处方：沙参10g　麦冬20g　五味子10g　玄参10g　丹参10g　玉竹10g　大青叶10g　紫草10g　淡竹叶10g　灯心3g　三七粉3g（冲服）　炙甘草3g（逐渐增至24g）

水煎服。每日1剂。

服上方药25剂，症状消失，复查心电图正常。随访两年无复发。

［按语］病毒性心肌炎属中医学“心悸”、“怔忡”范畴。先贤认为本病的发生是由正气虚弱、复感外邪所致。因邪毒侵犯心脉，最易耗气伤阴，以致气血阴阳受损，故取生脉散、玉竹以养心阴，益心气；灯心、竹叶入心经，利心经之水，使邪从溲出；小量三七伍丹参活血化瘀；大青叶、紫草等凉血解毒；甘草一味，重用至24g，《本经》说它“甘平，主五脏六腑寒热邪气，倍气力，解毒”，现代药理研究证实，甘草具有肾上腺皮质激素样作用，有缓急止痛、治心动悸之功。方证合拍，故效如桴鼓。

六、和解、凉血、清营法治愈流行性胸痛一例

于某，男，30岁。

初诊：1990年9月30日。

主诉及病史：寒热往来3天，继而突然出现胸腹部肌肉剧痛，且骤发骤止，痛掣颈、肩、四肢。伴头痛、全身不适、出汗、心烦不寐。体温（37.5～39℃）随痹痛之势波动。

诊查：呼吸浅促，胸腹部肌肉压痛（＋），口唇有疱疹，颌下、腋下、颈部浅表淋巴结略肿大，咽部充血。舌绛，苔薄黄，脉细数。化验：白细胞计数$10.6\times10^9/L$；分类：中性粒细胞0.58，淋巴细胞0.40，单核细胞0.02。

辨证：邪犯少阳，兼及营分。

治法：和解少阳，凉血清营。

处方：柴胡20g　黄芩10g　银花20g　连翘20g　大青叶20g　丹参30g　木香6g　郁金10g　生蒲黄10g　五灵脂10g　桔梗10g　桂枝10g　青蒿15g　生地黄10g　黄连10g　3剂

二诊：诸症消失。

［按语］本例症见寒热往来，胸胁部剧痛之少阳证，又伴见心烦不寐、舌绛、脉细数之营分证，故以小柴胡汤合清营汤加减施治。当时患本病就诊者计十余人，服上方药皆效。令其到综合医院检查，确诊为流行性胸痛，系病毒感染所致。方中重用大青叶、银花、柴胡、黄芩、黄连、青蒿等以清解时邪；取生地黄、丹参、生蒲黄、五灵脂等以清热凉血，诸药共奏清热凉血解毒、和解少阳之功。

七、知柏地黄汤加味治愈劳淋一例

张某，女，36岁。

初诊：1989年2月4日。

主诉及病史：尿急，尿频，尿痛，因劳累复发两个月，伴腰酸乏力。经服西药效不佳而来诊，求治于余。

诊查：面色无华，查心肺未见异常，肾区无叩击痛，双下肢无浮肿。尿常规：红细胞（＋），白细胞（＋＋＋）。曾做中段尿培养：大肠杆菌生长。舌质淡胖，苔薄白，脉沉细。诊断为劳淋（慢性泌尿系感染）。

辨证：脾肾两虚，膀胱湿热。

治法：补脾益肾，清热利湿。

处方：生地黄10g　山萸肉10g　山药10g　丹皮10g　泽泻15g　白茯苓15g　知

母 10g　黄柏 10g　蒲公英 30g　益母草 40g　菊花 10g　天葵子 15g　柴胡 30g　7 剂

二诊：药后症状减轻。原方加萹蓄 20g、瞿麦 20g、萆薢 12g、益智仁 12g，以增强益肾清热之功。7 剂。

三诊：症状消失。尿常规：正常。继服上方药 7 剂，以巩固疗效。

［按语］劳淋乃下焦湿热蕴结日久，耗伤肾气，损及肾阴所致。《诸病源候论·淋》指出："劳淋者，谓劳伤肾气而生热成淋也……小便不利，劳倦即发也。"以知柏地黄丸补肾滋阴泻火，辅以公英、益母草、菊花、天葵子、萹蓄、瞿麦清利下焦湿热，重用柴胡以抑制大肠杆菌，方奏良效。

八、凉血清热、祛湿通络法治愈风湿性心肌炎一例

邵某，男，14 岁。

初诊：1972 年 8 月 17 日。

主诉及病史：心悸气急，心前区隐痛，伴乏力气短、关节肿痛、活动受限。一个月前有发热、关节红肿疼痛史。住院诊断为急性风湿热。

诊查：面色苍白，两颧红如涂朱，呼吸急促，心浊音界扩大，心尖搏动弥散而弱，心律不齐，频发期前收缩。心尖区及主动脉瓣区可闻及 3 级收缩期吹风样杂音，肘膝关节略红肿。舌质红，苔薄白，脉结代。血沉：60mm/1h，抗链"O"大于 500U。心电图：①二度房室传导阻滞。②频发室性期前收缩。③ST 段下移、T 波低平、Q-T 间期延长。

辨证：风湿与热相搏流注关节，累及心营。

治法：凉血清热，祛湿通络。

处方：生地黄 20g　玄参 15g　丹皮 12g　苍术 8g　黄柏 8g　牛蒡子 8g　蝉蜕 6g　桑枝 12g　钩藤 14g　木瓜 10g　6 剂

二诊：8 月 23 日。诸症趋缓；鼻衄两次，出血量约 3ml；心慌气短。舌脉同前。宗上方加犀角粉（现已禁用，可用水牛角代之）6g、藕节 15g、生地黄增至 40g、桑枝增至 25g，7 剂。

三诊：8 月 30 日。关节肿痛减轻，病情稳定。上方药继服 10 剂，诸症悉平。

［按语］本例风湿与热相搏流注关节，累及心营，故治以凉血清热、祛湿通络。治疗风湿热痹，常重用生地，《本经》言其"逐血痹，除痹生者尤良"。重用生地既有清热凉血、滋阴除痹之功，又有抗心律失常的作用。若见邪热迫血妄行者，常加用犀角以清热凉血。犀角一味，入胃清热、入心凉血，为除大热解血毒之专药，现多用水牛角代替，量须用至 20～30g。全方取生地、犀角、丹皮、玄参、钩藤以清热凉血，解毒护心；用苍术、黄柏、桑枝、木瓜以祛湿通络；佐以牛蒡子、蝉蜕以清热散风透表，使邪从表解。本例初诊药物用量较小，取效甚微，二诊增入犀角（现已禁用，可用水牛角代之），并加重生地、桑枝用量，取效甚速，很快收功。由此可见药物加减、用量变化的举足轻重，也足以证实"中药不传之秘在量上"的说法。

九、凉血解毒、通腑利湿法治愈急黄昏迷一例

李某，男，60 岁。

初诊：1974 年 3 月 18 日。

主诉及病史：周身发黄且逐日加深已六天。伴神疲、嗜睡，烦躁不安，纳呆，恶心欲吐，小便

短赤，大便色褐如胶。

诊查：面目及全身皮肤深黄色，肝肋下未触及，脾大于肋下 2cm，质软。舌质红绛，苔黄腻，脉弦数。

辨证：热毒发黄，内陷心包。

治法：凉血解毒，通腑利湿。方用清热地黄汤（原犀角地黄汤）合茵陈蒿汤加味。

处方：

（1）犀角粉（现已禁用，可用水牛角代之）10g　生地黄 30g　赤芍 60g　丹皮 20g　丹参 60g　茵陈 30g　生黄芪 30g　大黄 20g　金钱草 30g　猪苓 20g　大青叶 20g　黄芩 12g　黄连 10g　栀子 10g　杏仁 10g　3 剂

水煎服。

（2）静脉注射 50%葡萄糖溶液，每次 60ml，日 2 次。

二诊：3 月 20 日。逐渐出现神识昏迷，大便色黑。毒热内犯心包，清窍为之蒙蔽，治以凉血解毒、化浊开窍。鼻饲安宫牛黄丸，每次 6g，日 3 次。毒热之邪灼伤胃肠脉络而见便血，加服三七面，每次 6g（冲服），日 3 次，以活血止血、解毒生肌。另每天活吞小泥鳅鱼 3 条。上方汤剂加入银花 40g，水煎服。

上方药连服 30 剂，病人逐渐转危为安。

［按语］急黄一证，《医宗金鉴》说："天行疫病发黄，名曰瘟黄，死人最暴也。"本例急黄，实乃今之重症肝炎（急性黄色肝萎缩），证属热毒炽盛、内犯心包。采取凉血解毒、通腑利湿之法直捣病巢，祛邪外出。患者昏迷时加服安宫牛黄丸以醒神开窍。静脉注射葡萄糖溶液补津液以扶正气。其用药特色是重用凉血解毒之品以通利二便，使邪毒从二便排出。犀角（现已禁用，可用水牛角代之，用量须在 20～30g）。用药特色是重用赤芍，展其清热凉血、利胆退黄之功。活吞泥鳅鱼，为师传退黄验方，多年体会，确有利胆退黄、补虚益精之功。

十、和解、清营、凉血法治愈传染性单核细胞增多症一例

姜某，男，44 岁。

初诊：1981 年 10 月 12 日。

主诉及病史：发热 10 天（体温在 38.5～39.5℃之间），经输液抗感染治疗，体温不降。伴头痛目眩、咽痛、口干、口苦、恶心、干呕、鼻衄、食欲不振、大关节及左胁肋部疼痛、心烦不寐。诊为传染性单核细胞增多症。

诊查：咽喉齿龈红肿，颚部有出血点，左侧颈后淋巴结肿大且稍硬，皮肤出现猩红热样皮疹。心肺听诊未见异常，肝肋下未触及；脾大于肋下 3cm，质软，压痛（+）。舌质红绛，苔薄黄，脉缓。化验：白细胞数 23.5×10^9/L，分类：中性粒细胞 0.25，有异常淋巴细胞，淋巴细胞 0.50，单核细胞 0.25；嗜异性凝集试验 1∶128。

辨证：邪入少阳，热传营分。

治法：和解少阳，清营凉血。方用小柴胡汤合清营汤化裁。

处方：柴胡 15g　黄芩 10g　西洋参 6g　半夏 10g　炙甘草 10g　银花 20g　连翘 20g　玄参 10g　水牛角 15g　淡竹叶 10g　麦冬 10g　生地黄 20g　丹参 15g　黄连 10g　生姜 9g　大枣 6 枚

二诊：服上方药 3 剂，热退身爽，饮食转佳。复查血象、体温均已正常。嘱服牛黄清宫丸，

每次 1 丸，日服 3 次，以清余邪；西洋参 3g，煎汤频频饮之，病后调理。

［按语］该例既具“寒热往来、口苦、咽干、目眩、心烦喜呕”的小柴胡汤证，又有“舌绛、心烦不寐”的清营汤证，故两方并举，因方药切中病情，故能收药到病除之功。

十一、二仙汤加味治愈更年期综合征一例

李某，女，47 岁。

初诊：1983 年 10 月 12 日。

主诉及病史：两年来月经先后无定期，经量时多时少。近 3 个月来头晕耳鸣，急躁易怒，心烦心悸，少寐多梦，腰膝酸软；时有烘热，面颊发红，自觉热自胸中上冲头脑，随之汗出而消失，每日发作数次；便秘溲赤。诊断为更年期综合征（现称围绝经期综合征）。

诊查：面色红润，血压 150/100mmHg，心肺未见异常。舌胖嫩，苔薄白，脉沉弦。

辨证：冲任虚损，阴阳失调。

治法：调补冲任，温下清上，协调阴阳。方用二仙汤加味。

处方：仙灵脾 20g　仙茅 10g　巴戟 10g　当归 10g　知母 10g　黄柏 15g　紫草 10g　山栀 10g　珍珠母 30g　女贞子 10g　旱莲草 15g

二诊：服上方药 7 剂，症状减轻。宗原方加夏枯草 10g、丹参 10g 以和阳养阴、安神定志。

三诊：服药 7 剂，诸证悉平。再予 3 剂，以巩固疗效。

［按语］患者更年期，肾气渐衰，冲任虚损，精血不足，而致阴阳失调。由于卵巢功能衰退导致机体内分泌失调（阴阳失调）、发生自主神经功能紊乱为主的证候群。治病必求于本。方中以仙灵脾、仙茅、巴戟温肾调补冲任；女贞子、旱莲草、当归、珍珠母、知母、黄柏、夏枯草、紫草、丹参等以清热凉血、养血平肝治其标；且阴虚火旺，故重用黄柏以泻相火，共奏温下清上而达阴平阳秘之功。

十二、琥珀散治愈崩漏一例

马某，女，29 岁。

初诊：1988 年 6 月 6 日。

主诉及病史：月经紊乱一年余，或先后无定期，或经行延长达 15～20 天，量多色暗，夹血块。伴头晕目眩、腰腹疼痛、纳差、神疲乏力、气短懒言、下肢浮肿。本次月经淋漓不断已五个月。

诊查：面色少华。舌淡嫩，边有瘀点，苔薄白，脉沉弦细。

辨证：肝郁脾虚，瘀阻胞络。

治法：理脾疏肝，活血化瘀。琥珀散加味。

处方：三棱 10g　莪术 10g　丹皮 10g　桂枝 10g　元胡 10g　乌药 10g　刘寄奴 15g　当归 10g　赤芍 10g　生地黄 15g　茜草 30g　藕节 20g

二诊：服上方药 4 剂，经净。继以养血、益肾、调冲为法，补中益气汤加仙灵脾、菟丝子、紫河车。

三诊：经净 16 天，今复潮，色暗，夹血块，伴乳胀、少腹痛。

处以初诊方加五灵脂 12g、生蒲黄 10g、香附 12g、巴戟 10g、仙灵脾 10g。

四诊：服上方药 4 剂经净，继服二诊方 10 剂后，改服乌鸡白凤丸。

后信访，病痊愈。

［按语］崩漏一证，前贤多有明训，治之分别采取塞流、澄源、复旧等法。《妇科经纶》引方纳之语曰："治法初用止血，以塞其流；中用清热凉血，以澄其源；末用补血，以复其旧。若只塞其流，不澄其源，则滔天之势不能遏；若澄其源，而不复其旧，则孤阳上浮无以止，不可不审也。"本着"虚者补之、瘀者消之、热者清之"之旨，受西医学刮宫疗法的启迪，崩漏之证，无论属虚属实，只要夹瘀，皆可"瘀者消之"，乃通因通用之法，邪祛则正安也。本例先用琥珀散以行气活血化瘀澄其源，继则补脾养血、益肾固冲以复其旧。

十三、温下清上、潜阳通痹法治愈更年期胸痹一例

袁某，女，50岁。

初诊：1988年1月15日。

主诉及病史：两年来经常心悸气短、胸闷不适，心前区阵阵憋痛，夜寐多梦，时有眩晕，急躁易怒，面部烘热，躯体发胖，绝经已两年。

诊查：血压160/96mmHg。心电图：示有冠状动脉供血不足。舌胖晦，苔薄白，脉弦细。

辨证：冲任虚损，阴虚阳亢，心脉痹阻。

治法：调补冲任，温下清上，潜阳通痹。

处方：仙茅10g　仙灵脾10g　巴戟10g　知母10g　黄柏15g　瓜蒌15g　薤白15g　丹参20g　玄参15g　赤芍10g　元胡10g　寄生20g　草决明20g　焦山楂15g

二诊：上方药服用7剂，胸闷气短减轻，仍感五心烦热。上方去焦山楂、玄参、赤芍，加女贞子10g、旱莲草10g、生山栀10g，7剂。

三诊：诸症减轻。宗上方加减，服药40剂，诸症悉平。复查血压140/90mmHg，心电图：正常。

［按语］本例胸痹，年届七七，肾气渐衰，冲任虚损，而致阴虚阳亢、阴阳失调、心脉痹阻。治当调补冲任，温下清上，以达阴平阳秘的目的，未予专事活血通脉，以防虚虚之弊。余每遇妇人更年期此证，用是法多获良效。

十四、益肾补精、通腑降浊法治愈慢性肾功能衰竭氮质血症一例

边某，女，58岁。

初诊：1989年7月3日。

主诉及病史：头晕、神疲乏力、倦怠嗜睡，伴食欲不振、恶心、脘腹胀满，小便短少，大便秘结三个月。既往有慢性肾炎20年。

诊查：精神委靡，面色晦滞虚浮，两肺呼吸音正常，心浊音界略向左扩大，心律齐，心率88次/分，心尖区可闻及3级收缩期吹风样杂音。腹软，肝脾肋下未触及，无移动性浊音，双下肢指凹性浮肿。血压170/100mmHg。化验：血红蛋白75g/L，非蛋白氮61.4mmol/L，尿素氮20.0mmol/L，肌酐274μmol/L，二氧化碳结合力16.0mmol/L，尿常规：蛋白（++++），颗粒管型（+）。舌淡胖，苔白厚腻，脉沉弦无力。

辨证：脾肾两虚，浊毒上逆。

治法：益肾补精，通腑降浊。

处方：冬虫夏草 12g　知母 10g　黄柏 10g　酒大黄 10g　木通 20g　车前子 20g　沉香 10g　鸡内金 20g　萹蓄 20g　瞿麦 20g　天麻 10g　丁香 6g　4 剂

以玉米须 60g、鲫鱼 100g 煎汤代水入群药。

二诊：7 月 7 日。精神好转，尿量增多，腹胀减轻，轻度恶心，已排稀便两次。舌淡胖，白厚腻苔减薄，脉同前。继服上方药 8 剂。

三诊：7 月 15 日。证已缓解，惟感神疲乏力。舌嫩红，苔白微腻，脉沉无力。仍守前法，上方去黄柏、知母、丁香、天麻，增入益气生津之西洋参。

处方：冬虫夏草 3g（研末冲服）　西洋参 6g　杜仲 10g　酒大黄 10g　木通 15g　车前子 15g　萹蓄 15g　瞿麦 15g　灯心 3g　二丑 12g　槟榔 10g　土茯苓 30g　海虹 20g　砂仁 10g　淮牛膝 10g　玉米须 60g　10 剂

四诊：7 月 25 日。症状消失。复查尿素氮、肌酐、非蛋白氮均在正常范围。处以补肾健脾、通腑利湿药为丸，久服。

处方：酒大黄 60g　冬虫夏草 16g　知母 60g　黄柏 60g　淮牛膝 60g　石韦 100g　黑丑 100g　水牛角 60g　半夏 60g　黄连 60g　干姜 40g　首乌 100g　山萸肉 30g　山药 60g　丹皮 40g　丹参 60g　白茯苓 100g　泽泻 60g　制附子 30g　肉桂 30g　车前子 60g　旋覆花 60g　石菖蒲 60g　鱼腥草 100g

共研细面为蜜丸，每次 10g，日服 3 次。

随访一年半，一直服用上方丸药，情况良好。

［按语］慢性肾功能衰竭属中医学“关格”、“肾促”、“癃闭”、“水肿”、“虚损”等范畴。本例慢性肾衰氮质血症，脉症合参，属脾肾两虚、浊毒上逆之证，脾肾阳虚为本，浊毒上逆为标。治宜标本同治。采取益肾补精治其本，通腑降浊治其标。故以大黄、黑丑、车前子、萹蓄、瞿麦、木通等药通腑降浊，使浊毒之邪从二便而解；益以冬虫夏草、西洋参、海虹益肾补精健脾治其本。鲫鱼，《本草纲目》言其“主胃弱不能食，调中气、益五脏”，合玉米须煎汤入群药共奏益肾补精、通腑降浊之功。方中始终贯以酒大黄、冬虫夏草二味，现代药理研究证实，此二味药均有较好的降氮作用。

十五、清心涤痰、疏肝安神法治愈癫证一例

陈某，女，20 岁。

初诊：1990 年 3 月 15 日。

主诉及病史：因情志不遂，近两个月来烦躁不安，妄想多疑，语无伦次，夜寐不宁。

诊查：舌嫩胖，苔薄黄，脉弦细。

辨证：痰气郁结，蒙蔽清窍。

处方：生龙骨 30g（先煎）　生牡蛎 30g（先煎）　石菖蒲 30g　白茯苓 30g　炒枣仁 30g　柏子仁 15g　五味子 10g　丹参 30g　郁金 10g　白矾 3g（烊化）

水煎服。

朱砂面 2g、雄黄面 1.5g、琥珀面 3g，均分 3 次冲服。早中晚各 1 次。

二诊：服上方药 10 剂，妄想多疑减轻，睡眠欠佳。舌嫩，苔薄白，脉细无力。宗上方加夜交藤 50g、合欢花 20g。7 剂。

三诊：精神情志复常，寐已安。继服药3剂，以巩固疗效。

［按语］本例因情志不遂、肝气郁结、气滞津聚、瘀结成痰、痰气郁结而蒙蔽清窍。《景岳全书·癫狂痴呆》云："癫疾多由痰起，凡气有所逆，痰有所滞，皆能壅闭经络，格塞心窍。"故方中重用龙牡、菖蒲、白苓、枣仁等清心养心以醒神开窍；郁金、白矾伍用，为白金丸，具有疏气涤痰而醒神之功；朱砂、雄黄、琥珀为面冲服治癫，系民间验方，用之临床疗效确切，为李老实践所得，未有出现中毒者；此法治疗癫证多例，皆收良效。

十六、和解养阴、凉血清热法治愈低热一例

杜某，女，45岁。

初诊：1990年4月1日。

主诉及病史：两个月前患感冒，诸症好转，然后遗低烧一症不退。曾用多种抗生素，体温仍在38.5℃左右。查血、尿、便常规、肝功能，拍胸片，做心电图、B超等检查，均未发现异常。身倦乏力，胸闷，心慌气短，午后五心烦热，夜间自汗，口苦咽干，胃脘嘈杂，纳呆食少。

诊查：舌质嫩红，苔薄白，脉细数。

辨证：邪犯少阳，阴虚内热。方拟小柴胡汤合青蒿鳖甲汤加减。

处方：柴胡10g　黄芩10g　半夏10g　党参15g　甘草10g　青蒿10g　地骨皮15g　知母10g　生地黄15g　丹皮10g　连翘20g　忍冬藤20g　大青叶15g　麻黄根12g

二诊：服上方药4剂，热退症平。继服药3剂，以巩固疗效。

［按语］仲景有"伤寒中风，有柴胡证，但见一证便是，不必悉具。"此患者病太阳中风之后，见发热、胸闷、口苦、咽干、嘿嘿不欲饮食之少阳证；又见午后五心烦热、夜间汗出、脉细数之伏邪伤阴之证，故取小柴胡汤合青蒿鳖甲汤化裁，以解表和里、养阴清热、凉血解毒，4剂收功，可见前贤制方之妙。

十七、疏肝散结、活血软坚法治愈瘿瘤一例

李某，男，62岁。

初诊：1983年8月15日。

主诉及病史：夹喉右侧有一肿块如枣大，近两个月增大如鸡卵，伴心烦易怒、气急胸闷、咽部梗塞。肿瘤科检查，确诊为甲状腺右叶腺瘤。

诊查：形体瘦削，面色萎黄，精神尚佳。夹喉右侧有一约4cm×5.5cm隆起结节，按之质偏硬，表面光滑，根底清楚。舌质晦红，苔白腻，脉弦细。

辨证：肝郁气滞，痰浊凝结。

治法：疏肝散结，活血软坚。

处方：海藻30g　海浮石30g　海蛤粉30g　白芥子15g　蒲公英30g　莪术30g　丹参30g　玄参15g　重楼15g　柴胡15g　紫草15g　毛慈菇15g　桃仁15g　当归15g　生黄芪15g　榛蘑15g

每日1剂，水煎为引分3次送服丸药。

丸药方：麝香3g、土贝母粉200g、夏枯草500g、红花200g，后两味加水煎两次，去渣药液浓缩成稀糊状，入土贝母粉、麝香搅匀为丸，每丸重3g，每服1丸，日3次。

服用本方药至70剂，肿块完全消失。

［按语］本例为肝郁气滞、痰气瘀结所致，故用咸味药以软坚散结；方中公英入肝经解毒，疏肝散结；白芥子豁痰通络；榛蘑消肿瘤；丸以土贝母、麝香、夏枯草、红花具有消瘿通窍之功，与汤剂相辅相成，共奏消瘿之效。十余年来用本方治疗甲状腺腺瘤三十余例，均有显效。

十八、冠心饮治愈胸痹五例

例一 张某，男，50岁。

初诊：1972年3月25日。

主诉及病史：左胸膺疼痛，憋气感两载。含硝酸甘油可缓解。经常气短多汗，心悸，倦怠乏力，失眠多梦，曾服冠心苏合香丸、双嘧达莫（潘生丁）等效不著。心电图提示：冠心病缺血期。

诊查：形体肥胖，面白虚浮。舌质晦黯少苔，舌边有瘀点，脉弦细。

辨证：气阴两虚，心脉痹阻。

治法：益气养阴，活血通络。

处方：水蛭3g　天花粉6g　瓜蒌15g　薤白12g　山楂15g　丹参15g　党参10g　玄参10g

二诊：3月31日。服上方药5剂后，胸宇较舒畅，心痛心悸减轻。舌质晦暗少苔，脉弦细。仍属心脉痹阻。按上方加赤芍15g、元胡12g、徐长卿12g。

三诊：4月8日。服上方药后诸症缓解，夜寐佳，饮食、二便调。嘱其按上方继服药一个月以巩固疗效。复查心电图恢复正常。

例二 赵某，男，55岁。

初诊：1978年5月18日。

主诉及病史：近月余心前区刺痛发作频繁，含硝酸甘油不能即刻缓解；冷汗出，胸憋少气，时有惊恐感，精神疲惫，怯寒肢冷，遇寒则病情加重；纳呆，小便清长，大便秘结。

诊查：形体丰满，面色㿠白。舌体胖大苔薄白，舌边尖有瘀点，脉沉细无力。

辨证：阴阳两虚，养心通痹。

处方：水蛭6g　天花粉12g　附子15g　瓜蒌15g　薤白12g　山楂15g　丹参15g　玄参10g　红参10g

二诊：5月24日。服药后心痛发作次数减少。但仍觉心悸、乏力、呼吸不畅。舌脉同前。按上方加五味10g、麦冬20g、桂枝10g。

三诊：5月30日。服上方药后病情平稳，偶见结代脉。嘱其将原方制成散剂继续服用两个月。

例三 肖某，男，58岁。

初诊：1975年10月10日。

主诉及病史：冠心病史15年。近期稍事活动则感呼吸困难，胸中有闷塞感，心前区疼痛向后背放散，频发期前收缩；情绪不稳，心烦易怒，夜间辗转难以入寐，饮食二便欠佳。

诊查：口唇、爪甲发绀，舌体可见瘀斑，边有齿痕，舌系带青紫。心电图提示：二度房室传导阻滞、心房纤颤。B超诊断：左心室增大。

辨证：胸阳不振，心脉痹阻。

治法：益气温阳，活血通窍。

处方：瓜蒌 15g　薤白 12g　山楂 15g　丹参 15g　元参 10g　红参 6g　水蛭 10g　天花粉 15g　海蛤粉 20g　炙甘草 15g　乳香 10g　青黛 3g　桂枝 6g　汉三七粉 3g(分 2 次冲服)　血竭花粉 3g(分 2 次吞服)

二诊：10 月 16 日。服上方药后诸症略减轻，但自觉手足心热、面灼热。上方减红参加党参 12g、白薇 15g。

三诊：服药月余后，病情明显好转，随访一年未复发。

例四　赵某，男，59 岁。

初诊：1981 年 2 月 3 日。

主诉及病史：经人民医院诊断为冠心病Ⅰ期、脑动脉硬化。现心绞痛每日发作六七次，持续五分钟。临厕用力时亦发作，服用活心丹可缓解；伴头晕耳鸣健忘，舌体麻木，手足心热、手胀，腰膝酸软，足跟痛，夜尿频。

诊查：形体瘦削，语声低微，苦闷易怒。舌尖红，脉细。

辨证：心肾阴虚，心脉痹阻。

治法：滋阴补肾，化瘀通络。

处方：水蛭 10g　天花粉 15g　首乌 30g　桑椹 30g　黑芝麻 30g　胡桃仁 20g　女贞子 15g　红花 10g　血竭花粉 3g(分 2 次吞服)

服上方药十余剂后，证情缓解，复查心电图有明显的改善。

例五　苏某，男，60 岁。

初诊：1977 年 8 月 15 日。

主诉及病史：心绞痛伴尿闭、头痛、头晕、肢体麻木，近两个月加重。性情急躁易怒，心烦不寐，五心烦热，倦怠嗜卧。经西医诊断为冠心病Ⅱ期。

诊查：面色苍白。舌质嫩红，舌下瘀点，脉弦。血压 180/120mmHg。

辨证：阴虚阳亢。

治法：育阴潜阳，化瘀通络。

处方：水蛭 6g　天花粉 12g　知母 10g　黄柏 10g　肉桂 3g　女贞子 10g　木通 20g　坤草 20g

连服上方药 12 剂，尿已通利，血压下降至 150/90mmHg，心痛缓解。惟其宗上方继服药 10 剂，以助其效。

[按语] 胸痹之证多以虚为本，责之心脏阴阳气血不足，而致血行涩滞，瘀而作痛。故治疗应强调通补兼施，补而不助其阻塞，通而不损其正气。以自拟冠心饮为主，随证灵活变通，方中水蛭为血肉有情之品，破瘀血其性迟缓善入；天花粉滋阴通络，又可抑制水蛭的燥性；瓜蒌、薤白通阳散结，行气祛痰，为治胸痹的要药；山楂酸甘微温行结气，散瘀血；党参行气以滋气血生化之源，二药相伍"化瘀血而不伤新血，开郁气而不伤正气"；丹参通调血滞，温养气机；玄参"乃枢机之剂，管领调气上下，肃降而不浊"，诸药合用标本兼顾，虚实并调，使正盛邪祛，疗效卓著。

（张宗益　单支琴整理）

十九、益肺活血软坚法治愈矽肺一例

张某，男，42 岁。

初诊：1976 年 2 月 19 日。

主诉及病史：患矽肺已 5 年，现仍感胸部刺痛，伴干咳、心悸、失眠、纳差、乏力、活动后气急。

诊查：面目虚浮，下肢水肿，腹部癥瘕可及。舌晦暗，苔白厚腻，脉促。

辨证：肺之气阴亏损，血脉瘀阻。

治法：益肺活血软坚。

处方：金钱草 30g　丹参 30g　鱼腥草 30g　三棱 30g　沙参 30g　黄芪 15g　乳香 10g　夏枯草 20g　木贼 20g　海藻 20g　黄精 20g　鸡内金 20g　桃仁 12g　土贝母 12g

水煎服，日 1 剂。同时予海蜇 60g，泡洗切碎后用麻酱拌食，早晚各半。再予胡桃仁 4 个，分 2 次食。

二诊：上方药连服 7 日后，病情稳定，但夜间盗汗、午后低热。按上方加鳖甲面 10g，分 2 次冲服，阿胶 6g 分 2 次烊化后服。

三诊：上方药服 14 日后诸症尽除。以后按上方制成丸剂，长服，随访 15 年，未再发病。

［按语］中医学认为本病由于"石末伤肺"所致。金石燥烈，耗阴伤气，以致形成肺之气阴亏损而出现气短、干咳。石末阻塞肺络，气血运行受阻，导致气滞血瘀、胸膺疼痛。方中金钱草利尿排石；黄芪、胡桃、沙参、黄精益气敛肺、养阴生津、扶正祛邪；丹参、桃仁、乳香活血止痛，且促使血行，加强血液、淋巴液的循环，改善代谢状况，以减少肺组织的纤维化；枯草、海蜇、土贝母、鸡内金、海藻、三棱软坚化瘀；鱼腥草清肺解毒，以防肺部感染。诸药相伍，邪祛正扶，病体康复。

二十、益气滋阴、解毒化瘀法治疗胃癌一例

邵某，男，60 岁。

初诊：1988 年 6 月 6 日。

主诉及病史：患息肉样胃癌已于半年前在北京肿瘤医院切除。现仍厌油腻，上脘胀满疼痛，恶心、纳差、便秘，时有黑便。

诊查：面色萎黄，瘦削。舌晦暗，舌体胖大有裂痕。苔白腻，脉细弱。左锁骨窝淋巴结肿大，肝大于右肋下 2cm。大便潜血阳性；血红蛋白 90g/L，血清白蛋白 30g/L。

辨证：胃之气阴两虚，毒热血结。

治法：益气滋阴，解毒化瘀。

处方：龙葵 30g　大蓟根 30g　莪术 30g　花粉 30g　黄芪 30g　瓦楞子 30g　威灵仙 30g　蒲公英 30g　山豆根 20g　山萸肉 20g　山慈菇 20g　重楼 20g　瓜蒌 20g　鸡内金 20g　干蟾皮面 6g(分冲)

上药水煎服，每月服药 10 剂，连服 3 年，无明显不适，生活起居如常，仍健在。

［按语］本方乃攻补兼施之剂。方中黄芪益气扶阳；花粉、山萸肉滋养胃阴；龙葵、蒲公英、山豆根、山慈菇、重楼、蟾蜍解毒抗肿瘤；再配莪术、瓦楞子以化瘀软坚，如此正气得复，余毒得除，而起到延长寿命之效。

（张丽娟整理）

［编者评注］慢性肾功能衰竭氮质血症大多为本虚标实之体，治疗颇为棘手。泄浊则伤正，扶正补虚则浊气更加壅滞。李老的益肾补精、通腑降浊，用药补而不腻，如冬虫夏草、鲫鱼、海虹、西洋参之属；泄浊而不伤正，如酒大黄、二丑配伍山药、茯苓，长期服用有很好的效果。

王体仁医案

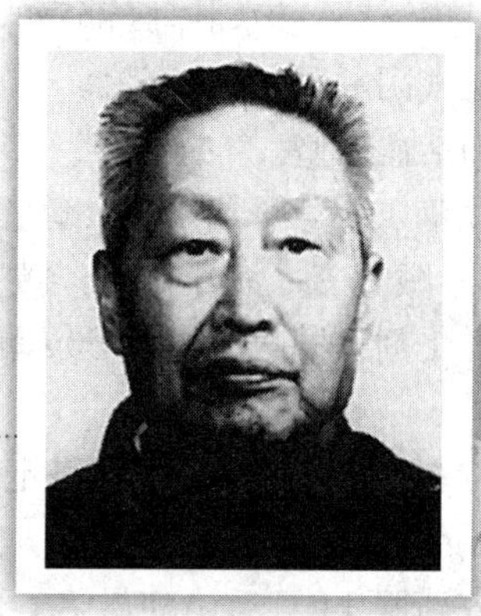

【生平传略】

王体仁，原名王莲声。江苏武进人，生于1918年1月25日。河北中医学院教授、主任医师。曾任河北中医学院温病教研室主任、河北省中医学会副理事长等职。

王体仁1932年拜无锡名中医杨志平为师，学医3年，侍诊一年，学成后行医故里，在家乡远近闻名。1947年取得中医考试合格证书。新中国成立初期，任联合诊所主任，捐献个人所有的医疗设备。1953年被选进县中医进修班深造。1956年被邀参加武进防治血吸虫病中医中药研究组。同年8月考入江苏中医学校中医师资班。翌年以优等生成绩毕业，分配到河北中医学院。先后执教于河北中医学院、天津中医学院和河北新医大学中医系，现今退休于河北中医学院。

王老讲授过中医诊断学、中医内科学、温病学等课程。倡导理论联系实际，擅治四时温病、喉科疾患，对内科、妇科和儿科也颇具经验。

曾担任《灵枢经校释》副主编（获国家中医药管理局二等奖）；任《中医自学丛书》（河北科技出版社出版）副主编；主编了《温病条辨注解》；参加编写了《中医诊断学》、《中医内科学讲义》、《温病学讲义》、《新编伤寒论》等书籍。这些讲义和书籍为解放初期创办中医学院解决了教材问题。

主要论文有《中医辨证论治的重要性》、《治心功能不全案》、《中医治疗肾炎》、《论痹证》、《治湿温发热案》等。

一、白虎蒿芩清胆合用方治愈湿温病一例

李某，女，40岁。

初诊：1978年7月25日。

主诉及病史：发热不退，住某院治疗已将近一个月。经多种抗生素、激素等药物及输液诸法治疗，热势不减。某医院诊断为副伤寒并发心内膜炎。

诊查：验其脉濡数，有代象。舌色赤，苔黄腻，舌中、根部较厚。胸闷，纳呆，恶心；晨起即

热，午后热盛，至夜半后热稍减，热盛则服退热片，汗后热减，继而复热；头重腰酸，口渴饮不多，尿黄，颈部、胸部白痦布而不多。

辨证：湿温。湿热并重，邪薄少阳阳明。

治法：清化湿热。外透、内燥、下渗诸法并进。

处方：青蒿 15g　黄芩 12g　苍术 6g　薏米 10g　生石膏 30g　知母 10g　半夏 6g　陈皮 6g　六一散 12g　白豆蔻 6g　泽泻 10g　清水豆卷 10g　佩兰 10g　白茅根 10g

3 剂，每日 1 剂，分 2 次服下。

二诊：热渐退，胸闷减，头重肢酸除，胃纳新增。黄腻苔渐化，脉数，舌质红。白痦遍布胸腹部，四肢迹透，兼有少量红疹。口渴喜饮，小便黄。此乃湿邪渐化、气热外透之象。还拟清化宣透、理气畅中。药用：

清水豆卷、藿香、佩兰、黑山栀、连翘各 6g、苍术 8g、薏米 12g、郁金、陈皮各 10g、生石膏 20g、益元散（布包）12g、金银花、云苓、白茅根各 9g。

3 剂，日服 1 剂，分 2 次服下。

三诊：汗出甚畅，白痦叠布，热大退，胸部舒畅，知饥纳香，口渴喜饮，神倦多寐。脉细数，舌红苔净。证属湿化余热未清，久病阴津未复。治以养阴生津，清化余热。

川石斛 8g、细生地、北沙参、麦冬各 10g、炙甘草、生山药各 6g、炒白芍 10g、西洋参 3g、莲子 10g。

3 剂。后仍以养阴生津、和中健脾出入而愈。

［按语］治湿温少阳阳明并病常以白虎汤、蒿芩清胆汤合用为治。以白虎清阳明之热，蒿芩清胆外解少阳之湿，且二方皆有外散表邪、化解湿热，又内清脏腑郁热之功效。本证湿温，时值仲夏，病变中心在中焦，故半夏、陈皮、苍术、豆蔻、薏米等燥湿健脾之药不可少。湿邪宜从小便分利，六一散、泽泻、白茅根在所必用。湿郁在里而现白痦，是湿热有外达之机，因势利导，透邪外达之藿香、佩兰、清水豆卷等效不可低估。

二、强心健脾法治愈心悸一例

张某，女，76 岁。

初诊：1984 年 11 月 5 日。

主诉及病史：患风湿性心脏病二十余年。心悸、气短、活动后加重四年。病家曾因心脏病、心律失常等疾患长期住院，使用洋地黄、抗生素、维生素、葡萄糖等药物治疗，均无明显效果。病情时轻时重，医院嘱其回家待终。患者虽自知难愈，却仍冀延寿，故求治于中医而请王老诊治。

诊查：患者形瘦骨立，心悸不安，呼吸微促，奄奄一息，终日倚坐不能卧床。饮食不进，夜寐不多，有梦则醒；大便燥结，必用甘油栓才能五六日一行，下亦不多。脉微细而结，舌淡，舌根部苔黄厚。

辨证：此乃心脾两亏、气血不足、肠道失润。为年老体弱、真元衰败所致。

治法：补益心脾，调养气血而强心，健脾润肠而迫降。

处方：西洋参 9g　炙黄芪 10g　于术 6g　炙甘草 9g　当归 6g　生、熟地黄各 10g　炒枣仁 10g　川百合 10g　杏仁 10g　瓜蒌 10g　红枣 7 枚　莲子 9g

3 剂，水煎服。

二诊：食欲稍增，夜寐渐佳。脉稍和，结减。然大便仍艰行。以原方加生首乌 10g、阿胶

10g(冲),继服3剂。

三诊:服药后已能下地行走。舌苔净,脉细无结象。心电图检查:心律复常。惟觉咽干。仍以原方加龙眼肉10g、元参10g调治而瘥。

[按语] 患者病久气衰,形体羸瘦,又见心悸息促、纳呆寐差、脉细而结,一派虚象可知。心主血脉,脉为血之府。病家器质性心脏病多年,心气虚弱,心血亏虚,脉道不充,脉细而结。年老精气亏乏,体力不支更致衰弱。心血不足,心神失养,阳不能入于阴而夜寐欠佳;加之心气衰弱,呼吸不利,不能平卧,更促发不寐。脾胃虚弱,胃不受纳水谷而无食欲。气机不能下行,传导失职而致便难。王老认为此乃虚秘,与一般便秘不同,即所谓"至虚盛候"。此患者心、脾、气、血俱虚,当补益为本,虽有舌根苔黄厚、便秘数日一行之象,不可以此障目。王老以强心健脾法治疗心悸,以参、芪、术、草、归、地双补气血,他治虚证每每用之。此例阴虚心悸不寐,故选用益气而又柔润生津的西洋参。枣仁、百合皆入心,养心阴,安神志,为王老乐道之品。众以百合润肺止咳为功,而他喜用养心安神,取其味甘微寒而有清心除烦之妙。《本经》载百合"利大小便,补中益气",更见药效与本证合拍。杏仁、瓜蒌宽胸利肺,肺气宣畅,肃降大肠,是为开上启下、下病治上的实例。红枣、莲子健脾益气,兼补脾阴。临床有轻视红枣之用者,而王老却认为红枣虽药性平和,然调补脾胃、扶助正气、滋养血脉、缓和药性,功效甚佳。

三、清金抑木法治愈咳嗽一例

张某,女,54岁。

初诊:1982年11月24日。

主诉及病史:咳嗽胸痛七天。患者咳嗽喉痒,夜间较剧,咳痰呈粉红色,有时痰中夹血丝。口苦,胸部隐痛,无发热,寐差纳可。

诊查:舌红苔薄,脉弦细。血白细胞计数10×10^9/L,血沉小于20mm/1h。胸透无异常。

辨证:肺津不足,阴虚火旺,金不制木,木火伤金。

治法:清肺养阴,平肝止咳。

处方:北沙参10g　麦冬10g　天花粉9g　杏仁9g　前胡6g　百部6g　黄芩6g　知母6g　紫菀10g　冬花10g　橘红6g　甘草6g　茜草炭10g　藕节10g

6剂,水煎服。

二诊:服药后夜咳已减,痰中无血色,胸痛减。原方去茜草炭、藕节,加生地黄12g、浙贝母10g、桑白皮、元参各9g、芦根15g。

三诊:药后咳止,胸痛消。嘱其常啖雪花梨自养。

[按语] 咳嗽喉痒、痰中带血、胸痛诸症皆属肺阴不足。肺热金伤,肺气不得宣降,肺热肝旺,伤及血络。口苦为肝火上炎,金囚木旺。王老常嘱:脏腑辨证不能拘泥呆板,否则不得真谛。沙参、麦冬和天花粉以甘寒清肺、滋养肺胃之阴见长,再配杏仁、前胡、甘草清肺止咳。百部、黄芩、知母善清肺热,又泄肝火。紫菀、冬花止咳润肺,橘红化痰行气止咳优于陈皮。稍佐茜草炭、藕节凉血止血。众药组成清热泄火而不燥、润肺养阴且不腻的方子,共奏清金抑木之功效。

四、雄鸡汤治愈滑胎一例

石某,女,31岁。

初诊:1980年10月6日。

主诉及病史:已婚6年,有习惯性流产病史。每孕三个月必流产,甚至一年流产两次,迭经治疗无效。于1980年6月因孕至两个月住院,服药、打针均无效,致再次流产。王师于其产后为之补气血,调冲任,曾用八珍汤加阿胶、艾叶等治疗,月经正常后又孕,心甚忧之。

诊查:孕至两个月,征询于王师。视过去所用方,固胎之药用尽。诊其脉细尺弱,舌淡苔薄。

辨证:肾气不足,冲任不调,胎系不固,气血虚弱,胎失濡养。且怀孕过密,若无中药扶助,此胎又恐不安。

治法:壮肾益精,补气养血,调摄冲任,固元安胎。拟雄鸡汤每日1剂。

处方:杜仲10g　菟丝子10g　山药10g　首乌15g　桑寄生20g　当归6g　熟地黄6g　白芍6g　于术10g　川芎5g　阿胶(烊化)10g　红枣7枚　黄芪12g

雄鸡1只去肠杂,洗净,加姜煮汤,鸡熟取汤煎药。日服2次。

忌房事,忌负重,忌情绪激动,忌忧思惊恐。

忌食兔、鳝、鳗、蒜薹、葱、韭等辛辣及生冷油腻之物。

每周诊脉一次,服雄鸡汤百日后胎儿正常。因每日吃鸡汤厌恶,改每日食用鲫鱼、鸡蛋、素菜等调养之。怀孕六个月检查:胎心正常,胎儿发育良好。足月顺产一女婴,母女均健。

[按语] 雄鸡安胎,古有记载。《本经》云:"丹雄鸡主女人崩中漏下……补虚温中,止血……黑雄鸡……安胎。"此证以雄鸡汤煎药乃循古训之治。胞脉系于肾,肾虚胎元不固,且此证屡孕应期而堕,属肾气不盛,受胎不实,提摄无力。以杜仲、菟丝子、山药、首乌、寄生补肾壮腰,调补冲任。患者多次小产,气血亏损,源流不继,灌溉不周,胎失荣养,又以四物汤加阿胶、黄芪、红枣补气养血而育胎。

(金淑琴整理)

[编者评注] 湿温病缠绵难愈,王老治疗湿温案,虽已病湿温月余,脉现代象,但从午后热盛、夜半稍减以及胸闷、纳呆、渴不多饮、尿黄等症,辨证为湿热并重,属少阳阳明之证。治疗以化湿清热并举,兼以透、燥、渗诸法,湿热去再养阴生津以善其后,使久治不愈的副伤寒合并心内膜炎得以治愈。其中理、法、方、药丝丝入扣,值得仿效。

张子维医案

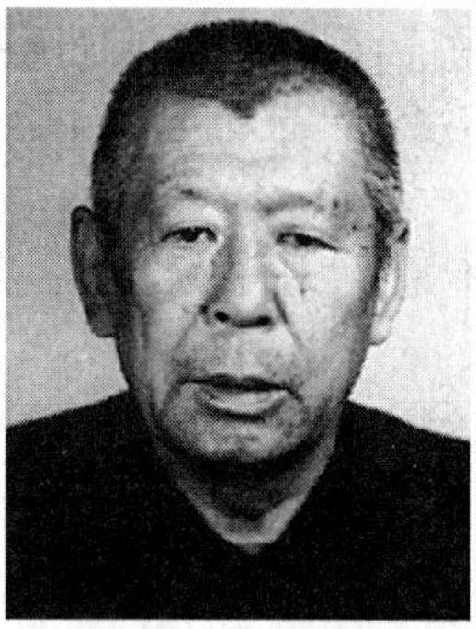

【生平传略】

张子维，男，1918年生于河北省丰润县。主任医师，曾在丰润县中医院工作。

从事中医医疗实践和临床研究、教学六十余年，临床经验丰富，学术造诣较深。擅长中医内科杂病，对少阳证和不育症的治疗有独到之处。1952年研制了方药“僵藤饮”，成为治疗百日咳的特效良方。自制的“安中饮”、“定中汤”、“中和汤”辨证治疗不同类型的胃病效果良好。1972年提出“少阳腑证学说”，拟定“加味小柴胡汤”治疗胆系病，有独特的效果。1982年进行中风病的研究，以标本分期的理论，提高了临床治疗效果。1986年承担省科委的科研项目，进行牛皮癣的研究。自拟“平屑饮”用于130例牛皮癣患者，通过临床鉴定，有效率达93%，1987年通过省级鉴定，认为达到国内先进水平。在研究古典著作方面，对《伤寒论》颇有研究，并编著《燕医传薪录》一书，1985年由河北科技出版社出版发行。先后在各类杂志上发表论文20余篇，又编著《燕医摘菁》一书，实为张氏毕生临证经验之结晶。

一、“僵藤饮”治疗顿咳(百日咳)一例

王某，4岁。

初诊：1952年3月15日。

主诉及病史：患百日咳，延余往诊。其家长告以小孩咳嗽已二十余天，时作时止，发作时气逆咳急，面赤，亦时有鼻中出血，请西医诊治，注射链霉素多次，并口服红霉素、百咳灵，均未获效。

诊查：脉浮数有力，舌苔薄白，舌质红。饮食尚可，精神亦佳。

辨证：脉浮为在表，数则为热，始于风寒袭肺，从阳化热，肺络受阻，津液不行，肺气失于肃降，故气逆阵咳，严重时则支气管呈现痉挛状态。

治法：解痉镇咳，理气祛痰。

处方：用“僵藤饮”方。

钩藤 12g　白僵蚕 6g　清半夏 4.5g　川贝母 10g　苦杏仁 6g　麦门冬 12g　生甘草 3g

3 剂，水煎，日服 1 剂。

二诊：1952 年 3 月 18 日。脉象已正常，咳嗽已消失，告其家长病已痊愈。

［按语］“僵藤饮”由七味药组成，其中以钩藤，镇痉熄风为主药，佐以白僵蚕、半夏祛痰镇静，以收解痉祛痰之功；配以川贝母、麦门冬、苦杏仁而获降肺化痰之效；用甘草和诸药而缓其急，因此肺肃降之令行、痰热之气消，其证则愈也。

二、滋阴潜阳、平肝熄风法治疗下焦温病一例

李某，男，5 岁。

初诊：1975 年 7 月 9 日。

主诉及病史（其父代诉）：病儿因患脑炎而遗此症。

诊查：查其舌质赤嫩，苔薄白。面萎黄，体温正常，肢体抽动，左侧有轻度偏废，肌肉消瘦，项强，大小便失禁。脉象沉细。

辨证：病系热邪久羁，深入下焦，耗伤肝肾，肝藏血而主筋，肢体颤动搐搦、项强，乃血不荣筋所致。故经云：诸风掉眩皆属于肝，肾者藏精，主司二便，为胃之关，肾阴耗灼，遂使关门失约，故大小便失禁。

治法：肝肾皆属下焦，乙癸同源，为阴精之府库，热邪至此已再无可去之路，惟耗灼真阴，所谓温病法在救阴；至此已急，否则真水涸竭，龙雷将何以潜，遂益阴以滋肾水，潜阳以摄肝用，阴上承则机窍利，肝木荣则筋得舒。

处方：大熟地黄 12g　杭白芍 10g　珍珠母 12g　生牡蛎 12g　炙龟版 15g　石菖蒲 10g　生甘草 6g

水煎服，日进 1 剂，5 剂。

配以针灸，取穴肩井、合谷、廉泉、殷门、风市、阳陵泉、悬钟等交替使用，隔日针一次。

二诊：1975 年 7 月 14 日。右肢震颤稍减，项强渐舒，已能转动身体，病已渐瘳。原方药再进 5 剂。

三诊：1975 年 7 月 19 日。已能说话，左侧肢体已能活动，惟大小便仍失禁，遂改用下方。

大熟地黄 15g　杭白芍 10g　珍珠母 12g　生牡蛎 12g　龟版 12g　石菖蒲 10g　甘草 6g　山萸 6g　肉苁蓉 10g

水煎服，日 1 剂，进 5 剂。

四诊：1975 年 7 月 24 日。大小便已能自理，四肢活动亦较自如，惟右肢略有颤动。遂按原方再进药 5 剂。

五诊：5 剂后，患儿语言自如，四肢活动灵敏，已能走路，神清欣慰。为巩固疗效，再带药 2 剂，后经随访，患儿已诸症悉愈矣。

［按语］此患者已将残疾，所幸罹疾时间未久即得治疗而获痊愈。服药 25 剂，时间未满一个月，采用肝肾同治、平肝熄风、滋阴潜阳之法，肾水复则肝木荣、其阳潜，肝风熄则筋节得养，而抽搐自愈矣。

三、“安中饮”治反胃呕吐两例

例一　谭某，男，42 岁。

初诊：1973年5月。

主诉及病史：患儿烦嘈杂呕吐酸水已十余年，经某医院检查治疗，诊断为慢性胃炎。近来腹胀呕吐，食物难下，早晨的饭食午后吐出。

诊查：脉象沉而有力，舌苔薄白。面色微黄，形体较瘦，腹胀，胃形明显。

辨证：病始于饮食不节，湿热久积于胃，以致胃气不降，痰浊瘀滞于幽门，故饮食难下，导致朝食暮吐。腹部之胃形，由于传化受阻浊气不降所致。

治法：宜首用中和汤和中止呕，继以定中汤理气降逆。

处方：中和汤。

栀子10g　胡连10g　牡蛎15g　槟榔10g　扁豆12g　焦三仙各12g　甘草6g

二诊：脉象仍见数，腹部仍有胃形。患者自述酸味减少，腹仍胀，乃改用理气降逆"安中饮"。

处方：安中饮。

厚朴10g　槟榔10g　枳壳10g　赭石15g　清半夏10g　旋覆花12g　木香10g　芒硝10g

3剂水煎服，日1剂。

越3日复诊，患者自述，服药1剂后，夜间大便4次，其中带有脓液。3剂药服完后，腹已不胀痛，不呕吐，能进饮食。候其脉象亦较和缓，腹部胃形消失。因患者素患胃炎，仍予"安中饮"3剂以善其后。

例二　唐某，女，40岁。

初诊：1973年4月。

主诉及病史：腹胀疼痛已十余天，上午吃饭下午吐出，经某医院检查为幽门梗阻。外科主张手术治疗，因惧手术愿服中药。

诊查：脉象沉数，舌苔白而中黄。腹胀疼，胃形明显，大便干，朝食暮吐。

辨证：脉象沉数、舌苔中黄、大便干，均属热象。朝食暮吐，腹胀胃形明显，幽门受阻也。

治法：理气降逆化滞。

处方："安中饮"。

厚朴12g　槟榔10g　枳壳10g　赭石15g　清半夏10g　木香10g　旋覆花12g　芒硝10g

2剂，水煎服，日1剂。

二诊：越三日复诊，脉象已不数，舌苔中黄已退。腹胀减，胃形已不明显。患者自述腹胀疼减轻，大便已不干，两日未呕吐，第三天呕吐一次。根据以上脉症，虽然病势大减，但余邪未尽，复予上方减去芒硝，继服药3剂而愈。

［**按语**］食入即吐为热，朝食暮吐为寒，两者是相对而言；饮食即吐为热者，其热重；朝食暮吐者其热轻。余治此症较多，只有一例出现虚寒现象，乃于此方加入炮姜10g，服数剂而愈。食入即吐者重在热；朝食暮吐者重在滞，临证者不可不慎之。

四、开鬼门、洁净府法治愈风水证一例

杨某，男，2岁。

初诊：1989年4月23日。

主诉及病史：其父云，小孩曾在某医院住院治疗诊为肾炎。今已6天，病情日益加重。注射青霉素和其他不知名药物。尿检查蛋白（＋＋＋＋），白细胞总数13.2×10^9/L。该院医生

叫转院治疗，并叫申请再生二胎，告知小孩已不能望愈。夫妇相泣数日，后经友人相引特来求治于先生。

诊查：面部浮肿，周身肿胀按之没指，腹部亦胀大。舌质暗，苔白微黄，脉象沉而有力。小便短少。

辨证：风邪所袭而入于肾，郁为湿热，致使气化失司。外不得泄于皮肤而为汗，内不得渗于膀胱而溺出，故周身浮肿、小便短少。

治法：法宜解表利水，即“开鬼门、洁净府”法。并嘱停用西药，服中药饮剂治疗。

处方：荆芥穗 10g　防风 7g　大腹皮 10g　厚朴 10g　滑石 12g　车前子 10g　川黄柏 10g　知母 10g　蒲公英 20g　甘草 5g

3 剂水煎，日进 1 剂。

二诊：4 月 27 日。脉沉而有力。其父告以服药后小便略多。观其子，下肢浮肿略减，但面部浮肿仍未减。经尿检蛋白(＋＋)。其治仍以原方加减。

处方：荆芥穗 13g　防风 7g　桂枝 5g　大腹皮 10g　厚朴 7g　滑石 13g　海金沙 13g　川黄柏 10g　知母 10g　蒲公英 20g　甘草 7g

给 5 剂，日服 1 剂。

三诊：5 月 1 日。脉仍沉而有力。面部、周身水肿全消，腹部已不胀。其父告知，服药至 4 剂后，汗出增多，小便亦多，一日夜则水肿全消。经尿检蛋白(－)，血常规化验白细胞数降至 8×10^9/L。其证告愈，致使合家欢悦，邻里相庆。复拟一方以扶正气净余邪而善其后。

处方：荆芥 10g　防风 7g　茯苓 12g　白术 10g　大腹皮 7g　滑石 10g　甘草 3g

3 剂，日进 1 剂。

[**按语**] 二岁小儿，风水重证，已濒于殆，众医束手。余断为风邪袭肾，气化失司，外不得汗，内不得渗，故全身肿甚。幸脉尚有力，遂用经旨“开鬼门，洁净府”，解表利水。尽停西药而数剂告愈，诚神效也。

五、清热利湿法治石淋(肾结石)一例

姚某，女，40 岁。

主诉及病史：左腰部阵发性剧疼，口干不欲饮水，小便短赤，大便已数日未行，每日晚须注射杜冷丁 1 支方能入睡。

诊查：脉象沉数，舌苔白腻。血检白细胞数 15.6×10^9/L；分类：中性粒细胞 0.80，淋巴细胞 0.11。尿检：蛋白(＋＋)、白细胞(＋＋)，红细胞(＋)。静脉肾盂造影，右侧肾盂铸型结石，左侧输尿管多块结石。腹平片所见，右侧腰椎第二、三水平处现 3.5cm×3.5cm 密度增高阴影。

辨证：腰者肾之府也，肾为水脏，主司二阴，因久蓄湿热，煎熬水津，积垢凝结而成石，留而不去，决渎不行，故时有阵痛。

治法：清热利湿，化瘀通淋。

处方：栀子 12g　木通 12g　金钱草 12g　川柏 12g　知母 12g　车前子 12g　磁石 20g　川军 7g　甘草 7g

水煎，日服 1 剂。

服药 1 剂，当日夜间未注射杜冷丁也安然入睡。服药 2 剂后，腹疼大减，右少腹时感隐疼，服药 4 剂后，腰腹疼止，小便正常。连续服用 7 剂，复检腹平片所见：右侧与第二、三腰椎处现

2.5cm×2.5cm 密度增高阴影。大便已不干。方内减去川军，又连续服用 5 剂。

二诊：7 月 25 日。自述服药后小便有时混浊不清，尿中含有白色沉淀物，腰腹现已不疼，一切如常。诊其脉象，亦和缓流畅。复予药 5 剂以善其后。

[**按语**] 肾结石一症古无此名。今本于石淋治疗获效良多，亦有服用此方药而排出结石块者。但方中所用之磁石，多引人质疑。已故老友沈仲圭先生曾来函询问用磁石之意，余曰无他，因磁石能除水垢故用之。

六、熄风潜阳法治疗阵发性颈项强直一例

洪某，女，30 岁。

初诊：1985 年 7 月下旬。

主诉及病史（家属代诉）：病已两旬，针药无效。阵发性颈项强直，两目上视如天钓状；舌强不能言，亦不能伸缩，不发作时舌亦不能言。余无所苦。

诊查：脉象沉细有力，舌胖厚色紫暗。问其所苦，虽喃喃不休，却不知是何语言。

辨证：《黄帝内经》云："诸暴强直，皆属于风。"阵发性强直，乃系肝风内动，假心火而上攻于脑也。舌体胖而厚，色紫暗胀大而不能言，乃心经血分积热也。少阴之脉络于舌，舌为心之苗，今心血瘀热，故有是证也。

治法：①急用锋针刺舌下金津穴，放出瘀血数滴，以减其势而泻心火。②平肝熄风，滋阴降火。

处方：菊花 13g　钩藤 20g　珍珠母 20g　天麻 13g　僵蚕 10g　赤芍 10g　川黄柏 12g　知母 10g　生地黄 15g　龟版 10g　甘草 5g

3 剂，水煎，日服 1 剂。

二诊：7 月 31 日。脉象较前缓和，症状减轻。舌缩小，暗色亦变浅，但口苦欲呕。乃于原方加入栀子 10g、龙胆草 10g、清半夏 7g，3 剂。

8 月 21 日，其夫告以将上方药 3 剂药服完，诸症皆愈。为巩固疗效，再予 3 剂。

[**按语**] 此证舌紫暗而胀大者为紫舌胀，可针刺舌下根部之紫暗血管，左边为金津，右边为玉液，以放出紫色血数滴为宜。

七、滋水潜阳法治愈摇头震颤症两例

例一　王某，女，62 岁。

初诊：1985 年 2 月 7 日。

主诉及病史：头晕眩如乘舟船，头部动摇，欲禁而不能自止，并有头痛、失眠多梦，口干食饮少思，时已四月有余。

诊查：观其头部时时震颤动摇，颜面潮红，舌质赤嫩，苔薄白而少津，候其脉象六部皆沉弦数。

辨证：病系肝肾阴虚于下，虚阳上浮而动肝风，风热上扰清空而上旋，以至头动摇而眩晕。

治法：法宜肝肾同治，滋肾水以涵肝木，敛肝阳而熄风。

处方：钩藤 20g　僵蚕 11g　天麻 12g　珍珠母 20g　白芍 15g　枣仁 20g　龙骨 17g　熟地黄 15g　甘草 7g

水煎服，日 1 剂。

二诊：2 月 13 日。见其摇头明显减轻，但颜面仍潮红。自觉睡眠已正常，但仍有头晕。脉象弦数略减。肝经风热虽减，但肾水尚未恢复，乃以前方减去枣仁、龙骨、熟地黄，加入生地黄 15g、川黄柏 12g、知母 12g、龟版 13g。连续服药 16 剂而诸症痊愈。

例二 崔某，男，43 岁。

初诊：1986 年 1 月 17 日。

主诉及病史：头重眩晕，自觉项部僵硬，身体不能自主而动摇，四肢颤抖，时已半年有余。

诊查：观其行，步履蹒跚，站立时前仰后合，身体动摇，四肢颤抖，无人扶靠则不能站稳。观其舌，苔白中黄；候其脉象沉而有力，但两尺独涩。

辨证：尺脉沉涩为肾气不足。肾为作强之官，因其不足故步履蹒跚，腿足软而不能站立。肾水不足不能涵养肝木，以致肝阳偏胜，其风内动故震颤动摇。头重项强者，乃因外合风湿也。

治法：治当滋肾水以涵肝木，兼祛风湿。

处方：荆芥穗 12g　葛根 12g　川芎 10g　天麻 12g　钩藤 30g　珍珠母 20g　栀子 10g　白芍 13g　川黄柏 10g　知母 10g　熟地黄 15g　龟版 13g　牛膝 10g　甘草 7g

水煎服，日进 1 剂，连服 6 剂。

二诊：1 月 25 日。肢体动摇微有减轻。舌黄苔已消，脉象略弦。原方减去栀子，继服 3 剂。

三诊：2 月 2 日。四肢略颤抖，身体已不动摇，走路已稳不用搀扶矣。自觉头重项强已愈。候其脉象沉缓，尺脉已不见涩象，可知肾水已复，肝风已将平熄。诸症大减，效不更方，原方药再服 3 剂。

四诊：4 月 1 日。行走站立已如常人，四肢已不颤抖。自述诸症虽愈，但有时感到有轻微头晕，耳时鸣响，若遇情志激动仍有头摇、肢颤感。此为肾水不足、肝阳未伏的残余见症，仍用育阴潜阳、大剂补肾法。

处方：熟地黄 17g　山萸 12g　川黄柏 10g　知母 10g　龟版 12g　珍珠母 20g　白芍 15g　川续断 15g　覆盆子 17g　牛膝 10g　甘草 7g

5 剂，水煎服，日进 1 剂。

约旬余，其家人来告，诸症悉愈，已能劳作矣。

［**按语**］以上两例，均采用肝肾同治法而获愈。肝为木脏，肾为水脏。肾为肝之母，水生木也，木失水则枯，为大自然之象。《黄帝内经》云："诸风掉眩，皆属于肝。"又云："肾为作强之官，伎巧出焉"。本乎此理而用此方，以治多人，仅举以上两例供参考。需要说明的是，敛肝阳必须滋肾水，不滋肾水则阳无所潜，故潜阳莫忘龟版、熟地黄，合乎此者其效佳。

八、益气活血、温经散寒治愈奇痒一例

张某，女，43 岁。

初诊：1989 年 5 月 6 日。

主诉及病史：平时身体较好。端午节回娘家看望母亲，独自骑自行车约行二里多路，骤然感觉足腕部有物向上爬行，将及阴腹，其动如鼠抓穴状，极痒难忍，急解衣寻视，一无所见。复行数米，其痒仍如前状，无奈返回家中，其动更剧，时作时止，日夜无休。邻里多认为是邪灵作祟。

诊查：诊其脉象沉而有力，舌苔薄白。面色正常，精神亦佳。

辨证：卫营失调，风寒之邪袭入。因寒邪阻于脉络，气血失调逆于肌里，邪气欲内入，正气拒之，正气欲外出，邪气阻之，邪正相搏，随经气而动，故有是证。

治法：益气活血，温经散寒。

处方：黄芪 20g　桂枝 10g　附子 5g　当归 13g　木香 10g　乌药 13g　川芎 10g　砂仁 7g　白芍 13g　牛膝 12g　甘草 7g

水煎 3 剂，日服 1 剂。

二诊：越 3 日复来就诊，脉象沉而有力，自述服药后明显好转，下肢略有不适感觉。仍以前方药 2 剂，服之而愈。

［按语］以上方药以黄芪扶正气，以桂枝、白芍和营卫，配以附子则又能温经散寒矣。川芎、乌药、木香、砂仁理气活血通络破滞也。寒邪散则络脉通，络脉通则气血调和，故病得以痊愈也。

九、清肝熄风治愈眼球突出一例

陆某，女，30 岁。

初诊：1986 年 7 月下旬。

主诉及病史：眼睛发病已近半年，眼球逐渐向外努张，不痒不疼，但自觉发胀，视力亦无大变化。曾去外地好几个医院检查治疗，皆以激素药物治疗，均未获效。

诊查：左手脉沉滑而数，右手脉较左手缓而有力。饮食正常，精神亦好。察其右眼球向外努出，其大如桃，白睛有红丝及血点。

辨证：肝开窍于目。白睛红丝血点、脉见滑数，病系肝经风热可知也。

治法：清肝热而熄风。

处方：菊花 10g　蒙花 10g　石决明 20g　草决明 15g　栀子 10g　龙胆草 10g　夏枯草 12g　川柏 10g　知母 10g　女贞子 12g　生地黄 12g　甘草 7g

水煎，日服 1 剂，连服 9 剂。

二诊：8 月 1 日。脉象较前缓和，眼球仍未缩小，但白睛上的红丝血点已消失。复思此症非辨证不精，乃药力不及也。乃选用气味俱厚清热逐瘀之大黄，取其上行而用酒制，乃于原方加入酒军 7g，连续服用 7 剂。

三诊：8 月 10 日。脉象沉缓，眼球明显缩小。患者自述，服药后大便一日增加 2～3 次。乃将酒军减至 4g，复予 3 剂。服药后眼球已恢复正常，乃将原方减去酒军，复予 3 剂，以善其后。

［按语］本案之疾，收功于川军也，但妙在酒制，川军酒制后，先上行而后下降，其效可谓桴鼓也。

十、益肾清肝治疗瞳孔缺损（虹膜睫状体炎）一例

周某侄女，27 岁。

初诊：1987 年 3 月 5 日。

主诉及病史：患眼病已 4 个月，经某医院诊断为虹膜睫状体炎，治疗多次无效，自觉头晕视物不清。

诊查:脉象浮数无力,舌淡苔薄白。视其右瞳孔周围缺损,状如锯齿,神水混浊不清,色稍灰白。

辨证:肝开窍于目,但瞳仁为肾所主。脉浮数而头晕,证由肾阴不足、肝阳偏亢、龙雷之火上浮燔灼神水所致。

治法:拟益肾阴而清肝火。

处方:菊花 12g　蝉蜕 10g　石决明 20g　茺蔚子 12g　草决明 12g　石斛 10g　覆盆子 15g　枸杞子 12g　蒙花 10g　女贞子 12g　黄芩 10g　钩藤 12g

水煎服,3 剂,日服 1 剂。

二诊:5 日后复来就诊,自述 3 剂药服完后,视物较前清晰。观其瞳孔缺损处已渐恢复,效果较为明显,仍以原方服药 10 剂而病痊愈。

[按语] 瞳孔缺损属现代医学虹膜睫状体炎,多系肾水不足、肝失所养而相火独盛,燔灼神膏之患。五脏六腑之精皆上注于目而为之精,且肝开窍于目。益肾水清肝火乃求本之治。故前后二诊药仅 13 剂而收全功。

十一、理气、行水、逐瘀配合外敷法治愈臌胀二例

例一　吴某,女,20 岁。

初诊:1967 年 9 月中旬。

主诉及病史:自觉腹部胀满,饮食甚少,右肋下时痛,患病已半年。曾去某医院治疗,但未获效果。

诊查:面色灰黄,腹部臌胀,筋脉显露于腹表。脉象沉数,舌苔薄白。小便短少。

辨证:肝气郁滞,久而为瘀,土受木邪,失于运化而乘肾水,故小便短少、腹胀筋现而为臌胀之证。

治法:理气、行水、逐瘀,配合外敷法。

处方:三棱 6g　文术 6g　青皮 12g　枳壳 10g　黑丑 10g　大腹皮 12g　泽泻 10g　猪苓 10g　3 剂

外用方:硫黄 10g、水银 3g,共研细末,用凡士林(适量)调膏贴脐上。

二诊:越 3 日复诊。服药尽 3 剂后,大便泻下黑水数次,腹胀遂减。饮食较前增多,脉象和缓。视其腹部胀满已十减其七。症已大减,效不更方,变予原方药 7 剂而缓解。

例二　田某,女,42 岁。

初诊:1975 年 1 月 5 日。

主诉及病史:腹部胀满,肋下隐痛,时有呃逆,小便不利,周身肿胀,时已半年。某医院诊为肝硬化,嘱其回家静养。患者已自感绝望。

诊查:面色㿠白,颜面及四肢明显水肿,腹水中度,肝未触及,脾脏硬大如掌,饮食甚少。诊其脉沉弦,舌苔薄白。

辨证:肝木犯土,脾虚湿壅,故为臌胀之疾。

治法:拟疏肝健脾、活血化瘀。

处方:党参 12g　白术 12g　茯苓 30g　厚朴 12g　青皮 12g　半夏 10g　三棱 6g　莪术 6g　泽泻 12g　猪苓 12g

日 1 剂,水煎服。

服药3剂后，浮肿渐消，饮食增多，精神转佳。

外用方：生桃仁14g、杏仁14g、硇砂10g、葱白3节、栀子10g，黄米饭适量共捣如泥贴右胁下肿硬处，以布盖好，3日一换。

数日后脾脏柔软，逐渐缩小。内服、外敷调理四十余日，病告痊愈。

［**按语**］以三棱、莪术为治疗本病之要药，若脉浮数有热者，不可服，必先清其热，而后用之，且用量不宜过大，以防消化道出血。

十二、小柴胡汤治疗高热三例

例一 李某，女，25岁。

初诊：1967年11月5日。

主诉及病史：发病已3日。高热不退，体温40℃以上，曾注射青霉素及用红霉素等，但证未少减。自觉口苦，欲呕，时冷时热。

诊查：脉象弦数，舌苔白黄。面色潮红，问其二便均正常，但心烦欲呕，不思饮食。其病始于头疼恶寒。

辨证：病始于恶寒头痛，乃风寒之邪中于太阳经。表邪当从汗解，当汗未汗故有是证。时冷时热，即往来寒热也；口苦欲呕病传少阳也。

治法：和解法。

处方：小柴胡汤。

柴胡12g　黄芩12g　党参15g　半夏9g　甘草6g　大枣5枚　生姜3片

1剂，水煎服。

二诊：次日复诊，患者自述已不时冷时热，不呕吐，思饮食，体温降至37℃，自觉头疼。脉见浮而有力。少阳之邪以减，但余邪还表故见头痛。治当小柴胡汤加桂枝9g，使余邪从表而解。服药后得微汗，诸症悉愈。

例二 张某，女，56岁。

初诊：1971年9月4日。

主诉及病史：病始于头疼怕冷，今已十余天。不饥不渴，时冷时热，倦怠乏力。前医诊为湿温，曾用三仁汤治疗无效。

诊查：脉象弦数，舌苔薄白。面色微黄，精神欠佳。

辨证：病始于头疼怕冷者，乃太阳表证也。当汗未汗邪入少阳，故出现往来寒热、默默不欲饮食。治当使风寒之邪从汗而解。

治法：宜用和解法。

处方：小柴胡汤。

柴胡12g　黄芩12g　党参15g　清半夏7g　甘草6g　大枣5枚　生姜2片

1剂，水煎服。

二诊：1971年9月5日。脉象沉缓，面色较前红润。患者自述，服药后已不往来寒热，能吃东西，但觉头疼。头疼者，乃邪气未尽、余邪还表矣。治可因势利导，小柴胡汤加入桂枝9g，服药乃愈。

例三 甄某，女，30岁。

初诊：1975年3月7日。

主诉及病史：病已十余天。一开始头疼怕冷，近来忽冷忽热，不断呕吐，两三日不能吃饭，心烦发闷。

诊查：脉象弦数，舌苔白中间微黄。颜面潮红，语音低微，心神烦躁不安。

辨证：忽冷忽热乃少阳之往来寒热也。舌苔中黄、呕不能食，可知其热欲入阳明。治当从少阳和解，不宜从阳明清里。

治法：和解法。

处方：小柴胡汤。

柴胡 12g　黄芩 12g　党参 15g　清半夏 9g　甘草 6g　大枣 5 枚　生姜 2 片

二诊：1975 年 3 月 8 日。脉象沉缓，舌苔中黄已退。神志安静，已不烦躁，不呕吐。患者自述服药后约两时许身有微汗出，即感周身舒适，但觉神疲乏力。乃于小柴胡汤加大党参用量，服后而安。

［**按语**］以上 3 例，症状虽然各有不同，但往来寒热、口苦呕吐、不欲食则一也。口服小柴胡汤后，两例出现头疼，复予小柴胡汤加桂枝；一例服小柴胡汤身得微汗而解，邪气还表，余邪仍从太阳而解则一也。从长期临床观察，少阳症虽非少见，而用小柴胡者则不多。医者重其热而略其寒，只见其流而忽其源，着眼里热而忘其表寒，以致一误再误，不可不慎也。

十三、脾胃同治法治心下痞满症二例

例一　李某，男，40 岁。

初诊：1978 年 3 月 5 日。

主诉及病史：病心下胀满，四肢无力，纳差食减，已两年余。多次治疗，经常服用舒肝健胃、开胸顺气丸等药，病未少减。

诊查：脉象沉缓，舌苔薄白。面色萎黄、光泽不足。

辨证：中气欠虚，脾气不足，虽病胀满，非开胸理气所能治，因清阳之气不得上升，故浊阴之气亦不得下降，痞塞于中而胀满。

治法：脾胃同治。升脾清阳之气，降胃浊阴之气，一升一降，气机乃畅，痞塞自除矣。

处方：党参 17g　茯苓 15g　白术 10g　清半夏 10g　厚朴 12g　槟榔 10g　白蔻 7g　甘草 5g　莱菔子 13g　焦三仙各 12g　3 剂

二诊：1978 年 3 月 8 日。药后症状大减，复予原方药 3 剂，服后痊愈。

例二　王某，男，50 岁。

初诊：1986 年 10 月下旬。

主诉及病史：腹胀呃逆，胸背疼痛如扯状，心烦嘈杂，大便溏泻，四肢无力，某医院检查系胃扭转。

诊查：脉象沉而少力，舌苔白而多腻。面色萎黄，察其胸腹稍硬而疼。

辨证：中气不足，脾之清气不得上升，胃之浊气不得下降，升降失调，逆乱于中。

治法：治当脾胃同治，匡扶正气，调理阴阳，使脾清阳之气上升，胃浊阴之气下降，阴阳调和则上下之气机和畅，气机和畅则中气运转，其证可愈也。

处方：人参 12g　茯苓 15g　白术 13g　甘草 7g　赭石 15g　清半夏 10g　枳壳 13g　槟榔 10g　焦三仙各 10g　鸡内金 12g　砂仁 10g　扁豆 13g

3 剂，水煎，日服 1 剂。

二诊：患者自述，服药后两小时则觉胃部转动，胸背之扯痛减轻，脉象较前有力，诸症明显减轻。复予原方药连服10剂而愈。

[按语] 脾胃同治法可用于虚证，而不可用于实证。曾见心下痞满腹胀病人，多次用理气消导药品而不效者，因其使中气亏损，气机不能运转故也。治当遵损者益之之理，益脾气之虚，方能通痞塞之气。

十四、“中和汤”治心烦嘈杂胃疼吐酸二例

例一 王某，女，30余岁。

初诊：1977年8月10日。

主诉及病史：呕吐酸水，不思饮食已8年，严重时腹胀疼、烦热嘈杂，每饭后两小时左右则感腹疼。大便有时色黑，吃辛辣之物腹疼加重。

诊查：脉象沉细而数，舌光嫩少苔。面色苍白，形体消瘦，脐上有轻度压痛。

辨证：病因饮食不节、宿食留滞、蕴化湿热、升降失调。胃之浊气滞而不降，因而腹胀。湿热蕴化为酸、为呕，久蓄于中损伤胃体，故食入后而作痛。大便色黑者，胃有慢性出血也。

治法：清热和中，平酸止呕。

处方：中和汤。

栀子10g　胡连10g　生牡蛎15g　槟榔10g　焦三仙各12g　扁豆12g　甘草6g

水煎，3剂。

二诊：8月15日。脉象沉细。腹疼减轻，呕吐次数亦减少。饮食增多。胃中湿热已减，功能渐复，治当兼顾其体，而益其亏损。原方加入党参15g、白术12g、鸡内金10g、海螵蛸15g。此方药连续服用10剂，其病痊愈。

例二 元某，女，40余岁。

初诊：1965年3月。

主诉及病史：胃疼已数年，久治未愈，时轻时重，发作时腹胀胃疼，呕吐酸水，烦热嘈杂，不欲饮食。自思今生已不能治好。

诊查：脉象沉数，舌苔微黄。精神委靡。

治法：清热和中。

处方：中和汤。

栀子10g　胡连10g　槟榔10g　生牡蛎15g　焦三仙各12g　甘草5g　白扁豆12g

2剂，水煎，日1剂。

二诊：脉象缓和。已不呕酸，能进饮食，乃停止服药。

[按语] “中和汤”：栀子、胡连苦寒而清胃中之邪热，乃为此方之主药；生牡蛎以平胃酸而辅之，焦三仙、槟榔、白扁豆理气机健胃而为使也。此方系按仲景治心烦懊侬之栀子豉汤，结合多年临床实践而制订，用于此证效果良好。

十五、“加味小柴胡汤”治疗少阳腑证一例

王某，女，50岁。

初诊：1974年8月。

主诉及病史：右胁疼痛，呕吐不能食，口苦大便难，今已五六日。

诊查：脉沉数有力，舌苔中黄。面色略黄，眼睛巩膜有轻度黄染；右胁疼痛，压之有明显肿

块，其大如拳，按之硬而痛。

辨证：往来寒热者，热在少阳也。右胁者肝胆之位，肝为厥阴，胆为少阳，若肝气郁而不畅，则少阳之气不得升，郁而为湿热，结于少阳之腑，故硬满而胀痛。

治法：宜清热导滞，疏通少阳之腑。

处方：加味小柴胡汤。

柴胡 12g　黄芩 12g　清半夏 9g　党参 15g　龙胆草 12g　栀子 12g　枳壳 13g　青皮 13g　大黄 9g　甘草 5g

二诊：8 月 5 日。脉象较前缓和。黄疸减轻，胁痛略减。仍用前方药，大黄加至 15g，改为后下。

三诊：8 月 6 日。脉象沉缓。夜间大便 3 次，胁痛大减，黄染渐退，黄色舌苔已消失，肿块缩小如鸡卵。

四诊：8 月 8 日。服药后胁已不疼，脉象、舌苔均正常，肿块、黄染完全消失，只是饮食尚未恢复正常。于原方减去大黄，加大党参用量，复予一剂而愈。

［按语］ 胁硬疼，压之而有较大之肿块，治从少阳，而加以理气清热通利之品，得获良效。其大黄用量亦关重要，若压之无明显肿块，只是胁痛者，则不可加入大黄，恐伤正气。

《伤寒论》内无少阳腑证之明文，但宋版《伤寒论》96 条云："血弱气尽，腠理开，邪气因入，与正气相搏，结于胁下，正邪分争，往来寒热，休作有时，嘿嘿不欲饮食，脏腑相连，其痛必下，邪高痛下，故使呕也。小柴胡汤主之。"根据此文，证之实践，将当今所称之胆系病确立为少阳腑证非妄也。

十六、行气化痰法治疗痰气结核二例

例一　刘某，女，29 岁。

初诊：1986 年 3 月。

主诉及病史：右腋窝生一肿物，已三四个月，初期如桃核，逐渐长大，现已如鸡卵，自觉胀而不疼，曾用西药治疗，连续注射链霉素 96 支，未见少许效果。

诊查：脉见沉而有力，面色稍有发黄。察其腋下有一肿物，其大小如拳，按之不疼，推之移动，皮肤之色如常。

辨证：以上肿物虽然较大，但推之能移动，乃居于皮里膜外，内无根蒂，治之较易。其肿物由痰气凝聚而成。痰生于湿而成于热，基于脾气运行不利，复感外邪，湿气阻络而成此疾。

治法：理气化痰法。

处方：蒲公英 30g　夏枯草 20g　牡蛎 15g　海浮石 10g　陈皮 13g　木香 10g　白芥子 12g　砂仁 10g　桔梗 10g

3 剂，水煎服，日服 1 剂。

二诊：五日后复诊。脉见沉缓。察其肿块已缩小 1/3。此方药连续服 6 剂，痰核已完全消散。

例二　张某，女，56 岁。

初诊：1991 年 4 月 25 日。

主诉及病史：右臀部生一肿物，已三四个月，逐渐长大，不痒不疼，但不能平坐。

诊查：脉象沉缓，舌苔白滑。察其臀部，肿块大如拳，推之能动，按之能移，皮色如常。

辨证：脾脏运行之力不足，水湿之气因感外邪而留滞，从阳气而化为痰，凝聚而成痰核，日渐长大，居于皮里膜外。

治法：行气化痰。

处方：蒲公英 30g　夏枯草 17g　广陈皮 13g　白芥子 13g　木香 12g　砂仁 7g　牡蛎 15g　海藻 20g　昆布 20g　香附 15g　5 剂

水煎服，日服 1 剂。

二诊：5 月 2 日。脉沉缓。痰核减小，较前软化，自觉轻快。仍以原方药 7 剂。

三诊：5 月 11 日。脉沉而有力。痰核已缩小如枣大。仍予原方加入薏米 20g、海浮石 13g。复予 7 剂，服之而愈。

[按语] 痰气结核一证，是一种临床常见病，发无定处，但以妇人乳房处为多。若推之能动，皮色不变，大小皆可治疗；若推之不能动，皮色变暗，系内连肌肉，根蒂已深，毒气已凝聚，则难治矣。方内所用白芥子，可化皮里膜外之痰，功能良好；海浮石、牡蛎，取其软坚化痰；蒲公英、夏枯草，散结而祛湿毒；木香、广陈皮、香附、砂仁，取其行气散滞；诸药为伍，共收行气化痰、散结软坚之功。

（郝端升整理）

[编者评注] 张老治疗臌胀案二例，大法相近，予理气、行水、逐瘀配合外治，实际同中有异，甚为微细，但很重要，二例均以腹胀、小便不利、脉沉为主要症状。例二全身肿胀，不思饮食，较例一有脾虚湿盛之证候。故二例理气、利水、逐瘀的用药程度有所区别。例一用了攻下力量较强的黑丑，外用药为硫黄、水银以攻逐瘀水；例二则在基础方内加入党参、白术、茯苓以健脾益气，外用桃仁、杏仁、硇砂等也较为和缓。可见病虽相近，但因人的体质有盛衰，用药轻重必得适宜，才能有利于邪祛而正复。

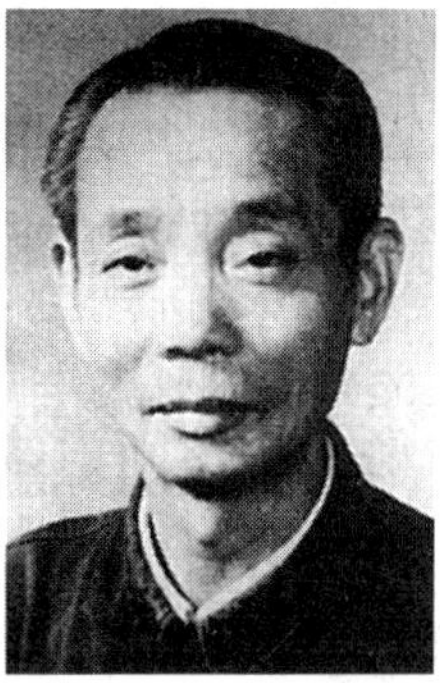

庞赞襄医案

【生平传略】

庞赞襄，字书宸，生于1921年1月21日，河北省巨鹿县人，河北省医院中医眼科主任医师。曾任中华全国中医学会第一届理事、全国中医眼科学会名誉委员、《中国中医眼科杂志》编委、《中西医结合眼科杂志》顾问、河北省中医学会顾问、省中医眼科学会名誉主任委员、省药品评审委员、省政协常委。全国劳动模范，全国卫生先进工作者，中共十二大代表等。

庞氏系祖传三代眼科中医，14岁随父庞信卿学医，18岁独立开业。1956年调省中医研究所任临床组长，1965年调河北省医院任眼科副主任，后任副院长兼中医眼科主任，至今在省医院工作，从事中医眼科临床工作六十余年。

庞氏医德高尚，医术精湛，常出奇制胜，屡起沉疴，被受其治疗的国内外眼病患者誉为“光明使者”。

庞氏具有较高的理论造诣、独特的学术思想和丰富的临床经验。在学术上强调实事求是，在临床上注重治疗效果，为继承和发展提高中医眼科学术做出了贡献。著有《中医眼科临床实践》及《庞赞襄中医眼科临床经验选编》，发表论文十余篇。他所研制的“银花解毒汤”、“散风燥湿活血汤”被全国高等院校教材《中医眼科学》收载，向全国推广应用。

庞赞襄主任医师事迹被载入《中国医学百科全书·中医眼科学》、成都中医学院著《中医眼科学》、《中医年鉴·1987年版杏林人物》、《中国当代医学家荟萃》、《当代河北高级专业技术人才大辞典》、《河北科技群英》、《燕赵当代名中医》等书。

一、养阴清热法治愈蚕蚀性角膜溃疡一例

邓某，女，45岁。

初诊：1985年12月12日。

主诉及病史：左眼流泪磨痛，在省某院诊为“蚕蚀性角膜溃疡”，行结膜瓣遮盖手术治疗三个月，未见好转。

诊查：左眼视力1.2。裂隙灯观察：左眼结膜充血，角膜4～8点处下方呈灰白色混浊，伴有新生血管。诊为左眼蚕蚀性角膜溃疡。

辨证：肺阴不足，津液短少，内有郁热，外受风邪，以致本病。

治法：养阴清热，散风除邪。

处方：生地黄30g　生石膏30g　银花30g　花粉12g　知母12g　枳壳10g　龙胆草10g　黄芩10g　荆芥10g　防风10g　青黛10g　甘草3g

水煎服，每日1剂。配合氯霉素、强的松龙眼药水点眼，每日6～9次。

二诊：12月23日。左眼仍羞明、流泪、疼痛，左眼睑浮肿，角膜下方边缘之下陷翳有新生血管贯穿，下陷较前平复。脉沉弦细数。

处方：柴胡10g　黄芩10g　龙胆草10g　桔梗5g　苍术5g　羌活5g　薄荷5g　黄连5g　蔓荆子6g　银花30g　白芍3g　茯苓3g　甘草3g

水煎服，每日1剂。

三诊：1986年2月1日。左眼羞明、流泪、疼痛、生眵，左眼结膜充血，角膜下方不平。

处方：生地黄30g　生石膏30g　银花30g　黄芩10g　枳壳10g　龙胆草10g　青黛10g　芦荟10g　甘草3g

水煎服。

6月18日服药后，左眼已不流泪疼痛，结膜不充血，角膜透明而愈。愈后观察3年情况良好。

［按语］本例开始采用养阴清热法治疗，病情得以控制，但患者羞明、流泪、眼疼、眼睑浮肿，眼部见症为风热毒盛，改用疏风清热、泻火解毒之法治疗，症状如故。庞师再诊深思：患者病程日久，久病风热毒邪易耗伤阴液，阴虚易生内热，以致目疾深固，久而不复。故再拟养阴清热之法，生地黄、花粉、知母养阴生津；银花、生石膏清热解毒；荆芥、防风、羌活散风祛邪；黄芩、青黛、芦荟清泻肝火；枳壳、甘草健脾和中，以防寒凉伤胃。药对其症，顽疾得治，故病愈矣。

二、调理脾胃法治愈匐行性角膜溃疡一例

张某，女，6岁。

初诊：1984年2月12日。

主诉及病史(其父代诉)：小女平素消化不良，便溏日行数次，近20日来右眼羞明、流泪、眼疼。

诊查：右眼视力眼前指数，右眼睑浮肿，结膜充血，角膜中央有浸润，前房下方有黄色脓液积聚约4mm水平面，瞳孔看不见。舌质淡苔白，脉虚数。诊为右眼匐行性角膜溃疡。

辨证：脾胃失调酿成疳疾，乃精气亏耗、脾阳下陷、肝热上乘所致。

治法：调理脾胃，祛邪消翳。

处方：当归5g　白芍5g　枳壳5g　槟榔5g　吴茱萸5g　龙胆草5g　莱菔子9g　车前子9g　银花10g　蒲公英15g　甘草3g

水煎服，每日1剂。配合阿托品、氯霉素点眼。

二诊：服药7剂后，右眼睑浮肿消失，角膜中央较前平复，前房积脓完全吸收。又按前方去蒲公英服20剂，右眼视力0.5，角膜留有云翳。

［按语］脾胃虚弱，须予补益；饮食难化，宜于消导，令两者为一也，则脾运健而食滞化。故曰：重在调理脾胃，既不补之，也不攻之。用药既不宜过寒，也不宜过热。过寒易伤脾伐胃，过热易耗阴伤津。故以调理脾胃，以益气养血，从而恢复光明。

三、滋阴益肾法治愈视网膜静脉周围炎一例

巩某，男，20岁。

初诊：1986年12月29日。

主诉及病史：左眼突然视物不见十天。

诊查：左眼视力0.04，左眼视盘边界欠清，视盘上下方可见大片状出血，鼻上支、颞下支静脉旁有大小不等点片状出血，黄斑区有水肿，中心窝反射消失。舌质红，苔白，脉弦稍数。诊为左眼视网膜静脉周围炎。

辨证：肾阴不足，肝经郁热，脉络受阻，迫血妄行。

治法：滋阴益肾，凉血解郁。

处方：生地黄12g　白芍10g　丹皮10g　知母10g　蝉蜕10g　木贼10g　女贞子10g　赤芍10g　黄芩10g　甘草3g

水煎服，每日1剂。

二诊：服药5剂，检查左眼视力为0.3，眼底左眼视网膜静脉出血较前吸收。前方药继服。

三诊：1987年1月22日。左眼远视力0.6，近视力1.0，视网膜出血全部吸收。前方药隔日再服，以善其后。愈后观察一年，未见复发。

［按语］本患者为20岁青年人，别无他病，外眼正常，只是眼底出血，以致视物不见。舌质红，脉弦数。证属肾阴不足，肝经郁热，脉络受阻，迫血妄行，上犯于目而成本病。方中以生地黄、丹皮、白芍、知母、黄柏、女贞子滋阴益肾，壮水制火；蝉蜕、木贼、赤芍、黄芩清肝解郁，疏通脉络；甘草调和诸药。诊断明确，遣药配伍得当，故收效较佳。

四、疏肝解郁法治愈急性视神经乳头炎一例

秦某，女，10岁。

初诊：1986年12月10日。

主诉及病史：左眼突然视物不见5天，伴有头痛、性情急躁易怒。

诊查：右眼视力眼前指数。右眼视盘充血稍隆起，边界消失，静脉迂曲怒张，视盘周围可见小丝状出血，呈灰白色水肿，视盘至黄斑区较重，鼻侧静脉旁约一个乳头处有片状出血，黄斑区中心窝反射消失。舌质红，苔白，脉弦稍数。诊为右眼急性视神经乳头炎。

辨证：肝经郁热，脉络不通，玄府郁闭，以致本病。

治法：疏肝解郁，疏通脉络，养血清热。

处方：当归10g　白芍10g　茯苓10g　白术10g　柴胡10g　丹皮10g　栀子10g　蝉蜕10g　丹参5g　赤芍5g　升麻5g　木贼5g

水煎服，每日1剂。

二诊：1986年12月18日。右眼视力0.1。服药后便溏。前方加吴茱萸5g，继服。

三诊：12月29日。右眼视力0.1，视神经乳头水肿消失，边界欠清，视神经乳头周围出血

吸收，黄斑区中心窝反射可见。稍有咳嗽，脉稍数。前方加桔梗、前胡、防风各10g再服。

1987年1月27日，右眼视力1.5，除视盘色泽稍淡外，余均正常而停药。观察一年，视力正常。

[按语] 本病中医称为暴盲，是外眼正常而骤然失明的眼底病。方用丹栀逍遥散具有疏肝解郁、养血清热的作用。加丹参、赤芍、蝉蜕、木贼、升麻以行血通滞，使肝气得舒，郁热得除，气血畅行，视力恢复。

五、健脾益气法治愈眼肌麻痹一例

孙某，女，35岁。

初诊：1988年6月25日。

主诉及病史：右眼上睑不能抬举，伴头痛10天。

诊查：右眼视力0.7，右眼球向内外下方转动均受限，上睑用力抬举时，睑裂2mm。舌质淡，苔薄白，脉弦。诊为右眼肌不全麻痹。

辨证：脾胃虚弱，外受风邪，以致本病。

治法：健脾益气，散风疏络。

处方：羌活10g　防风10g　白芷10g　荆芥10g　钩藤10g　全蝎10g　秦艽10g　川芎10g　白术10g　枳壳10g　银柴胡10g　黄芩10g　甘草3g

水煎服，每日1剂。

二诊：服药5剂，头痛已止。效不更方，继服7剂。

三诊：原方药服29剂，双眼视力1.2，右眼球向各个方向转动自如，睑裂正常而愈。观察两年未再复发。

[按语] 本病多因脾胃虚弱，阳气下陷，内有郁热，外受风邪，肌腠疏开，脉络失畅，风邪客于胞睑，而致胞睑不能上举、眼球活动受限。治宜健脾和胃、升阳益气、散风疏络，佐以清除郁热。方用羌活胜风汤加减，以白术、枳壳、甘草健脾和胃；银柴胡、黄芩升阳举陷、清解郁热；羌活、防风、荆芥、钩藤、全蝎、秦艽散风疏络、祛除风邪；白芷、川芎发散郁结、疏通脉络、止痛明目。

六、补气养血、破瘀通络法治愈视神经萎缩一例

李某，男，20岁。

初诊：1987年6月24日。

主诉及病史：双眼视物不清，视力下降一年余。

诊查：视力右眼0.3，左眼0.1；近视力右眼0.3，左眼0.1；双眼视力不能矫正。双眼视盘边界清楚，色泽淡白，血管走行大致正常，黄斑区污秽，中心窝反射不见。舌质淡红，苔薄白，脉沉细。诊为双眼视神经萎缩。

辨证：气血亏损，脉络失畅，以致本病。

治法：补气养血，破瘀通络。

处方：党参10g　茯苓10g　白术10g　当归10g　麦门冬10g　枸杞子10g　柴胡10g　陈皮10g　丹参10g　赤芍10g　槟榔10g　升麻5g　枳壳5g　甘草3g

水煎服，每日1剂。

二诊：1987年8月11日。视力右眼1.0，左眼0.3。继服前方药。

三诊：1987年10月30日。双眼远近视力均为1.5，眼底同前。观察一年，视力巩固。

［按语］本病多因肝经郁热，玄府郁闭，热郁阻络，脉络失畅所致。由于久郁伤耗气血，气血亏损，目失所养，故视物不见，而发本病。故以舒肝解郁、补气养血、破瘀通络为治疗方法。方中茯苓、白术、柴胡舒肝解郁；党参、当归、麦门冬、枸杞子、陈皮补气养血；丹参、赤芍破瘀通络；升麻、槟榔、枳壳、甘草健脾和胃，调和诸药。方药对症，耐心服药，故收效矣。

七、清肝解郁法治愈急性视网膜色素上皮炎一例

王某，男，38岁。

初诊：1985年9月9日。

主诉及病史：右眼视物变形一个月。

诊查：右眼视力0.3，右眼黄斑区有淡色环和点状灰色渗出物，中心窝反射不见。眼底荧光血管造影报告：右眼造影所见静脉早期，黄斑鼻下区可见几个散在荧光小点，随时延长，荧光素逐渐渗漏，晚期融合形成局限性强荧光。舌质淡，苔薄白，脉弦细。诊为右眼急性视网膜色素上皮炎。

辨证：肝经郁热，脉络失畅，以致本病。

治法：清肝解郁，健脾通络。

处方：银柴胡10g　菊花10g　白术10g　苍术10g　菟丝子10g　赤芍10g　女贞子10g　蝉蜕10g　木贼10g　防风10g　枳壳10g　生地黄10g　珍珠母15g　甘草3g

水煎服，每日1剂。

二诊：10月24日。检查右眼远近视力均为1.0。前方药继服。

三诊：10月28日。右眼视力1.0，右眼黄斑区淡色环消失，渗出物较前为少，中心窝反射可见。前方加知母、黄柏各10g，服药3剂善后。

［按语］本病多因肝经郁热、湿热困脾，或肝肾阴虚、气血失调，或脾虚湿盛、脉络不通所致。治疗一般根据眼底情况而定，眼底改变在急性期，黄斑区出现数簇暗灰色圆点，其周围绕有淡色环，黄斑区视网膜下因浆液性渗出而呈扁平脱离者，多用清肝解郁益阴渗湿汤加减治疗；至退行期，黄斑区灰点变黑，也有的变浅色而看不清楚，淡环消失者，此时多用石斛夜光丸加减或知柏地黄丸治疗。此外，我们依据“风能胜湿”的理论指导临床，多用蝉蜕、木贼、羌活、防风、荆芥等治疗本病，或用珍珠母、石决明、牡蛎等大养肝阴、软坚散结渗湿之品，对黄斑区暗灰色圆点及周围淡色环和渗出的消退颇有作用。本病易复发，可用滋阴养肝之剂善后；或治疗方剂有效后，一般不要更改方剂，继续服药，控制复发。

八、疏肝解郁、活血通脉法治愈视神经视网膜炎一例

韩某，女，31岁。

初诊：1982年1月28日。

主诉及病史：双眼视物模糊，视力下降20天。

诊查：视力右眼0.3，左眼0.3；近视力双眼0.2，双眼视力不能矫正，外眼正常。双眼视盘

水肿，边界不清，视网膜组织水肿，黄斑区有水肿及渗出物，中心凹反射消失。视野：平面视野右眼哑铃状暗点扩大至25°；左眼颞下15°～25°，颞侧10°～25°，颞上10°～25°。周边视野：右眼上方40°，颞侧70°，下方40°，鼻侧50°；左眼上方30°，颞侧60°，下方40°，鼻侧50°。诊断：双眼视神经视网膜炎。

辨证：肝气郁结，脉络失畅。

治法：疏肝解郁，活血通络。

处方：当归10g　白芍10g　银柴胡10g　茯苓10g　白术10g　荆芥10g　防风10g　丹参10g　鸡血藤10g　五味子6g　甘草3g

水煎服，每日1剂。

二诊：2月15日。视力右眼0.5，左眼0.6，眼底基本同前。前方药继服。

三诊：3月15日。视力右眼1.0，左眼1.0，双眼底恢复正常。平面视野恢复正常。周边视野：右眼上方40°，颞侧70°，下方55°，鼻侧60°；左眼上方30°，颞侧70°，下方50°，鼻侧60°。

[按语] 视神经视网膜炎是一种常见的眼底病，中医称为“视瞻昏渺”。眼底表现为视盘的水肿渗出蔓延于视网膜组织，尤以黄斑部见有水肿，呈放射状皱褶及点状或扇形星芒状渗出，伴有视盘周围小出血斑为特点。平面视野中心暗点明显扩大，周边视野明显缩小。除检查眼底外，应照X线片或CT头颅扫描排除颅内占位性病变。庞师认为本病多因肝气郁结、脉络失畅或肝肾阴虚、目失所养所致。治疗多宜疏肝解郁、活血通络，或以滋养肝肾、解郁明目为法。嘱患者耐心服药，配合针灸效果更佳。

九、育阴、潜阳、通脉法治愈视网膜静脉阻塞一例

王某，男，46岁。

初诊：1987年5月6日。

主诉及病史：左眼视物不清，视力下降一个月。

诊查：左眼视力0.05，近视力不能看清，左眼视盘边界欠清，颞下支血管从盘缘开始为静脉出血所淹没，视网膜出血伴有渗出物，静脉迂曲怒张，动脉较细，黄斑区被出血所覆盖，中心窝反射消失。诊断：左眼视网膜颞下支静脉阻塞。血压165/75mmHg。

辨证：肝肾阴虚，虚火上炎。

治法：育阴潜阳，壮水制火。

处方：生地黄30g　山药10g　枸杞子15g　麦门冬15g　白芍10g　沙参10g　知母12g　黄柏12g　牛膝10g　丹参10g　赤芍10g　蝉蜕10g　木贼10g　枳壳6g　甘草3g

水煎服，每日1剂。

二诊：5月29日。左眼视力0.2，眼底出血有吸收。前方药继服。

三诊：7月26日。左眼视力1.0，左眼视网膜颞下支静脉基本通畅，出血已被吸收，黄斑区有渗出物，中心窝反射约见。血压：90/68mmHg。观察3年，视力巩固。

[按语] 视网膜静脉阻塞是一种严重的眼底病，常发生在高血压患者，临床所见大部分均是患者血压最高时期发病，多数伴有动脉硬化及高脂血症。因此控制高血压对于预防本病至关重要。庞师认为本病多为肝肾阴虚，虚火上炎，热入血分，脉络受阻，迫血妄行，溢于络外而致出血。提出治疗以育阴潜阳、壮水制火、解郁散结、行血化瘀为主，自拟育阴潜阳通脉汤治疗本病取得较好的效果。

十、泻肝解郁法治愈眼外伤一例

吴某，女，20岁。

初诊：1985年7月17日。

主诉及病史：右眼溅入石灰，眼磨疼痛一个月。

诊查：右眼视力眼前指数。裂隙灯观察：右眼上睑轻微肿胀，睑结膜充血，大部斑痕，肉芽组织增生，上方睑球粘连，眼球运动稍受限，球结膜混合充血，部分呈瘢痕状，角膜灰白色全层混浊，尚有浸润，上皮不光滑，上方肉型血管伸入，眼内未能查见。舌润苔薄，脉弦细。诊为右眼石灰烧伤，睑球粘连，结膜肉芽组织增生，角膜血管翳。

辨证：肝经郁热，脉络失畅。

治法：泻肝解郁，利水通络。

处方：桔梗10g　茺蔚子10g　葶苈子10g　车前子10g　防风10g　黄芩10g　香附10g　芦根15g　夏枯草15g　甘草3g　龙胆草10g

水煎服，每日1剂。配合氯霉素、新福林、阿托品点眼，切除结膜肉芽组织。

二诊：8月16日。前方加大黄3g、枳壳5g、槟榔5g、麦门冬10g、乌梅12g。

三诊：12月26日。右眼视力0.1，右眼结膜不充血，角膜下方片状混浊呈白斑，眼球运动正常。

［按语］本病多因外伤后七情过激、思虑过度、肝经郁热、玄府郁闭、水道不利、神水瘀滞、通路闭塞，加之内有郁热、外受风邪、风热毒邪交攻于目所致。故治宜泻肝解郁、利水通络、散风解郁、清热解毒、攻下逐瘀，配合点眼药，取内外合治之效。

（魏素英　张彬整理）

［编者评注］庞老医案证明许多难治性眼科疾病运用眼与五脏相关的中医理论，从整体出发辨证论治，能收到很好的疗效，特别是眼与肝、脾、肾的关系更为密切。因此，治眼疾从补益肝肾、健脾通络、散风清热入手，效果更为突出。

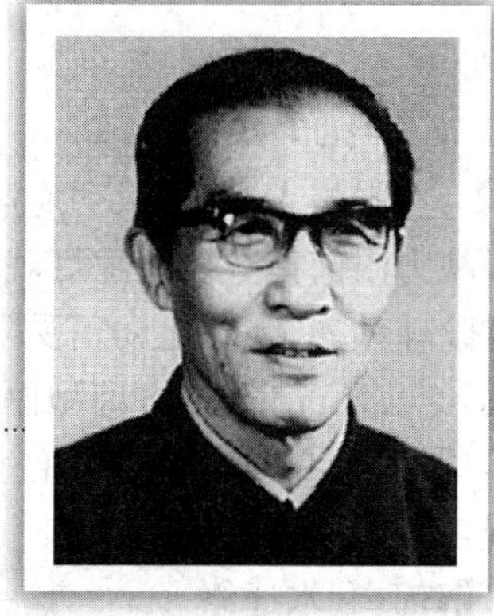

高濯风医案

【生平传略】

高濯风，1922年生，河北乐亭县人，主任医师。出身于中医世家，幼承庭训，1940年以优异的成绩取得学士学位。后师事于岳美中先生，深得其传。

高老虽早年有良好的家传基础，但无沿习墨守思想，一贯主张传统中医与现代医学相结合，继承与发展相结合，理论与实践相结合，辨证论治与专药专方相结合。临床辨证主张稳而准；用药主张少而精，看似平淡，实寓深意，主次分明，配伍得当，不枝不蔓，丝丝入扣，因而每获奇功。并善于探讨，不断总结，在学术上已自成体系。前来求诊者常门庭若市。

临床擅长治疗温病及内科疑难重证。对心肌炎、冠心病及外科、妇科均颇有研究。著有《中药治疗流行性脑脊髓膜炎》、《中药治疗病毒性心肌炎》、《冠心病的中医用药探讨》、《癌症术后化疗中药治疗》等论文及《中医急症》、《中药大全》等多种医著。

一、益气、健脾、补肾法治愈重症肌无力二例

例一 王某，女，24岁。

初诊：1989年3月29日。

主诉及病史：产后五个月始感腿无力，继而周身疲惫，右眼睑下垂而不能睁阖。经某医院诊为“重症肌无力”。服用多种药物均无明显效果。故远道慕名求医。

诊查：舌质淡红，苔薄白，脉沉缓。

辨证：系脾肾两虚之候。病属痿证。

治法：拟健脾补肾之法。

处方：太子参30g 焦术30g 熟地黄15g 石斛30g 山萸肉12g 黄精30g 黄芪15g 当归15g 苁蓉15g

二诊：1989年5月27日。服药两个月，周身疲惫已除，每于晨起眼睑可以抬起，但仍睁之无力，暮时下垂加重。前方加山药15g继服。

三诊:1989年7月8日。眼睑有力,能睁。加桑寄生20g,继服。

四诊:1989年12月6日。眼睑睁阖自如,诸症已除。嘱其继服上方药一个月,以巩固疗效。随访两年未见复发。

例二 刘某,女,26岁。

初诊:1989年6月25日。

主诉及病史:产后六个月始感腿无力,渐及周身疲惫。现右眼睑下垂,不能睁圆。

诊查:舌质淡,苔白,脉沉缓。

辨证:系脾肾两虚之候。

治法:拟健脾补肾之法。

处方:太子参30g 焦术30g 熟地黄15g 石斛30g 山萸肉12g 黄精30g 黄芪15g 当归15g 苁蓉15g

共服药六十余剂而获痊愈。

[按语] 本证患者由于素体脾肾不足,加之分娩哺乳,使气血俱伤、脾肾俱损。脾为后天之本,气血生化之源,主肌肉。眼睑属五轮之肉轮,故属脾主之位;肾为先天之本,主藏精化气。脾肾俱损则气化失司,气血无源,肌肉筋脉失养,故发为眼睑睁阖不能,四肢软弱无力。因此,治疗本证以益气健脾补肾润燥为大法。方中参、术、芪益气健脾,熟地、山萸肉、黄精等补肾而润燥。二者合用使脾肾气充,清气升腾,水津四布,肌肉筋脉得润。

二、辨证治愈精神分裂症一例

石某,女,21岁。

初诊:1982年11月27日。

主诉及病史(其母代述):两个月前因患左臂风湿病久治不愈,加之学习紧张,毕业考试在即,医者语言又失于检点,带有刺激,致使其出现夜不能寐、烦躁不安。进而喜怒无常,举止乖违。继而语无伦次,登高而歌,弃衣而走。月经闭止。西医给予多种镇静药未能收效,无奈只好暂时休学求治于中医。

诊查:舌质紫暗,苔黄腻,脉弦紧。

辨证:狂证,痰热上扰证。

治法:镇心涤痰,泻肝清火。生铁落饮加减。

处方:生铁落60g(煎汤去渣以代水煎药) 生石膏30g 龙齿30g 连翘9g 钩藤15g 元参30g 丹参30g 石菖蒲9g 远志6g 茯苓30g 胆南星9g

二诊:服药20剂,神色情志稍定,夜能入睡四时许。但脉仍弦紧,舌质紫暗,苔微腻。月经仍未来潮。改用王清任之血府逐瘀汤加白金丸9g吞服。

三诊:连服药半月经血下,量多而色紫黑成块。神识渐清,夜能寐,竟酣睡3日不醒,醒后自觉神清身爽食香。又给补心丹合白金丸善后。

四诊:服药月余,病情巩固。精神睡眠饮食正常,思维敏捷准确。臂痛亦随之而愈,竟以优良成绩从大学毕业。随访9年未见复发。

[按语] 患者因情志怫逆而致木火合邪。乘心则神明失守而不寐,喜笑无常。瘀血夹痰迷阻窍络,使神明蒙蔽。故投生铁落饮,服20剂痰火虽降,但月经未至,属瘀血未解,法当活血化瘀。复投王清任之血府逐瘀汤加白金丸吞服,半月后瘀血得下,瘀热随之尽除。病人竟三日酣

睡不醒，此乃瘀去神安、营卫调和之吉兆。此后又以补心丹合白金丸交通心肾、豁痰安神，使水火既济、营卫调和而收全功。

三、柴胡加龙骨牡蛎汤治愈精神分裂症一例

王某，男，52岁。

初诊：1991年5月11日。

主诉及病史（家属代述）：两个月前牵牛下地劳动，不慎将牛丢失。惊恐悔恨交织于胸，百思不解，渐而出现烦惊不寐，继而幻听幻视，甚则登高弃衣，力气过人。曾服大量镇静剂未能奏效。

诊查：身体瘦弱，面色苍黄晦暗。舌质淡红，苔白、脉沉弦。

辨证：癫证。肝郁化火。

治法：和解少阳，重镇安神。

处方：柴胡9g　太子参15g　半夏12g　枯草头10g　龙骨30g　牡蛎30g　甘松10g　磁石30g　黄芩9g　茯苓30g　川芎10g　炙甘草6g　栀子9g

二诊：1991年5月25日。药后已能入睡，心烦躁扰减轻。加朱砂1.5g（研末冲服）。

三诊：1991年6月1日。脉沉弦，神渐安。原方药再进。

服药两周，病人神志清爽，睡眠、饮食正常。随访一年未见复发。

［按语］肝病多怒，胆病多惊。患者素体瘦弱，胆气虚怯，又逢凶涉险，使惊气入心，忧思积虑使肝郁化火。木火合邪内扰脏腑，使三焦水火不济，脏腑气机失调，志意丧失。三焦为病治从少阳，故投小柴胡汤调节气机，推陈致新；佐以龙骨、牡蛎、磁石镇胆气之怯而止烦惊；二者相伍使胆府清利、肝气调达、水火既济、脏腑气机和顺。

四、芍药汤加减治愈结肠炎一例

房某，男，37岁。

初诊：1991年6月22日。

主诉及病史：于两个月前无明显诱因出现下利脓血，日行七八次，无发热，伴腹痛、里急后重等症。曾服用多种肠道抗生素不效，病情时轻时重，缠绵难愈。后于某家医院诊为慢性非特异性结肠炎。现症见腹痛、里急后重、便下脓血（日行七八次）。

辨证：休息痢。湿热蕴结肠胃，气机不宣，酿为脓血。

治法：清热化湿，调气和血。

处方：当归30g　白芍30g　黄连9g　木香10g　秦皮10g　莱菔子10g　甘草3g

二诊：1991年6月29日。药后诸症减轻，便次减少。加黄芩9g、黄柏10g。

三诊：腹痛、里急后重和便下脓血已除。正常大便日行一次。停服汤药，改服异功散善后。

［按语］本证属一种肠道的慢性非特异性炎症。发病多与自体免疫反应及精神因素有关。部分属中医学休息痢范畴，可因内伤七情而发病。本证患者因脏腑不和、湿热蕴结于肠、肠胃气机不宣，酿为脓血而发病。故拟清热化湿、调气和血为大法。本方药简而量重，以当归行血，使血行便脓血自愈；木香合莱菔子行气导滞，使气行滞通，里急后重自除；白芍柔肝，缓急止腹痛，于土中泻木，使脾健肝胆之邪不敢再犯；黄连合秦皮清热化湿，解毒止痢，为治痢之专品。诸药合用，使湿热清、气血和，腹痛、里急后重、便下脓血自除。

五、龙胆泻肝汤加减治愈急性外耳道炎一例

吴某，男，31岁。

初诊：1991年8月3日。

主诉及病史：一个月前无明显诱因出现右耳胀痛，无瘙痒及流水，自服消炎药治疗未愈。3天前右耳疼痛加重，有少许分泌物流出，伴听力下降。于某医院诊为"急性外耳道炎"。给肌肉注射青霉素，效果不明显。现症：右耳闷胀而痛，耳腔糜烂，有少许脓性分泌物流出，伴心烦躁扰、口苦咽干等症。

诊查：外耳道无畸形，鼓膜完整。耳甲腔糜烂，耳道肿胀，触痛明显。化验：外耳道分泌物细菌培养报告：有绿脓杆菌及产气肠杆菌生长。舌质淡红，苔黄腻，脉沉弦。

辨证：聤耳。肝胃湿热上炎。

治法：泻肝胆湿热，活血消肿止痛。

处方：柴胡9g　龙胆草10g　银花15g　连翘15g　车前子9g　木通9g　泽泻30g　黄芩9g　赤芍15g　路路通10g　乳香9g　没药9g　甘草3g

二诊：1991年8月9日。药后耳疼症状基本消退。外耳道稍红肿。继服上方药。

三诊：1991年8月18日。耳疼消失，听力恢复。查外耳道无红肿，无触痛。停服中药。

［按语］本证发于仲夏之霉湿季节。天暑地热，人在其中。暑热之邪夹肝胆之火上炎而致耳内肿痛，耳道糜烂。故以泻肝胃湿热、活血消肿止痛为法。投龙胆泻肝汤加减治之，方中龙胆草泻肝经实火；黄芩清脾胃湿热；泽泻、木通、车前子引火自小便出；银花、连翘清热解毒；乳香、没药活血消肿止疼；柴胡引药入经发散湿热之邪；路路通清热除湿通络，专治湿热流注之痈疽肿毒。诸药相使，使肝胃湿火得清，耳道肿痛得除。

六、辨证治验冠心病一例

张某，男，59岁。

初诊：1991年10月14日。

主诉及病史：发作性胸闷胸疼半个月。两天前因情绪波动，突感胸闷、心前区剧痛，并向左肩部放射，持续30分钟左右，并伴大汗、恶心等症。诊为冠心病，劳累型心绞痛。给予口服扩冠药，症状及心电图均无明显改善。配合中药治疗。

诊查：心电图："窦性心律，$T_{II、III、aVF}$低平，$V_{4\sim6}$倒置，偶发房性期前收缩、室性期前收缩。"舌质暗，苔薄白，脉沉弦。

辨证：胸痹。气滞血瘀证。

治法：行气活血宣痹。

处方：血府逐瘀汤加减。

柴胡9g　肉桂6g　当归10g　赤芍10g　丹参30g　桃仁10g　甘草3g　红花9g　桔梗9g　三七粉1.5g(冲服)　淮牛膝10g　枳壳10g　降香10g

二诊：1991年10月21日。胸闷、胸痛已止。心电图示心肌缺血明显改善。舌质暗，苔薄白，脉沉弦。

三诊：1991年11月4日。胸疼未见发作，证情稳定。改用益气活血剂以固其本。

处方：生脉饮合冠心Ⅱ号加减。

太子参 20g　黄芪 15g　当归 10g　川芎 10g　丹参 30g　三七粉 1.5g(冲服)　降香 10g　赤芍 10g　薤白 10g　甘草 3g

服药一个月，自觉精力渐增，心悸气短已除，胸闷痛未作。病情日渐巩固。复查心电图："①窦性心律；②大致正常心电图。"恢复正常工作。

［按语］先有心肾气虚，复因情志刺激，导致气滞心血瘀阻。按急则治标原则，先拟行气活血宣痹为法，待实去大半、胸疼缓解，又遵《内经》"缓则治其本"的原则，复投益气活血之剂，待其元气恢复，血瘀自然尽去。

七、健脾补肾法治愈老年性泄泻一例

密某，女，82 岁。

初诊：1991 年 12 月 14 日。

主诉及病史：因忧思恼怒及饮食所伤，渐而出现完谷不化，大便失禁(日行数十次)，伴短气无力少神。

诊查：体瘦如柴，面枯如败鼓之皮，少气无力，动作困难，用轮椅推挽而来。舌质淡红，苔花剥，脉沉弦。

辨证：泄泻。脾肾虚衰。

治法：升阳益气，健脾补肾固脱。四君子汤加减。

处方：太子参 15g　山药 15g　焦术 10g　赤石脂 12g　肉豆蔻 12g　诃子 10g　炙甘草 3g

二诊：1992 年 1 月 11 日。腹泻减轻，时而大便成形，时而滑脱不禁，证情不稳定。上方加五味子 6g、升麻 9g、山萸肉 10g，再进。

三诊：1992 年 1 月 25 日。泄泻已止，但脾仍虚，气短、四肢无力。脉沉弦，舌苔薄白。拟健脾补肾以善其后。

处方：党参 12g　焦术 12g　山药 12g　茯苓 12g　桑寄生 12g　杜仲 10g　山萸肉 10g　当归 10g　甘草 3g

四诊：1991 年 2 月 15 日。患者精神饮食恢复，大便已调，日行一次。原方加枸杞子 12g、淫羊藿 10g。继服以巩固疗效。

［按语］耄耋之年，脾肾已虚，运化乏权。复加忧思恼怒，饮食不节，脾胃受戕，而至土虚木贼，致使胃气衰败、清气下陷、水谷糟粕混杂而下发为飧泄。故治本症必从后天，以小剂缓补为法。方以参、术、草升阳益气健脾，去茯苓之淡渗，辅以赤石脂、诃子、肉蔻补肾涩肠固脱。诸药合用使胃气自生，滑脱随之而止，患者得挽于危殆；再转手培元以图其本，使疗效得以巩固。

八、葶苈薏苡泻肺汤加味治愈结核性胸膜炎一例

赵某，女，30 岁。

初诊：1991 年 3 月 16 日。

主诉及病史：于两个月之前罹结核性胸膜炎，曾在某医院多次抽胸水及抗结核治疗未能痊愈。现吸气时胸痹痛，伴无力少神、烦悸躁扰、不思饮食。

诊查：面赤气促。舌苔腻如积粉，脉沉弦。

辨证：悬饮。水热互结证。

治法：拟泻肺行水、清热解毒之法。

处方：薏苡仁 30g　葶苈子 9g　杏仁 10g　玫瑰花 10g　芦根 15g　元参 12g　黄芪 15g　当归 12g　红花 9g

二诊：1991 年 3 月 23 日。药后胸胁痛明显减轻，舌苔已退，但烦悸未除。前方加淡豆豉 10g、栀子 10g、桔梗 10g、竹茹 10g，继服。

三诊：1991 年 4 月 23 日。胸胁痛已平，但仍心烦不寐。改用温胆汤加葶苈子 10g、薏苡仁 30g。

四诊：心烦不寐明显减轻。前方去葶苈子、薏苡仁。又服药 7 剂，诸症已平。停服中药。

[按语] 肺居膈上，为诸脏之华盖。水热互结，肺受壅滞，使肺气郁闭，不得宣畅，发为胸胁疼痛等症。故拟泻肺行水、清热解毒活血，投葶苈薏苡泻肺汤加减治之。方中葶苈子开泄肺气，下水逐饮；合薏苡仁健脾利水，使水饮去而不伤正；玫瑰花芳香化浊、宣通窒滞；芦根利水护阴，合元参清肺家烁热、消火解毒；黄芪、当归、红花益气活血，托里祛邪，诸药相使，共奏泄肺逐水、清热解毒活血之功效，使病去身安。

九、当归补血汤加味合中药洗剂治愈鹅掌风一例

袁某，女，48 岁。

初诊：1991 年 12 月 24 日。

主诉及病史：两手掌粗糙、干裂两年。两年前无明显诱因，始见两手掌心出现皮下水泡，且不断蔓延、瘙痒，继而泡壁破裂，迭起白皮、脱屑，此起彼伏，经年不愈，渐至皮肤粗糙变厚，入冬燥裂疼痛，多方治疗不效。

诊查：两手掌、手指皮肤肥厚、粗糙、皲裂、鳞屑，皮肤弹性差。舌质淡红少津，脉细滑。

辨证：湿毒凝聚，血燥津枯。

治疗：养血润燥，祛风解毒。

处方：

(1)黄芪 30g、当归 15g，水煎内服，日 1 剂。

(2)土槿皮 30g、白鲜皮 30g、苦参 30g、大枫子 15g(打)，水煎取汁，浸泡两手，每日 2 次，每次浸泡半小时。

二诊：1992 年 1 月 7 日。自述用药 7 剂后症状即明显好转。现瘙痒消失，皮肤渐润，已无皲裂。内服方加党参 10g、麦冬 10g、五味子 6g、蝉蜕 10g，继服；外洗剂同前。

三诊：1992 年 1 月 25 日。手掌润滑，无脱屑、无皲裂，痛痒之感全消。停内服药，继用外洗剂以巩固疗效。

[按语] 本案患者病程迁延达两年，初起皮下水疱、瘙痒，渐至皮肤枯槁干裂，系由风湿之毒蕴结皮肤，气血不荣，皮肤失养，日久血燥津枯，发为本病。治疗非大剂养血润燥之剂不能奏效。然有形之血不能速生，生于无形之气，故方中重用黄芪补气，以资生血之源；当归味辛能润，养血润燥，使阳生阴长，气旺血生。龚廷贤《寿世保元》曰："气有一息之不运，则血有一息之不行。病出于血，调其气犹可以导达。"此皆取本方之意。药仅 7 剂即获显效。二诊加生脉散，意在补肺，使津气宣发于皮毛；外配中药洗剂，祛风除湿，解毒杀虫内外合治而收全功。

十、当归六黄汤合生脉饮治愈心肌炎频发室性期前收缩一例

郭某，男，29岁。

初诊：1991年12月10日。

主诉及病史：心悸气短、胸闷20天。20天前感冒发烧后出现心悸气短，胸闷乏力，心前区疼痛，脉律不齐，遂赴某医院就诊。查心电图示：①窦性心律；②室性期前收缩。超声心动图：左室后壁运动差，左室内径稍大。诊为“病毒性心肌炎、心律失常”，经西药抗病毒、营养心肌及抗心律失常药物治疗，病情无明显好转。现症：心悸乏力，胸闷气短，心前区疼痛，自汗盗汗，心烦躁扰，口干舌燥。

诊查：面色少华，精神倦怠。舌红少津，脉细，结象频出。心电图示：频发室性期前收缩。

辨证：气阴两虚，邪热内扰而致心悸。

治法：益气养阴复脉，兼清邪热。

处方：太子参15g　麦冬10g　五味子6g　生地黄10g　熟地黄10g　黄芪15g　当归12g　黄柏9g　黄芩9g　黄连6g　炙甘草6g

二诊：1991年12月17日。服上方药4剂心脏期前收缩消失，7剂后盗汗、心烦躁扰已止，心悸、心前区疼痛减轻，胸闷未除。脉沉缓，未见结象，舌质淡红。患者邪热已去，气阴渐复，前方减黄连、黄芩、黄柏苦寒清热之品，增龙眼肉补益心脾、养血安神。

三诊：1992年1月24日。脉沉缓，未见结象。心电图已恢复正常，心悸胸闷气短消失，惟感神疲乏力。前方加山萸肉10g继服，以巩固疗效。

［按语］本案系病毒性心肌炎急性期，据其临床见症，属中医“心悸”、“胸痹”范畴。患者素体虚弱，复感外邪，温邪病毒由卫入营，内舍于心，耗气伤阴，酿成气阴两虚、邪热内扰、虚中夹实之证。方中太子参、黄芪益气生津固表；当归、麦冬、生熟地黄养血增液以制火；辅以黄连、黄芩、黄柏清热泻火，坚阴除烦，使热清而火不内扰，阴坚而汗不外泄；佐五味子敛肺止汗而生津。诸药相合，使气阴得复、邪热得清。

本案之证，实为心肌炎病变过程中的一个重要阶段，邪热内盛，气阴已伤，权衡其标本虚实，不失时机地扶正祛邪，始力挽危厄。若延误病机，常可正虚邪恋，使病程迁延，给治疗造成困难。然方中黄连、黄芩、黄柏苦寒降泻，中病即止，过用恐伤正气，犯虚虚之戒。

十一、加减越婢汤治愈急性肾小球肾炎一例

龙某，男，34岁。

初诊：1991年8月1日。

主诉及病史：发热咽痛两周，浮肿尿少3天。患者于半月前出现发热，微恶风寒，头痛，咽喉肿痛，经当地医院予氨苄青霉素静脉点滴，病情好转。近3天来，出现眼睑、面部及四肢水肿，小便短少，微热，头晕，泛恶欲呕，纳差。在当地医院查尿蛋白(＋＋＋＋)，诊为“急性肾小球肾炎”。

诊查：舌质尖边红赤，苔薄白，脉数。颜面、四肢水肿。体温37.3℃，血压150/90mmHg。查尿蛋白(＋＋＋＋)，颗粒管型3～6个/高倍镜视野，尿潜血(＋＋＋)；血尿素氮28.3mmol/L，血沉45mm/1h。肾脏B超示：双肾炎性改变。

辨证：风水(风热犯肺型)。

治法：疏风清热，宣肺利水。越婢汤加减。

处方：防风 30g　石膏 15g　苏叶 9g　蝉蜕 10g　白茅根 30g　泽泻 30g　浮萍 10g　甘草 6g　生姜 3 片　大枣 4 枚

水煎服，日 1 剂。

二诊：1991 年 8 月 8 日。自述服药 1 剂后微汗出，尿量增多。7 剂后，24 小时尿量增至 2500ml，浮肿大减，尿蛋白（＋＋），潜血（－），头晕减轻，微感腹胀。前方加大腹皮 10g 继服。

三诊：1991 年 8 月 15 日。患者浮肿全消，腹胀除，纳食转佳。血压恢复正常，尿蛋白（－），潜血（－），血尿素氮 6.0mmol/L。舌质淡红，脉沉缓。改用济生肾气丸以善其后，嘱其定期复查。

［按语］根据病史及典型症状，本案患者诊为急性肾小球肾炎，属中医风水范畴，系由风热外感所致。温邪上受，首先犯肺，肺失清肃宣降，上不得宣发水津、下不得通调水道，下输膀胱，水湿停聚，发为风水。本病起病急骤，风激水涌，属阳证实证，治当祛邪为要。水因风起，非大剂宣散利水之品不能阻遏急骤之势，方用加减越婢汤。本方乃《金匮要略》越婢汤去麻黄加防风、蝉蜕、白茅根等所组成。原方中麻黄的主要成分麻黄碱有收缩血管作用，使血压升高，且不利于肾之血循环，与本证相悖，故弃而不用。代之以风病之主药防风，以杜麻黄之弊。防风归膀胱、肺、脾经，轻疏发散，祛一身之风。据现代药理研究资料，防风煎剂对溶血性链球菌有一定抗菌作用，用治本病颇合病机。高老曾抢救一例用越婢汤非但无效而且还出现肾功能衰竭的急性肾炎患者（血非蛋白氮高达 78.5mmol/L），高老将原方中之麻黄易为防风 30g，患者转危为安。现高老治急性肾炎用此法增苏叶、蝉蜕、浮萍以助其宣散之不足，合生姜发越水气；石膏辛寒清热；白茅根凉血止血，合泽泻行水消肿。诸药合用，开鬼门，洁净府，共奏散风清热、宣肺行水之功，使疾病解除于轻浅之位、初起之时。本方之组成，不失仲景用药之法度，且能取补偏救弊之佳效，临床用治急性肾小球肾炎或慢性肾炎急性发作，屡用屡效。高老活用经方，结合现代药理而创新方，是颇有经验的。

十二、温阳益气法治愈病态窦房结综合征二例

例一　赵某，女，62 岁。

初诊：1991 年 9 月 3 日。

主诉及病史：发作性头晕心悸 15 年，加重两个月。15 年前始出现头痛头晕、心慌，测血压达 180/120mmHg，经服用复方罗布麻等药治疗，血压稳定在 120/80mmHg，病情平稳。近两个月来，头晕、心悸发作频繁，脉率缓慢，最慢时 37 次/分，来门诊查心电图示：窦性心动过缓，心肌缺血。于 1991 年 8 月 6 日收住院。超声心动图示：左房扩大，左室舒张功能受损；阿托品试验阳性；窦房结电图检测结果：窦房结起搏功能下降。诊断为"冠心病、病态窦房结综合征"。经用西药治疗，病情好转，但心率上升不理想。现症：头晕乏力，心悸气短，胸闷，畏寒肢冷。

诊查：舌质淡胖紫暗，苔白滑，脉沉细迟。心率 48 次/分，律整。双手冷凉。

辨证：胸痹（心肾阳虚型）。

治法：温阳益气，通脉宣痹。

处方：太子参 20g　黄芪 15g　桂枝 9g　附子 9g　麻黄 6g　细辛 3g　丹参 20g　川

芎 10g　红花 9g　杏仁 10g　炙甘草 3g

二诊:1991 年 9 月 17 日。服上方药 3 剂后,心率逐渐上升,现心率 56 次/分,心悸、头晕减轻,但感口干少津。前方加麦冬 10g、五味子 6g。

三诊:1991 年 9 月 24 日。舌质淡红,苔薄白,脉沉缓,偶有结象。心率 60 次/分左右。上方加桂圆肉 30g。

四诊:1991 年 10 月 30 日。近一个月来,心率持续在 60 次/分以上,今心率 66 次/分,律整,头晕、胸闷、气短、畏寒肢冷等症全消。

随访四个月,患者心率维持在 70 次/分左右,自述无不适感。

例二　杨某,男,61 岁。

初诊:1991 年 4 月 16 日。

主诉及病史:发作性头晕、乏力、胸闷 10 年。曾于 1985 年及 1987 年两次住院治疗,诊断为冠心病、病态窦房结综合征。经用扩冠药、调微Ⅰ号等药治疗,病情好转。出院后,持续心动过缓,常感头晕无力,心悸胸闷,纳差。

诊查:舌质淡胖、苔白腻,脉沉细而迟(48 次/分)。面色㿠白,手足不温。

辨证:胸痹(心肾阳虚型)。

治法:温阳益气、活血宣痹。

处方:太子参 15g　黄芪 30g　麻黄 6g　附子 6g　细辛 3g　桂枝 9g　茯苓 10g　杏仁 9g　丹参 30g　炙甘草 6g

二诊:1991 年 4 月 30 日。药后舌苔已退,脉沉缓(54 次/分),胸闷偶作。前方加三七粉 1.5g(冲)。

三诊:1991 年 7 月 30 日。脉沉缓(56 次/分),头晕止,胸闷气短偶作。前方减麻黄、细辛,加麦冬 10g、五味子 6g、桂圆肉 10g。

四诊:1991 年 9 月 24 日。脉沉缓,心率上升至 63 次/分,无头晕心悸,无胸闷气短,手足转温。前方减附子继服,以巩固疗效。

本案随访至 1992 年 3 月 24 日,心率持续在 60 次/分以上。

[**按语**] 上述两则病案,均由于窦房结起搏功能低下而致心动过缓,进而出现心脑肾供血不足。据其临床见症,属中医之心悸、胸痹、虚劳范畴。其病位在心,心肾阳虚为其主要病机,益气温阳是该病的基本治法。方中太子参、黄芪补胸中宗气,贯心脉而行气血;桂枝合麻黄附子细辛汤,旨在温阳散寒以通脉,使阳气振奋,鼓血有力。然温阳药易伤阴,故温阳益气之中不忘养阴一法,每多配用麦冬、五味子、桂圆肉等滋阴柔润之品,以制桂、附、细辛等辛燥伤阴之性,并具"阳得阴助则生化无穷"之功。阳虚不运,水湿气化失司,多兼有血瘀、痰浊之邪,症见舌紫暗、苔白滑或腻。适当配用丹参、红花、三七等活血化瘀药,有助于心脉通畅;加用茯苓杏仁甘草汤利肺气、化痰浊,以消胸中之气塞。诸药相伍,使心肾阳气充盛,气旺血沛,血行通畅则脉来和缓如常,一旦获效,作用持久而稳定。

十三、自拟解郁通经方治愈闭经一例

魏某,女,41 岁。

初诊:1991 年 4 月 13 日。

主诉及病史:闭经一年。15 岁月经初潮,一向周期尚准,婚后生育两胎。一年前,因恼怒经血突然闭止，至今未见行经，常感胸闷不舒，两胁及乳房胀痛，心烦，性情急躁，胃脘时痛。

诊查：面色青滞，形体较肥，语音洪亮。脉沉弦，舌质暗红。妇科检查：盆腔正常。

辨证：郁怒伤肝，肝气郁结，血滞不行，而为闭经。

治法：疏肝解郁，活血通经。

处方：柴胡 9g　当归 15g　白芍 15g　香附 15g　益母草 30g　射干 10g　川芎 10g　甘草 6g

二诊：1991 年 4 月 20 日。服上方药 3 剂后，于 4 月 16 日来月经，量较多，色暗，有血块，经期小腹胀痛。现血已净，但感腰酸。前方加续断，7 剂。

三诊：1991 年 5 月 18 日。正值经期第二天，量一般，色红，少量血块；胸胁乳房胀痛消失，面色转红润。舌质淡红，脉滑。惟感脊背痛楚不适，加狗脊 15g。7 剂。

四诊：1991 年 6 月 20 日。月经已按时下，临床症状消失。本案随访半年无复发。

[按语] 闭经一年，服药 3 剂取效，经血来潮，连续治疗月余而获痊愈。病由郁怒所致，肝气郁结，血滞不行发为闭经。病程虽延日久，然形气俱实，脉症无虚，不可泥用呆补；又不宜破气攻削，恐伤正气，反欲通而不能。经言："木郁达之"。达，调畅气机，疏通血滞之义。方中取柴胡、香附疏肝解郁，助肝之用；当归、白芍、川芎养血，补肝之体以顺肝木之冲和调达之性。且当归味辛而动，性滑而善行，川芎辛散，二药合用，兼行血滞。益母草辛凉，活血祛瘀，调经行水；射干散血，善治经闭。本方用药，意不在攻补，而于辛散、滑润中见功。辛散行气活血而不伤正，滑润行血利窍而无攻伐之弊。

十四、养血温经法治愈不孕症一例

李某，女，26 岁。

初诊：1985 年 8 月 16 日。

主诉及病史：婚后 3 年不孕。16 岁月经初潮，经期后延，量少色暗，经行腹冷胀痛，喜温喜按。平素身疲乏力，腰膝酸软，小腹冷。

诊查：面色㿠白，精神疲惫，形体消瘦，舌质淡，脉沉细。妇科内诊：宫颈轻度糜烂。

辨证：肾气不足，精血亏少，冲任虚寒，不能摄精成孕。

治法：养血温经，调补冲任。

处方：党参 10g　桂枝 9g　当归 10g　川芎 10g　白芍 10g　吴茱萸 6g　阿胶 10g　半夏 10g　丹皮 10g　麦冬 10g　紫石英 30g　石楠叶 15g　甘草 6g

二诊：1985 年 10 月 7 日。精力渐充，腹冷腰酸已止，经血按期而至，腹痛减轻。效不更方，并乌鸡白凤丸 20 丸，每日早晚各服 1 丸。

三诊：1985 年 11 月 6 日。经行恢复正常，腹冷痛消失，但感腹坠。上方加丹参 15g 继服。

四诊：1985 年 12 月 18 日。月经过期 12 天，泛恶欲呕，不思饮食，脉滑数。尿妊娠试验阳性，诊为早孕。

[按语]《景岳全书》云："女人以血为主，血旺则经调，而子嗣身体之盛衰，无不肇端于此。故治妇人之病，当以经血为先……"本案不孕症，月经后期而至，量少色淡，经行腹冷胀痛，喜热喜按，乃血海空虚、冲任虚寒使然；症见精神疲惫，形体羸弱，腰膝酸软，知其摄养不慎，脾肾大伤，精血亏虚已甚。治当补虚固本，着眼于脾肾。《医部全录》言："令妇人无子者，率由血少不

足以摄精也……必须补其精血，使无亏欠，乃可以成胎孕。”《景岳全书》云：“调经之要，贵在补脾胃以资血之源，养肾气以安血之室，知斯二者，则尽善矣。”紫石英甘温质重暖子宫，为治女子血海虚寒不孕之要药；石楠叶味辛性平，入肝、肾经，主养肾气；诸药相合，气血双补，脾肾兼调，温先天肾气以生精，培后天脾气以化血，兼佐温经散寒通调血脉之品，温中有补，补中有活，使精充血沛，冲任得养，胎孕乃成。

经随访，患者足月顺产一女婴。

十五、自拟麻杏二三汤治愈哮喘证一例

李某，男，53岁。

初诊：1991年1月22日。

主诉及病史：发作性咳嗽、喘满两年，多因感寒诱发，西医诊为“支气管哮喘”。发作时每用青霉素、氨茶碱、舒喘灵等，病情可暂缓解。近四天来，因感受风寒，咳嗽又作，症见发热恶寒，呼吸急促，喉中痰鸣，吐痰色白量多，胸膈满闷，不能平卧，小便不利，口淡不渴。曾用西药治疗，喘息未平。

诊查：面色青灰，端坐位，咳喘兼作，声高息涌。舌质暗淡，苔白滑，脉弦紧。体温38.2℃，两肺可闻广泛哮鸣音。血常规：白细胞数12.6×10^9/L。肺功能测验报告：常规肺通气功能轻度受损（阻塞性），小气道功能中度受损。

辨证：痰浊内伏，遇新邪引动，痰动气阻，壅塞气道，肺失宣降，发为哮喘。

治法：宣肺散寒，豁痰平喘。

处方：麻黄6g　杏仁10g　甘草6g　桂枝9g　半夏10g　橘红10g　茯苓15g　苏子10g　莱菔子10g　白芥子10g　川芎9g　红花10g

二诊：1991年1月29日。自述服上方药3剂喘逆渐平，能平卧。6剂药后，哮喘控制，体温恢复正常，精神、食欲转佳，仍咳吐白痰。效不更方。

三诊：1991年2月5日。喘咳已平，小便转利，舌苔白而润，脉缓。祛邪务尽，前方药再服7剂，以消涤内伏之痰浊。

[按语] 高老每以此方温散寒饮愈顽固之寒喘。本方组成以辛开、苦降、温通相合，丝丝入扣，药证合拍，俾表解、气顺、痰消，肺气得以宣降之常而哮喘自已。凡哮喘属寒实者，用本方药每获佳效。

本方药终非治本之图，待哮喘平息，需当固本，温肾健脾，使元气日强，脾气健运，则痰无由生。本案随访半年，无哮喘发作。

（刘秀芬　于春英整理）

[编者评注] 高老是河北著名中医，出身中医世家，又得岳美中等名医真传，用药简要，切中病机，关键是药物剂量轻重得法，因此更易中的，每愈疑难大病。综览上述案例，可悟其取效之技巧全在于此。如上案哮喘，病延二年，断其内有伏痰，今复感寒诱发，凝痰宿饮遇新邪引动，上干阻肺，壅塞气道，肺气不得宣发肃降，上逆而为咳逆喘满，哮鸣有声。其来势迅猛，症见声高息涌，气长有余，惟以呼出为快，此与气短难续，但得到一长息为快者迥异，此为气盛邪实。吐痰色白量多，口淡不渴，舌苔润滑，知属寒痰夹饮。寒痰壅塞阻肺，为本病癥结所在。治当祛邪涤饮、温化痰湿为主，故用麻杏、二陈、三拗汤宣肺平喘；桂枝助麻黄外解表寒，内蠲寒饮；合甘草辛甘发散为阳，助心阳，温中土，使上焦阳位为离照当空，使浊阴消散；湿由脾气不运而生，

痰由水湿凝聚而成，故合二陈汤燥湿化痰、健脾和中，使脾健而湿去痰消，寓治本之意；痰因气而动，气顺痰易消，古人有“善治痰者，不治痰而治气”之说，故方中用苏子、白芥子、莱菔子以下气、消食，温化痰饮；伍川芎、红花，意使痰、瘀同治，盖因肺朝百脉，肺壅则血脉易阻，症见舌暗、面青。全方配伍严密，看似平淡，但药合病机，故取效不凡。非深明中医之理奥和富有经验者不能达此。

夏锦堂医案

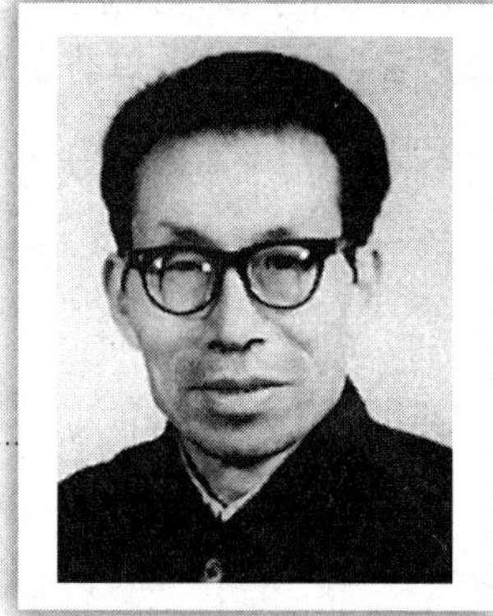

【生平传略】

夏锦堂，1924年12月生，江苏省丹阳市河阳乡人，中共党员。教授、主任医师。1941年从钱少青、包绥之、颜亦鲁等老师学医，1946年开业行医。1956年入江苏省中医学校第一期医科师资班。1957～1983年先后在河北中医学院、天津中医学院、河北新医大学、河北医学院中医系任教。于1983年至1987年间任河北中医学院第一任院长，兼任河北省中医学会副理事长、中华全国中医学会第二届理事、河北省高级中医职务评委会委员等职。

从事中医工作五十余年，一贯坚持中医理论，不断总结经验，并吸收现代科学和西医知识来发展中医，提高中医学术水平和医疗水平。临床强调三辨：首辨病性的寒热虚实，次辨病位的脏腑经络，再辨病因的内外。尤其注重精神因素与正气盛衰。主要论著有：《试论肝肾乙癸同源》、《略谈〈金匮要略〉的写作特点》、《略论甘温扶阳》、《〈金匮要略〉重视内因的探讨》、《从中医学术发展战略角度谈人才培养》等文；主编《中国医学史》、《中医儿科学》讲义；担任《中医学问答》、《中医自学丛书》两部书的副主编。

一、调肝降逆法治愈头痛一例

苏某，女，40岁。

初诊：1978年4月3日。

主诉及病史：素有头痛旧疾，近几天发作严重。头痛且胀，两太阳穴较甚，有轰热感，口粘呕吐，不能进食，喜食凉物，但不欲饮水。心悸心烦，少寐，小便黄。月经先期，经来量多。平素有大便溏、心悸，多年未愈。

诊查：舌苔黄腻，脉弦细无力。血压90/60mmHg。

辨证：肝热夹痰上扰是其标，心脾亏虚是其本。

治法：调肝清热，祛痰降逆，先从标治。

处方：代赭石24g　黄芩10g　陈皮10g　法半夏10g　茯苓12g　炙远志10g　当归10g

生地黄 10g　川芎 10g　赤芍 10g　竹茹 10g　3 剂

二诊：药后呕吐已止，头痛、心悸、心烦减轻，但仍头胀，夜间少寐。苔黄腻转为薄黄，脉来弦细无力。血压 90/60mmHg。肝热已有下降之势，但痰浊未清，有中气不足之象。

上方去竹茹，加黄芪 15g、升麻 6g。6 剂。

三诊：迭进调肝清热、化痰降逆、益气升清之剂，头痛已止，心烦亦除，小便不黄。但仍大便溏薄，便后心慌，脉仍弦细无力。心脾亏虚未复。法当健脾益气，养心安神，以治其本。

处方：黄芪 15g　炒白术 15g　党参 12g　白芍 10g　当归 10g　茯苓 15g　陈皮 6g　炙远志 6g　菖蒲 6g　煅牡蛎 15g　6 剂

药后便溏心悸好转，睡眠渐香，嘱继服药 6 剂。

［按语］本例素有头痛及便溏、心悸之患，此乃先病为本。近日头痛发作，伴头胀而轰热，口粘、呕吐、心烦少寐、小便黄，此系后病为标。标病较急，故先治其标，用当归、赤芍、川芎、生地、黄芩调肝清热；赭石、半夏、陈皮、竹茹祛痰降逆。二诊时，标症有减，但见心悸、脉弦细无力、头胀、血压偏低，显然是心脾亏虚、中气不足、清阳不升之象。故加黄芪、升麻。三诊着重治本，参、术、芪、归、芍、远志、菖蒲同用。恢复脾胃健运功能，则气血生化有源，心神得养，清气上升，便溏、心悸宿患可望告愈。

二、滋阴养血法治愈顽固性偏头痛一例

王某，女，40 岁。

初诊：1977 年 5 月 17 日。

主诉及病史：右侧头痛已历数年，经常服止痛片维持。近两个月来头痛加重，服止痛片已无效而来就诊。患者自述右半头痛，甚则其痛如裂。伴有心悸，胆怯易惊，少寐多梦，饮食减少，大便干。

诊查：舌红少苔，脉沉弦稍数。

辨证：阴虚血少，肝阳上扰。

治法：滋阴养血，佐以平肝潜阳。

处方：川芎 15g　白芍 30g　赤芍 12g　炒枣仁 18g　炙远志 6g　胆南星 10g　生地黄 18g　麦冬 15g　珍珠母 30g　钩藤 15g(后下)　全蝎 6g　薄荷 10g(后下)

二诊：服药 3 剂，头痛大减，仅有余痛未去，食欲增加，夜寐已安。惟心悸不减，且以下午为重；小便黄。舌红少苔，脉弦细稍数。肝阳渐平，阴血未复，心神未宁，仍当滋阴养血安神。

处方：当归 12g　川芎 10g　白芍 20g　赤芍 12g　生地黄 15g　麦冬 15g　百合 24g　炒枣仁 18g　炙远志 6g　柏子仁 10g　丹参 15g　珍珠母 30g　3 剂

三诊：迭进滋阴养血之剂，头痛已除，饮食增加，睡眠如常，胆怯善惊之感已消，心悸亦已减轻。舌红苔仍少，脉弦细弱，数象已去。阴血初复，肝阳已平，心神得养，当再滋阴补肾，以固其本。

处方：当归 12g　白芍 20g　生地黄 15g　麦冬 15g　百合 24g　枸杞子 15g　炒枣仁 15g　炙远志 6g　珍珠母 20g　桑寄生 15g　淮牛膝 12g　6 剂

［按语］本例偏头痛以阴血亏虚为本，血不养肝、肝阳偏亢而上扰为标。同时由于阴虚血少，血不养心，以致心虚胆怯，出现心悸易惊、少寐等症。因此初诊用钩藤、全蝎、珍珠母平肝潜阳而熄风，枣仁、远志养心安神。但是，阴血亏虚是发病关键。故本例自始至终以滋阴养血为主，重用川芎、白芍、生地、麦冬。

三、清肝熄风法治愈眩晕一例

高某，女，50 岁。

初诊：1976 年 10 月 6 日。

主诉及病史：患高血压多年。平素血压常在 160～170/100～110mmHg 之间。近一年来，头晕、头痛、头沉加重，少寐多梦，并出现手指、口唇发麻，心悸、心烦易怒，怕热，口干、口苦，乏力，小便黄，因服西药疗效不显而来就诊。

诊查：舌质偏红，舌苔黄腻，脉弦。血压 170/110mmHg。

辨证：肝火上炎，有生风之象。

治法：清肝泻火熄风，导热下行。

处方：龙胆草 12g　炒栀子 10g　黄芩 10g　黄柏 10g　钩藤 15g　夏枯草 30g　天麻 10g　丹皮 10g　泽泻 10g　木通 6g　车前子 30g　地龙 10g　草决明 10g　6 剂

二诊：药后口唇麻木消失，头晕头痛减轻，心烦怕热、小便黄亦见好转。仍头沉肢麻，口干苦。舌脉同前。血压 150/100mmHg。肝火渐得清降，肝阴不足，内风未熄。上方加生地黄 15g，滋阴养肝。6 剂。

三诊：选用清肝泻火、养阴熄风法，头痛头晕、头沉口苦、手指麻木等症均已解除，惟仍心悸、失眠多梦、手心发热。舌苔微黄已不腻，脉弦而细。血压 150/90mmHg。肝火虽清，阴虚内热，心神失养。法当滋阴清热，佐以潜镇。

处方：生地黄 15g　百合 24g　麦冬 10g　白芍 12g　地骨皮 12g　夏枯草 15g　白薇 10g　石决明 15g　生牡蛎 15g　浮小麦 30g　生甘草 6g

上方药连进 6 剂，心悸已定，夜能安寐，遂停药。

［按语］本例眩晕属肝阳化风之候。然初诊症见头痛、头晕、心烦易怒、口干、口苦、溲黄，显然是肝火上炎之象，故以龙胆泻肝汤为主方，清肝泻火。观本例肝火上炎、肝阳化风只是其标，而肝肾阴虚、水不涵木乃是其本。故三诊着重滋阴潜阳。鉴于患者心悸、失眠多梦等症突出，因而选百合地黄汤为主方，养心阴而清虚热。

四、平肝潜阳法治愈眩晕一例

韩某，女，49 岁。

初诊：1978 年 8 月 27 日。

主诉及病史：头晕胀痛十多年，近一个月来加重。伴有口干、咽燥、心烦易怒、失眠。经服西药降压疗效不显而来就诊。

诊查：面色潮红，舌红少苔，脉弦。测血压 190/110mmHg。

辨证：肝肾阴虚，肝阳上亢。

治法：平肝潜阳为主，佐以补肾。

处方：钩藤 24g(后下)　草决明 15g　夜交藤 15g　云茯苓 10g　黄芩 10g　夏枯草 20g　桑寄生 24g　淮牛膝 10g　生牡蛎 20g　益母草 10g　珍珠母 30g　3 剂

二诊：药后头晕胀痛大减，但仍心烦少寐、口干咽燥。肝阳有潜降之势，阴液未复，心神失养。当于前法中增养阴清热之品。

处方:生地黄 15g　百合 30g　钩藤 24g(后下)　草决明 15g　夜交藤 15g　云茯苓 10g　黄芩 10g　夏枯草 20g　桑寄生 24g　淮牛膝 10g　生牡蛎 20g　益母草 10g　珍珠母 30g　6 剂

三诊:药后头晕及胀痛已止,口干心烦易怒亦减,入寐较酣。测血压 130/90mmHg。肝阳初平,阴液渐复。当再培补肝肾,以靖余氛。原方去黄芩、草决明,加女贞子 12g、枸杞子 12g。继服 6 剂,血压稳定。

[按语]《内经》云:"诸风掉眩,皆属于肝。"肝阳上亢是引起眩晕的重要因素。然而肝阳之所以上亢,多由肝肾阴虚而来。本例初诊所见口干咽燥、舌红少苔,即是明证。上亢之阳,必须使之潜降,故初诊以钩藤、夏枯草、草决明、生牡蛎、珍珠母等为主,以治其标。但阴液不复,肝阳难平,所以二诊加百合地黄汤。三诊着重培补肝肾,目的都在固其根本。

五、益气养血法治愈眩晕一例

张某,女,30 岁。

初诊:1978 年 5 月 20 日。

主诉及病史:头晕心悸十多天,某医院化验血色素 8g/L,诊为贫血而来就诊。自述头晕目眩,心悸,伴有气短乏力,食欲不振,嗳气不舒,夜寐多梦,手心发热。已怀孕四个月。

诊查:面色萎黄,舌淡苔薄白,脉滑而数。血压 90/60mmHg。

辨证:心脾两虚,血不上荣,胃气亦不和。

治法:健脾益气,养血安神。

处方:党参 15g　炙黄芪 15g　炒白术 10g　茯苓 10g　当归 10g　熟地黄 12g　白芍 10g　陈皮 10g　炒枣仁 15g　炙远志 6g　柏子仁 10g　6 剂

二诊:药后头晕心悸减轻,夜寐较安,梦少,手心发热亦减。仍气短乏力、纳谷不香。脉滑数之象已不显著。心神初宁,气阴尚未复也。

原方加麦冬 12g、丹参 10g,继服 6 剂。

三诊:迭进健脾益气、养血安神之剂,头晕、心悸、气短、乏力等症基本消失,惟胃纳不香,下午腹部稍有胀满,睡眠欠佳。舌淡苔薄白,脉滑而缓。化验血色素 105g/L。气血渐复、脾胃失运之象。遵前法佐理气和中之品。

处方:党参 18g　炙黄芪 15g　炒白术 10g　茯苓 10g　当归 10g　白芍 15g　炒枣仁 26g　炙远志 6g　制香附 10g　陈皮 10g　青皮 10g　炒枳壳 10g　6 剂

药后胃纳转香,饮食增加,夜寐亦酣。

[按语]古人云:"无虚不作眩。"体虚导致眩晕,有肝肾亏损与气血虚弱之分。本例眩晕伴心悸、气短、乏力,显然是气血虚弱,不能上荣心脑的反映。病在心脾,故以归脾汤加减。初诊所见夜寐多梦、手心热、脉滑而数,是兼阴虚之象,因而二诊加丹参、麦冬。脾病及胃,受纳失职,亦当兼顾,所以三诊用青皮、陈皮、枳壳行气和中。

六、补阳还五汤加减治愈中风一例

杨某,男,38 岁。

初诊:1977 年 12 月 5 日。

主诉及病史：半身不遂近一年，西医诊为脑血管痉挛。现右侧上下肢不能随意运动，项强，舌强，言语不利，四肢常凉，足软不能久立，饮食、二便、睡眠如常。

诊查：舌暗淡，苔薄白，脉濡。血压134/100mmHg。

辨证：阳气不足，内风夹瘀阻络，机窍不利。

治法：补气温阳，活血熄风。

处方：黄芪30g　桂枝10g　当归10g　川芎10g　桃仁6g　红花6g　牛膝10g　丹参30g　地龙10g　僵蚕10g　全蝎6g　葛根15g　茯苓10g　9剂

二诊：进益气温阳、活血熄风之剂，四肢转温，项强已减，仍舌强语謇，右半身不遂。舌质暗红，苔薄，脉濡软。阳气渐得伸展，内风瘀血仍阻于络道机窍。宗前法出入。

处方：黄芪30g　当归10g　川芎10g　桃仁6g　红花6g　牛膝10g　丹参30g　地龙10g　僵蚕9g　全蝎6g　茯苓10g　穿山甲10g　9剂

三诊：药后右上下肢运动明显进步，尚不能随意行走，舌强已减，言语较爽，颈项已感轻松，惟腰部酸痛，自觉难以挺直。舌淡红，苔薄白，脉濡而滑。络中内风渐熄，瘀血初化，机窍初利，肾气尚虚也。拟于前法中增补肾通络之品。

处方：黄芪30g　当归10g　川芎10g　桃仁6g　红花6g　僵蚕6g　地龙9g　牛膝18g　丹参15g　穿山甲10g　全蝎6g　桑寄生30g　木瓜12g　伸筋草30g　10剂

经治以来，上下肢活动较前灵活，舌已软，语言清爽，腰酸痛亦减轻。上方改煎为丸以巩固疗效。

［按语］半身不遂与言语不利，均为中风后遗症。其病机或因气虚、血滞经络，或因内风夹瘀、夹痰阻络。本例二者兼而有之，右半身不遂，四肢凉，舌质暗淡，脉濡，乃由阳气不足、血行不畅致之；项强、舌强、言语不利，是内风夹瘀阻于络道、机窍为之不利。故初诊用黄芪合桂枝益气温阳；川芎、当归、桃仁、红花、丹参、牛膝活血化瘀；僵蚕、全蝎、地龙平熄内风；用葛根意在升发清阳之气。组方遣药，既宗补阳还五汤以益气活血，又取法黄芪桂枝五物汤温阳行痹。由于益气活血是治中风后遗症的基本方法之一，故本例始终贯彻此法。

七、清肝泻火法治愈耳鸣耳聋一例

薛某，女，55岁。

初诊：1978年4月5日。

主诉及病史：耳鸣、耳聋，不闻人语，头轰轰作响8天。伴左乳房作胀。发热，牵及半身，势如火燎；牙痛，食少，少食则胃胀作痛，口苦夜间尤甚，大便干秘。患中风右半身不遂已3年。

诊查：面色䀮白，舌淡红，苔薄，脉细弦数。血压120/80mmHg。

辨证：肝胆火盛，上扰清空，气阴暗伤。

治法：清肝泻火，佐以养阴。

处方：龙胆草10g　山栀子6g　黄芩6g　黄连6g　熟川军6g　当归10g　白芍10g　生地黄10g　麻仁24g　柴胡6g　薄荷6g(后下)　3剂

二诊：经清肝泻火，大便已润通，左乳房胀热及半身火燎感也已减轻。惟耳鸣耳聋，头轰轰响，口苦，牙痛依然。脉细弦数。肝胆之火仍旺，守原意出入。

处方：龙胆草10g　山栀子6g　黄芩6g　当归10g　白芍10g　生地黄10g　薄荷6g(后下)　元参15g　淮牛膝15g　蝉蜕6g　麻仁20g　6剂

三诊：药后头轰轰作响及牙痛、口苦耳鸣等症均减，耳已闻人语；大便正常，日一次。舌淡红，苔薄白，脉细略数。肝胆火热已降，肝肾阴液未复。当滋阴益肾，少佐和血潜镇之品。

处方：当归 10g　生地黄 12g　白芍 12g　赤芍 10g　淮牛膝 15g　女贞子 15g　枸杞子 10g　元参 10g　麻仁 15g　丹参 9g　蝉衣 6g　珍珠母 30g　6 剂

耳鸣耳聋已除，牙痛亦止。右上肢能抬起，下肢活动亦较轻松。舌常红，苔薄白，脉细不数。转用养阴益气、活血通络法，继续调治。

［按语］耳鸣耳聋有虚实之分，虚者或由肾亏髓空，或由脾虚，清气不升，清窍失养；实者或由风热，或因痰热，或因肝胆之火上扰，蒙蔽清窍。本例耳鸣耳聋，发生于中风病后，虽有气阴不足见症，但主要表现为头轰轰响，乳房胀热，半身火燎，牙痛，口苦，大便干秘，显然是肝胆之火内炽、上扰清窍之象。因此，急则治标，用龙胆草、栀子、黄芩、黄连、熟川军等苦寒之品直折清泄肝胆之火；用柴胡、薄荷散其郁热。然患者身患中风，面色䠷白，舌淡红，脉细弦数，是气阴本虚，故佐以当归、白芍、生地、麻仁等滋阴养血；三诊肝胆火降，乃转为滋补肝肾、扶正治本。方中佐以蝉衣，意在散其余邪。

八、小青龙汤加减治愈喘咳一例

周某，男，35 岁。

初诊：1977 年 3 月 6 日。

主诉及病史：患哮喘已 30 年，时常萌发。每遇春秋两季最易发病，动则喘甚，每次出门必先服麻黄碱片，否则喘甚不能行动。近日发病，喘咳并重，吐白粘痰，胸部憋闷，甚则不能平卧。伴身热恶寒，食少乏力，上下肢发凉，腹酸痛，经用西药效果不明显而来就诊。

诊查：舌苔薄白，脉弦细数。某医院拍胸片诊为肺气肿。

辨证：肺肾两亏，外寒引动内饮。

治法：解表化饮，止咳平喘，先治其标。

处方：麻黄 9g　桂枝 9g　细辛 3g　法半夏 6g　五味子 6g　干姜 9g　炒苏子 9g　葶苈子 15g　陈皮 9g　茯苓 9g　桑白皮 9g　3 剂

二诊：药后寒热已退，喘咳、胸部憋闷亦减。但仍吐白粘痰，呼长吸短，饮食不香，自汗多，下肢凉。舌苔白腻，脉细数。外邪已去，肺肾仍亏，寒饮未尽。法当温肺化饮，补肾益气。

处方：干姜 9g　细辛 3g　五味子 6g　半夏 6g　陈皮 9g　茯苓 9g　炒苏子 9g　葶苈子 15g　桑白皮 9g　炙冬花 9g　炙紫菀 9g　炙黄芪 15g　党参 15g　破故纸 12g　胡桃肉 12g　10 剂

三诊：迭进上方药，喘咳吐痰已止，胸部发憋已除，下肢凉亦减，饮食增加，精神好转，但晚上喉中偶有哮鸣音。舌苔白腻已转为薄白，脉细数。为图根治，拟健脾化痰、温肾纳气法，以丸代煎。

处方：当归 60g　熟地黄 90g　炒白术 60g　茯苓 90g　炙甘草 30g　淮山药 90g　陈皮 60g　法半夏 60g　砂仁 30g　破故纸 60g　菟丝子 60g　续断 60g　枸杞子 60g　潼蒺藜 60g　杏仁 60g　炙紫菀 60g　炙冬花 30g　白果 90g　胡桃肉 90g

上方共为细末，水泛为丸，每次 9g，每日 2 次。

［按语］本例自幼即患哮喘，以后转成肺胀。此病多有痰饮内伏，常因外感而诱发。初诊所见，动则喘甚、肢凉是肾虚气失摄纳之象。但以外寒内饮为主，故先治其标。然而肺脾肾三

脏功能失调，乃本病日久不愈的根源。因此，二诊开始标本同治，三诊着重健脾温肾，以治其本。

九、理气活血法治愈胁痛一例

佘某，男，47岁。

初诊：1976年2月22日。

主诉及病史：胁痛一年多，时轻时重。以往曾患肝炎、心动过速，经用中药治疗，肝区疼痛消失，化验肝功能亦恢复正常。近日心动过速又发作（154次/分），服心得安、安定后心跳缓解，而引起胸痛，尤以右胁痛为甚。大便稀溏而臭秽，腹部下坠，口渴，身乏力，小便黄。

诊查：舌红少苔，脉弦数。

辨证：肝气郁滞，湿热蕴结大肠。

治法：疏肝解郁，兼以化湿清热。

处方：川楝子12g　元胡10g　白芍12g　炒枳壳10g　陈皮10g　乌药10g　葛根12g　黄芩6g　藿香12g　佩兰12g　焦山楂15g　3剂

二诊：药后胸痛止，右胁痛大减，大便已成形，腹部下坠感亦减轻，但少腹痛仍时常发作，身乏力，小便黄。舌暗红，苔转薄黄，脉弦数。肝经气血郁滞有疏散之象，脉中湿热未清，守原意出入。

处方：川楝子12g　元胡10g　白芍12g　炒枳壳10g　陈皮10g　乌药10g　黄芩6g　藿香12g　焦山楂15g　赤芍10g　丹皮10g　连翘15g　3剂

三诊：药后小便色已不黄，少腹痛减轻，仅偶尔发作，瞬间即止。但下腹部时觉有一股气向上冲动，颇感难受。舌暗红，苔薄黄，脉弦。湿热渐已清除，肝气冲逆犯上，仍当理气和血，兼以平冲。

处方：川楝子12g　赤白芍各12g　乌药10g　制香附12g　炒枳壳10g　橘核10g　荔枝核10g　黄芩6g　丹皮10g　旋覆花10g(布包)　连翘10g　3剂

药后少腹痛已止，冲气未再发作。

［按语］肝气郁滞而胁痛乃临床常见病。本例胁痛已一载有余，其舌暗红，这不仅气滞，且兼血郁。同时肠中湿热蕴结而便泄，治疗时必须兼顾。初诊、二诊病情说明药合病机。但三诊所见，是肝气郁结不散、挟冲脉之气上逆。《金匮要略》所谓"奔豚气"者即是指此。肝气郁结易于化热，故三诊除加强疏肝理气之品外，又用旋覆花降逆平冲。

十、桂枝龙骨牡蛎汤合参附汤治愈心悸发热一例

张某，男，40岁。

初诊：1976年6月3日。

主诉及病史：发热8天，伴有心悸汗出。患者于5年前罹有风湿性心脏病。平素经常心悸气短，易感冒，体力日渐虚弱。一周前因感冒，发烧38.9℃，服用中西药治疗数日，烧不退，心悸、气急加重，伴恶寒，鼻塞，咳嗽，动则汗出，乏力，上下肢发凉，语音低微，口干欲饮，失眠多梦，经常梦遗滑精，精神疲乏。

诊查：舌红少苔，脉细弱而数。心尖区有收缩期杂音。

辨证:心肾两虚,又感外邪。

治法:解表散邪,扶阳敛阴。

处方:桂枝 15g　白芍 15g　甘草 9g　煅龙骨 30g　煅牡蛎 30g　党参 10g　麦冬 9g　熟附片 5g　生姜 3 片　大枣 5 枚　3 剂

二诊:上药颇合病机,服后恶寒即退,体温下降到 37.7℃,汗出亦收,睡眠较好,但仍心悸气短,身乏力。显系外邪渐退,心阳未复。

处方:桂枝 15g　白芍 15g　甘草 9g　煅龙骨 30g　煅牡蛎 30g　党参 20g　麦冬 9g　熟附片 5g　生姜 3 片　大枣 5 枚　五味子 9g　6 剂

三诊:药后热已退,精神好转,身觉有力,梦遗多日未犯,心悸气短亦基本缓解。舌淡红略有薄苔,脉细无力。病情稳定,改汤为丸,巩固疗效。

处方:桂枝 15g　白芍 15g　甘草 9g　煅龙骨 30g　煅牡蛎 30g　党参 20g　麦冬 9g　熟附片 5g　五味子 9g

按上方取药 10 剂,共为细末,炼蜜为丸,每丸 6g,日服 2 次。

服药半年后,患者函告,心跳气短基本未发,身健有力,亦不常感冒,惟西医听诊,心尖区仍可闻及杂音。

[按语] 本例先患心悸,后病发热。心悸属内伤,发热为外感,是内伤兼外感之候。内伤是心肾阴阳两虚,尤侧重于阳虚。心肾阳虚不能固摄肾阴,肾阴虚不能涵养心肾之阳,因而心悸、气短、汗出、肢冷、失眠、遗精。桂枝加龙骨牡蛎汤,解肌散邪,调和营卫,又能扶助心阳,固摄肾精。而配以参附汤,则扶阳之力更强,因而三诊后,不仅外感解,而且心悸、气短、遗精等内伤征象亦随之消退。

（王彦田整理）

十一、炙甘草汤加减治愈心悸一例

段某,男,60 岁。

初诊:1987 年 1 月 23 日。

主诉及病史:患心悸头晕十余年,经常胸闷气短,失眠健忘,心悸不安,头晕,口干,神疲无力。

诊查:面色不华,舌质淡红,口唇发绀,脉弦而结代。西医诊断:①高血压;②冠心病。

辨证:心阴心阳俱虚,心失所养。

治法:温通心阳,滋阴养血。

处方:炙甘草 15g　党参 30g　桂枝 10g　生地 15g　炒枣仁 18g　丹参 30g　夜交藤 30g　桑寄生 10g　紫石英 10g　大枣 5 个　生姜 6g　6 剂

二诊:药后胸闷、心悸明显减轻,结代脉大为减少,但仍头晕、乏力。心阳初振,气血未复。守原意出入。

炙甘草 15g　党参 30g　桂枝 10g　生地 15g　麦冬 15g　炒枣仁 18g　丹参 30g　夜交藤 30g　桑寄生 10g　淮牛膝 18g　炙黄芪 15g　炒白术 10g　大枣 5 枚　生姜 6g　6 剂

三诊:经治以来,心悸、头晕大减,精神好转,体力增加,面色红润,能安静入睡,偶尔出现脉结代。心阳已振,阴血渐复。继服上方药一周,以资巩固。

[按语] 在心血管疾病中,当心阳心阴俱虚,尤以心阳虚衰推动血行无力时,临床除可见心悸、气短、胸闷、面色不华外,其脉常间歇不整,呈现结代脉。本例除冠心病外,又患高血压,因

而伴头晕、脉弦。以炙甘草汤加减，着重用甘草、党参、黄芪、大枣、桂枝、生姜等甘温药助心阳以调整心律。再以养心安神药以治失眠、健忘是必要的配合。因只有神志安定，方能使甘温化阴血以养全身。

十二、归脾汤加减治愈心悸一例

李某，女，70岁。

初诊：1990年3月20日。

主诉及病史：患心悸已有40年之久，近一个月来病情加重。心悸气短，胸闷，失眠，多梦易醒，健忘，肢体倦怠，食少，食后胃脘胀满，大便稀且不成形。

诊查：面色萎黄，舌质红，苔薄白，脉细数。经心电图检查为心肌劳损。

辨证：气血双亏，脾失健运，心失所养。

治法：健脾益气，补血养心。

处方：党参12g　茯苓12g　炒白术10g　炙甘草9g　炒枣仁18g　当归12g　炙远志10g　夜交藤18g　柏子仁12g　莲肉10g　白芍10g　五味子6g　6剂

二诊：药后心悸气短好转，饮食增多，食后胀满亦减轻，睡眠较酣，但大便仍不成形且日行3次。脉象、舌苔同前。心神得养，脾运未健。

上方加淮山药12g，继服6剂。

三诊：连进健脾益气、养血安神之品。心悸气短基本消失，饮食正常，夜寐已酣，大便成形，日行一两次，自觉身有力，面色红润，精神亦随之好转。属在高年，气血渐衰，仍当调养心脾，以善其后。

处方：党参12g　炒白术10g　茯苓12g　炙甘草6g　淮山药12g　当归10g　白芍10g　五味子3g　炒枣仁10g　炙远志10g　莲肉10g　6剂

[按语] 心悸之疾，有虚有实。本例久患心悸，又属高年，心神失养征象颇为突出，故用枣仁、柏子仁、远志、夜交藤及归、芍以养血安神。然其根源在于脾胃虚弱、气血生化不足，不能奉养心神，以致心悸气短，久而不愈。因此，治法以参、苓、术、草、山药等健脾益气为主，力求恢复脾胃功能，使水谷精微得以敷布，则全身得养，心神自宁。

十三、温通化瘀法治愈胸痹一例

白某，男，51岁。

初诊：1986年6月28日。

主诉及病史：患胸闷痛已11年。经常胸闷胸痛，心悸气短，活动时加剧；全身乏力，大便溏，近两日身微恶寒，头晕头痛。

诊查：舌紫苔薄，脉沉弱。西医诊断：①心肌供血不足；②小面积心肌坏死。

辨证：胸阳不振，心血瘀阻，兼感寒邪。

治法：芳香温通，活血化瘀，兼以散寒。

处方：川芎15g　红花12g　丹参30g　赤芍12g　郁金10g　苏梗10g　细辛3g　降香6g　党参15g　瓜蒌12g　炙甘草6g　3剂

另：冠心苏合丸，每次1丸，日服3次。

二诊：药后得汗，恶寒已罢。头晕头痛随减，胸痛亦明显减轻，自觉全身有力，大便仍溏。舌脉如前。外感已从汗解，胸阳渐振，脾失健运。守原意增损。

上方去细辛、苏梗，加云茯苓 12g，炒白术 10g，元胡 10g。6 剂。

三诊：胸痛基本消除，活动亦不心悸气短，大便成形。舌红稍紫，中有黄腻苔。血瘀已有化机，尚有痰浊停聚。法当芳香温通、化瘀宣痹。

处方：川芎 15g　红花 12g　丹参 30g　赤芍 12g　菖蒲 10g　郁金 10g　降香 6g　干薤白 10g　党参 15g　炙甘草 6g　瓜蒌 12g　7 剂

另：冠心苏合丸，1 丸，日 1 次。

服药一周病瘥。

［按语］本例初诊所见，胸阳不足为本，心血瘀阻及兼感寒邪均属于标。在用药上着重治标。郁金、菖蒲、降香、冠心苏合丸芳香温通；丹参、川芎、红花、赤芍活血化瘀；两法结合，取其协同作用，促使心脉瘀血化解，因而迅速止痛。三诊中出现黄腻苔，是夹痰浊之象，故用瓜蒌、薤白宣痹通阳，但久痛必虚，所以本例始终用党参、甘草扶正。

十四、疏肝和胃法治愈呃逆一例

高某，女，24 岁。

初诊：1978 年 3 月 13 日。

主诉及病史：患呃逆症已 15 年，近一年加重。自觉有气上冲，引起呃逆频频，胃脘胀满隐痛，烧心，吐酸水，恶心，口干口苦，伴心悸气短，头晕乏力。大便两三天一次，有下坠感。月经后期，白带多。

诊查：舌苔薄白腻，脉弦滑。

辨证：脾虚痰湿内阻，肝气犯胃动膈。

治法：疏肝理气，和胃降逆，兼以健脾化湿。

处方：制香附 12g　青陈皮各 9g　炒枳实 10g　木香 6g　公丁香 9g　吴茱萸 3g　党参 9g　云茯苓 10g　法半夏 9g　旋覆花 10g(布包)　煅瓦楞子 10g　3 剂

二诊：呃逆、吐酸已减，大便日行一次，白带减少。胃部仍胀满，恶心，隐隐作痛，口苦，心悸。胃气上逆之势已折，脾虚肝旺尚未和调。守原意增损。

上方去公丁香、吴茱萸，加川楝子 12g、白术 10g，3 剂。

三诊：胃胀、呃逆大减，烧心、吐酸水、恶心、口苦等症均除。大便日行两次，已不溏薄。仍头晕、心悸，后背及两肩沉重而胀，两腿乏力，夜寐多梦。舌红、根苔薄白腻，脉弦滑。肝气已舒，胃气渐和，气阴不足。当再健脾和胃、养血安神。

处方：云茯苓 12g　炒白术 12g　法半夏 10g　陈皮 10g　木香 6g　丹参 15g　当归 12g　白芍 12g　炒枣仁 18g　炙远志 10g　首乌藤 18g　6 剂

连服上方药，呃逆、胃部胀满已除，心悸、头晕亦减，自觉身有力，睡眠、精神好转。

［按语］呃逆有虚有实，有寒有热。本例是虚实夹杂之候。患者自觉有气上逆，引起呃逆频作，胃脘胀痛，是肝气犯胃，胃气上逆引起膈气不利。心悸气短、头晕乏力，是气血两虚，根源在脾。盖脾虚则生湿生痰，因而上为恶心，苔白腻，下为白带增多。治当采取标本兼顾，着重治标，用香附、青陈皮、枳实、吴萸疏肝理气；旋覆花、半夏、丁香、木香和胃降逆，少佐党参、白术、茯苓以健脾化湿。此外，患者烧心，吐酸水，口干口苦，联系脉象、舌苔来看，仍是脾虚肝旺之

象，并非胃热，故也随之而消。

十五、理气活血法治愈胃痛一例

乐某，男，52岁。

初诊：1977年5月25日。

主诉及病史：胃痛而胀半年。近来夜间加重，嗳气，不吐酸水，痛处拒按，牵引两胁，急躁易怒，不能多食，不能进干硬食物，食则胃痛发作。

诊查：舌苔薄，脉弦。经某医院做钡餐造影，诊断为胃溃疡。

辨证：肝气犯胃，气滞血瘀。

治法：疏肝和胃，理气化瘀。

处方：川楝子10g　生白芍15g　吴茱萸3g　炒枳壳10g　木香10g　生蒲黄6g　五灵脂12g　6剂

二诊：药后胃痛已轻，胀势亦缓，食欲转佳，食后胀满之势亦减。但大便少而干硬，色黑红。舌尖红，苔薄腻，脉弦。肝气渐疏，肠腑瘀滞未行。前法增通导之品。

处方：川楝子12g　生白芍20g　生甘草6g　木香6g　制香附10g　生蒲黄6g　五灵脂12g　桃仁12g　当归12g　熟军9g　6剂

三诊：用疏肝理气、活血通导法，胃痛胀已除，食欲大增，大便正常，能进较干硬食物，精神舒畅。舌淡苔薄，脉沉细。肝气已疏，腑气通利，惟脾胃尚弱也，改用六君子丸调理。

［按语］本例胃痛而胀，痛引两胁，同时急躁易怒，嗳气，脉弦，为肝气横逆犯胃无疑。然而痛处拒按，进硬食则痛作，乃血瘀之象，即由气滞而致血瘀。瘀血日久，其脉舌多有反映。本例病程仅半载，脉舌尚无明显改变。用川楝子、香附、木香疏肝理气，失笑散活血化瘀，用吴萸配白芍是柔肝缓急中含泄肝之意。至于二诊用熟大黄通导腑气，虽属治标，亦是必要的配合。

十六、黄芪建中汤加味治愈胃脘痛一例

毛某，男，25岁。

初诊：1977年3月3日。

主诉及病史：胃脘痛4年，每逢天冷或稍进冷食即发作。近几天来胃痛加重，并放射到后背，疼痛夜间加重，喜温喜按，经常冷酸，饮食减少，大便常干。

诊查：舌淡尖红，苔白，脉弦细而数。经某医院上消化道钡餐造影确诊为十二指肠球部溃疡。

辨证：脾阳已虚，胃阴不足，兼有瘀滞。

治法：温补脾阳为主，佐以行气和血。

处方：生黄芪24g　肉桂6g　生白芍24g　生甘草9g　炮姜9g　法半夏9g　瓦楞子24g　制香附12g　五灵脂9g　麦芽12g　6剂

二诊：药后胃痛泛酸已除，食欲增加，白苔已薄。但仍口干，大便干，舌尖红。中阳初复，胃阴不足。前法中增养胃阴之品。

生黄芪24g　肉桂6g　生白芍24g　生甘草9g　炮姜9g　生地黄9g　麦冬9g　生麦芽12g　瓦楞子15g　大枣5枚　10剂

三诊：迭进温脾养胃之法，胃痛未发作，大便转润。舌淡红，苔薄白，脉弦细。患者要求服成药，乃以丸代煎。

丸方：生黄芪 24g　肉桂 6g　生白芍 15g　生甘草 9g　炮姜 9g　生地黄 9g　麦冬 9g　瓦楞子 15g　陈皮 9g　党参 12g　大枣 5 枚

取上方药 10 剂，共为细末，炼蜜为丸，每日 2 次，每次 6g。半年后随访，胃痛未犯，并能稍进冷食。

［按语］消化性溃疡属于虚寒型的居多。本例虽见舌尖红、大便干、脉弦细而数等胃阴虚之象，但胃脘痛遇冷即发，喜按喜温，舌淡，显然以脾阳虚为主，故以黄芪建中汤为主方，方中黄芪、白芍、甘草生用不仅缓急止痛，而且能促进溃疡愈合。同时肉桂、炮姜与黄芪、甘草配合，甘温扶阳，建立中气，使水谷精微敷布，全身机运流畅，有利于恢复健康。此外，胃脘痛夜间加重，为血瘀之征兆，亦应兼顾。

十七、通里导滞法治愈腹痛一例

张某，男，67 岁。

初诊：1979 年 8 月 29 日。

主诉及病史：腹部胀痛 3 天，伴见胃脘胀满，连及两胁刺痛，嗳气频频，时吐黏痰，口干口苦，头中热，耳内堵塞，不思饮食，大便干，小便赤。

诊查：舌淡有齿痕，苔薄白，脉弦而数。查血象：白细胞数 $22\times10^9/L$；分类：中性粒细胞 0.84。

辨证：湿热夹滞，交结肠胃，通降失常。

治法：清热行气，通里导滞。

处方：柴胡 10g　黄芩 10g　法半夏 10g　炒枳实 10g　生川军 9g　青陈皮各 9g　木香 6g　川厚朴 10g　炒苍术 10g　木通 6g　竹茹 10g　2 剂

二诊：药后大便转稀，胃脘胀满、嗳气及吐黏痰均减，头热耳堵已除，小便色变黄。惟腹痛转移至右下腹部，拒按，有反跳痛，无矢气，口干口苦而涩，饮食不香。舌淡，苔白中黄，脉弦滑而数。腑气虽有下行之势，湿热仍壅积肠中，气血瘀滞。当清热解毒，行气活血，通里导滞。

原方去半夏、苍术、竹茹、木通，生军改为 6g，加丹皮 10g、桃仁 10g、败酱草 30g、连翘 24g、忍冬藤 45g，5 剂。

三诊：迭进清热解毒、行气活血、通里导滞之剂，现右少腹仅感微痛，亦不拒按，大便正常，饮食虽乏味但较前增加，偶见恶心，口中仍苦涩，小便淡黄，脉弦滑。舌苔薄白中黄。肠中湿热渐化，气血瘀滞亦渐消散，余邪未尽也。

处方：熟军 6g　桃仁 9g　炒枳壳 9g　青陈皮各 9g　川厚朴 10g　忍冬藤 30g　连翘 18g　败酱草 30g　焦山楂 15g　焦神曲 15g　冬瓜子 30g　3 剂

服上方药 1 剂后，患者即返家乡。过半月来信，上述症状皆退，精神、饮食恢复。查血象均在正常范围。

［按语］本例属实热性腹痛，故以通里导滞为主要治法。但初诊所见，腹痛伴胃脘胀满，两胁刺痛，嗳气频频，头热耳堵，病位偏于上，即湿热夹滞交阻胃及肝胆之络，故以大柴胡汤加减治之。三诊腹痛转移右下腹，拒按，无矢气，是肠中湿热蕴积、气滞血瘀之象，因而改用大黄牡丹汤加减，通里活血，着重清热解毒，目的在于截断病势，以防热壅血瘀成痈。

十八、表里双解法治愈泄泻一例

雷某，男，36岁。

初诊：1987年8月15日。

主诉及病史：患泄泻已两年。近几天发病，大便日行3次，带黏液，无脓血；左下腹疼痛，腹疼即泻，肠鸣；胸脘烦闷，口干欲饮，发热，心烦。

诊查：舌红，苔黄略腻，脉弦数。西医诊断为慢性肠炎。

辨证：湿热逗留肠胃，表里不和。

治法：清热化湿，兼以解表。

处方：葛根15g　黄芩9g　黄连9g　生甘草3g　木香6g　制香附10g　银花15g　蒲公英15g　炒苍白术各9g　赤芍12g　6剂

二诊：大便日一次，已成形；左下腹部痛减轻，口干渴亦渐轻，已不身热。但仍有时肠鸣腹胀。舌苔薄黄稍腻，脉弦滑。湿热渐化，表里渐和，再为清理肠胃。

黄芩10g　黄连6g　厚朴10g　木香6g　炒白术10g　炒枳壳10g　银花12g　败酱草10g　制香附12g　槟榔10g　赤芍10g　3剂

三诊：大便正常，腹胀肠鸣已除，舌苔薄，脉滑弦数之象亦去，胃纳增加，停服中药。

［按语］湿热蕴结肠腑、传化失常是泄泻重要因素。其特点是粪便带黏液，肠鸣，腹痛即泻。本例为慢性肠炎，病已两年，内外合邪而发作。用葛根黄芩黄连汤为主方，表里双解，同时佐以清暑解毒的银花、蒲公英、败酱草之类，可使病情迅即缓解。

（狄玉敏整理）

［编者评注］本案系介绍夏老以葛根芩连汤治疗泄泻之验案。葛根芩连汤向为治疗湿热泄泻之验方，但在本案之介绍中，却是显示夏老之识证，从平凡中见到其之不平凡处。试从病证而论，患者泄泻病历二载，刻下腹痛即泻，伴有肠鸣、胸闷，粪便无有脓血，脉象见弦，此组证候颇似痛泻要方之适应证，然夏老并不从肝旺脾虚立论，而以湿热泄泻论治，实是葛根芩连汤证与痛泻要方之证的鉴别，这就是老中医辨证细微、洞察丝毫，妙手回春之精萃。夏老何以能从纷繁的类似肝木侮土之象中察知其为湿热泄泻？编者窥度其来自四方：一是本案病发于8月夏暑之期，已非肝木当令之春，夏暑则暑必夹湿，湿热痢下诚为多见，从时令而论则偏重湿热；二是痛泻要方之证常与情志有关，尤多见于精神神经性腹泻患者，本病在病史中无有关情志之表述；三是辨其大便，患者大便虽无脓血，但带黏液，黏液者乃湿浊之征象，肝木侮土之泄泻则以水泻为主，少有黏液者；四是苔脉，舌苔黄腻、脉弦滑数均是湿热泄泻的典型苔脉。据此，则证候判定为湿热所犯无疑。然而，读者或许会问，此例肠鸣、腹胀何以非肝气之症？诚然，肝旺克脾可见肠鸣、腹胀，但湿热蕴结之后也可见肠鸣、腹胀，此乃腑气不通之兆，此二者之区别，肝旺者肠鸣、腹胀及其病由，常鸣胀而致泻下；湿热者则肠鸣、腹胀病见于后，乃是其果，因湿热蕴遏而致变生。故此不能一见肠鸣、腹胀即认为必有肝旺气郁之证。

郭中元医案

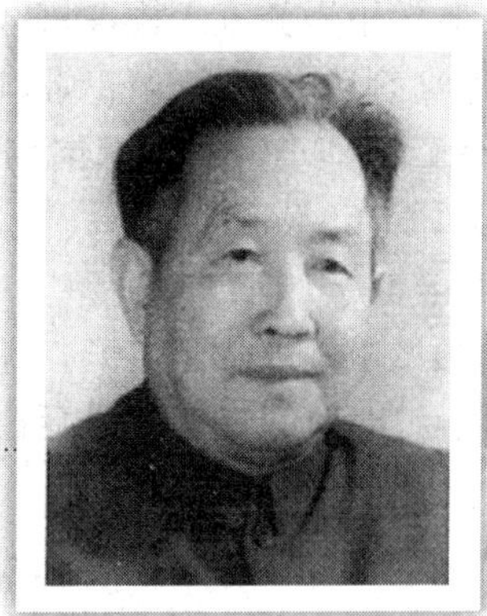

【生平传略】

郭中元,1925年生,北京市密云县人,主任中医师。出身于中医世家,幼承庭训,潜心精读医典,汇通各家。对《内经》、《温病条辨》、《医宗金鉴》、《脾胃论》等专著尤为精通。1950年取得医师资格,1953年就读于河北省中医进修学校,再次深造。先后在河北省省直机关中医门诊部、河北省中医研究所、河北省中医研究院、河北省保定地区中医医院等处历任科研组长、学术研究室负责人、内科主任等职务,兼任河北省中医学会理事。

郭氏从事中医工作数十年,临床经验丰富,善治内科杂证,尤其对温病及肝肾疾患更为擅长,处方用药,喜依古人方义,结合自己经验,拟制新方,用后每获奇效。对一些疑难病证的理论研讨,亦常具有独到见解。

主要著作有《中医捷径》、《医学传心录》等,参与审订《祁州中药志》,曾发表过《清热利湿法的临床应用》、《痹久入脏初探》、《清热宣痹汤治疗急性痛风性关节炎》等论文多篇,为发展中医学事业作出了贡献。

一、清肺化痰汤治愈风温喘咳二例

例一 常某,男,5岁。

初诊:1987年2月4日。

主诉及病史:初起发热咳嗽,鼻流清涕,当地医生按感冒予以治疗。后因身热不解,经当地卫生院化验、胸透,诊断为"肺炎"。改用青霉素、链霉素治疗,连续用药四天,病情仍不见好转。

诊查:壮热(体温39℃),有汗而身热不解,喘促咳嗽,喉间痰鸣,唇色发绀,鼻翼扇动。舌苔焦黄而燥,脉滑数有力。询之已五日未大便。

辨证:风温。邪在气分,痰热阻肺,肠腑热结。

治法:清热化痰,泻热通便。

处方:板蓝根15g　黄芩6g　浙贝母6g　橘红6g　天竺黄6g　元参6g　炒杏仁6g

白前 6g　鱼腥草 10g　芦根 10g　地龙 6g　大黄 6g　元明粉 4g(冲)　生甘草 4g

一昼夜服药 2 剂，分 6 次服完。

服药后，当晚泻下燥粪五六枚，次日体温降至 37.5℃，痰喘明显减轻。遂依原方改为每日服药 1 剂。又服 2 剂后，体温降至正常，喘促痰鸣消失，但仍时有干咳。再依原方减去大黄、元明粉、地龙，加紫菀 6g，又连服 3 剂，诸症消失而愈。

例二　纪某，女，59 岁。

初诊：1991 年 4 月 19 日。

主诉及病史：咳喘发弊二十多天。病后曾在当地医院化验检查，诊断为“肺部感染”，经用抗生素治疗 5 天后，喘嗽稍减，因用药后出现肌肉抽搐而停药，停药 3 天喘嗽又甚，以致夜间不能入睡。

诊查：体质尚佳，面色微黄，咳嗽气短，频频阵作，胸部憋闷；咳痰色白、量多而不易咯出。舌质红，苔白，脉滑数。血常规：白细胞总数 12.4×10^9/L；分类：中性粒细胞 0.75，淋巴细胞 0.25。

辨证：风热犯肺，肺失清肃，气机不畅，而致咳嗽发憋，证属肺热咳嗽。

治法：清热化痰。

处方：板蓝根 30g　黄芩 10g　炒杏仁 12g　浙贝母 15g　橘红 12g　天竺黄 15g　紫菀 15g　白前 15g　鱼腥草 15g　枇杷叶 10g　芦根 15g　元参 15g　生甘草 10g　3 剂

二诊：4 月 22 日。服药后，咳痰显著减少，发憋减轻，但仍有干咳。依上方减元参，加米壳 10g、冬瓜子 30g。再服 3 剂。

三诊：4 月 25 日。服药后，干咳发憋消失，再依原方继服药 3 剂，巩固疗效。

[**按语**] 本方系郭氏依据《备急千金要方》苇茎汤、《温病条辨》桑菊饮、《清太医院配方》太极丸等方化裁制成。方中以板蓝根、天竺黄、芦根三药为君，以清肺解毒；辅以黄芩、元参、鱼腥草清肺泻火；紫菀、杏仁、白前降逆止咳；浙贝母清热化痰；橘红理气化痰；甘草泻火和中。全方具有清热化痰、降逆止咳之功。适用于温热犯肺之喘咳，随证加减得当，常有卓效。例一西医诊为小儿肺炎，系痰热阻肺、肠腑热结，故方中加大黄、元明粉通便泻热。肺与大肠相表里，腑结通，热得外泻，故身热、喘咳亦随之迅速消失。例二西医根据化验检查诊为肺部感染，症见咳频、痰多色白，似系寒邪犯肺，易误以温肺化痰之法治之，然白痰亦有属于热者，昔何西池曾云：“辨痰之法，古人以黄稠者为热，稀白者为寒，此特言其大概，而不可泥也。以外感言之，伤风咳嗽，痰随嗽出，频嗽而多，色皆稀白，误作寒治，多致困顿。盖火盛壅逼，频咳频出，停留不久，故未至于黄稠耳。迨火衰气平，咳嗽渐息，痰之出者，半日一口，反黄而稠，缘火上壅，痰得久留，受其煎炼使然耳。”郭氏治疗此案，不为痰多色白属寒之说所囿，而按肺热咳嗽治之，乃使病人迅速获愈。可见中医治病，必须细审覃思，多方参酌，方能辨证确切，用药适宜，收效迅捷也。

二、润燥熄风法治愈心空晕厥一例

安某，女，32 岁。

初诊：1973 年 10 月 23 日。

主诉及病史：4 天前，于早晨上班途中忽感心空饥饿，急去路旁购买食品时，突然晕倒，手足抽搐，神清却不能言。此后即常心空善饥，饥甚时则汗出晕厥、手足抽搐。一昼夜间往往晕厥数次。病后曾就诊于他院，但疗效不佳。

诊查：体质尚佳，舌无苔，脉滑数。

辨证：胃热炽盛，消谷动风。

治法：清胃润燥，熄风止痉。

处方：玉竹 21g 元参 12g 茯神 12g 五味子 6g 麦冬 10g 菖蒲 9g 全蝎 6g 栀子 12g 钩藤 12g 黄芩 10g 甘草 6g 2剂

服药后，心空善饥显著减轻，未再出现晕厥、抽搐。又按原方稍予加减，再服 4 剂，热祛风止，诸症消失，恢复工作。

［按语］心空善饥一症，多因脾胃运化失职，积热内蕴，而消谷力强所致。如《灵枢经》中说："胃中热则消谷，令人悬心善饥"。"邪在脾胃……阳气有余，阴气不足，则热中善饥"。本案胃热炽盛，伤阴耗液，热极动风，气血并走于上故致心空善饥、晕厥抽搐。方中除用栀子、黄芩、元参清热泻火外，并用玉竹、麦冬、五味子养阴润燥；钩藤、全蝎熄风止痉；茯神、菖蒲宁心开窍；甘草泻火调和诸药，全方相辅相成，章法分明，故取效甚速。

三、清热、和胃、止痛法治愈火郁胃痛一例

刘某，女，15 岁。

初诊：1969 年 4 月 29 日。

主诉及病史：近十天来，胃脘疼痛，不能进食，食则脘痛加剧，痛甚时呕吐黑绿苦水。因过去曾有过吐蚘史，当地医生诊为"胆道蛔虫症"，予以乌梅汤和驱虫药治之，服药后病情未缓，反而疼痛加剧。

诊查：面黄瘦削，胃脘疼痛拒按，数日未食，口中臭秽，大便两日未行。舌质红，苔微黄，脉弦滑。血常规：白细胞总数 $12.8\times10^9/L$；分类：中性粒细胞 0.76，淋巴细胞 0.22，嗜酸性粒细胞 0.02。粪便检查：蛔虫卵（＋＋）。

辨证：肝郁化热，横逆犯胃，胃失和降，郁而作痛。

治法：清热和胃，疏肝止痛。

处方：蒲公英 10g 栀子 10g 陈皮 10g 厚朴 10g 川楝子 10g 竹茹 10g 枳壳 10g 荜拨 4g 元胡 12g 香附 12g 大黄 6g 甘草 6g 1剂

二诊：4 月 30 日。服药后大便已下，脘痛略减，能食少量面汤，食后胃脘虽稍疼，但未呕吐。血常规：白细胞总数 $9\times10^9/L$；分类：中性粒细胞 0.72，淋巴细胞 0.26，嗜酸性粒细胞 0.02。钡餐造影提示：十二指肠炎。于原方减竹茹、荜拨、大黄，加砂仁 6g、使君子 12g。4 剂。

三诊：5 月 5 日。服药后泻下蛔虫 3 条，脘痛已止，饮食转佳。继服原方药 3 剂。

四诊：5 月 8 日。自服上方药后，脘痛消失，食欲增加，食后已无痛感。近日自服驱虫药，排出蛔虫二十余条，诸症悉愈。

［按语］胃脘痛一证，其病因诸多，临症多分气滞、火郁、血瘀、虚寒等数种类型。但这些类型往往不能截然划分，皆因"气为血之帅"，气行则血行，气滞日久，必致血瘀，气郁日久亦易化热。朱丹溪云："胃脘痛，须分久新，若明知身犯寒气、口得寒物而病，于初得之时，当用温散温利之药，若病久则成郁矣，郁则成热……若欲行温散温利，宁无助火添病耶。"本案食则胃痛加剧并呕吐苦绿水，证系肝胆火炽，横逆犯胃，胃失和降。过去虽有吐蛔史，显非蛔厥。故用清热疏肝、和胃止痛之法，以蒲公英、栀子、大黄清泄肝胆火邪；竹茹清热和胃止呕；香附、陈皮、厚朴疏肝理气；川楝子、元胡清肝活瘀止痛。待痛止后，方加用驱虫药，使病邪尽除，得以康复。

四、益气止血法治愈气随血脱一例

陈某，男，45岁。

初诊：1972年1月5日。

主诉及病史：10天前因突然呕血，出血量多而住院。入院后，每隔三四天即出血一次，或为呕血，或为便血。每次出血量约200～500ml。始给予西药治疗，然血终未能止。1月5日夜又发呕血和便血，总量为500ml。患者汗出身冷，病情危殆，因无抢救设施，急邀中医诊治。

诊查：面色苍白，头冷肢凉，汗出淋漓如雨，胸部似压重物，苦闷不可名状。两脉轻取虚大，重按空豁若无。血压降至70/40mmHg。

辨证：出血过多，气随血脱。

治法：益气固脱止血。

处方：人参12g(捣碎)　生地黄24g　三七粉6g

先将人参、生地黄加水煎煮，煎好后滤出药汁，兑入三七粉，取少饮频服之法，每次仅给药一汤匙，少间再给第二次，至完。

服药后呕血止，冷汗消，头部四肢逐渐转温，胸中苦闷减轻，脉搏较前有力。血压升至115/80mmHg，终于化险为夷。

［按语］本案因出血过多，气随血脱，非重用人参益气固脱不能挽救垂危，故以参地煎为主，兼用三七粉止血，此即急则治标、缓则治本之意。血止后，患者经做上消化道造影，确诊为十二指肠球部后壁溃疡出血。为防再发转外院手术治疗。

五、灸药结合治愈顽固性呕吐一例

许某，男，36岁。

初诊：1972年3月30日。

主诉及病史：患十二指肠球部溃疡八年余，初每于饥饿时胃脘部隐隐作痛，食后即可缓解。两个月前脘痛加剧，牵掣脊骨，不能进食，食后则腹胀呕吐，终须吐尽所食方得缓解，甚时不进食亦呕恶不止，虽服中西药物未能缓解。就诊前十天，曾去某院做钡餐造影，印象：幽门梗阻。

诊查：面色黄白，体质瘦弱，虽欲食但不敢食，食则脘胀，胀甚则吐，吐出物不酸不苦，多系清水或宿食残渣。胃脘时发隐痛，夜间尤甚。口微苦，不欲饮水，二便尚调。舌淡无苔，脉细弱无力。

辨证：脾胃虚弱，胃失和降，气逆于上而作呕吐。

治法：温胃降逆，调畅气机。

处方：党参12g　白术9g　茯苓9g　陈皮9g　清半夏9g　砂仁9g　鸡内金9g　荜拨9g　肉桂9g　川朴9g　丁香6g　甘草9g　6剂

二诊：4月6日。药后诸症不减，因见晨起口苦粘腻，方悟此证虽系虚象，然兼有郁热，证属虚实相杂。遂更变治法为清热疏郁、降逆止吐。药用：

荜拨6g　蒲公英9g　浙贝母9g　陈皮9g　元胡12g　草蔻9g　蒲黄6g　党参12g　清半夏9g　木香6g　神曲9g　良姜9g　6剂

同时于每晚临睡前用艾条悬灸足三里、气海两穴。

三诊:4 月 12 日。呕吐、脘腹胀痛等症均显著减轻。再做钡餐造影,钡剂于幽门部能顺利通过。效不更方,仍服原方药,并做艾灸治疗。

四诊:5 月 2 日。吐食除,脘胀消,诸症悉愈,纳谷如常人。后又继服原方药月余而收全功。

[按语] 此例为脾胃素虚,中焦蕴热,气机不利,胃失和降。初按虚寒论治,投以香砂六君子汤加味,疗效欠佳。后见患者口苦黏腻,方悟胃中郁热,证系虚实夹杂,改用清热理气疏郁之法,以解胃腑之邪热,使气机调畅;并用艾条悬灸足三里、气海两穴,以温通经脉,调和气血,使胃气得降,顽呕自止,脘痛得平。通过本案说明,久病体虚者虽有郁热,但时常热象不甚明显,容易使人误诊。临证必须详查细审,方不致误。

六、行气、利湿、解毒法治愈腹胀湿毒一例

周某,男,39 岁。

初诊:1974 年 2 月 23 日。

主诉及病史:患肝炎半年余,常感脘腹胀满,曾在外地某院治疗月余,症状未见好转,后伴发足趾感染而寻中医诊治。

诊查:面色苍黄,身体倦怠,腹满胀甚,尤以午后为重,偶有右胁痛,食欲尚可,小便微黄,大便如常。舌微白,脉弦滑有力。右足五趾及足背红紫肿胀,足蹠有一铜钱大小溃破疮口,时有脓性液体渗出。肝功能:谷丙转氨酶 400U/L;麝香草酚浊度试验 6U;肝剑突下 2cm,肋下未触及,质软,轻度压痛。

辨证:湿热困脾,肝失疏泄,兼感湿毒。

治法:行气除湿,清热解毒。

处方:忍冬藤 24g　当归 9g　陈皮 9g　腹皮 12g　板蓝根 30g　蒲公英 15g　苍术 12g　香附 12g　红花 9g　厚朴 9g　甘草 9g　10 剂

同时外用依沙吖啶纱条外敷疮口。

二诊:3 月 6 日。腹胀显著减轻,足部红肿消退。依原方减忍冬藤,加黄芪、郁金各 6g,继服 12 剂。

三诊:3 月 18 日。腹已不胀,足部红肿尽消,疡面结痂。肝功能:谷丙转氨酶 160U/L,麝香草酚浊度试验(—)。原方减蒲公英,再服 10 剂。

四诊:3 月 28 日。近日足疡已愈,惟偶感程度腹胀。苔白,脉弦。遂以理气解郁消胀之法。方用:

厚朴花 9g　陈皮 9g　苍术 9g　香附 12g　草果仁 6g　木香 6g　郁金 9g　当归 9g　红花 9g　焦三仙各 10g　甘草 6g　4 剂

五诊:4 月 1 日。腹胀消失,仅自觉饭后胃脘不适。上方减木香、草果仁,加大黄、枳壳各 6g。16 剂。

六诊:4 月 17 日。诸症皆消,肝检不大,先后多次做肝功能检查各值正常,痊愈出院。

[按语] 本案系急性无黄疸性肝炎,以脘腹胀满、足部感染为主症,脘虽胀满,但食欲尚可;舌苔虽白,但不厚腻。说明脾湿并非太盛,故治疗先以行气除湿、清热解毒为主,待足部疮疡愈后,改用理气解郁、消胀散满之法。

七、滋肾、柔肝、活血法治愈重症肝炎一例

张某，男，37岁。

初诊：1987年1月24日。

主诉及病史：两年前，因周身乏力，做各种理化检查，确诊为肝炎。后因肝功损害严重，住入某医院，治疗五个多月，病情好转，肝功能基本恢复正常。出院不久，肝病又发，再次住入该院，仍以中西医结合治疗罔效，遂来我院门诊治疗。

诊查：体质尚壮，但感乏力。腰背酸楚。面目微黄，自觉干涩，视物模糊，口唇燥裂，睡眠欠佳。舌苔微白，舌质暗紫间有瘀斑，脉弦滑。肝功能：谷丙转氨酶500U/L，麝香草酚浊度试验20U，麝香草酚絮状试验(+++)。

辨证：肾阴亏虚，肝血不足，瘀热内阻。

治法：滋肾柔肝，育阴活血。

处方：何首乌18g　生地黄12g　丹参30g　菊花10g　桑椹子18g　元参15g　当归10g　花粉20g　茵陈15g　甘草10g　蒲公英30g　12剂

二诊：2月21日。服药后，目已不黄，两目干涩、视物模糊、腰背酸楚均减轻。脉弦滑。依上方减茵陈，加板蓝根15g，杜仲、白芍各12g。

改方后服药18剂，于3月13日化验肝功能：谷丙转氨酶降至140U/L，麝香草酚浊度试验14U，麝絮(−)。效不更方，仍依前方继服药14剂。

三诊：3月31日。两目已不干涩，视物清楚，腰背酸痛显著减轻。近日因饮食不节，偶有胃脘胀闷隐痛。舌无苔，脉弦。再依前方减去板蓝根、菊花、白芍，加腹皮、元胡、狗脊、红花各12g。

改方后服药12剂，诸症消失，于4月13日化验肝功能各值均转正常。为了巩固疗效，又依前方稍予加减，令再服药10剂后停药。

停药后曾多次化验肝功能均正常，随访两年未复发。

[按语] 本案有两年多肝炎病史，但无腹胀、胁痛等一般肝炎的常见证候，而以两目干涩、视物模糊、腰背酸楚、乏力等为主症，显系肝肾阴亏、血不养肝。且病久瘀热内阻，舌质暗紫而有瘀斑，根据中医辨证论治的原则，采用滋肾柔肝、育阴活血之法治之，使久治不愈之证获得痊愈。

八、疏风、散寒、活血法治愈周痹一例

陈某，男，54岁。

初诊：1986年9月10日。

主诉及病史：起居不慎，感风受凉，致右侧臂部钝痛，以后渐沿大腿后缘向下蔓延至小腿足腕；腕部发僵，屈曲不利，疼痛每于深夜加剧，常于午夜痛醒，需下地漫步，才得缓解，至今已历三个月。病后曾用中药和针灸治疗月余，疗效不著。

诊查：舌微白，脉缓。

辨证：风寒湿之气杂合而至，乘虚舍入，痹阻经隧，发为周痹。

治法：疏风散寒，活血通络。

处方：加减三藤饮。

海风藤 12g　鸡血藤 30g　忍冬藤 30g　海桐皮 12g　威灵仙 12g　炒苍术 10g　羌独活各 10g　牛膝 15g　桑枝 30g　红花 10g　秦艽 15g　川乌 10g(先煎)　10 剂

二诊：9 月 20 日。臂部及小腿钝痛消失；疼痛仅限于足腕以下，程度减轻，夜能安眠；足腕僵直如前，仅略可背屈。舌淡，脉滑。仍依上方加伸筋草 15g、老鹳草 15g、木瓜 12g。

再服药 6 剂后，疼痛已止，僵直亦愈，关节屈伸自如，邪气尽除，随即停药。

［按语］周痹一证，乃重感风寒湿三气而致。邪气滞留血脉之中，随血脉循行，邪气至处，闭阻气血而发疼痛。正如《灵枢经·周痹》中云："周痹者，在于血脉之中，随脉以上，随脉以下，不能左右，各当其所。"

加减三藤饮系郭老经验之方，方中以海风藤、羌独活、秦艽祛风散寒除湿；牛膝、桑枝通经活络；忍冬藤、威灵仙宣痹止痛；鸡血藤、红花养血活血，意取"治风先治血，血行风自灭"之义；痛甚时务当救急，故伍以川乌祛寒定痛。诸药合用，有祛风散寒、除湿活血、通络宣痹之功效。本案再诊时，疼痛已减，而足腕仍僵直难屈，故原方加伸筋草、老鹳草、木瓜以舒筋活络除湿。先后共用药 16 剂病得痊愈。

九、清热、利湿、凉血法治愈血淋一例

吴某，男，46 岁。

初诊：1989 年 6 月 16 日。

主诉及病史：两天前因公外出，由于长途劳累，回来途中即小便频数，尿道涩痛，尿色深红，淋漓不能自控。

诊查：体质素壮，面黄唇红。舌苔黄白，脉洪大有力。尿常规：潜血(＋＋＋)、蛋白(＋＋)；尿镜检：白细胞(＋)、红细胞(＋＋＋)。

辨证：下焦湿热，损伤血络，发为血淋。

处方：蒲公英 30g　栀子 15g　生地黄 12g　瞿麦 12g　海金沙 15g　小蓟 15g　藕节 30g　竹叶 10g　冬瓜皮 30g　蚤休 15g　连翘 10g　萹蓄 10g　甘草 10g　3 剂

二诊：6 月 19 日。服药后尿痛、尿频、尿淋漓不能自控均减轻，但偶有少腹痛，遂于上方中加茅根、元胡各 15g。3 剂。

三诊：6 月 22 日。症状全部消失，尿常规化验：潜血(－)；尿镜检(－)。

再依原方服药 3 剂，尿常规化验、尿镜检均为阴性，病告痊愈。

［按语］本案系湿热下注、热损血络而成血淋。病因虽云湿热，但以热邪炽盛为主。古人治此证，多用小蓟饮子，原方清热泻火之力较弱，治疗急症、重症似显不足。故本案方中重用蒲公英、蚤休、栀子、连翘清热泻火；生地黄、小蓟、藕节清热凉血止血；海金沙、冬瓜皮、瞿麦、萹蓄、竹叶清热利湿；甘草调和诸药。此方虽由小蓟饮子化裁而成，但较原方取效迅速。

十、清热、疏风、通窍法治愈暴聋一例

赵某，男，40 岁。

初诊：1986 年 8 月 7 日。

主诉及病史：一个月前曾患感冒。感冒愈后第三天，突然右耳暴聋，时时蝉鸣，并有堵塞感。病后曾服中药并结合针灸连续治疗20多天，不见好转。

诊查：体质素壮，面色红润。舌红无苔，脉弦数。

辨证：风热上扰清空，蔽塞经气所致暴聋。

治法：清热疏风通窍。

处方：柴胡10g　葛根15g　薄荷4g　板蓝根30g　黄芩10g　栀子12g　木通10g　石菖蒲10g　全蝎3g　蝉蜕15g　路路通15g　甘草10g　3剂

二诊：8月10日。耳鸣发堵感消失，耳聋显著减轻，效不更方。

按原方再服药3剂后，听力恢复正常，遂嘱停药。

［按语］耳聋一证，多责之足少阴肾、手少阳三焦与足少阳胆三经。因肾开窍于耳，手足少阳两经从耳后入耳中。本案系外感之后余邪未清，风热之邪上扰清空，经气受阻闭塞不通，故耳暴聋并有堵塞感；风火相煽，故蝉鸣不已。方中以柴胡、黄芩、栀子、板蓝根清泄少阳之热；蝉衣、薄荷疏风清热以治其本；菖蒲、全蝎、路路通开闭通窍以治其标，药后风热祛，经气通，而收全功。

十一、清热和胃法治愈久不欲食一例

贾某，男，81岁。

初诊：1973年8月30日。

主诉及病史：平素体质健壮，四十多天前因高烧住入某医院，诊断为肺炎。经用抗生素等治疗十数日后，体温、X线肺部拍片、血常规均转正常，但总感头晕、欲呕、不食。后检查肝功能，因谷丙转氨酶稍高于正常，疑为肝病，遂转来我院治疗。

诊查：精神疲惫，终日卧床不起，不思饮食(每日仅勉强进一二两食物)，时觉头晕、恶心欲吐，大便燥结已5日未解。舌燥乏津，脉弦长。肝功能检查各值正常。

辨证：热病后余热未清，肠胃郁热，邪热伤津，胃失和降。

治法：清热和胃。

处方：竹茹12g　陈皮10g　栀子10g　清半夏6g　枳实6g　大黄10g　党参10g　鸡内金10g　甘草10g　3剂

二诊：9月3日。服上方药后，大便行，恶心轻，遂于原方减大黄，加石斛15g、麦冬12g以养胃阴。3剂。

三诊：9月6日。头晕、恶心欲呕消失，思进饮食，继服原方。

以后按原方稍予加减，食量逐渐增多，竟至每日能食一斤多食粮，体力亦随之日渐恢复，于9月下旬痊愈出院。

［按语］本案系由温病郁热未清、郁于肠胃、胃失和降所致。因气机不利，胃气上逆，故恶心欲呕而不欲食；年迈病久，正气虚弱，故精神疲惫；热伤津液，故舌燥乏津，大便燥结。按常理年老久病、大便燥结者，似以养阴增液润肠法较为稳妥。但大便一日不行，肠道郁热不去，胃气一日难以和降，故本急则治标之意，先以大黄泻热通便。为防泻后虚脱，又仿新加黄龙汤意，佐以党参以扶正气。待便通后，改用增液养阴之法，使胃热得清，气机得畅，病人得康。

十二、健脾利湿活瘀法治愈水肿一例

严某,男,28岁。

初诊:1969年4月18日。

主诉及病史:颜面周身浮肿二十余日,病后曾在当地县医院检查,诊断为急性肾炎。

诊查:面色黄白,颜面及下肢浮肿,按之深陷成坑。腹胀便溏,日泻四五次,尿少色黄赤。舌无苔,脉缓。尿常规:尿蛋白(++++)、白细胞(++)、红细胞(++)、颗粒管型(++)。

辨证:脾虚湿盛,水液潴留,溢于肌肤,故为浮肿;脾为湿困,运化失常,故便溏泄泻;湿郁化热,影响气化不利,故尿少而黄赤。证属阳水。

治法:健脾利湿,清热活瘀。

处方:茯苓皮30g 白术24g 益母草60g 陈皮12g 冬瓜皮30g 厚朴10g 薏苡仁18g 茅根15g 车前子15g(包煎) 木香10g 甘草10g 4剂

二诊:4月22日。服上药后,腹泻稍轻,尿量较前稍多,尿色由黄赤转为微黄,惟浮肿不减,且常感胸腹胀满发憋。尿常规:尿蛋白(++++)、白细胞(++)、白细胞管型(+)、颗粒管型(+)、透明管型(+)。显示证重药轻,遂于前方减车前子,加大腹皮15g,益母草用量加至90g。6剂。

三诊:4月28日。腹胀除,泄泻止,浮肿显著消退,尿转清长。尿常规:尿蛋白(++)、白细胞(+)、红细胞少量、上皮细胞(++)。再依二诊处方减去木香,加桑白皮10g。继服5剂。

四诊:5月3日。浮肿完全消退,尿常规化验全部转为阴性,遂即停药。

三个月后,患者专程来院复查,尿常规化验仍为阴性。愈后又随访二年未见复发。

［按语］此案西医诊为急性肾炎,以颜面、肢体显著浮肿为主症,病程较短。郭老认为患者中焦亏虚,运化失职,湿从内生,久蕴不化,郁而化热,湿邪之邪粘滞,易阻遏气血,以致血行不畅,瘀于脉中,故水肿甚重。故用健脾利湿清热活瘀之法,方中重用活血化瘀之药。使脾健湿除热散瘀化,病体得安。

十三、清热解毒扶正法治愈蛋白尿一例

宋某,女,15岁。

初诊:1989年6月23日。

主诉及病史:四个月前曾患水痘,水痘将愈时,发现眼睑浮肿,尿少,尿色黄赤。经某医院化验检查,诊为肾炎。即服中药治疗,至今数月,眼睑浮肿好转,但蛋白尿持续不减。

诊查:体质瘦弱,面色黄白,面部及周身皮肤随处可见水痘愈后遗留下的色素沉着。咽峡微红,舌苔薄白,舌质红,脉缓细。尿常规:尿蛋白(+++)、潜血(+)。

辨证:水痘湿毒内侵肾脏,正气素虚,致湿热之邪留恋日久不解。

治法:清热解毒,扶正祛邪。

处方:蒲公英10g 小蓟12g 茅根15g 生地黄10g 黄芪10g 党参12g 益母草15g 枸杞子10g 冬瓜皮20g 甘草6g 4剂

二诊:6月27日。依上方服药后,化验尿常规:尿蛋白(+)、潜血(+)、上皮细胞(+)。效不更方,仍依原方继服药6剂。

三诊:7 月 3 日。依上方加石韦 10g。

四诊:7 月 13 日。改方后服药 10 剂,尿常规检查皆为阴性。因咽峡尚显微红,依前方减石韦,加板蓝根 12g。再服药 4 剂,巩固疗效。

以后多次做尿常规检查,均为阴性,遂停药。

[按语] 本案发于水痘之后,显系水痘失治,温热湿毒乘虚内舍肾脏所致。由于患者体质素弱,正不胜邪,兼以湿热之邪本性粘滞难化,故病邪虽轻,但日久难愈。治疗用药时,若专事扶正,则势必恋邪;若专以祛邪,则正气难复。郭老治疗本案按正虚、温热湿毒留恋论治,在清热解毒利湿方中辅以扶正之品,使湿热得清,正气得复,扶正祛邪而不恋邪。治法用药,恰到好处。

(张波整理)

[编者评注] 中医治病以辨证为本。辨证准确始能为治疗用药铺平道路。如何提高辨证的准确率是当前值得研究的课题。目前主要是依照传统理论加上个人经验。辨别喘咳的寒热性质,痰色是一个重要依据。郭老不拘于痰色的黄、白,综合身热、舌质、舌苔、脉象辨明寒热,提出痰色的黄、白与痰留于肺的久暂有关。说明中医辨证是以证的多个因素综合而成,其中一两个因素有悖者,大多有其特殊的条件和成因,当以审慎细查,方不致误。

陕西名医医案

郭国兴医案

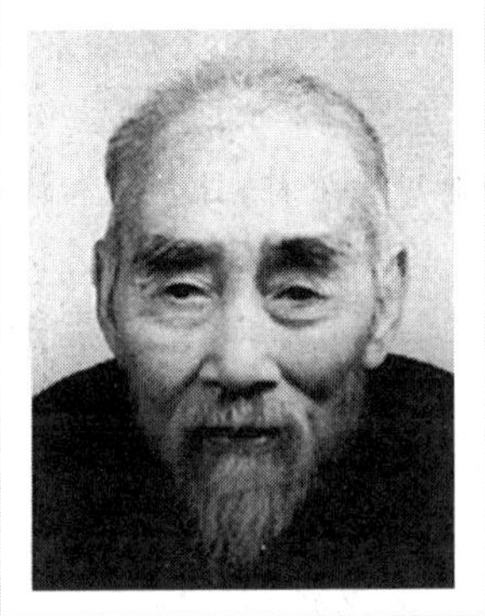

【生平传略】

郭国兴(1899—1991 年),陕西省南郑县人。南郑县中医医院内科主任医师。

郭氏幼读私塾,18 岁从师本县简国忠先生学医,学成后即在家乡应诊。1955 年加入联合诊所,长期在基层卫生院工作,1979 年调到南郑县中医医院工作。一生带徒二十余人。

先生行医七十年,长于内科,旁及妇、儿,善治杂病。在学术上推崇东垣学说,倡“百病生于气”、“百病属胃”之说,承张从正“攻邪”观点,认为“驱邪即安正、邪去则正安”。善用疏肝理气、清热攻下、活血化瘀等法。

郭老不但医术精湛,更可贵的是其医德高尚,为医清廉,一生无私奉献,不为索取。

已出版的《南郑医案选》搜编其临床医案数例,发表过《大柴胡汤的临床应用》等论文。生平传略分别被《中国高级医师名录》和《陕西省名老中医经验荟萃》收录。

一、大柴胡汤治疗癫狂一例

朱某,女,26 岁。

初诊:1982 年 1 月 19 日。

主诉及病史:胡言乱语、狂躁不宁 4 天。4 天前因与丈夫争吵,被丈夫打骂而生气,继而出现胡言乱语,哭笑无常,弃衣袒怀,不避亲疏,狂躁不宁。病发后又被丈夫用绳子捆绑,故病势愈加重。一年前曾有类似症状发生,经多方调治数月而愈。

辨证:怒气伤肝,气郁化火,铄液为痰,痰随气升,蒙蔽清窍,扰乱神明。

治法：疏肝解郁，清热泻火，化痰开窍。

处方：柴胡 10g　黄芩 15g　大黄 30g　赤芍 15g　法半夏 10g　枳实 10g　黄连 10g　菖蒲 10g　郁金 15g　丹参 30g　甘草 5g　青黛 10g(布包)

水煎服。

上方服药 2 剂，火随气降，患者自觉身困乏力，神志已清，狂躁遂止。后因感冒和月经来潮而来就诊四次，癫狂未再发作。

［按语］《素问·至真要大论》说："诸躁狂越，皆属于火。"本证属狂证，气郁是其病因，气郁化火，火烁液为痰，痰火随气上升蒙蔽清窍是其主要病机。方中柴胡疏肝，枳实破气；黄芩泻肺火，黄连泻心火，青黛泻肝火；菖蒲、郁金协助法半夏化痰，且芳香开窍；气结痰壅必致血瘀，故用赤芍、丹参化瘀兼凉血安神；甘草调和诸药以护胃气；重用大黄，如釜底抽薪，故服药 2 剂而神清。

二、大柴胡汤治疗妊娠恶阻一例

陈某，女，26 岁。

初诊：1978 年 10 月 4 日。

主诉及病史：停经两个月，恶心呕吐一个月。停经一个月后即开始恶心呕吐，曾用西药爱茂尔、冬眠灵、维生素 B_6、胃复安，静脉输液和中医治疗，均无好转，食入即吐，汤水难下，口吐苦水，头晕目眩，溲黄便秘。

诊查：烦躁不安，肌肉瘦削，难以支体。舌红苔薄黄，脉弦滑。

辨证：素体肝胆火旺，妊后进补，中焦壅滞，胃气上逆。

治法：疏肝利胆，通腑降逆。

处方：柴胡 10g　黄芩 10g　半夏 10g　枳实 10g　白芍 10g　银花 12g　竹茹 10g　生姜 3 片　桔梗 10g　甘草 5g　大黄 12g(另包泡服)

上方药服 2 剂后，呕吐明显减轻，饮食能在胃中停留；少少频食，虽呕但未吐；大便仍觉不利。守原方再进，大黄增至 15g 仍泡水频饮。以此方少作化裁，共治疗 22 天，饮服大黄 400g 左右，呕吐完全消除。后经饮食调理，身体逐渐恢复，足月顺产，母子皆安。

［按语］胎前产后，人多忌用大黄。郭老认为大黄之力虽猛，然有病则病当之。虽患者形体瘦削，如邪不去、吐不止则何以进补？故应先破后主，"破字当头，立在其中"。症见饮入即吐，知胃中热也。故方中重用大黄，频频饮服，贯穿始终。《汤液本草》说："大黄……推陈致新，去陈垢而安五脏。"方中黄芩一味，既清热且安胎，恐势单力薄，故以甘草、桔梗缓之，既护胃气又防胎气受损；银花气轻，入肺胃而清烦热。全方通力攻邪而胎得安，不补虚而正自复。

三、清热泻火、滋阴润肺法治愈耳衄一例

刘某，女，72 岁。

初诊：1983 年 3 月 19 日。

主诉及病史：耳内流血两个月。患者两个月前不明原因自觉右侧耳内有鲜血流出，时流时止，流无定时，其血量少色红，伴有头昏，周身困倦，五心烦热，大便秘结，小便黄。曾在汉中各家医院治疗，中西药均服过，终未见显效。

诊查：舌淡红，苔薄白，干燥少津，脉细数。

辨证：燥热内结，迫血妄行。

治法：清热泻火，滋阴润燥。

处方：银花 20g　连翘 10g　大黄 12g　竹叶 10g　芦根 30g　黄柏 10g　栀子 10g　桔梗 10g　麦冬 12g　生地黄 15g　丹皮 10g　木通 5g　藕节 15g　甘草 5g

水煎服，3 剂。

二诊：上方药服完，耳内未再流血。为防复发，嘱服知柏地黄丸以巩固疗效。

［按语］血出于耳为耳衄。耳为肾之窍，耳衄之病不外乎气与火两端。银花、连翘、大黄清肺胃之热；栀子清肝火；竹叶清心火；黄柏清肾中虚热；芦根、麦冬生津润燥；生地黄、丹皮、藕节凉血止血；木通利窍，甘草调和诸药。其中大便秘结是迫血妄行的关键，所以方中重用大黄，腑通大降，血自归经。

四、清热凉血、滋阴降火法治愈鼻衄一例

惠某，男，23 岁。

初诊：1983 年元月 6 日。

主诉及病史：从小鼻子流血，屡治不愈。伴头晕耳鸣，五心烦热，尿黄，消化力不强，体倦乏力。

诊查：面红，苔薄黄少津，脉弦数。

辨证：肾水亏于下，心火亢于上，热淫于上而血迫脉外。

治法：清热凉血，滋阴降火。

处方：黄连 8g　黄芩 10g　大黄 10g　焦栀子 10g　生地黄 15g　麦冬 15g　茅根 30g　竹叶 10g　玄参 15g　赤芍 10g　肉桂 3g

水煎服，3 剂。

二诊：药后衄血明显减少减轻。舌尖红，少苔，脉弦细数。气分热已挫，营分热留恋。上方去肉桂加丹皮 12g、侧柏叶 15g，3 剂。

三诊：鼻衄未再出现。因病程太长，恐其再发，故制丸药一料，以巩固疗效。名四生丸：

生地黄 100g　生侧柏叶 30g　生荷叶 30g　生艾叶 30g

先将后 3 味药碾细过筛，将生地黄捣烂内药面，共捣烂如泥，和小丸如小指头大，装瓶内勿泄气。每日早晚各一次，每次 2 丸，白开水送下。

此药服完，随访两三年未再复发。

［按语］肾水不能上济，心火独亢于上，熏灼肺络，迫血妄行，发为鼻衄，故组方以泻火与滋阴并举，清离与滋坎兼顾。三黄与焦栀泻火；地冬玄茅滋阴凉血；佐肉桂引火下降，交通心肾；血得寒则凝，遇热则结，故以赤芍散之。二诊取犀角地黄汤意，郭老认为方中犀角可以侧柏叶代之。汤者荡也，取效快捷，但恐其死灰复燃，故以四生丸善其后，使无后患。

五、温补脾肾法治愈痢证一例

周某，男，48 岁。

初诊：1986 年 9 月 28 日。

主诉及病史：腹痛下痢已 3 年。患者 3 年来经常腹痛，便下赤白黏液，里急后重。曾服用

多种抗生素及中药香连丸、芍药汤、白头翁汤、四神丸、结肠炎丸等，均感疗效不佳，遇寒冷及受凉则病情愈发加重；每日大便七八次，白多红少，有时无红白；腹部冷痛发胀，畏寒怕冷，盛夏酷暑也要以棉裹肚；饮食无味，形体逐渐消瘦；腹内辘辘有声，疲倦思卧，继则腰膝冷痛，干呕吐涎沫。慕名来诊。

诊查：形体瘦削，神疲乏力，语音低微，面色晦暗，双目少神。舌红绛，有津无苔，脉沉迟。

辨证：痢疾日久，苦寒伤胃，寒湿内停，气机受阻，中阳被困，由脾及肾，脾肾阳虚。

治法：温补脾肾，佐以调气活血。

处方：党参 10g　白术 10g　茯苓 15g　炙甘草 5g　附子(先煎)10g　肉桂 5g　当归 10g　干姜 6g　黄连 6g　吴茱萸 5g　木香 10g

水煎服，2 剂。

二诊：服药 2 剂，食欲增加，呕止，吐涎沫减少，便下次数减少，腹中冷痛和里急后重亦觉减轻。舌转红润无苔，脉沉较前有力。药已中病，守方再进药 2 剂。

三诊：原症状进一步减轻，大便仍溏稀，但无红白黏液；食欲大增，口干不欲饮水，仍体倦乏力。舌红润少苔，脉濡。肾阳虽复，脾阳未振。原方去附、桂、黄连，加砂仁 8g、炒山药 15g、草果仁 10g 以增暖脾开胃之力。

四诊：上方药连服 5 剂，原有症状进一步好转，大便日两三次，已成条，饮食倍增。舌上呈现一层薄白苔。胃气已复，守方续服药 5 剂以收全功。

[按语] 苦寒伤胃，胃病及脾，脾阳不振，日久累肾，是本证病机。温补脾肾，药证合拍，故收良效。寒证为何又用苦寒之黄连？黄连本为治痢之要药，且苦能燥湿，寒为热药之反佐，寒因寒用，同气相求，以防寒热格拒。寒湿盘踞中下二焦，格拒心火不能下降，故舌见红绛。无火不能暖土，胃中无火何以腐谷？故患者吐涎沫而舌上有津无苔。舌红绛无苔，脉沉迟，可知既非阴虚证，也不是热入营血证。

六、损伤性小便失禁治验一例

李某，男，68 岁。

初诊：1979 年 5 月 12 日。

主诉及病史：跌伤后致小便失禁一年有余。一年前因上楼取柴，从楼上跌下，骑跨梯子上，当即昏倒不知人事，移时苏醒，自觉腰痛而尿闭。经调治后，又出现小便不禁，日夜无度。经多处医治无效，患者痛苦不堪。

诊查：形瘦，精神不振，面色㿠白无华，语音低弱。舌质紫色有瘀点，苔薄白，脉细弱沉涩。

辨证：损伤瘀血，阻于脉络，肺肾气虚，下元不固。

治法：行气消瘀，佐以固肾。

处方：生地黄 10g　赤芍 10g　川芎 10g　当归 15g　淮牛膝 10g　广木香 10g　首乌 10g　小茴香 10g　枳壳 10g　桃仁 10g　红花 5g　泽兰叶 10g　川续断 15g　骨碎补 10g　甘草 3g

水煎服，4 剂。

二诊：5 月 17 日。腰痛减轻，小便次数减少。舌淡白，脉细弱。病有转机，改温补脾肺法。

处方：党参 12g　白术 10g　炙甘草 6g　陈皮 10g　川续断 15g　香附 10g　杜仲 10g　益智仁 10g　补骨脂 10g　淮牛膝 10g　小茴香 10g　枳实 10g　骨碎补 10g　黄芪 15g

白及 10g

水煎服,5 剂。

三诊:5 月 25 日。精神振奋,面色有华,食欲增进,尿有定数。舌淡红,苔薄白,脉较前有力。巩固下元,鼓动肾气,以肾气丸改汤剂加益智仁 10g、杜仲 10g、补骨脂 10g、白及 10g、菟丝子 10g、炙甘草 5g。

上方药连服 6 剂,而收全功。

[按语] 患者年过六旬,肾气已衰,复受跌仆,气滞血瘀,开阖失司,故见腰痛、小便不禁,日久不愈,累及脾肺。《金匮翼》说:"水虽主于肾,而肾上连肺,若肺气无权,则肾水终不能摄。"治疗不但要固肾气,还要兼顾脾肺之气。但见舌紫有瘀点,脉细弱且见涩象,知是瘀血之征。瘀血不祛,正气难复,故首诊以生地四物汤加活血化瘀之品,佐以补肾行气之药,以取气为血帅、气行则血行之意。二诊见瘀血已祛,当温补脾肺,因脾肺之气不足,肾司开阖之权难当,故以五味异功散偏于温补脾气,茯苓淡渗利水不利固摄故去之。《仁斋直指方》说:"下焦虚寒,不能温制水液,则尿出不禁。"所以以金匮肾气丸加味,温补命门之火,三焦气化功能正常,小便自可约束。瘀血祛后加入白及,意在敛补损伤之路。

七、麻黄附子细辛汤治疗水肿一例

雷某,男,49 岁。

初诊:1972 年 6 月 21 日。

主诉及病史:全身浮肿一个月。一个月前给生产队放水,日夜劳作,有时夜间在外露宿,开始恶寒发热,全身尽痛,咳嗽吐白色泡沫痰,咳甚则颜面浮肿,小便不利。在县医院住院治疗,曾用抗生素及利尿西药,开始有效,但停药又肿,继则全身肿胀,喘不得卧,腹胀,尿闭,嘱其出院料理后事。但回家一周不死,家人不忍,遂请郭老诊治。

诊查:全身肿亮,倚椅而坐,喘不得卧,呻吟不止,全身痛甚,无汗,阴器肿亮,小便点滴难出,鼻流清涕。舌暗红,无苔但汪汪有水,脉沉紧。

辨证:寒湿浸淫,肺气闭塞,少阴寒化,凉遏冰伏。

治法:解表温里,表里双解。

处方:麻黄 10g　附子(先煎)30g　细辛 5g　桂枝 10g　生姜 3 片　2 剂

附子先煎 1～2 小时后入余药再加水适量,煮 15 分钟,取汁温服。

二诊:前方药服 1 剂,觉身体微微发热,没出汗,但小便如泉之流,昼夜尿出半桶,肿消喘平,身疼皆除,只觉困乏无力嗜卧。舌淡红,少苔,脉沉弱。急宜健脾培土以运水湿,以香砂六君子汤调理脾胃,嘱其热粥调食以复胃气,病渐痊愈。

[按语] 水边劳作感受夜寒,寒湿俱为阴邪,易伤阳气。寒伤肺,肺气闭塞;湿困脾、脾不化湿,聚液为痰,痰饮内停则咳喘肿满骤起。抗菌消炎、输液补水皆雪上加霜,更损阳气;水得热则流,得寒则凝,今寒多热少,阴盛阳衰成凉遏冰伏之势,故小便难出,全身尽肿,危在旦夕。急宜温阳化气,开肺启闭。麻黄辛温入肺与膀胱经,虽曰发表,实为开肺;附子辛热,入心、脾、肾经,走而不守,温阳之要药;细辛入肺、肾经,有利九窍之功,上助麻黄开肺如提壶揭盖,下利肾窍如决堤开流;桂枝助附子温阳化气;生姜辛散利水又解附子之毒。药味虽少,功专力宏,故一剂收功。脾属土,为制水之脏,水退则急宜培土,故以六君子善后。

八、小儿发热治验一例

杨某，男，1岁半。

初诊：1985年7月28日。

主诉及病史：患者发热咳嗽两个月，日轻夜重，腹胀食少。在当地治疗一段时间不见好转，后到某医院住院治疗，诊断为“肺门淋巴结核”。经治疗一个多月发热咳嗽仍持续不退，体温持续在38℃上下，上午体温下降，下午开始上升，发热时患儿昏昏欲睡。

诊查：形体瘦削；大便五六天解一次，如羊屎；腹胀拒按，尿黄少。舌尖红，苔黄干燥，指纹沉滞色紫。

辨证：燥屎内结，耗津烁液，肺失肃降。

治法：清热生津，软坚润燥。

处方：生地黄6g　玄参6g　大黄4g　芒硝（烊化）5g　甘草2g　麦冬6g　银花6g　芦根10g　知母4g　桔梗4g　木通3g　车前草5苗

水煎服，2剂。

二诊：8月3日。上方药服完2剂，大便软，两日一次；腹胀减轻；热退，体温37～37.5℃；咳嗽减轻。舌苔黄不燥。

处方：生地黄6g　玄参6g　酒军4g　甘草2g　麦冬6g　银花6g　芦根10g　知母4g　地骨皮4g　黄芩4g　焦楂5g　白芍4g　车前草5苗

水煎服，3剂。

三诊：未再发热，咳嗽明显减轻，腹部柔软；大便日行一两次，溏软；尿清。舌苔淡黄湿润，指纹细红紫。上方去酒军加贝母3g继服。

上方药陆续服10剂，症状消失，X线拍片复查已正常。

［按语］小儿阳常有余、阴常不足，不晓寒暖，易感风寒，内伤饮食，寒与宿食积滞于胃肠，郁久则化热化燥。肺与大肠相表里，肺气随胃气下降，宣发也自然正常。今燥屎内结，阻碍肺气下降，内烁津液，则见发热咳嗽，燥屎不去则发热难却，消炎则如扬汤止沸，故调胃承气汤加味急攻燥屎，如增水行舟，釜底抽薪。

九、小儿胎黄治验一例

唐某，男，3个月龄。

初诊：1983年9月6日。

主诉及病史：全身皮肤和眼睛发黄三个月。患儿自出生后即见全身皮肤发黄，眼睛发黄，尿如浓茶。在当地医院住院治疗一个多月，无明显好转后要求出院。出院后经多处中西药治疗也无明显疗效。

诊查：形体瘦削，精神委靡，嗜睡，皮肤发黄粗糙，白睛呈黄绿色，口吐白沫，哭声低弱无力。腹胀如鼓，触之欠柔软，大便五六天一解，为硬便三四枚；口腔内有马牙，舌苔黄，指纹紫滞。

辨证：肝胆湿热内蕴，胃肠积滞不下，以致胆失疏泄、脾失健运。

治法：清热利湿，导滞通便。

处方：茵陈6g　栀子3g　酒军3g　赤芍3g　郁金3g　茯苓4g　泽泻3g　川楝3g

枳壳 3g　焦楂 5g　鸡内金 6g　木通 3g　蝉蜕 3g　甘草 2g

水煎取汁缓缓服用。

二诊：9 月 12 日。大便日行两三次，为溏稀便；想吃奶，尿多。舌苔及指纹如前。守前方再服药 2 剂，缓缓频服。

三诊：9 月 18 日。皮肤和目睛黄疸开始消退，尿亦不如前黄，大便溏稀日行两三次，腹部柔软，吃奶次数增多，全身情况明显好转。原方去川楝、木通、蝉蜕，加槟榔、竹叶、麦芽各 3g，继续缓缓饮服。

四诊：9 月 25 日。前方药连服 5 剂后，黄疸已基本退完，腹部柔软，食欲明显增进，较前有精神，口内马牙也消失。舌苔薄黄，指纹细。原方去泽泻、川楝、木通、蝉蜕，加白术 3g、山药(炒)6g、炒扁豆 5g 以健脾化湿。

[按语]《幼科铁镜》说："胎黄由娠母感受湿热，传于胞胎。故儿生下，面目遍身，皆如黄金色，壮热便秘溺赤者是也。"指出新生儿发黄的原因与妊母体质、胎热及湿热等因素有关。前医多以西药和输液为主治疗，中医也见患儿体质瘦弱，不敢清下，乃至湿热蕴结日久，化燥伤津，耗伤正气，瘀血内结。湿热瘀结不去，则正虚难以恢复。故以茵陈蒿汤与五苓散加减化裁，清热利湿，通腑破瘀，疏肝解郁，健脾化湿灵活运用，寓扶正于驱邪之中。

（郑国华整理）

[编者评注] 郭国兴先生集七十余年临床经验，在内、妇、儿科方面均有独到之处。临证强调攻邪，认为"驱邪即安正，邪去正自安"。如治疗妊娠恶阻用大柴胡汤，方中用大黄 15g，泡水频饮，使邪热去而胎安；治疗外伤后小便失禁，以行气化瘀为主法，使瘀去正复，继以温补脾肾收功，可谓艺高胆大。

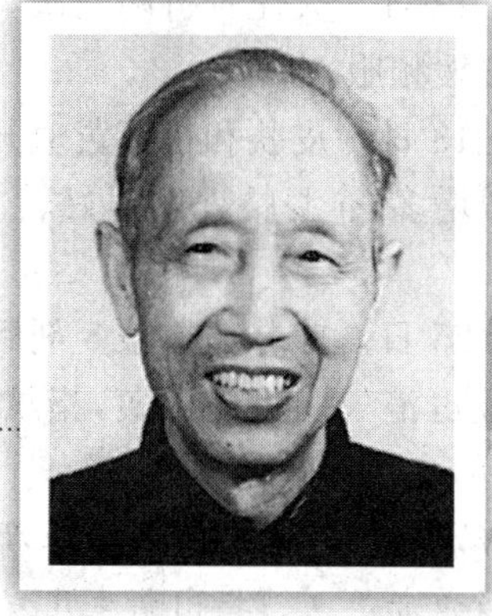

吴一纯医案

【生平传略】

吴一纯，1920年生，陕西兴平人。教授、主任医师。幼年在教会学堂攻读文史，1942年就读于国防医学院，毕业后到重庆北碚医院内科工作。1951年回陕，在第四军医大学工作。1956年在武汉中医研究班学习。后承担本校中医医疗、教学和科研工作，任中医科主任。历任陕西中医学会基础理论专业委员会副主任委员、肿瘤学会及中西医结合学会理事、全军中医学会常务理事、陕西省卫生厅药品审评委员会委员、河南南阳仲景国医大学名誉教授等职。20世纪50年代，为振兴中医，曾上书卫生部，提出不少有益的主张。

吴老专长内科杂证，对消化系统疾病及肿瘤的研究防治尤为精深，疗效卓著。曾主编和编写中医基础、中西医结合临床指导等多种教材。主编和编写《中西医结合简明内科学》、《中西医结合简明肿瘤学》等五部著作。先后发表30余篇学术论文。

一、肾着汤为主治愈痹证一例

赵某，女，40岁。

初诊：1968年3月4日。

主诉及病史：全身关节酸楚、麻痹、疼痛。脚底麻木四年余。发病前有潮湿地居住史。曾经各种中西药治疗均未彻底痊愈。1966年11月因摔伤症状加重，致全身关节发作性疼痛。同年11月24日住某医院确诊为风湿性关节炎。患者全身关节疼痛。腰困，沉重，如带五千钱，踝部沉痛尤甚。

诊查：舌质暗淡、苔黄，脉沉弦。

辨证：寒湿久稽，脾肾两虚，络阻血瘀。

治法：温养脾肾，祛湿活络。

处方：

1. 干姜10g　茯苓15g　炙甘草6g　白术6g

每日1剂，水煎服。

2. 追地风12g　千年健12g　乳香6g　没药6g　羌活12g　独活12g　透骨草12g

当归 12g　防风 10g　伸筋草 10g　苏木 10g　红花 10g　桑寄生 15g　艾叶 12g　细辛 6g　白芷 10g　桃仁 6g　赤芍 12g　秦艽 10g

共研末醋调，外敷腰部。

至 8 月 12 日一直应用肾着汤为基本方治疗。全身关节疼痛及其他不适解除。惟左腹部隐痛，月经未潮。加服当归 10g、生地黄 10g、桃仁 12g、红花 10g、赤芍 10g、牛膝 10g、川芎 6g。11 月 28 日复查精神极佳。一切症状消失。嘱停服汤剂及外敷方。患者惧怕复发，给妙济丹善后。

［按语］患者寒湿久稽经络及脏腑，伤阴耗气，脾肾俱虚。治疗先从根本温养脾肾，使先后天之阳气充沛；继则搜风祛湿，使内有祛邪之力，外邪亦有退路。患者既往久服西药水杨酸、激素类，精神痛苦，见药呕吐。接受中药治疗配合好，效果显。治疗总则是扶助脾肾之阳气，鼓动血行，祛除恋邪。内扶外引，辨证确切，效如桴鼓。

二、吴茱萸汤治愈顽固呕吐一例

任某，女，43 岁。

初诊：1967 年 2 月 25 日。

主诉及病史：反复呕吐二十余天，滴水不能进。头晕、头昏、头痛。十年前曾发此病一次，经治好转。此次发病前有精神创伤史。自觉口臭，无饥饿感，睡眠差。住院后每日静脉输液以维持电解质平衡。曾给镇静剂、解痉药等仍不能止吐。经钡餐透视、胃液分析、反复大便潜血试验均未发现异常。

诊查：形体瘦削无力，面色苍白。反应迟钝，呈烦躁状。血压 112/84mmHg。脉沉迟弱，舌前光净无苔，舌中舌根苔白厚。

辨证：肝脾不和，湿滞中宫，胃气上逆。

处方：吴茱萸 6g　党参 10g　生姜 15g　大枣 6 枚

二诊：服上方药 6 剂后，呕吐止。嘱少量进食。继服上方药 10 剂，停止静脉输液。诸症遂愈。

［按语］呕吐反胃乃肝气犯胃。头痛头晕为厥阴之寒气内攻。心烦乃阳气内争。治疗抓住主症，温中焦、降浊逆、暖肝肾，经方用之贴切，则诸症可除。

三、扶正解毒控制急性粒细胞性白血病长期发热一例

宋某，男，29 岁。

初诊：1967 年 6 月 10 日。

主诉及病史：头昏无力五个多月，症状加重两个月。近两个月以来常感发冷、发热、心悸、气短、出汗，四肢皮肤出现紫斑，齿龈出血，鼻衄较多，身体日渐消瘦。经输血、抗生素等治疗两月余，体温一直持续在 37.5～38.5℃之间；怕冷，别人穿单衣他须穿毛衣。

诊查：体温 38℃，脉搏 88 次/分。脉濡数，舌质暗淡，苔薄白。血压 120/70mmHg。右下肢皮肤散在绿豆大紫斑，左髂前上棘处有一小脓疱，两腹股沟淋巴结肿大如花生米，眼结膜苍白，腹部平软。肝大肋下约 1.5cm，质中等伴压痛。实验检查，红血细胞计数 2.45×10^{12}/L，血红蛋白 70g/L，白细胞计数 11.6×10^{9}/L，血小板计数 25×10^{9}/L。

辨证：已经血液科明确诊断为急性粒细胞性白血病。属中医百日劳，证为气血双虚、卫外失固。胃气尚存。

治法：温中补虚，和里缓急，解毒清热。

处方：黄芪 30g　芍药 18g　桂枝 10g　大枣 12 枚　生甘草 3g　半枝莲 30g

服药 3 剂后，热退身凉，精神好转。舌苔薄，脉小弦。但各项实验室检查仍无转机。

[按语] 血癌之患，病入膏肓。吴老恰如其分地灵活应用经方，药味虽少，方剂平平，取效甚捷。吴老历来重视西医明确诊断，又善于中医的严谨辨证，小剂对付大证。对治疗癌症他主张以扶正培本，以温肾、健脾、活血、解毒为大法，并根据不同阶段而有所侧重。

四、小建中汤为主治疗衄血一例

韩某，男，23 岁。

初诊：1967 年 6 月 29 日。

主诉及病史：反复齿龈及鼻出血伴头昏乏力半年余。发病前曾出现感冒、鼻塞、头痛、头昏、头晕。一周后牙龈部苍白，继则出血、高热、喉痛。以后几乎每隔日牙龈、鼻出血一次。渐感体力不支，心慌气短，头昏眼花。在本单位卫生所检查血红蛋白 45g/L，红血细胞计数 $2.5\times10^{12}/L$，白细胞计数 $4.1\times10^{9}/L$，血小板计数 $140\times10^{9}/L$。按失血性贫血治疗。后经检查确诊为再生障碍性贫血。第二次输血后出现严重反应。四个月以后经常发热，自觉胸闷气短，记忆力减退，不欲饮食。

诊查：呈慢性病容，血压 110/80mmHg，面色苍白。舌质淡苔厚，脉芤。

辨证：虚劳里急，脾胃衰败。

治法：温中补虚、和里缓急。

处方：白芍 20g　桂枝 10g　生姜 10g　炙甘草 10g　大枣 12 枚

服上方药 6 剂后热退，精神好转，衄血减少，饥饿欲食。舌苔较薄，脉转沉缓。病大见转机，尚未痊愈，改服丸剂。处方如下：

何首乌 50g　生地黄 20g　熟地黄 20g　当归 20g　苁蓉 20g　菟丝子 20g　党参 50g　黄芪 20g　枸杞 20g　肉桂 10g　炙甘草 10g　阿胶 20g

以上各味为末，熔入阿胶，炼蜜为丸服用，两年后复诊，全身情况良好，无出血现象。

[按语] 此案系虚劳阳虚发热典型病例，由于脾胃衰败，以致脾无统摄之力。先用甘温建中补虚之剂，使中阳得运，气血化生，虚劳发热及离经妄行之血则愈。不就失血止血，而是治病求本。后用益气生血补肾，巩固效果。

（汤云龙整理）

五、祛痰活血、软坚扶正法治愈晚期恶性肿瘤四例

例一　苏某，男，59 岁。

初诊：1963 年 3 月 17 日。

主诉及病史：右侧小腿肿块剧痛 6 年，胸痛时发两年。缘于 1957 年患者右侧小腿外侧长出一鸡蛋大包块，质硬痛剧，在长春某医院确诊为“右胫骨下端巨骨细胞瘤”。1958 年 6 月在沈阳截肢，1961 年发现右肺有块状阴影，胸剧痛，在痰中找到癌细胞，确诊为“肺转移瘤”。为

此在北京、上海各大医院诊治，都认为无有效治疗方法，此时患者方寄希望于中医药。

诊查：神情疲惫，表情痛苦。脉象沉弦，舌质色暗，苔白腻。

辨证：证属肾虚血瘀痰结。

治法：平消丹化裁。

处方：仙鹤草　枳壳　郁金　干漆　五灵脂　清火硝　白矾　制马钱子

用法：将上述药物制片，每次服 8 片，一日 3 次，连服 3 个月为一个疗程。

辅以汤剂内服，处方：

补骨脂 30g　何首乌 30g　瓦楞子 30g　鹿角霜 30g　郁金 30g　土贝母 30g　蜂房 30g　蜈蚣 2 条　没药 10g　山慈菇 15g　莪术 10g　甘草 3g

二诊：9 月 13 日。胸痛消失，咯痰量少，肺部阴影显著缩小。嘱停用汤剂，继服平消片。

三诊：1964 年 5 月 17 日。症状消除，体力增强，胸片示："肺部阴影基本消散"。仍嘱其坚持服药。

四诊：1969 年 2 月 6 日。胸痛剧烈，咯痰量多，气促乏力，全身不适，胸片示"右肺门阴影增大如拳头，密实影"，问其缘由，方说因"武斗"干扰，中断服药已 6 个月。嘱其以原法治疗，汤剂、片剂同用。

五诊：1969 年 5 月 21 日。症状缓解，胸片示"右肺门肿块明显吸收缩小"，自觉无不适感，遂同意其恢复工作，坚持服药。

六诊：1972 年 3 月 5 日。无症状，胸片示："原肿瘤阴影基本消散。"

七诊：1992 年 2 月 27 日。复查胸片，三大常规及肝肾功能均无异常。20 年来坚持服用平消片，未见任何不良反应，患者虽然右腿装了假肢，但是能上街骑车，精神饱满，面色红润，胜任日常工作。

例二　王某，男，72 岁。

初诊：1964 年 5 月 29 日。

主诉及病史：胸痛，呛咳咯痰带血，胸闷气促一年余。于 1963 年 12 月初，无明确原因出现上症，经胸片及痰脱落细胞检查，确诊为"右支气管色素细胞癌"。服氮芥 20mg，放射 56Gy 后，出现严重的放疗后肺炎，被迫选用中药治疗。

诊查：面色紫暗，舌色绛紫，呼吸急促，脉细数略滑。

辨证：肺经气滞血瘀痰阻。

治法：治以宣肺理气、化瘀祛痰。

处方：主以平消片为治，辅以宣肺化痰、理气止血之品：

生艾叶 20g　大蒜 20 瓣　百部 12g　陈皮 10g　木瓜 12g　䗪虫 10g　瓦楞子 30g　山豆根 10g　蜂房 10g　生姜 10g　三七 5g　甘草 3g

二诊：1965 年 2 月 12 日。已坚持治疗一年余，症状逐渐消失，精神好转。胸片示"右肺上部密度增高，胸膜增厚"。患者是汽车司机，又恢复了工作。从此患者坚持服平消片，预防病灶发展转移，每年住院系统检查，一直精神饱满，生活、工作一如常人。不幸于 1992 年 2 月 16 日在家中突然死于心梗。药后存活 29 年。

例三　周某，女，23 岁。

初诊：1965 年元月 15 日。

主诉及病史：剧烈头痛，呕吐，视物成双十月余。从 1964 年 3 月始剧烈头痛、恶心呕吐，视物成双，眼底检查见视乳头水肿，在神经外科行减压术，并行病检确诊为"右大脑胶质细胞瘤"，伴见胶质小结形成，脑组织神经细胞退行性变，不能手术切除，予放疗缓解症状，因此选用中药治疗。

诊查：烦躁，舌质色红，苔黄腻，脉弦数。

辨证：肝胆湿热，血瘀痰结。

治法：清利肝胆湿热，祛瘀化痰为主。

处方：以平消片为主，每次 8 片，1 日 3 次，长期服用，坚持治疗；辅以龙胆泻肝汤化裁：

龙胆草 15g　山栀 10g　柴胡 10g　生地黄 15g　车前子 15g　泽泻 10g　元胡 15g　䗪虫 10g　僵蚕 15g　旋覆花 10g(包)　代赭石 30g　石决明 30g　白花蛇舌草 30g

二诊：1966 年 2 月 3 日。坚持用药一年余，症状基本消除，仅时觉头昏，余一切如常。已上班工作。嘱其坚持服平消片，停用汤药。

三诊：1991 年 3 月 17 日。已服药 27 年，无不良反应，一切无异常，仍坚持服平消片。

例四　冯某，男，34 岁。

初诊：1964 年 3 月 28 日。

主诉及病史：1964 年元月初出现咳嗽、咯血、右肩剧痛，已两月余。经胸片及胸穿癌细胞检查，确诊为"右上肺未分化癌"，颈静脉怒张，背部剧痛，上肢麻木，故未行手术。

诊查：消瘦神疲，舌淡，苔白腻，脉细弱。

辨证：为肺气不足、痰凝血瘀。

治法：补益肺气，化痰祛瘀。

处方：平消片，每次 8 片，1 日 3 次，长期服用为主，辅以汤剂：

生黄芪 30g　太子参 30g　茯苓 12g　半夏 10g　半枝莲 15g　半边莲 15g　陈皮 10g　全蝎 5g　丹参 25g　郁金 15g　山蓝根 15g　蜂房 10g　瓦楞子 30g　甘草 3g　元胡 15g

二诊：1964 年 12 月 3 日。症状渐缓解，精神体力恢复，已返回工作岗位，停服汤剂，长期服平消片。

此后每年诊查一次，共 19 次。1984 年以后，便失去联系。

［按语］吴一纯教授临床应用平消片三十余年，发现该药可以用治多种良性的和恶性的肿瘤，无骨髓抑制和肝肾损害，且有增加食欲、提高机体免疫功能的作用，对萎缩性胃炎、肝硬化、乳腺增生、卵巢囊肿等病也有治疗作用。因为中医学认为"瘤之为义，留滞不去也。"肿瘤之形成，主因是气、血、痰、食郁结积聚所致，其中气血为主，痰食居次，四者又相互作用，相兼为病。方中郁金辛开苦降，开窍破结，活血祛瘀，止痛生机，行气开郁；白矾除热痛，化顽痰，与硝石同用能破积攻坚，祛痰化滞，推陈布新；干漆与五灵脂配伍，破瘀血，消积杀虫；枳壳能疏滞化痰消痞；马钱子祛毒入络；仙鹤草收敛止血。诸药合用，共奏攻坚破积、行气活血、化痰解郁、推陈布新之功，因此可用于多种癌肿的治疗。吴老所治肿瘤均经病理确诊，用其他方法治疗无效者，方选为观察病例，随访观察二十余年，才敢公诸世人。中药往往具有扶正祛邪、防治结合、使肿块渐消缓散、正气逐步增强的作用，实为中医学神奇之所在。

（赵建斌整理）

六、当归贝母苦参丸治愈淋证一例

周某，男，24 岁。

初诊：1967 年 11 月 13 日。

主诉及病史：5天前拔牙，复加搬家，劳累后出现发冷发热、腰痛、尿痛。西医诊为急性肾盂肾炎。经肌注青链霉素治疗后，寒热消退，他症未除，特请吴老诊治。患者素有胃病，体质较弱。刻下小便艰涩，灼痛黄赤，腰酸胀痛，纳呆食少，乏力倦怠，大便干结。

诊查：舌质暗红，舌苔薄黄，脉象弦数。尿常规检查：蛋白（+），脓球（+），红血球4～5个/HP。

辨证：素体虚弱，湿热阻结，气化不利。

治法：清热利湿，散结开郁。

处方：当归15g　浙贝母9g　苦参9g

3剂，水煎服，每日1剂。

二诊：11月17日。诸症显减，二便畅利。舌苔薄黄，脉弦略数。药已中的，原方药继进3剂。

三诊：12月12日。诸症消失。舌苔薄白，脉象细弦。连续查尿常规未见异常。临床治愈。

［按语］当归贝母苦参丸为仲景治“妊娠小便难，饮食如故”方，有散结除湿热之功，顾正气、助气化为其所长。该患者体质素弱，患淋证经西医处理寒热已退，尿常规检查尚有脓球、红细胞和蛋白，将仲景当归贝母苦参丸作汤剂，药到病除。

吴老治湿热淋证强调勿伤正气，注重复其气化功能，反对过用克伐之品，崇尚仲师当归贝母苦参丸法。对体质较弱而症状又不甚剧烈者，多用本法、本方治之，疗效颇佳。认为苦参可入心、小肠、膀胱经，有清热利窍逐水湿之功，为治因治症之药；浙贝母散结助苦参清热利湿为其巧，开肾母肺气以助气化为其妙，《本经》就有贝母治淋之记载；当归和血润燥，既防苦参苦燥伤阴，又示人以顾正之意，为治疗湿热淋证之效方。

七、辨证治愈紫斑一例

梁某，男，18岁。

初诊：1967年12月19日。

主诉及病史：四肢伸侧紫斑半月余，腹痛时作，小便黄赤，大便干结。西医诊为过敏性紫癜。平素畏寒怕冷，喜进热食。

诊查：四肢肘膝以下大量紫斑，臀部散在紫斑。舌质暗红，舌苔黄腻，脉弦滑数。

辨证：湿热蕴于血分，迫血外溢于肌肤。

治法：凉血活血，清利湿热。

处方：生地黄30g　赤芍30g　茜根炭9g　肉苁蓉30g

3剂，水煎服，每日1剂。

二诊：12月26日。服上方药6剂，诸症减轻。上肢紫斑消失，下肢紫斑显减，臀部紫斑减少不显。舌苔黄腻，较上次变薄，脉滑。效不更方，继服原方药。

三诊：1968年2月20日。服上方药后紫斑已消。近日外感后紫斑又现，小便黄赤，大便调。舌苔薄黄，脉滑。尿常规检查有少量蛋白和红细胞。

辨证：紫斑虽去，湿热未尽。外感之邪诱发，湿热逼血妄行，紫斑又现，尿中异常。

处方：生地黄30g　赤芍30g　茜根炭9g　白茅根30g

6剂，水煎服，每日1剂。

四诊:3 月 1 日。紫斑消失,自诉乏力倦怠,无他不适。舌苔薄黄,脉滑。尿常规检查偶有少量蛋白。药已中的,按 2 月 20 日方继服药 6 剂。

五诊:3 月 22 日。紫斑未现,诸症消失。舌苔薄白,脉细。数次尿常规检查未见异常。嘱服荷叶丸巩固疗效。

[按语] 患者紫斑系湿热迫血外溢于肌肤所致。湿热为因,存于肌肤的瘀斑为其果。平素畏寒怕冷,喜进热食,反映其为阳虚之体。权衡轻重缓急,主凉血活血、清热利湿法,以生地黄、赤芍凉血活血以治瘀热,茜根炭凉血止血祛瘀,又能清利湿热以治其因,肉苁蓉润肠通便以治便结。全方寓益肾于治疗之中,紫斑得消。后因湿热未尽由外感而诱发,据其脉证,减去益肾润肠之苁蓉,加一味清热利湿、凉血止血的白茅根。药证合拍,诸症得消。又汲取前次病证复发的教训,嘱患者服用荷叶丸以资巩固。加减进退,法度森严。

(史恒军整理)

[编者评注] 吴一纯先生从事中西医结合工作四十余年,长于内科杂证,对消化道疾病及肿瘤有精深研究,善用经方化裁,药味精简。如用吴茱萸汤治疗顽固性呕吐;以黄芪桂枝五物汤加半枝莲治疗急性粒细胞性白血病发热;治疗淋证用当归贝母苦参丸等,均取得良好效果。另外还创制新方平消片,治疗多种恶性肿瘤屡收良效。

郭谦亨医案

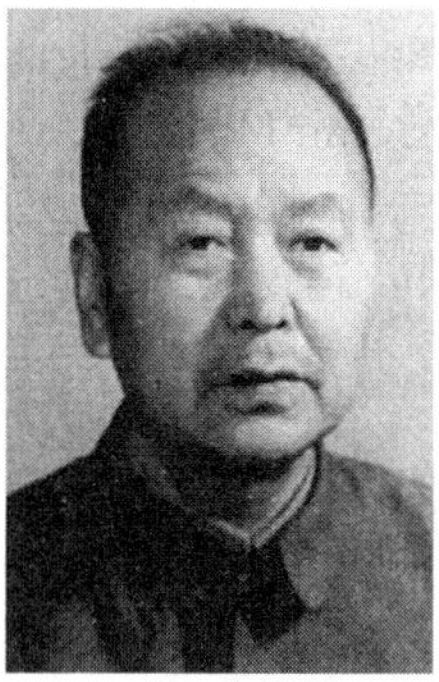

【生平传略】

郭襄，字谦亨，男，汉族，1920年12月8日生于陕西省榆林市。中医教授、内科主任医师、硕士生导师。陕西中医学院学术学位委员会委员，张仲景国医大学名誉教授，国务院卫生部高等医药院校中医专业教材编审委员会委员，榆林市医科所高级顾问，榆林医药科技顾问委员会名誉主任，榆林药材公司高级顾问，皇甫谧事业（学术研究）名誉董事长。

师承榆阳郭瑞西、袁硕甫两大名医。1938年悬壶陕北，从1944年起曾兼任省立榆林师范校医，22军军医。1949年起任榆林地、县人民政府专约医师、卫协会副主任、中医联合诊所主任。1955年以后任中医进修学校教师，中医学科委员会主任，省卫协会常委，陕西中医学院教务处、临床教研室、附院内科等领导工作。后又历任温病教研室主任，兼中基研究室副主任、顾问，医疗系副主任等职。

从事中医医疗、教学、科研工作六十余年，涉及中药、方剂、诊断、伤寒、金匮、内科、妇科等诸多领域的理论和研究工作，对温病学科有着系统的研究，对中医现代化有浓厚兴趣并给予极大关注。出版专著四部，主编、协编各两部。在省内外发表学术论文五十余篇。1978年所著《温病述评》获陕西省科技奖，1985年所研制的“预防片”获西安市科技开发奖及陕西省优秀新产品奖。

一、活血通络、熄风解痉法治愈痨瘵继发类风证一例

张某，男，63岁。

初诊：1976年5月27日。

主诉及病史：咳嗽、气喘18年，近两日肢体抽搐。

诊查：患者1958年染患肺病，时重时轻，一直不愈，近因咳嗽气喘在某医院诊为“肺心病”，收入住院，经用西药治疗，病情减轻，X线胸透为右肺（中下叶）结核，部分吸收，左侧有轻度肺气肿影像。5月25日服用雷米封、氨茶碱后约两时许，突然左侧肢体抽搐不已，手不能握，头

亦向左抽动，口微歪向健侧，但头不痛，项不强。经某大夫诊治服中药一剂，症状无改善，小便不通。邀余往诊。

诊查：患者体瘦不纳，意识尚清，舌微强，质紫暗，苔左侧厚微黄，语言不清晰，头歪向右侧，左上肢痿软不能运动，但时时上下抽动、下肢尚微能左右摆动，两足麻木。脉左涩滞，右大而微带弦象。血压40/30mmHg。

辨证：肺肾阴亏，瘀阻动风立痨瘵继发类风证。

治法：活血通络，熄风解痉。

处方：丹参30g　赤芍12g　当归9g　川芎6g　红花6g　桃仁6g　钩藤12g（另包）　地龙12g　制首乌24g　天麻9g　牛膝6g　僵蚕9g　蜈蚣1条（研粉用药汁冲服）

上药用水500ml，煎至200ml，去渣，两次药液合一起兑入钩藤汁，分2次服，蜈蚣粉分2次冲服。

二诊：5月29日。上方药连服2剂，头已不抽动，肢体抽搐大减，大便得解，惟小便仍不利（在不抽动时可有点滴流出）。脉左仍涩滞，右减。此腑气通、风阳敛，膀胱之气化无权。拟原方去僵蚕，加生芪15g、桂枝3g、泽泻9g、巴戟5g，兼通阳以利小便。

三诊：5月31日。2剂后，抽动全止，小便亦利，已能扶持下地活动，但左上肢仍不能抬举运动。原方蜈蚣加至2条。

四诊：6月3日。药3剂后，现左臂能自动上举至肩平，手亦稍有握力，惟痰多，大便二日未解，小便仍不通畅。舌苔左侧仍厚，脉大。桂枝辛温，为痨所忌，久用则动火，应去之，并减去巴戟，加瓜蒌仁12g，首乌生用，再服药3剂。

五诊：6月7日。药后，证同前，惟痰多不利。脉右软，左缓，略浮；舌质淡，苔微腻。血压80/50mmHg。改用5月29日方，去天麻，加瓜蒌12g、胆南星9g，继用3剂。

六诊：上方药服后，痰利，已能独自步行，左臂能上举过顶，惟手活动较差，小便通利，大便日一次、干。前方去胆南星，继服3剂。

三日后我去诊视，方知患者已病愈，要求出院，带药回乡。

[**按语**] 痨瘵一病，包括现代医学之各种类型结核病。中医早在汉代就认为它是由于痨虫感染所致，且认为此病大多与脾肺气阴亏虚有关。此例患者病痨瘵20年之久，现体瘦、舌强、质紫暗，头歪向右侧，肢体抽动，两足麻木，脉左涩，右大弦，当为痨邪久蓄、肺损叶焦、阴伤毒凌、亏及他脏。夺母气则伤脾，吸子阴则损肾；乙癸同源，肝赖肾养，阴亏阳暴，既动火生风，又血瘀阻络。病机云：“诸风掉眩，皆属于肝……诸痿喘呕，皆属于上。”此病本在肺，其标在肝，实为痨瘵继发类风。是病由于未至下竭上厥，故可图治。急则治标，以活血通络、熄风解痉为法。以此法处方加减，前后六诊，共用药13剂而抽搐全解。痉止后，本当治本，惜患者心急归家而未能进一步治疗。此方虽是急治其标，但方中之首乌、丹参都有一定的抗痨作用，尤其是蜈蚣，既是强有力的解痉药，又对痨虫有较强的抑制作用。该方亦寓对因治疗之意，也可说是标本兼顾了。

二、健胃散治愈胃痛便黑症一例

冯某，男，32岁。

初诊：1979年4月20日。

主诉及病史：脘痛已3年，近半年逐渐加重，大便色黑5天。

诊查:脘左刺痛,固定不移,痛无定时,按之痛甚;自感胃中灼热嘈杂,时泛酸,口干苦,烦躁易怒;大便微干,色黑而利。舌质暗红,苔薄,脉弦细数。

辨证:肝郁化热,克伤胃络。

治法:解郁清热,化瘀健胃。

处方:鸡子壳(焙)15g　花蕊石 5g　贝母 5g　大黄粉 5g(分 2 冲服)　三七粉 5g(分 2 次冲服)　地榆炭 9g　元胡 4g　丹参 9g　甘草 4g

二诊:4 月 24 日。上方药服 3 剂后,除胃脘仍有隐痛外,余症均减,大便色转黄。于原方中去花蕊石、三七粉,继进药 3 剂。

三诊:药后痛止,便调色黄。于原方中去地榆炭,加炒鸡内金、白芍、枳实,并合 5 剂量,共为细粉成散剂,每服 4g,日服 2 次,温开水调服。

[按语] 胃脘痛,包括现代医学之急慢性胃炎、胃溃疡及邻近其他脏腑之病变。中医认为其病本在胃,而起因常与肝、胆有关。本例胃脘痛,兼有泛酸、口苦、易怒、脉弦,就是肝气郁结、横逆犯胃之象;痛处如刺而固定,舌质暗红,是有瘀之兆;胃中灼热、嘈杂,是郁久化热之征;大便黑而利,当是胃络受伤,血溢于下所致。故是例以肝郁化热、克伤胃络为其主要机理。治以自拟"健胃散"加味。其中之鸡子壳配甘草制酸而护胃,贝母散结敛疡,丹参配花蕊石、三七、地榆活血化瘀而止血,大黄粉少量用之亦是凉血消瘀止血之佳品,元胡能行消气血瘀滞而止痛,故能 6 剂而痛除血止。

三、温中降逆法治愈重证呃逆一例

曹某,男,25 岁。

初诊:1985 年 9 月 2 日。

主诉及病史:呃逆已两年。

诊查:两年前因情志抑郁、过食生冷而突发呃逆,几经治疗未愈。以后每间 10 日发作一次,3 天后即止,至今循环不已。现又于今午发作,呃声有力,连连不已,呃时不能进食,食则尽吐,午前轻,午后重,脘闷而微痛。大便秘(每发则便秘,过后则利)。

辨证:中寒气滞,气逆不降。

治法:温中散寒,理气降逆。

处方:丁香柿蒂汤加味。

党参 12g　柿蒂 10 个　丁香 4g　吴茱萸 6g　赭石 9g　竹茹 9g　枳实 6g　川厚朴 6g　郁李仁 12g　生姜 3 片

水煎服。

二诊:9 月 12 日。前方药服 1 剂后,呃逆于第二日即止,大便利。于原方中去郁李仁,继进 3 剂。

三诊:9 月 19 日。药后,今十日已过,还未发作。嘱照原方再进药 3 剂。

伺后于 1987 年 4 月 15 日遇其岳父,据云自 1985 年服药后,再未发作,现结婚已生一子。

[按语] 呃逆本是一般的常见病,临床很少有如本例之发有规律、持续两年、多方治疗不愈者。患者此次发病是农历的七月十八日。起因肝郁气滞、过食生冷,是寒气中阻、气机升降失调。病发于农历十日中的第八日,而早轻晚重,即每当阴盛之时发病,是阴盛拒阳,阳不能下入于阴而上逆之故。温中散寒、理气降逆,本是治寒性呃逆的通用方法(此前医生也用过)。本例

沿用此法之名方，加枳实、厚朴调气机；赭石、竹茹镇冲逆；吴茱萸善散肝胃之寒而引阳入阴，郁李仁通大便而降逆气。这样合用则塞开逆降而升降机复，其呃自平。

四、四逆散加味治愈肠系膜上动脉综合征一例

白某，男，21岁。

初诊：1979年7月15日。

主诉及病史：腹痛已年余，曾服中西药效不显，经西安某军医院确诊为“肠系膜上动脉综合征”，介绍中医诊治。

诊查：脐上时时疼痛，喜按，痛时按之跳动，牵及两少腹，并有紧缩及下抽感，甚则不能食；纳差，乏力，口苦；大便时干时溏，小便利。舌质暗，苔薄白滑润，脉沉缓，重按有弦象。

辨证：肝郁脾虚，气血不和。

治法：疏肝健脾，调气活血。

处方：白芍15g　柴胡7g　枳实9g　苡仁12g　茯苓12g　香附9g　川楝子6g　五灵脂6g　莪术6g　丹参15g　甘草4g

上药用水400ml，煎至150ml，滤出，渣再加水400ml，煎至150ml，去渣。两次药液合一处，分2次温服，每间隔5小时服一次。

二诊：7月18日。上方药服3剂后，每药后腹痛止，过时又痛，但较前减轻，拘急牵坠等状亦减。气短除。原方改丹参为20g，加乳香、没药各8g，苏木8g。继进药3剂。

三诊：7月21日。药后，自觉脐下跳动至脐上即止，脐上仍痛，并觉气短。原方去柴胡、枳实、灵脂、川楝子，加元胡9g、桂枝4g、红花6g、党参12g。

四诊：8月1日。上方药连服12剂，脐下已无明显跳动感，除偶尔有很短时间的轻微隐痛，余无不适感。舌转红，苔薄，脉缓。患者以病愈而要求归米脂，嘱将7月21日原方药继进3剂，并合5剂量为面，蜜丸12g重，每早晚各服1丸，温开水送下，以巩固疗效。

［**按语**］此例以痛而悸动，紧缩下抽牵及少腹两侧，舌暗红，脉沉弦，是肝气郁滞，厥阴气血不和；脐上痛喜按，纳差便溏，苔白滑润，是脾虚。故总以肝郁脾虚、气血不和为其病机。治以疏肝健脾、调和气血为法，用“四逆散”做汤剂加茯苓、苡仁以健脾；香附、川楝子、莪术以理气；丹参、灵脂以活血。这样即可使气血和、肝郁解，脾不受侮而悸除痛止。四逆散《伤寒论》用治“少阴病”类证四逆、阳邪郁里、“悸”而“腹痛”的方子。其组成之药，既能升阳透邪，更能疏肝畅脾，故用此加茯苓、苡仁、丹参、川楝子等健脾调气活血药，以治是病数例，皆获显效。

五、除虮汤治愈蛔虫及兼症一例

杨某，女，12岁。

初诊：1986年4月16日。

主诉及病史：常烦躁哭闹已半年，近10天睡中惊叫，有时狂言。

诊查：常于醒时烦躁哭闹，睡时磨牙，有时惊叫、狂言。眼神不慌，两目白睛有暗黑斑点，面颊有白色花斑。常喜食异物。身体瘦削，平时常脐周围攻冲作痛，痛时呕清涎，大便溏，小便混浊。舌苔薄白杂有环形斑纹。脉滑。

辨证：脾虚湿聚，虫积肠中，浊气上扰神明。

治法:急则治标,驱虫为主兼涤痰湿。

处方:除蚘汤加味。

茯苓 9g　胆南星 7g　郁金 5g　乌梅 9g　槟榔 7g　川厚朴 5g　广木香 5g　使君子 9g(炒)　苦楝皮 7g　川椒 3g　生姜 2 片

上药用水 300ml,煎至 120ml,滤出;渣加水 200ml 再煎,去渣,与前次药液合一处,分 2 次服,每间 3 小时服 1 次。

二诊:4 月 18 日。上方药连服 2 剂后,大便下蛔虫一条,痛呕已止,诸症缓解。惟倦眠、气短。此虫未尽去,脾气虚之象。原方去川椒、苦楝皮,槟榔减为 5g,加党参 9g、榧子肉 9g,继进药 2 剂而愈,遂以参苓白术散为基础加使君仁、榧子肉共为散剂,连续三个月以防复发。

六、安蛔消疹法治愈蛔虫腹痛伴发瘾疹一例

朱某,女,27 岁。

初诊:1991 年 8 月 13 日。

主诉及病史:近日全身出现“瘾疹”。

诊查:全身遍布疹块,色红中白,疹块略高起,甚痒;脐周围阵阵腹痛,痛时向上攻冲,呕清涎。此前曾便蛔虫两条。一般情况下,腹中坠痛,呕恶不已,二便利。舌红,中有环形花斑,边有齿印,脉弦。

年前经医院纤维镜检为:①轻度胃体萎缩性胃炎;②中度胃下垂。

辨证:中虚湿郁,蛔虫扰动,风夹湿热,疹发皮肤。

治法:急则治标。先以安蛔消疹为主。

处方:乌梅 9g　川厚朴 7g　广木香 7g　槟榔 9g　川楝子 9g　藿香 9g　白蒺藜 9g　地肤子 9g　生姜 2 片

上药用水 400ml,煎至 150ml,滤出药液,渣再加水 300ml,煎至 100ml,去渣,将两次药液合一处,混匀分 2 次温服,每间 2 小时服一次。

二诊:8 月 16 日。上方药服 3 剂后,腹痛大减,呕恶亦止,疹块色淡,惟觉气短,脸微浮。此蛔虽渐安而正气不足之象。改用益气和中,兼以消疹之法。药用:

党参 15g　茯苓 12g　白芍 12g　木瓜 9g　乌梅 9g　木香 6g　赤小豆 12g　地肤子 12g　骨皮 9g　枳壳 6g

水煎服。

三诊:8 月 26 日。上方药连服 6 剂后,腹已 3 日未痛,疹消退后再未出,惟饭后腹中沉坠。此中气虚而下陷之象。上方去白芍、骨皮、地肤子,加升麻 2g,继进 3 剂。

四诊:9 月 3 日。药后除饭后腹仍坠痛外,余无所苦。苔薄白,脉右细缓。此蛔虫已安,治当升补中气以固本为主。药用:

黄芪 15g　党参 12g　白术 12g　陈皮 7g　炙升麻 7g　炙柴胡 7g　枳壳 9g　木香 5g　乌梅 9g　甘草 4g　生姜 2 片　大枣 2 枚

五诊:10 月 5 日。上方药共服 25 剂,腹坠痛渐减,今晨又觉脐周疼痛,恶心。此为蛔虫虽安而未去所致。改用:

党参 15g　乌梅 9g　槟榔 7g　广木香 5g　使君子 9g　川厚朴 5g　苦楝皮 7g　川椒 3g　生姜 2 片

水煎服，3剂。

六诊：10月10日。药后下蛔虫2条，痛止，惟腹又坠痛，改用9月3日方，继服药5剂。

七诊：10月16日。药后，诸症基本消失。舌苔薄白，脉缓力弱。拟依前方加重剂量改做丸剂，以升清阳，健脾胃兼驱虫以防复发。药用：

红参30g　炙黄芪60g　白术60g　木瓜20g　广木香20g　枳壳30g　炙外麻20g　乌梅20g　使君子40g　地肤子30g　赤小豆30g　炙甘草20g

上药共为细面，蜜丸12g重，每服1丸，日服2次，温开水服。

［按语］吾乡地处边陲，昔日卫生条件较差，民多虫疾，且由于饮食不节、不洁，每致脾虚湿盛，郁久酿热，更为虫卵孵化之有利条件。因此，其内因又与湿之久郁有关。上二例患者白睛、面颊舌面斑点，均为蛔虫病特征，只要抓住这些典型表现，辨治是较容易的，但其兼症则各有不同。前一例症兼精神症状；后一例是身发瘾疹，这两例的兼症虽都与虫有关，但毕竟症有差异，而兼治之法自当有别。例一症兼痰湿而神明受扰，治兼化痰湿而醒神；例二症见瘾疹，治在安蛔中而兼以消疹。所谓“虫多怪症”，即指兼见之症往往掩盖主症，易于导致诊断错误。此二例就都是因兼症而来求治的。因此，临证必须分清主、兼症情，方可应手而愈。

再者，治蛔虫病，急则治标以驱虫为主，虫去后，必以健脾利湿的治脾胃之本为原则，自可免去复生之患。

七、逐石通淋法治愈石淋证一例

秦某，男，47岁。

初诊：1974年9月23日。

诊查：小腹右侧阵发绞痛，小便不利，有时腰腹胀痛，头晕乏力，不能走路，动则易引起绞痛，向下放射牵及睾丸及股右侧。舌质稍红，苔薄微腻，脉沉细滑。经造影显示：右侧输尿管(距膀胱4cm处)有结石如绿豆大。

辨证：湿热郁结，阻塞尿路。

治法：清热利水，排石通淋。

处方：冬葵子12g　海金沙9g　石韦15g　车前子15g　白茅根30g　瞿麦6g　广木香6g　川牛膝6g　滑石12g

水煎服，3剂。

二诊：10月3日。药后，昨晨小腹剧痛；小便剧痛如刀割，色深黄，及晚频频小便，于11时觉茎中刺痛，尿出两粒小结石。尿后除茎中酸困外，小腹痛止。现腰可伸直，只觉酸困，余无他感。能步行来诊，未感任何痛苦。舌红，苔薄白，脉缓。此郁结解，阻塞通，向愈之象。原方去瞿麦、石韦、金沙，加阿胶9g、胡桃肉12g、杜仲12g，水煎连服3剂后，改服六味地黄丸，每服2丸，日服2次，连服半月以滋阴固肾。

［按语］石淋，多为湿热蕴滞下焦，既影响肾与膀胱的气化，又煎熬尿液，使尿液中杂质郁结成石而发病。此例患者素嗜甘腻、醇酒之品，甘腻滋湿，酒亦滋湿酿热，致使湿热蕴结郁久成石而阻塞尿路，使小便淋秘不通而上下牵引作痛。治用清利湿热、排石通淋法而获效。逐石通淋汤是临床用治石淋多例的经验方。其中用大量清热利水药，既清其源，又可以利用其通利的冲击力量而排石下行。当结石排出，被阻的尿路通畅，减轻方中的利水药，加以滋阴补肾、解结石之阿胶、胡桃肉，以善其后，防止复发。

八、清胃保津法治愈消渴一例

姜某，女，32岁。

初诊：1984年4月17日。

主诉及病史：多食，体瘦，时近一个月。

诊查：食量倍增，只饥不饱，身体逐渐消瘦，心烦，手心发热，口渴而饮量中等，小便量较无病时增多但不显著，大便干。舌红，少津，脉象滑数。经查空腹血糖为11.8mmol/L；尿糖晨起为(++)。

辨证：胃热津消，心肺失清。

治法：清胃保津，兼清心肺。

处方：生地黄30g　石膏20g　知母9g　麦冬12g　山栀6g　骨皮9g　葛根4g　牛膝6g

上药用水600ml，先煎石膏至450ml，下诸药同煎至150ml，滤出，渣再加水400ml，煎至150ml，去渣，两次药液合一处，分3次温服，每间4小时服1次。

二诊：4月22日。上方药连服4剂后，渴止，烦除，手心不热，惟食量仍多。舌暗红，脉大，沉取滞涩。此心肺之热虽清而胃热未除，且有气血失畅之象。药改用：川黄连6g、骨皮9g、芦根9g、葛根5g、川楝子5g，水煎服。

三诊：4月26日。3剂后，纳食量减，但比常时还多，每次约进五两(约165g)，只是食后不再思食易饥。尿糖(+)，原方药继进3剂。

四诊：4月22日。药后，食量日进八两(约250g)，已无饿感，只觉口干，饮水不多，体倦。舌转红，苔少，脉沉虚。血糖6.5mmol/L；尿糖食后(一)。至此病已基本痊愈，为巩固疗效，以防复发，拟处以下方：

生地黄30g　山药30g　沙参15g　丹参12g　西洋参9g　地骨皮12g　麦冬9g　玉竹12g　山萸肉12g　白芍9g　葛根5g　川楝子7g

水煎连服10剂后，停药。

九、滋阴润燥法治愈消渴一例

万某，女，51岁。

初诊：1988年9月6日。

主诉及病史：小便量多已两年余。血糖常为8.9～6.7mmol/L，尿糖在+++～+之间。近因他医给服荔枝核(每次10个，日3次，研粉服用)十余天而使病情加重。

诊查：口渴不甚，不饥，惟尿多夜甚，身体较前消瘦，夜间自觉发烧。舌红，脉沉小而数。经查：血糖空腹为9.99mmol/L，尿糖(+++)。

辨证：元阴不足，误为温燥所伤。

治法：滋阴润燥，活血。

处方：生地黄24g　山药20g　山萸肉12g　枸杞12g　骨皮12g　石斛12g　丹皮9g　泽泻9g　茯苓9g　玉竹12g

上药用水500ml，煎至200ml，滤出药液再加水400ml，煎至150ml，去渣，将两次药液合一处，分2次服，每间6小时服1次。

二诊：9月10日。服药3剂后，燥热减，尿量亦减少，夜尿次数较前少。此略见小效，可不更方，继进药5剂。

三诊：9月17日。药后微觉头昏。血压130/80mmHg。小便量继减，纳可。尿糖晨起（—）。原方去茯苓，加葛根5g，以升清气。

四诊：9月30日。上方药连服8剂，饮少，纳正常；小便日三夜一，量不多，色清；血糖一周均为（—）。阴复燥平，原方药继进5剂。

五诊：10月8日。药后精神已复，形体较前略丰，尿糖一直转阴，血糖前一日查为7.4mmol/L。拟处以丸剂，常服以巩固疗效。

生地黄90g　山药70g　山萸肉50g　丹皮30g　泽泻30g　地骨皮50g　枸杞50g　金石斛50g　玉竹50g　西洋参30g　葛根15g　猪胰1具(清水洗净，烘干)

上药共为细面，蜜丸12g重，每服1丸，日服2次，温开水送服。

1991年6月14日，追访得知，服药后一直很健康，再未复发。

十、益肾扶阳法治愈消渴一例

张某，男，39岁。

初诊：1987年9月13日。

主诉及病史：夜尿次频，量多，已五个月。

诊查：夜间尿次频（四五次），量多。不甚渴饮，饭量不增，四肢发凉，腰腿酸困；大便溏，日行3次。舌质嫩色淡，苔薄白。脉沉细。经检查：血糖为9.16mmol/L；尿糖（＋）。

辨证：气阴不足，阳虚不布。

治法：滋肾阴，扶阳固气。

处方：熟地黄20g　山药15g　山萸肉12g　红参9g　黑附子6g　泽泻7g　菟丝子9g　丹参7g　茯苓7g　杜仲9g　淮牛膝6g

上药用水500ml煎至200ml，滤出药液，渣再加水400ml，煎至150ml，去渣，两次药液合一处，分2次温服，每间5小时服1次。

二诊：9月19日。上方药服5剂后，夜尿两次，量减，精神转佳。余症亦减。原方药继进3剂。

三诊：9月23日。药后，夜尿一次，量不多，四肢温，腰腿已无酸痛感，脉缓力增，余无所苦。此阴气复，阳气振，向愈之象。改用金匮肾气丸，每日1次(9g)，持续服一个月。

［按语］消渴病（包括现代医学之“糖尿病”古人以“饮一溲一”或“虽能食，小便多，渐消瘦”为其特征。在历代方书中虽有上、中、下三消之分，起因有阴虚、燥热之别，所病脏腑有肺胃肾之属，但该病之病因总以阴虚为主，故其阴虚是本，燥热是标。而后则多阴阳两虚。因此，治本必须滋肺肾，阴阳既济消自已。

以上案八、九、十3例，案八之症为食量倍增而体瘦，舌红，脉滑数，为胃热津消、心肺失清；案九因误用温燥而症见夜尿多，体消瘦，夜热，舌红，脉小数，为元阴不足；案十夜尿次频量多，便溏，肢凉，舌淡嫩，脉沉细，是气阴双虚、阳气不布。故对案八以清胃保津，兼清心肺为法；案九以滋阴润燥，略佐活血；案十以滋阴扶阳固气，使肾阴足、肾阳旺，则阴阳协调，两无偏颇，水道开合自控，方中用黑附子而不用肉桂，因现无真紫油桂，一般官桂皮薄性燥易于动火燥血，且黑附守而不走，肉桂走而不守之故。

十一、滋水宁心法治愈痹淋并见伤及心肾证一例

王某，女，24岁。

初诊：1975年6月25日。

主诉及病史：心悸面肿关节疼痛已年余。经多方诊治，服药年余，住院三个月，未效。

诊查：心慌悸动，动则痛苦不安，夜眠多梦，四肢关节痛而不能活动，腰酸，脊两侧深压有痛感；关节周围有风疹块样之环形斑，痒，按之痛。精神疲惫，面目微肿，两颧色红，纳食不多，小便短频、涩痛，大便干燥。舌质红，苔薄黄少津，脉小数。抗链"O"试验为1∶800。

辨证：风湿留滞关节，下注膀胱，伤及心肾之痹淋并见。

治法：以滋水宁心为主。

处方：生地黄20g　首乌15g　茯神15g　枣仁12g　女贞子9g　莲子9g　远志6g　琥珀粉6g（分2次冲）　骨皮9g　竹叶9g　甘草4g

上药用水500ml，煎至200ml，滤出后，渣再加水350ml，煎至150ml，去渣，将两次药液合一处，分2次服，每间4小时1次。

二诊：6月30日。上方药连服3剂后，心悸减；关节间红斑部分消退，小便次减，量增。惟喉间有异物堵塞感，欲呕，右关脉略弦。余依旧。此略见小效，而痰气阻滞又现，宜于原方中去骨皮，加半夏9g、川厚朴6g，再进药3剂。

三诊：7月2日。药后，痰气已开，喉间已无异感，脸肿消。惟关节仍痛，疹块又出，夜热，余同前。方中去半夏，加防己9g、秦艽12g、桑寄生12g、鸡血藤12g，祛风湿、活血络，继进药3剂。

四诊：7月7日。药后，精神转佳，颧红退，关节痛减，肢体已能动转，其他诸症亦见好转。昨查抗链"O"为1∶200，尿常规各项均转阴性。今又见喉痒咳嗽，口渴。舌苔薄黄少津，脉浮而略数。此因近日气候郁热、干燥，久病之人难受此气侵袭，以致燥热犯肺。当宜辛凉轻宣，方用桑菊饮加减1剂。咳止后，即进前方药去防己、茯神、枣仁，加玉竹9g、土茯苓12g、萆薢9g。

五诊：7月11日。第一方药服后，咳大减，喉痒止，继进第二方药。现颇思食，关节痛除，精神好。惟口干微渴，咽喉不利。舌红苔微少津，脉仍。此肺燥津伤未复之象，治宜7月7日第二方加麦冬9g，以清润肺燥。

六诊：7月22日。药后，咳止、喉利，惟因与人口角而胁闷不舒，微痛。舌暗苔薄，脉略弦。此情志所致之肝气不疏之象，治宜于前方中去麦冬、远志，加柴胡7g、白芍9g、川楝子9g，以疏肝理气，再进药2剂。

七诊：7月25日。药后，胁闷痛止，食量亦增，睡眠安，惟觉肢倦，膝酸软。舌转淡红，脉弦减。继进6月26日原方药去枣仁、骨皮、竹叶，加生山药15g、党参12g、玉竹12g、黄精12g、郁金6g、桑寄生9g，服3剂。

八诊：8月9日。上方药连服6剂，诸症皆除，纳食大增，精神很好，已上班工作多日。欲索丸方，以防复发。

处方：熟地黄100g　山药50g　山萸肉50g　泽泻30g　党参60g　丹参60g　莲子50g　玉竹50g　黄精50g　苍术40g　女贞子50g　杜仲40g　桑寄生40g　淮牛膝20g　甘草20g

丹皮 90g　茯苓 30g

上方药共为细粉，蜜丸 12g 重，每服 1 丸，日服 2 次，温开水送下。

［按语］此例既见关节疼痛，关节周围环形红斑，又见小便短频涩痛，显系痹淋并见之证，且同时又有心悸面肿、颧红、舌红、脉小数，此乃是伤及心肾之阴的表现。这是风湿毒邪侵袭经络，留滞关节，郁久化热，犯营动血，下注膀胱，累及心肾之故。此虽痹、淋并见，但都是湿热夹风为患。特别在肾阳亏伤、水不济火、动荡较急之际，治必急其所当急而先以滋水宁心法为主，而后则于滋阴之中佐以祛风湿、活血络之味，最后痹、淋之证皆无，复以气阴两顾、心肾同补之剂，以善其后。本例之治始终不离滋水宁心为主而获愈，亦是治病求本之道，较之见症治症，效自显然。

十二、灵蛇透骨丹治愈顽痹一例

李某，女，41 岁。

初诊：1985 年 8 月 21 日。

主诉及病史：关节疼痛变形已 12 年。经西医确诊为“类风湿关节炎”，久用中西药效不显。1982 年，曾以关节红肿重痛求诊，以兼夹湿热而用三妙加祛风湿、清热活血、通络除痹之剂，连服十余剂而肿痛减。后因故中断治疗。两个月后，复又增重，先后自用布洛芬、炎痛喜康等药，时重时轻，逐年增重，纳反差，有时胃亦痛。

诊查：指、趾、腕、踝、胯、肘关节增大变形，强直，疼痛，起卧抬举困难，持杖扶墙、寸步维艰，有时上下肢关节轮换痛，而与气候变化关系不显。纳差，体瘦，表现痛苦不堪，二便利。舌暗红，苔微腻，脉象沉略弦。

辨证：久病正虚，邪深入骨，瘀阻关节。

治法：养血搜邪，消瘀除痹。

处方：祖传经验方——灵蛇透骨丹。

生地黄 24g　当归 12g　秦艽 12g　威灵仙 9g　透骨草 9g　白花蛇 2 条　鸡血藤 12g　防风 9g　丹参 15g　姜黄 6g　川牛膝 6g

上药用水 500ml，煎至 150ml，滤出。再加水 400ml，煎至 150ml，去渣，将两次药液合一处，分 2 次温服，每间 6 小时服 1 次。西药停服。

二诊：9 月 30 日。上方药连服 30 剂，痛减，肢体关节活动较可，能下床，并由其女相扶来诊。现大关节已无强直现象，小关节较前略缩小，惟活动时仍痛。此十多年慢性宿恙，虽略见小效，但必须久治，方能缓解。拟将前方增减配成丸剂，以缓图之。药用：

生地黄 300g　当归 90g　威灵仙 180g　白花蛇 14 条　透骨草 90g　秦艽 90g　防风 90g　地鳖虫 90g　血竭 90g　丹参 120g　鸡血藤 90g　牛膝 45g　甘草 45g　姜黄 45g　千年健 90g　夜交藤 90g

上药共为细面，贮瓷瓶内，每服 4g，日服 2 次，温开水调服。

三诊：1987 年 4 月 1 日。1982 年所开散剂，先后共配服 4 料，现行走较正常，起立即步，关节增大变形渐渐有所纠正、缩小，下肢亦不外展（原外展较甚），可以丢开手杖的支持。现惟觉口干，牙龈萎缩，齿酸痛，舌、唇发麻（停药后麻可减），有时头晕，心烦悸，睡眠差，大便干。舌光红，脉虚细数。此为面药中之白花蛇、威灵仙、千年健等风药伤阴之副作用所致，拟以滋养胃肾之阴以辅之。方用：

生地黄 15g　元参 9g　麦冬 9g　秦艽 9g　玉竹 12g　沙参 12g　花粉 9g　石斛 12g

水煎服，面药继进。

四诊：8 月 29 日。4 月所开之汤剂服后，口已不干，惟仍觉偶有头晕、心悸、睡眠不安，唇舌偶有麻感。舌暗红，脉虚细。拟以滋阴宁心之丸剂配合用之。方用：

大九地 90g　山药 90g　山萸肉 50g　丹皮 30g　茯苓 50g　泽泻 30g　于术 40g　枸杞 40g　玉竹 40g　菊花 30g　莲子 50g　枣仁 40g　木瓜 30g　麦冬 40g　甘草 30g

上药共为细面，蜜丸 12g 重，每晚服 1 丸，温开水送服。

五诊：9 月 18 日。上药配合服用已十日，舌唇麻已除，心悸头晕已止，嘱与面药配合服用，服完后，继续将两方配服，以愈为期，一以巩固疗效；一以制其副作用而滋补心肾以固其本。

［按语］顽痹一病，是痹证中较为顽固难治之病。现代医学叫作"类风湿关节炎"，属"胶原性"疾病，抑或与"免疫缺陷"有关。中医以其为风湿邪气虚内恋，阴血暗耗，邪深着于关节之间，久则痰瘀凝阻，气血不通，骨无以养而失控，以致骨节增大、松疏、变形，形成虚中有实之象。

此患者十多年病痹，原于风湿热邪，久郁不解，留着筋骨关节，耗伤阴血，气血瘀阻而关节变形。因此，方中聚养血、搜邪、化瘀于一炉，使阴血足、正气充、瘀血消、痹阻通。再加白花蛇、灵仙、年健、透骨草等一派强有力的搜邪祛风胜湿药。但这些风药性温而燥，此患者阴血本虚，故久用虽然效显，而其耗伤阴血的毒副作用亦著，方中虽有养阴血之品，但力单势弱而不济，且肾主骨，阴液不足，肾虚失控，故此时配以滋水宁心之剂，滋养心肾阴液，提高其自身抗病能力。即案中所说一以祛邪为主而巩固疗效；一以扶正为主制其副作用以固其本，故收到满意的效果。

十三、健脾利湿、清热平肝法治愈黄带下一例

柴某，女，31 岁。

初诊：1982 年 1 月 21 日。

主诉及病史：素患眩晕，近一年余带多色黄。

诊查：月经后白带量多，时有色黄者，黏稠，气秽浊，一直不愈。现带色灰黄，头昏目眩，口黏，腹无所苦，大便利，小便不清。苔腻中黄，脉沉弦。

辨证：肝阳偏亢，脾虚湿郁，湿热下注，邪淫任、带二脉而黄带下。

治法：健脾利湿、清热平肝。

处方：山药 24g　白术 15g　赤芍 12g　黄柏 5g　丹参 18g　柴胡 5g　鸡冠花 12g　夏枯草 15g　益母草 12g　甘草 3g

二诊：1 月 25 日。上方药连服 3 剂后，带下量减，色转白，惟眩晕依旧。原方去柴胡，加草决明 9g，又连服药 5 剂而诸症消退。

［按语］带下，是妇科常见之病。傅氏论之最精，治之甚验。他认为带下的病因病机是肝郁、脾虚、湿侵、热逼，真可谓中的之言。本例患者头昏目眩，脉弦，是肝经郁热而阳偏亢；口黏、苔腻中黄、小便不清，是湿热酝酿熏蒸；带色黄而黏稠、浊秽，是湿热侵犯，郁于带脉而下陷所致。故治仿傅氏易黄汤减味用之，而加柴胡、夏枯草以平肝解郁。鸡冠花，《本草纲目》有治"赤白带下"之说，我在健脾利湿、止带方中用之，确有良效，而累用不爽。

十四、乳癖消解汤治愈乳癖一例

刘某，女，44 岁。

初诊：1978 年 3 月 12 日。

主诉及病史：乳部（双）有核疼痛已 4 年，逐渐加重。

诊查：两乳外侧核大如杏，左三右二，推之可动。走路牵动时，痛即增重，甚至卧时不能覆被，压着即痛。经期先后不定，经前后乳痛增重，时烦易怒。舌暗红，脉弦细。

辨证：肝郁气滞，冲任失调，痰气凝结，胃络受阻。

治法：疏肝解郁，消痰散结。

处方：瓜蒌 20g　夏枯草 20g　柴胡 7g　青皮 9g　土贝母 12g　牛子 9g　丹参 15g　蒲公英 12g　郁金 7g　炮山甲 5g　红花 5g　炒乳没各 5g

水煎服。

二诊：3 月 29 日。前方药连服 5 剂后，痛大减，遂又服 5 剂，现两乳核较前缩小如指头大小，推之滑动，压痛不显。舌红，苔薄白，脉仍带弦象。此为肝郁渐解，凝结渐消之象。已见小效，按原方继进药 10 剂。

三诊：4 月 15 日。药后痛止。左乳部核消失，右乳部有一个较小的核未消。原方药再进 5 剂。

1980 年 11 月，患者因腹泻来诊，据云两年来再未发生，乳部已摸不到乳核。并说她厂有 7 名女工都患此病而借用此方药治好。

［按语］乳癖（多为西医学所谓之“乳腺增生”，也包括“乳腺囊肿”），是中年妇女多见之病，与抑郁伤肝、克伤脾胃、冲任失调而气滞痰凝等有关。本例患者之乳病表现，就证而论，肝郁则烦躁易怒而脉弦，冲任失调则经期先后不定，经前后乳痛增重。乳房属阳明经，肝郁伤脾，气滞痰凝，胃络受阻而乳房外侧结块疼痛，故治用“乳癖消解汤”以疏肝解郁，消痰散结，该方是数十年临床诊治斯病的经验方，方中以青皮、柴胡、郁金理气解郁；瓜蒌、牛子、土贝母既能消痰散结，又能消结核瘿瘤，多年应用，其效甚显；穿山甲是厥阴阳明经药，善于穿坚，可引诸药直达病所以溃坚解结。气滞痰凝血必受阻而郁，故佐丹参、红花以活血而调冲任。乳香、没药为行气血瘀滞以止痛的外科药，诸药合用共达郁结解、痰凝开、气血活、冲任调的目的，是方临床用治数十例，无不应手而效。

十五、软疣豆消汤治愈扁平疣一例

张某，女，23 岁。

初诊：1984 年 7 月 12 日。

主诉及病史：面部出现瘊子，已三个月余。

诊查：面及颈前遍布形如豆大、质坚、扁平、表面光滑、皮色不变之疣，四肢亦有，但为数不多。饮食、睡眠均可；月经如期，经后白带较多，有时色黄如涕；大便干、小便黄。舌红、苔淡黄腻，脉缓滑。余无所苦，只是精神负担较重。

辨证：湿热熏蒸，循经郁发。

治法：清热燥湿，疏风解郁消疣。

处方：内服软疣立消汤；外用鲜芝麻花揉擦患处。

苍术 12g　黄柏 5g　生苡仁 30g　白蒺藜 12g　甘草 4g

水煎服。

二诊：7 月 16 日。上方药连服 3 剂后，大都消退，皮肤如常，昨洗澡后，对未消的用芝麻花擦时，脱落后，留有棕色痕迹。复用原方继进药 3 剂，再未复起，棕色亦消退。

［按语］ 软疣，是湿热毒邪夹风毒郁于气分，搏于皮下，外发颜面或手足的一种小赘生物之皮肤病。临床常以自拟“软疣立消汤”治疗，曾治多例，其效甚显。方中苡仁、苍术合蒺藜利湿祛风，黄柏合甘草清热解毒。芝麻花，苏轼《物类相感志》有能擦“身上生风丁”之说，民间用此鲜花（白色）擦瘊子有效，我累用皆验。

［编者评注］ 郭老对疑难病证如“痨瘵继发类风”、“肠系膜上动脉综合征”、“消渴”等，辨证求本，标本兼顾，急则治其标取得了良好效果；驱风除痹善用虫药，特别是蜈蚣研末冲服，亦有其独到之处。

北京名医医案

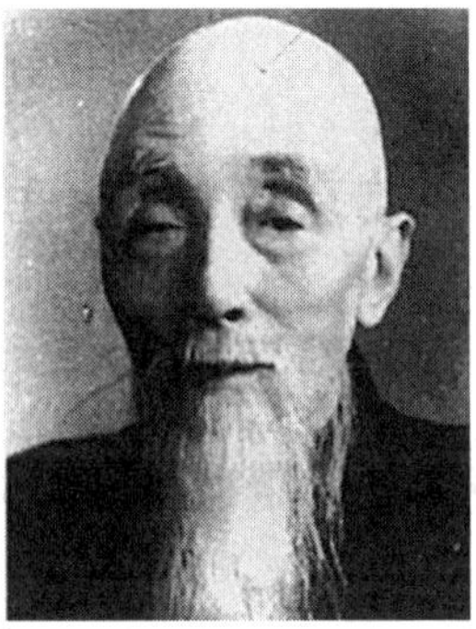

蒲辅周医案

【生平传略】

蒲辅周，原名启宇，1888年12月11日生于四川省梓潼县长溪乡，1975年5月11日卒于北京，为著名的中医药学家和中医内、妇、儿科及热病学家。他出身于中医世家，祖父蒲国桢、父亲蒲仲思皆精通医术，名闻乡里。

蒲辅周15岁开始继承家学，在前辈的教授和指导下熟读中医经典，潜心研究医理。18岁独立应诊于乡里，20岁即名震川北，并改名为辅周，取辅助贫弱、周济病人之意。1951年他应聘于成都东城区联合诊所，并当选为成都铁路医院特约医师。1955年奉调北京卫生部中医研究院，1960年任中医研究院内外科研究所内科主任，1962年光荣地加入中国共产党。1965年任中医研究院副院长，当选为中国中医研究院委员会委员、全国政协第三、四届常委，第四届全国人大代表，国家科委中医专题委员会委员，中华医学会常务理事，中国农工民主党中央委员，中央领导保健医生等职。周恩来总理生前评价蒲老是“高明的医生，又懂辩证法”。

蒲辅周倾心于中医事业七十余个春秋，不仅精通内、妇、儿科和老年病之诊治，达到了出神入化、玄机曲运、炉火纯青的境界，尤其擅治温热病，包括各种急性传染病，能收洞察毫厘、通权达变、出奇制胜的功效。特别是1956年北京地区发生“乙脑”，蒲辅周以他坚实的理论基础、高超的临床技能和丰富的治疗经验，独辟蹊径，提出“乙脑”乃湿温为病，宜用通阳利湿、芳香化浊法治疗，提高了治愈率，降低了病死率，并且因辨证准、立法慎、选方精、用药稳而形成了自己独特的理论体系和医疗风格，从而饮誉中医界。他不仅重视理论学习，还善于运用理论指导临床并在临床中发展理论。通过大量的临床实践，他提出了“汗而毋伤，下而毋损，温而毋燥，寒而毋凝，消而毋伐，补而毋滞，和而毋泛，吐而毋缓”的新见解，使“八法”在理论上及实践运用上更臻完备。他处理内伤杂病，集先圣后贤之所长，以尽疾病错综复杂之用；处理外感时病，冶伤寒温病于一炉，以应证候急重迅猛之变。他晚年侧重研究老年病，在探索老年人体质的特殊性、老年病证的多样性和对老年人用药的规律性等方面都有独到之处。蒲辅周一生忙于诊务，其宝贵经验由学生整理出版了《蒲辅周医案》、《蒲辅周医疗经验》、《中医对几种急性传染病的辨证论治》、《中医对妇科病的辨证论治》等书。

一、调和营卫、祛风活络法治愈经期抽搐一例

何某，女，21岁。

初诊：1958年12月3日。

主诉及病史：3年前，因寒夜起床大便感受冷气昏倒，此后每次月经来潮时即发生麻木抽搐，经后始平。

诊查：月经期间腹痛，经量多、有紫血块。舌质正常无苔，脉弦虚。

辨证：此乃本体血虚，风冷之气乘虚而入，邪气附着，营卫失和，以致经期抽搐。

治法：调和营卫，祛风活络。

处方：当归6g　桂枝6g　吴茱萸3g　细辛2g　黄芪10g　白芍10g　防风6g　川芎6g　桑寄生12g　生姜3片　大枣3枚

上方药共服7剂，至下月行经即无抽搐，但感觉麻木未除，仍用前法。经净后，即停汤剂，早晚各服十全大补丸6g。再至下月经期，麻木亦微，惟腹部仍有不适感，已不似从前疼痛。经期仍服汤剂；经后，早服十全大补丸6g，晚服虎骨木瓜丸6g。数月后诸症平，经期亦复正常。

[按语] 此例经某医院检查，血中之磷、钙均较正常人减少，自服中药后，不仅症状逐渐消失，且血中磷、钙水平亦转正常，可能是经药物调整而使磷、钙自动恢复正常，也可能是药物本身有促进磷、钙增长的作用。根据病人的情况和生理特点，汤、丸并进，或不同时间服用，并且在不同功用的丸剂，充分显示了中医辨证的灵活性和因人制宜的特色。

二、补中气、固冲任、益阴止血法治愈经行如崩一例

汪某，女，50岁。

初诊：1962年9月29日。

主诉及病史：3周前月经来潮，至今二十多天未止，开始量少，一两天后突然血量增多，并有血块。近日来少腹疼痛、腰痛，曾服中药数剂及注射止血针仍不止。现血块略少，头目眩晕。食欲尚佳，二便正常。自觉手心发热，有时微汗，精神不佳，感到乏力。

诊查：精神倦怠，面黄不泽。脉五部沉弱，右关独洪大，舌质淡，无苔。

辨证：属中气不摄、冲任不固、流血过多，致气血两亏。

治法：治宜甘温固涩，以圣愈汤加味，补中气、固冲任、益阴止血，庶免血亡气脱之虞。

处方：当归6g　川芎3g　白芍6g　熟地黄12g　红参10g　黄芪25g　阿胶6g　炒续断6g　地榆炭6g　莲房炭12g

上方药2剂，浓煎，频频服之，不拘时。

二诊：服药后经血减少，腹痛稍轻，手心发热亦减；仍觉腰痛，站立及行走时仍觉眩晕，食欲及二便尚佳，睡眠不佳。脉沉弱，右关略缓，舌质淡无苔。仍宜益气养血，并固冲任。

处方：红参10g　黄芪15g　白术6g　当归6g　茯神6g　枣仁6g　炒远志3g　龙眼肉6g　醋香附2g　熟地黄12g　炙甘草3g　杜仲6g　炒续断6g　鹿角霜12g　荆芥炭2g

三诊：服上方药3剂后流血已大减，手心已不热，小腹尚有微痛，腰髋酸，欲寐，食欲、睡眠、二便均正常。右脉弱而缓，左三部沉弱，舌质淡无苔。仍用调气血、固冲任之法。

处方：红参10g　黄芪15g　当归6g　熟地黄10g　白术6g　茯神6g　枣仁10g　龙眼肉6g　炒杜仲6g　鹿角胶6g　阿胶6g　破故纸6g　炮姜炭15g　木香1g

四诊：服上方药3剂后流血已止，小腹已不痛，尚有头眩、耳鸣及腰痛。因两夜未睡好，身疲酸软，筋惕。脉寸尺弱，两关弦虚，舌质正常无苔。因气血两伤、八脉空虚，治宜补气血，滋八脉。

处方：红参10g　当归6g　熟地黄12g　鹿角胶6g　阿胶6g　龟版15g　山药10g　山萸肉15g　茯神6g　枣仁10g　龙眼肉6g　炒杜仲10g　炒续断6g　枸杞子6g

服3剂，另以黄芪6g、当归15g布包，仔鸡一只同炖，炖烂后去药食之。后以十全大补丸及人参归脾丸调理而愈。

[按语]《内经》云："女子……七七，任脉虚，太冲脉衰少，天癸竭，地道不通……"今患者年及五十而月经反多，类似崩证。乃由过劳伤中、气不摄血所致，其右关脉独洪大，即是中气空虚、真虚假实之象，所以始终治以补气血、固冲任之法，而收痊愈之功。全部治法，前方以中气为主，后方以肝肾为主，这是先后缓急之措施，其要点在于辨之明、处之当。

三、调和肝胃、疏利积热法治愈头痛一例

巩某，男，10岁。

初诊：1963年10月14日。

主诉及病史：四个月前，曾一度高烧伴有恶心，继而头痛头晕，治疗数月，至今不愈。头痛部位在两颞、后脑、前额及眉棱骨等处，但常发无定处。自有此病以来，食纳不佳，大便干结似羊粪，大便化验有蛔虫卵。

诊查：脉象沉弦细数，舌质正常，苔白腻。

辨证：营养过多，食积生热，以致肝胃不和、郁热上蒸。

治法：调和肝胃，疏利积热。

处方：柴胡3g　白芍4.5g　炒枳实3g　炙甘草2g　黄连1.5g　吴茱萸6g　竹茹3g　焦山楂4.5g　麦芽6g　生姜2片

二诊：服前方药3剂，头晕减，头痛如前，食纳仍不佳，食后胃胀，偶有噫气吞酸，大便先干后稀，肛门发痒，目内有红丝作痒。舌质正常无苔，脉浮弦细数。因夹有风热，改用祛风清热为治。

处方：桑叶4.5g　菊花4.5g　荆芥3g　白蒺藜6g　蝉衣3g　夏枯草9g　焦栀子3g　荷叶6g　草决明6g　炒枳壳3g　焦山楂4.5g

三诊：服上方药3剂后，头痛、头晕显著减轻，饮食增加，小便正常，大便如前，目红发痒未

减。脉弦细数，舌如前。风热已解，积热未除，治法仍为理脾消积。

处方：三棱 3g　莪术 3g　青陈皮各 3g　芦荟 2.4g　使君子 6g　甘草 1.5g　芜荑 3g　胡黄连 2.4g　川楝子 6g　神曲 4.5g　焦山楂 4.5g　麦芽 6g

药后头痛、头晕、目痒诸症完全消失，食、眠、便俱正常。

［按语］本例由高烧之后发生头痛，其部位多在两侧、后脑、前额、眉棱骨等处，且痛无定处，食纳不香，食后胃胀，嗳气吞酸，大便干结似羊粪，是足阳明胃和足厥阴肝两经病证。高巅之上惟风可到，风热上扰清窍，兼内蕴积热，故头痛目赤作痒，食纳不佳，大便失调，肛门作痒，一系列症状俱为积热所致，故治法先疏利，继袪风清热，终理脾消滞，头痛迅速消失，余症亦随之而平。联系到《黄帝内经》所云“饮食自倍，肠胃乃伤”的理论，说明饮食应有节制，更体会到中医“肥甘过甚，乃生积热”的传统经验，此例可证。

四、调理肝脾法治疗闭经一例

白某，女，27 岁。

初诊：1956 年 5 月 11 日。

主诉及病史：月经已两年半未潮，自觉脐下有包块，按之则痛，身体消瘦。近一个月头晕目眩，心慌、胸膈不舒，睡眠不佳，饭后腹胀，纳差，二便尚调。

诊查：脉搏 82 次/分，体温 37.4℃，血压 104/64mmHg，颈部右侧淋巴结肿大约 1cm×1cm。心、肺正常，肝在肋下可触及边缘；子宫大小正常，后倾位，左右穹隆无扪痛，子宫颈口有轻度糜烂。脉象两寸微，两关弦，两尺沉涩。

辨证：肝郁脾弱、心肾不交引起上述症状。《黄帝内经》谓：“二阳之病发心脾……女子不月”，治宜先调肝脾。

治法：疏肝解郁，补益脾气。

处方：茯苓 10g　炒白术 10g　当归 6g　白芍 6g　醋柴胡 4.5g　丹皮 4.5g　炒栀子 4.5g　甘草 3g　制香附 10g　夏枯草 10g　吴茱萸 3g　生姜 3 片

二诊：1956 年 5 月 15 日。服上方药 4 剂后，头晕、目眩略减，饮食渐增，胸膈略舒，大便正常，月事仍未至，颈部淋巴结肿大。脉如前。原方加消瘰之品。

处方：抱木茯苓 10g　当归 6g　白芍 10g　甘草 3g　炒白术 9g　醋炒竹柴胡 4.5g　丹皮 3g　川芎 3g　炒栀子 4.5g　制香附 9g　夏枯草 9g　莪术 6g　三棱 6g　海藻 9g　牡蛎 12g

三诊：1956 年 5 月 20 日。服上方药 5 剂，食眠较好，浑身皮肤觉痒，颈淋巴结略软，午后微短气，并见手足心热。舌脉如前。此经闭日久，络脉受阻，气血不和，仍宜调和肝脾，并应通经和络。病程日久，宜以丸剂徐图，兼服下方药。

处方：(1)当归 6g　白芍 9g　白术 9g　桂枝 6g　泽泻 6g　川芎 6g　茯苓 9g　甘草 3g　制香附 9g　鳖甲 15g　鸡内金 9g　川楝炭 6g

(2)大黄䗪虫丸 10 丸，每夜服一丸，开水送下。

四诊：1956 年 5 月 25 日。上方药 5 剂服后，腰腹胀，仅下白物，未见红色，午后手足心热减，大便正常，消化稍差。舌苔秽滞，舌脉如前。宜原方加减续服药。

处方：(1)当归 6g　白芍 6g　醋柴胡 6g　白术 6g　川芎 4.5g　制香附 6g　三棱 6g　莪术 6g　官桂 3g　鸡内金 15g　川楝子 6g　炒小茴香 3g　藕节 15g　3 剂

(2)大黄䗪虫丸6丸，服法同前。

五诊：1956年5月28日。药后3天下少许红液，似月经，间日又见少许；腰痛，小腹胀痛，二便正常。脉象转为弦滑，此血滞络阻日久，身体消瘦，若不通经消瘀，终必经闭血枯，今经有欲通之象，宜乘势续进。

处方：(1)当归6g　川芎6g　白芍9g　桂枝9g　三棱9g　莪术6g　丹皮6g　元胡6g　五灵脂9g　炙鳖甲15g　乳香3g　没药3g　川楝子6g　鸡内金15g　3剂

(2)大黄䗪虫丸6丸。

六诊：1956年5月31日。服药后下血之量虽不多，兼有黏膜及白物。小腹按之痛。脉沉小紧，大积大聚，衰其半而止。改用调胃理气和血之剂。

处方：茯苓15g　白术6g　当归6g　白芍9g　桂枝6g　香附9g　橘核6g　川楝子9g　泽泻6g　鸡内金15g　官桂3g　木香3g　5剂

七诊、八诊：病情缓解，阴户下气(阴吹)，时有黏膜脱出；小腹及腰仍有胀痛。脉弦滑。改为疏肝理脾、疏利积气。

处方：竹叶柴胡4.5g　制香附9g　当归6g　川芎4.5g　川楝子6g　五灵脂9g　京三棱6g　蓬莪术6g　鸡内金9g　10剂

并送茴香橘核丸，每次6g，日2次。

九诊：月经来潮，量尚不多，有小血块，色紫黑，共行四天；腰已不痛，食、便正常。脉弦滑。病人至此经事已通，气血初顺。仍以原法调理。又过两个月，体力精神渐复，以后妊娠。

[**按语**] 月经闭止而见身体消瘦，头晕目眩，气短心慌，手足心热，饮食较差，欲作风消之候，人见之莫不知其为虚，但颈部有淋巴结核，乃气郁之象；少腹包块能移，乃血瘕之征；根据《黄帝内经》"二阳之病发心脾"，宜先调肝脾，使其饮食渐增、头晕目眩渐减，而后通经化瘀，以法攻之。若只知其为虚而补气补血，不知其月经久停、络脉受阻、气血不和、瘀结已成而忽视通经化瘀，则虚者愈虚、闭者日闭、瘀者日瘀而为血枯经闭。故用三攻之法，而月经即有欲通之机，虽不补而补已寓其中；气以通为补，血以和为补，三攻之后，即用调理脾胃、舒肝理气和血之剂，虽不再攻而攻已尽其用，"大积大聚，其可犯也，衰其大半而止"。

五、调脾胃、固肝肾法治愈习惯性流产一例

姚某，女，35岁。

主诉及病史：婚后12年，先后流产或早产五次，其中一次是妊娠四个月流产的，余均为五个月和六个月后流产。每于妊娠一个月后必漏血十余天，并同时出现血压降低，引起头晕，至三四个月左腿及左腰疼痛，虽屡次积极进行保胎措施，仍不能避免妊娠之中断。在第四次妊娠时，曾服胎产金丹亦未获效。现已怀孕两个多月，近20天内恶心呕吐、择食，大便稍干，小便正常，精神较差，睡眠尚可。

诊查：脉左关沉弦短，右沉滑，舌正常无苔。

辨证：根据病史，西医诊断为习惯性流产，在中医则属滑胎。现有恶阻之象，治之应标本兼顾。

治法：宜先调脾胃，次固肝肾，待脾胃健强，续予补肝肾以固胎本，并建中气以养胎元。

处方：台党参6g　白术6g　茯苓6g　炙甘草3g　广陈皮4.5g　砂仁3g　藿香6g　山药9g　生姜3片　大枣3枚

此方药缓服3剂，恶阻止后，继服下方药。

以泰山磐石与安胎银苎酒加减合方：

处方：熟地黄12g　白术6g　制附子3g　人参3g　杜仲9g　当归3g　桑寄生9g　杭巴戟9g　苁蓉9g　川续断6g　苎麻根9g

此方药每剂煎2次，每次煎1小时，共取400ml，分2次温服。1周服1剂，并绝对控制性生活，以免扰动胎元。

患者按法服之，直至足月顺利分娩。

［按语］本例五次流产，已成滑胎之证，每次妊娠月余时必漏血十余天，又兼胎漏之象。究其原因，一系脾胃较弱，胎气失养；一系肝肾不足，胎本不固，即形成习惯性流产。治之之法，首调脾胃，继强肝肾，使胎得所养而本固。佐以苎麻根等以兼顾胎漏，因而第六次妊娠赖以足月顺产。

六、香苏枳桔汤加味治愈小儿重症肺炎一例

白某，男，1岁。

初诊：1959年1月13日。

主诉及病史：半月来患儿时热时退，近一周来高热不退，全身无汗，有时抽风，咳逆甚重，有时一咳即吐，有时不咳亦吐，呼吸喘促，腹满，自下利稀溏。

诊查：神昏嗜睡，面色黯淡唇青。苔秽腻，脉滑数。肺部听诊水泡音，叩诊左肺浊音，血常规：白细胞总数35×10^9/L，中性粒细胞百分数0.80。体温40.6℃。

辨证：此为内伤饮食、外受风邪所致之肺胃合病。

治法：疏风消食兼顾，选用香苏枳桔汤加味。

处方：苏叶3g　香附3g　陈皮3g　甘草1.5g　枳壳2.5g　桔梗2.5g　僵蚕4.5g　葛根3g　焦山楂3g　麦芽6g　生姜1片

二诊：1959年1月14日。服药后体温微降，额上微润，身仍无汗，神仍不清，嗜睡，但未再抽风，喘而咳逆，咽间微有痰声，已不吐，下利减；大便每日仅两次，量少。舌苔稍退，脉浮数。此乃里气微和而表邪未解，治宜疏风解表为主。

处方：白僵蚕4.5g　钩藤4.5g　牛蒡子3g　桔梗2.5g　薄荷2g　连翘3g　苇根9g　竹叶3g　淡豆豉9g　葱白2寸　1剂

三诊：1959年1月15日。药后，次日神已清，遍身有潮润汗，喘咳见轻；今日又吐4次，自下利3次，均夹有痰涎。舌苔已退，脉滑数。此乃表解里和、积秽尽除，治拟理肺和胃。

处方：法半夏4.5g　化橘红3g　桑皮3g　浙贝4.5g　天花粉6g　竹茹3g　麦芽6g　枇杷叶6g

服上方药2剂后，周身微微润汗续出而热退尽，吐利亦止。舌正无苔，脉沉滑。再以原方去桑皮，加大枣3枚。续服药2剂而告痊愈。

［按语］抽风一证，亦有饮食阻滞中焦、胃阳不宣、三焦失利所致者，若再兼受外风，卫气被郁，即可引发，俗谓“食惊风”，不可误作热甚生风，而妄用苦寒清热之剂，亦不可误作邪陷包络，而妄用犀（现已禁用）、羚、脑、麝之类。本例初起即有抽风，观其呕逆腹满，自下利，苔秽嗜睡，可为内伤饮食的佐证，又兼以外受风寒，先用香苏枳桔汤加味表里双解，继予疏风解表之剂，终以调和肺胃而愈。

七、祛邪扶正法治愈腺病毒肺炎一例

张某，女，1岁半。

初诊：1960年6月13日。

主诉及病史：因患儿呈深度昏迷状态，由家人代诉。咳嗽，痰壅咽间，吐之不爽，高度喘急，并见下颌颤动及抬肩呼吸，四肢发凉，体温反降至37.8℃，而脉速，脉率220次/分，呼吸72次/分，唇焦，舌干，齿燥。

诊查：舌质绛，苔老黄无津，脉细数无力。肺部叩诊有浊音，听诊有水泡音，胸透有片状阴影。血常规为：白细胞计数6.25×10^9/L；分类：中性粒细胞0.44，淋巴细胞0.56。肝大2.5cm，体重7.6kg，呈急性病容。

辨证：此为“热厥”，乃邪入包络之闭证，肺之化源欲竭之象，虚实互见。

治法：清热开窍、益气生津，祛邪扶正并用。

处方：西洋参6g　安宫牛黄丸3g

先将西洋参煎水，分5次将牛黄丸送下，2小时一服。

中药服半剂后，患者之反应加大，渐见咳痰松活，皮肤转红润，手心潮汗，体温再度升高达41℃。乃辅以热水擦浴，使全身微汗徐出。至次日原方药再服1剂，患儿之神识渐清，病情遂趋稳定。

二诊：6月17日。体温已近正常，喘减，神清，仍有咳痰。舌色正，苔减少，脉右滑左数。此热闭已开，正气渐复，余邪未净，治以养阴清热。

处方：玉竹6g　麦冬4.5g　天冬6g　元参6g　石斛6g　稻芽9g　荷叶3g

上方药服1剂，次日以原方加减，续进药1剂

三诊：6月20日。除尚有咳嗽及散在性肺部水泡音存在外，余症悉除，脉亦缓和，遂改用保和丸加减调和肺胃，兼化痰湿，以善其后。越五日痊愈出院。

［按语］本例充分发挥中医特长，中药用西洋参水送安宫牛黄丸，即吴鞠通所谓“邪陷脉虚，人参汤下安宫牛黄丸”之义。当时患儿热闭包络，昏迷痰阻，乃邪盛之象；脉细数无力为虚，体温反降亦正虚之征，故扶正祛邪均为当务之急，若不祛邪，则邪愈炽而正愈衰；若不扶正，则正无力而邪益张。经用牛黄散开其热闭，西洋参益气生津，不待尽剂而皮肤红润、体温反升，此时不可以体温之升高而生疑惑，此乃正邪相争的剧烈表现，若邪胜正负则厥更深，此正胜邪负之际，不可妄用强制退热之法，只是以热水擦浴，促进皮肤血液循环而闭开汗出，热亦随之自然下降。我们初步认为：体温之升降，为正邪胜负之争，若以高热而强制退之，可能导致正负而邪胜，邪内闭而正气外脱，不可不深思之！

八、十味温胆汤加减治疗冠状动脉粥样硬化性心脏病一例

于某，男，51岁。

初诊：1964年2月17日。

主诉及病史：1944年曾患风湿性关节炎，1966年在某医院诊断为冠心病、陈旧性心梗、左心室劳损。现在自觉胸闷气短，心前区疼痛牵连背部，向左腋下及臂部放射；手臂不能上举，伸举即疼痛加重，每日发作频繁，不能活动；走路则心慌心跳，易出汗；夜间难以平卧。每隔十多

天即有一次类似休克样的发病，常有头晕头痛，睡眠不佳，每夜只睡两小时。心绞痛发作时则饮食不下。曾服中药五百剂，多为瓜蒌薤白半夏汤或炙甘草汤加减，诸证未见改善。

诊查：血压200/120mmHg。右脉关部沉微缓，余脉沉细涩。舌质正，舌苔薄黄微腻，唇紫。

辨证：此为营卫不调、心气不足、痰湿阻滞血脉。

治法：宜调营卫，通心气，化痰湿，以十味温胆汤加减。

处方：西洋参3g　茯神6g　枣仁9g　远志3g　菖蒲3g　法半夏6g　橘红5g　枳实3g　竹茹3g　川芎3g　丹参6g　柏子仁6g　大枣3枚

共5剂，每剂煎2次，共取160ml，分2次温服。

二诊：1964年2月27日。服药后头晕减轻，饮食稍好转，有少量黄而灰的痰，仍耳鸣，眠差。左脉关微弦细数。原方去丹参，加桑寄生10g、石决明18g，7剂。

三诊：1964年4月9日。服药后心前区疼痛减轻，发作次数减少，未再发作休克。心前区闷憋不舒，但已可平卧；二便调，饮食可。脉沉细涩，舌质正，中心微有薄黄腻苔。原方去大枣，西洋参改用白人参6g，宣木瓜3g、血琥珀粉1g（分2次冲服）续服。

四诊：1964年5月7日。心前区偶有闷痛，发作疼痛时间缩短；手臂微痛，腰及腿部也微酸痛。脉沉细，舌质正，苔中心白腻。原方去竹茹、石决明，加萆薢6g、淮牛膝6g、狗脊6g。上方药，除感冒时应停服外，可常服。此后病情稳定。

［按语］心绞痛一症，中医有按胸痹治的，有按心动悸论治的。本例曾用瓜蒌薤白半夏汤及炙甘草汤治疗，亦即根据上述观点决定的。但已服药五百多剂未见效果，证明不能再按胸痹、心动悸论治。蒲老分析其症状及病情经过，结合脉涩唇紫，断为营卫不调、心气不足、痰湿阻滞。以心主营，营不调则卫亦滞，故重在通心气以调荣卫，用十味温胆汤通其心气，兼化痰湿；加川芎、丹参和营，营气和则卫亦利，仅四诊病情即能稳定，心绞痛亦能控制，由此可说明不能按现代医学的病去死套中医的证，必须充分根据辨证论治的方法区别对待。

九、清热降火、养阴祛风法治疗头痛一例

刘某，男，38岁。

初诊：1960年7月29日。

主诉及病史：经常头痛，目眩、心烦，情绪易波动，急躁易怒，记忆力显著减退。小便微黄，大便正常，纳可。

诊查：舌质红边缘不齐，苔黄微腻；脉象浮取微浮，沉取弦细有力。

辨证：肝胆火旺兼外感风邪为病。

治法：宜清热降火为主，佐以养阴祛风。

处方：桑叶6g　菊花6g　僵蚕6g　蒺藜9g　川芎5g　藁本3g　丹皮3g　炒栀子6g　龙胆草3g　元参6g　甘草3g　荷叶9g　石决明15g　木通5g　3剂

二诊：服药后头痛消失，但有时头晕。脉转弦细缓已不浮，舌苔减少。余症同前。拟滋阴养血兼调肠胃，以下方丸药缓图。

处方：当归尾9g　川芎9g　白芍12g　干生地黄18g　丹参9g　炒栀子9g　玄参12g　菊花15g　地骨皮15g　蒺藜15g　决明子15g　石斛15g　肉苁蓉15g　胡麻仁15g　黑芝麻15g　建曲50g　制香附50g

每日早晚各一丸。嘱其颐养性情，勿使肝胆相火再炽。

［按语］朱丹溪“五志烦劳，皆属于火”之说，临床屡见不鲜。本例患者情志过急，水不足以濡之，肝胆火旺，又兼风邪，风火相煽，故见头痛、目眩、心烦、尿黄、脉弦细有力等虚中有实之象（肝火旺实，肾水不足）。采用清热降火、养阴去风之法，虚实互治，先以汤剂折其既燃之势，继以丸剂滋水濡养，壮水之主以制阳光，虚实缓急，各有次第，故收到一定疗效。

十、温下法治疗积滞一例

余某，男，46岁。

初诊：1960年6月14日。

主诉及病史：一年前因食柿子过量而致胃痛，消化不良，屡服汤药无效。平时头晕身倦，精神欠佳，食欲不振，纳谷大减；胃脘隐痛闷胀，按之不移，痛尤甚；大便干燥，或欲大便而解之则无，矢气甚多，小便畅利。

诊查：舌质正常，舌苔秽腻、中心黑色，脉沉弦滑。

辨证：饮食不节，脾胃乃伤，运化失常而成积滞。

治法：温中下气，消积导滞，以散剂徐攻免伤胃气。

处方：干姜6g　大黄6g　红豆蔻6g　炒草果仁6g　高良姜6g　陈皮6g　炒枳实6g　炮鸡内金15g

上药共研为细末，每次食前取3g，用红糖开水冲服，日3次。

二诊：服药后纳谷增加，大便转溏，胃脘隐痛闷胀均减。脉略转缓，舌苔稍退。继以前方加味，改服丸剂缓图，以保胃气。

处方：干姜6g　大黄6g　红豆蔻12g　炒草果仁12g　高良姜12g　炒枳实12g　阿魏12g　三棱12g　莪术12g　陈皮18g　炮鸡内金30g

上方药共研为细末，炼蜜为丸如赤小豆大，每日早晚食后各取20丸，温开水送服。

三诊：善饥思食，纳谷大增，大便微干，胃脘隐痛闷胀基本消失，惟有时尚感不适。脉沉涩，舌苔转黄。于前方内加荜澄茄6g，复改制散剂服之，月余后随诊，症状消失。

［按语］蒲老认为：“脾胃以膜相连，久痛不移，多属于积。”本例患者过伤生冷，寒凝附着于脾胃膈膜之间，运化失职，气机郁滞，致成冷积，非温不通，非攻不破，故先行散剂，用干姜、豆蔻、草果、高良姜、陈皮、枳实、鸡内金等温中化积，以大黄作导使，取散以散之，使寒凝得以消散开导。继行丸剂，加阿魏、三棱、莪术化坚消结，终以取丸以缓之，使药力留于胃中以攻削搜剔；前方加荜澄茄温中降逆，复为散剂，消散冷积，使无遗留之患。由此可见，中医治病须分新久及其选用丸散膏丹的意义。

十一、清暑利湿法治疗高热一例

罗某，男，62岁。

初诊：1960年9月1日。

主诉及病史：患者夏日宿营海滨，于秋后白露前数日稍感精神不佳，体重减轻，微有低热，服用抗生素数日，体温却增至40℃以上，伴有呕吐、胸腹胀满、大便溏泻（日行六七次）、手足凉、额腹热、微汗出；小便频数，便时茎痛；四肢关节酸痛。

诊查：脉两寸微浮数，右关沉数，左关弦数，两尺沉濡。舌质红，苔白腻。

辨证：结合病因脉证，此为伏暑夹湿、热郁三焦。

治法：清暑利湿，苦辛淡渗法。

处方：藿香 6g　杏仁 4.5g　香薷 3g　茯苓连皮 10g　黄芩 4.5g　滑石 10g　防己 4.5g　薏苡仁 15g　猪苓 4.5g　竹叶 4.5g　通草 4.5g　荷叶 6g

二诊：1960 年 9 月 3 日。热减吐止，解小便时茎痛消失，关节酸痛见轻，大便每日减至四五次，身倦乏力，食纳尚差。脉寸沉细，关沉滑，尺沉迟。病势虽减，但湿热未尽，胃气未复，宜和胃气并清湿热。

处方：山茵陈 6g　藿香梗 6g　新会皮 4.5g　茯苓连皮 9g　川厚朴 3g　豆卷 9g　白蔻仁 3g　滑石块 9g　扁豆皮 9g　猪苓 4.5g　薏苡仁 12g　炒稻芽 6g　通草 3g　荷叶 10g

三诊：1960 年 9 月 5 日。身热已退，周身已汗出，小便正常，大便一日两次，食纳差，食后腹微胀。六脉沉细微数，舌转正红，苔退。湿热已尽，胃气尚差，宜益胃养阴为治。

处方：玉竹 6g　沙参 6g　茯神 10g　石斛 12g　桑寄生 9g　炒稻芽 6g　新会皮 6g　莲子肉 12g　扁豆皮 9g　荷叶 9g

上方药服 3 剂后，诸症悉平，饮食、二便俱正常。停药以饮食调养月余而康复。

［**按语**］本例由长夏宿营于海滨，本体中虚阳弱，感受暑湿，潜伏体内，迨至仲秋复感新凉引动伏邪而发。吴鞠通说："长夏受暑，过夏而发者，名曰伏暑。霜未降而发者少轻，霜降而发者则重，冬日发者尤重。"治病必求于本。要明其所因，结合季节与患者体质强弱，处理才能中的。本例为伏暑夹湿，热郁三焦。经问明病因及季节，结合脉症、体质全面分析，确定先以清暑利湿，继则和胃利湿，再以和胃养阴，先后各有次第，因而收效比较满意。

十二、辛凉疏泄法治疗咳嗽一例

张某，女，41 岁。

初诊：1964 年 1 月 16 日。

主诉及病史：半月前受凉，寒热不明显，呛咳剧烈，咳时牵引腹部疼痛，鼻流清涕而时微恶寒，手足心热，心烦不安，影响睡眠，口干思饮，饮水不能止渴，汗多夜间尤甚，纳谷无味，小便稍黄；大便日行三五次，成形色黄。曾服用四环素及咳嗽药水，但疗效不明显。

诊查：舌质淡，苔白黄腻；脉右寸浮虚，关浮弦，尺沉滑，左关弦滑，左寸尺沉。

辨证：此为伏寒化燥、肺气失宣。

治法：辛凉疏泄，宣肺降气，止咳化痰。

处方：麻黄根 4.5g　杏仁 4.5g　生石膏 10g　甘草 3g　五味子 3g　法半夏 6g　知母 3g　前胡 3g　瓜蒌壳 3g　炙枇杷叶 6g　生姜 3 片　大枣 2 枚

二诊：1964 年 1 月 18 日。服上方药 2 剂后，咳嗽减轻，咳声转畅，口渴已微，心烦胸闷减轻，饮食略增，大便次数减少，小便稍黄。脉弦滑，舌质转红，苔薄黄腻。伏寒透达，病势稍减，治宜清解。

处方：法半夏 6g　茯苓 6g　橘红 4.5　苏叶 4.5g　厚朴 4.5g　桔梗 3g　桑皮 6g　生石膏 6g　黄芩 3g　竹茹 3g　生姜 3 片

三诊：1964 年 1 月 21 日。服上方药 3 剂后，诸症减轻，睡眠已转佳，纳谷及二便已趋正常；尚有轻微咳嗽，鼻涕中有时夹少量血丝。脉微弦数，舌质红，苔黄腻。燥气渐平，宜清肃肺胃。

处方：桑皮 6g　地骨皮 6g　竹叶 4.5g　芦根 12g　黄芩 3g　瓜蒌壳 4.5g　象贝母 6g　桔梗 3g　通草 3g　炙枇杷叶 9g　竹茹 4.5g

上方药服 3 剂后，诸症消失，恢复健康。

[按语] 患者外感冬令寒邪，失于及时辛散、达邪外出，致使寒邪潜伏，寒郁表闭，肺失清肃，表郁化热。治病求本，当透邪出表，若用凉润清燥热之剂，则更会使冰伏其邪，病必迁延增变。蒲老取麻杏石甘加味，外透肌表，内清郁热，妙在不用麻黄，取用麻黄根代麻黄，因患者多汗，取其和卫止汗，能透能涩。蒲老从临床中体会到麻黄根气辛味涩，有宣通肺气、固正达邪之功用，灵活运用于表邪未解、热郁汗多之类疾患，屡用多效，实乃经验所得。

十三、补中益气汤加味治愈慢性痢疾一例

曹某，女，76 岁。

初诊：1962 年 9 月 22 日。

主诉及病史：三个月前下痢脓血及黏液样便，每日二十次左右，腹痛，有里急后重感，在某医院诊断为细菌性痢疾，经住院治疗好转。3 天后又复下痢脓血黏液样便，又住院一周，症状消失。几天后复发下痢，请中医诊治，服中药后，下痢止。但近日每晚咳嗽，白痰发黏，午后发热，体温稍高；大便每日一至三次，不爽而稍夹脓血及黏液，有里急后重感；不思饮食，只能食稀粥，腹胀，五心烦热，小便可。

诊查：脉寸尺弱，两关弦，左细右大；舌质暗，苔白腻少津。

辨证：此属中气下陷、脾失健运。

治法：宜调脾胃、益中气，补中益气汤加味。

处方：生黄芪 4.5g　党参 3g　生白术 3g　当归 3g　陈皮 3g　升麻 3g　柴胡 3g　炙甘草 3g　粉葛根 3g　生姜 2 片　大枣 3 枚

二诊：9 月 25 日。服上方药 3 剂后，大便成条而微干燥，无脓血黏液，无里急后重感；尚微咳嗽，有少量痰，食纳转佳。脉滑微数，舌正红苔减。继续调和肺胃、温化痰湿。原方去黄芪、粉葛根，加半夏 6g、前胡 6g、茯苓 6g，服 3 剂。

服药后下痢后重止，痢疾未再发作。

[按语] 本例痢疾初起一个月之内三次发作，前两次均用抗生素暂时控制，第三次服中药也暂止，但旋即有便中夹黏液和里急后重感，病期又迁延三个月，渐成慢性，中气已伤，所以用补中益气汤，加粉葛升举陷邪，服后大便成形而痢症消失；尚有咳嗽，去葛根、黄芪，加半夏、前胡、茯苓去痰渗湿而奏痊愈之功。由此可知，中医治痢不外八纲辨证，分别寒热虚实。本例中虚邪陷，但不用攻邪，而补益中气，盖因正胜邪却、中气得升，陷邪始能举而出之，否则徒治其痢亦为无益。

十四、温、清、和三法并用治疗流行性乙型脑炎一例

傅某，女，30 岁。

初诊：1956 年 8 月 25 日。

主诉及病史：发病已6天，初起头痛如裂，身微痛，高烧恶寒，食欲不振。曾连服大剂辛凉甘寒及犀、羚、牛黄、至宝、紫雪、安宫诸品，病势始终不减，并迅速发展。会诊时仍持续高烧，头剧痛，身微痛，头有微汗而身无汗，呕吐，下利灰白稀水，腹不痛，小便短黄，神倦目涩，烦闷，口苦，渴不思饮。

诊查：舌苔薄白，中心黄腻，舌边红。月经刚过10日，今日再现。脉象两寸浮数，右关沉数短涩，左关弦数，两尺沉数。

辨证：观其脉证，原属暑湿夹风。其头身痛、脉浮系乎风，其心烦、舌赤苔黄、口渴发热由于暑，因服寒凉太过，冰伏其邪留而不散，脾胃受伤，热入厥阴，迫血妄行，并乘虚而内陷阳明、太阴，故形成两脏（太阴脾经、厥阴肝经）一腑（阳明胃经）并病。

治法：急需温太阴，清厥阴，和阳明，温、清、和三法并用。方以二香，左金合苦辛为治。

处方：鲜藿香10g　香薷6g　川黄连5g　吴茱萸2g　法半夏10g　郁金6g　佩兰10g　钩藤12g　蒺藜12g　鲜佩叶30g　竹茹10g　生姜6g　伏龙肝60g（先煎取澄清液煎药）

上方药浓煎，取80ml，每服10ml，1小时1服；因吐甚不纳，故少量而频进。服药1剂，诸症皆平，后以调和脾胃养阴益气而愈。

［按语］本例系暑湿夹风、服寒凉太过，致邪陷厥阴、太阴、阳明，故治取温、清、和三法同用而病势顺利好转，说明辨证论治的优越性。并且香薷乃清暑解热，利水和胃之药，左金善降肝经逆热之气，佐以法半夏、生姜、竹茹能升能降，使清阳升而浊热降，肝木条达，脾胃自安；伏龙肝能镇胃温脾；荷叶佐黄连可以清暑消热；郁金、佩兰芳香化浊兼能宣痹开窍；钩藤、蒺藜善祛风而不燥并能疏肝。本方乃苦、辛、温合成之三焦并治之法。由于患者胃逆过甚，饮水不纳，所以减少药量，使其徐徐浸入，以期受纳吸收；又由于病热严重，治不宜缓，所以药须频进，每小时10ml，量不过重，运药之力亦强，此种量少速进的服药方法每易见效。但本例援用吴鞠通所谓“过用苦寒，致伤胃阳，亦间有少用刚燥者”之意，实为应变之法，非治脑炎常用之方。

十五、小承气汤治疗流行性乙型脑炎一例

梁某，男，28岁。

初诊：1964年8月23日。

主诉及病史：病已4日，曾连服中药清热、解毒、养阴之剂，病势有增无减。会诊时，体温高达40.3℃。

诊查：脉象沉数有力。腹满微硬，哕声连续，目赤不闭，无汗，手足妄动，烦躁不宁，有欲狂之势，神昏谵语，四肢微厥。昨日下利纯青黑水。舌苔秽腻，色不老黄。

辨证：此虽病邪羁踞阳明、热结旁流之象，但未至大实满，未可与大承气汤。

治法：泻热通下，以小承气汤加减主之。

处方：大黄8g　厚朴10g　枳实10g　炙甘草5g

上方药服2剂后，哕止便通，汗出厥回，神清热退，诸症豁然。再以养阴和胃之剂调理而愈。

［按语］此患者症见腹满微硬、谵语欲狂、热结旁流、目赤肢厥、身热无汗、脉沉数有力，乃里闭表郁之征，虽屡用清热、解毒、养阴之剂而表不解，必须下之，下之则里通而表自和；若泥于温病忌下之禁，当下不下，里愈结、表愈闭，热结精伤，将有内闭外脱之险。由此说明治疗脑炎

并非绝对禁用下法；惟非下证而误下，酿成内陷则属非是，这是一个很明显的辨证论治的实例证。

十六、表里双解法治疗流行性乙型脑炎一例

王某，男，28岁。

初诊：1964年8月28日。

主诉及病史：会诊时，已服辛凉苦寒之药数剂，高热不退，体温40.2℃，头痛无汗，目微赤热，大便未行，鼻塞，口不渴，尿少，嗜睡，但神志清，微烦。

诊查：胸腹满微硬。舌质不绛，舌苔中心秽干无津，脉浮，右大于左。

辨证：总观脉症，此属伏暑，且为胃阴已伤、表里郁闭之候。以前先服辛温药2剂，胃阴被劫；入院后又进辛凉苦寒之品，热邪被遏；观其脉症，脉浮、头痛、鼻塞和壮热无汗，是表邪郁闭之象；胸腹满微硬和微烦、苔干、大便未行，乃里闭之征。

治法：宜急救胃阴，宜通表里，俾郁闭之邪热从表里两解。

处方：瓜蒌仁15g(打)　黄连4.5g　炒枳实6g　玄参10g　鲜芦根18g　青连翘9g　银花6g　郁金6g　香豆豉15g　葱白3寸　紫雪3g(冲)

服上方药后，大便利，浑身微汗出，热退。次日复诊，体温降至37℃，烦除睡安，舌上津回，诸症悉平，脉象缓和。继以益胃养阴之品，连进3剂，一切正常，胃纳亦佳，遂停药以饮食调理痊愈而出院。

[按语] 此证初起头痛寒热，乃由伏暑夹湿感新秋凉风而发，医者认为寒疟，误用常山、桂枝辛温之剂，致使病势转剧。入院后诊断为流行性乙型脑炎，又误予辛凉苦寒并进，结果造成表里俱闭的局面。我们根据脉浮、头痛、高烧无汗乃表闭，胸腹满微硬乃里结，必须法用双解，但又因非大实满不可与承气，舌津已干不可再发其表，惟宜清解，故主以小陷胸解胸中微结之热，复以葱、豉引导郁热从表而出；佐以玄参生水，银翘、苇茎、郁金皆微苦微辛轻宣之品，不再耗津，使以紫雪直透三焦，虽不用表里双解正法，而直收表里两解成效，并且能使里结自通而不碍正，表闭自透而不伤津，此乃法外求法。

十七、养血活络、祛风宣痹法治愈流行性乙型脑炎后遗症一例

教某，女，27岁。

初诊：1964年8月16日。

主诉及病史：因病人神呆不语，呼之不应，由家人代诉。吞咽困难，二便不自知，左上下两肢麻痹如废，右上下肢日夜乱动，体温偏高，饮食依赖鼻饲，呼吸正常，咽间无痰声，目中流泪，月经已逾期一个月，一昼夜曾服石膏约2kg。

诊查：舌质红润，苔少，脉沉涩。

辨证：据此情况，联想到“寒凉过剂”之弊，考虑不仁为痹、躁扰属风。

治法：议用养血活络、祛风宣痹之法。

处方：当归10g　白芍10g　天麻10g　旋覆花12g　石决明10g　地龙10g　桃仁10g　紫石英10g　陈皮8g　佛手8g　桑寄生8g　龟版15g

上方药每日1剂，并送服回天再造丸1粒，共服回天再造丸23粒，而麻痹消失，躁扰不作，

言语渐可，遂去其鼻饲，调其饮食，停药休养，越数月完全恢复健康，而月事亦通。

［按语］此证由寒凉大剂攻之过急、药过病所，以致卫阳凝闭而不宣通，神无所用，三焦失司。或曰：以寒治热，正治之法，何为不可？曰：非谓不可以寒治热，但寒凉太过，则卫气郁闭，营气凝泣，热反冰伏，不能达之出表，遂成热病后遗之症。今幸患者为青年，身体健壮，故能借针药之力和其营、通其输、调其从逆，乃有恢复的可能。我们知道，“白虎”为达热出表之剂，石膏有解肌清热之能，但吴鞠通对白虎却有“常须识此，勿令误也”的警诫，也就是说必须“凉而毋凝”，而且治病用药还须注意轻重缓急，中病即止。

十八、调复冲任、止血化瘀法治愈崩漏不止一例

周某，女，54岁。

初诊：1962年6月22日。

主诉及病史：阴道流血已四个月余。从去年起月经每数月来潮一次，量稍多，夹有血块。今年春节期间，连续流血15天，止后四十多天又开始流血，迄今已四个月之久，始终不止，血色鲜红或偶下烂肉样血块。素有头晕目赤、腰疼、大便干燥之患，小便正常。尚能行动和操持轻微家务。

诊查：脉两寸尺均弱，左关弦急，右关弦缓。舌质嫩红，苔薄白。

辨证：此属崩漏日久、荣气已虚、冲任不固之证。

治法：调复冲任，止血化瘀。

处方：干地黄15g　当归10g　阿胶10g　续断6g　杜仲6g　炮黑姜4.5g　茜草6g　乌贼骨10g　6剂

二诊：服药后阴道流血减少，精神、食纳、二便均如常，睡眠亦可。脉寸细关弦尺弱，舌淡苔薄白。于原方加白芍6g、艾叶3g、醋制香附4.5g，共10剂。

三诊：四个月之阴道流血，服药后基本停止，但尚有白带，偶有心慌，头不晕，胃纳佳，二便正常。脉沉弱，舌质、苔同前。由于病程过久，气弱血虚，非益气无以助统摄之力，故用参、苓、术、草等，非补血无以复血海之损，故用归、地、阿胶；然补而毋滞，故仍用乌贼、茜草、香附以化瘀理气。

处方：党参6g　白术6g　茯苓6g　炙甘草3g　当归6g　熟地10g　阿胶10g　乌贼骨10g　茜草3g　制香附3g　5剂

四诊至十二诊：最近两个月一直未见阴道流血，精神体力逐渐恢复，食眠俱佳，间有头晕、目眩、嗳气、腰疼、白带等。其脉沉弱或沉缓，舌质色正，苔多薄白。根据其荣虚气弱、冲任不固，始终以养荣益气为主，兼调补冲任。下方进退共服药54剂。

处方：炙黄芪10g　当归6g　熟地黄15g　阿胶10g　白芍6g　炒杜仲6g　续断6g　乌贼骨10g　茜草3g(或加地榆炭、艾叶炭，或加淮山药、炮姜炭)

［按语］傅青主谓：“妇人有年五六十，经断已久，忽又行经者，或下紫黑块，或红如血淋，或谓是还少之象，谁知是血崩之渐……”本例年已五十之外，又流血四个月之久，渐成血崩，且老妇阴精既亏，岂容久漏，恐血脱而气立孤危。究其本源，来自冲任不固、血海空虚，故急用归地阿胶养荣滋阴；杜仲、续断调复冲任，妙在不去止血而惟补血；而以黑姜引血归经，是补中又有收敛之意；尤以乌贼骨、茜草去瘀生新，是应用古人“气以通为补，血以和为补”之旨。若一见血崩即用止涩之品，虽亦能取效于一时，恐随止随发，不能痊愈，必须于补血之中兼行瘀和荣之用。

十九、益阴潜阳法治疗类中风一例

邓某,男,72岁。

初诊:1961年5月15日。

主诉及病史:11年前曾突然昏倒,某医院诊断为高血压性心脏病。服用朝鲜参及真武汤等中药病情好转。几日前又突然晕倒,全身颤抖,住院治疗二十余天,情况好转。近来又觉头晕目眩,有时四肢颤抖,甚则全身动摇而不能步行,耳鸣、流涎、咯痰、视物模糊、口苦不渴,时有心慌,食欲不振,无饥饿感,睡眠不实,噩梦多,大便不畅,小便少。

诊查:其人体丰面赤。舌质暗红,舌苔白腻,脉两寸关微,至数不明,有散乱之象,两尺沉迟。

辨证:由于操劳过度,肝肾真阴虚损,真阳浮越,乃肝风将动之象。

治法:此属虚证,不可作实火治,从肝肾入手,宜益阴潜阳法。

处方:生龙牡各18g　煅石决明24g　灵磁石12g　生玳瑁9g　生龟版18g　红人参9g　川附子9g　酸枣仁12g　远志肉3g

连服上方药3剂,每剂两煎,慢火煎2小时,取300ml,分5次温服。

二诊:5月19日。服药后头昏及痰涎均减少,小便较增多,有时微渴,大便正常。脉如前。原方去磁石加山萸肉6g,再进4剂。

三诊:5月26日。服上方药4剂后,病情大见好转,晕眩基本消失,身已不动摇,食欲好转,二便调和,惟行动气力尚差。六脉沉缓有力,舌正苔减。此乃阳回之象。原方药再进3剂,原方去玳瑁加杜仲12g、破故纸9g,以5倍量浓煎,去渣入蜂蜜为膏,每日早晚各服9g,白水冲服,以资稳固疗效。

[按语] 患者旧有高血压心脏病,曾服参附等药治愈,但过劳则有晕倒、全身震颤,甚则动摇、耳鸣目眩心慌等症状,皆五志过劳、肝肾阴虚、阳越于上,实为阴不潜阳下虚之故,故以育阴潜镇之品为主,佐以附子回阳(引火归原),人参益气,俾阴固阳回而眩晕渐消,震颤平息而愈。此病人虽见耳鸣、眩晕、口苦、面赤,但不可误作实火治之,因脉微而迟、舌暗苔白、口苦不渴,乃真虚假实之征,临床不能为假象所蒙蔽。

二十、清热利湿、凉血解毒法治愈生理性黄疸兼肺炎一例

王某,男,7日龄。

初诊:1964年3月3日。

主诉及病史(由家人代诉):足月顺产。生下后遍体面目皆黄。其母平素饮食不节,过食膏粱厚味,并患胃溃疡多年,经常便溏足肿。分娩后3天出产院,第四天即开窗照相,当夜即发热,体温达40℃,遂服四环素,喂药不慎呛入气管,引起气促、抽搐、两眼上窜、唇紫,立刻注射强心剂并给氧气,病情无转机,高热不降,带着氧气转送某专科医院,入院时遍身面目更黄,下肢有颤动现象,检查肺部有炎症,诊断为初生儿黄疸兼肺炎。未用抗生素,仅用静脉滴注葡萄糖、丙种维生素、给氧等支持疗法,体温仍40℃,病情危急。次日体温突然下降为33℃,其势愈殆。

诊查:舌红,苔黄腻,口内生疮。

辨证:此为重症胎黄,由感风而引起高热,更由灌药失慎激起病变,今已体温骤降至33℃,

气促而微，口唇发干，显系在胎中所受湿热积蓄，为微风所引动，热不得越，风热湿搏结迫使体温骤降，为初生数日，乳食未进，正气难支，急宜祛邪安正。

治法：清热利湿，凉血解毒，采用茵陈地黄汤加味。

处方：山茵陈 3g　细生地黄 6g　赤芍 1.5g　当归 1.5g　川芎 1.5g　赤茯苓 3g　泽泻 1.5g　猪苓 1.5g　木通 1.5g　花粉 3g　生甘草 1.5g　犀角屑（现已禁用，可用水牛角代之）1.5g

用 500ml 水煎取 100ml，频频鼻饲。

二诊：1964 年 3 月 5 日。服上方药一剂后，体温上升至 36℃，病势由危转安；服第二剂药体温上升至 37℃，小便量多且色减退，氧气已撤而呼吸平稳，并能吮乳。此病势见衰，正气渐复，邪去大半之候，宜停药观察，慎于护养；婴儿气血未充，脏腑娇嫩，药当中病即止，惟以乳汁调理，虽有余热，不可急驱，正盛邪祛，不药可愈，否则易增他变。出院后，口仍糜，时现吐乳、便滞，每日予以蜂蜜少许，开水调服，服至 7 日始获酸臭汗漐漐常出，下肢亦发出红白丘疹，口糜乃愈，肠胃亦和，余热随之而解，逐渐恢复正常。

［按语］ 小儿初生遍身面目皆黄，中医学名为“胎黄”或“胎疸”。论其病因与母有关，认为其母感受湿热伏于胞胎或脏腑有热，则胎受其熏蒸。今患儿之母饮食不节、味过辛辣，损伤脾胃，湿浊内生，郁而化热，湿热交蒸，胎儿受病，说明中医学的理论是有实际根据的。至于治疗本病，历代论述亦详，主张清热利湿，重则兼凉血解毒。如王肯堂《幼科证治准绳》在论述“胎黄”时提到：“……母子皆宜服地黄汤（生地黄、赤芍、当归、川芎、天花粉）”，又云：“诸疸皆热，色深黄者是也，犀角散（犀角、生地黄、茵陈、花粉、升麻、龙胆草、寒水石）主之”。蒲老据此患儿症状，认为病之本一在于胎中受湿，内蕴化热，肺之病变；一由受风；一由水入气管，故拟除湿、清热、解毒、凉血；茵陈地黄汤加犀角，使湿化热越，毒火消散，肺气得和，婴儿得到迅速恢复。

［编者评注］ 蒲老医案中六例治疗急性热病各具特色。小儿高热有从疏风消食者，有从清热开窍、益气生津者，特别是对一例出生 7 天的婴儿以清热利湿、凉血解毒的治法给人以启示。对成人高热也有温清和“三法”共用以及下法除大热等，而忌不施辨证，见热即清，反使寒遏冰伏，险象丛生。蒲老治内、妇科疑难病证平淡有奇，常获意外效果。

余无言医案

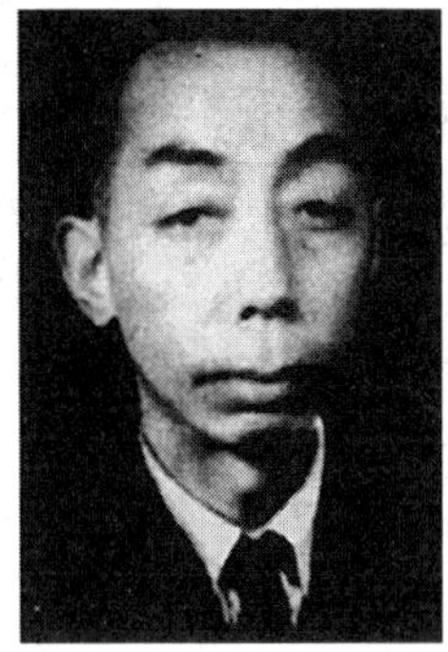

【生平传略】

余无言(1890—1963年),原名余愚,字择明,别署不平,江苏阜宁人。

初习经史,后随父奉仙学医。耽于经典医著,尤喜钻研仲景学说。18岁应诊。鉴于当时西洋医学东渐以及中医界衷中参西派的影响,1920年至沪求学于西医俞凤宾。1929年定居上海,与张赞臣先生共同创办《世界医报》,以改进中医为素志。1934年任中央国医馆名誉理事兼编审委员。

自20世纪30年代中期始,先后在上海中国医学院、中国医学专修馆、苏州国医研究院、上海新中国医学院任教。1937年与他人另立上海中医专科学校,自任教务长,为培养中医后继人才作出贡献。解放后,先后在中医研究院和北京中医学院任职,并主持中医研究院编审工作,参与九种教材的编写与审订。主张"中医科学化,西医中国化"。认为"中国医学之骨干及精髓,端在医经"。

著有《伤寒论新义》、《金匮要略新义》、《实用混合外科学总论》、《湿温伤寒病篇》等,对医界有较广泛的影响。另有医案《翼经经验录》,反映其临床辨治精审、善用经方的特点。余老兼擅诗词,涉猎诸子百家。

一、桂枝加附子汤治愈伤风汗多阳虚证一例

顾某,男,42岁。

初诊:1950年3月间。

主诉及病史:劳汗当风,患伤风之证,始则啬啬恶寒,淅淅恶风,但寒不热。约半日许,始渐翕翕发热,发热与恶寒同时并见。初病之时,因贫未能调治。至第三日,病势转剧,且增四肢拘急、手足发凉,十指尤冷,始来就诊。

诊查:面带垢晦,袖手缩足,由家属扶持入诊。头面颈项均自汗颇多,领围带湿,气息微喘,及诊其脉,则觉手已微凉,手指尤甚。

辨证：太阳表证，卫虚末厥。

处方：桂枝加附子汤方。

川桂枝 9g　京芍药 12g　炙甘草 7.5g　熟附片 15g　生姜 4.5g　大枣 10 枚

二诊：次日。服上方药一剂而愈。又处以调理之剂，令服药 2 剂，以扶正气。

［按语］患者卫气素虚，皮毛不固，动则自汗。忽感风邪，始则恶风恶寒，继则寒热并作，头项强痛，腰臂酸楚，间以恶心，而自汗颇多，迁延两日，渐至手足微厥，四肢亦微有拘急，投以桂枝附子汤，一剂而痊。或问：此例面带垢晦之色，颇似温病，而今用桂枝，何也？仲景之书，以证候诊断为主；而治疗之法，又以有某证、用某药，无某证、减某药。今恶寒与发热兼现，且与头痛项强、腰臂酸楚并见，病系风邪表证，焉得不用桂枝？此例患者不似温病之面垢，但发热而不恶寒也，这是认证的关键。

二、红藤丹皮大黄汤治愈肠痈化脓证一例

曹某，男，32 岁。

初诊：1943 年 4 月间。

主诉及病史：右下腹肿胀疼痛，右足蜷曲难以直伸，时发寒热，大便 5 日未解，小溲赤涩。

诊查：右下腹疼痛拒按，局部肿突如拳，腹肌紧张。舌根腻，脉沉紧微迟。

辨证：肠痈化脓。

处方：红藤丹皮大黄汤。

红藤 30g　丹皮 15g　大黄 15g　桃仁泥 12g　元明粉 12g(分冲)　瓜蒌仁 12g　京赤芍 9g

加酒一杯煎服。

二诊：次日。上方药头煎服后不到 4 小时，即腹中肠鸣作响，解大便一次，先为燥矢，继之溏粪与脓血夹杂而下；腹痛大减，右足较能伸展。续服二煎药，又大便两次，均为脓血粪便夹杂之物，于是一夜安眠，醒后只觉腹部隐隐微痛。病已大减，乃将大黄、桃仁等减量，去元明粉，加紫花地丁 18g、银花藤 18g。连服药 2 剂，并令薏苡仁红枣粥时时服之。

三诊：一周后。脓血已极淡，大便亦转正常，小溲渐清。后服调理方药而愈。

［按语］治肠痈以红藤为第一主药，在中医早期外科专著似未见载述。余先生初闻于某君，后阅清·杨栗山《寒温条辨》，其中第四卷有“肠痈秘方”，主治“肠痈生于小肚角，微肿而小腹阴痛不止者。……先用红藤一两，酒二碗，午前二服，醉卧之；午后用紫花地丁一两，酒二碗，煎一碗服之。服后痛必渐止为效”。红藤丹皮大黄汤实际上是“肠痈秘方”合《医宗金鉴》“丹皮大黄汤”的加减方，意在促使肠痈内消内溃，脓血痈毒下泻。以酒煎服，有强化活血消瘀祛邪之功。

三、豁痰承气汤治愈春温痰火发狂证一例

胡某，男，45 岁。

初诊：某年春 3 月。

主诉及病史：春 3 月间患温病，经治无效，第五日始发斑疹，延至 10 日渐见发狂，四处奔走，如见鬼神，作叩拜顶礼之状，甚或殴人詈骂。大便 6 日未解，小便短赤。

诊查:脉沉数有力,舌苔干燥焦黄。唇焦齿垢,周色斑疹灿然,色带紫黑;肌肤炙手,胸部尤甚。

辨证:春温不解,热入营血,痰火发狂。

处方:豁痰承气汤。

锦纹军 15g　元明粉 15g　炒枳实 12g　生石膏 90g(先煎)　全瓜蒌 18g　川黄连 5g　葛根 12g　连翘 12g　胆南星 12g　石菖蒲 9g　鲜芦根 1 支

水煎服。

二诊:次日。服上方药后,大便连下两次,如胶似漆,肤有微汗,神情转静,狂态大减。身上紫黑色斑疹已转红润。舌苔退去大半,肌热亦大减。于上方各药减量少许,再加鲜生地黄、鲜石斛,以凉血增液。

再剂之后,大便续解 3 次,其狂状若失,而神识清明。后再予清理余邪兼扶正之品,病遂痊。

[按语] 豁痰承气汤证,是仲景承气汤的变化运用,其主治之重点在于"热"、"狂"等症;方药的针对性突出"痰"、"火"二字。余先生创用此方,系以承气汤去厚朴、易全瓜蒌,加生石膏、葛根、黄连、连翘、胆南星、石菖蒲,以芦根为引。疏方之用意在于避用温燥之厚朴,易瓜蒌以陷胸膈之痰;加石膏以退热消斑;葛根清阳明,黄连、连翘清心凉膈;胆南星、菖蒲豁痰开窍;芦根既有引经作用,复有清心除烦之效。须予注意的是,用此方药控制病热,便解热衰后,方药增损应注意减用承气诸品之药量,加入太子参、北沙参、生地黄、石斛等养正益阴生津之品以善其后。

四、清肝养血汤治愈产后漏血证一例

惠某,女,35 岁。

初诊:产后 40 日。

主诉及病史:产后 40 日仍漏下不止,虽量少而始终续断不停,曾多次注射止血药物也未见效。他无所苦。

辨证:询知患者于数月前其三岁之次子病故,遂心中郁结,肝郁不疏,导致漏下不已。

处方:清肝养血汤。

粉丹皮 12g　春柴胡 9g　夏枯草 9g　干地黄 15g　京赤芍 9g　当归身 9g　紫丹参 9g　广郁金 9g　佛手柑 9g　姜枣引

令服 3 剂,漏血大减,再进 2 剂而告痊。

[按语] 此方方名已明示制方之旨。此谓"清肝",实寓疏肝解郁之意;所谓"养血",亦兼活血、止血之功。鉴于主治者重视溯因辨证,立方遣药不拘成法,并取得速效,方治颇堪借鉴。按八法分析,清肝养血汤为清、补并用,兼用和法。对肝热血虚的经漏、痛经、不孕症等妇科病症,以及内科之慢性肝炎、轻度脑血栓等病,均可以此方加减论治。

五、清肝凉血散风汤治愈头风重证一例

阴某,男,24 岁。

初诊:某年 2 月中旬。

主诉及病史：先患外感，诸症缓解后，独头痛不痊。多方求治，三月有余，未见寸效，且头痛益趋深沉，有时如钻如刺，有时减轻，呈间歇之候。稍有精神刺激，立觉疼痛如初，甚至牵及颈项，下连肩背，以至饮食渐少，大便干燥，小溲深黄。

辨证：头风。

处方：清肝凉血散风汤。

夏枯草 9g　粉丹皮 12g　生地黄 24g　生黄芩 12g　生石膏 60g　粉葛根 15g　川羌活 9g　甘菊花 12g　冬桑叶 12g　净蝉肚 6g　2 剂

二诊：两日后。服上方药后，病势十去其一。根据患者病情，知非用羚羊角绝不为效，无奈病家经济状况不胜负担，遂于原方中加藁本、白芷，令其再服药 2 剂。

三诊：服上方药后，病势再减十分之一。效不更方，令其再服 4 剂。

四诊：上方药服 4 剂后，病情似减非减，惟大便不爽如前，于上方中加锦纹军 4.5g，以使大便通畅，导热下泄。

五诊：服上方药后，大便已爽，头痛减半。惟两太阳、鬓部仍觉痛未减，于原方去大黄、羌活、藁本，加白蒺藜 9g、春柴胡 9g、龙胆草 6g，令再服 3 剂。

3 剂药服后，头痛大减，略事调理将息而愈。

[按语] 此例头风为全头痛，据临床辨证，治当祛散风邪、清泄肝热为主，兼清肺胃之热。故以夏枯草、丹皮、生地黄清肝热、养肝肾之阴；黄芩、石膏清肺胃热邪；葛根升阳，治头项引痛；羌活、菊花、桑叶、蝉衣散风止痛。其后加减方中用生锦纹者，以患者大便欠爽，用之以导热下行，此属“上病下取”治法，临床较为常用。

六、阿魏香槟丸治愈气滞腹痛证一例

顾某，男，28 岁。

初诊：1947 年秋。

主诉及病史：初患腹痛水泄，经治疗大便转溏，腹痛由重而转轻，迁延月余不愈。医又投以理气、通腑、温补、温散等剂，均罔效。时经一年半，腹中隐痛之疾依然如故。西医疑为慢性腹膜炎或慢性阑尾炎，欲做剖腹探查，患者及家属均不同意，遂来求治。

辨证：气滞腹痛。

处方：真阿魏 24g　广木香 12g　花槟榔 12g

先将阿魏切成小粒，放微火上烘干，研碎；次将木香、槟榔研成细末，共置大乳钵中，再研成极细末，分装二号胶囊，共约 150～160 粒。每天分早晚 2 次服，或早、中、晚 3 次服。每服一粒，温开水送下。

服药 3 日后，腹痛减，时行浊气，恶臭异常，大便亦爽。连服药十日，腹痛亦除。停药 3 日后，痛又微作，谅系根株未尽。又连服此丸二十余日，久病竟获痊可。

[按语] 阿魏香槟丸主治之证，多因饮食不调、肠道污浊气滞所致。君以阿魏，辛温治心腹冷痛，以臭攻毒，并擅消积、清利肠道。《本草纲目》载昔贤曾用此药配合木香、黄连以治痢取效者。此方则以阿魏合木香、槟榔，其所以用香、槟，意在消滞行气。全方药只三味，治类验方之“出奇制胜”，取精效宏。

七、傅氏决流汤治疗重笃水臌证一例

张某，男，40多岁。

初诊：1935年秋。

主诉及病史：腹部胀满，渐至腹胀如鼓，两足俱肿，气急而喘，口干而燥，小便不利。曾经西医三次放水治疗，旋即复肿如前。遂求治于中医。

诊查：腹胀如鼓，脐部突出，肿胀上至两胁。

辨证：水臌。

处方：傅氏决流汤加减。

黑牵牛 12g　制甘遂 9g　上肉桂 3g(另炖冲)　川桂枝 9g　车前子 30g

傅氏原方丑(黑牵牛)、遂(甘遂)各6g，肉桂0.9g，车前同，无桂枝。

二诊：次日。服药后两小时即小便一次，其量颇多，解时亦觉爽利。又两小时，续服二煎药，一夜之间连解小便五次，每次畅爽，今腹肿已大减，脐已不突，解衣示其腹皮已略起皱。嘱其再连服药2剂。

三诊：服药后，每次小便都觉腹壁及膀胱收缩力加强，故小便之爽利，为病后迄今所未有，饮食也日渐加多。以原方减量，再处以香砂六君子汤，扶持脾胃，以此两方药相间服之，共8剂而愈。

[按语] 患者经多方医治，服药、放水均不见效，不以峻剂，恐难获效，故投以《傅青主男科》中之决流汤。因其肿胀反复，肿势颇重，恐原方药量尚不足，特增量与之。其时肉桂价昂，病者力有不逮，特将肉桂减量而另加桂枝。此方之组成，大有经方之遗意，以丑、遂行水治其标，以肉桂温阳培其本，药味少而效用专。此所以效如桴鼓也。

八、一解四清汤治愈热病神昏发厥证一例

彭某，女，18岁。

初诊：1955年7月中旬。

主诉及病史：因酷热难当，纳凉冒风，身觉不适；次又贪食黏粽，脘腹痞塞饱闷；继则恶寒发热，迄午后热势尤甚；后转但热不寒，头痛肢疼，心烦内热，口渴，夜热更炽，复增烦躁，以致发厥、神昏不语。曾肌注青霉素，口服消炎药，未见效应。

诊查：胸部红疹隐现。

辨证：温病高热，神昏发厥。

处方：一解四清汤。

锦纹军 7.5g　炒枳实 9g　生石膏 30g　粉葛根 9g　净连翘 9g　净银花 9g　杭菊花 6g　生黄芩 9g　生山栀 9g　块滑石 9g(包)　鲜竹叶 40片

二诊：次日。服药后一时许，身有微汗，又二小时许，大便连泻两次，肤汗益著。午后服第二煎药，大便续解两次，热退，体温已接近正常。又依前方酌为加减。

一解四清汤加减方：

锦纹军 3g　炒枳壳 7.5g　生石膏 18g　粉葛根 9g　生黄芩 6g　生山栀 9g(杵)　薤白头 7.5g　块滑石 6g(包)　鲜芦根 1枝

再服药1剂而安。

[按语] 一解四清汤是经方与时方的巧妙结合应用。本方以军、枳下气通腑；膏、葛清经腑；银、翘清上焦；栀、芩清膈间；滑石清膀胱，故方名“一解四清”。全方配伍精契，药用专擅，融汗、下二法于一方。与疏风解表、清热泻下之防风通圣散（《宣明论方》）各具特色，立方遣药寓“巧”于规矩之中。余先生早年即运用此方于乡里，病重者，两天须煎服3剂，祛邪去病，药效迅捷。

九、首乌故纸汤治愈久疟证一例

翁某，男，50岁。

初诊：1941年冬。

主诉及病史：初患感冒，继转疟疾，五易其医，顽滞不愈，时逾一年七个月。寒热无定时，虽轻不能止。

诊查：骨瘦如柴，腹凹如舟，呼吸轻、微、弱，白睛发青，肤干脱皮。舌色绛而不泽，且根部、中部均现黑色。

辨证：久疟不愈，肾虚阴亏。

处方：首乌故纸汤。

制何首乌18g　破故纸12g　大熟地黄9g　熟附片9g　炮姜炭6g　山萸肉9g　云茯苓12g　土炒白术12g　姜枣引

二诊：上方药服2剂后，两日内只发疟1次，症势轻缓，饮食渐佳，惟便燥甚，未得畅解。于上方中加淡苁蓉、全当归各9g；去熟附，加肉桂2.4g，连服4剂，便爽食进，久疟亦不再发。后以补中益气汤扶正健中以巩固疗效、增强体质。

[按语] 治久疟首乌为上选之品。明·张介宾“何人饮”即以首乌为君；孙一奎《赤水玄珠》治阴虚久疟、热多寒少者则以“何首乌丸”补而截之。此方亦遵古法，君以制首乌养阴而补疟截邪；由于患者肾阴虚兼及于阳，故佐补骨脂、附片、熟地黄、山萸肉以温肾益阴；术、苓、炮姜炭以健脾温中。全方突出截疟，兼益肾脾之虚。病期近二十个月之久疟，十余日竟获痊愈。

十、硝黄蒌葛汤治愈小儿食积痉病一例

蒋某，男，8岁。

初诊：某年端午节次日。

主诉及病史：身体素壮，食欲旺盛，端午次日发热头痛，其父投以解表退热之剂，数服不效。日晡高热，头痛神糊，时或烦躁不宁。后突发急惊，症见角弓反张，项背均强，戴眼，手足拘挛，牙关紧急，欲呕不出，口角流涎。

诊查：脘腹疼痛拒按，膨满而硬实，询知其端午日食黏粽、鱼肉、杂品颇多。

辨证：食积于中，腑气不通；不通则闭，酿生内热，热盛上冲致痉。

处方：硝黄蒌葛汤。

生大黄9g　元明粉12g(冲)　炒枳壳9g　全瓜蒌12g　粉葛根9g　生黄芩9g　焦楂肉12g　莱菔子9g　鲜竹叶30片

二诊：次日。配方灌之，初灌之时吐出痰涎颇多，兼夹少量不消化食物；稍停再予缓缓灌服，服药后两小时即解大便，如胶酱状，痉象顿减。隔半小时又解 1 次，神识清醒，痉象已除，热势大减。再以上方减量，加和胃清热之品，两剂而安。

[按语] 硝黄蒌葛汤系大承气之加减方。针对患儿阳明热痉之燥、实、痞、满病证，方用生大黄、元明粉、枳壳、瓜蒌以通腑泻热；黄芩、竹叶、葛根以清热生津；焦楂肉合莱菔子兼有清化痰涎之功。此方虽以通腑、清热为主，但峻下而不失保阴津，承气而兼能护胃气。制方配伍，体现了余先生善用经方化裁的临床特色。

十一、白虎人参汤加花粉治愈热病阳明经证一例

陈某，女，42 岁。

初诊：某年端午前。

主诉及病史：端午节前 3 日患生热病，初为恶寒发热，旋即但热不寒，濈濈然自汗出。至第三日，大汗如洗，大渴引饮，欲得冰水为快。

诊查：患者仰卧于地上，赤膊赤足，周身潮红，烦躁不安，反复颠倒，自汗如珠，滚滚不已，四肢微厥，胸部扪之炙手。脉洪大而数，重按之则微芤；舌色绛而干，毫无润气。

辨证：热病阳明经证。

处方：白虎人参汤加花粉。

生石膏 90g　肥知母 24g　炙甘草 9g　西党参 12g　天花粉 12g　粳米 30g

配方煎药，尚需相当时间，乃令先购隔年西瓜，取汁恣意饮之。饮西瓜汁后，自汗渐少，再服汤药后不到两小时，汗出热退，烦躁渐停；续服二煎，得睡一夜未醒。次日晨，其病如失。

[按语] 《黄帝内经》曰："先夏至日者为病温，后夏至日者为病暑……"此妇人仲夏病热，初则恶寒发热，继而但热不寒，大汗淋漓，大渴引饮，脉洪大而数，为典型之阳明热证。先以西瓜汁解热止渴，继以白虎人参汤清热除烦，加花粉以化生津液。方证相应，覆杯而愈。

十二、痈疔百效丸治愈疔疮走黄证一例

邓某，女，41 岁。

初诊：1920 年秋。

主诉及病史：疔疮初起于左手中指腹部，疼痛肿胀，渐至化脓；继则手指背亦肿，形若纺缍。经治无效，延及半月，肿势渐见走窜。昨夜忽疼痛更甚，迅至手掌手背手腕均发肿胀，而今则破溃不堪。

诊查：肿胀蔓延手掌手背手腕，破溃十余处，浮肿连及小臂，破溃之处脓水恶臭，红丝蜿蜒。

辨证：疔疮走黄。

处方：痈疔百效丸 10 丸。

二诊：服药后不到两小时，即得大泻一次，其后两小时内泻下四次，每泻一次则疼痛肿胀减轻一次。其日清晨肿痛减去六七，脓水淋漓，而各破溃处脓水表面已大形起皱。又予痈疔百效丸 6 丸。

三诊：服药后，再泻数次，红肿消清，痛楚全无。改服解余毒、扶正气之剂，外敷提毒生肌散，调理而愈。

［按语］痈疔百效丸，原名疔毒丸（卢成琰氏方）。处方如下：巴豆9g（去皮膜）、明雄黄9g、生大黄9g。上各研细末，加飞罗面醋糊为丸，如梧子大，轻者每服六七丸，重者可服十丸左右，温开水送服。俟泻三至五次，再以冷粥汤一小碗服下止之。此方因余先生屡用获效，故改名为痈疔百效丸，作用以疗疔排毒为主。

十三、地榆苦酒汤治愈多年漏经症一例

钱氏妻，女，44岁。

初诊：1937年夏。

主诉及病史：患者32岁时，因产后失调，续患漏经证，虽所下不多，而断续不已。多方医治，均不见效，延至12年之久，病情依旧。

辨证：漏经。

处方：地榆苦酒汤。

地榆30g　陈醋180g

煎滚，再慢火熬片时，次晨炖温，空心服之。每剂分早晚2次服。

共服4剂8服而愈。

［按语］地榆苦酒汤方出自《医宗金鉴·妇科心法要诀》。地榆清热凉血，可用治多种出血之证，苦酒酸苦敛阴，二药相配，味少力专，用治阴虚血热、久漏不止，收效甚捷。

十四、大黄黄连泻心汤合三仁汤治愈湿温化燥证一例

刘某，男，52岁。

初诊：1942年夏末。

主诉及病史：初患湿温伤寒，经他医治疗无效，延及旬日，渐至谵语神糊。自汗不已，胸闷异常，心烦特甚，口渴而不欲多饮。小便黄赤，大便三四日未解。

诊查：舌苔湿腻而灰黄，扪之黏指，六脉迟缓，与体温之高不相应。胸背皮肤似有白痦隐于皮下，红疹虽有但不多。

辨证：湿温欲将化燥。

处方：大黄黄连泻心汤合三仁汤法。

锦纹军6g　川黄连3g　生黄芩9g　飞滑石12g　杏仁泥9g　生薏仁15g　白蔻仁6g　制半夏9g　粉葛根9g　鲜竹叶9g　1剂

二诊：服药后大便得解黏腻而酱黄，小便亦较多。二煎药服后，大便又解1次，黏腻如前。次晨视之，皮肤白痦已透出，原有之红疹，颜色亦较鲜活。将原方锦纹军减为3g，加炒僵蚕7.5g，再服1剂。

三诊：服药后，大便又解1次，小便转为淡黄且量亦较多，心烦已除，惟胸闷未解。以上方去锦纹军，减川连。令再服2剂。

四诊：诸症大减，胸闷亦解。险象已除，余邪未清。改以竹叶石膏汤合黄连解毒汤法加减：

处方：鲜竹叶9g　生石膏60g　制半夏9g　炙甘草4.5g　上川连2.1g　生黄芩7.5g　生山栀6g　生薏仁9g　炒粳米1酒杯

上方药连服2剂，热即退清，表里均和。再处以调理本元之方，以扶其病后之虚羸。

[**按语**] 湿温当通大便之时，不能不通，惟忌大下。患者虽未全化燥，但大便已三四日不解，若不通利，则反有酿致肠出血之危险。设大肠之湿全从热化，而致大便燥结者，则又当大下矣。故用大黄黄连泻心汤合三仁汤法。此复方以大黄黄连泻心汤清利湿热，三仁汤润肠通便。

十五、桂枝加桂汤治愈妇人产后奔豚证一例

赵某，女，四十余岁。

初诊：1936年。

主诉及病史：产后三日即工作于菜圃中，时常坐于土地之上，体虚受寒。始则阵阵腹痛，继则气由少腹上冲心，发则咬牙闭目，气息俱停，手足发冷，持续约四五分钟。一昼夜发作七八次、十余次不等。病已有一星期。

辨证：奔豚。

处方：桂枝加桂汤。

桂枝18g　芍药12g　炙甘草9g　生姜6g　红枣10枚

二诊：两日后，上方药连服2剂无效。遂改用桂枝加肉桂方。

处方：桂枝12g　芍药12g　炙甘草9g　上肉桂1.5g　生姜6g　红枣10枚

肉桂另炖冲服。

上方药一服之后，其痛大减，脘腹之积气四散，时时嗳气，或行浊气。继服2剂，其病若失。

[**按语**] 奔豚之病，多有少腹直接受寒而起者，受寒为其主因。寒者，无形之气也，扪之而不得其状，视之而不见其形。病者少腹受寒，其病状亦各有不同，有腹痛而便秘者，有腹痛而水泻者，有膀胱气滞而小便不爽者，有经停而少腹结痛者。此奔豚之气，从少腹上冲心，证系受寒，治以桂枝加桂汤，当是加肉桂，而非桂枝也。盖桂枝气味俱薄，散表之力专，肉桂气味俱厚，温里之力大。

十六、调胃承气汤加味治愈气郁食滞呃证一例

王某，男，18岁。

初诊：1936年。

主诉及病史：某日午餐后因愤怒而睡卧不起，傍晚顿生呃逆，初则时断时续，继则终日不停。大便四五日未解。

诊查：舌苔尖部白，根燥黄，脉微弦数。肌肤微有热，腹痛而微满。

辨证：气郁食滞呃证。

处方：调胃承气汤加柴郁术金方。

锦纹军9g　元明粉9g　炙甘草6g　春柴胡6g　广郁金9g　焦白术9g　鸡内金9g(炙)

上方药服1剂而大便畅解，呃逆即止，腹胀亦减。再剂则大便续解两次，膈爽而胸部亦宽，时时嗳气。嘱其慎口服，以饮食将息而愈。

[按语]《金匮要略》云："哕而腹满，视其前后，知何部不利，利之愈。"今病者因气闷而致郁结，因停食而致不消，食气相搏，合而为病，且大便不解五日，为后部不利之证。因以调胃为主，佐以疏肝醒脾，而成相需相济之功。

（杜晓玲整理，余瀛鳌审订）

[编者评注] 余老乃现代名老中医之前辈。擅长仲景学说，医案中用经方一剂中的者甚众。但不拘泥经方。有经方时方合用，如一解四清汤治愈热病神昏发厥案，效如桴鼓，堪称楷模。

许公岩医案

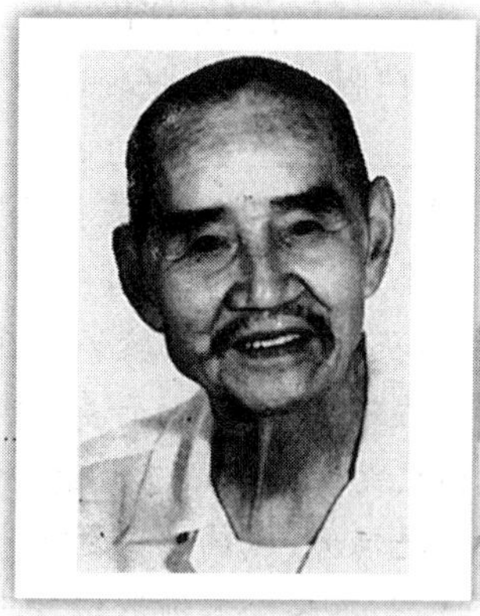

【生平传略】

许公岩，1903年2月出生于河南省开封市，中医教授、主任中医师，全国著名老中医。许老自幼酷爱中医学，学习中医，既无家传又无师承，全凭坚忍不拔的顽强毅力和不屈不挠的进取精神，刻苦自学。1922年毕业于河南省立第一高中文科班，同年应河南省中医考试及格，取得中医开业执照。先后在洛阳、西安、开封等地行医。1948年7月在北京挂牌行医。1952～1954年曾任北京市中医学会预备会员学习班教师，担任中医诊断学、方剂学、中医儿科学、温病学等课程的讲授工作。1956年开始在北京中医医院内科及北京中医学校（现首都医科大学中医药学院）从事医疗、教学及科研工作。

许老博览群书，勤求古训，博采众长，师古而不泥古。由于七十年来不倦地探索，在工作中积累了丰富的临床经验，并有较深的理论素养。

著有《伤寒论讲义》、《伤寒论直解》、《金匮要略讲义和注释》、《金匮要略直解》等书，曾在《中医杂志》等刊物上发表学术论文二十余篇。

许老擅长内、妇、儿科杂病的治疗，尤其精于呼吸系统疾病的治疗，对咳痰喘的辨证论治有独到见解，并编写程序输入电子计算机。

许老对“湿证”的研究至深，运用这一理论治疗过多种疾病，如口腔溃疡、颜面神经麻痹、癫痫、眩晕、湿痹、低热、脾胃病等，指导治疗呼吸系统疾病最为得心应手。

一、温散法治愈寒湿困阳感冒不解一例

李某，男，54岁。

主诉及病史：头晕、浑身发冷两周，伴心慌，心悸，不欲饮食，大便如常，溺欠畅，曾数服西药，症状不缓解。

诊查：颜面苍白无华，舌质暗淡，舌苔灰腻不厚，脉沉细滑不起。血压180/110mmHg。

辨证：寒湿久蕴，复感风寒，内外交困。

治法：温阳化湿。

处方：乌附片 15g（先煎） 干姜 15g 桂枝 24g 炒莱菔子 30g 甘草 30g

药服 3 剂。第一煎药服后汗出，身冷即解，心慌心悸少减，颜面已转红润。药服完 3 剂，头晕并除，舌苔变为白腻，脉滑略弦。血压亦平，惟纳仍不香。中脘犹被湿阻，再以推化法，予药 3 剂遂愈。

［按语］缘患者嗜饮浓茶，寒湿虽已久蕴，设无外寒复加，机体尚能相安。今以寒湿内外合邪，阳气受困，无能用事。而见面苍身冷、苔灰、脉沉滑不起，即说明此时病机已完全在里。观头晕心悸，乃机体犹欲拼力以为救。血压骤高亦欲降压作助力，奈阳虚难以为用，仅见此冲动情况。方用辛温力雄之乌附片、干姜、桂枝，固属大力温阳以甦困。应知阳被湿困，湿停于虚，为平素脾难健运之结果。故必以大量补中益气之甘草作培中之主力，虽云扶正，实乃使甘与辛味合化以成复阳之动力，亦属治本之道。加莱菔子推化湿浊，宽胃下气以调中，是以服后即能得汗，脉亦不复沉而不起。本例形似外感，只因病理不同，故两周来予解表而未能得解，依舌脉知病机在于阳被湿困而不能为用，大力温阳，阳即可展，疗效遂亦得显。

二、苍麻汤治疗痰湿型咳嗽四例

例一　疏散风寒，宣降肺气，推化痰湿案。

许某，女，47 岁。

主诉及病史：患慢性气管炎五六年，此次受凉后诱发咳嗽二十余天，咳声重浊，咳痰白黏量多，咽干发痒，胸闷发憋，全身骨节酸楚，胃纳欠甘。

诊查：脉象弦滑，舌苔薄白腻。

辨证：风寒束表，肺失宣降，湿痰中阻。

治法：疏散风寒，宣降肺气，推化痰湿。

处方：苍术 10g 麻黄 2g 莱菔子 10g 苦梗 10g 桑皮 10g 射干 10g 杏仁 10g 前胡 15g 半夏曲 12g

上方药连服 3 剂，诸症均明显减轻，惟轻咳伴少许白黏痰。又继服药 3 剂，即病愈如初。

［按语］久咳必脾虚，脾虚则痰湿内生。复因风寒袭表，治以“苍麻汤”为主方。旨在解表疏散风寒，宣降肺气，宽中和胃；另加射干轻宣肺气，利咽消痰；桑白皮、前胡、杏仁泻肺行水，止咳化痰；半夏曲消食导滞，降气化痰；全方旨在升降补消并用，使风寒痰湿得以尽除。

例二　健脾宣肺、推化积滞案。

陈某，女，64 岁。

主诉及病史：慢性咳喘史二十余年，经常咳嗽咳痰。此次受凉后加重已有两个月，咳痰白黏，量多且咯出不爽，伴胸闷发憋、喘息不能平卧，不思饮食，大便黏滞不爽。

诊查：脉象滑缓，舌质暗胖，舌苔白厚腻。

辨证：痰湿中阻，脾虚积滞。

治法：健脾宣肺，推化积滞。

处方：苍术 10g 麻黄 2g 莱菔子 12g 苦梗 10g 瓜蒌 30g 射干 10g 泽泻 10g 当归 10g 胡黄连 12g 蒲公英 30g 前胡 15g 炒白芥子 20g

上方药连服 3 剂后，咳嗽、胸闷、喘憋等症明显减轻；咳痰量多，较前易咯出；大便通畅。仍拟前法治疗。

处方：苍术 12g　麻黄 1g　莱菔子 12g　苦梗 10g　瓜蒌 15g　云茯苓 10g　泽泻 10g　胡黄连 12g　半夏曲 12g　蒲公英 30g　射干 10g　当归 10g

上方药连服 5 剂，诸症均告痊愈。

［按语］正常水液代谢有赖脾之转枢，肺之治节，肾之温化。该患者年事已高，患病日久，致肾虚不能宣化水气、脾虚不能制水而上犯于肺，阻滞气机，治以苍麻汤健脾宣肺，宽中化痰；用瓜蒌、射干、前胡以宽胸豁痰；炒白芥子、泽泻分利水湿；胡黄连荡涤胃肠积滞，湿去痰消则咳喘自愈。

例三　健脾宣肺、推化痰湿案。

张某，女，52 岁。

主诉及病史：咳嗽两月余。症见日夜频繁咳嗽，影响工作、休息。咳声重浊，痰白黏腻且量多，咽干而痒，胸闷发憋，饮食不思。曾多方求治，迄今未效。

诊查：两脉弦滑，舌苔薄白滑润。

辨证：痰湿中阻，肠胃积滞。

治法：健脾宣肺，推化痰湿。

处方：苍术 12g　麻黄 2g　莱菔子 12g　桔梗 10g　前胡 15g　半夏曲 15g　瓜蒌 30g　泽泻 15g　胡黄连 12g

上方药连服 5 剂之后复诊，咳嗽诸症基本消失，食纳正常，舌脉好转。原方胡黄连改为 10g，再进 5 剂而病愈。

［按语］本例以咳嗽痰白量多、胸闷气憋、食纳不思为主症；参以舌脉，证系脾虚积湿、聚湿生痰，上壅于肺，治以苍麻丸（苍术、麻黄、桔梗、莱菔子）为主，健脾宣肺、理气排痰；加前胡助麻黄宣肺止咳；用泽泻助苍术燥湿利水；瓜蒌、半夏曲以宽胸燥湿豁痰；胡黄连推化胃肠之湿滞；全方具有健脾宣肺、理气豁痰、燥湿利水、推化积滞、上下分消之功效，药后湿化痰除而咳痰自止。

例四　健脾宣肺、推化积滞案。

宋某，男，24 岁。

主诉及病史：因慢性支气管炎而经常咳嗽已 16 年。现症：咳嗽阵作，早轻晚重，痰白量多，嗜茶多饮，脘腹胀满，纳食呆滞，小便清长，大便溏薄。

诊查：脉象沉细滑，舌湿润，舌苔黄厚腻满布。

辨证：痰湿中阻，脾虚积滞。

治法：健脾宣肺，推化积滞。

处方：苍术 12g　麻黄 2g　莱菔子 30g　泽泻 30g　木通 6g　胡黄连 12g　当归 10g

二诊：上方药服 7 剂后，咳嗽、腹胀大为减轻，惟咳痰转白稀且量多，口渴欲饮。舌苔薄黄，脉弦滑。此乃积滞已衰而湿邪未尽，治宜健脾宣肺、芳化利湿。

处方：麻黄 2g　苍术 12g　葶苈子 18g（包煎）　泽泻 30g　瓜蒌 30g　淡豆豉 15g　苦梗 10g　白芷 6g

三诊：上方药连服 14 剂，咳嗽已止，偶咳少许白痰，纳食、二便俱正常。再拟健脾理气、化痰和中之剂以善其后。

［按语］本例平素嗜饮茶水而致寒湿伤脾，脾虚积湿，湿积酿痰，日积月累形成恶性循环，终致久治不愈。治以健脾宣肺以化痰，推化瘀滞以除湿积，方用苍麻丸加减。加木通、泽泻以分利水湿，重用胡黄连以推化积滞，用当归和血以缓和胡黄连荡涤胃肠之峻烈所致之腹痛。根

据病情，随症加减，多年痼疾，迅速取效。

慢性咳嗽之痰湿证，相当于西医所谓慢性支气管炎。临床表现为咳嗽痰多、色白黏稀，易于咯出甚或痰鸣喘促，胸脘痞闷，纳食不佳，肢体困重，面色萎黄甚或浮肿，大便溏泻或黏滞不爽。患者多有嗜好茶酒、贪食生冷或肥甘厚味、饥甚暴食、饮食不节等不良习惯；舌苔白腻，脉象濡滑或缓急。

许老认为此类患者禀赋虚弱，脾胃失健是其发病的基础，寒湿伤脾、积湿酿痰是其主要病理因素。湿邪的生成虽与脾、肺、肾三脏有关，但多以脾为重点。他在多年的临床实践中深有体会，治湿虽有驱湿、化湿、散湿、燥湿、渗湿等诸法，但有不少病例湿去复聚，久治不愈，究其原因，关键在于湿邪为患遏阻气机，使脾的上归与肺的下输功能减弱；况且湿邪有黏腻不易速去的特点。如果处方用药注重加强升脾宣肺的气化功能为主，就能使湿去痰消而咳喘速愈。经过反复探索，深切体会到选用苍术、麻黄效果最为理想。因苍术辛苦温为燥湿健脾之要药，能以其辛温之气味升散宣化水湿，使脾气继续上归于肺，脾健则湿化，因而常以苍术复脾之升作为方药的主体，通过燥湿而达到祛邪扶正的目的。然而在脾虚积湿之同时，肺亦不能独健，必失其下输之功能，通调受阻则湿必停蓄，故配以辛温能发汗利尿之麻黄以助肺宣达，促其迅复通调；两药协同具有升脾宣肺而化湿之功。通过临床长期观察运用，并发现两药用量配伍不同，其作用有异。如两药等量使用，临床常见能发大汗；苍术倍于麻黄则发小汗；苍术三倍于麻黄常见尿量增多，有利尿之作用；苍术四倍于或五倍于麻黄，虽无明显之汗利作用，而湿邪则能自化。故多年来恒以两药之汗、利、化作用，广泛用于因湿邪引起的一系列临床湿证。对于咳嗽证属痰湿中阻者，多配以莱菔子、桔梗，名为“苍麻丸”；对胃脘痞满者常加半夏、瓜蒌；兼湿阻膀胱者则加木通、泽泻等，随症加减灵活运用；纳呆腹胀大便黏滞不爽者，多为积湿黏腻与积食阻滞于肠，必用推化痰湿法，常选加胡黄连、莱菔子、大黄等大力推化。胡黄连具有荡涤胃肠之功能，个别患者初服可能有泻下作用甚或发生腹痛，但只要积湿务尽则大便自然正常。有腹痛者可酌加当归、木香，以和血行气而止痛。用药的同时要注意纠正患者不良的生活嗜好。“脾为生痰之源，肺为储痰之器”。在本病辨证中着重于理脾化湿，这是中医学的独特见解，也是许老多年来治疗肺系疾病的理论精华。许老不是单纯治肺，见痰治痰，见咳止咳，而是从病机整体分析，用中医学理论来指导自己的临床实践。多年来许老在临床实践中应用此法治疗患者何止百千例，绝大多数效果显著。

三、甘草干姜汤加味治愈久咳一例

徐某，男，56岁。

主诉及病史：患慢性支气管炎已二十余年，并有阻塞性肺气肿、陈旧性肺结核病史。平时嗜水多饮。素痰盛，喉间响如曳锯。食纳少，便频坠。

诊查：身形削瘦。舌体瘦且湿，质暗红，脉细滑弦略数。

辨证：脾肺两亏。

治法：健脾益肺。

处方：干姜30g　生甘草60g　白芥子24g

服上方药7剂后，诸恙悉减；连续服用上方药半年，逐渐痊愈。

[按语] 久咳气短，咳痰清稀或白黏，口淡不渴，食少欲吐，食则脘闷，便秘或溏，小便清长，舌质淡胖，苔湿腻或薄白欲光或中根厚腻，脉沉滑细或缓急者，无论是素嗜茶酒，或有结核病

史，凡系脾虚及肺者，治应温阳益气，则宜甘草干姜汤加味。方中干姜辛热，能温肺散寒，温脾暖胃；甘草甘平，能补气缓中，甘温合用，温而不燥，甘而不腻，重在温脾胃之阳，培土以生金，此即虚则补其母之义。肺气虚而不能制其下，所以通过温补脾阳的方法，以达到恢复肺气的目的。“甘草干姜汤”为《金匮》一书中之名方，现加入辛温能发汗散寒、利气豁痰之白芥子，更拓宽了原方的应用范围。

四、凉血、止血、散瘀法治愈血尿一例

魏某，男，16岁。

主诉及病史：肉眼血尿，呈暗红色或深褐色两月余。缘于两个月前患者不慎坠入坑中，左侧臀部着于坑沿所致。曾经某医院泌尿外科多次检查及治疗，注射止血敏、维生素K等药，以及中药养阴清热、止血凉血之剂多日，病情无丝毫起色，因来就诊。

诊查：患者除血尿外，别无不适。形体消瘦。查舌绛少苔，脉象滑数。

辨证：此脾虚在先为本，血热在后为标，巧合摔伤扰动血络而血溢脉外，以致瘀血未散而新血不安使然。

治法：治以补中益阴、泻热凉血、止血散瘀之法。

处方：甘草 15g　阿胶珠 12g　紫花地丁 15g　紫草 10g　炒蒲黄 10g　血余炭 12g

水煎服，日2次。

上方药连服35剂，一个月后血尿止，化验复查一切指标正常，病即痊愈。

［按语］ 患者系中学生，外伤后致肉眼血尿两月余。镜下见红细胞满视野。

许公岩老师根据患者形体消瘦，认为脾气素弱，又详查舌、脉，确定证属虚中有实、虚实夹杂。方中重用甘草补中益阴，以余药泻热凉血、止血散瘀，守方连服药35剂而奏效。

五、温阳益气法治愈久喘二例

例一　朱某，女，56岁。

主诉及病史：自幼患哮喘，间断发作，青年时稍轻，迁延至老年不愈。每年入伏天喘憋加重不能平卧，或嗅异味亦发作，曾连续用激素3年，症状未见明显缓解。现症：咳嗽喘促，痰白黏咸，每食咸即能诱发。纳少不香，尿黄有时混浊。

诊查：舌瘦暗稍紫，苔薄腻；脉象模糊，细小不清。

辨证：肺脾肾阳气久损，心气亦衰。

治法：温补兼予宣痹。

处方：乌附片 30g　薤白 12g　当归 6g　鹿含草 30g　野党参 45g

服上方药7剂即能平卧，上楼已不觉气急短气。患者信心倍增，连续服药三个月，半年后询知，服药后其病得以控制，未再复发。

［按语］ 本例病史自幼迁延至今，咳痰咸味，食咸即犯喘憋。纳少不甘为脾衰，尿黄，时有混浊，乃心肺气并衰不能通调下输。舌瘦色紫示心阳亦衰微，故脉象细小模糊。今心气虚极，故入伏喘重不得维持，是肺、脾、肾三脏互相牵累，全身阳衰已臻危重。乌附片、鹿含草温阳益肾；薤白振奋胸阳、理脾化湿痰之阻痹；重用野党参健脾补气；当归养血益心，药后痰减喘平。

例二 李某，男，42岁。

主诉及病史：患咳喘近20年，从1970年起逐年加重。喘憋夜间尤甚，伴咳嗽，痰多有大量泡沫。

诊查：可见患者两手前撑，两肩耸起，额部冷汗，气促语言不续，唇指紫绀，舌质暗红瘀胀，苔花剥，脉象细弦滑动。

辨证：心肾两亏，心气虚极。

治法：温阳益气强心。

处方：乌附片30g 鹿含草30g 甘草60g 诃子肉9g 干姜15g

上方药服14剂后，喘咳渐平，连续服药两个月症状得以缓解。

[**按语**] 本例喘证频发而危重，曾用激素及异丙基肾上腺素喷雾剂，每夜需用一瓶喷雾剂。曾住兄弟医院，因用西药病情难以控制，遂出院来我院求治。现仍喘憋甚重，观其两手前撑，两肩耸起，加之额部冷汗，唇甲紫绀，舌质暗红且瘀胀，脉见细弦滑动。此乃心肾两虚，尤以心气将衰为突出。实际肺、脾、心、肾均已虚极，难以维持。方中甘草、附子、干姜急以益气温复脾胃之阳，以补气强心；诃子肉、鹿含草强肺肾为辅，本例证虽重，经用大力量之药剂而得以缓解。

新喘治肺，久喘治肾。另外，脾胃的运化功能又需借助于肺气的肃降，如果脾气虚弱，运化失常，必然导致肺气不足，加重气短、喘息甚至浮肿。因此，久喘患者多有肺、脾、肾多脏功能受损，导致气阳俱虚。治疗正气已衰之喘证，应用扶正、强心、温阳等法常获奇效。

六、四逆散加味治愈痨瘵一例

王某，女，34岁。

主诉及病史：患者有肺结核病史十余年，经常咳少量白稀痰，身疲乏力，纳少消瘦，便溏不渴，时感腹胀，经闭半年。近日X线复查右上肺仍可见2cm×3cm浸润性空洞，确诊为浸润性肺结核。

诊查：面色苍黄，舌淡，脉细弦缓两寸动数。

辨证：肺脾两虚。

治法：温中敛肺。

处方：柴胡6g 炒枳实6g 生白芍10g 干姜30g 生甘草30g 五味子15g

上方药服7剂后咳减食加，嘱守方连续服药，半年间形证逐渐消失，经X线拍片复查：右上肺结核灶钙化，空洞消失。

[**按语**] 缘患者曾在北京某医院住院治疗，因长期用抗痨药治疗效果不理想，并出现肝功能异常，故来我院求治。肺结核病在中医学中属“肺痨”或“痨瘵”，其证属气阴不足、肺脾两虚。方中五味子、干姜暖中而益气固肺，重用甘草补气和中，培土以生金；另甘草配芍药甘酸合化助五味子敛肺以滋阴；佐柴胡升提中气助甘草和中，枳实开胃进食。全方共奏温中益气敛肺之功，连续服药半年，病证好转，经X线证实，右上肺结核灶钙化，空洞消失而病愈。

七、豁痰宣窍法治愈痫证一例

刘某，男，28岁。

初诊：1986年3月8日。

主诉及病史：患者自1982年开始，常于夜间发作四肢抽搐、牙关紧闭、咬舌、两目上视、口吐涎沫，并发出“吭吭”的叫声，有时二便失禁。病发不久，渐渐苏醒，症状消失，但即感头沉，周身疲乏无力。平时则感咽部发黏似有痰液梗喉，夜寐多梦。常因情绪不佳而诱发，且1985年婚后发作更频繁，虽经多方求治，迄今未根治。

诊查：舌苔满薄白腻，脉沉滑。

辨证：痰湿中阻，蒙蔽清窍。

治法：豁痰宣窍。

处方：清半夏18g　胆南星12g　葶苈子18g(包)　白芥子30g　苦梗12g　石菖蒲10g　生槟榔15g　郁金12g　生白矾0.1g(冲)

二诊：3月29日。药后痰出较多，夜间仍有发作，但来势较轻；仍觉鼻腔及咽部发黏，虽无咳嗽，但时常有痰咳出，余症变化不著。舌苔薄白腻，脉滑。仍依原法为治。

处方：清半夏15g　胆南星12g　苍耳子10g　白芥子30g　白芷10g　生赭石30g　苦桔梗12g　郁金10g　石菖蒲10g

三诊：4月19日。药后手足抽搐发作减轻，癫痫未大发作，但夜间睡后仍有“吭吭”声并常感胸部闷憋，醒后即感身疲乏力。脉滑，舌暗胀质稍红，苔满薄白。治宜化痰开窍，加入养阴抑木之品。

处方：胆南星12g　葶苈子18g(包)　清半夏20g　郁金12g　莱菔子15g　大生地黄12g　僵蚕10g　山萸肉10g　石菖蒲10g

四诊：5月31日。药后胸憋、咽堵及夜间“吭吭”声均减轻，夜寐较前安稳，服药后一直未明显发病。脉滑，舌苔薄白。仍拟原方加入健脾燥湿之品。

处方：苍术12g　莱菔子30g　胆南星10g　茯苓20g　半夏曲15g　生地黄10g　郁金10g　石菖蒲10g　山萸肉10g

服药半年，偶有发作，但症状均明显减轻，拟方配蜜丸以巩固疗效。

[按语] 本例肝肾阴亏，水不涵木，肝风内扰，触及积痰，乘势上逆，壅闭经络，阻塞清窍而突发癫痫。初治平肝熄风化痰开窍以治其标，待邪去七八再加入养阴之品以固本，标本同治，阴复邪去，其病遂瘥。

（以上由戴金素整理）

八、《金匮》泽泻汤化裁治愈眩晕二例

例一　滋肾养肝，健脾渗湿案。

张某，女，35岁。

初诊：1985年9月16日。

主诉及病史：半年前突然头晕目眩、口苦、耳鸣、不能起立，来诊时走路需人扶持。每次发作甚时，感觉有热气由少腹部上冲于头，随之周围景物旋转，头晕目眩，恶心呕吐，心悸，视物则旋转加重，耳鸣，眼前发黑。曾在某医院就诊，诊断为美尼尔综合征(现称梅尼埃病)。初治有效，继则无效。

诊查：面色黑暗，不欲睁眼。舌苔薄白质红。脉浮弦无力，右脉兼滑。

辨证：元气亏损，肾阴不足，肝风夹水气上扰，以致眩晕。

治法：滋肾养肝，健脾渗湿。

处方：生白芍15g　清半夏12g　钩藤15g　牛膝15g　枸杞子15g　苍术12g　何首乌15g　泽泻30g　生甘草15g

二诊：服上方药 3 剂后，眩晕明显见轻，恶心呕吐已止，耳鸣、心悸、出汗均减轻，已能自己行走来诊，仅眠略差。脉左细弦右滑缓，舌质红，苔薄白。证属阴虚热蕴、痰浊未清之象。再以上方加百合 30g、远志 10g 以安神解郁。服药 5 剂后病遂痊愈，至今未发。

［按语］本方主以叶天士“缓肝之急以熄风，滋肾之液以敛肝”之说，肝风既平，眩晕即止。方中钩藤熄风清热，佐半夏以和胃气，化痰浊、生白芍配甘草酸甘合化，滋养肝阴；枸杞子、何首乌滋养肝肾，填补真阴，能聪耳明目；苍术化湿健脾，泽泻利水渗湿，专能驱除内耳迷路积水。诸药合用则眩晕平熄。加百合调和百脉，善治不寐；远志安神。

例二　健脾燥湿，养心安神案。

韩某，女，48 岁。

初诊：1984 年 8 月 5 日。

主诉及病史：患者头晕目眩不能起立，恶心，呕逆，心悸，胸闷，耳鸣，困倦；视周围景物旋转，视物则加重；眠少梦多，时轻时重，已达半年余。经某医院诊为美尼尔综合征（现称梅尼埃病）。曾多方治疗未效。素有暴饮嗜茶史。

诊查：舌苔白厚腻质暗，脉弦滑。

辨证：脾不健运，水湿停滞，蒙闭清窍。

治法：健脾燥湿，养心安神。

处方：苍术 12g　泽泻 30g　茯苓 30g　清半夏 15g　五味子 15g　牛膝 12g　生甘草 15g

二诊：服上方药 3 剂后，头晕、耳鸣大见轻，恶心呕逆除，睡眠已好转，精神亦佳，仍有胸闷。舌苔薄白腻，脉滑稍弦。病有转机，效不更方，上方药继服 5 剂。

三诊：患者自感从未有过的爽快、轻松，精神好。头晕耳鸣除，食纳佳，二便正常。脉缓和，舌苔薄白。继服杞菊地黄丸 20 丸（早晚各服一丸）以巩固之。至今未再发。

［按语］泽泻汤是《金匮要略》中的方剂，治“心下有支饮，其人苦冒眩”。因为痰饮之邪上扰清阳之位，发为眩晕。许老师在《金匮要略》泽泻汤的基础上又有创新，取泽泻为主药重用以利水气；改白术为苍术，加大了燥湿功能以制水；加牛膝引水下行；以五味子配甘草酸甘合化为阴，补益心脾，加大安神之功。泽泻汤为泻中有补、扶正祛邪之剂。

九、推化湿浊法治愈口疮二例

例一　健脾化湿，推降积滞案。

谢某，男，40 岁。

初诊：1987 年 4 月 12 日。

主诉及病史：患口腔溃疡 8 年，经常口腔黏膜及舌面多处溃烂，伴有全身困倦、身重。近日来口疮加重，连续不已，经服多种中西药无效。口不渴，素嗜生冷茶酒，大便日一行不爽。

诊查：口内溃疡多块，口疮面偏湿、白腐，影响进食。舌体胀，苔中根厚腻湿，脉沉滑。

辨证：寒湿伤脾，积湿滞肠。

治法：健脾化湿，推降积滞。

处方：苍术 12g　麻黄 6g　胡黄连 12g　泽泻 15g　当归 10g　生甘草 30g　蒲公英 15g

二诊：服上方药 7 剂后，口疮明显消退，能自如进食，大便泄出黏物量多。舌苔根部仍厚腻，脉滑稍弦。上方药继服 7 剂，后经追访，口疮完全愈合，三年来仅因感冒来诊，口疮未复发。

例二　推化湿热案。

秦某，女，35 岁。

初诊：1987 年 11 月 20 日。

主诉及病史：患口疮已十余年，口腔溃烂反复发作，此伏彼起，终年不断，影响进食。口渴思饮，素嗜酸，饮茶量多，大便干，尿混色黄。

诊查：口内溃疡多处，妨碍进食和说话。口疮面白腐，边红。舌质红，舌苔满腻中根厚，脉沉滑。

辨证：湿热蕴结，热重湿轻。

治法：推化湿热。

处方：胡黄连 12g　莱菔子 15g　蒲公英 30g　生甘草 15g　当归 15g　泽泻 30g　苍术 12g　麻黄 6g

二诊：上方药服 6 剂，大便得泄，口疮明显消退，能进食，发热口渴诸症均减轻。舌苔较前退薄，仍湿腻，脉弦滑左滞。化湿导滞为主，以善其后。

处方：胡黄连 12g　苍术 12g　麻黄 6g　泽泻 30g　蒲公英 15g　当归 10g　生甘草 15g

三诊：服上方药 7 剂，口疮基本消退，口渴热除。舌苔薄腻，脉细滑。继服分清止淋丸五袋，早晚各服 1/3 袋。后经追访两年口疮未发作。

［**按语**］口疮是反复发作不易根除的一种疾患。许老在 70 年临床实践中，治疗了大量的顽固性、复发性口腔溃疡，观察到本病患者大部分均有不同程度的消化功能异常。

许老治疗重视局部辨证，如口疮面的红与白、湿与腐，同时重视全身症状，如根据舌脉变化和偏嗜等加以辨证。许老治疗本病以利水消肿为大法，方中苍术健脾燥湿；麻黄宣肺补水；泽泻利水以消除黏膜之水肿；公英清热解毒，善清血分之湿热；胡黄连推荡肠胃之湿热，辅当归、甘草为缓解胡黄连引发之腹痛，又能补中、扶人之正气。待肿消水去，口疮即行愈合，平素再戒偏嗜之习，方能根除，防其复发。仅举两例，以示许老辨证施治之方法。

十、参附汤治愈腰痛一例

梁某，女，28 岁。

主诉及病史：患者素有腰痛病史，近因早产，胎儿未得成活，母体亦衰弱过甚，腰痛加重，经住某医院，查尿蛋白（＋＋＋＋），诊断为慢性肾炎。经多种西药治疗兼服中药，尿蛋白（＋＋），出院后仍服中药四个月，腰痛仍未见好转。来诊时患者精神体力均很差，面色苍白，腰痛，行走困难，伴有乏力、气短、口渴不欲多饮，食纳一般，大便日一行，溲清频频无涩痛坠楚感。

诊查：舌质淡欲光，脉沉细滑。

辨证：肾气虚寒。

治法：温肾益气。

处方：乌附片 15g（先煎 20 分钟）　野党参 30g

二诊：上方药连服 10 剂，自感腰痛明显减轻，乏力、气短均有好转。上方药有效，仍嘱继服。

三诊:守方继服药两月余,乏力、气短、腰痛均除,能做一般家务,查尿蛋白呈阴性。嘱其自养。

[按语] 患者原有腰痛,加之早产,产后气血亏虚,故腰痛加甚。此乃脾肾阳气大伤,故屡经治疗无效。许老采用大剂参附汤辛甘化阳,药仅二味,共服三个月,将多年痼疾彻底治愈。

十一、酸甘合化法治愈低热一例

李某,女,36岁。

初诊:1984年6月20日。

主诉及病史:低热7日不退,上午体温37.3℃,午后体温37.8℃,纳食正常,口不渴,大便干燥7日未行。伴有目眶痛、足跟痛。

诊查:面消瘦,色无华,舌暗胀,苔薄白中根稍有剥脱,脉象沉细弦、两关明显。

辨证:阴虚热浮,肝失濡养。

治法:酸甘合化养肝阴、清浮火,兼益脾气。

处方:生白芍60g　生甘草30g

二诊:上方药服4剂,大便恢复日一行,体温降至37℃,舌中根剥脱已生新苔,脉转滑。前方加肉苁蓉30g。继服5剂后,低热除,目眶和足跟痛均已消失。

[按语] 本例低热与便秘兼见,又见面色无华、目眶痛、足跟痛,均与肝肾阴精亏虚有关。阴衰则火浮。许老巧妙地采用酸甘合化之芍药甘草汤,药仅二味,一酸一甘,酸甘合化为阴,达到养肝、柔肝、益脾,退虚热之目的。复诊在原方上仅加肉苁蓉30g,以滋养肾精,以制止目眶痛、足跟痛。

十二、疏邪化湿法治愈急性发热三例

例一　表里双解案。

郭某,男,74岁。

初诊:1984年8月5日。

主诉及病史:高烧十余日,现体温38.4℃,服多种中西药及注射退热剂,烧仍不退,咳痰黄黏,胸痛、咽痛,口渴饮多,思凉饮,脘满闷,食纳少,溲短赤,大便秘7日未行。

诊查:面红目赤,舌暗红,舌苔满黄厚腻。脉弦滑数有力。

辨证:肺胃素蕴实热,外感风邪。

治法:表里双解。

处方:蒲公英30g　苍术12g　麻黄3g　生军12g

二诊:上方药服2剂,汗出便泻,体温降至37℃,咳嗽明显见轻,胸脘满闷、面红目赤均除。舌苔满腻,脉弦滑,仍宜推化。

处方:瓜蒌30g　白芷10g　豆豉30g　熟军10g

三诊:上方药服3剂后,咳嗽、胸脘满闷均除。舌苔薄白,脉静。

例二　化湿降浊清热案。

韩某,女,四岁半。

初诊:1984年8月9日。

主诉及病史(患儿家属代述):十余天前突然高烧,起初体温 38℃左右,服西药及注射退热剂后,体温降至 37.8℃,半日后,体温续升至 40℃,呕吐不能进食,服中西药烧仍不减,便秘,溲黄,倦怠。

诊查:精神委靡,烦躁不宁。舌湿腻,脉滑数。

辨证:湿浊中阻,外感风邪。

治法:化湿降浊清热。

处方:苍术 10g　麻黄 3g　蒲公英 10g　元明粉 12g(先冲服)

二诊:服上方药一剂,得汗泻,体温降至 36.5℃。舌苔薄白,脉转细滑。久病体弱,邪去正未恢复之象。改用和中法。

处方:焦三仙 18g　藿香 10g　白芷 3g　生甘草 10g

三诊:上方药服 4 剂后,体温恢复正常。

例三　疏风散寒、化湿导滞案。

王某,男,8 个月。

初诊:1984 年 8 月 3 日。

主诉及病史:据家属述,发热已 3 天,体温升至 39℃左右,服西药、注射退热剂烧未能退,不欲进乳,溲黄,大便正常。

诊查:腹胀如鼓,舌净,脉滑数。

辨证:积湿不化,外感寒邪。

治法:疏风散寒,化湿导滞。

处方:苍术 12g　麻黄 2g　六一散 10g　元明粉 12g(冲服)

二诊:上方药服 2 剂,便泻如水样,热退,腹胀消,一切复常。

[按语] 以上三例均属夏末秋初之内蕴湿邪、外感风寒,属于表里合邪,病机大致相似,故均以苍术、麻黄疏邪化湿为主。但因其内蕴之邪有水湿、食滞、湿热之不同,故具体配方当有区别。凡舌苔厚腻兼大便干者,用胡连或生军泻浊;舌苔湿腻兼大便不爽者,用元明粉泻水祛湿。本病标象均为高烧,因此总的意图是立求退热,许老采用"通"和"宣"双管齐下的治法,给我们指出治秋凉暑湿合邪、急性发热的特殊方法。

十三、推化湿浊法治愈持续高热一例

张某,男,24 岁。

初诊:1979 年 10 月 17 日。

主诉及病史:患者因肾炎入院,尿蛋白(+++),10 月 4 日开始发热,体温持续至 40℃已达 16 天之久,用多种抗生素均未见烧退。10 月 17 日请许老会诊。患者平素嗜食辛辣、生葱、生蒜等。

诊查:双肺底可闻散在性小水泡音,以右下肺显著,白血球计数 $4.2\times10^{9}/L$。胸片显示右肺野呈片状阴影。舌质暗稍红,舌苔薄白,脉左弦滑数,右寸细弦数。

辨证:素嗜辛辣,日久成积,积蕴不化,肺虚失健,故邪乘虚而积留。

治法:推化湿浊,兼予养肺。

处方:桔梗 15g　冬瓜子 30g　地骨皮 30g　生白芍 12g　瓜蒌 15g　生甘草 18g

二诊:10 月 20 日。据云药服一煎烧退至 38℃,服完一剂,体温已降至 37.0℃。连服 3

剂，脉数转为弦滑，二便有热感，唇干口不渴，乃火降湿犹未尽，治以养阴清热、滋肺保津以培中。前方加元参 30g、白茅根 15g、石斛 15g。药服一周，体温正常，尿蛋白(+)，自觉病情好转，身体舒适，随即出院。

[按语] 本例原为肾炎患者，高热 16 天后，肾炎形证与尿检反而不显，虽见湿浊蕴积、肺虚不健，但不见咳嗽症状，高热达 16 天之久，热必耗阴，却只唇干而口不渴犹湿，结合素嗜辛辣、葱蒜等并依舌脉为论，已造成湿浊实邪之滞结，显然是高热持续之主因，持续高热是属机体自动驱邪之反映。正是由于肺虚无能自作排除，故未见咳嗽，此体弱邪盛已不能自将湿邪化热以驱出，遂渐造成高热持续。此际邪实是矛盾的主要方面，治仿千金苇茎汤驱此湿浊，作为方药之主体，而以芍药生甘草酸甘合化以护肺阴。服药后，浊得化，气道利，肺气得健，此即高热得退之机制。

复诊时，二便热感，说明肺恢复宣降通调后，热随二便下输。现唇干口不渴，已知津亏湿存为新的机制。故第二方改用养阴清热，服药后果然邪去正复。

（佟秀民整理）

[编者评注] 许老积数十年临床经验，不仅博览，且在大量实践基础上由博返约，尤遇疑难大症，一反常规用药套路，制方奇特，用药精练，味少力宏，一派经方风格，非功夫到家，不能及此。某些组方用药，用意深刻，有时虽难以理解，但细阅其医理剖析，始可彻悟其用心独到，颇有临床借鉴之价值。如麻黄与苍术，一为宣肺通调水湿之品，一为运脾驱中宫之湿之物，广泛用于咳嗽、口疮、发热等病症，病异证同，异病同治，均取得明显效果，充分体现了辨证施治的优越性。

翟济生医案

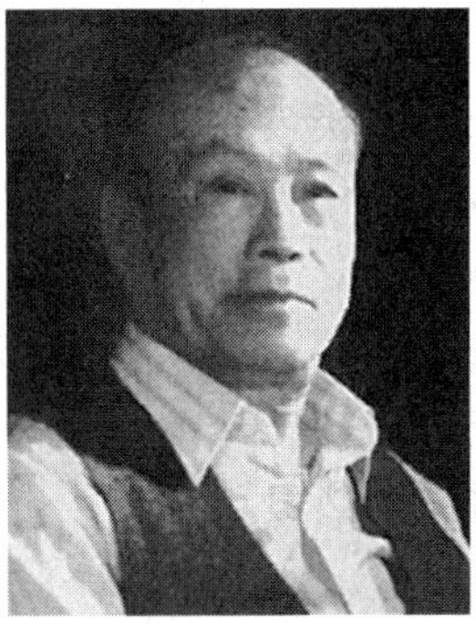

【生平传略】

翟济生，男，1909年生，山东省沂源县人，中国共产党党员。汉族，中医主任医师。1935年毕业于华北国医学院，为施今墨先生的高徒。曾在察哈尔组办了“华北国医学院察哈尔分院”、“中国医院”及“妇产医院”。曾任北京市同仁医院咨询委员，北京市卫生局中医高级职称评审委员，施今墨医药学术研究中心理事长等职。主要论文有《施今墨临床经验集》、《忆先师施今墨办医学教育》。

数十年的医学生涯，始终致力于临床科研和教育事业，广收博采众长，对“咳喘”、“胃炎”等常见病证治疗有丰富经验。与同仁堂制药厂药物研究所合作，研制了“清脑爽”和施今墨老先生的“抗老防衰”药等。

一、不同类型发热的辨证治案四例

例一　表里双解，宣肺止嗽案。

顾某，女，1岁。

初诊：1991年8月11日。

主诉及病史：昨起突然发热，体温39℃。伴咳嗽咯痰、喘息、呼吸困难。西医诊断为“支气管肺炎”。给予输氧、输液后，喘息平静，但热势不减。急来我处就诊。

诊查：患儿体热无汗；手纹暗紫，出命关以上；甲青唇暗。

辨证：风邪犯肺，热灼肺胀。

治法：表里双解，宣肺止嗽。

处方：炙麻黄1.5g　炙甘草6g　杏仁6g　鱼腥草6g　炒芥穗3g　桑叶6g　炙前胡6g　黄芩6g　橘红6g　苏子3g　苏叶3g　茅根10g　3剂

服上方药两剂，得汗热退，3剂后咳嗽转轻，手纹甲唇色红如常。

例二　清热解表，化痰镇痉案。

曹某，女，6岁。

初诊：1991年12月7日。

主诉及病史：今日中午体温37.4℃，旋即昏厥，神志丧失，四肢强直，约两分钟后缓解，体温升至38.6℃。急诊给予注射安痛定、青霉素，嘱其住院。下午体温持续不退，来我处就诊。述两日来未大便。

诊查：见患儿委靡不振，双眼无神，肢冷，扁桃体Ⅲ度肿大。舌红，苔黄厚，脉紧数。

辨证：表邪束肺，痰热上扰。

治法：清热解表，化痰镇痉。

处方：大青叶10g　山豆根5g　桑叶6g　西青果10g　野菊花10g　荆芥穗6g　龙胆草6g　竹茹6g　黄芩6g　炒栀子6g　僵蚕6g　豆豉10g　羚羊角粉0.6g(冲服)　3剂

服完第1剂药后，微汗出，热渐退，肢温，便通；3剂药服完，诸症悉退，恢复正常。

例三　清肺胃郁热案。

王某，男，24岁。

初诊：1991年9月9日。

主诉及病史：发热两周，体温在38～40℃之间，头痛欲裂，无汗恶寒，神志恍惚，四五日无大便，咽干且痛。

诊查：咽部充血，舌红，苔黄厚，脉滑数。

辨证：邪客肺胃，胃热熏肺。

治法：清肺胃郁热。

处方：炒荆芥穗6g　山豆根6g　黄芩10g　淡豆豉12g　西青果10g　连翘10g　大青叶10g　野菊花12g　钩藤10g　桑叶6g　紫黄地丁各12g　牛黄清热散6支　3剂

服完第一剂药后，热退身和，头痛已止，大便畅通，服完3剂，基本恢复正常。

例四　调节阴阳，扶正达邪案。

张某，女，37岁。

初诊：1991年12月6日。

主诉及病史：发热两天，寒热互作，体温39.9℃，汗出，寒战，精神恍惚，上腹部不适，尿痛。西医查腹部有包块，血沉119mm/1h。考虑为：①上感；②急性肾盂肾炎；③结核性腹膜炎。给予抗生素、利福平、雷米封、PAS等治疗，热势不减，来中医门诊就诊。

诊查：查其两脉数而无力，舌苔灰垢。

辨证：表虚不固。

治法：调解阴阳，扶正达邪。柴胡桂枝汤加减。

处方：白芍10g　荆芥穗6g　苏叶6g　桂枝6g　菊花10g　丹皮10g　黄芩10g　黄柏10g　钩藤10g　柴胡10g　茅根12g　青蒿10g　桑叶6g　僵蚕6g　连翘10g　栀子6g　地骨皮15g　3剂

二诊：12月10日。服药后热势退尽，食欲略振，极度乏力。舌苔白厚，脉象滑数。阴阳得以调燮，胃气有来复之兆。再拟清余邪扶正和胃之剂。

处方：佩兰10g　黄芩10g　佛手10g　焦山楂10g　丹皮10g　苏藿梗各6g　云苓皮10g　吴萸1g　炒谷麦芽各10g　大青叶10g　黄连6g　桑叶6g　丹参10g　葛根10g　荷叶6g　7剂

三诊：12月20日。热退已11天，诸症均好。后因劳累、生气、饮食不调和再度受凉，体温复起，在37～38℃之间，少腹胀痛，大便不爽。苔白厚，脉弦滑。体力疲劳，外邪易侵，再宗二诊方意。

处方：吴萸 2g　黄连 10g　黄芩 10g　地骨皮 10g　白薇 10g　桂枝 10g　野菊花 10g　白芍 10g　柴胡 10g　蒲公英 10g　荆芥穗 6g　苏叶 6g　大青叶 12g　乌药 10g　佛手 10g　丹参 10g　丹皮 10g　3 剂

服药后体温、食欲、二便均正常，体力恢复，已照常工作。

［按语］发热一证，为临床常见之症状，不仅来自外感，亦与内因有关；外感可有风寒、温热多种因素，内因则由于体虚、郁热等，内外结合而发病。例一为独生女儿，生来极少室外活动，时罹感冒，动辄发热，多为外感初起，邪在卫分，宜宣解为主。例二为发高热，旋即昏迷，显系表邪速遏内热，热势上炎，直扰清宫，宗叶天士热入血分直须散血凉血之意，表里双解，兼以镇惊而收效。例三则以平降胃火之势，清消熏蒸之肺热，邪在卫气之间，清热降胃气，汗下轻剂收效甚速。例四本属太阳表证，因体虚不能抗邪，寒热交争而现太阳少阳合病之象，仿桂枝柴胡之意，三剂而热退，愈后 11 天再度发热，证明患者病因来自内虚，外邪入侵不能抗御，虽有汗而热不退，采用桂枝柴胡调解阴阳、通营达卫，寓扶正祛邪之意。

临床常见之外感发热，翟老对上述四案分别以宣解清肺、清营凉血、调节阴阳、扶正达邪诸法辨证施治，颇具技巧。

二、攻下平逆法治愈顽固性呃逆一例

赵某，男，74 岁。

初诊：1981 年 10 月 6 日。

主诉及病史：去年冬季曾呃逆频作。近日因公务繁忙，旧疾又复，已频繁呃逆两天，喉鸣膈动，无顷刻间歇，心烦意乱，不堪忍受。追询已 4 日未解大便。

诊查：呃声洪亮，连续有力。舌苔黄厚而糙，脉弦数。

辨证：热结阳明，胃气上逆。

治法：通下降气，导滞降逆。

处方：厚朴 10g　川军 10g　枳实 10g　元明粉 6g(后下)　枳壳 10g　吴萸 1.5g　黄连 10g　乌药 10g　连翘 10g　丁香 2g　柿蒂 10g　佛手 15g　木香 6g　沉香 1.5g(冲)　3 剂

二诊：1981 年 10 月 10 日。服药 2 剂，下干结大便甚多，自觉舒畅，呃逆已止。舌苔薄黄，脉弦。再拟前法与峻烈之品，以平胃调气之剂进治。

处方：旋覆花 10g　川军炭 10g　枳壳 10g　生赭石 15g　玫瑰花 6g　吴萸 1.5g　黄连 10g　厚朴 10g　佩兰 10g　半夏 10g　杏仁 10g　佛手 10g　连翘 10g

［按语］本案属呃逆范畴。患者每遇工作繁忙、饮食失调，辄胃气冲逆，呃呃作声，此次已第二次发作，乃属实呃气逆。先以峻剂通大便以平逆，便通气顺，呃逆立止，继以平胃调气以收功。

三、安神宁心法治愈顽固性神经衰弱症一例

隋某，男，56 岁。

初诊：1986 年 9 月 6 日。

主诉及病史：神经衰弱已七年余，经中西医各种治疗无效。近日自觉症状加剧，失眠多虑，

终日忐忑不安，甚则有恐惧感，入夜尤甚，难以自控，不能正常工作。

诊查：患者神疲气短，面色无华，形体消瘦，表情淡漠。舌红苔少，脉沉细。

辨证：心神俱惫，神不守舍。

治法：安神宁心。

处方：生磁石 15g　生龙牡各 15g　菖蒲 10g　炒枣仁 12g　五味子 10g　云苓皮 15g　柏子仁 10g　石决明 15g　野菊花 12g　白蒺藜 12g　合欢皮 12g　天麻 10g　钩藤 12g　远志 6g　胆草 10g　12 剂

二诊：1986 年 10 月 2 日。服药后，失眠不安有所减轻，恐惧感可以自控。舌红苔薄白，脉弦细数。再宗原意加减。

处方：生磁石 15g　生龙牡各 15g　菖蒲 6g　野菊花 12g　黄柏 10g　天麻 12g　珍珠母 15g　云茯苓 15g　钩藤 10g　五味子 10g　泽泻 10g　白蒺藜 10g　炒枣仁 10g　12 剂

三诊：1986 年 10 月 20 日。病情逐渐好转，自觉神安心宁，入睡明显进步。查其面带悦色，舌红苔薄白，脉沉细。仍以原法加减。

处方：生磁石 15g　生龙牡各 15g　黄柏 10g　炒枣仁 10g　柴胡 10g　菖蒲 6g　野菊花 10g　白芍 12g　天麻 10g　白蒺藜 10g　钩藤 10g　泽泻 10g　云苓皮 15g　羚羊角粉 0.6g(随药分两次冲服)　12 剂

[按语] 人在中年，且负重责，日夜操劳，心神俱惫，是以发生以上病情。虽见虚象，但不宜补，虑其躁扰清宫，故守安神宁心之法。取效后，进一步加用羚羊角粉，以镇脑神安魂魄。追踪病例，现仍健康正常工作。

四、气血双补法治愈血小板减少性紫癜症一例

许某，男，2 岁。

初诊：1990 年 8 月 21 日。

主诉及病史：全身紫癜，血小板减少已两个月。今年 6 月，因感冒服用过阿司匹林、先锋 4 号，并用氯霉素眼药水点眼，随即出现鼻衄、全身紫癜，血小板降至 5×10^9/L。经住院做骨髓穿刺，诊为“血小板减少性紫癜”。用激素、盐酸左旋咪唑等药物治疗四十余天，血小板升至 60×10^9/L。为提高疗效来我处就诊。

诊查：患儿面色㿠白，神疲力乏，手足心热。舌质嫩，苔薄白，脉细，手纹淡红。

辨证：禀赋不足，气血双亏。

治法：气血双补，兼顾脾肾。

处方：紫草 6g　生熟地黄各 6g　砂仁 3g　何首乌 10g　党参 6g　黄芪 10g　太子参 10g　川续断 6g　杜仲 6g　补骨脂 6g　白芍 6g　云茯苓 10g　仙鹤草 10g　15 剂

二诊：1990 年 9 月 25 日。病情稳定，无鼻衄；大便稍稀，日行一两次；查血小板 100×10^9/L。继用原方意。

处方：紫草 10g　炒白芍 10g　黄芪 10g　山萸肉 10g　补骨脂 10g　黄精 10g　太子参 10g　生熟地黄各 10g　桑寄生 10g　炒党参 10g　炒苍白术各 10g　云苓 15g　旱莲草 10g　紫河车粉 1.5g(冲)　5 剂

三诊：1990 年 10 月 30 日。近日食欲稍差，偶有食后即吐现象。拟以降逆和胃、健脾调中之法。查血小板 210×10^9/L。

处方：白扁豆10g　扁豆花6g　清半夏3g　苏藿梗各6g　佩兰叶6g　山萸肉6g　紫草6g　鸡血藤6g　丹参6g　佛手6g　陈皮10g　黄芩6g　竹茹3g　7剂

四诊：1990年11月6日。食欲转佳，病情稳定，守初诊之法。

处方：紫河车10g　山萸肉10g　黄精10g　生鹿角15g　紫草10g　砂仁3g　龟版胶10g　党参10g　生黄芪10g　补骨脂10g　五味子10g　白芍10g　生熟地黄各10g　旱莲草10g

以上诸药共研细末，合蜜为丸，每丸重6g，早晚各服1丸。

［**按语**］紫癜一症多见于儿童与青少年，常因外感或用药不当而诱发。中医认为：脾统血，肾主骨，脾虚肾弱可致紫癜发生。本案为两岁儿童，素体虚弱，有感冒诱因。方以补气血、顾脾肾，以扶正气，病乃顺利痊愈，血小板恢复正常。方中均投紫草，古人在治疗麻疹、天花时常用紫草以活血透表，以治痘疹、紫癜、鼻衄。近来报道，紫草对于血小板减少症有较好疗效。

五、纳肾气法治愈咳喘证一例

关某，男，76岁。

初诊：1976年11月20日。

主诉及病史："文革"期间下放农村劳动，不慎患咳喘证，每年发作两三次。近日因感冒，诱发咳嗽、咯痰、痰鸣辘辘，呼吸困难，不能平卧。

诊查：体温正常，精神不振。舌红苔薄白，脉沉细。

辨证：肾不纳气。

治法：纳肾气以助肺。

处方：葶苈子10g　车前子10g　红枣7枚　补骨脂10g　杏仁10g　橘红10g　胡桃肉10g　苏子6g　生黄芪15g　炙麻黄2g　炙甘草10g　五味子10g　太子参12g　枇杷叶10g　7剂

二诊：服药后症状明显缓解，已能平卧，咳嗽减轻，痰量减少，精神有所好转。再按原意加减。

处方：苍白术各10g　党参10g　橘红10g　炙麻黄2g　炙甘草10g　杏仁10g　葶苈子10g　车前子10g　苏子10g　五味子10g　枇杷叶10g　生黄芪15g　西洋参10g(含化)　7剂

服药后症状基本消失，精神好转。追踪至今，咳喘病未再发作。偶有感冒流涕，服药即安。

［**按语**］中医对"肾"的认识很广泛，本例乃是肾气既虚，肺气从而不健，形体劳倦，邪乘虚而入引致咳喘。每见现代医学常用激素以治咳喘，与中医助肾纳气的理论有共同之处，在实践中亦得到很好的疗效。

六、调胃承气汤治愈老妇"羸状"一例

李某，女，75岁。

初诊：1991年3月19日。

主诉及病史：周身疼痛，痛不能动，进行性加重一月余。近日身懒少力，不思饮食，渐至腹

痛，卧不欲动，多方求治，不见有效。故来我处就诊。

诊查：身卧车中，痛苦病容，痛不能动，倦缩畏寒，目不欲睁，闻其语声低微，触其四肢末梢不温。腹部拒按，已7日未解大便。舌红苔黄，脉重按应指有力。

辨证：实邪结聚阳明腑病，经络阻滞，气血不能外达。

治法：泻热通便，涤腑更新。调胃承气汤加减。

处方：大黄6g　芒硝10g　陈皮6g　炙甘草10g　厚朴10g　佛手10g　火麻仁10g　荷叶6g　5剂

二诊：1991年3月26日。老人自行下车，步入诊室，连连作揖感谢。诉服第一剂药后大便通畅，自觉身心舒适。改为每日服半剂。目前尚感脘腹满闷，纳食欠佳，诊其脉沉细，苔白略厚。治以行气、宽中、调胃。

处方：川芎6g　神曲15g　陈皮10g　佛手10g　香附10g　栀子10g　荷叶6g　木香10g　5剂

［按语］年近八十之高龄患者，就医常以虚弱为主。本案热结胃肠，气血经络俱受阻滞，虽高年之体，仍须去实邪清腑热，以达急下存阴、保护正气之目的，否则，因循拖延，邪盛正衰，施治将棘手矣。

七、振心阳法治疗眩晕证一例

何某，男，60岁。

初诊：1988年4月16日。

主诉及病史：平素健康。上月工作中突感眩晕，旋即失去知觉，经医院救治，醒后语言不清、左半身活动欠灵活，仍时感头晕，二便正常。

诊查：舌质暗，苔薄白，脉沉细紧。

辨证：心阳不振，供血失调；气虚血阻、经脉循行不畅。

治法：振心阳以调气血，活肺经以畅循环。

处方：葛根20g　丹参15g　红花6g　苏木6g　川芎6g　泽泻10g　云茯苓15g　荷叶6g　天麻10g　菖蒲6g　降香10g　木香10g　当归10g　生地黄10g　钩藤10g　鸡血藤10g　白蒺藜10g　玫瑰花6g　14剂

二诊：上方药服完14剂后，语言行动均已恢复正常。舌质红润，苔薄白，脉沉细。改服成药，以巩固疗效。

处方：愈风宁心片，200片。消栓通络片，200片。复方丹参片，200片。

每日2次，每次5～7片。

［按语］西医谓一时性脑供血不足，未成血栓。中医则认为系心阳不振、血脉瘀阻。治疗重点在于温经活血养血以畅血脉。心主血脉，因此振心阳是本案治疗的关键，治疗及时，恢复很快，不留后遗症。追访4年，迄今仍在工作。

八、调理脾胃治愈顽固性口臭一例

李某，男，37岁。

初诊：1991年5月18日。

主诉及病史:经常口臭,近日更加明显,与家人谈话均可闻及口臭,引起患者不安。经检查,耳鼻咽喉无异常,平时易口干,不喜冷食,喜食零食,看书、读报、听广播、看电视均需零食相伴。常罹感冒、脘部不适,无以名状,二便正常。

诊查:舌红苔薄白,脉弦细。

辨证:脾胃运化失调。

治法:调脾胃,助消化。

处方:龙胆草 10g　黄芩 10g　连翘 10g　陈皮炭 10g　黄连 10g　苏藿梗各 6g　玫瑰花 6g　佩兰 10g　炒谷麦芽各 10g　吴萸 1.5g　佛手 10g　荷叶 6g　7 剂

［按语］服上方药 7 剂后,停止零食习惯,口臭消失,观察半年未再发作。此方仿丹溪保和丸意,清扬化滞,芳香化浊,调节升降。方中连翘、黄芩并用,具有防腐、抗菌、新生作用,亦有化滞健胃之功。

九、温中健脾法治愈慢性结肠炎一例

邹某,男,23 岁。

初诊:1991 年 7 月 12 日。

主诉及病史:一年前曾患"菌痢",嗣后常有腹泻,伴有左下腹疼痛,便时有后重感。曾住院两个月,症状有所缓解,出院诊断为慢性结肠炎。目前每日晨起即感左下腹隐痛,腹泻两三次,便后肛门有下坠感,饮食稍差,消瘦乏力。

诊查:大便多次培养阴性。舌暗苔白腻,脉弦长。

辨证:元气不固,脾肾两虚。

治法:温中健脾,固肠益气。

处方:山楂炭 10g　黄连 6g　党参 10g　炒白芍 15g　煨木香 10g　良姜 10g　干姜炭 10g　陈皮炭 10g　泽泻 10g　吴萸 2g　乌药 10g　瞿麦 10g　萹蓄 10g　厚朴 10g　7 剂

二诊:1991 年 7 月 19 日。服上方药后大便次数减少,每日一次,但不成形,肛门坠胀感减轻,便前仍有左下腹隐痛。舌淡红,苔白腻,脉弦滑。效不更方,原意加减。

处方:吴萸 3g　黄连 10g　香附 10g　陈皮炭 10g　山楂炭 10g　炒白芍 15g　干姜炭 6g　云苓皮 10g　煨木香 6g　黄芩炭 10g　车前草 12g　椿根皮炭 10g　官桂 6g　党参 10g　泽泻 10g　12 剂

三诊:1991 年 9 月 13 日。症状日趋好转,大便基本每日一次且已成形,无后重感,觉少腹温暖,矢气顺畅。舌苔薄白,脉弦细。遵原意加桂、附,以振肾阳、温脾胃。

处方:吴萸 2g　制附片 10g　肉桂 10g　炒白芍 15g　泽泻 10g　香附 6g　良姜 10g　干姜炭 10g　厚朴 10g　黄连 10g　陈皮炭 10g　山楂炭 10g　白扁豆 15g　苍白术各 10g　12 剂

四诊:1991 年 10 月 25 日。目前自觉症状基本消失,大便恢复正常,面色华润。舌质淡暗,苔薄白,脉沉细。拟建中温肾以收功。

处方:黄芪 15g　黄连 10g　吴萸 2g　陈皮炭 10g　山楂炭 10g　党参 10g　煨木香 10g　炙附片 10g　良姜 6g　炒白芍 15g　苍白术各 10g　泽泻 10g　厚朴 10g　乌药 10g　沉香面 1.5g(冲)　10 剂

［按语］青年活跃，饮食常不自制，常冷饮不节，食物不洁，病从口入，伤及胃肠，胃肠功能紊乱。湿热下注，久则殃及脾肾。治从温补调气并举，青壮之体，疗效适当，事半功倍。

十、疏肝和胃法治愈背热胃凉一例

任某，男，65岁。

初诊：1992年1月10日。

主诉及病史：两个月来，自觉胃脘部发凉、肩背部发热，逐渐加重，不舒难忍，伴有胸闷、心悸、烦躁。西医述其心跳间歇，未予诊断。

诊查：患者愁眉不展，触其背部确感烧灼，脘腹部稍凉。观其舌红苔白，脉弦滑略数，偶有结代。

辨证：阴阳失调，肝胃不和。

治法：疏肝温胃，沟通阴阳。仿左金、逍遥化裁。

处方：吴萸2g　黄连10g　柴胡10g　荷叶6g　郁金10g　丹参12g　云茯苓15g　陈皮10g　桂枝10g　白芍10g　葛根15g　白术10g　厚朴10g　菖蒲6g　6剂

二诊：1992年1月17日。自觉服药后背部热感减轻近半，胃脘部仍凉。诊其脉弦细，舌红苔白。继宗前法，增强温健之剂。

处方：吴萸2g　黄连10g　柴胡10g　良姜6g　苍白术各10g　桂枝10g　白芍10g　厚朴10g　陈皮10g　丹参12g　云茯苓15g　5剂

三诊：1992年2月28日。服药后症状完全消失，工作如常。近日又见背热、烦躁、无汗；大便稍干，数日一次；饮食稍差。舌红苔薄白，脉弦细。考虑愈后复受外感，新疾引动旧疾。仍宗原意增减，兼以清解之剂。

处方：柴胡10g　吴萸1.5g　白芍10g　藿梗10g　荆芥穗6g　黄连10g　桂枝6g　厚朴10g　桑叶6g　荷叶6g　枳壳10g　薄荷6g　苏子6g　佩兰10g　5剂

［按语］背属阳，腹属阴，阳动阴静，阳亢则动风化热，阴静则气凝不温，胃阳虚则寒，不得温煦化气，肝阴不足不能潜阳，虚风动而生内热。人届老年，往往阴阳失衡而致病，非器质性疾患，从平衡阴阳着手而获效，亦中医理论精辟之处。

（张玲　张士贤整理）

［编者评注］案十背热胃凉症情怪异，且有脉来结代之症，一般而论，医家宗“百病皆由痰作祟”、“怪病多有瘀”立论，大多从“痰”、“瘀”论治。翟老则独具慧眼，从人届老年阴阳失衡立论，以左金、逍遥疏肝温胃，沟通阴阳。药后气机调畅，阳气舒发，背热之郁得疏而减，然胃寒之凝暂未得畅而依然存在，乃加用良姜诸品温健，也随之而安，脉结代之症也不复见，可见燮理阴阳，使肝、胃、心、脾之气阴均得以调畅而瘥。究翟老何以不从“痰”、“瘀”论治？实乃患者之苔脉未具痰瘀之象，其苔虽白而不腻，脉弦滑而不涩，由此也可窥知中医察舌按脉在辨证中之要义。

刘春圃医案

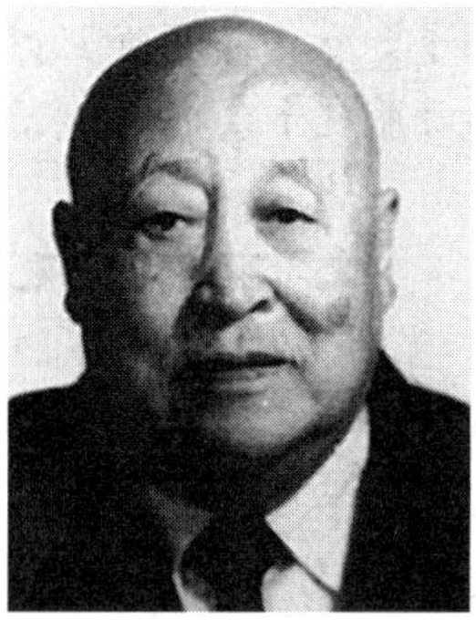

【生平传略】

刘春圃，男，1911年生，河北深县柳家庄人，中医内科主任医师。早年投师于孔伯华门下，从医七十余年，擅治内、妇、儿科杂证，尤其对温病及神经系统疾病的治疗更有独特见解。曾撰写《外感——流感与温病》一书，计十余万字，并研治多种温热病的危重证候，力挽沉疴。对神经系统疾病，刘老提出因“气”致病的论点，不拘泥于“镇静安神”，强调“理气”、“治肝”，对精神分裂症、血管神经性头痛、癫痫及开颅术后感染之高热等均有显著疗效。近年对各类脑病进行了广泛研究，治疗脑积水提出“通窍利水、清热解毒、化瘀通络”的治则，治疗脑血管病变提出禁用温燥发表之剂的见解，已在刊物及全国性中医学术会议上发表关于脑积水、癫痫、蛛网膜下腔出血、血管神经性头痛等疾病诊治的多篇文稿。

一、平肝熄风、降逆通络法治愈中风一例

王某，女，56岁。

初诊：1970年5月18日。

主诉及病史：有高血压病史，半月前曾因气恼急郁之后觉头痛头晕，昨日突发左半身不遂。

诊查：左上肢抬举、握物均不灵活，左下肢稍可活动，但步履艰难。神志尚清，仍感头晕、烦躁、胸闷、面赤、牙关紧。测血压190/120mmHg。舌红苔白中黄，脉来弦而数。

辨证：阴虚阳亢，肝风内动。

治法：平肝熄风，降逆通络。

处方：生石膏30g　生石决明30g　钩藤30g　郁金12g　夏枯草15g　菖蒲12g　桑寄生30g　丝瓜络12g　知柏各10g　黄芩12g　广木香10g　牛膝12g

牛黄清心丸1丸，冲服。

二诊：服上方药3剂后，头晕已减，语言清利，左上肢活动已较灵活，手稍可以握物，但力量较差，下肢行动仍不利。舌苔黄减退，胸闷已除，血压降为150/90mmHg，再以平肝通络之法于上方加胆草12g、红花6g。

三诊:上方药连服12剂之后,左半身功能渐复,行动基本正常,尚感力量较差。又以上方加扶正益气之品,以助经络之通达。

处方:桑寄生30g　丝瓜络12g　黄芪30g　地龙12g　牛膝12g　红花12g　知母12g　远志12g　决明子30g　伸筋草15g　菖蒲12g　巴戟天12g

上方药前后共服二十余剂,临床治愈。

二、平肝熄风、通络化痰法治愈中风一例

刘某,女,56岁。

初诊:1970年6月1日。

主诉及病史(家属代诉):有高血压病史10年,血压高时达190/120mmHg。昨日突发左半身不遂。

诊查:神清,语言謇涩,左半身偏瘫,活动不能自如,左手不能握,头痛头晕较甚。测血压170/110mmHg。大便每日一行。舌质红,苔白,脉来弦滑有力。

辨证:阴虚肝旺,经络郁阻。

治法:平肝熄风,通络化痰。

处方:生石膏30g　生石决明30g　桑寄生30g　决明子30g　苦丁茶15g　红花6g　郁金12g　丝瓜络12g　菖蒲12g　牛膝12g　橘红12g　龙胆草12g　夏枯草15g　知母12g　钩藤15g

牛黄清心丸1丸冲服。2剂。

二诊:药后血压降至156/70mmHg,左上下肢均稍可活动,手指亦略能动。舌质红已减,苔稍白,脉象弦滑。大便溏泄日两三次。再仿原法,上方加川连6g,连服10剂。

三诊:头已不晕,左上肢力量增,左手可以伸屈握拳,又于上方内重用黄芪60g、片姜黄10g,服10剂。

四诊:药后左半身基本恢复正常,四肢活动自如,手指已有抽痛感觉。此为正气已达四末之征。再以和肝益肾恢复正气。

处方:黄芪60g　桑寄生30g　杞果12g　狗脊30g　菖蒲12g　地龙12g　牛膝12g　丝瓜络12g　生山药25g　山萸肉10g　知柏各10g　络石藤12g

再造丸一丸冲服。6剂。

药后病痊愈。

三、通络化痰、活血熄风法治愈中风一例

冯某,男,55岁。

初诊:1972年9月。

主诉及病史(家属代诉):有高血压病史8年。1972年在某煤矿"支左",任领导工作,因工作劳累,于8月份突发右半身不遂,住部队某医院治疗,病程两个月之后,请刘老会诊。

诊查:神志尚清,语言謇涩,声音嘶哑,右半身偏瘫,尚不能活动,二便调。舌淡赤,脉沉弦。测血压140/90mmHg。

辨证:痰阻经络,气机失宣。

治法:通络化痰,活血熄风。

处方:菖蒲 12g　郁金 12g　远志 12g　知柏各 10g　瓜蒌 30g　桑寄生 30g　生海浮石 30g　化橘红 12g　红花 6g　苏木 9g　胆南星 9g　丝瓜络 12g　伸筋草 15g　络石藤 12g

苏合香散 1 瓶冲服,4 剂。

二诊:药后病情有好转,已能由人扶持慢慢走动,随之来门诊治疗。继仿前法连续服药二十余剂,语言清利,精神佳。

三诊:精神充沛,四肢活动基本正常,惟觉气力较差。再以益气活血通络之法。

处方:黄芪 30g　化橘红 12g　菖蒲 12g　桑寄生 30g　胆南星 10g　生海浮石 30g　狗脊 30g　生山药 30g　红花 6g　牛膝 12g　丝瓜络 12g

再造丸 1 丸冲服。

此方药患者连服两月之久,身体完全恢复正常,愈后恢复工作。

四、清热化痰、醒神开窍法治愈中风一例

赖某,男,59 岁。

初诊:1976 年 4 月 6 日。

主诉及病史(家属代诉):患者有高血压病史 8 年。3 月 31 日在课堂讲课时突然昏倒,左半身偏瘫,继之昏迷,遂到某医院就诊住院治疗,今已 7 天,神志欠清,请会诊。

诊查:神志时清时迷,头痛颇甚,左半身偏瘫,口歪流涎,语言障碍,呼吸气粗,烦躁不安,小便短少,大便 7 日未下。舌赤苔黄,脉弦滑数大。测颅压 250mmHg。脑超声波有 0.2cm 病灶。血压 160/100mmHg。西医诊断为脑出血(右内囊)。

辨证:痰热互扰,经络受阻。

治法:清热化痰,醒神开窍。

处方:生石膏 30g　生石决明 30g　牛膝 12g　决明子 30g　桑寄生 30g　菖蒲 12g　远志 12g　龙胆草 12g　瓜蒌 30g　花蕊石 10g　白茅根 30g　竹茹 12g　黄芩 12g　汉三七 3g

安宫牛黄散 1.2g 冲服。2 剂。

二诊:药后颅压降为 170mmHg,测血压为 110/70mmHg。大便已下,神志略清,头痛仍作,有时急躁而夜甚,左半身仍失灵。又以上方加入丝瓜络、伸筋草、络石藤、胆南星、郁金、枯草,服 2 剂。

三诊:中风至今半月,神志时清时迷,有时烦躁。测颅压为 200mmHg,测血压为 150/100mmHg。小便频数,大便 3 日不下。舌赤苔老黄,干燥而厚,脉滑大左关兼弦。视物尚清,而神志呆痴,证情较沉,再仿原法。

处方:瓜蒌 30g　元明粉 3g　郁金 12g　黄芩 12g　菖蒲 12g　生石膏 30g　胆南星 9g　知柏 20g　丹皮 10g　决明子 30g　川军 3g　赤芍 12g　莲子心 10g　川牛膝 12g

安宫牛黄丸 1 丸,冲服。

四诊:服上方药 2 剂后,大便下,神志较稳,烦躁亦轻,左半身如前。舌苔渐退,血压 130/80mnHg,继服上方药 2 剂。

五诊:药后神志已清,左半身亦能逐渐活动。于上方加减服药 6 剂。

六诊：神志清爽，左上肢及肩臂均能活动，手指亦能活动，左下肢可抬起。于前方加土鳖虫、红花少许，继续服用。

七诊：服药半月后，已能下床活动，扶着床、桌走动，上肢活动度增大，血压平稳。继仿前法清热化痰、化瘀通络为治。上方药加减7剂。

八诊：患者走路可以不用扶，惟力量较差，精神佳，血压正常。舌淡红，脉滑。以益气通络为治。

处方：生黄芪30g　山药30g　菖蒲12g　红花6g　片姜黄9g　桑寄生30g　丝瓜络12g　狗脊30g　元参15g　瓜蒌30g　生石膏30g

此方加减连服药一个月，活动恢复正常，之后继续巩固疗效，恢复功能，临床治愈。

1980年9月追访，精神佳，活动自如，在某校当顾问。

五、清心涤痰、醒神开窍法治愈中风一例

余某，男，65岁。

初诊：1972年10月4日。

主诉及病史（家属代诉）：患者9月23日开会较兴奋，晚上无何不适，次日晨8时发现患者倒地，神志不清，小便失禁，呕吐，经针灸后送某医院急诊，经查血压140/70mmHg，神志不清，呈深昏迷状态，并伴有阵阵四肢强直，右上下肢偏瘫，左上肢循衣摸床，因怀疑颅内血肿而转入某医院。入院后查血压190/100mmHg；心率76次/分；腰穿压力320mmHg，可见大多数新鲜红血球。呼吸潮式，有鼾声，仍深度昏迷，双下肢肌张力高，四肢反射活跃。查双眼底：动脉硬化；瞳孔已一侧散大，左4mm，右2.5mm，光反应（一）。于9月26日做气管插管鼻饲。1972年10月4日请会诊。

诊查：目闭，右半身偏瘫，呈深昏迷状态，呼吸潮式。舌未诊，脉寸关滑稍大，尺脉小，系属危证（脑出血后第十一天）。

西医诊断为高血压、脑出血（左内囊）动脉硬化、右偏瘫。

辨证：元气衰微，阴虚阳越，痰热上扰，邪入脏腑。

治法：先以清心涤痰、醒神开窍。

处方：桑寄生30g　丝瓜络12g　决明子30g　知柏各20g　化橘红12g　远志12g　龙胆草12g　射干12g　菖蒲12g　生海浮石30g　瓜蒌30g　生石膏30g

安宫牛黄丸1丸，冲服。

二诊：上方药服5剂后（脑出血第十九天），症状相对平稳，意识有改善，稍清醒；能完成一些简单动作，如能举手，握手，将手稍分开，张嘴、闭眼等；痰鸣较轻，略咳，二便如常。脉左稍滑大，尺较沉。又于上方内加入川贝12g、胆南星10g、伸筋草15g，服2剂。

三诊：药后意识明显好转，左上下肢能主动活动、屈伸；瞳孔左大于右，光反应迟钝、痰已减，呼吸已匀，惟右半身尚未动作，汗多。上方改为益气和营通络之剂。

处方：生黄芪45g　狗脊30g　桑寄生30g　化橘红12g　地骨皮20g　生牡蛎30g　生海浮石30g　龙胆草12g　胆南星10g　瓜蒌30g　知柏各10g　红花3g　丹皮9g　生石膏30g　浮小麦30g

牛黄清心丸1丸，冲服。

四诊：服药10剂后，神志明显好转，意识已清，有些主动表现，有简单语言，主动想吃东西，

右上下肢略能活动。头摇，手颤，此为肝热筋急、内风波动之势。脉弦大，舌略赤。在原方中佐以平肝熄风益阴之药，上方加钩藤30g、全虫6g、白芍12g、生地黄15g，去清心丸，加羚羊角粉1.5g冲服。

经数月治疗，于第二年3月中旬拔掉气管插管，生命征平稳，病情稳定，出院疗养。

自发病后维持生命三年余，神志清，意识清楚，四肢可以活动，可说简单语言，饮食二便均正常。

六、豁痰通窍、活血通络法治愈中风一例

王某，女，52岁。

初诊：1974年8月22日。

主诉及病史（家属代诉）：有高血压、冠心病史，心绞痛经常发作，血压多在180/110mmHg以上。突于昨晚饭后发现右半身不遂。

诊查：患者体肥胖，右半身偏瘫，舌謇难言；痰涎壅盛，色黄白相兼；二便尚调。舌苔老黄，舌体向右歪。头晕。脉弦滑有间歇。血压130/90mmHg。

辨证：气虚湿痰阻络。

治法：豁痰通窍，活血通络。

处方：瓜蒌30g　生海浮石30g　苏木10g　花蕊石10g　丝瓜络12g　菖蒲12g　远志12g　知柏各10g　决明子30g　桑寄生30g　胆南星10g　黄芩12g　郁金12g　化橘红12g　天竺黄12g

苏合香散1瓶，冲服。牛黄清心丸一丸，冲服。

二诊：服上方药6剂后，右上肢已能举至头，但尚感发凉。手能握物但力量较差，头晕已减轻，而且可以说简单语言。老黄苔已退，变为薄黄，脉来弦滑，未出现间歇。将上方稍变通后又服药20剂。

三诊：头晕已除，患肢动作恢复正常，舌伸居中，舌质淡赤，黄苔退，二便调，脉滑，血压134/94mmHg。再以益气和营、温经通络之法调之。

处方：生黄芪45g　桑寄生30g　瓜蒌30g　生海浮石30g　菖蒲12g　狗脊30g　女贞子15g　化橘红12g　丝瓜络12g　络石藤12g　红花5g　生石膏25g

人参再造丸1丸，冲服。

上方药连续服用十余剂，偏瘫的右半身逐渐恢复正常，四肢活动正常，心绞痛发作减轻，临床治愈。

［按语］刘老对以上六例中风患者的辨证论治，第一类为肝阳上亢型者，因肝热生风、气血上逆、郁阻脑络，表现为形气俱实，突然昏仆、不省人事，面红气粗，唇红口干，便燥，舌红苔黄，脉弦有力或洪大；治法为平肝熄风，清热抑火，降逆通窍。如例一、例二方用生石决、生石膏清热平肝熄风；知柏、龙胆草、黄芩苦寒泄肝经郁热，清心抑火；郁金、菖蒲通窍开郁；钩藤、夏枯草平熄肝风，桑寄生、川牛膝、丝瓜络通窍达络，并配牛黄清心丸1丸吞服，以增其清心平肝、通窍开闭之力。第二类为风痰阻络、上干清窍者，多表现为神志昏迷、痰涎壅盛、气粗声重，舌苔厚腻、脉弦滑或沉滑。如例三，刘老多用豁痰开窍、清热熄风之法，处方中用胆南星、生海石、化橘红清热豁痰，开窍熄风；菖蒲、郁金、远志开窍宣郁；瓜蒌下痰开结；桑寄生、红花、苏木、丝瓜络化痰通窍，并常配苏合香散1瓶冲服，以增强其芳香通窍、豁痰开闭之功。第三类为邪入脏腑

之中风危证，病情发展很快，患者深度昏迷，肢体痉挛强直，有的呈现循衣摸床、鼻鼾流涎，二便失禁，瞳孔散大等危急证候。对此类患者刘老强调此时最易出现虚实夹杂、闭脱互见之候，临证须审慎详细，方能切中病机。如例四、例五均为脑出血，赖某发病第七天就诊，神志尚不完全清醒，且有高颅压、高血压、呼吸气粗、烦躁不安、七日不大便等症情。刘老采取清宫醒神、豁痰开窍、凉血止血之法，用生石膏、决明子、黄芩苦寒清热、降逆除烦；菖蒲、远志开窍清心、宁神化痰；龙胆草、竹茹清泄郁火，涤痰开郁；瓜蒌通润燥结；桑寄生、川牛膝通络，引血下行，以降上炎之火；白茅根凉血止血；花蕊石与汉三七既能止血，又可化瘀，加之安宫牛黄丸清开窍闭，两剂而颅压、血压下降，大便得通，经调治十日患者神志完全清醒，再以益气化瘀通络法，两个月后可自行活动，获效显著。而余某脑出血第十一天，呈闭脱并见之势，深度昏迷，一侧瞳孔散大。刘老首先投以清开重剂，力主急则治标，当三诊时患者意识明显好转，此时大补气阴、益气固脱，佐以清热熄风、化痰通络，使患者迅速好转。第四类为气虚血瘀、痰湿阻络者，可见患者面白体丰，突然昏仆，偏瘫流涎，痰声重浊，语言謇涩，治疗常采用益气化瘀、豁痰通络法，常以大剂量生黄芪益气行瘀通络；桑寄生、狗脊益肝肾、通经络；菖蒲、远志、化橘红化痰开窍；再配以红花、苏木等活血祛瘀，通其经络，丸药酌选人参再造丸或牛黄清心丸，其功尤佳。

治疗中风，刘老临诊在辨析以上四种类型的基础上，注重中风三个阶段的浅深层次。发病数日之内，邪气尚实，内风煽动，痰热上冲，气血并逆，急以清心凉肝、开窍醒神、豁痰熄风为治，他认为，中风与肝有着密切的关系，诸风掉眩皆属于肝，因此平肝熄风是重要的法则。当急性期已过，则宜祛邪扶正、豁痰熄风与益气通络并用。刘老在治疗脑血栓时加入红花、苏木；对脑出血者用花蕊石、汉三七；通络则选用石南藤、络石藤、鸡血藤；上肢瘫者加片姜黄、木瓜；下肢瘫者加牛膝、杜仲。中风患者至恢复期者，正气初复，内风已干，此时以培补正气为主，流通经络为辅，常用生黄芪、杞果、狗脊、山药、女贞子，并认为黄芪乃大补元气、通达腠理之药，若荣卫不和、气血不调、内外痹阻，则非黄芪不为功，故在此期首选黄芪，重用至30～90g。

七、平肝清热法治愈血管神经性头痛四例

例一 丁某，女，30岁。

初诊：1972年10月4日。

主诉及病史：经常头痛，疼时剧烈，或两太阳穴处酸痛，或一侧痛，以左为主，发作时呕吐较甚，胸闷太息，烦躁，夜寐不安，大便日一次，小便黄。症已3年之久，曾在某医院诊为血管神经性头痛。

诊查：舌质青赤苔薄黄，脉来弦象兼滑大。

辨证：阴虚肝郁，清阳受阻。

治法：清热平肝，滋阴降逆。

处方：杭芍12g 生牡蛎30g 钩藤30g 广木香10g 龙胆草12g 生地黄12g 青皮12g 生石决30g 牛膝12g 苦丁茶15g 生鳖甲12g 白薇12g 决明子30g 知柏各9g 石斛15g 6剂

二诊：药后头疼稍有缓解，呕吐未作，睡眠渐安，胸闷烦躁减轻。脉右滑大左弦，舌质转红，苔薄黄。治再以清平潜降，原方加入旋覆花12g(布包)、代赭石12g(先下)、生石膏25g，服6剂。

三诊:药后头疼已大消,恶心呕吐尽止,余无所苦。舌质红,苔白,脉来弦滑。再以上方加入丹皮 12g,清热凉血止疼,服 6 剂。

四诊:头疼已止,饮纳睡眠如常。再服药 3 剂,以资巩固。

经追访病愈。

例二 季某,女,33 岁。

初诊:1984 年 3 月 30 日。

主诉及病史:于 10 年前曾从马上跌下,此后间断头疼,近年余发作频繁,每于劳累或情绪波动时疼痛易发,曾去某医院诊为血管神经性头痛。刻下头疼甚,后脑胀,两目亦胀疼,时有恶心呕吐、烦躁、胁胀、胸闷太息,二便尚调,咽干,口苦。

诊查:舌质红,苔白,脉弦大关有力。

辨证:肝胃气滞,郁阻经脉。

治法:平肝和胃,通络降逆。

处方:杭芍 12g 青皮 12g 广木香 10g 乌药 10g 川厚朴 6g 川郁金 12g 知柏各 10g 龙胆草 12g 决明子 30g 白薇 15g 槟榔片 12g 苦丁茶 15g 川楝子 15g 川牛膝 12g 6 剂

二诊:上方药服后,头疼减轻,后脑胀止。舌质红,苔白,脉弦滑。治以原法加乳香、没药各 6g 以化瘀通络。6 剂。

三诊:前方药服后症状明显减轻,三日前头疼又发作一次,头顶及前额均疼痛,大约一日方缓解。舌略赤,苔略黄,脉弦滑左较大。再以清抑达络之法。

处方:当归 12g 赤芍 12g 丹皮 12g 川楝子 15g 降香 12g 龙胆草 12g 栀子 12g 生石决 20g 乳没各 6g 广木香 6g 黄芩 12g 决明子 30g 6 剂

药后头痛有减,此后半年之内患者偶有头疼发作,然症状较轻,均以原方化裁服药治疗,数日内症状消失。于 1985 年 6 月追访,患者近半年头痛无发作,病愈。

例三 耿某,男,52 岁。

初诊:1975 年 9 月 12 日。

主诉及病史:头疼已历 30 年之久。每于春秋季节发作较甚,久服中西药治疗未见明显好转,近几年发现血压偏高,多在 170/110mmHg。经某医院诊为高血压、血管神经性头痛。目前头痛以左侧为甚,颈胀,胁下胀,胸闷口苦,善太息,溲黄、便燥。

诊查:舌质红,苔中黄,脉弦两关实。查眼底,动脉稍细,其他(一);测血压 170/100mmHg。

辨证:肝郁内热,气逆上冲。

治法:平肝降逆,清热通络。

处方:杭芍 12g 青皮 12g 郁金 12g 香附 12g 川牛膝 12g 广木香 10g 决明子 30g 土鳖虫 1.5g 川楝子 15g 苦丁茶 15g 白薇 15g 佩兰 12g 知柏各 10g 龙胆草 12g 羚羊角粉 0.6g(冲服) 6 剂

二诊:药后自觉胸中舒畅,头疼稍有好转,口内黏。舌质红苔黄,脉弦关实。治同原法。上方加丹皮 12g、钩藤 30g,以助凉血熄风之力,再服 6 剂。

三诊:头疼基本消失,肝胃得以疏解。舌淡赤苔白,脉来弦滑。血压已降至 150/90mmHg。再以原方化裁。

处方:决明子 30g 杭芍 12g 青皮 9g 白薇 15g 川牛膝 12g 龙胆草 12g 郁

金 12g　钩藤 15g　广木香 9g　竹茹 12g　生地黄 15g　丹皮 12g　生牡蛎 30g　土鳖虫 3g　夏枯草 30g　羚羊粉 0.6g(冲服)

此方药连服 10 剂病愈。

例四　陈某,男,60 岁。

初诊:1984 年 5 月 4 日。

主诉及病史:头疼已三个月,尤以左太阳穴处为著;视力减退,偏盲,头疼甚时以头顶墙。烦躁易怒,恶心口苦,夜卧不安。经某医院 CT 检查为陈旧性皮质梗塞。诊为血管神经性头痛,服中西药治疗未效,故来京求治。

诊查:舌质红,苔黄厚,脉右滑稍大,左弦。

辨证:肝郁上冲,清窍受阻。

治法:清肝解郁,通窍降逆。

处方:杭芍 12g　青皮 12g　广木香 10g　川楝子 15g　川郁金 12g　川牛膝 12g　广姜黄 10g　决明子 30g　石见穿 30g　龙胆草 12g　青竹茹 12g　白薇 12g　降香 6g　乌药 12g　6 剂

二诊:药后左太阳穴处疼痛大消,两目视力亦增,右眼稍逊于左眼,近两日夜间尚感头疼。舌质红苔黄,脉弦滑左较有力。治再仿原方加鸡血藤 12g、生地黄 15g、竹茹 12g,服 6 剂。

三诊:头痛已减,稍感头晕,视物欠清。诊其舌质红,苔黄,脉滑大左弦滑。此为内热肝逆不尽,尚有上冲之象。治再以清抑益阴之法。

处方:杭芍 12g　青皮 12g　生地黄 15g　地骨皮 20g　广木香 10g　川牛膝 12g　白薇 15g　黄芩 12g　决明子 30g　夜明砂 12g　石见穿 30g　生石膏 30g　川楝子 15g　青葙子 15g　竹茹 12g　鸡血藤 12g　羚羊角粉 1g(冲服)　6 剂

四诊:服药一个月后,症状明显减轻,惟右太阳穴处稍疼;两目视力已增,左为 0.6,右为 0.7。脉右大,左关弦有力。治以原法化裁。

处方:川楝子 15g　川郁金 12g　元胡 10g　夜明砂 12g　川柏 12g　广木香 10g　龙胆草 12g　决明子 30g　青葙子(布包)15g　丹皮 12g　川黄连 6g　川牛膝 12g　生牡蛎 30g　杭芍 12g　青皮 12g　羚羊角粉 1g(冲服)　6 剂

五诊:仿原法连续服药 30 剂后,头疼基本消失;右目视力增至 1.5,左目视力为 0.6;大便日两次。舌质红,苔黄,脉左弦,右滑稍大。治以平肝降逆、通窍明目。

处方:半枝莲 30g　夏枯草 30g　川郁金 12g　广木香 10g　川楝子(打)15g　墓头回 20g　夜明砂 12g　生石决(先下)30g　龙胆草 12g　杭芍 12g　青皮 12g　黄芩 12g　沉香 3g　羚羊角粉 1g(冲服)　6 剂

药后头疼消,证愈。嘱其连服药 20 剂,以资巩固。

［**按语**］血管神经性头痛为西医病名,属于中医学中的“头痛”范畴。本病的临床见症为头疼而剧,左侧为重,甚时呕吐,兼烦躁易怒、胸闷胁痛、睡眠不安;诊其舌多质红苔黄,脉弦有力。因怒则气上,引动肝阳上亢,故出现头疼为主症。又肝气行于左,疼以左侧为重;气郁化火,又多出现口苦、舌赤、烦急等症;胁为肝胆经脉所循行,故兼见胁疼胸闷;肝阳偏亢扰乱心神而出现睡眠不安、惊悸等。弦脉为肝病之征。经云:“诸风掉眩,皆属于肝。”故本病与肝的关系最为密切,或因情志不和,肝失条达,郁而化火,上扰清窍而为头痛;或由木火伤阴,肝失濡养,水不涵木,肝阳上亢而发为头疼。治疗本病多用平肝清热、育阴潜阳、疏郁通络等法则。如例一、例

二证属阴虚肝郁上冲头痛，治以清热平肝滋阴潜阳降逆法，以使肝郁疏通、肝阳潜降而病愈。例二加入当归、赤芍、乳没化瘀通络之品，以循其源而收气血双调之功。例三系肝郁气滞、内热上攻头疼，治以清热平肝降逆凉血通络之法。例四属肝郁上冲、清窍受阻之头疼，且颅内有陈旧性病变，必致脑络受阻，久则睛明失于濡养而致视力下降，重用羚羊角粉至1g，以清解肝热，通窍明目，几经化裁而频频奏效。

八、狂证从肝论治七例

例一　清心泄肝、化痰开窍案。

赵某，男，20岁。

初诊：1972年4月。

主诉及病史（家人代诉）：神志错乱两个月。两个月前因家中盖房与人争吵，恼怒不休，致失眠、神情呆滞，数日后神志错乱，近已数日不眠，甚则高歌终夜，曾在本县用电针治疗，后赴保定治疗20天，来京在某院以“精神分裂症”服用安眠镇静药，病情未能控制，前来就诊。

诊查：神志失常，目直圆瞪，语无伦次，检查不合作，有时狂喊，乱撞乱跑。舌质红尖赤，苔中黄厚而燥，脉弦而数两关实。

辨证：心肝郁热，上蒙清窍。

治法：清心泄肝，化痰开窍。

处方：莲子心10g　龙胆草10g　郁金12g　知柏各10g　胆南星10g　菖蒲10g　珍珠母30g　天竺黄10g　生海浮石30g　瓜蒌30g　首乌藤30g

牛黄清心丸1粒冲服，3剂。

二诊：药后患者已能入睡3小时左右，神志已渐安定，狂躁之势渐平，能在诊桌前坐等问病。惟药后有恶心呕吐。舌质红、苔黄厚，脉弦有力。再予前法施治。上方中加入伏龙肝30g研先煎服，竹茹12g同煎以降逆止呕，助药力吸收，5剂。

三诊：药后夜眠可有五六小时，神志清楚，目睛灵活，但尚易急躁，心烦不安，口干口苦；大便干燥两日未下。舌质红苔黄，脉弦数。此为心肝余热未尽，仍以泄热化痰为法。

处方：莲子心10g　龙胆草10g　知柏各10g　郁金12g　黄芩12g　菖蒲12g　珍珠母30g　天竺黄12g　瓜蒌30g　枳实9g　木香10g

绿雪1瓶冲服，5剂。

四诊：药后神志已恢复常态，入睡可，时有梦，头晕，身倦，二便已调。遂于上方去绿雪、龙胆草，加地骨皮15g、丹皮10g、首乌藤30g以清热安神。再服5剂，以资巩固。

四年后随访，其家长谓，病愈后四年精神佳，体质好，已参加工作。

例二　清心泄肝、解郁开窍案。

林某，男，18岁。

初诊：1974年9月。

主诉及病史（他人代诉）：神志错乱两周。患者入伍两年，半月前因某事受到批评，心中不悦，初烦闷不语，渐至神情呆顿，失眠加重，甚或打人骂人，语无伦次，饮纳减少。曾服安眠药物，今来院服中药治疗。

诊查：神呆目直，烦躁不安，面赤唇红，舌质红苔黄，脉来弦数有力。

辨证：心肝郁热，气阻清窍。

治法:清心泄肝,解郁开窍。

处方:莲子心 9g　郁金 12g　菖蒲 12g　木香 10g　枳实 6g　珍珠母 30g　天竺黄 10g　生海浮石 25g　化橘红 12g　远志 10g

牛黄清心丸 1 粒冲服,5 剂。

二诊:药后睡眠渐安,能寐 4 小时左右,无打骂狂乱发生,惟烦急躁汗,便燥不下,口苦。舌质红苔黄,脉弦数。再以原方加瓜蒌 30g、龙胆草 10g、黄芩 12g 以清热泄火安神,服 5 剂。

三诊:服药后睡眠安稳,躁汗止,神情自如。舌质红,苔薄黄,脉弦滑平静。故以上方去龙胆草、莲子心,加生地黄 12g、地骨皮 12g 益阴安神,连续服药 10 余剂,病得愈。

经随访,精神佳,体健,近 4 年未再发病。

例三　清心泄肝、解郁安神案。

韩某,女,18 岁。

初诊:1975 年 6 月。

主诉及病史(亲人代诉):神志失常半月。平素寡言,常因琐事而不快。半月前与家长口角后悲伤哭泣,夜不能寐,目睁神呆,烦躁不安,哭笑无常,口干多饮,大便 3 日未下。

诊查:神情不安,由家长看护,目光呆滞,时笑时泣,溲黄。唇红舌赤,苔黄而厚,脉弦有力。

辨证:心肝郁热,痰气阻滞。

治法:清心泄肝,解郁安神。

处方:莲子心 10g　龙胆草 10g　郁金 12g　菖蒲 12g　枳实 10g　远志 9g　珍珠母 30g　白芍 12g　木香 10g　知母 10g

牛黄清心丸 1 粒冲服,3 剂。

二诊:神情渐安,两目清爽,自述头痛头胀、夜间惊悸、哭笑等已止,大便通畅。舌红苔薄黄。再以上方加白芍 12g、钩藤 20g 镇惊安神,连续服药 10 余剂。

三诊:药后神清、眠佳,诸症消失,停药。

经追访,愈后一年未发病,已继续上学。

例四　解郁平肝、辛凉开窍案。

张某,男,21 岁。

初诊:1964 年 5 月。

主诉及病史(家人代诉):神志错乱两个月。初因失恋而抑郁不舒,失眠日渐加重,终致不寐,精神异常,神痴目呆,坐卧不宁,妄想不能控制。经某院诊为精神分裂症。

诊查:神情失常,目直呆滞,面色青暗,问之不作答。舌质色暗,苔白根黄,脉弦滞不畅。

辨证:肝气郁滞,神明被扰。

治法:解郁平肝,辛凉开窍。

处方:杭芍 12g　青皮 12g　广木香 10g　郁金 12g　菖蒲 10g　枳实 6g　胆南星 10g　知柏各 10g　珍珠母 30g　生海浮石 30g　天竺黄 10g　首乌藤 30g

安宫牛黄丸半粒冲服,3 剂。

二诊:药后神志较安定,目睛转活,可睡两小时左右,偶尔尚有哭叫发生。舌质转为红色,苔薄黄,脉弦有力。遂以上方加远志 10g,易安宫牛黄丸为十香返生丹 1 丸,再服药 5 剂。

三诊:药后神志清爽,睡眠已增至四五小时,故去十香返生丹以汤药调理,服药 20 剂而病愈,停药。

三年以后追访，家长谓此症未再发，体健，已在林学院毕业，并已分配工作。

例五　平肝降逆、芳香开窍案。

陈某，女，37岁。

初诊：1963年11月。

主诉及病史（家人代诉）：精神失常两个月。3年前曾患疯狂证，神志不清，在此服药而愈。两个月前，因情志不遂，恼怒不休，不眠而躁，登高上房，自行坠下，致右下肢骨折，腰部肌肉损伤，曾在某医院治疗骨折，经服安眠药神志同前，故来我院就诊。

诊查：病人由家属背扶而至。神情躁扰，左右顾盼，答非所问，面青目呆，骨折处有肿胀。唇红口臭，舌苔未能视，脉弦细有力。

辨证：郁怒伤肝，清窍蒙蔽。

治法：平肝降逆，芳香开窍。

处方：杭芍12g　青皮12g　广木香10g　菖蒲12g　远志12g　香附12g　胆南星12g　珍珠母30g　姜黄30g　生海浮石30g　首乌藤30g

十香返生丹1粒（冲服），3剂。

二诊：药后神志渐清，语言清利，自述腰疼减轻，有时头晕，晚间烦热、躁汗，可入眠四五小时。舌质红，苔薄黄，脉弦滑。于上方加入小局方至宝丹1丸冲服，以助清开之力，再服药3剂。待热清后，仍以平肝解郁、交通心肾之法，继续调治一个月，以巩固疗效。

一年后追访，病未再发，恢复原工作。

例六　平肝解郁、清热降逆案。

王某，女，20岁。

初诊：1975年11月。

主诉及病史（家人代诉）：精神错乱一个月。于10月1日因事情志不遂，气闷不舒，渐至语言错乱，哭笑无常，彻夜不眠，烦躁不安，胸闷常以手捶之，饮纳减少。曾在某院诊为精神分裂症。

诊查：神志失常，躁扰不宁，哭笑无常，问之不语，时或太息。舌质红，苔薄黄，脉弦细关有力。

辨证：肝郁气滞，逆阻清窍。

治法：平肝解郁，清热降逆。

处方：杭芍12g　广木香10g　苏梗12g　枳实6g　郁金12g　珍珠母30g　远志12g　知柏各10g　天竺黄12g　瓜蒌30g　首乌藤30g

牛黄清心丸1丸冲服，3剂。

二诊：药后睡眠可达四小时，两目清爽，精神较好，几天来无哭泣，偶有不自主发笑。舌质红，苔中黄燥，脉弦细。再以原方加龙胆草6g、玳瑁6g、川黄连3g，以清心肝热、安神解郁。服6剂。

三诊：药后精神佳，语言表述思路清晰，仍时有急躁。再以原法去知柏、龙胆草，加寸冬15g、香附12g，经十余剂药调理，病愈。

一个月后复诊，精神恢复正常，已于近期分配工作。

例七　滋阴益肝、交通心肾案。

李某，男，21岁。

初诊：1974年10月。

主诉及病史(家人代诉):神志失常两年余。患者于1969年去山西落川县插队,后一部分回家分配到工厂工作,本人心绪不安,郁闷着急,随即失眠多梦,且日渐加重,曾自服安定等药未能缓解。1972年发现语言错乱,终日抑郁不乐,且有多疑幻听,常和家人吵骂,食纳亦减少,体渐瘦,曾按"精神病"治疗,今来我院就诊。

诊查:面色青暗无华,语无伦次,神呆幻听。舌质红绛,中裂,苔黄厚,唇干,脉弦细略数。

辨证:阴虚肝旺,水不涵木。

治法:滋阴益肝,交通心肾。

处方:白芍15g　生牡蛎30g　珍珠母30g　寒水石15g　地骨皮15g　知柏各10g　胆南星9g　远志10g　菖蒲12g　郁金12g

牛黄抱龙丸2丸冲服,5剂。

二诊:服药后神情渐安,夜可入寐,仍然噩梦、幻听、头晕、心烦、口干、惊悸。舌质红,苔薄黄,脉弦细。故再以益肝阴、清余热、交心肾为法。

处方:生牡蛎30g　珍珠母30g　生龟版30g　生地黄15g　白芍12g　寸冬30g　白薇15g　石斛30g　首乌藤30g　玳瑁6g(冲服)　5剂

三诊:前方药服后,面色转润,睡眠亦安,幻听减少,饮纳略增。用此方加减连服药二十余剂,精神已基本恢复正常,仍用原法调护以资巩固。

两年后随访,已回京参加工作,未发病。

[按语] 以上七例狂证属于神志失常的疾病,中医学早在《黄帝内经》中即有专篇论述,如《灵枢经·癫狂》篇曰:"狂始发,少卧不饥,自高贤也,自辩智也,自尊贵也,善骂詈,日夜不休"。

狂证的致病因素常是七情所郁。刘老特别指出心、肝两经皆火气有余之地,或由恼怒气愤不得疏泄,木结而横;或思虑太过,忧烦郁闷,逆而不降,都可使五志郁而化火,津液结痰,气火相挟,壅塞清窍,神明被扰,逆乱失常。多年见证属实者居多,认为气生百病,气乃升降之枢,怒则气上,思则气结,认证的关键是因气致病。对本病的治疗,刘老强调治肝、治气、治本,兼以清热、化痰、开窍、养阴、安神,常用法则有清心泄肝法、解郁平肝法、滋阴益肝等法。

运用清心泄肝、化痰开窍法时,刘老常用莲子心、龙胆草清泄心肝两经郁火,使心火得降,肝火得泄,躁扰得宁;知柏、黄芩苦寒以清郁热,除烦安神;郁金与菖蒲同用解郁清心,开窍降浊;胆南星熄风定惊;钩藤清热止痉,通心包于肝木,常被刘老用来治惊痫、晕眩、癫狂等证;若热甚者,刘老则配以玳瑁,镇心神,平肝木;若热闭者,刘老则酌加局方至宝丹或安宫牛黄丸凉开窍闭。

解郁平肝、理气开窍法常兼以导滞化痰,刘老常以杭芍、青皮、广木香同用,三者均入肝治经,苦辛通降,舒肝治气,收摄肝之恣横,气滞得散,诸症得通,窍闭即开。此三味连用亦常施之肝胃不和者。佐以枳实破气散结,再以竹茹、瓜蒌行气除满、涤痰开郁,郁金、菖蒲解郁开窍;在此基础上加珍珠母、生龙齿,均入手少阴经与足厥阴经,以镇心清肝、镇惊安神。若气闭痰浊甚者,刘老常用十香返生丹以增强其香辛开窍解郁豁痰之功。

滋阴益肝法常用于病程既久、气火内郁、阴气被耗者,刘老初投数剂理气解郁之剂,待胸闷太息除,无滋腻留邪之嫌,可予大剂滋阴益肝、交通心肾之品,如用生牡蛎、生龟版滋阴潜阳、清热熄风、柔肝止痛,去惊恚怒气而神安;生地黄、麦门冬甘寒清热、养阴除烦;石斛以增养阴清热之力;白芍柔肝养血、益阴、除烦安神;首乌与合欢皮同用,解郁安神、交通心肾。对无实热者,则加入炒枣仁、柏子仁以养心安神,养肝止惊。对幻听多疑者,可用菖蒲、远志定志利窍,共奏其功。

九、轻清通透法治愈战汗一例

魏某，男，52岁。

初诊：1968年2月20日。

主诉及病史（家属代诉）：患者高热24天，曾在某医院诊治，体温仍在38～39℃稽留不退。胸透（一）、血常规正常。由家属四人抬来门诊。刻下神志恍惚，呆滞，头晕耳鸣，手指蠕动，胸满胀闷，纳谷不下，大汗出，口渴。

诊查：体温39℃；查血常规、胸透未见异常。舌质红，苔黄厚，脉数右大关实。

辨证：温热病过汗，致津外亡，气阴俱虚、温邪内陷。

治法：轻清通透，导邪外出为治之急。

处方：薄荷3g　牛子12g　桑叶12g　连翘12g　郁金12g　黄芩12g　栀子12g　滁菊花12g　大青叶15g　知柏各10g　生石膏30g　莱菔子12g(炒)　鲜茅芦根各24g

局方至宝丹1粒冲服，水煎2剂。

二诊：药后热势大减，体温降至38℃以下，头晕轻。舌赤，苔黄轻，脉略数左弦。但四肢震颤，神情紧张，欲作战汗，脉又见忽大忽小。此为温邪欲出而津液短少、气血虚弱，不易鼓邪外出之势，法宜再用清通之剂以助邪外出。

处方：薄荷6g　桑叶10g　菊花10g　连翘12g　鲜藕60g　白茅根30g　大青叶15g　黄芩12g　栀子12g　通草1.5g　玳瑁6g

水煎3剂。

三诊：药后战汗出，四肢震颤止，热已退，神情紧张消失，纳谷欠佳，身倦，大便溏。舌质红，苔老黄，脉略数，右关有力。治以清凉和化。

处方：薄荷6g　黄芩12g　栀子12g　马尾连12g　知柏各10g　银花12g　大青叶15g　连翘12g　鸡内金12g　陈皮10g　谷稻芽25g　莲子心6g　鲜藕60g

局方至宝散1瓶（冲服），水煎2剂。

四诊：服药后胃已和，苔黄已减，二便自调，脉弦滑。再以清除余热为主。

处方：薄荷6g　知柏各10g　莱菔子12g(炒)　鸡内金12g　连翘12g　大青叶15g　黄芩12g　栀子12g　竹叶6g

局方至宝散1瓶冲服，水煎2剂。

五诊：药后余热曾上升，多汗烦躁，眠少多梦，心慌力疲，手指蠕动。舌赤、苔黄白干，脉数。此为病后真阴太虚、阴不敛阳，以黄连阿胶鸡子黄汤加减治之。

处方：黄连4.5g　阿胶珠12g　鸡子黄2个（冲）　生地黄15g　知柏各10g　生鳖甲10g　石斛15g　沙参15g　骨皮15g　寸冬12g　天冬12g

局方至宝散1瓶冲服，水煎2剂。

六诊：药后心慌止，烦躁轻，汗已减，但身瘦耳鸣、心悸，手指蠕动轻。舌略赤，脉略数。再以原方合三甲化裁。

处方：生地黄15g　知柏各10g　生鳖甲10g　龟版20g　生牡蛎30g　白芍12g　寸冬12g　地骨皮15g　阿胶12g　钩藤30g　石斛15g

鸡子黄2个冲服，水煎2剂。

后以此方加减又服药10剂，症状完全消失而病愈。

［按语］温病战汗是病人突然振寒战栗，继之发热全身汗出，为病邪逗留气分不解，正邪相搏，正气奋起，鼓邪外出的表现。一般战汗后大多邪从汗出，热退身凉，病解而愈。

本例患者为温病高热24日，阴液已伤，经用薄荷、连翘、牛子、茅芦根等轻清透达；生石膏辛寒清散，达热出表；知柏生津固阴；以黄芩、栀子清伏热之邪；用至宝丹清凉芳香开窍，以助伏热外透之力；药后发热渐退，然患者神情紧张，四肢震颤，脉忽大忽小，欲作战汗，温邪欲出，气弱津缺，不易鼓邪外出之势，又投以清通之剂随之战汗出，热退，四肢震颤止，神情自如。后期以黄连阿胶与三甲复脉化裁施治而愈。

十、滋肾固崩法治愈尿崩症三例

例一 魏某，男，2.5岁。

初诊：1969年8月20日。

主诉及病史（家长代诉）：患儿于1969年6月起小便频数，伴口渴多饮，每日饮水30奶瓶，小便日解三十余次。口内糜烂，在儿童医院诊为尿崩症住院，曾注射脑垂体后叶素，无效。出院后证情仍不见好转，故前来就诊。

诊查：形体消瘦，口疮，舌赤，脉细滑略数。查尿比重为1.000。

辨证：肾气不固，津液被伤。

治法：滋阴益肾，固崩缩泉。

处方：熟地黄15g　生山药15g　知柏各10g　寸冬10g　天冬10g　五味子10g　杞果10g　净萸肉6g　桑螵蛸6g　菟丝子10g　覆盆子10g　煅牡蛎12g　6剂

二诊：药后饮水已减为每日四五奶瓶，小便已减为日解十五六次，口疮亦轻。以上方加生地黄10g、肉苁蓉6g、桑椹10g。

三诊：上方药连服30剂后，尿已减至每日五六次，其他症状基本消失。查尿比重为1.010，基本痊愈，又嘱服牛脑垂体10个。病痊愈。

1975年夏天其姑母来述，患儿现在一切正常，身体健康，已上学。

例二 庄某，男，20岁。

初诊：1972年11月。

主诉及病史（家属代诉）：饮多、尿多已12年，严重时日夜饮水10kg，少则7kg。体格发育缓慢，来京在某医院神经科检查，诊为颅咽管瘤压迫引起尿崩症。经开颅后，发现脑垂体有瘢痕，前来服中药治疗。既往史：五岁时曾患过大脑炎，有脑炎后遗症。现每日饮水70玻璃杯，口干渴甚。饮水稍不及时，神情即烦躁不安。

诊查：形体矮小，若十二三岁孩子样子，精神不充，舌赤无苔，小便频数，脉滑略数。查尿比重为1.000。

辨证：肾虚不固，津液不能上承。

治法：固肾生津缩泉。

处方：知柏各10g　生山药30g　杞果15g　桑螵蛸15g　天花粉15g　生牡蛎30g　覆盆子15g　五味子12g　寸冬15g　菟丝子15g　生地黄15g　6剂

二诊：药后饮水量及小便次数均已减少。舌赤，津略升，脉数象已减。再以上方加生黄芪20g、党参15g、石斛15g等，连服药10剂。

三诊：药后症状显著减轻，于上方稍变通，服药50剂后，饮水每日降至6玻璃杯，尿次、尿量已趋正常，精神充沛，余无不适。查尿比重为1.010，病愈。

1975年10月其祖父由东北来京述，近饮水量一日三五杯，精神好，饮食好，身高已由1.46m增长到1.53m，并在某化肥厂参加工作。

例三 李某，女，3岁。

初诊：1976年9月27日。

主诉及病史（家长代诉）：一个月来小便日解数十次，严重时半小时内就解溲十二次，量少，每日饮水六七茶杯，曾去某医院查尿比重为1.002，诊为尿崩症，前来就诊。

诊查：面黄，体瘦。舌赤苔黄，脉滑略数。查尿比重为1.001。

辨证：阴虚有热，肾失摄纳。

治法：滋阴清热、益肾为法。

处方：生地黄6g　知柏各6g　元参6g　石斛10g　地骨皮10g　黄芩10g　栀子10g　天冬12g

二诊：服上方药3剂后，小便次数已减，大约可间隔30分钟一次，昨日上午小便四次，下午三次。再以上方加固肾缩泉之品。

处方：煅牡蛎12g（先煎）　桑螵蛸10g　五味子10g　山药12g　熟地黄10g　茱萸肉6g　杞果10g　菟丝子10g　覆盆子10g　生地黄12g　知柏各6g　地骨皮10g　6剂

三诊：药后症状明显好转。复查尿比重为1.009。舌略红，脉滑。再以上方稍作变通服药6剂。

四诊：药后小便每半日一两次，基本如常，饮水不多，食欲好，精神佳。舌淡赤，脉平滑。查尿比重为1.010，临床治愈。再服药6剂，以巩固之。

一年后，患儿体健，愈后未犯。

［按语］ 尿崩症是下丘脑-脑垂体后叶机能减退、抗利尿激素分泌减少或缺乏所致，有原发的和继发的两种。在继发尿崩症患者中，半数为鞍内或附近肿瘤，其中又以颅咽管瘤最为多见。本证患者多尿失水，尿比重低于1.000。尿崩症类似于中医学中的消渴证。中医学对消渴的记载很多，隋·《诸病源候论》云："夫消渴者渴不止，小便多是也。"古人云：消渴之证，虽分上、中、下，而肾虚以致渴则无不同也。故治消之法以治肾为主，不必问其上中下之消也。

刘老认为以上三例尿崩症均属肾水下虚、中气不足、溲失固摄、津液外失之证候。肾为先天之本，肾主水藏精。肾阴亏损则虚火内生，上燔心肺，上消主肺，肺热化燥，则津液被伤，烦渴多饮，饮不解渴。肾主二便，开窍于二阴，阴虚阳盛；肾失固摄而尿量多，因水之本在肾，故治疗本病以治肾为主，治法当以补肾益阴、固崩缩泉。

病例一、三均为小儿，小儿脏腑稚嫩，肾气未充，均为阴虚内热、肾气不固、津液外失所致，治疗以滋阴益肾、健脾生津、缩泉固崩之法而使二例患儿在短期内获愈。例二系颅咽管瘤术后小便频数，口渴多饮，患者虽年龄已20岁，但身材矮小，体格发育较差，仍如十二三岁孩子。中医认为肾主骨生髓，因肾气不足故发育较差；又因术后阴精受损而出现尿崩症，病程日久，肾虚益甚，大渴引饮，当饮水稍不及时则出现烦急、精神不充、舌红，脉细数等伤阴之症，治以滋阴固肾、生津缩泉之法而愈。

方中杞果补肾益精；覆盆子、菟丝子补脾肾益精髓；配五味子既可养肾阴，生津止渴，又能固肾摄尿；山药不热不燥，能和脾元而益胃阴；重用生地黄滋肾养阴，止渴固崩；知柏清热除烦止渴；寸冬甘寒清润，滋阴生津，对肾阴虚有热的心烦口渴者尤佳；生牡蛎咸涩微寒与桑螵蛸合用有补肾缩溺之功。

刘老以本法治愈尿崩症数例，以上三例为其中典型病例。

（刘渺　张珠凤整理）

[编者评注] 尿崩症在中医证候中一般归属于"消渴"范畴。诚如刘河间曰："若饮水多而小便多者，名曰消渴。"基于尿崩症是以下消为主症，故也有称之为"肾消"者，其病变脏腑责之于肾可知。究其病因，从西医而论，乃是垂体后叶分泌抗利尿激素不足；从中医而论，乃是肾精不足，临床所见之烦渴多饮及津涸干枯的兼症，亦皆显露其阴津不足之本质，故刘老均责之"肾水下虚"。然病者尿频尿多之主症，显系肾司水之开合失度，为肾虚遗泄，又为阳虚之证；且久病可由肾及脾，脾肾阳虚更是尿崩症的主要见证。文中所介绍之例一、例三均为幼儿，小儿更是稚阴稚阳之体，故阴阳两虚乃本病之基本病理。刘老窥度本病之要谛，立滋肾固崩之法，滋阴益精、固肾缩泉并举，一矢中的。

宋孝志医案

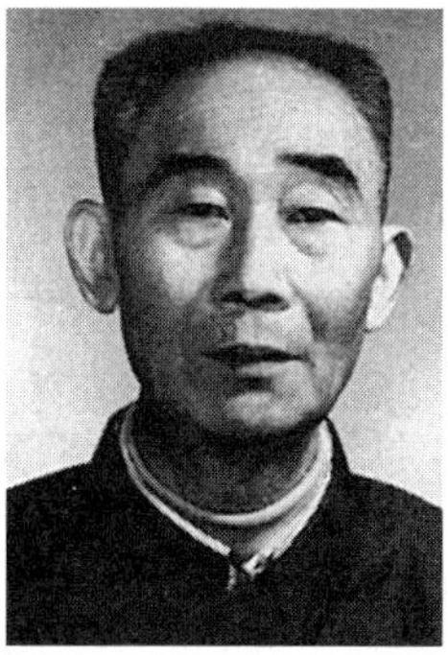

【生平传略】

宋孝志，1911年生，湖南宜章县人。北京中医学院附属东直门医院教授。

宋氏自幼受其舅父刘希圣启蒙，志入岐黄，诵读医经典籍。13岁随其舅父临证习医。后又多方求教拜师，屡受名师指点。18岁时在广东考取行医执照，从此悬壶乡里。解放后，就职于宜章县中医院，任中医院院长、县卫生工作者协会主任等职。1956年调至北京中医学院，先后在《内经》教研组、《伤寒》教研组、《金匮》教研组任教。在此期间曾参与《各家学说讲义》、《金匮要略讲义》的编写工作；并与几位著名中医学者共同完成了《中医十部经典分类汇编》的编写工作，惜因“文革”未能出版。自1966年起，在北京中医学院附属东直门医院内科从事临床与教学工作。1990年10月被卫生部定名为全国五百名著名老中医之一，并授带徒资格。

宋老一贯澄虑静志，勤读苦攻，穷治医经，精研医理，致力于《伤寒》、《金匮》之研究工作，并强调在临证时活用古人经验，不为一方一论而拘泥，同时博采众方，刻意求新。曾先后发表《桂枝汤类方的临床运用》、《有表里无表里证刍议》、《三两三》等论文。从医七十余年，积累了丰富的临床经验。对内、外、妇、儿科造诣均深，用药精当，疗效卓著。尤擅用经方治疗各科疑难杂证。

一、育阴利水法治愈淋证一例

侯某，女，42岁。

初诊：1978年12月5日。

主诉及病史：自1973年始反复出现腰痛，尿频尿急且淋漓而痛。伴低烧、头晕、颜面四肢轻度浮肿。多次查尿常规均不正常，尿蛋白(±～++)，白血球5～10个，脓球3～5个，红血球1～8个，偶见颗粒管型。1978年曾两次住院治疗，当时检查：血压为98～143mmHg，体温36.5～37.5℃，右肾区叩痛。两次肾图结果均示：右侧肾功能损害。诊断为慢性肾盂肾炎。经用庆大霉素、四环素、呋喃坦啶等抗感染药物，仅病情好转而出院。出院后常因劳累而复发，深为所苦，遂转北京某医院诊治，经会诊建议转我院中医治疗。

诊查：身体瘦弱，胕肿，低热乏力，腰痛绵绵，少腹隐痛，白天溲少而频，夜尿多，头晕胀，纳谷不佳，口干不欲饮。舌红少苔，脉细弱而略数。

辨证：此因肾阴亏损、湿热内蕴、浊邪在下、瘀热内结、膀胱气化失司。

治法：育阴利水，燥湿散结。方用猪苓汤加味。

处方：猪苓 10g　茯苓 10g　泽泻 18g　滑石 18g　苍术 10g　阿胶 10g(烊化分冲)

3 剂，水煎服。

二诊：12 月 8 日。服上方药 3 剂后，白天小便量增多，纳食好转，少腹隐痛明显，余证同前。上方加桃仁 3g 以行瘀滞，　3 剂。

三诊：12 月 12 日。药后精神转佳，头晕胀、低烧、少腹隐痛均减。令服原方药可至 30 剂，患者谓在京服药不便，遂嘱其带药回家调治，并忌劳累，适寒温，每服药 10 剂后即复查尿常规，如病情趋于缓解，可按本方服药 3 个月，再来复诊。

四诊：1979 年 6 月 18 日来京复诊。述回家后服上方药一百八十余剂，诸症悉减，反复查尿常规已趋正常，体重由九十余斤增至一百一十余斤。惟月事不畅，行经时小腹憋痛。舌苔薄白，脉细。予当归芍药散调养肝脾，加滑石淡渗利湿。

处方：当归 10g　川芎 10g　赤芍 10g　泽泻 15g　苍术 10g　云茯苓 10g　滑石 15g

1983 年 4 月来函云：上方药服完 40 剂，精神体力已如常人，工作虽累但病未再复发，多次查尿常规均正常。肾功能亦恢复正常。

[按语] 本案罹慢性肾盂肾炎多年，已有轻度肾机能不全。据证当属中医淋证范畴。淋证的发生，《金匮要略》认为是热在下焦所致。《诸病源候论》则认为是肾虚而膀胱热所致。后世医家认为多由于热积膀胱，但亦有由于七情及肾虚所致者。此例乃湿热滞留下焦，反复发作则耗伤肾阴。治疗宗仲景猪苓汤利水育阴为法。方中二苓、泽泻渗利小便；滑石清热以通下窍；阿胶乃血肉有情之品，滋阴力强，利水而不伤阴、育阴而化源得充；方中加苍术燥湿健脾，以杜下焦湿热之源；少量桃仁行瘀，盖因久病肾络瘀滞也。诸药合用，标本兼顾，并守法守方，以缓图功，最终使疾病得以痊愈。

二、鸡鸣散加减治愈胕肿多寐一例

岳某，男，53 岁。

初诊：1979 年 3 月 30 日。

主诉及病史：两年前无明显诱因出现右足胫浮肿，继而左下肢亦肿，双腿两侧麻木，足跟痛软，步履维艰。伴心悸、昏昏欲睡，甚则与人交谈时闭目即寐，不能自制。食后腹胀，动则气喘。在当地医院未明确诊断。迭经中西医治疗效果不著。

诊查：神疲气短，两下肢肿，怠惰懒言，心悸，昏昏欲寐，腹胀纳呆，溲少；大便日行两次，微溏。舌苔白稍腻，脉沉弦，寸口独濡。

辨证：此乃脾气所伤，运化失司，水湿流注，聚于足胫，水停血瘀，气血不畅，故发足胫肿痛麻木。寒湿困脾，则昏昏欲寐、怠惰懒言。心悸气喘为脚气冲心之候。

治法：行气降浊，温化寒湿。方用鸡鸣散化裁。

处方：苏叶 12g　吴茱萸 10g　木瓜 10g　槟榔 12g　陈皮 10g　桔梗 10g　干姜皮 10g

党参 12g

3 剂，水煎服。

二诊：4 月 4 日。服上方药 3 剂后，心悸、昏睡均减，食纳稍增，小便量增多，跗肿如前。上方加郁李仁 10g，以加强利水消肿之力。续服 30 剂。

三诊：5 月 10 日。服上方药 30 余剂，下肢浮肿明显减轻，腹胀亦消，已无昏睡之状，但仍嗜睡，下肢尚感麻木。超声波提示肝脾稍大。上方去郁李仁，干姜易生姜 10g，加大腹皮 12g、生牡蛎 15g(先煎)、茵陈 15g，30 剂。

四诊：6 月 17 日。患者已如常人，精神体力均佳，食后稍觉困倦，已恢复正常工作。予 5 月方党参易人参 6g，30 剂，以进一步巩固疗效。后随访数月证情稳定。

[按语]《内经》云："诸湿肿满，皆属于脾。"朱丹溪云："胃受湿，沉困乏力，怠惰嗜卧。"本例患者脾虚为患，湿邪不化，流注下焦，聚于足胫，壅遏经脉而发为湿脚气，故以足胫肿重、无力、麻木而痛为主症，又兼见寒湿困脾之嗜睡多寐。治当根据"着者行之"、"寒者温之"的原则，以宣通去壅滞，以下气降浊去湿邪；方用鸡鸣散为主，其中重用槟榔，以其性重坠下达、降气除滞；木瓜下行除湿，舒筋通络；吴茱萸散寒降浊；苏叶疏散风寒；桔梗宣畅三焦；陈皮燥湿醒脾；干姜皮温中行水；以党参益气健脾；大腹皮下气行水；郁李仁利湿消肿；牡蛎利水散结；诸药合用，健脾利湿，宣通气机，气行则水行，故疗效较著。

三、调和营卫法治愈血痹一例

郭某，男，40 岁。

初诊：1964 年 12 月 22 日。

主诉及病史：右腕臂肌肉麻木、疼痛半年余，麻重于痛，活动自如，别无所苦。经西医检查未明确诊断。曾服过祛风散寒、凉血熄风之品而未效。细询病史，患者入寐时喜将臂袒露于外。初起稍木，继之麻木加重。

诊查：舌质淡，苔薄白，脉见沉涩。

辨证：此属血痹证。因荣卫虚弱、腠理不密，外受风邪，痹于肌表血络所致。脉沉涩为血行不畅之象。

治法：调和营卫，益气活血，以黄芪桂枝五物汤加味。

处方：生黄芪 15g　桂枝木 10g　生姜 15g　大枣 8 枚　赤芍 10g　当归尾 10g　陈皮 5g

二诊：12 月 25 日。服上方药三剂后麻木减轻，疼痛尚存。上方加红花 3g，以增活血之功，3 剂。

三诊：12 月 28 日。病情明显好转，再予上方药 6 剂。药后病即痊愈，追访数月未再复发。

[按语] 血痹一证属中医痹证范畴，以肌表麻木不仁甚则疼痛为主症。与风寒湿痹证治不尽相同。仲景《金匮要略·血痹虚劳病脉证并治》云："夫尊荣人，骨弱肌肤盛，重因疲劳汗出，卧不时动摇，加被微风，遂得之"；"外证身体不仁，如风痹状……"以身体不仁为主症，但又不同于风痹。仲景记载以脉微涩、关上小紧为主脉。脉微为气血不足，涩为血行不畅，关上小紧为微风外来之候。故治当调和营卫、温通气血，兼祛外风。本案以黄芪桂枝五物汤为主调和营卫，加归尾、红花等以活血通络，故使血痹证较快痊愈。

四、补中益气法治愈狐疝一例

袁某，男，55岁。

初诊：1978年6月1日。

主诉及病史：右侧鼠溪部出现一突起包块一月余，有坠胀感，遇寒、咳嗽和久行则加重，夜卧则包块还纳入腹。经某医院诊为“右侧腹股沟斜疝”。令其住院手术，因不愿手术，来我院中医治疗。

诊查：症见形体瘦弱，乏力气短，少腹坠胀，包块突起，腰膝部时有冷感，素有痰饮，食纳欠佳，二便正常。舌质淡，苔薄白，脉沉细弱。

辨证：患者年事已高，常于野外负重，感受寒湿，饮食不节，寒温不慎，久致肝肾阳虚，中气下陷，发为疝气。

治法：宗李东垣补中益气法，加温肾散寒之品。

处方：生黄芪10g　党参10g　柴胡10g　当归12g　陈皮6g　升麻6g　炒白术10g　大小茴香各6g　巴戟天10g　炙甘草6g　盐橘核10g

二诊：6月6日。服上方药5剂后精神食欲转佳，虽值暑天，腰膝冷感未减，舌脉如前。以上方加胡芦巴10g、公丁香10g，以加强温肾散滞之功，5剂。

三诊：6月15日。证情逐日改善，包块鼓出次数减少，舌脉较前改善。药已中病，效不更方。

四诊至七诊：证平稳，均以前方加减，曾加用炒枳实、茯苓、吴茱萸、马蔺花、仙茅等，共进药35剂。

八诊：7月8日。患者形体渐壮，包块已不鼓出，食欲良好。舌质稍淡，苔薄白，脉已平和。拟予丸药巩固疗效，以收全功。

处方：生黄芪75g　党参50g　白术60g　升麻30g　柴胡50g　枳实75g　桔梗50g　公丁香30g　当归50g　胡芦巴60g　巴戟天50g　炙甘草30g

上药共研细末，炼蜜为丸，每丸重10g，每服1丸，日服3次。随访四年未复发。

去某医院检查均属正常，恢复正常工作。

［**按语**］中医学关于疝气的名称很多，有寒疝、水疝、筋疝、血疝、气疝、狐疝、癞疝等，本例少腹包块时出时入，似狐之出入不定，故诊为狐疝，相当于现代医学的腹股沟可复性疝。本证患者因年老体弱，脾弱清气不升，加之厥阴虚寒之气内聚不散，又因负重而罹此患。治疗以补中益气汤为主方，使后天脾胃强健，加以温肾壮阳之品补先天之本，此为固本之治；兼以行气散寒温厥阴之品，散其肝经寒湿，标本同治，不仅使狐疝得散，且达到根治未再萌动之功。

五、射干麻黄汤治愈胃痛二例

例一　王某，男，60岁。

初诊：1941年9月。

主诉及病史：反复胃痛伴咳嗽痰喘已三十余年，迭更多医，迄今未愈。三个月前赴广州经商，脘痛大作，急往某医院诊治，住院检查后确诊为胃癌。医生谓当做手术，否则无治。病人自念身已老朽，不愿耗费资力，遂结束在广州经营返乡。路经长沙又在某医院检查，结果同前。回乡后邀余往诊，余谢以不治，劝其另请高明，竟不再求医。于3天前因受凉而发热恶寒，咳嗽喘满大作，喉中痰盛难出而多涕唾，坐卧不宁，再来求诊。言仅求缓解咳喘，可不治胃癌等。

诊查：面目浮肿，呼吸喘促摇肩，时腹自痛，饮食不入，大便不畅，小便反多，胃脘部按之有硬块，稍压则痛剧。舌质淡，边有紫块，苔白厚，脉浮紧。

辨证：时值秋季，肺受寒邪，素有痰饮、内饮外寒，肺卫合邪，发为咳喘。

治法：散寒涤饮，降逆平喘。予射干麻黄汤。

处方：射干 9g　麻黄 9g（捣碎，先煎去沫）　细辛 6g　紫菀 9g　半夏 12g　款冬花 9g　五味子 9g　生姜 12g　大枣 6 枚

煎法：上方药 1 剂，以水 3 杯，入麻黄煎沸，以纸掠去浮沫，加入诸药，煎取 1 杯，分温二服。

二诊：药后得微汗，寒热减，咳喘稍轻，仍痰多喉鸣。原方药 2 剂。

三诊：脉浮已去，仍有紧象；舌质转红，苔转白。咳嗽大减，痰易出，浮肿已退，稍能纳食，自觉胃痛见轻。余以舌质转红，为麻黄发阳所致，去麻黄加知母 9g，3 剂。

四诊：两个月之后再次请诊。服上方药 3 剂后诸症渐减，遂自已续服三十余剂。现咳嗽已愈，食纳佳，睡眠可，且胃痛未复作，求善后之治。切其脉渐和，舌质仍红，大便尚不畅。上方去知母，加玄参 9g 以清浮热；生地 18g 以养胃阴。3 剂。

病者服上方药后舒适，大便已常，遂连服此方药五十余剂，诸症若失，渐能持筹握算，著年之后复去广州营运，仍到原确诊医院复查，胃肿块消失，胃癌已愈，此人 72 岁时寿终。

例二　刘某，男，41 岁。

初诊：1945 年 10 月。

主诉及病史：感寒一日，头痛，恶寒发热，咳嗽，喘息痰鸣，胃脘胀痛。问及病史，患者说自 1943 年从南方调至东北，因不耐风寒，加以饮食不适，初时咳喘，继而胃痛，至次年渐至卧床不起，遂于今年秋季退伍，并拿出一张医院诊断证明，内书：①胃癌；②肺气肿；③慢性气管炎。

诊查：面目虚浮，咳嗽喘息，身体疲弱；腹诊胃脘部有硬块，按之痛剧；纳食日不过二三两，大便两三日一行。舌质紫暗瘀斑，苔白厚中微黄，脉浮紧。

辨证：外感风寒，肺气郁闭，不得宣畅，痰饮伏肺，外寒内饮，痰气交阻。

治法：温肺散寒，化痰平喘。射干麻黄汤加减。

处方：射干 9g　麻黄 9g（捣碎，先煎去沫）　细辛 6g　紫菀 9g　款冬花 9g　五味子 9g　半夏 12g　生姜 12g　大枣 5 枚

2 剂，水煎服。

二诊：服上方药 2 剂后，头痛寒热均已退，胃痛亦见轻，惟大便五日未行，腹部胀满，其脉浮紧已去，转见弦数。舌苔已薄，紫暗同前。原方去麻黄加苦桔梗 9g、生大黄（后下）15g，一剂。

三诊：药后大便畅行五六次，排出物坚硬异常，裹有黏腻如脓血物，臭秽甚。脉已不数仍弦，舌紫暗之色稍退。上方改生大黄为熟大黄 9g 同煎，3 剂。

四诊：药后渐有食欲，能日食五六两；大便日一行，仍有黏腻物。令再服上方药 6 剂，并嘱若无其他不适，可连服药六七十剂；若有外感或其他病变，再诊。

此人将上方药续服八十余剂，之后胃脘部硬块亦消失，疼痛未作，至 1969 年患疟而逝。

[按语] 余临证多年，常遵法用仲景方，有时在治疗此病同时，常使彼病获愈，虽属偶然，但其中自有必然之理在，小结此类经验，亦可作临床之思考。

射干麻黄汤出自《金匮要略》，原治“咳而上气，喉中水鸡声”之证。此方药不仅具有温肺化饮、止咳平喘之效，尚能理气破积、化痰散结，故能治疗痰气交阻之证。

小议“癌”之一字，在中医文献中始见于元代《卫生宝鉴》，而书中所指为肌表肿物。西医学

所指的“癌症”，从症状上看，常与中医典籍中所述内痈、肠覃、石瘕、癥瘕积聚等有关，且治疗从上述证入手，奏效者有之，效果不佳者亦有之。从病因病机看，胃癌与人体正气不足、正不胜邪、邪毒蕴热、血瘀气滞、痰湿结聚有关。治疗上不外扶正与祛邪两方面。扶正常以滋阴扶阳、补气养血为主；祛邪常用活血化瘀、清热解毒、理气散结等法。本文两例病案均因患者起居失常、饮食失度、寒温不调、情志所伤而致。寒气侵袭，每令脏腑气血失和，复因饮食不适，脾失健运，湿浊不化，凝聚成痰。若风寒痰食诸邪与气血互结，壅塞脉络，日久积聚乃成癌肿。余取射干麻黄汤意在疗其饮邪上逆，而且基本采用原方，在治疗过程中竟使胃中肿块消失。考射干、玄参、细辛、大黄、桔梗等均有用于寒热积聚的记载。《神农本草经》云：射干“治咳逆上气，喉痹咽痛不得消息。散结气，腹中邪逆，食饮大热。”又云：“玄参主腹中寒热积聚……”细辛一药，据《本草正义》记载：“芳香最烈，故善开结气，宣泄郁滞……”桔梗开宣肺气，祛痰排脓，如《药性论》曰：“破血，去积气，消积聚痰涎……”大黄泻下攻积，清热解毒，活血祛瘀。以上诸药共奏理气破积之功。癌与痰有较密切的关系，射干麻黄汤又有较强的化痰涤饮功效，如射干清热化痰；紫菀化痰散结；款冬花下气化痰；尤以半夏燥湿化痰，蠲饮散结，民间曾有用掌叶半夏治疗癌症的记载。据现代药理研究资料，半夏、紫菀、大黄等有抗肿瘤的作用。

总之，余在上述二例验案中，主治一病而使他病获愈，并且重复有效，虽属偶然，但有一定必然之理。因此对射干麻黄汤的功用及药物组成特点当作进一步探讨。

（刘晓北整理）

六、炙甘草汤治愈气功走火一例

李某，男，36岁。

初诊：1991年7月25日。

主诉及病史：两年前随师学练气功，练功中突发心悸不宁、心前区隐痛，间有阵发性炸裂样痛，日发数十次，每次持续1～3分钟，发作时四肢发凉，如濒死状，伴胸闷、短气。外院心电图提示：频发室性期前收缩。曾多方求医，多以理气宽胸、镇静安神等方法治之，终不获效，反加自汗如淋，心烦不寐，说话时自觉胸膺振荡，气不得续，以致不能授课。故慕名来我院求医。

诊查：其行如常人，面色憔悴无华，语音低弱，叙述病情后气喘吁吁。舌质暗红，苔薄白，脉象三、五不调。

辨证：心肺气血逆乱。“人之所有者，血与气耳”，气血不能循经，脉通失养，遂生是证。

治法：益气补血，温阳复脉。炙甘草汤主之。

处方：炙甘草12g　桂枝9g　党参12g　麦冬12g　阿胶9g(烊化)　生地黄15g　熟地黄15g　火麻仁12g　生姜10g　大枣6枚

加醋两匙同煎，7剂。

二诊：述服药后胸中炸裂样疼痛逐渐减轻，至第七剂时消失，而心前区隐痛症如故。查舌质暗红少苔。继以前方加生熟地各20g，7剂。

三诊：药后诸症大减，说话时胸膺振荡已除，仍有短气，心悸不宁偶尔发作。脉率已恢复正常，脉象沉涩。心电图提示：窦性心律。虽气血得复，但仍血泣不畅。方中加红花3g、砂仁3g，以调气行血。7剂。

四诊：诸症均除，惟从职授课时方觉气短。嘱以食养之，予百合15g、生地黄15g、粳米50g煮粥食服，以调补正气、养心复脉善后。

［按语］本案是因练气功不当导致心肺气血逆乱的证候，俗称“走火入魔”，属情志致病范畴。气功中由于意偏气乱，血运逆行，脉道不畅，郁而化火，火热内攻，故心中炸裂疼痛。病初治不得法，致使气机怫郁加深。壮火食气，真气内虚，心阳不振，而见脉象三、五不调；血流艰涩，肺络瘀阻，气机不畅，故胸窒短气，胸膺振荡。本证为虚实夹杂，虚者气血不足，血脉空虚；实者肺络瘀阻，肺气不宣，胸中气血逆乱，相火内扰神明。拟以炙甘草汤。《千金翼》曰：“炙甘草汤，治虚劳不足，汗出而闷，脉结心悸。”方以生熟地黄、阿胶、麦冬、麻仁润燥滋荣；以桂枝、党参、炙甘草温阳通痹；加醋两匙，《本草纲目》记载醋有“益血”、“破结气”的作用，与醋同煎可促进气血复原，血脉通畅，郁滞自除，通则痛减。二诊重用生熟地黄以滋阴养血、荣润脉道，熟地黄配桂枝以温阳、鼓舞血行，所谓“少火生气”。气血充盛，百脉朝于肺，肺气得以宣肃，胸闷自除。三诊脉沉涩，虑此为气血推动无力，故加红花、砂仁以加强活血行气之功。症状控制后复以百合地黄汤加粳米煮粥，润养心肺，作巩固之图。

七、调肝健脾、温阳补肾法治愈惊泻一例

张某，女，57岁。

初诊：1991年6月28日。

主诉及病史：两年前因受惊致腹泻突发，便质稀薄，夹杂黏液，无脓血。每日上午登厕三五次，午后腹泻少发，泻后心慌、气短。伴有腹部隐隐作痛，肠鸣有声，小腹及腰部畏寒喜暖，胃脘痞闷，纳少，口苦，咽干，夜寐噩梦纷繁。外院结肠镜检查示：乙状结肠、降结肠黏膜充血、水肿，散在出血点。诊断为“过敏性结肠炎”。曾服柳氮磺胺嘧啶、吡哌酸等西药数月无效。改服中药健脾益气之品，并加米壳。药后小效，停药后腹泻如初。既往有高血压及糖尿病史。

诊查：面色萎黄，精神疲倦，舌质暗红，苔腻而黄，脉洪数。便质稀溏。大便常规示：白细胞3～5个/HP，红细胞1～2个/HP。

辨证：属少阴腹痛下利。

治法：拟用隔治法，以调肝健脾为先，待气机通调，再以温补脾肾随后。吴茱萸汤加味。

处方：吴茱萸9g　黄连3g　党参12g　茯苓15g　生姜5片　大枣6枚　7剂

二诊：述药后腹泻仍作，但腹痛减轻，惟便前而痛，胃脘痞闷亦减，口苦已退。舌苔转白，惟舌根苔仍厚腻。宗上方意，加菖蒲以祛上焦壅滞之患。7剂。

三诊：腹泻日行2～4次，餐后即泻，便中黏液明显减少。惟小腹恶风畏寒，腰背如负冰状。改投附子汤：

处方：炮附子9g　党参12g　焦白术12g　炒白芍12g　茯苓12g　3剂

四诊：药后小腹发热，但腰背仍怕凉，自述似冒凉气。方中加肉桂粉1.5g另吞、莲子肉9g、龙眼肉12g。7剂。

五诊：腹泻已止，偶因饮食不慎而发，腰背怕凉已除，但仍喜温熨。方中加益智仁9g。嘱其隔日一剂药，连服一个月。近日因他病来诊，述腹泻至今未发。

［按语］本案属“惊泻”之证。《素问·举痛论》曰：“恐则气下……惊则气乱”。大惊猝恐则精气内损，肾气受伤，气陷于下，故腹泻、肠鸣经年不止。米壳虽为固涩之圣品，但无奈脾肾阳虚，温运无权，开合失职，故停药后泻之如初。初诊时表现腹泻、肠鸣、腹腰畏寒、口苦、咽干、舌苔黄厚腻，为上热下寒之象。故吴茱萸汤加黄连、茯苓以调肝疏气，寒热并用药后中上焦壅滞虽除，但仍“腹痛恶寒，少腹如扇”，为下焦虚寒不除，遂以温补脾肾启动元阳，即投附子汤加肉

桂以温煦经脉，气化得行，使获痊愈。

八、滋阴敛汗、调和营卫治愈惊汗脏躁一例

陈某，女，56岁。

初诊：1992年2月21日。

主诉及病史：一个月前在辅导侄儿功课时，因其侄儿突然晕厥而心情紧张，顿时汗出如洗，后即心中烦乱、精神恍惚。立即被家人送至医院。经治疗症状无明显好转，时悲伤欲哭，心烦欲喊，发作时先以汗出为兆，发作后汗止而四肢无力，不能看数字，否则即头眩欲厥。两周前外院拟诊为“反应性精神病”。经服镇静及催眠药物治疗，症状虽有减轻，但嗜睡，噩梦繁杂，日间喜独居，时有肌肉瞤动，口干，口渴，饮水数盏方息。经人介绍前来医治。

诊查：神情呆板，语言失序，叙述病情时悲哭不禁，两手发抖。舌质红，苔黄少津，脉沉细。

辨证：汗为心液，猝惊伤心，心气内虚，不能敛津，汗泄耗伤心阴。病为惊汗脏躁。

治法：滋阴敛汗，调和营卫，镇摄浮阳。方以二加龙骨汤加味。

处方：白薇12g　炮附子9g　生龙骨15g(先煎)　煅牡蛎15g(先煎)　白芍12g　炙甘草9g　生姜3片　大枣6枚　7剂

二诊：汗出发作次数减少，虽有心烦，但欲呼欲喊之症已平，能外出活动，但不喜见人。即于方中加草决明15g、当归9g以清肝通络。7剂。

三诊：诉因家中来客说话多些而复作汗出濈濈，心中懊侬，不可名状。脉弦细。上方去炮附子、生姜，加杏仁6g、茯苓12g。7剂。

四诊：病人言和气爽，自诉前症均已平，惟夜寐多梦。方中去白芍、白薇，加炒枣仁15g、炒山楂12g以养血安神定志。7剂。

五诊：药后，每日能坚持为其侄儿辅导功课2小时。但思考问题过多时而感觉胸闷，胸痛。改用下方：

茯苓12g　杏仁9g　炙甘草9g　煅龙牡各15g　炒枳实12g　炒枣仁15g　红花3g　柏子仁9g

嘱连服药14剂，以调气和血，养心益志，宣痹畅络。

［**按语**］患者因触惊所致，惊则气乱，损伤心气，汗随气泄，汗为心之液，汗出无度则心阴耗伤，浮阳外越则汗出更甚，故病证日渐加重。阴伤而生内热，热扰胸中；肝气怫郁，与热互结，内扰心胸，故欲呼欲喊，悲泣无常。本证病在心、肝。《金匮要略》云：“虚弱浮热汗出者”当以二加龙骨汤。方中白薇清虚热，兼以滋阴；白芍养阴柔肝；炮附子固护心阳，以防其汗出伤阳之虞；芍药、甘草酸甘化阴以敛心气；牡蛎、龙骨滋阴清热、敛汗镇摄共奏滋阴敛汗、调和营卫之效。三诊时证虽似与病初雷同，但此期脉由沉细转弦细，知其阳气已启，而肝胆之气未和。故方中去炮附子、生姜，换以茯苓杏仁甘草汤和肝胆并清旷胸阳。药后病人果然阴阳平秘，气调血行，营卫调和，诸证悉平。

九、防己地黄汤治愈风虚脏躁一例

赵某，女，43岁。

初诊：1991年7月12日。

主诉及病史：3年前因患子宫内膜异位症行子宫及卵巢部分切除术后，情绪不宁，神思恍惚，多疑、多虑，烦躁不安，失眠多梦，肢体酸楚，稍事劳作即心慌、气短。在外院诊断为“卵巢早衰”。长期服用镇静药。近日新感，更添上身汗出不已，下身无汗，肌肤紧张如束。易激动，以掷摔毁物为快。家人见其常自言自语。

诊查：就诊时情绪激动，语言繁琐，喋喋不休。舌质暗红，苔黄腻，脉沉细。

辨证：因术后血虚，心肝失养，肝肾不足，以致风邪入脏。

治法：养血祛风。以防己地黄汤加减治之。

处方：防己12g　干地黄45g　防风9g　炒苍术12g　茯苓12g　6剂

二诊：药后双下肢已有汗出，肌紧肢胀感减轻。舌苔转薄黄。遂作以下处方：

干地黄60g　防己12g　防风12g　桂枝9g　茯苓12g　炙甘草6g

嘱其将地黄先以酒泡24小时，再入药煎，6剂。

三诊：肌肉紧张感完全消失，心情平静，夜能成寐，偶有惊恐感。将上方中地黄加至90g。嘱连服药一个月，以善其后。

［按语］ 患者因手术切除子宫及部分卵巢后而致机体内分泌紊乱，出现诸多精神症状，又加新感。《太平圣惠方》所云“气血不实，脏腑虚伤，风邪所干”，是为风虚。本证应属“风虚脏躁”之证。其主要病理改变为肝肾阴虚于下，虚阳浮动于上，气血不足，经脉不充，风邪乘于肌腠。宋老治脏躁不用重镇安神；治血虚不以八珍补益；治新感不求发汗解肌，而独用防己地黄汤。《金匮要略》用防己地黄汤治“病如狂状，妄行，独语不休，无寒热，其脉浮”。初诊因舌苔黄腻，外感余邪未尽，恐桂枝、甘草助邪化火而不用，取苍术、茯苓以化湿健脾。二诊时，余邪将尽，故加大地黄用量。用酒泡地黄以养血兼具行血以安神，且补而不腻，潜阳入阴。方中桂枝、甘草温通经脉，防己利湿下行，防风疏经通络。全方药以补血为主，阴阳并调。三诊时，夜能成寐，一如常人，焦虑之状大减，此时地黄再次加量，加强补肝益肾之力，务使浮火不起、再扰心神。

（王玉芬整理）

［编者评注］ 宋孝志教授临证思路开阔，尤其对于一些久治不愈的疑难病证，精推细敲，审证度方，另辟蹊径，常起沉疴。总结以上医案，宋氏的临证原则有四点。①调阴阳：“阴平阳秘，精神乃治”，宋氏认为调阴阳是至关重要的，应抓住疾病向偏阴偏阳的转化机制而加以调摄。如惊汗脏躁一例，病家汗出伤阴，浮阳外越，重在滋阴潜阳，予二加龙骨汤平调阴阳，药后阴阳平秘，病渐向愈。关键是权衡阴阳之偏胜偏衰而恰当调治。②和气血：气行血和，脏腑才能维持正常功能。宋氏认为气滞血涩、气虚血少、气盛血躁这些病理改变均在调和之列。因心主血，肝藏血，脾统血，肺主气，肾为气之根。脏腑之病无不与气血攸关。太过与不及均可伤其气血之脏。如气功走火及血痹病案即宗此旨调气和血而获愈。③重气化：宋氏认为人身之气化是由三焦出气，以温肌肉，充皮肤。阴阳气道不通，四海闭塞，津液不化。气化失司则成饮成肿成淋。如宋老用猪苓汤通调水道、益肾化气利水治疗淋证，即属此例。他还常通过助气化而治疗浮肿、水湿流注等证。④脏腑相关：宋氏十分注重脏腑之生克、乘侮关系。常采用母病治子、子病养母之法。如射干麻黄汤治胃痛二例。胃痛为主症，因兼有咳逆、痰喘，则认为是由肺气壅盛、邪阻肺络而反侮其母，致脾胃运化失常，痰浊内阻中焦，气逆于上所致，故用射干麻黄汤泄其子，安其母，使母子之邪同愈。

魏龙骧医案

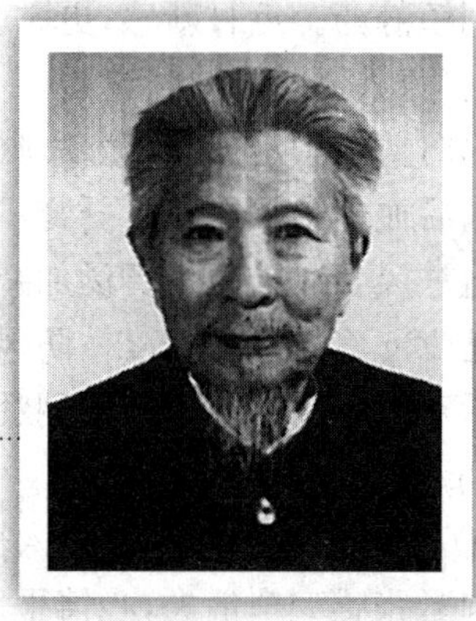

【生平传略】

魏龙骧，1912年生于北京，原籍河北省东光县。1932年从师于北京名儒医杨叔澄门下。1950年在中央卫生部中医司工作。1970年任北京医院中医科主任。1983年3月光荣加入中国共产党。曾任中国红十字会第三届副会长，中华全国中医学会第一届副会长，并任中国人民政治协商会议第六届、第七届全国委员会常务委员。中国中西医结合研究会第一届理事会顾问。国家科学技术委员会中医专业组成员，卫生部医学科学委员会常务委员会委员。

1984年魏老从事中医工作50周年纪念时，邓颖超在贺信中誉称"医德高尚、医术高明"。

魏老攻读中医经典，博览历代医书，精通中医学基本理论，特别重视《伤寒论》的研究和应用，在长期中医临床实践中融会古今，博采众长，在中医内科、妇科、儿科等方面有很高疗效。长期以来，魏老不仅为发展中医中药事业付出了许多心血，而且身体力行为中西医结合作出了不懈的努力。

一、桑叶治愈汗证验案一例

陈某，男，35岁。

初诊：1973年。

主诉及病史：每在夜间12时左右，即汗出如洗，枕被尽湿，夜夜如此，无日或爽，证已经年，医治罔效。其特点是每夜溺时，必如冷风袭人，皮肤粟起，内则若有热流上冲，旋即头眩欲仆，摇摇不能自持。兼见口苦、音嘶、小便短赤等症。

诊查：舌质淡红，脉细微而数。

辨证：营卫失和，气逆上冲。

治法：调和营卫，止汗平冲。

处方：桂枝汤、百合滑石代赭汤合而用之，水煎服。另每日吞干桑叶末9g，米汤下之。

二诊：上方药3进，夜汗顿止。继服上方药5剂。

三诊：虚热上冲，淅然恶风，头眩欲仆等症悉蠲。后以益气养阴、清轻调理之味以善其后，病告痊愈。

［按语］足太阳膀胱一经外主皮毛，内主便溺，其脉上行至头络脑，小便黄，溺时淅然恶风头眩欲仆等，早在《金匮要略》百合病篇中皆有论述。“百合”一证，时人颇多比类神经官能症。凡病人之见神经官能症，中医视之又半属营卫失和使然。《伤寒论》曰：“病人脏无他病，时发热自汗出而不愈者……宜桂枝汤。”言病人脏无他病，既非形体实质之病变可知，盖所指亦即神经官能症也。依证立方，乃投桂枝汤。是方兼具平冲逆、障风袭、止汗出等功用，复予以“百合滑石代赭汤”，取百合滋而润之，滑石清而利之，赭石重而镇之，以其有口苦、音嘶、小便短赤、头眩上逆诸症故也。然患者夜汗长达一年之久，乃宿恙也，非此时病，今投三剂药而汗顿止，桂枝汤有止汗之功，其奏效恐未必竟能如此之速。而止汗之功，皆赖一味桑叶之力。盖余用桑叶亦有其来历，曾偶阅一《笔记》载而得之。此后不逾月，又连遇夜汗者数起，皆不杂他药，独取桑叶一味，信手拈来，皆成妙用，无不应手。屡经实践，桑叶止夜汗功效实佳。

二、健脾升阳法治愈便秘一例

于某，工人。

初诊：1977年6月。

主诉及病史：患便秘七年余，中西医迄未停诊，竟无寸效。七年来，服汤药近千剂，滋阴如麦冬、沙参、玉竹、石斛、知母有之，润下如火麻仁、郁李仁、柏子仁、桃仁以及大黄、芒硝、番泻叶有之，补剂如党参、黄芪、太子参、淮山药、肉苁蓉、狗脊、巴戟等药备尝之矣；丸药若牛黄解毒丸、牛黄上清丸、更衣丸、槐角丸、麻仁滋脾丸；其他如开塞露、甘油栓等，真似家常便饭，且常年蜜不离口，然与便秘已结下不解之缘，言下不胜其苦，颇为失望。心烦易汗，眠食日减。

诊查：舌苔薄滑，脉细。余无他象。

辨证：脾胃失和，升降失调。

治则：升清降浊。

处方：生白术90g　生地黄60g　升麻3g

二诊：患者服上方药一剂后四小时，一阵肠鸣，矢气频转，大便豁然而下，为数年之所未有如此之快者。正所谓一剂知，二剂已。嗣后又继服药二十余剂，六七年之便秘竟告痊愈。患者喜出望外，称谢而去。

［按语］便秘者，非如常人之每日应时而下也。此证恒三五日、六七日难得一便，有大便干结坚如羊矢者，窘困肛门，支挣不下，甚则非假手导之不能出；亦有便不干结，间有状如笔管之细者，虽有便意，然每临厕虚坐，尽力努责依然艰涩，往往力迫求通而不通益甚，故谓之“大便难”。

便秘一证，医籍所载，名目繁多，治方亦多。然有效者，亦有不效者，轻则有效，重则无效，暂用有效，久则失效，迄少应手。孟浪者但求一时之快，猛剂以攻之，以致洞泄不止，非徒无益，反而害之。东垣所谓“治病必求其源，不可一概用牵牛巴豆之类下之”。源者何在？在脾胃，脾胃之药，首推白术，尤须重用，始克有济。然后，分辨阴阳，佐之他药可也。或曰：“便秘一症，理应以通便润燥为正途，不见夫麻仁滋脾丸、番泻叶等已列之常规，君今重用白术，此燥脾止泻之药也，施诸便秘，岂非背道而驰，愈燥愈秘乎！”余解之曰：“叶氏有言，脾宜升则健，胃宜降则和，太阴得阳则健，阳明得阴则和，以脾喜刚燥，胃喜柔润，仲景存阴治在胃，东垣升阳治在脾。便干结者，阴不足以濡渍之。然从事滋润，而脾不运化，脾亦不能为胃行其津液，终属治标。重任白术，运化脾阳，实为治本之图。故余治便秘，概以生白术为主力，少则一二两，重则四五两，便干结者加生地黄以滋之，时或少佐升麻，乃升清降浊之意。至遇便难下而不干结更或稀软者，其苔多呈黑灰而质滑，脉亦多细弱，则属阴结脾约，又当增加肉桂、附子、厚朴、干姜等温化之味，不必通便而便自爽。”

高龄患便秘者实为不少，一老人罹风疾偏枯，步履艰难，起坐不利，更兼便秘，何以堪此。尝指腹而叹曰：“大便不通，如之奈何！愿医者善为我图之。”查其舌质偏淡，苔灰黑而腻，脉见细弦。此乃命门火衰，脾失运转，阴结之象也。疏方生白术60g为主，酌加肉桂3g，佐以厚朴6g，大便遂能自通，灰苔亦退，减轻不少痛苦。类似病人，亦多有效，勿庸一一例举。

三、温补脾肾法治愈眩晕一例

陈某，男，35岁。

初诊：1973年4月。

主诉及病史：阵发性眩晕已一年，每周约发作两三次，常突然而来，荡漾如坐舟中，开目则如同天地旋转，屋舍如倾，卧床闭目则头难少动，未敢翻身，继之恶心，冷汗随之而至，约持续一刻钟，方可渐缓。每发一次，恒数日不能起床，遂在家全休。平素体弱，时易感冒，不禁风袭，失眠纳减，不梦自遗，大便不实，腰痛，足跟酸痛，颇为苦恼。在我院先后经内科、脑系科、耳鼻喉科诊治，概称为神经官能症、眩晕综合征，迄未确诊。药则谷维素、清晕合剂、安定等，也曾注射甘油磷酸钠。所服中药多半为滋阴潜阳熄风化痰之剂，偶与苓桂术甘汤，症减少，余参与会诊。

诊查：脉沉细而微结，尺部微不应指；舌淡苔薄腻而滑。

辨证：脾肾阳虚，浊阴不化，上干清阳。

治法：温补脾肾。

处方：术附汤加味。

川附片6g　白术30g　生姜9g　茯苓12g　大枣6枚　生龙牡各30g　磁石18g

前方药不数投，每周只小发作一次，既已小效，勿再更张，守方服药三十余剂，眩晕不复作矣。其他如头木蒙蒙、梦多寐少、神衰等候，予二加龙牡汤后亦逐渐痊愈。今已隔4年，病迄未复发。

[按语] 眩晕一证，以病因言大别之有四：一曰肝风上扰；二曰气血亏虚；三曰肾虚不足；四曰痰浊中阻。四者各有主症，辨证亦异，众所周知，勿庸赘叙。然人身各脏腑之相互关系，见症亦有交叉，未可执一而论。《医学从众录》总结前人之理论，以为风者非外来之风，指厥阴风木而言，与少阳相火同居，厥阴气逆，于是风生火动，故河间以风火立论，丹溪以痰火立论。肾为肝之母而主藏精，精虚则脑海空虚而头重，故《黄帝内经》以肾虚及髓海不足而立论。其言虚者言其病根，实者言其病象，理本一贯，陈氏之论前四者悉该备焉。

“近效术附汤”见《金匮要略方论·中风历节病脉证并治》：“治风虚头眩重苦极，不知食味，暖肌补中，益精气。”附有方解，说理明达，录之于后：“肾空虚，风邪乘之，漫无出路，风挟肾中，浊阴之气，厥逆上攻，致头中眩苦之极，兼以脾气亦虚，不知食味，此非轻扬风剂可愈，故用附子暖其水脏，白术、甘草暖其土脏，水土一暖，犹之冬月井中水土既暖，阳和之气可以立复，而浊阴之气不驱自下矣。”

四、应用四逆散治愈腹痛下利一例

邢某,男,33岁。

初诊:1975年4月。

主诉及病史:腹痛已半年有余,其症环脐腹痛,喜按喜温,常屈身以缓之,痛则即有便意,但又不能爽下,下重如痢,多夹黏液,日便多则七八次,少亦两三次。大便经化验有时每高倍视野白细胞15~20个。我院内科诊为结肠炎、结肠过敏,消炎缓疼之西药投之屡矣,而病不少除;所服中药多为香运理气、温中化滞之味,但效亦不著。两年前有急性痢疾史,宿疾有支气管炎;时咳,动则心悸,眠食尚可,体亦未衰。

诊查:脉沉细而弦,舌质淡红,苔薄腻。

辨证:肝脾不和,阳气内郁。

治法:和解表里。

处方:柴胡15g　白芍24g　枳实9g　甘草6g　薤白18g　附片6g(先煎)　海螵蛸粉4.5g

二诊:上方药服3剂后,腹痛顿缓,便次渐少,下重亦轻。守方不更,连进药十数剂。

三诊:服上方药十数剂后,腹痛已微,黏液亦净,大便初硬后溏,诸候亦均向安。

[按语]《伤寒论》曰"少阴病,四逆,其人或咳,或悸,或小便不利,或腹中痛,或泄利下重者,四逆散主之。"此条所指乃阳为阴郁,不能宣达于外,而致四逆者所言,与纯由阴气太盛,不能温通四末之见四肢厥逆者不同。治之惟宜宣达其阳,内舒其郁,其证自解,故用轻透之柴胡以散郁,苦温之枳实以开结,酸寒之芍药以化阴,甘平之甘草以和中,寥寥四味,一疏达表里,周旋内外之良剂也。至其所列之咳、小便不利、腹中痛、泄利下重者,诸候皆冠以或字,或也者,可见可不见之症也。且系个别存在,非同时出现之综合征,故又分别对症加味以治之。据此,柴胡、芍药、枳实、甘草乃四逆散之基本处方也。

四逆散重在治四肢厥逆,而本病并不四逆,迳投此方药又何以解之?病者之所苦者为腹痛下利,但称每日午睡之后全身仍觉冷气四徹,啬啬恶寒,且必待汗出后其症乃止,实际诊时,病者虽未明言四逆,却在无意之中已将病机透露矣。医者幸未漫然放过。审之,此即阳为阴郁,欲求阳通之象,特其病势较微,未至四肢厥逆之甚耳。读《伤寒论》必须活看,尤忌临症时心粗气浮,以致坐失病机,故读书万不可只从字面上解之,而死于句下。况此病历时半载,已形慢性过程,其病理反应,久之必渐缓弱也,焉知病初起时未必不见四肢厥逆之症,惜为门诊病人,难以远究细问也。

应用伤寒古方,贵在审证,盖有是证则用是药。此证之用四逆散,实一颇具典型之病例,经方谨严,勿庸再事增减。医者曾加海螵蛸粉一味,以《神农本草经》有治环脐腹痛之说,用之虽无妨碍,但终嫌蛇足,有失精练耳。

五、辛温方药治愈郁寒发热一例

患者某,男,15岁。

初诊:1976年1月。

主诉及病史:高热缠绵已逾月。家住外地,遍治无效,始来京就医。曾服用中药,处方概为石膏、紫雪、芩、连、银、翘、桑、菊、生地、玄参等清热解毒之类。询之，患儿初病，倦怠违和，寒热体痛，以为感冒，未曾介意；继后热升，持续 39℃以上，午后犹甚。自是发热必微恶寒，虽时自汗，热亦不为汗衰，热甚并不思饮。左耳后有核累累，大如鸡卵，小如蚕豆，按之亦不甚痛；脾大 1cm，胁弓下自称有困闷之感，心中时烦，不思饮食。1974 年曾有类似发热，北京某医院诊为“反应性淋巴细胞增多症”，曾予抗生素，体温不降，后加强的松热退出院。

诊查：体热，耳后有核数个。

辨证：少阳证兼寒束于表。

治法：和解少阳，辛温解表。

方药：柴胡 9g　半夏 9g　黄芩 9g　党参 30g　生姜 2 片　大枣 5 枚　桂枝 6g　白芍 9g

二诊：服上方药 6 剂后，得微汗，高热顿衰，午后热低至 37℃左右，汗亦减少，耳后核亦遂消。胃纳有加，表达里疏，长达三个月之高热竟告霍然。

［按语］此儿证属伤寒，寒束于表，失于温散，表证不解，里热未实，盘踞于半表半里之间，故胸胁苦满。耳左有核，少阳行身之侧也。少阳病柴胡证，但见一症便是，不必悉俱也。本可以小柴胡汤即可，然每微恶寒，知发热虽久，而表证仍留有未尽，故取柴胡桂枝二汤各半之。

凡中医之言热性病者，大别之可分为二，即伤寒与温病是也。二者病因不同，治法亦异。伤寒为寒邪，治以辛温；温病为热邪，治以辛凉；自应分别论治，勿容混淆。

从学术之发展言，伤寒为源，温病为流，从源溯流，实系同一体系。《伤寒论》对寒邪证治较多，至于伤寒之由寒邪郁久化热，此属伤寒之变证，论中亦多论述。此证与外感温邪以阳从阳之纯属热证者最宜详辨，否则必误寒为温，误投清凉，宜其久治不愈也。然此亦不足为怪，有人惑于“古方不能治今病”、“南人无真伤寒”等说，实则谬也。古方果不能治今病乎？徐灵胎有言：“……不知古人以某方治某病者，先审其病之确然，然后以其方治之；若今人之所谓某病，非古人之所谓某病也，如风寒杂感，证类伤寒，实非伤寒也，乃亦以大剂桂枝汤汗之，重则吐血狂躁，轻则身热闷乱，于是罪及仲景，以为桂枝汤不可用，不自咎其辨证之不的，而咎古人之误人，岂不谬乎。”

问题不在古人，而在于运用是否恰当。再者，仲景之后的历代医家，莫不以经方为辨证论治之规范，非只施诸伤寒时证，用之各种杂证，而立起大证者多不胜数。远者不谈，即如时贤外科吴宪中大夫以《伤寒论》之大柴胡汤用于急性胰腺炎者，谁谓古方不能治今病耶！“古为今用”其斯之谓也。

至于“仲景方不适用于南方”，或者“南方无真伤寒”，更属一偏之见。吴鞠通为晚清南方温病之一大家，其治伤寒未尝尽舍麻桂而独用辛凉，南方无真伤寒之说不攻自破矣。

近更有人对中医理论尚未深入，药性亦似浅尝，基于西医治疗热性病，概以抗生素应之。清热解毒者，即西医之抗生素也，异曲同工，何难结合？故一见发热，伤寒何必辨六经，温病何须分三焦，相对斯须，便处汤药，一剂清热解毒，则解热之能事毕矣，中医治病果如是之轻而易举哉！望学者深思、再深思！

六、温阳散寒治愈寒疝一例

患者某。女，23 岁。

初诊：1973 年 8 月。

主诉及病史：腹痛久久不愈。素秉虚质，弱不禁风，腹痛绕脐而作，剧则汗出，时作时止，缠绵不休。纳减神疲，难以坚持工作。痛处喜按喜温，每欲得热饮以缓之；四肢往往不温。

诊查：脉沉细而弦，舌质淡，苔薄白。

辨证：寒疝证。

治法：温阳散寒。

处方：乌头桂枝汤。

乌头易制附子 9g　桂枝 9g　白芍 9g　红枣 10 枚　生姜 3 片　炙草 6g

二诊：上方药服 5 剂，腹痛如失。继予原方药 7 剂。

三诊：服药 7 剂，神色皆振，纳谷有加。脉细，舌嫩红，四肢温暖。寒象已去，而血虚不足，非可求速效也。故予当归生姜羊肉汤 10 剂。嘱常服调养，两个月后，病告愈，已恢复工作。

[按语] 疝气一病，概括病证较广，向有七疝之称。大皆指少腹痛引睾丸，或睾丸肿痛之谓。《诸病源候论》云："疝者痛也，此由阴气结于内，寒气搏而不散，脏腑虚弱，风冷与邪气相击，则腹痛里急，故云寒疝腹痛也。"清·尤在泾曰："疝者痛也，不特睾丸肿痛为疝，即腹中攻击作痛，按引上下者，亦得名疝。"今吾所举例如《金匮要略》所载之寒疝证也。据《金匮要略》论治寒疝方有三则：即大乌头煎宜于寒气内结，阳气不行之腹痛肢冷者；乌头桂枝汤宜于表里皆寒者；当归生姜羊肉汤则宜于血虚寒疝，又治妇人血虚动于中，以养血补虚。经云：精不足者补之以味，后世每多以血肉有情之品，故此方用途颇广，非只疝也。

[编者评注] 魏老所出案例各具特色，并有详细按语。魏老治汗用桑叶，治便秘用大剂白术、生地配少许升麻，治腹痛以四逆散加味，用温药治高热等等，均非常法，却显奇效。案后所附按语正是魏老融会古今、理论与经验密切结合的明证。

王为兰医案

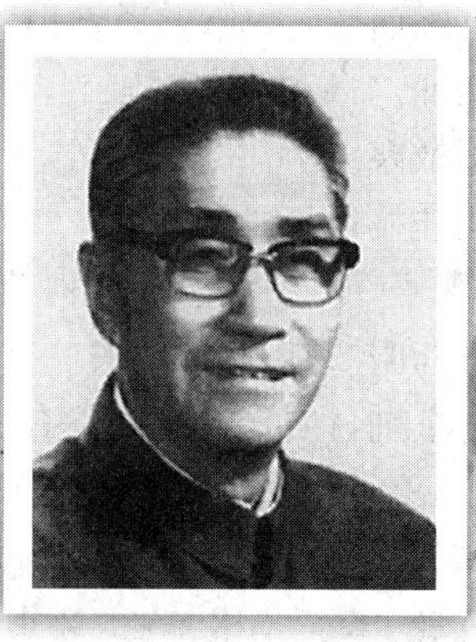

【生平传略】

王为兰，1913年生，山东省烟台市人，主任医师、教授。青年时代从李少轩学医，1932年考入北平国医学院，毕业后随师安幹青学习临床，1937年考取中医师资格，从此在北京悬壶。1956年参加北京中医医院工作，1959年调北京市中医进修学校任教，1966年重返北京中医医院内科从事医疗、教学、科研工作。

王老专长内科杂病，尤其对风湿类疾病、急性热病有独到经验，疗效卓著。主要著作有《中医治疗强直性脊柱炎》，在《北京老中医经验选编》第一、二集中有“急性风湿性关节炎治疗”、“慢性风湿性关节炎治疗”、“类风湿关节炎治疗”及“暴发型流行性脑脊髓膜炎治验”等，并在各种医刊杂志上发表过二十余篇学术论文。他运用益肾通督法治疗强直性脊柱炎的临床课题获得北京市中医药管理局1990年度科研成果二等奖。近年他以“养阴清热祛湿汤”治疗急性发作期类风湿关节炎取得显著疗效。

1986年被卫生部授予卫生先进工作者称号，北京中医医院内科主任医师，北京中医药学院教授，曾任全国痹病专业委员会顾问委员，《北京中医》杂志编委会顾问委员，北京市中医高级职称评委会委员。1990年分别定为北京市、全国继承老中医药专家之一。

一、解郁敛肺治愈哮喘一例

张某，女，52岁。

初诊：1992年1月26日。

主诉及病史：哮喘三个月，加重一月余。

诊查：患者三个月前因亲人远离，动情流泪，胸闷发憋，两胁胀满，口苦咽干，气喘不咳无痰，喘不得卧，纳少便干。某医院诊断为哮喘，收住院治疗，给予舒喘灵、氨茶碱、静点氢化可的松和抗生素。经三个月治疗症状有增无减，自动出院求治于王老。舌苔薄白，脉弦滑。

辨证：肝气横逆，上犯于肺。

治法：疏肝解郁，敛肺定喘。

处方：香附 10g　佛手 10g　广郁金 10g　青皮 10g　白果 15g　诃子肉 8g　五味子 10g　款冬花 10g　紫菀 10g　浙贝母 10g　太子参 20g　黄芩 10g

二诊：1 月 29 日。上方药服 2 剂，胸胁胀满明显减轻，气喘减半，能平卧入睡，纳食稍增，情绪好转。惟有便干，稍动喘息，喉中痰鸣但无痰咳出，仍咽干口苦。舌苔薄黄，脉弦沉。证属肺热不清、腑气不通、肺气不降，故用定喘汤加减调治。

处方：北沙参 15g　浙贝母 10g　白果 15g　五味子 10g　杏仁 10g　炙麻黄 6g　射干 10g　诃子肉 10g　冬花 10g　香附 10g　麦冬 10g　天花粉 15g　瓜蒌 20g　酒芩 10g

三诊：2 月 7 日。药后大便已通，惟有动则气喘、胸闷发憋。舌苔薄黄，脉细弦。仍为气机不畅，以上方出入。

处方：太子参 20g　麦冬 10g　五味子 10g　白果 15g　炙麻黄 8g　香附 10g　款冬花 10g　生石膏 30g　炒槟榔 10g　乌药 10g　沉香面 1g(分冲)　5 剂

四诊：2 月 11 日。诸症均消。气机已畅，纳佳便畅。原方去生石膏、诃子肉、麻黄，加陈皮 10g，再服 7 剂以巩固疗效。

[按语] 此例病程短，乃肝气不舒，上犯于肺，横扰脾胃，七情气逆所致。治病必求于本。该病之本在于肝，标在于肺。急则治其标，缓则治其本。方用白果、诃子肉、款冬花、紫菀、五味子、浙贝母敛肺平喘；太子参、酒芩补肺气清肺热，使补而不滞、清不伤正；香附、佛手、郁金、青皮疏肝理气，且气行则肺气易于肃降。服药两剂后病愈大半。二诊减理气药，加北沙参、麦冬、花粉、瓜蒌以润肺滋阴。治疗十日，喘平气顺。热清烦除。为巩固疗效，应治疗发病之本，给予四磨饮加减以收全功。

二、建瓴汤加减治愈顽固性脑鸣一例

王某，女，55 岁。

初诊：1991 年 11 月 11 日。

主诉及病史：脑鸣、耳鸣 3 年。患者于 1988 年 10 月，突然身体失去平衡而摔倒，即送医院，诊断为高血压、更年期综合征、神经性耳鸣。经用复方降压片、维脑路通片、谷维素、复方丹参片治疗半年，血压正常但整日脑如蝉鸣无休止，怕光，双目不欲睁。三年来不能看电视及书报，怕声音，稍有声音自感脑部血管扭转、血液冲向头部似欲昏倒，左半身酸软无力；长年独住暗光室内，不能与他人交谈，胆怯欲死，咽干口苦不欲饮，纳佳便干。经多次住院检查未发现阳性病灶。出院后多处寻中医治疗，愈医愈重，慕名求治于王老。

诊查：表情痛苦，面赤唇干，两目紧闭，语音低微，似昏似倒。舌质红无苔，脉弦细数。

辨证：肾精亏损，髓海空虚，脑失濡养。

治法：填补精髓，潜阳定志。

处方：大生地黄 30g　白芍 30g　败龟版 15g　女贞子 30g　旱莲草 15g　石决明 30g　生磁石 30g　生龙牡各 30g　蝉衣 10g　决明子 30g　青葙子 10g　淮牛膝 15g　7 剂

二诊：11 月 27 日。药后便干已愈，耳鸣、脑鸣减半，怕光怕声明显减轻，能看几分钟黑白电视，能与家人交谈半小时以上，在家人陪伴下能在室外活动十几分钟。仍口干口苦，环境稍差则心烦意乱、血压升高，肢体运动障碍、胆怯不减。舌质仍红无苔。效不更方，综前方加知柏各 10g 清降炎上之火。

三诊：12 月 19 日。患者诉症状基本缓解，生活能自理，下午仍脑鸣必卧。舌质仍红，舌两边苔薄白。原方加沉香面 2g 分冲。

四诊：12 月 27 日。诸症已消，已如常人，嘱再服药数剂，以巩固疗效。

［按语］此例患者脑鸣三年，久治不愈。王老根据《灵枢经·决气》篇："精脱者，耳聋……液脱者……耳数鸣"。认为耳为肾之外窍，为十二经宗脉所灌注，内通于脑。肾藏精而主骨髓，脑为髓海，肾精充沛，髓海得濡，则听觉正常。因患者长期用脑耗髓，肾水不足导致脑鸣、耳鸣。肝肾同源，肝阴不足则目怕光、胆怯。久病多瘀，瘀久化热，阴火上炎故咽干舌燥、口干不欲饮、便干腹胀、舌红无苔、脉弦细数。故从培本入手，方以建瓴汤加减，滋养肝肾，潜阳降其阴火。用女贞子、旱莲草、生地黄、败龟版、淮牛膝、白芍滋养肝肾，生髓健脑；以生磁石、生牡蛎、生龙骨、蝉衣、生石决明、决明子、青葙子、知母、黄柏、沉香面潜阳镇坠，引阴火以归原。诸药配伍，相得益彰，顽固性脑鸣，经数剂而获愈。

三、建瓴汤加减治愈头顶刺痛一例

杨某，男，65 岁。

初诊：1991 年 1 月 30 日。

主诉及病史：头顶刺痛一个月。整日痛无休止，影响睡眠、生活及工作。性情急躁，心烦意乱，头晕脑胀，四肢麻木，走路如踏棉絮，纳少便干。西医诊断为神经性头痛、高血压。经中医多次治疗，屡服天麻钩藤汤加活血药物平肝潜阳，清热安神，活血化瘀等，未能收效。

诊查：体胖，老年貌，神疲体倦，面赤唇红。舌苔薄黄，质红，脉细弦。

辨证：阳亢阴虚，肝热痰阻。

治法：潜阳镇坠，滋阴柔肝，清肝化痰。

处方：生龙牡各 30g　生赭石 30g　石决明 30g　夏枯草 15g　大生地黄 30g　生白芍 30g　生山药 20g　丹皮 10g　钩藤 15g　僵蚕 15g　川牛膝 30g

二诊：1991 年 3 月 6 日。上方药服 10 剂后，头顶刺痛消失，四肢麻木减轻。苔薄白，质红，脉弦细。宗上方加丹参 30g、鸡血藤 20g，再服 7 剂以巩固疗效。近日随访，迄今未复发。

［按语］本病患者由于体胖，痰热较重，又由阳亢引起阴虚。王老认为天麻钩藤汤虽能平肝熄风、滋阴清热，但不足以镇肝潜阳，故用大队潜阳镇坠之生龙牡、生赭石、生石决明，但只用潜阳滋阴之药还不行，因为肝热风痰的证候存在，故用夏枯草、丹皮以清肝热，钩藤、僵蚕以降压祛风痰，最后用牛膝引热下行，因而阳亢平、阴液存、肝热清、风痰化，故病自愈。

或问：本病头顶刺痛为什么不按瘀血处治呢？王老认为这个刺痛是阳亢过盛而致巅顶络脉阻滞所引起，故阳亢治愈，刺痛自然缓解，只用一点凉血活血的丹皮就够了，用不着桃仁、红花等活血药。

四、辨证治愈高热三例

例一　益气助阳法治愈外感发热一例

李某，男，78 岁。

初诊：1989 年 6 月 10 日。

主诉及病史：年高体弱，突然恶寒发热（体温 39.8℃），头身疼痛，无汗肢冷，喜盖衣被，面色苍白，语声低微，倦怠嗜卧。经多种化验检查未发现阳性体征，乃求治于中医。

诊查：现每日上午发热甚，恶寒发热并重，口渴不欲饮。舌苔白滑、质淡，脉浮大无力。

辨证：气阳两虚，感受寒邪。

治法：益气助阳，辛温发散。

处方：生黄芪 25g　人参 6g　桂枝 10g　杭白芍 10g　炙甘草 10g　炮附子 10g　麻黄 6g　细辛 5g　羌活 9g　防风 9g　生姜 3 片　红枣 5 枚

二诊：6 月 13 日。服上方药 2 剂，体温降至正常，诸症消失，患者非常高兴。然根据病情，虽热退身凉，却仍体质虚弱，故投以生脉饮益气养阴，调理善后。经随访患者药后康复，至今健在。

[按语] 本例为气阳两虚、感受外邪而引起之高热。此热单纯用解表散寒之药不可解，必须益气助阳、辛温发散、调和营卫，正气充足，邪气自退。方中生芪、人参补气固表，防止辛温发散太过，汗出伤正；麻黄、附子、细辛助阳鼓动邪气外出；桂枝汤调和营卫，使营卫调和、表邪得解。此方药祛邪而不伤正，补气助阳而不恋邪，所以连进两剂热退身静。

例二　辛开苦泄凉营法治愈邪盛正虚高热一例

李某，男，71 岁。

初诊：1991 年 6 月 27 日。

主诉及病史：高热 50 天。发热、恶寒、头痛、咽痛，按感冒治疗无效，以发热待查收入我院。经系统检查，除血沉快、轻度贫血外未发现其他阳性体征，诊断未定。给予多种抗生素及中药治疗半个月，仍无好转，请王老会诊。

诊查：现症每日下午 8:00～9:00 发热甚(体温 39.5℃以上)，发热重、恶寒轻，头痛如裂，咽干痛不喜饮，便干溲黄。面色苍白，神疲体倦，语声嘶哑，纳少胃呆。舌红无苔，脉弦数有力，两尺脉弱。

辨证：风热毒邪客于上焦，热邪久羁，耗伤气阴。

治法：清热解毒，凉血滋阴，佐以辛开发散。

处方：锦灯笼 15g　板蓝根 15g　银花 30g　生地黄 30g　元参 30g　丹皮 30g　荆芥穗 10g　川芎 15g　广角粉 1g

人工牛黄 1g 分冲。上方药日服 2 剂，分 6 次服用。

二诊：6 月 30 日。药后高热日渐减退，体温降至 37.5～38℃之间。舌红，略有薄白苔。上方获效，但热邪未尽，再按上方继服药 6 剂。

三诊：体温降至 37℃以下，余症均消；惟出现便溏，日四五行，无腹痛及下坠感。夜寐欠安，梦多。此乃实热已退，病久伤及心脾，虚火上炎，扰动心神所致，转用调理脾胃、和胃安神剂，便溏多梦即愈。

[按语] 王老认为，高热 50 天不退，是现象，要详察病症的本质。他说：恶寒是表证未净：头痛如裂是邪犯太阳、阳明二经；咽干痛不喜饮是邪热上干于阳明，下牵及少阴；下午八时至九时发热，此时厥阴心包经主时，手厥阴与足厥阴经相互交接，厥阴既属肝亦属心包；肝主血，发热是肝热血热；便干溲黄又是火热之邪在大小肠经的反映；面色苍白、神疲体倦、语声嘶哑、纳少胃呆，又是邪热伤及津液所致；脉弦数有力、两尺脉弱，又是热邪炽盛、少阴津液已耗之象；概其病机，系表邪炽盛未解，上扰咽喉，下伤阴血，治当解表清咽、滋阴凉血，故用荆芥穗辛温透达余邪；川芎发散血分之闭并止头痛；板蓝根、锦灯笼清利咽喉；银花芳香透热；生地黄、元参甘寒滋阴凉血；丹皮凉血活血；广角、人工牛黄入血清心解毒。诸药合用，透表清热，滋阴凉血解毒。

药至三诊，体温降为正常。出现泄泻，是邪祛脾气已伤，故急用调理脾胃、和胃安神之剂而收全功。

例三　清泄湿热、疏通经络法治愈顽痹(类风湿关节炎)高热一例

曲某，女，34 岁。

初诊：1992 年 2 月 17 日。

主诉及病史：今年元月因感寒而发热恶寒，持续高热 45 天，体温在 38.5～40℃之间。经某医院诊断为“结缔组织病变，类风湿关节炎急性发作期。”给予强的松 14 片/日、雷公藤片 6 片/日、布洛芬 6 片/日。经 45 天治疗，体温无下降趋势，来我院门诊求治。

诊查：周身关节疼痛，现疼痛不减，且发生关节红肿热痛僵直；头痛，咽痛，恶寒发热，身重心烦，胸中憋闷，纳少便溏，小便短赤，口干而不欲饮。苔黄厚腻，脉象滑数。

辨证：湿热弥漫三焦，蕴结经络。

治法：清泄湿热，疏通经络。

处方：杏仁 10g　白蔻 10g　厚朴 10g　炒枳壳 10g　羌独活各 10g　白术 10g　云茯苓 15g　桂枝 10g　板蓝根 15g　黄连 10g　威灵仙 10g　7 剂

二诊：1992 年 2 月 26 日。药后体温最高为 37.8℃，咽痛怕冷减，关节肿胀疼痛较前轻，胸展纳增。仍汗多心悸，口渴不欲饮，四肢困倦，便溏不畅。舌苔由黄厚腻转为白厚腻，脉弦滑。宜守法调治。

处方：白蔻 10g　藿香 12g　杏仁 10g　生苡米 15g　滑石 30g　茵陈 15g　白茅根 45g　石菖蒲 10g　射干 10g　白鲜皮 15g　地肤子 10g　黄连 10g　威灵仙 10g　羌独活各 10g　防风 10g　7 剂

三诊：1992 年 3 月 4 日。药后体温最高为 37.6℃，恶寒已解，胸闷已除，饮食增加，关节肿胀疼痛大减。舌苔白厚，脉弦滑。既见效果，再依前方加减施治。

处方：白蔻仁 10g　杏仁 10g　藿香 15g　滑石 30g　地骨皮 20g　秦艽 15g　黄连 10g　黄芩 10g　白鲜皮 15g　清风藤 30g　银花藤 30g　射干 10g　丹皮 15g　7 剂

四诊：1992 年 3 月 11 日。体温已降至 37℃以下，除关节疼痛以外，诸症悉平。舌苔白略厚，脉弦滑。弥漫三焦湿热之邪已解，患者素体脾虚湿重，为防湿热复发，前方药再服 7 剂巩固疗效。

[**按语**] 本例头痛咽痛、恶寒发热，为湿热在表、在上焦；心烦身重、胸闷发憋、纳少口干不欲饮，为湿热在中焦；便溏、小便短赤，为湿热在下焦；关节肿痛僵直、红肿热痛，为湿热蕴于经络。王老运用三仁汤、藿朴夏苓汤与甘露消毒丹三方化裁，以白蔻、杏仁、板蓝根、藿香、射干、治上焦；厚朴、枳壳、白术、茵陈、白鲜皮、菖蒲走中焦；羌独活、防风、桂枝、威灵仙、银花藤、清风藤、秦艽、地骨皮祛风化湿入经络；用黄连、黄芩清热燥湿；诚恐久病入血，加一味丹皮凉血活血。用这五组药辨证施治，28 剂药把 45 天的高热平息下去。其中，第一次 7 剂药针对高热用桂枝，王老认为此患者在于湿，湿为阴邪，应以阳化，阳复湿自除。第二次 7 剂药不用桂枝，改用防风，因风药能胜湿。第三次 7 剂药又用地骨皮、秦艽退低热，不仅只退阴虚的低热，王老只要见到低热都用这两味药，取得了很好的疗效。三诊之后体温悉平。为了巩固疗效又服药 7 剂，防湿邪黏腻、死灰复燃。惟有关节肿痛、痼疾顽痹，治愈十分困难，根据类风湿关节炎的特点，再给予辨证继续治疗。

五、清气、解毒、凉血法治愈顽痹一例

郭某，男，18岁。

初诊：1974年9月23日。

主诉及病史：膝、踝、趾对称性红肿热痛僵直四个月，加重三个月。

诊查：从1974年5月开始出现清晨关节强直，膝、踝、趾关节肿胀疼痛，行走困难，某医院诊断为“类风湿关节炎”。血沉78mm/1h，类风湿因子阳性。给予强的松6片/日、消炎痛25mg，日3次，治疗三个月出现激素副作用，关节症状无减，劳累则关节红肿热痛明显，口渴咽干，便干溲黄。舌苔薄白，脉弦滑数。二人搀扶来诊。

辨证：风湿化热，气血俱热。

治法：清气解毒，凉血清热。

处方：生石膏30g　知柏各10g　赤芍10g　丹皮10g　生地黄12g　酒大黄6g　蒲公英30g　元明粉15g　川牛膝10g

犀角片10片，每次5片送服。

并嘱其仍按原剂量服用激素。

二诊：9月28日。药后两膝灼痛明显减轻，惟两踝关节肿痛不减。原方去元明粉，加防己15g，再服药5剂。减强的松1片。

三诊：10月4日。药后膝、踝、趾肿痛灼热均已减轻，可独自来就诊。舌苔薄白，脉象弦滑。

处方：生石膏30g　知柏各10g　酒军6g　赤芍12g　生地黄12g　紫地丁18g　防己20g　云苓皮30g　滑石25g　泽泻12g　赤小豆30g

犀角片10片分2次服。10剂。嘱再减激素1片。

四诊：10月15日。药后膝关节疼痛消失；踝关节肿痛减轻，活动仍痛，足跟痛汗出；便干，涕中有血丝。舌苔薄白，脉象弦滑。

处方：防己24g　川牛膝15g　蒲公英30g　银花20g　连翘12g　川萆薢12g　炒黄柏10g　酒大黄6g　地龙12g　生石膏30g　茯苓皮30g　犀角片10片

上方药共服14剂，关节红肿热痛基本消失。强的松已停。复查：类风湿因子转阴，血沉25mm/1h。坚持用上方药调治三个月。1974年12月30日复查：血沉12mm/1h，类风湿因子阴性。肢体活动自如。追访至1981年，病未见复发，无任何不适。

［按语］本例为湿热内伏气血。王老治疗此类病人时，审病求因，辨证论治，根据邪正相争不同时机因势利导，使邪去正安。分析本例气热甚于血热，用生石膏、知柏、银花、连翘、元明粉清气解毒；生地黄、丹皮、赤芍、生军、蒲公英、犀角片凉血清热；川牛膝引药下行直达病所。关节灼痛减轻而肿胀如故，乃湿热之邪留恋气分，气不能宣达，所以又投以大量清热解毒利湿之品，使症状基本缓解。按原方调治三个月，患者得救了。

注：犀角片，是1974年经北京市卫生局批准用广牛角研面轧成片剂试代犀角。

六、补肾助阳法治愈产后关节痛一例

李某，女，30岁。

初诊:1990 年 12 月 5 日。

主诉及病史:产后下肢关节痛三年余。伏天仍穿绒裤,曾多方求治无效。

1987 年 7 月正常生产后,即开始全身肌肉酸痛,怕冷,出汗。逐渐累及下肢冷痛,其苦难言。夜间辗转难眠。某医院诊断为"产后风湿"。给予消炎痛及维生素类药物。药后关节疼痛减轻,但汗出不止,只得停药,求治于中医。曾屡用补气养血、温经散寒、通经活络、祛风化湿等剂治疗,症状不显减轻。遂来我院求治。

诊查:关节冷痛冒风,屈伸不利,局部愈按愈凉,自感周身肿胀。脘腹满,纳少便溏;面部浮肿,色呈苍白。神疲乏力。舌苔白厚,质淡,脉沉细无力。

辨证:脾肾阳虚,络脉失养。

治法:补肾助阳,温肾散寒。

处方:巴戟肉 10g　大熟地黄 20g　砂仁 3g　山萸肉 10g　狗脊 15g　炒杜仲 15g　细辛 8g　肉桂 10g　炮附子 10g　肉苁蓉 30g　仙茅 6g　生姜 3 片

二诊:上方药服 14 剂后,下肢渐温,疼痛稍减,脘腹胀满消失,纳食明显增多,精神较前充沛,面部浮肿渐消,大便仍溏不畅。舌苔白厚质淡,脉沉细较前有力。上方去砂仁,加白术 15g。

三诊:再服药 14 剂后,症状皆除,基本痊愈,给予金匮肾气丸、人参归脾丸调理善后。

[按语] 王老认为,产后风湿多为肾气受伤,肾阳不足,不能生助脾土,以致脾肾阳虚,不能温养肢体,则下肢冷痛、冒风、屈伸不利。用巴戟肉、狗脊、肉苁蓉、仙茅补肾阳,大熟地黄、山萸肉补肾阴,细辛、肉桂、炮附子温肾助阳,砂仁、生姜醒脾开胃。药后症状好转但便溏,而后在补肾助阳的基础上加白术 15g,健脾燥湿而收功。

七、补肾化瘀法治愈骨痹一例

卢某,男,45 岁。

初诊:1991 年 4 月 10 日。

主诉及病史:近两年来颈项强硬,头晕目眩,手足麻木,胸闷发憋,某医院诊断为"颈椎综合征"。给予颈复康、骨刺片、按摩、牵引及离子导入等疗法治疗一年余,疗效不显著,慕名求治于王老。

诊查:精神倦怠,头晕行走须扶物。肩臂疼痛麻木,腰膝酸困,足膝无力,失眠健忘,手足心热,第 3、4、5 颈椎左侧压痛,颈前屈及旋转活动受限,X 线片提示:颈椎生理前凸消失,3、4、5 椎体后缘骨质增生。舌苔白厚腻,质暗淡。脉沉弦细。

辨证:肝肾不足,气滞血瘀,痰浊阻滞。

治法:滋补肝肾,活血化瘀,祛痰通络。

处方:骨碎补 10g　山萸肉 10g　龟版 30g　补骨脂 10g　枸杞子 15g　葛根 30g　桂枝 10g　赤白芍 30g　生甘草 10g　生黄芪 30g　水蛭面 3g(分冲)　川续断 20g　狗脊 20g　刘寄奴 30g

20 剂,每日 1 剂。

二诊:1991 年 4 月 30 日。药后诸症均减,目前除白天正常上班外,每晚还可自学两个多小时,精力充沛,头晕目眩消失,惟有颈项转侧不灵活,伏案时久手仍麻木。苔薄白,脉细弦。上方去刘寄奴,加白术 20g,再服 20 剂。

三诊：服药20剂后，颈项转侧较前灵活，惟有右屈时左颈疼痛，晨起颈部发僵，右肩发沉，纳佳便畅。苔薄白，脉沉弦。上方加木瓜30g配成丸药继服，以巩固疗效。

［按语］本例属于中医的"腰腿痛"、"眩晕"、"骨痹"。王老认为骨性关节病与风湿病是完全不同的两种病，前者是由于年老体弱、关节功能退化性病变，与外邪风寒湿关系不大，病因是肝肾不足、阴虚血少、脑失濡养、精亏则髓海不足，故导致头晕目眩、神疲健忘、腰酸软、脉沉细弦。气滞血瘀、痰浊阻滞，造成气血运行不畅，经络闭阻，则出现肩臂疼痛、手足麻木。脾失健运，产生痰湿，则苔白厚。久病多瘀，则舌质暗。方用骨碎补、山萸肉、龟版、补骨脂、枸杞子、川续断、狗脊补益肝肾，化瘀通络；桂枝、葛根解肌止痛，并作为引经药；赤白芍、生甘草酸甘化阴，养血活血、柔筋缓急止痛；生芪、白术补中益气，健脾除湿；水蛭破血化瘀，通达经髓，此药为血肉有情之品，破血化瘀不伤正气，适用于气血不足的瘀滞症；刘寄奴活血化瘀及通经活络。诸药合用，肝肾得补，脾运得健，气血得通，经络得和，诸症自除。

（以上由李文芳整理）

八、补益风湿汤治愈腿股风一例

朱某，女，61岁。

初诊：1991年1月12日。

主诉及病史：1970年因受寒引起右腿痛，从臀部环跳穴往下窜至足，自觉有一条筋抽胀痛，怕冷，疼痛重时不能忍受，经治疗时好时坏，反复发作。1990年10月又因受寒而引起疼痛加重，胀痛，筋抽痛，行走困难，怕累，变天时加重，局部不红不肿。病重三月余，治疗无效来院诊治。

诊查：舌苔白滑，脉象沉弦。

辨证：肝肾不足，寒湿阻络，筋脉失养。

治法：滋补肝肾，散寒祛湿，养血荣筋。

处方：金狗脊12g　川续断12g　淮牛膝15g　独活10g　炮附子15g　川乌10g　炒白芍30g　生甘草10g　威灵仙12g　全当归12g　生薏米20g　麻黄6g

14剂，水煎，分2次温服。

二诊：1991年1月26日。服药后症状基本消失，前方加吴茱萸6g、仙茅6g，继服7剂。半年后随访，病人已痊愈。

［按语］患者因感受寒邪日久，伤及肝肾，肝肾两虚则真精衰弱、筋骨失养、血气不行，肾阳不足温煦失职，寒湿痹阻经络。补益风湿汤以狗脊、川续断、牛膝益肝肾、强腰膝；附子、川乌温经散寒而止痛；当归、白芍、生甘草养血和血缓急止痛；独活、威灵仙、生薏米祛风化湿止痛；配麻黄、吴茱萸、仙茅增强温散寒邪之力。诸药协同，使风邪得祛，肝肾得补，寒邪得温，气血得充，扶正祛邪，标本同治。该方是王老在多年临床实践中不断探索总结的自拟方，在此方的基础上加减运用，治疗慢性风湿性关节炎、老年骨性关节炎、老年腰腿痛、产后关节炎等疗效显著。

九、清热解毒、气营两清法治愈高热一例

张某，女，47岁。

初诊：1990年2月21日。

主诉及病史：患者因上感后一直高热已29天，经服大量抗炎药物无效，故来院诊治。

诊查：恶寒发热，体温 38～40℃，昼轻夜重，少量汗出，口干口苦，全身酸楚，右手腕关节疼痛，咳嗽吐白黏痰。舌苔薄黄质红，脉细滑。

辨证：外感温热，邪入气营。

治法：清热解毒，气营两清。

处方：荆芥 10g　金银花 20g　连翘 15g　牛蒡子 15g　大生地黄 15g　粉丹皮 15g　白茅根 30g　淡豆豉 10g　干芦根 30g　大元参 20g　生石膏 20g　黄连 6g

2 剂，水煎服。

另：紫雪散 6 瓶兑服，每剂 2 瓶，每次一瓶。

二诊：2 月 24 日。3 剂药后，体温下降，夜间最高 38℃，白天体温 37℃左右；皮肤瘙痒。舌苔薄黄质红，脉象弦滑。

原方去元参，加防风 10g，5 剂，日一剂。

三诊：3 月 1 日。服 5 剂药后，体温已正常，皮肤痒止，精神尚佳，不思饮食，大便正常。舌苔薄白，质稍红，脉弦滑。为巩固疗效，继拟益气养阴、健脾固本方以善后。

[按语] 本例虽高热 29 天，但仍有表证未解之候，由于误治温热之邪已伤及营分，阴亏液耗，病势日趋加重。治法仍以银翘散辛凉透表、清热解毒为主；清营汤以清营凉血，泄热护阴；紫雪散助清热解毒。本症关键是辨证准确，用药精确，仅用八剂药，使长期温热病获得速愈。

十、龙胆泻肝汤加减治愈子痈一例

刘某，男，21 岁。

初诊：1990 年 1 月 17 日。

主诉及病史：双侧睾丸肿痛半月余，一个月前因患急性腮腺炎，经某医院抗炎治疗后腮腺肿消，继而出现双侧睾丸肿大而痛，牵及小腹会阴部胀痛，经西医治疗效不显，即来院请王老诊治。

诊查：双侧睾丸肿大胀痛，牵引左侧少腹及会阴坠痛；饮食尚可，二便调。舌苔黄厚腻，舌质稍红，脉弦滑。

辨证：毒热壅滞，侵袭下焦。

治法：清热解毒，祛湿消肿。

处方：盐橘核 15g　山楂核 15g　荔枝核 15g　金银花 15g　蒲公英 30g　野菊花 15g　元参 15g　肥知母 10g　黄柏 10g　青皮 10g　小茴香 9g　川楝子 10g　大生地黄 15g

5 剂，水煎服。

二诊：1 月 23 日。服药 5 剂后，病情明显好转，睾丸肿痛已消，左小腹痛减轻，二便调，余无不适。舌苔薄白，质正常。

拟上方加大熟地黄 30g、枸杞子 10g、肉桂面 3g 分冲，14 剂。半年后信访，病人已痊愈。

[按语] 本例由温毒先犯腮部，治不及时下袭睾丸。病属中医“子痈”，湿热下注所致，治疗用清热解毒、利湿消肿、疏肝理气之剂。为防体虚受损，加入补益肝肾固本之品，用桂心意在反佐。

十一、散偏汤加减治愈顽固性偏头痛一例

苏某，女，37 岁。

初诊：1986年5月13日。

主诉及病史：左侧偏头痛三年余，每因情绪波动而失眠，劳累后引起病情反复发作，经多方治疗效果不显，来我院请王老诊治。

诊查：因生气引起左侧偏头痛一周，痛如刀劈；急躁易怒，口苦口干，眠差多梦，大便干燥。舌苔白边红，脉象弦滑。

辨证：肝郁不宣，气血失和。

治法：平肝理气，调和气血。

处方：大川芎 30g　炒白芍 15g　香白芷 6g　白芥子 12g　北柴胡 10g　炙香附 3g　郁李仁 10g　生甘草 10g　龙胆草 10g

5剂，水煎服。

自服药5剂后，痛未发作，追访至今未复发。

[**按语**]《辨证录》云："偏头痛得之郁气不宣，又加风邪袭于少阳之经，其痛时轻时重，大约遇顺境则痛轻，遇逆境则痛重。"散偏汤就是《辨证录》中的方子。王老在多年临床实践中，用此方加减治疗百余例血管神经性头痛和颜面神经痛患者，疗效甚显著，对此方有很深的理解。他认为方中川芎辛燥，味薄气雄，辛香行散，温通血脉，疏达气血，上行头目，下行血海，能行血中之气，祛血中之风，既能活血祛瘀，补血生新，又能升清阳，行气开郁，是血中之气药，故为治疗头痛之圣药，宜重用30g，有利无弊。白芍能养血柔肝，与甘草配伍可育阴、缓急、止痛，还可制约川芎之辛烈。柴胡舒肝理气，调畅气机。白芷用于阳明经头痛，与柴胡同用，有升清引药入少阳、阳明经，使辛窜之性直达病所。龙胆草清泄肝胆之热；郁李仁与白芍配伍，有制约辛香走散过烈的作用。

此方药因疏散肝胆之郁气，气血流通而痛止，惟是此方药多易伤气血阴分，善后当审其是气血不足还是阴分受伤；气血不足当用八珍汤调治之，阴分受伤用六味地黄丸填补之方能收全功。

十二、清热化湿、化瘀通络法治愈痹证一例

苏某，女，36岁。

初诊：1986年2月5日。

主诉及病史：素有风湿性关节炎病史，反复发作，近半月因外感后引起病情复发，故来院诊治。

诊查：四肢关节周围起结节性红斑，红肿热痛，四肢关节疼痛，尤其膝关节疼痛较重，大便正常。舌苔薄白，舌质红，脉弦缓。血象检查：血沉35mm/1h，抗"O"正常。

辨证：风湿化热，瘀血痹阻。

治法：清热化湿，化瘀通络。

处方：生石膏 30g　肥知母 10g　草河车 20g　川牛膝 15g　宣木瓜 15g　威灵仙 12g　紫丹参 20g　赤芍药 15g　大生地黄 30g　杭白芍 15g　皂角刺 30g　水蛭 10g

二诊：服上方药28剂后，红斑完全消失，腿已基本不疼，稍有腰痛。舌苔薄白，舌质正常，脉沉弦。血沉4mm/1h。

继拟丸药以巩固疗效。

处方：全当归 10g　大川芎 9g　杭白芍 10g　赤芍药 10g　广木香 10g　金狗脊 12g　大生地黄 15g　鸡血藤 20g　紫丹参 15g　炙黄芪 20g　大秦艽 15g　威灵仙 10g　水

蛭 10g

上药 3 剂共研细末，炼蜜为丸，重 10g，早晚各服 1 丸，温开水送下。一直追访 4 年，病未再发作。

［按语］王老在治疗风湿结节性红斑时，通常在清热解毒、祛风化湿、凉血活血、化瘀通络的药物中加入水蛭。水蛭善入血分，逐瘀血、散癥结、除蓄水，活血化瘀的力量优于一般的活血药，破瘀血而不伤血，散结而不伤气，而且病情复发的机会也很少。这也是多年临床验证的宝贵经验。

十三、术附汤合四神四逆散加减治愈久泻一例

刘某，男，32 岁。

主诉及病史：大便溏薄伴有腹部胀满已两年余，久治不愈，故来院诊治。

诊查：大便溏薄，食后腹胀，食欲不振，口吐清涎，腰膝酸软，四肢冰冷不温，小便清长，两胁窜痛。舌苔薄白而润，舌质淡，脉沉细无力。

辨证：脾肾阳虚，肝脾不调。

治法：温补脾肾，调和肝脾。

处方：炮附子 10g　炒白术 10g　台党参 10g　醋柴胡 10g　炒白芍 12g　炙甘草 9g　补骨脂 15g　吴茱萸 6g　生姜片 3g　大红枣 5 枚　7 剂

二诊：药后大便不溏，食后腹已不胀，口淡已不吐清水，四肢凉明显减轻，两胁不胀，现不欲饮水，食欲未增。舌苔薄白润，舌质淡，脉象弦缓。

在原方基础上，附子改用 30g，先煎 30 分钟；炒白术改 15g，以加强温阳健脾的功能，继服 7 剂。半年后随访，病人已痊愈。

［按语］汪昂尝曰："久泻皆由肾命火衰，不能专责脾胃，故大补下焦元阳，使火旺土强则能制水而不复妄行矣。"肝主疏泄，脾主运化，肝脾不调则两胁窜痛，脾肾阳虚则大便溏薄、食欲不振、四肢不温、腰膝疲软。方用术附、四神合四逆，融为一体，共奏温肾暖脾、固肠止泻、疏肝理脾的功效。重点突出附子和白术，也是王老在临床中常用的对药，附子配白术温肾健脾，适用于脾肾阳虚的久泄腹胀浮肿等。

十四、平肝熄风法治愈肝风上扰一例

李某，女，35 岁。

初诊：1990 年 5 月 30 日。

主诉及病史：左侧颜面神经痛已两年余，反复发作。这次因生气后引起病情发作已半月余，故来院诊治。

诊查：左侧颜面神经抽痛半月余。两鼻翼处抽痛，阵阵刺痛，时好时坏，痛时心中恐慌，心烦易怒。口苦纳呆，大便稍干，溲黄。舌苔薄黄质红，脉象细弦。

辨证：肝胆郁热，肝风内动。

治法：清肝胆热，平肝熄风。

处方：龙胆草 10g　酒黄芩 10g　炒栀子 10g　丹参 15g　丹皮 10g　生白芍 30g　白僵蚕 15g　夏枯草 10g　钩藤 15g　生牡蛎 30g　知母 10g　生甘草 10g

二诊：6 月 15 日。上方药服 14 剂后，症状完全消失，左侧颜面抚摸时偶尔痛一点，二便正常。舌苔薄白，质稍红，脉弦细。

拟原方加白附子 9g。

三诊：上方药服 14 剂后，症状完全消失。为巩固疗效，继服六味地黄丸滋补肝肾。

一年后信访，病人告病未复发。

［按语］本例因情志不遂，郁怒伤肝，肝胆郁热化火，气逆上冲，而致肝风上扰。集天麻钩藤饮、镇肝熄风汤、龙胆泻肝汤和牵正散诸方化裁以清泻肝胆、平肝熄风；又突出每味药的特殊作用，如白附子镇痉止痛，专治面部百病；夏枯草另有行肝气、开肝郁的作用；知母清热泻火除烦止渴；诸药合用，使肝胆热清、肝风自熄。

（以上由王德敏整理）

［编者评注］王老治病的特点是认证准确，据证立法，用药组方有新意有特色，用药剂量较大，常能除大病，尤其对临床较为困难的风湿类疾病，更具有丰富独到的经验，是治痹证的著名专家。其自拟方是在长期实践中归纳的经验精华，值得借鉴。如补益风湿偶治慢性风湿类疾病效果明显，使难治性疾病变得易治。对其他风湿痹证，或凉血解毒，或温阳祛湿，或补肾化瘀，根据不同辨证，旋以不同方药，均取得很明显的效果，这些宝贵经验，值得临床参考。

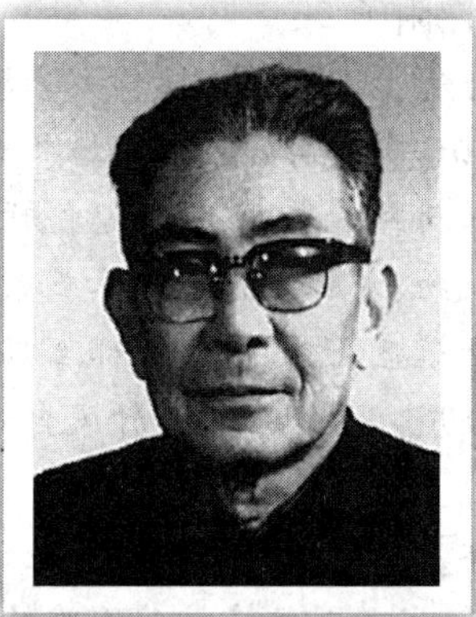

祝谌予医案

【生平传略】

祝谌予，1914年生，北京市人，北京协和医院中医教授。1933年拜北京四大名医之一施今墨先生为师，学医和襄诊六年。1933年留学日本金泽医大，学习西医，1943年毕业回国行医。1947年任云南第四区公路局医务室主任、工地医院院长。1956年北京中医学院组建时回北京，先在卫生部中医研究院西医学习中医班任教师，培养中西医结合人才。1957年正式任命为北京中医学院教务长。曾参与创办新中国第一所中医学院，会同成都中医学院、上海中医学院、广州中医学院的教务长共商教学计划、教学大纲、课程设置等事宜，制订出一套前所未有的中医教学体系，为系统培养中医人材打下了基础。1975年调中国医学科学院协和医院任中医科主任，1986年退休后仍担任门诊任务。曾任中国中西医结合研究会副会长，中华中医学会理事。为第六、七届全国政协委员，北京市政协副主席，中国农工民主党北京市委员会主任委员。

祝谌予在长期医疗工作中始终坚持中西医结合方针，在古方新用、开创用药新途径方面均有建树。他注重医疗实践，潜心研究糖尿病的中医疗法，提出糖尿病气虚血瘀的辨证，率先应用活血化瘀法治疗糖尿病，取得了很好的疗效。祝老擅长治疗脾胃病、妇科病，对子宫功能性出血、痛经、不孕症等病的诊治均有独创的见解。在科研、教学、临床方面均有成就。

主要著作有《祝选施今墨医案》、《施今墨临床经验集》，总结出《施氏药对》，先后发表数十篇论文。

一、不孕基本方治愈不孕症六例

不孕基本方：广木香30g　当归30g　益母草90g　赤白芍30g　羌活30g　五味子30g　车前子30g　女贞子30g　楮实子30g　枸杞子30g　韭菜子30g　菟丝子30g　蛇床子20g　紫河车60g　制首乌60g　生熟地黄各60g　川续断50g　肉苁蓉60g

共研细末，炼蜜为丸，每丸重 10g，每次 1 丸，每日 2 次，饭后温开水送服。

例一　气虚不孕案。

任某，女，28 岁。

初诊：1987 年 6 月 24 日。

主诉及病史：15 岁月经初潮，23 岁结婚，婚后 5 年未孕，男方泌尿科检查正常。患者经期错后，色淡量少，经后小腹隐痛，带下淋漓，妇科检查正常。平素头晕目眩，腰酸腿软，纳呆，便溏。

诊查：面色无华，神疲乏力，畏寒，舌质淡。

辨证：肝肾不足，脾胃虚弱，气血双虚。

治法：补肾养肝，健脾益胃，益气养血。

处方：不孕基本方加生地黄 90g，党参 30g，白术 30g，茯苓 30g，配 2 料。

二诊：9 月 20 日。服上方药，月经近两个月未来潮，胸闷，乳房胀，恶心，纳差，多寐，大便偏干。舌质淡红，苔白干，脉细滑。此属妊娠恶阻（胃气上逆所致），治以和胃降逆补肾。

处方：黄芩 10g　白术 10g　桑寄生 10g　苏叶 3g　白扁豆 15g　川续断 15g　枸杞子 15g　制首乌 15g

水煎服，每日 1 剂，每次 100ml，每日 2 次。

5 剂后诸症消失。B 超示：妊娠 50 天左右。

［按语］此案脾胃损伤，气血来源不足，气血不能汇于冲任、下达胞宫而致月经错后、量少、色淡、不孕或闭经。用基本方补肝肾、壮肾阳，加黄芪、党参、白术、茯苓健脾胃、补气养血，诸药合用，见效迅速。

例二　胞寒血瘀不孕案。

杨某，女，35 岁。

初诊：1987 年 6 月 16 日。

主诉及病史：18 岁月经初潮，28 岁结婚，婚后 7 年未孕。男方检查正常。患者月经周期紊乱，经期乳房胀痛、易怒、小腹刺痛，经色暗红，有瘀血块，质稠、量中等，白带较多。平素头痛，腰背痛，畏寒，饮食正常，睡眠欠佳，大小便正常。

诊查：舌质暗红、有瘀斑，舌下静脉怒张，脉沉细弦。

辨证：肝肾双虚，气滞寒凝，血脉瘀滞。

治法：补肾壮阳，养肝散寒，理气活血。

处方：基本方加干姜炭 30g、小茴香 30g、生蒲黄 15g、五灵脂 15g、元胡 15g、官桂 6g、香附 30g，服药 1 料诸症消失，两个月后怀孕。

［按语］本案禀赋素弱，肾气不足，冲任失于温煦，寒邪客于胞宫，血脉瘀滞以致不孕。采用基本方补肾壮阳、温中散寒、理气活血，加干姜炭、小茴香、生蒲黄、五灵脂、元胡、官桂、香附等药加强散寒、活血、化瘀作用，诸药伍用，疗效更佳。

例三　输卵管梗阻不孕案。

郑某，女，29 岁。

初诊：1982 年 5 月 20 日。

主诉及病史：14 岁月经初潮，23 岁结婚，婚后人流一次，宫外孕一次，此后四年未孕。爱人检查正常。两年前某医院妇科检查：左侧输卵管梗阻不通，右侧通而不畅。妇科治疗无效，求中医诊治。头晕，面部色素沉着多处，胸闷气短，腹胀，腰疼，心烦易怒，乏力，动则汗出，睡眠不实，纳差，白带淋漓。月经颜色暗红夹血块，带经两天，行经时小腹刺痛。便溏。

诊查：舌质淡暗，边有瘀斑，舌下静脉怒张，脉弦细。

辨证：肝阴不足，脾肾阳虚，气滞血瘀。

治法：滋养肝阴，温补脾肾，理气化瘀。

处方：基本方加生黄芪 90g、党参 30g、艾叶 30g、炒茴香 30g、穿山甲 30g、王不留行 30g、茯苓 30g，配 2 料。服药三个月怀孕。

［按语］本案脾肾阳虚、气滞血瘀，日久湿痰互结胞宫而致不孕。采用基本方温补脾肾、理气化瘀；加黄芪、党参、茯苓补气健脾利湿；艾叶、茴香暖中散寒；穿山甲、王不留行通畅输卵管效果较好，诸药配伍，暖中化瘀，补气行血，痰消湿尽，收效满意。

例四　子宫内膜分泌不足不孕案。

李某，女，34 岁。

初诊：1987 年 10 月 10 日。

主诉及病史：17 岁月经初潮，28 岁结婚，婚后 6 年未孕。男方泌尿科检查正常。两年前于某医院妇科做子宫内膜病理组织检查：子宫内膜分泌功能差，基础体温双相。妇科用激素治疗无效，故请中医诊治。平素头晕目眩，口干苦，食纳不佳，腰脊酸痛，心烦易怒，低热盗汗，睡眠不实，月经周期紊乱，经色暗红夹血块，少腹刺痛，乳房胀感，大便偏干。

诊查：舌质暗红，苔薄白，脉弦细数。

辨证：肝肾虚损，精血不足，气滞血瘀，冲任失调。

治法：补益肝肾，生精养血，行气活血，调节冲任。

处方：基本方加黄芪 90g、生牡蛎 90g、仙灵脾 30g、仙茅 30g、阿胶 30g、龟版 30g、山萸肉 30g、柏子仁 30g，配 2 料，服药后四个月怀孕。

［按语］此案用基本方补益肝肾、行气活血，加黄芪、生牡蛎补气止汗；紫河车、阿胶、龟版等血肉有情之品补血养阴生精；仙茅、仙灵脾、山萸肉壮肾养肝；柏子仁体润滋阴，味甘缓肝；诸药配伍恰当，收效理想。

例五　无排卵而致不孕案。

眭某，女，32 岁。

初诊：1988 年 11 月 18 日。

主诉及病史：16 岁月经初潮，26 岁结婚，婚后 6 年未孕，妇科检查确诊：无排卵。基础体温单相。妇科治疗两年无效，请中医会诊。月经周期紊乱，色暗量少，少腹冷痛，腰腿酸软，畏寒肢冷，纳食不香，腹泻便溏，带下量多，面色皖白，神疲乏力。

诊查：舌质淡，苔薄白，脉细微。

辨证：脾肾阳虚，命门火衰，宫寒不孕。

治法：温补脾肾，壮命门火，暖宫祛寒。

处方：基本方加黄芪 90g、党参 30g、白术 30g、茯苓 30g、制附子 30g、桂枝 30g、炒茴香 30g、仙茅 30g、仙灵脾 30g、紫石英 60g，配 4 料，八个月后怀孕。

［按语］此案用不孕基本方补肝壮肾；加黄芪、党参、白术、茯苓健脾补气，利湿止泻；制附子、桂枝、茴香壮命门之火，暖中通阳；仙茅、仙灵脾补肾壮阳；紫石英暖子宫，治妇女胞宫虚寒效果较好；配药合理，方能收满意效果。

例六　子宫发育欠佳不孕案。

孙某，女，29 岁。

初诊:1987年6月5日。

主诉及病史:18岁月经初潮,24岁结婚,婚后5年未孕。男方检查正常。本人妇科检查:子宫发育欠佳、前位,基础体温双相。妇科治疗无效,请中医诊治。月经周期紊乱,经色淡红而量小淋漓,月经干净后小腹隐痛,腰酸白带多,性欲淡漠,腹胀纳差,大小便基本正常。

诊查:面色萎黄,形体消瘦,神疲乏力。舌体瘦小,满舌裂纹且质红暗,脉沉细弱。

辨证:肝肾不足,脾胃虚弱,精血空虚。

治法:补益肝肾,健脾养胃,养血调经。

处方:基本方加黄芪90g、党参30g、白术30g、神曲30g、丹参90g、艾叶30g、丝瓜络30g、仙茅30g、仙灵脾30g、茯苓30g,服药两个月后怀孕。

[**按语**] 此患者素禀肝肾不足、脾胃虚弱、精血空虚、冲任失调而致不孕。治以基本方补益肝肾,养血调经;加黄芪、党参、白术、神曲、茯苓补气养血、健脾利湿;仙茅、仙灵脾、艾叶补肾壮阳、温中散寒;丹参、丝瓜络活血通络;配方恰当,效果甚佳。

正常受孕的关键是肾气旺盛、精血充沛,两精相搏合而成形,阴阳调和方能受孕。对于不孕症,临床需要细审其因,按证论治,方能有效。女子不孕虽辨证多型,但以肝肾亏虚者为多见。不孕基本方第一部分之广木香、当归、益母草、赤白芍、羌活,有养血生血作用,尤其是羌活走窜通络,可保持输卵管之通畅;第二部分由五子衍宗丸加减组成,有补益肝肾之力。由于组方合理,辨证得当,疗效颇为可观。

(张桂芝 王庆民 陈兴才整理)

二、滋阴清热、收敛止血法治愈绝经后子宫出血一例

王某,女,71岁。

初诊:1985年1月28日。

主诉及病史:已绝经17年,自1981年3月起无明显诱因而出现阴道流血,一个月中可发生四至六次,每次一天或数天不等。1983年10月起,阴道出血量增多,每天均有,每月必有四天量多如月经状。曾服十剂健脾补肾中药不效。妇科检查无异常发现,诊断性刮宫,病理诊断为"凝血、炎性渗出物及少许破碎的增殖期宫内膜,间质中为淋巴细胞浸润"。妇科建议手术治疗。患者除阴道流血外,无其他明显不适,睡眠尚可,二便调。

诊查:舌淡胖边有齿痕,苔薄少,脉沉细。

辨证:阴虚血热,迫血妄行。

治法:滋阴清热,收敛止血。

处方:生地黄10g　白芍30g　茜草根10g　槐花10g　大小蓟各10g　女贞子10g　旱莲草10g　生蒲黄10g　艾叶炭10g　血余炭10g　乌贼骨10g　煅龙牡各30g

14剂,水煎服,早晚2次分服。

二诊:2月15日。服药4剂后,阴道出血即止,仍坚持服完14剂。现手指有麻木感。舌脉同前。前方加葛根15g,服15剂,隔日1剂,水煎服,早晚2次分服。

1985年11月随访,药服完,至今未再出现阴道出血。

[**按语**] 此症西医诊断为"绝经后子宫出血",属中医之崩漏范畴,预后大多欠佳。但此患者经妇科及病理检查均未发现恶性病变,故可放心处方用药。按照中医治疗老年崩漏之常法,以及患者的舌质、脉象,似应予以健脾补肾之剂。但患者就诊前已服健脾补肾药数十剂不效,

其病机当细细究之。观其年事已高，且出血日久，必伤肝肾之阴，阴液既伤，相火必旺，热扰血室则下血难愈。故应辨其证为阴虚血热、迫血妄行。沿用滋阴清热、凉血收敛之品，以滋肝肾、泻火热，敛妄行之血。此例提示：治疗老年崩漏，滋阴清热止血亦为重要一法。

（王向军整理）

三、滋补脾肾、凉血止血法治疗血尿一例

郑某，男，28岁。

初诊：1987年10月14日。

主诉及病史：血尿8个月，中西医治疗罔效。经某医院诊断为慢性肾小球肾炎。患者头晕乏力，脘腹胀痛，饮食减少，嗳气泛酸，腰腿酸痛，少眠多梦，小便尿血，大便溏泻。

诊查：面色㿠白，两下肢轻度浮肿。舌质淡暗，舌苔薄白，脉弦细。尿常规：蛋白（＋＋＋），红细胞满视野/高倍镜。

辨证：脾肾两虚，阳虚生热，迫血妄行。

治法：滋补脾肾，凉血止血。

处方：生黄芪30g　党参10g　苍白术各10g　川续断15g　山萸肉10g　阿胶10g　柴胡10g　升麻炭10g　生地黄15g　生地榆30g　生侧柏15g　茜草10g　瞿麦10g

三七粉3g分2次冲服。

上方药共服28剂，头晕大减，浮肿消失，腰痛、血尿减轻。舌质淡，苔薄白，脉沉细弦。尿常规：蛋白质（＋＋），红细胞15～20/高倍镜。仍用补中升清、凉血益阴为主。前方加白花蛇舌草30g、白茅根30g、花蕊石30g。服药14剂，尿常规连查4次均阴性，随访一年未见复发。

［**按语**］劳伤过度，脾胃受损，日久脾病及肾，脾肾俱虚，湿热下注，郁结下焦，脉络损伤，脾虚不能统血，肾虚不能摄血则尿血。方中参、芪、二术补气健脾；柴胡、升麻升阳解郁，中州健运则统血归经；重用茅根、花蕊石、丹皮、生地黄、三七凉血活血，止血不留瘀，又防参、芪、术之燥；川续断、山萸肉、枸杞子滋养肝肾；白术、茯苓、泽泻健脾利湿；瞿麦、茜草、白花蛇舌草合用清热利水通淋；生侧柏清下焦湿热；上述药物配伍，动静结合，切合病机，故可达到止血愈病之目的。

四、祛风活络、调和营卫法治愈面肌瞤动一例

苏某，男，32岁。

初诊：1987年8月19日。

主诉及病史：一年前，因劳动出汗过多，复感风寒后，突觉右侧面部麻木、胀感，逐渐出现口眼㖞斜、自汗恶风。每因说话过多、遇风、遇光而面部肌肉瞤动，口、眼、鼻抽动加重。经用中药牵正散及活血化瘀药、维生素B、维生素E、针灸、理疗等治疗无效，故请会诊。症见右侧面部肌肉瞤动，口眼㖞斜，项背强几几。

诊查：舌质淡，苔薄白，脉弦缓。

辨证：风邪侵袭，营卫不和，气血不畅，筋脉失养。

治法：祛风活络，调和营卫。

处方：葛根30g　桂枝10g　白芍15g　甘草6g　茯苓15g　当归10g　薄荷10g　钩藤15g　生姜5g　大枣5枚

服上方药14剂后，面部瞤动减轻，但遇光、遇风时复发。前方药3剂共研细末，炼蜜为丸，每丸10g，每次1丸。日服2次。药后诸症消失，病告痊愈。

[按语] 腠理不固、营卫失和，则络脉筋肉失养；加之风邪外袭，则面部肌肉抽动痉挛。方用桂枝汤、钩藤共奏祛风解肌、调和营卫之功；当归补血活血；重用葛根，既能疏风，又能生津舒筋解痉。如此则风邪得去，营卫调和，分肉解利，腠理致密，津液升布，筋脉得其濡养，痉挛抽搐之病乃愈。

（陈兴才　张桂芝整理）

五、滋阴清热、凉血止血法治疗女童性早熟症一例

郑某，女，6岁。

初诊：1984年9月21日。

主诉及病史（患儿母亲代述）：发现患儿白带多已半年余。1984年8月25日出现阴道流血，量不多，色红，5天干净；伴小腹痛，乳房胀痛，纳食差，大便偏干，两日一行；小便正常。

诊查：双乳房已发育至核桃大。舌质红，苔薄白，脉细数。

辨证：阴虚火旺，燥热入血。

治法：滋阴清热，凉血止血。

处方：生地黄10g　白芍10g　女贞子10g　旱莲草10g　黄芩10g　生蒲黄10g　茜草根10g　槐花10g　大小蓟各10g

12剂，水煎服，早晚分服。

患儿从9月21日～10月26日服药24剂，此期间在原方内随症加入马尾连、枳壳、荔枝核、橘核，10月26日处以丸药方：

生地黄30g　白芍30g　女贞子30g　旱莲草30g　大小蓟各30g　槐花30g　生蒲黄30g　茜草30g　荔枝核30g　橘核30g　乌梅30g　夏枯草30g　血余炭50g　黄芩50g　荆芥炭30g　艾叶30g

上方药共研细末，炼蜜为丸，每丸重10g，早晚各服1丸。

二诊：1985年3月1日。服用丸药四个月，月经未再来潮，乳房大小已如正常孩童，身体无明显不适，嘱停药观察。

三诊：1985年5月31日。停药3个月，半月前开始有白带；双乳房又发育至核桃大小，较硬；纳可，二便调。舌尖红，苔薄黄，脉细滑。

处方：1984年9月21日方加乌梅10g、夏枯草10g、橘核10g、荔枝核10g，6剂，水煎服，早晚分服。

患儿共服此方药24剂，服药期间6月2日月经来潮一次。

四诊：1985年6月28日。双乳房已变软变小，无白带，纳可，二便调。舌偏红，苔薄白，脉细。

处方：5月31日方加枳壳15g、贯众炭10g、大黄5g。取此方药3剂，共研细末，炼蜜为丸，每丸10g，早晚各服一次。

1985年11月信访，患儿母亲述服丸药后，月经一直未再潮，9月曾试停药一个月，白带又少量出现，随即给服丸药，白带消失，现每天服药半丸，症状即可控制。患儿已上学，生长发育良好，身高与正常儿童无异，性情活泼，头脑聪明，记忆力强，学习很好。

1990年9月患儿外婆就诊时，述该儿现在澳大利亚，生活、学习均正常，早已不服药。

［按语］幼童如在8岁前出现性成熟现象，即可诊断为性早熟。性早熟又可分为真性性早熟和假性性早熟。从本例的症状来看，似可诊断为真性性早熟病。女童性早熟患者约有80%～90%找不到病因，但有许多患儿脑电图异常提示中枢神经系统，特别是下丘脑功能障碍是真性性早熟的原始动因。此病往往给患儿的生长发育及心理造成不良影响，目前对此病尚无更好的治疗方法。

对于女童性早熟病，中医古籍未见明确记载。《黄帝内经》云："女子七岁，肾气盛，齿更发长。二七而天癸至，任脉通，太冲脉盛，月事以时下……"此患儿不足七岁而月信已至，说明机体的阴阳平衡已紊乱。月经量少色黑，大便干，舌红，脉细数，当为冲任未盛、阴虚火旺之象。此亦与古人所谓小儿"阴常不足，阳常有余"合拍，治疗以生地黄、黄芩、白芍、旱莲草、女贞子滋阴清热；槐花、大小蓟、生蒲黄、茜草凉血止血；夏枯草、乌梅、荔枝核、橘核，软坚散结，效果良好。

（王向军整理）

六、疏肝化瘀、散风通络法治愈面神经麻痹一例

苏某，男，40岁。

初诊：1987年9月16日。

主诉及病史：经北京某医院诊断为右面神经麻痹、痉挛症。服中西药、针灸、理疗等效果不佳，故来就诊。症见右面部肌肉松弛，口、眼、鼻抽动，心烦易怒，进食减少，睡眠多梦。

诊查：痛苦面容，面黄体瘦。舌质淡暗且边有齿痕，苔薄白，脉细弦。

辨证：肝郁血瘀，风邪入络。

治法：疏肝化瘀，散风通络。

处方：当归10g　生地黄10g　桃仁10g　红花10g　赤芍10g　柴胡10g　川芎10g　白蒺藜10g　羌活10g　连翘10g　五味子10g　薄荷10g　桂枝10g　甘草10g　细辛2g　生黄芪20g　钩藤15g　葛根15g　炙麻黄5g

二诊：10月8日。服上方药21剂，右面部肌肉麻痹、抽动减轻，进食不流口水，其余脉症同前。

处方：炙麻黄15g　首乌藤50g　白芍50g　钩藤50g　细辛5g　羌活30g　川芎30g　桂枝30g　生地黄30g　白蒺藜30g　五味子30g　白薇30g　葛根60g　夏枯草60g　天花粉60g

上方药共研细末，炼蜜为丸，每日早午晚各服1丸。

三诊：11月15日。右面部肌肉麻痹、痉挛基本消失，饮食、睡眠、情绪正常。偶因暴怒而右面部肌肉小有抽动，双眼时有怕光感。脉沉细弦，舌质淡，苔薄白。

处方：照初诊方加桔梗、枳壳各10g。服药20剂后症状消失，舌脉正常。随访两个月未见复发。

［按语］《金匮要略》："……邪气反缓，正气即急，正气引邪，㖞僻不遂。邪在于络，肌肤不仁。"本例患者平素性情急躁伤肝，肝气横逆，脾胃受损，气血来源不足，络脉空虚，风邪乘虚而入，气血瘀阻，则形成面肌麻痹、痉挛一症。选血府逐瘀加钩藤疏肝化瘀，散风止痉；细辛、羌活、川芎、白蒺藜散祛在表之风邪；连翘、薄荷解表热；炙麻黄、桂枝升发肌腠；首乌藤、白薇祛虚热、养心安神；生黄芪补气扶正；甘草调和诸药。诸药配伍恰当，病证快速治愈。

七、清热凉血、祛风利湿法治疗顽固性荨麻疹一例

王某，女，24岁。

初诊：1986年5月12日。

主诉及病史：患全身性荨麻疹四年余，时重时轻，从未间断。曾口服及静脉注射脱敏西药未显效，中药治疗未愈。经北京协和医院变态反应科做皮肤过敏试验，报告结果为：对大米、小麦面、鸡蛋、牛奶、猪肉、羊肉、葱、白菜等二十一种物质过敏，显示阳性。现咽痛，畏寒，胸闷，胃脘不适，每日进食仅二两，腹痛，腹泻2～3次/日，气短，烦躁，主食以粗粮为主。

诊查：全身布满风团块，大小不等，色鲜红，无水泡。舌淡红，苔黄腻，脉细滑。

辨证：风邪外侵，湿热内盛。

治法：祛风清热，凉血利湿。

处方：银柴胡10g　防风10g　乌梅10g　五味子10g　地肤子10g　芦根30g　茅根30g　白鲜皮10g　白蒺藜10g　丹皮10g　紫草10g　生地黄10g　生甘草6g

二诊：6月3日。服上方药21剂，全身仍反复起皮疹，无其他不适。舌淡苔薄白，脉细滑。上方加香附10g、五灵脂10g。服中药期间，患者亦服用抗过敏西药。

三诊：6月10日。一般情况尚可，全身反复起皮疹，大便溏泄。

处方：炙麻黄3g　赤小豆15g　连翘10g　桑白皮10g　丹皮10g　白蒺藜10g　紫草10g　白鲜皮10g　紫地丁15g　马齿苋20g　乌梅10g　五味子10g

四诊：6月17日。服上方药3剂，皮疹即见减少，大便成形。上方共服7剂。

处方：上方加黄芪10g，即日起患者逐渐减用抗过敏药。

五诊：7月4日。服6月17日方药6剂，原皮疹退尽，未再起新皮疹，西药已完全停用。7月3日进食少量大米饭后未起皮疹。7月4日进食大米饭200g，仍未起皮疹，胃纳及大小便均正常。皮肤过敏试验报告：对大米、葱已不过敏，呈阴性反应。嘱其带方出院，回家乡服药，处方同6月10日方，14剂。

1986年8月18日来信述，出院后未发皮疹，主食以大米为主，食油以菜籽油为主，不敢食小麦面，已停中药半月余。

［按语］本例证属风湿热邪侵入肌腠，郁滞不解，血瘀气阻所致。初诊时清热凉血之力较胜，而祛风利湿之力不足，故用后乏效。三诊改用麻黄连翘赤小豆汤，加白蒺藜以增强麻黄解表开腠之功，可祛风止痒；紫地丁、马齿苋增强赤小豆、连翘清热解毒、利湿消肿之功；紫草、丹皮、赤小豆能凉血解瘀；乌梅、五味子酸温、和肝熄风，且能涩肠止泻。诸药配伍，切合病机，四年痼疾一旦而愈。

（张桂芝　陈兴才　祝肇刚整理）

八、参附汤治真阳欲脱证一例

徐某，男，14岁。

初诊：1973年8月某日。

主诉及病史：高热40℃一周，以“乙脑”收住院，用抗生素及协和医院自配牛麝散（功同安宫牛黄丸）无效，遂邀会诊。

诊查：神志昏迷，气息低微，面色晦暗，唇甲青紫，四肢厥冷，时有躁动，额头抚之灼手，体温40.5℃，脉细微欲绝。

辨证：真阳欲脱。

治法：回阳救逆。

处方：人参 30g　制附片 10g

上方药浓煎频频灌服，一昼夜后体温降至 38.2℃，四肢转温，已能睁眼识人，脉细较前有力。照方再服 1 剂，体温降至 37℃，神志清醒，语声低微，舌红无苔，脉细弦数，神志已清，改用善后调理法治疗，后痊愈出院。

［按语］此患者虽年轻体壮，患乙脑发高热而神昏，但由于发热日久，热灼心营，致真阳欲脱，此时若用清凉升散之牛麝散治疗，不啻冰上加霜，耗散真阳，亡人于非命。只有辨证准确，急用回阳救逆之法，才能力挽狂澜。

九、桂枝汤治正虚畏寒一例

骆某，男，50 岁。

初诊：1971 年 8 月。

主诉及病史：极畏风寒，自汗时时，出汗越多，畏风越甚，时届盛暑仍着棉衣棉裤，若脱去棉衣即感风吹透骨，遍身冷汗。平素纳食少，乏力倦怠，余无他症。曾服玉屏风散合潜阳止汗剂无效。

诊查：脉浮缓，舌淡苔白。

辨证：正气虚弱，营卫失调。

治法：扶正补虚，调和营卫。

处方：桂枝 10g　白芍 10g　甘草 6g　生姜 3 片　大枣 5 枚　5 剂

二诊：五天后复诊，能骑自行车来，已不畏风，且脱去棉衣改穿夹衣，汗亦减少。嘱再服上方药 3 剂。

约半月后带另一患者来，进门即说："我就是夏天穿棉袄的人。"是时已着单衣裤，且说已不畏风也不自汗。

［按语］桂枝汤的方义，各医家均以能"解肌发表，调和营卫"来论述。祝老认为桂枝汤实为健脾胃、和营卫的强壮剂。调和营卫根于健脾和胃，因为胃主卫，脾主营。外邪侵袭人体受病，主要在于内因。《素问·刺法论》说："正气存内，邪不可干"。《素问·评热病论》说："邪之可凑，其气必虚"。都说明正气不足以抵抗外邪则致病。本例用桂枝汤健脾胃之气，使正气得以滋养，病邪即除。

十、辨证治疗消渴二例

例一　阴阳两虚、气血瘀阻型一例。

王某，男，20 岁。

初诊：1981 年 1 月 22 日。

主诉及病史：食多、饮多、尿多一年余未予重视。三个月前，因头晕至协和医院急诊，查血糖 38.8mmol/L，尿糖(＋＋＋＋)，酮体强阳性，诊为糖尿病。即用胰岛素治疗，每日 60U，病情未能控制，尿中经常出现酮体，身体极度虚弱，饥饿感强，主食控制在一日七两，口微渴，日饮水 1500ml，乏力，气短，自汗，畏寒，肢冷。

诊查：唇暗，舌紫，舌下静脉青紫，苔白细腻，脉沉细。

辨证：阴阳两虚，气血瘀阻。

治法：滋补阴阳，理气活血。

处方：生黄芪 30g　木香 10g　生熟地黄各 30g　葛根 15g　丹参 30g　桂枝 20g　制附片 10g　茯苓 30g　丹皮 10g　泽泻 10g　山药 10g　五味子 10g　桑寄生 30g　鸡血藤 30g　仙灵脾 12g　菟丝子 15g　枸杞子 10g　菊花 10g　14 剂

二诊：2 月 5 日。四肢转温，舌瘀之象亦轻。尿酮体（－），24 小时尿糖定量 25g。上方加水蛭 15g、五加皮 15g 以加强活血化瘀之力。继服药 14 剂。

三诊：2 月 19 日。诸症均减轻，尿糖微量。以后以前方为主加减治疗一年余，逐渐停用胰岛素，化验指标正常，余症皆除，现已参加工作。

例二　气血不足，阴虚内热型一例。

郭某，男，49 岁。

初诊：1985 年 10 月 25 日。

主诉及病史：患糖尿病 3 年。现口渴多饮，多食善饥，乏力，消瘦，自汗，头目眩晕，视物不清，四肢麻木，腰酸腿软，入睡困难，多梦，尿多，大便干燥。

诊查：舌质淡红，苔白少，脉细弦。空腹血糖 11.3mmol/L，餐后两小时尿糖（＋＋＋），胆固醇 6.76mmol/L，甘油三酯 3.84mmol/L。

辨证：气血不足，阴虚内热。

治法：补气养血，滋阴清热。

处方：生黄芪 30g　党参 10g　山药 10g　苍术 15g　元参 30g　茯苓 10g　生牡蛎 30g　花粉 20g　麦冬 30g　枸杞子 10g　黄芩 10g　黄连 5g　丹参 30g　14 剂

二诊：11 月 9 日。精神渐增，自汗减少，饮水减少，饥饿感减轻。宗上法，上方加减服药 80 剂后，“三多”症状消失，自觉精神、体力均好，余症均大减。查空腹血糖 98mmol/L，尿糖（－），胆固醇 190mmol/L，甘油三酯 140mmol/L。

［按语］消渴病的发病因素是综合的，有认为过食膏腴体肥而致病者，如《素问·奇病论》云：“此人必数食甘美而多肥也，肥者令人内热，甘者令人中满，故其气上溢，转为消渴”。有认为嗜酒可致消渴，如《备急千金要方》载：“凡积久饮酒，未有不成消渴者”。有认为精神因素可诱发消渴，如《河间六书》云：“消渴者……耗乱精神，过违其度之所成也，此乃五志过极，皆从火化，热盛伤阴，致令消渴。”也有认为房事不节、精虚肾燥发为消渴者，如《诸病源候论》云：“房室过度，致令肾气虚耗，下焦生热，热者肾燥，燥则渴，肾虚又不及传制水液，故随饮小便”。

不论什么因素致病，其致消渴病的机制为积热伤阴、阴虚火盛，耗损肺、脾（胃）、肾诸脏，发为上、中、下三消，其病本在肾，因为肾藏精、主水，为全身阴液的根本。糖尿病属消渴病范畴。

祝老在长期临床观察中发现，糖尿病合并有血管病变（如冠心病、脑血管意外后遗症、高血压、动脉硬化、脉管炎等）的患者并不少见，长期使用胰岛素患者也多有血瘀现象。但有关消渴病的诸文献中，并未发现有活血化瘀法治疗此病的报道。为此，祝老创制了降糖活血方治疗有血瘀证的糖尿病患者，疗效满意，既能降血糖、尿糖，又可治合并的血管病变，对于长期使用胰岛素的患者，可逐渐减少胰岛素用量。

祝老所用苍术配元参时，是据施今墨老先生的独创经验，苍术辛苦温，入脾肾二经，燥湿健脾。杨士瀛云苍术有“敛脾精不禁，治小便漏浊不止”之功；元参甘咸微寒，入肺肾二经，有滋阴清热解毒之能。苍术辛燥，配以元参可以制其燥烈之弊，既能健脾敛精，又能滋阴清热，使气复阴足，气血津液生化随之正常。

（祝肇刚　祝溶整理）

［编者评注］ 祝老医案对治疗不孕、消渴有独创性研究。从发病机制到遣方用药均有独到之处。如治疗不孕重补益脾肾，同时配合活血化瘀通络，如穿山甲、王不留行、羌活的应用起到了良好的效果。治疗消渴以肾为本，调和气血的同时亦重活血化瘀，对治疗这一难治性疾病取得了良好效果。

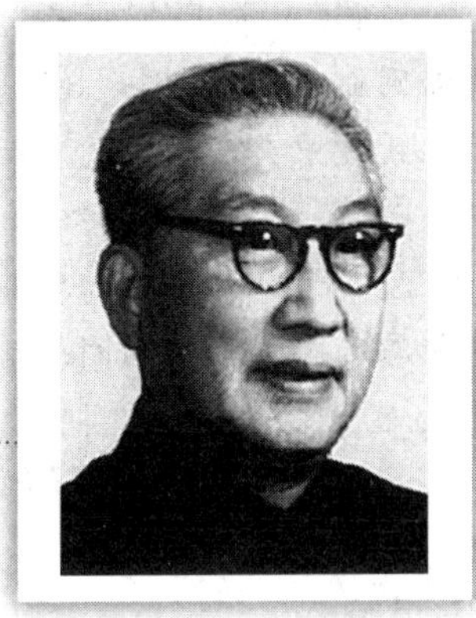

赵松泉医案

【生平传略】

赵松泉,男,1915 年 7 月生,北京市人,北京妇产医院主任医师。曾任中华全国中医学会理事及中华全国妇科委员会常委、北京中医学会顾问、北京中医药学术研究促进会理事、北京中医华侨咨询部顾问。

1935 年毕业于华北国医学院,行医近六十年,擅治妇产科经、带、胎、产各类疾病,经验丰富,医术精湛,造诣颇深。赵老对男女不孕症的诊治疗效显著,在国内外有一定声望,其治疗不孕症的经验曾获 1980 年科研成果奖,并屡经国内外专家学者重复推广。他创制的功血症排卵汤方及闭经排卵汤方曾在 1987 年及 1991 年世界医学国际学术会上发表并获得证书。发表医术论文四十余篇。

一、闭经排卵汤治愈闭经不孕症一例

苏某,女,27 岁。

初诊:1985 年 8 月。

主诉及病史:患者原发闭经,只有用人工周期才开始有月经来潮,以后又发展到用黄体酮月经也不能来,并有多毛症。妇科检查:双乳房不发育,子宫后倾、细长,如拇指大,活动、雌激素极度减低,经闭 4 年,转中医治疗。症状表现为精神抑郁,胸闷胁肋窜痛,心烦叹息,面黄有痤疮,腰痛便秘,口渴思饮,手足心热,夜寐不安。观其甲状腺软骨增大,毛发生长明显,四肢毛重,唇上见短髭。舌质暗有瘀斑,苔白,脉沉涩。

辨证:病因肝气郁结,疏泄失调,气机逆乱,气病及血,郁久则化热,郁热阻滞血脉,形成瘀结。且肝肾同源,肝血不能滋助肾阴,肾精亏损,胞脉失养,虚实夹杂,导致经闭及不孕等症。

治法:疏肝益肾,调理冲任。

处方:柴胡 6g　白芍 10g　赤芍 10g　坤草 10g　牛膝 10g　生蒲黄 10g　茜草 10g　红花 10g　丹皮 10g　首乌藤 10g　苏木 10g　归尾 10g　女贞子 10g　覆盆子 10g　乌贼骨 15g　仙灵脾 10g

水煎服。另外用益母膏、大黄䗪虫丸。序贯服药,每月 6 剂,汤药间隔服膏、丸药。

二诊:服药后,连续三个月月经周期已准,且痤疮消除,四肢体毛显著减少,月经周期 4～

5/30天，诸症皆已减轻，病愈并怀孕。

［按语］患者原发闭经发展到女性激素极度减低，患有多毛症、子宫幼稚及第二性征不发育，逐渐男性化。正如《医学正传》所云“月水全借肾水施化，肾水即乏，则经水日以涸”。此证属肝失疏泄，气滞则血瘀，郁久化热耗阴；且肝肾同源，木水不相既济，则肝肾虚损，胞脉失养；兼有肝火郁结，以致虚中夹实而经闭不行。所以治疗时肝肾兼治，拟以疏肝益肾、理气活血之法。方中用柴胡、赤芍、坤草、蒲黄、红花、苏木理气活血，疏通血脉；用淮牛膝、白芍、丹皮、首乌藤、归尾、女贞子、覆盆子补肝肾以滋阴益精；稍用仙灵脾之意在于壮水之中益阳以资助阴长，从阳引阴，资生化源。此方为自创闭经排卵汤之主方加减。

二、痛经排卵汤治愈内膜异位症不孕一例

林某，31岁，已婚。

初诊：1985年3月21日。

主诉及病史：患者痛经多年，经前3天开始胸胁作痛，小腹坠胀，嗳气太息。经期数日，腹中拘挛疼痛且以小腹较甚，连续数日，并有恶心、冷汗，每月用止痛针无效，必须俯卧，以致不能工作。痛经日渐加重，经来色紫暗，有血块，且来之不畅，血块排后腹痛稍减。月经中期乳胀、烦躁易怒。舌质紫暗，苔白，脉象弦滑。经本院及外院妇科检查：子宫后位，左骶韧带增厚，有触痛，诊断为子宫内膜异位症，合并原发不孕症5年。

辨证：肝郁气滞，气血瘀阻。

治法：疏肝理气，活血化瘀。

处方：柴胡6g　白芍10g　赤芍10g　泽兰10g　坤草10g　元胡6g　香附10g　木香6g　乌药6g　白芥子6g　牛膝9g　生蒲黄10g　五灵脂10g　刘寄奴10g　苏木10g　当归尾10g　王不留行10g

上方药每月服6～9剂，另加七制香附丸2袋，痛经丸2袋，益母草膏2瓶，经期加服丸药及益母草膏，每次1茶匙，日服2次。

上述药剂的服用方法：先测基础体温，在体温36.5℃以下时服药3日，停四五日；如基础体温维持36.5℃以上，说明药量已够，暂停汤药。如未怀孕，基础体温下降至36.5℃以下，在经期服药3日，如稀发闭经，中期基础体温不上升则多服3剂，直至基础体温上升3日以上则暂停药(以下各症均如此服药，即序贯服药法)。

二诊：1985年9月。据述经服上方药六个月，痛经大减。现已停经五十余日，妊娠试验(十)。以后足月分娩一女孩，产后诸症已愈。

［按语］此患者病由七情所伤，因肝郁气滞，气血瘀阻，血滞不畅，而经行后期、量少、色紫暗、有血块，血块排后腹痛则减；经前乳胀、烦躁易怒，皆因肝气郁结所致，因肝为刚脏，藏血，功主疏泄，若肝气郁结、气机不畅，不能帅血以畅行，瘀血滞于胞中而作痛。所以方中以柴胡、香附疏肝理气、开郁散结，且香附为血中之气药，能行气，有解六郁之功；白芍养阴柔肝，三药合用使肝木条达，斡旋大气，寓血病而能调气；用赤芍入厥阴肝经血分，泻肝火；合归尾、泽兰、元胡索、益母草、生蒲黄、五灵脂、刘寄奴、苏木、王不留行等行血中瘀滞，以治血气闭塞之肿痛，通则不痛；惟治血必先理气，故用木香行三焦，利气宽中；乌药行气消胀；白芥子辛温香窜，以调气温中，通络消肿；淮牛膝宣导下行，走而能补，既能补肝肾又能强筋骨。

三、功血排卵汤治愈崩漏及不孕症一例

陈某，女，31岁。

初诊：1986年10月。

主诉及病史：患者月经频至，一个月两三次，血崩量多，病已三年。每因劳累、生气即出血量多，有血块。此次阴道出血二十天不止，在外院做诊断性刮宫，病理检查为子宫内膜增殖型。初潮为十二岁，7～18天/20天，合并原发不孕症3年。症状表现为面色苍白，头晕耳鸣，失眠多梦，腰酸身倦，血崩量多，白带亦多(血红蛋白60g/L)。舌质略淡，苔白，脉象沉弦细(妇科检查：宫颈重度糜烂，子宫体前位稍小)。

辨证：阴虚血亏、冲任虚损引起崩中漏下。

治法：育阴养血，固摄冲任。

处方：煅龙骨25g　煅牡蛎25g　煅石脂15g　川续断10g　仙鹤草10g　旱莲草10g　白芍10g　生熟地黄炭各10g　女贞子10g　覆盆子10g　枸杞子10g　仙灵脾10g　山药12g　阿胶块12g(烊化)　茯苓12g　首乌12g　升麻炭6g　荆芥炭6g　地榆炭15g　侧柏炭15g　棕榈炭15g

水煎服(注：方首三味药先煎)

服法：每月6剂(经期、中期各服6剂)。在经期另服荷叶丸，每次2丸，日服2次，服5天。

服上方药后诸症减轻，月经周期已准，1月30日、2月29日、3月28日各行经一次。行经已正常三个月，且无量多不止现象。续服前方药去地榆炭等炭药，减去荷叶丸，经行周期准，已无不规则崩漏之患。末次月经4月27日，基础体温上升25天未降，妊娠试验阳性。

[按语] 此病为肝肾阴虚，偏于血虚，引起冲任虚损之血崩症。因阴虚肾精亏损，肝失所养，血虚不能滋养脏腑，则头晕耳鸣，失眠多梦，脉弦细；崩漏日久则面见苍白，呈现血亏之貌，故用煅龙牡、煅石脂以固摄，涵潜浮阳；熟地黄、阿胶、首乌、白芍、女贞子、旱莲草补肝肾之阴；仙鹤草、生地炭、荆芥炭、地榆炭、侧柏炭、棕榈炭止血；用枸杞子、覆盆子、仙灵脾、川续断补肾填精，摄纳肾气；佐以升麻升举脾胃之清气；加山药益肾强阴，健脾补带脉之虚而维系冲任，肝肾之虚庶可恢复，其自稳机能得以调节，使之"阴平阳秘"，达到月经按月来潮，崩漏随止，疾病痊愈而获怀孕的目的。

此方随症加减：属气虚下陷者加黄芪、党参、山萸肉、五味子；伴有血随气脱者，急用红参6g煎汤频服；偏阳虚者加补骨脂、葫芦巴、肉桂、熟附、肉苁蓉；偏肝肾阴虚甚者，加三甲；偏肝郁血热者加柴胡、香附、丹皮、茜草、蒲黄；偏湿热下注、经间出血赤带连绵者，加荆芥、椿皮、马鞭草、知柏；阴虚潮热者，加青蒿、地骨皮、河车粉；性功能低下者，加仙茅、鹿茸、巴戟、菟丝子；偏血瘀者，加红花、泽兰、汉三七、益母草、失笑散；瘀甚者，加三棱、莪术，间服大黄䗪虫丸；经行后错者，其间可服得生丹、调经丸、五子衍宗丸，然后在经期服主方加减化裁，序贯服药，每月六至九剂，服至周期正常三个月时则停药。其中属于功血不排卵经治愈的不孕症，俟排卵后停经40天时基础体温高相超过半个月，则有早孕之征象，须做妊娠试验，服培育汤，慎重保胎。

四、培育促孕汤治愈先兆流产与习惯性流产一例

崔某，女，30岁。

主诉及病史：结婚 11 年，孕 10 次，第一年滑胎，其后习惯性流产已九胎，皆在孕 40～60 天之间。开始淋漓出血，腰腹疼痛，至最后一天腹痛难忍，出血多而排出胚胎，其中 6 次胎囊完整，未清宫；有三次为不全流产，进行刮宫清理残留胎盘，经检验血清免疫(+)，男血型“A”，女血型“O”。患者素有月经先期、血量多、腰腿酸、宫颈中糜、白带多等症。妇科内诊检查子宫口有裂伤。这次从停经 40 天起服培育促孕汤五剂。

辨证：脾肾亏虚，气虚无以载胎，血虚失养。

治法：健脾益肾，峻补任督，固摄胎元。

处方：桑寄生 12g　菟丝子 10g　续断 10g　杜仲 10g　苎麻根 10g　山萸肉 10g　升麻 8g　山药 15g　椿皮 10g　芡实 10g　制首乌 15g　生地黄 10g

上方药清水浸泡 30 分钟，煎 30 分钟。每剂药煎两次。将两次药液混合，分两次温服。

用法：黄体不健者，排卵后第五天起服上方药 3～6 剂；基础体温高相 16 天者，服 5～10 剂，以预防流产。或妊娠后每月服上方药 10～15 剂，服 1～3 个月，或服至以前每次流产日期。

此患者先兆流产，阴道少量出血，色红无块，连服上方药 12 剂加莲房炭、侧柏炭各 10g、阿胶 15g，又于停经 70～100 天时服上方药 10 剂，即停药观察。从停经四个月起定期 B 超检查均正常，胎动胎心均属良好，至足月剖腹产一男婴，母子无恙。

[按语] 此方系自拟经验方，临床运用三十多年，曾授徒传习，推广应用，经反复验证疗效显著，痊愈率达 90%。方中升麻升提下陷之气；山药、芡实补任脉之虚；山萸肉补肾阴而秘精气；菟丝子、桑寄生、杜仲、续断补不足，强阴益肾以固胎元。若气虚不能固摄胎元者，加党参、黄芪各 12g；血虚者，加当归、阿胶块各 15g(烊化)，生地黄易熟地黄；肾阳虚者，加补骨脂、肉苁蓉，去生地黄；肾阴虚者，加女贞子、熟地黄；阴虚潮热者，加地骨皮、沙参；湿热者，加黄芩、黄柏；脾虚者，加白术 6g，茯苓 12g；恶心、胸闷、食少者，加石莲子、藿苏梗、砂仁；呕吐者，加佛手、清半夏、竹茹各 10g，去升麻、椿皮；胎漏出血者，加莲房炭、侧柏炭各 15g；腹痛者，加白芍 10g，甘草 3g。应禁房事；若出血，应卧床休息。

五、调冲促孕汤治愈月经失调、幼稚子宫及卵巢功能低下、习惯性滑胎、久不受孕一例

闻某，女，33 岁。

主诉及病史：原发性不孕 5 年。闭经、功血交替发作，伴痛经、心烦抑郁、乳胀腰酸、失眠多梦。中西医治疗 5 年未效。

诊查：诊见无排卵闭经三个月，面色萎黄无华，唇有短须，腿有长毛。舌质淡，苔薄，脉沉细。

辨证：证属肾精不足，冲任虚损。

治法：治当滋肾益气，补血生精，充盈化源，谐调冲任。

处方：当归 10g　熟地黄 10g　白芍 10g　太子参 10g　巴戟天 10g　菟丝子 10g　枸杞子 10g　仙灵脾 10g　山萸肉 10g　覆盆子 10g　制何首乌 10g　山药 15g　紫河车粉 3g(兑服)　鹿角霜 10g

上方药用清水浸泡 30 分钟后，煎煮 30 分钟，取汁，每剂煎两次，将两次煎液混合。

按月经周期，依据基础体温序贯服药，连服 3 剂，间隔 3 天再服 3 剂，共服药 9 剂。基础体

温突然呈高相，即孕育卵泡而出现真机期排卵，月经正常，服药两个月，病愈而怀孕。后正常顺产一男婴，母子皆健。

［按语］本方为自拟经验方。方中当归养血调经，以通气血；白芍敛阴柔肝，通顺血脉；川芎搜肝气以活血；熟地黄滋补肾阴；太子参补气养胃以滋化源；菟丝子、枸杞子、覆盆子、何首乌填精益髓；巴戟天、淫羊藿峻补命门，从阴引阳；紫河车血肉有情之品，大补奇经；鹿角通督脉，振兴阳气以化阴。对于偏气虚者，可将太子参易党参 12g，加黄芪 15g；对血虚者，加阿胶 15g；阳虚者，加附子 9g、肉桂 3g、补骨脂 10g、仙茅 10g；阴虚内热者，加龟版 15g，生地黄、丹皮、女贞子各 10g；月经量少者，加益母草 12g，鸡血藤、川芎各 10g；月经量多者，加茜草炭 6g、乌贼骨 15g、侧柏叶 10g；形寒肢冷者，加桂枝、葫芦巴各 10g；腹冷者，加乌药、小茴香各 10g，吴茱萸 6g；纳少者，加白术、甘松各 10g，白豆蔻 3g；便溏者，加茯苓 13g、焦苡仁 15g；白带如水者，加芡实 15g、乌贼骨 15g。

六、祛湿促孕汤治愈盆腔炎症一例

石某，女，28 岁。

主诉及病史：因患宫外孕，左侧附件切除后腹痛腰酸，腹胀；白带多，色黄褐质黏稠；下肢浮肿，尿短赤；经行不畅，血色紫黑。

诊查：脉弦滑，舌质红，苔厚腻。妇科检查：右侧附件稍紧，压痛（+），有粘连。西医诊断为慢性盆腔炎、输卵管不通。

辨证：脾不运化，湿热壅遏。

治法：治拟清热利湿，软坚散结。

处方：瞿麦 10g　萹蓄 10g　车前子 10g（布包）　败酱草 10g　草河车 10g　冬葵子 10g　马鞭草 10g　萆薢 10g　通草 3g　元胡 6g　川楝子 6g

上方药煎煮 30 分钟，共煎两次，将两次药液混合，每月按经期、中期各服 3～5 剂，每日 1 剂，分 2 次温服，共服药 6 个月。药后取得显著疗效，以上各症消除，病愈而怀孕，后正常分娩，产一男婴，母子无恙。

［按语］本证病机为肝郁化热、气滞血瘀，兼见湿热下注。方中瞿麦、萹蓄除心火，利小便；冬葵子甘寒清热利湿；败酱草、蚤休解毒消肿，清热消炎；马鞭草行血凉血，消肿散痛。运用本方尚需临症加减：若有低热，包块增厚者，加鳖甲 15g，穿山甲、青蒿、地骨皮各 10g；若血瘀经量少者，加丹皮、丹参、益母草、五灵脂、蒲黄各 10g；若赤褐带多者，加茜草炭、蒲黄炭各 6g；若白带多者，加椿皮、鱼腥草各 10g；若输卵管不通者，加王不留行子、路路通、皂刺、地龙、地鳖虫各 10g；若有盆腔脓肿或炎性包块疼痛者，加犀黄丸 3g，或活血消炎丸一袋分两次随汤药吞服；若宫颈有炎症、湿热带下者，另用冲洗药方：苦参、芒硝、蛇床子、凤眼草各 30g，明矾 10g（分两次溶化）；有滴虫、霉菌者，加百部、雄黄、苦楝皮各 10g；若输卵管不通者，可大便后保留灌肠半小时，药用败酱草、草河车、马鞭草、苦参、莪术各 10g，水煎两次为 200ml，100ml 每日一次，每日灌肠 6～8 次，三个月为一疗程。

七、祛寒促孕汤治愈慢性湿寒性盆腔炎症一例

周某，女，31 岁。

主诉及病史：患慢性盆腔炎，原发不孕8年。内膜异位症及右侧输卵管不通，后穹隆可触及结节。痛经逐年加重。

诊查：症见少腹疼痛，喜热喜按。脉沉弦，舌苔白、根厚腻。

辨证：证属寒湿为病。

处方：橘核10g　荔枝核10g　炒枳壳12g　茯苓15g　薏苡仁30g　小茴香10g　乌药10g　香附10g　吴茱萸6g　元胡6g　白术6g　木香6g　艾叶6g　桂心3g

上方药煎煮30分钟，每剂煎两次，将两次药液混合备经期1～3天服药，每日1剂，分2次温服。如有月经周期者，于第11～13天再服3剂，如无月经周期可再服3剂。每月服6～9剂。患者服上方药半年后，身倦畏寒肢冷及腰腹冷痛已除，肿块结节亦消，痊愈而怀孕。

［按语］ 该证病机为寒湿凝滞，气不宣通，瘀血渐成。故方中用吴茱萸、茴香温中散寒；乌药、香附、木香理气通滞；橘核、荔枝核、枳壳行气散结；元胡入厥阴血分以行气止痛；茯苓、薏苡仁淡渗利湿；艾叶、桂心暖宫温阳。全方共奏温中散寒、理气止痛之效。运用本方应随症加减：若白带清稀者，加薏苡仁、芡实各15g；脾虚浮肿、便溏者，加党参、补骨脂各10g，茯苓12g；血虚量少者，加当归、熟地黄各10g，川芎6g；包块与片状增厚者，加昆布、海藻、芙蓉叶各10g；另外亦可用香附、小茴香各60g，食盐1kg炒热装布袋热敷腹部。

八、孕吐和胃饮治愈妊娠恶阻一例

张某，女，29岁。

初诊：1980年10月30日。

主诉及病史：患者已孕两月余，末次行经为8月14日。近三日孕吐加剧，恶心呕吐，食后即吐，伴有头晕目眩，口干思饮，四肢发凉，腰酸思睡，心慌心悸，胸闷气短，下腹隐痛，尿少便干，白带多，尿酮体化验阳性。

诊查：面色萎黄不泽，双目无神，目眶略有凹陷，唇干苔薄，上肢皮肤发干。脉象细滑无力。

辨证：本病属脾虚胃弱、气阴两虚之重度恶阻。

治法：健脾养胃、和中增液法。

处方：党参10g　白扁豆12g　芡实12g　甘草3g　白芍10g　生地黄10g　石莲子10g　天冬10g　藿苏梗各6g　苏子5g　砂仁3g　玫瑰花3g　代代花3g　竹茹10g　佛手10g

每日1剂，连服3剂，曾配合静脉输液。

二诊：1980年11月14日。药后恶心呕吐皆减轻。稍进饮食，他症均已好转，尿酮体(－)，望面色及目眶较前润泽、充实，脉亦见滑而有力。原方药又连续服5剂，再诊称孕吐已愈，无续发。

［按语］ 患者自孕两个月后，即有恶心呕吐，曾因劳累呕吐甚剧，已有三日。此因脾虚胃弱，健运失司，胃气不降，胎气上逆，故见呕吐甚频，不能进食；久吐津液耗损，即出现尿少便干、口干等症；继而出现严重的皮肤干枯、目眶凹陷等脱水之象。因土虚脾气不足，故见体瘦，胸闷气短，倦怠心悸。舌淡苔薄，脉滑无力。此属脾虚胃弱、气阴两虚的重度恶阻。治疗则以健脾养胃、和中增液以顾后天之本，脾健胃能受纳水谷以营养全身。方中党参、白扁豆、甘草健脾补气而宁心；石莲子、芡实补肾健脾养胃，补益任脉之虚，固胎止带；用生地、天冬、白芍养阴益胃，补充耗损津液之不足；苏子以降胃气止逆，吾师施今墨先生常用对药玫瑰花、代代花芳香化浊，

开胃醒脾；藿苏梗以运脾和中；苏子以降胃气；佛手、砂仁、竹茹行气调中止呕。此方可随症加减：如肝郁化热者，去党参、扁豆、石莲子、芡实，加芩连、杷叶、芦根；偏痰湿重者，加清半夏、茯苓、陈皮；口渴便结者，加石斛、全瓜蒌；饮食不消者，加神曲。

九、妊娠消肿汤治愈羊水过多症一例

张某，30岁。

初诊：1986年5月。

主诉及病史：患者怀孕4次，前3次，每于孕5个月时因急性羊水过多，拍X线片检查发现胎儿畸形而引产死胎。此次从妊娠四个月症见面目及四肢虚浮肢冷、面色浮黄，神疲乏力，胸闷腹胀膨满，饮食减少，大便溏薄，小溲不利，腹围日益增加，B超示：羊水过多。

诊查：脉濡滑、舌苔水滑，舌质淡。腹部张力甚大。

辨证：其发病机理为脾肾两虚。脾主运化，脾虚不能运化水湿，肾气虚则不能温阳化水，且肺与膀胱为水之上下源，肺失肃降，膀胱气化失司，不能宣通水道，以致水停胞中，形成羊水过多。

治法：健脾益肾，利水消肿。

处方：茯苓15g　炒白术6g　山药15g　白扁豆15g　石莲子10g　川续断10g　桑寄生10g　补骨脂10g　冬瓜皮15g　大腹皮15g　桑白皮10g　抽葫芦15g　防己6g　苎麻根10g　车前子10g(布包)　天仙藤10g　冲天草10g

以上方药每日一剂，早晚分服。共服9剂，诸症悉减，并控制羊水增长，次月继服药9剂，以巩固疗效。于孕6个月复查：B超羊水平段6cm，已恢复正常。前后共服药30剂，至近月顺产一男孩，发育良好，母子皆无恙。

［按语］本病因脾胃虚弱，运化失职，水湿停聚，泛溢经络肌腠而为肿；妊娠经血壅闭以养胎，若胎中夹水而成胎水，且肾阳不振，不能上温脾阳、下输膀胱，水道不利，使水液潴留而成肿胀。治宜健脾行水，药用：白术、山药、扁豆、茯苓、大腹皮、冬瓜皮、车前子、葫芦、防己等药。由于养胎必兼固肾，因此用川续断、石莲子、桑寄生、苎麻根及补骨脂温阳化气，上方诸药健脾益肾以行水而奏效。

十、吐衄顺经汤治愈倒经一例

徐某，女，19岁。

初诊：1988年11月。

主诉及病史：近一年月经失调，愆期而鼻衄，错经妄行，吐衄血色红，面颧热赤，心中烦热易怒，口燥咽干，寐中多梦，小便短赤。

诊查：舌尖红无苔，脉弦稍数。

辨证：患者属阴虚体质，肝肾阴虚，水不涵木，血热内壅，迫血妄行，上冲阳经之络而鼻衄。

治法：育阴清热、凉血顺红，引血下行而不妄逆。

处方：大生地黄15g　元参12g　沙参12g　白芍12g　丹皮10g　白茅根30g　茜草9g　藕节炭15g　女贞子10g　旱莲草10g　黄芩6g　侧柏炭9g　怀牛膝10g

上方药每月服6剂，忌食辛辣及刺激性食物。药后3个月再诊称吐衄血止，月经亦趋正常，其余咽干口燥、面红溺赤、心中烦热已除而病瘥。

[按语] 本病患者素体肝肾不足，水阴虚则虚火上炎，热邪久羁，更耗伤营阴，以致水愈亏、火愈旺，则热迫血妄行于上而吐衄。治以滋养肝肾之阴，清营宁血。药用沙参、生地黄、女贞子以滋阴，俾水升火降；丹皮、元参、茅根、黄芩凉血泄火；旱莲草补肾益阴；白芍酸以敛阴；茜草、藕节炭、侧柏炭以凉血止血；怀牛膝入肝肾二经以宣导下行。综上药有滋养肝肾之阴，使之"阴平阳秘"而得痊愈。此方临床还可用于经行期吐衄与经前吐衄、月经超前量多，或月事愆期以及闭经不行等，属于阴虚夹热邪伤及血络所致之症。若血虚，面色㿠白者，则去丹皮、生地黄，加当归 10g、枸杞子 10g、熟地黄 12g、阿胶块 15g(烊化)；出血多者，加阿胶珠 10g、侧柏炭 10g、三七面 3g 冲服，外用嫩桃叶数片，捣烂加上少许云南白药(或三七面)塞鼻孔中固定片刻，亦能起到局部止血作用。

(赵光燕整理)

[编者评注] 赵老治疗各种不孕症有丰富的经验。他拟定的排卵汤从肝脾肾入手兼顾他症，取得良好的疗效。特别是结合西医学排卵期基础体温测定情况，分期服药，说明中药对调整内分泌能起到重要作用。临症中也仍依照个体差异有所侧重，或以调肝为主，或以益肾为主，或从健脾，或从滋补阴血，或兼活血化瘀，或兼清热利湿、升清降浊，或兼温阳散寒等等，再加外用洗剂、灌肠、脐腹外敷，使不孕这一疑难病症有了较为可靠的治疗方法。

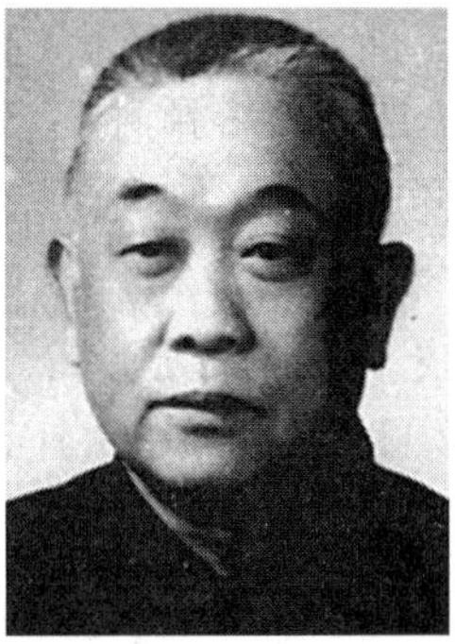

郭士魁医案

【生平传略】

郭士魁(1915—1981),北京市人,共产党员,主任医师。为中国人民政治协商会议第五届全国委员会委员,全国劳动模范。曾任中华全国中医学会理事,北京医药总公司顾问,中国中医研究院西苑医院副院长,西苑医院心血管病研究室主任。

郭老从事中医药事业四十余年,自幼习药,后跟随名中医赵树屏学医,又受孔伯华的指点,具有极丰富的临床实践经验。20世纪50年代后期,他由大方脉转攻心脑血管病,主动与阜外医院、中医学院药厂、同仁堂药厂等很多单位协作,在长期合作中结识了不少著名西医药专家,促进了中西医团结合作,为20世纪70年代北京地区中西医结合防治冠心病奠定了基础。他治学严谨,技术精益求精,把很大精力放在临床上,为了提高疗效,他精选和自拟中药方剂及对中药进行实验研究,先后研制成十几种制剂,如川芎碱、冠心Ⅱ号方已推广全国,其中冠心Ⅱ号方的研究获得卫生部部级成果奖。他主持研制快效治疗心绞痛的宽胸气雾剂获全国医药卫生科学大会奖、卫生部乙级成果奖。他晚年积累了大量治疗心脑血管疾病和老年病的经验,是中医学宝库中的珍贵财富。

一、辨证治愈心悸、怔忡、胸痹(心肌炎)三例

例一　清热解毒养心案。

郭某,女,23岁。

初诊:1978年7月3日。

主诉及病史:咽痛、心慌气短,活动后加重5天。缘4日前始有咽痛发热,继而心慌气短,活动后加重。门诊检查血沉23mm/1h。心电图T波Ⅱ、Ⅲ、aVF及$V_{1\sim5}$导联倒置。咽部充血,扁桃体肿大。西医诊断为上感、心肌炎。

诊查:体温38℃,脉滑数,脉率100次/分。舌质胖薄,苔黄。

辨证:外感心悸。

治法：清热解毒养心。

处方：丹参 30g　板蓝根 30g　太子参 15g　元参 12g　麦冬 10g　远志 10g　五味子 10g　桔梗 10g　当归 10g　陈皮 10g　柏子仁 15g　茯苓 12g　连翘 12g　竹茹 10g　莱菔子 10g　焦三仙 30g

二诊：7 月 19 日。药后精神、食欲好转，活动后仍感心慌，时有下肢关节痛，体温 37～37.8℃。脉舌诊同前。

处方：党参 18g　麦冬 12g　当归 15g　丹参 24g　川芎 12g　大青叶 15g　板蓝根 15g　元参 15g　海桐皮 15g　秦艽 12g　柏子仁 10g　五味子 10g　忍冬藤 24g　甘草 6g

三诊：8 月 23 日。8 月又一次外感，症状反复。血沉 38mm/1h。抗"O"1∶800，心电图有好转，体温正常，关节痛减轻。活动后仍心慌，静止时心率 76 次/分。

处方：丹参 30g　党参 15g　麦冬 12g　北沙参 15g　柏子仁 12g　五味子 6g　茯苓 15g　当归 12g　细生地黄 24g　桂枝 6g　海桐皮 12g　片姜黄 12g　羌活 12g　牛膝 15g　双花 18g　板蓝根 15g

四诊：9 月 10 日。一般情况均好转，无明显心慌，血沉 10mm/1h。抗"O"阴性。心、脉率 70 次/分。继用上方药。

五诊：9 月 27 日。继服药两周后，自觉症状消失，心电图明显好转为大致正常。心、脉率 70 次/分，带方出院，巩固治疗。

例二　益气养阴、清热解毒宁心案。

张某，女，32 岁。

初诊：1975 年 2 月 27 日。

主诉及病史：心慌气短胸闷反复加重 9 个月。缘 1974 年 5 月自然流产后即有低热、咽痛及关节痛，活动后心慌、气短胸闷。心跳达 120～140 次/分，某医院检查心电图有广泛 ST-T 改变，诊断为心肌炎。曾服激素及中药，症状一度好转。停药和劳累后症状反复，心跳 140 次/分。

诊查：精神差。体温 37℃。脉细数，脉率 90 次/分，舌质淡红，苔黄腻。心电图不正常：ST-T 改变。

辨证：心悸，气阴两虚，余热未尽。

治法：益气养阴，清热解毒宁心。

处方：党参 25g　元参 15g　北沙参 25g　生地黄 15g　败酱草 25g　麦冬 15g　莲子心 10g　远志 10g　枣仁 10g　大青叶 18g　珍珠母 30g　菖蒲 12g　甘草 10g

二诊：3 月 12 日。心悸胸闷有好转，活动仍明显不适，心率 120 次/分，乏力，睡眠差。脉沉细，舌质淡红苔白。

处方：党参 25g　北沙参 25g　元参 15g　生地黄 15g　麦冬 10g　莲子心 10g　远志 10g　炒枣仁 10g　败酱草 25g　大青叶 18g　菖蒲 12g　珍珠母 30g　甘草 10g

三诊：3 月 31 日。心悸减轻，活动后胸闷，心率最高 100 次/分。舌质正常，苔薄白，脉沉细，脉率 80 次/分，律齐。继用前方药。

四诊：4 月 19 日。仅在活动后心率加快，安静时 70 次/分，心电图已正常。操持一般家务无明显不适。带方出院巩固治疗。观察随访半年无反复。

例三　益气育阴、清热解毒案。

郭某，男，34 岁。

初诊：1978 年 9 月 20 日。

主诉及病史：胸痛，心慌气短，高烧日渐加重5天。9月15日始高烧39℃，伴胸痛、心慌气短，病人半坐位。急诊入院。

诊查：病人呈衰竭状，胸部心尖搏动不明显，心界向两侧扩大，心音遥远，心率106次/分，心尖部收缩期杂音2级，胸骨左缘3～4肋间闻心包摩擦音。胸部X线透视：心影中等度扩大呈烧瓶状，心缘正常弧形消失，心膈角度钝，超声波诊断：心包积液。白细胞 $15.3\times10^9/L$，分类：中性粒细胞0.81，淋巴细胞0.8，血沉12mm/1h。血培养两次均为金黄色葡萄球菌。心电图示：低电压，ST段Ⅱ、ⅢaVF，$V_1\sim V_5$ 导联抬高。患者呼吸急促，唇紫。舌质红，苔薄黄，中心剥脱，脉细弦。西医诊断为急性心肌心包炎。

辨证：心悸，心阴不足。

治法：益气育阴，清热解毒。

处方：补心丹加当归六黄汤加减。

当归12g　黄芪15g　生地黄18g　党参18g　丹参18g　尾连12g　黄芩12g　黄柏10g　麦冬15g　远志10g　甘草6g　桑白皮15g　生石膏30g

二诊：9月27日。体温37.2℃，自觉症状渐好转，胸闷，心前区痛缓解，心包摩擦音消失，心音增强，心率80次/分。继服前方药。

三诊：10月4日。无明显不适感，只偶有心前区不适感。检查心界缩小，心音增强，偶有心律不齐，房性早搏1～3次/分。舌质暗紫，苔薄黄，脉弦细。心电图低电压。继服上方药。

四诊：10月16日。胸片对比观察：心影明显缩小并已大致正常。无明显不适感，继用上方药。

五诊：11月3日。病情稳定，无任何不适感。心律齐，胸透心界正常。心电图：低电压。血培养两次，阴性。白细胞正常。继续予养心健脾之剂，巩固疗效。

六诊：11月20日。体力完全恢复，食欲好，每日主食一斤半。心肺听诊透视均正常。复查白细胞正常，第三次血培养阴性。无任何自觉不适。带方调养善后，痊愈出院。

［按语］ 西医诊断的心肌炎也是常见病，属中医的"心悸"、"怔忡"、"胸痹"范畴。病因多为外感时邪疫气、热毒内陷心包、耗损心阴心气，或外感风寒风热之邪，久则入里耗损阴液；临床常与病毒细菌感染、风湿活动有联系。其表现多为长期低热、盗汗或自汗、五心烦热、咽峡炎及心悸气短胸闷胸痛、脉数或结代。治疗时应充分认识邪热滞留的危害性，应在养阴清热解毒基础上辨证用药，方可取效。

二、清热豁痰、活血熄风治愈风痱瘖痱三例

例一　清热豁痰、熄风活血案。

史某，女，31岁。

初诊：1976年7月9日。

主诉及病史：右侧偏瘫，尿失禁14天，失语4天。两周前有头痛头晕、低热乏力等上感症状，7天后突然眩晕欲倒，卧床不起，次日发现口角流涎，右口角低于左侧、眼睛发直，眼球不能转动，尿失禁。以后逐渐四肢活动无力，以右侧为重，大便失禁。曾做脑脊液、脑电图、脑超声波检查均无异常。7月5日不会讲话，但懂语意。某医院会诊：脑电图左额颞部慢波病灶，广泛中度异常，为神经系统弥漫性脑病变。诊断为脱髓鞘病，建议激素治疗，患者及家属不愿接受而转我院治疗。

诊查：神志清，营养发育中等，颈软，右鼻唇沟浅，右口角低，额纹存在，运动失语，双上肢活动无力、迟钝；左下肢肌力1级，肌张力低下；左下肢活动迟钝，肌力低，能引出病理性腱反射。脉沉细，舌体瘦小，质红少苔。

辨证：风痱，瘖痱，为痰火阻络。

治法：清热豁痰，熄风活血。

处方：制胆南星12g　半夏12g　陈皮10g　菖蒲12g　马尾连12g　黄芩12g　钩藤25g　蝉蜕6g　莲子心10g　桑枝30g　天竺黄10g　鸡血藤25g　威灵仙20g

川芎1号碱5g加入5%GS 200ml静脉点滴，每日一次。

二诊：7月31日。服上方药9剂后，病情明显好转。已能连续说出几句话，双上肢活动较灵活，右手可执匙饮水，右腿可自行站起，二便基本控制。上方药共服20剂，输川芎碱20次后停用。现讲话基本恢复正常，能自由翻身，扶物下地能走动数步。惟近日出现不易控制的发笑、兴奋、欣快感，食纳增加，出汗多。舌暗红，脉沉细。证属气阴两虚，心阳偏亢，治宜养阴益气，活血通络。

处方：生地黄18g　麦冬12g　石斛12g　党参30g　陈皮10g　半夏10g　茯神15g　葛根15g　当归10g　川芎15g　丹参18g　生芪15g　枳壳10g　鸡血藤18g　五味子10g

三诊：8月9日。服上方药8剂后，已能自行走5米左右，生活基本自理，欣快感减轻，仍易兴奋紧张，病理反射消失。继服上方药共20剂。

四诊：9月1日。查脑电图为正常范围，为巩固疗效继服中药，并静脉点滴中药制剂“冠心Ⅱ号”10天。

处方：党参30g　生地黄18g　黄芪18g　麦冬12g　当归12g　川芎12g　丹参18g　陈皮12g　牛膝18g　半夏10g　茯神15g　葛根10g　川断15g　五味子10g　鸡血藤18g

于1976年9月17日恢复正常，痊愈出院。

例二　益气育阴、清热熄风、活血通络案。

陈某，男，50岁。

初诊：1977年2月3日。

主诉及病史：走路不稳、语言不清反复加重四个半月。1975年9月中旬曾发热38℃，月底始有走路不稳，夜间尤甚，进行性加重。10月中旬出现语言不清，写字、拿筷不稳，进食呛咳。11月往外地某神经科医院，当时检查左$V_{1\sim2}$感觉减退，左混合性耳聋，双眼有小幅度水平性眼震，四肢肌力均低，以左侧为重，共济失调也以左侧明显，Romberg试验示摇摆不能沿直线行走。脑脊液检查正常范围。住院曾用抗生素、激素及细胞活化剂治疗七十天，病情好转，除直线行走较差和偶觉头昏外，共济失调、眼球震颤基本消失，但停激素后3天，一切症状又渐加重，复用激素，症状又好转。如此反复7次，现仍用激素及维生素治疗，出院诊断为脱髓鞘病。

2月3日来院就诊时仍头晕，不能自己走动。

诊查：膝关节发紧，走路不稳，直线走路困难。Romberg征阳性。左侧病理反射可疑阳性。脉沉细，舌胖质暗红，苔薄黄。西医诊断为脱髓鞘病。

辨证：气阴两虚，风热内蕴，经络闭阻之风痱。

治法：益气育阴，清热熄风，活血通络。

处方：葛根25g　丹参25g　威灵仙18g　生地黄15g　生芪30g　知母12g　黄连10g

陈皮 12g　红花 6g　百合 6g　元参 15g　双花 15g　蝉蜕 6g　鸡血藤 15g　珍珠母 30g　甘草 6g

停服激素。

二诊:1977 年 8 月 26 日。上方药服用半年,诸症均减轻,病情稳定,未再反复。脉沉弦细,舌暗胖,苔白。再予益气养阴,活血通络清热剂。

处方:川芎 15g　葛根 24g　丹参 30g　生芪 30g　红花 10g　当归 15g　生地黄 15g　百合 15g　知母 10g　黄柏 15g　陈皮 10g　续断 15g　忍冬藤 18g　仙灵脾 18g　威灵仙 25g

病人回外地,嘱其守方用药。

三诊:患者从外地来京复诊。上述症状基本消失。1988 年 1 月 15 日请神经科会诊复查,未见异常。只觉快步行走不灵活。嘱病人间断服上方药(每周两三剂)两三个月。

例三　益气活血、健脾祛风案。

牛某,男,42 岁。

初诊:1977 年 10 月 4 日。

主诉及病史:双下肢无力,活动受限月余,反复加重 6 天。患者三个月前曾患风湿性心脏病并发心房纤颤,服洋地黄治疗,房颤被控制。9 月初自觉腰酸痛,双下肢无力,但能自由走动。9 月 29 日晚睡醒后发觉双腿无力加重,不灵活。几天后稍有好转。10 月 3 日晚双下肢酸重不适,活动受限并逐渐加重,不能活动。急症入院。

诊查:体温 36.8℃;脉搏 70 次/分,律齐;血压 140/90mmHg。神经系统检查:颅神经正常,双三、二头肌反射减弱,腹壁反射消失,左提睾反射消失,四肢瘫痪,肌力 1～2 级,踝阵挛阳性,感觉正常。其他病理反射未引出。脑脊液检查正常。舌暗红,苔黄腻,脉弦细。

辨证:风瘫、心悸。气阴两虚,痰阻血瘀。西医诊断为脱髓鞘病、风湿性心脏病。

治法:益气活血,健脾祛风。

处方:黄芪 20g　当归 12g　白术 15g　茯苓 20g　桂枝 10g　赤芍 18g　生地黄 15g　肉苁蓉 12g　制附片 10g　葛根 20g　鸡血藤 15g　威灵仙 15g

冠心Ⅱ号(中药制剂)10g 加 10%G S 250ml 静脉点滴,每日 1 次。

二诊:10 月 12 日。服上方药后,症状明显好转,双上肢近端可抬起,肌力 3～4 级;下肢活动明显进步,肌力 4 级,腱反射弱,病理反射未引出。血钾正常。复查脑脊液正常。院外专家会诊认为是不典型的脱髓鞘病。舌暗苔黄,脉弦细。

处方:黄芪 18g　当归 12g　白术 15g　云苓 18g　桂枝 12g　葛根 18g　苏叶 10g　芥穗 6g　板蓝根 15g　肉苁蓉 12g　威灵仙 15g　制附片 10g

三诊:10 月 25 日。晚上看电视较累,昨晚又发现下肢酸重无力,伸屈不灵,肌力降至 3 级,腱反射亢进,可引出双踝阵挛。颅神经及感觉系统正常,病理反射未引出。舌质暗,苔薄黄,脉弦细。

处方:上方加全蝎 10g、地龙 2 条。

四诊:11 月 2 日。近日来身体恢复较快,上肢活动基本恢复正常,下肢也明显进步,只左侧欠灵活。舌质淡红,苔薄白,脉细。上方加固表益气之党参 15g、桂枝 10g、防风 10g。

五诊:12 月 8 日。近日病情好转,双上肢活动灵活,无不适感。双下肢仍觉沉重。舌淡红,苔薄白,脉细弱无力。拟加强温肾阳、活血通络之剂。

处方:黄芪 18g　川续断 15g　桂枝 12g　牛膝 15g　红花 10g　白术 12g　生地黄 18g

地龙 15g　菟丝子 18g　巴戟天 10g　络石藤 10g　鸡血藤 15g　仙灵脾 12g　肉苁蓉 12g　威灵仙 25g

六诊：1978 年 1 月 4 日。四肢活动自如，走快时偶有步态不稳。病情稳定月余未反复。神经系统检查正常。痊愈出院。

［按语］ 脱髓鞘病是较少见而又难治易反复的疾病，属中医风瘫、痱瘫、萎瘫范畴。常因病人气阴两虚，或脾肾不足、筋骨失养，或因外感时疫邪热入里，痰热郁结阻塞经络或阴虚内热而生风。因此本病都有本虚，标证多为痰、热、风。急性期以治标为主，清热祛痰、活血通络或标本兼治；恢复期以治本为主，益气养阴、健脾补肾、扶正固本，以巩固疗效。

三、活血通络、补肾开窍治愈中风后遗症一例

李某，男，58 岁。

初诊：1979 年 3 月 8 日。

主诉及病史：1978 年 4 月患脑梗塞，左侧肢体瘫痪。现走路蹒跚，需人扶持方敢迈步，左足擦地移动，左上肢活动不灵、反应迟钝，嗜睡，二便不能自控。

诊查：体胖，表情呆滞，语言謇涩，回答问题迟缓或不切题。舌体胖质暗，苔白腻，脉沉弦。

辨证：肝肾虚，风中经络。

治法：活血通络，熄风补肾。

处方：川芎 15g　葛根 20g　丹参 30g　威灵仙 20g　红花 10g　络石藤 15g　菖蒲 12g　郁金 15g　生黄芪 30g　茺蔚子 30g　菟丝子 25g　金樱子 15g　女贞子 12g　全蝎粉 1g　蜈蚣粉 1g

后二味分冲服下。

二诊：1979 年 3 月 29 日。服上方药 16 剂，精神好转，回答问题较流畅，错话减少，遗尿现象减轻，步履仍艰难，嗜睡。脉沉弦，舌胖苔薄白。治法同前。

处方：川芎 15g　威灵仙 20g　葛根 20g　丹参 30g　络石藤 15g　红花 10g　茺蔚子 30g　金樱子 15g　菟丝子 20g　益智仁 10g　牛膝 15g　郁金 12g　珍珠母 30g　全蝎粉 1g　蜈蚣粉 1g

后二味冲服。

三诊：1979 年 5 月 17 日。服上方药 40 剂。四肢活动明显进步，可自行庭院散步，小便可以节制，能听懂广播，可视读报纸标题。但表情仍呆滞，讲话少。自觉下肢无力，双足发凉，口干。舌胖质暗苔白，脉沉细而弦。仍以补肾活血通络为主，上方加麦冬 12g、玉竹 12g。

四诊：1979 年 6 月 7 日。一般情况明显好转，睡眠减少，表情活跃，回答问题较流利，二便基本控制。舌胖暗苔白，脉沉细而弦。

处方：川芎 15g　葛根 20g　威灵仙 20g　络石藤 15g　首乌 12g　女贞子 15g　枸杞子 15g　黑芝麻 15g　黑桑椹 12g　忍冬藤 20g　泽泻 15g　牛膝 15g　菟丝子 12g　当归 10g　车前草 10g

五诊：1979 年 7 月 17 日。讲话较前连贯清楚，下肢活动较前灵活，可自由散步，二便完全控制。舌胀暗，苔薄白，脉沉细而弦。

处方：川芎 15g　葛根 30g　威灵仙 20g　丹参 20g　络石藤 15g　黑芝麻 12g　女贞子 15g　枸杞子 20g　金樱子 20g　忍冬藤 20g　泽泻 15g　牛膝 15g

六诊:1979 年 8 月 16 日。患者精神好,情绪活跃,能主动与人打招呼,讲话较流利,回答切题,能持续读书报 30 分钟,食欲好。二便正常。可依杖到远处独自散步,头顶秃处已生黑发。舌质暗,脉沉细略弦。患者提出带方返乡治疗。

处方:川芎 15g　丹参 30g　当归 15g　威灵仙 20g　络石藤 15g　忍冬藤 20g　菟丝子 30g　女贞子 15g　金樱子 12g　首乌藤 15g　红花 10g　黑芝麻 10g　黑桑椹 12g

[按语] 本例中风后一年,久病气血虚亏,尤以肾虚明显,如腰腿酸软、二便不固。肾生髓,脑为髓之海,肾虚则脑髓空。病人有精神呆滞、智能低下、反应迟钝等症状,治疗应以平肝熄风、活血通络、补肾固本为主。肾足则脑髓充,筋骨健。活血通络则气血流畅,经络通行,使语言能力及瘫痪的肢体得到较快较好的恢复。

四、扶正祛邪、开窍固脱治愈中风中脏一例

尹某,男,46 岁。

初诊:1976 年 12 月 25 日。

主诉及病史:突然昏仆而不省人事 7 天。住某医院做腰穿检查,脑脊液为血性,诊断为脑出血。

诊查:患者深昏迷,肢体呈强直性瘫痪,左侧肢体略有抽搐,汗出,呃逆,舌卷,牙关紧闭。舌质红,脉弦缓。

辨证:证属中风中脏,由闭转脱。

治法:拟扶正祛邪。以平肝熄风、芳香开窍为主,佐以益气固脱。

处方:

(1)天麻 10g　钩藤 20g　菊花 12g　桑寄生 20g　防风 10g　威灵仙 15g　秦艽 12g　元参 15g　竹叶 10g　丹皮 15g　黄连粉 3g(分冲)　莲子心 10g　石菖蒲 10g　郁金 12g　全蝎 4g　蜈蚣 2 条

(2)局方至宝丹 1 丸,苏合香丸半丸,一日 2 次。

(3)生黄芪 30g、山萸肉 12g、玉竹 20g,水煎,每日分 2 次服下。

服药 3 天后,脱闭症状均有好转,牙关紧闭、四肢抽动均有减轻,出汗减少。舌质红,脉弦缓。原方去菊花,加生石膏 20g、羚羊角粉 1g。局方至宝丹继用两天。

二诊:1977 年 1 月 3 日。患者仍昏迷不省人事,又因照料不慎而受外感。现发热、咳嗽,喉间痰鸣。舌质红,苔黄腻,脉弦缓。证属邪盛正衰,外感风寒化热,致肺热痰盛。治疗宜扶正祛邪、平肝熄风、清热化痰。

处方:

(1)天麻 10g　钩藤 20g　元参 20g　连翘 15g　莲子心 10g　丹参 12g　竹叶 6g　陈皮 12g　天南星 12g　黄芩 12g　冬瓜仁 12g　杏仁 10g　川贝母 10g　百部 12g　芦根 20g　银花 20g　黄连粉 4g(分冲)

水煎 300ml,分 3 次服。

(2)黄芪 30g、山萸肉 12g、玉竹 25g,煎服。

(3)广角 3g、羚羊角粉 1g,浓煎两次,送苏合香丸半丸,日服 2 次。

(4)僵蚕 2.5g、全蝎 3g、蜈蚣 1 条,研末分次冲服。

三诊:1977 年 1 月 11 日。昏迷,出汗多。体温已正常,四肢抽动及呃逆减少。脉弦数,舌红。继续益气固脱、芳香开窍、平肝熄风。

处方：

(1)生晒参 10g　生芪 30g　山萸肉 12g　枸杞子 10g　玉竹 25g　当归 6g　白术 15g　甘草 10g

(2)天麻 10g　钩藤 15g　莲子心 6g　丹参 15g　竹叶 10g　细生地黄 10g　黄连粉 3g　元参 10g　蝉衣 10g　丹皮 10g　郁金 15g　僵蚕末 2g　全蝎粉 2g　蜈蚣粉 2g

后三味分冲。

(3)羚羊角粉 1g、广角粉 3g，浓煎送苏合香丸半丸，日 2 次。

四诊：2 月 8 日。上方加减服药 24 剂。神志渐清，汗仍多，喉间痰声。脉弦缓，苔黄厚腻。正气虚，邪入血分，宜益气固本、平肝养血、活血通络。

处方：

(1)天麻 10g　钩藤 20g　葛根 20g　忍冬藤 30g　川芎 15g　当归 12g　生地黄 15g　鸡血藤 15g　丹参 20g　威灵仙 18g　络石藤 20g　郁金 10g　珍珠母 3g

(2)蜈蚣粉 1g、僵蚕末 3g、羚羊角粉 1g、广角粉 3g，以上各味均分冲服下。

(3)红人参 10g　生芪 30g　玉竹 20g　枸杞子 15g　白术 15g　山萸肉 12g　甘草 10g

五诊：3 月 22 日。神志清楚，肢体能自主活动，但左侧活动较差，左眼斜视，便结。脉弦，苔白腻。仍守前法治疗。

处方：

(1)钩藤 20g　菊花 15g　忍冬藤 30g　川芎 12g　丹参 25g　赤芍 15g　红花 10g　桃仁 10g　菖蒲 12g　威灵仙 20g　络石藤 20g　青葙子 15g　蜈蚣 2 条　僵蚕 3g　全蝎粉 3g　黄连粉 3g　天麻粉 3g

后三味分冲。

(2)红人参 3g　生芪 30g　山萸肉 12g　枸杞 15g　黄精 18g　甘草 3g

服药后病情继续好转，能下床自己走动，讲话亦较清楚。

[按语] 此例无高血压史，发病急骤，血性脑脊液，肢体抽动，牙关紧闭，出汗发热，属中风中脏，本虚标实，闭脱兼见。治疗以大剂平肝熄风、芳香开窍之剂佐以扶正之品。方中全蝎、僵蚕、蜈蚣熄风通络，对肢体抽动有缓解作用；重用参、芪、山萸肉益气固脱。中风之症变化多端，应随变施治，如感冒发烧喉间痰鸣，加清热化痰药；神清肢体活动欠灵活加活血养血通络药；久病耗阴，养血育阴为治本之法，但治疗中扶正祛邪的原则不变。虽昏迷 87 天，终于清醒过来，下地活动，转危为安。

五、辨证治愈迟脉症二例

例一　益气温阳案。

张某，女，38 岁。

初诊：1975 年 8 月 22 日。

主诉及病史：胸闷、心慌、乏力、头晕加重月余。1975 年 2 月因外感发烧 38℃，一周后胸闷，心慌，头晕欲倒，乏力，不能坚持正常活动。曾在某医院诊治心跳过慢，服阿托品后心跳达 50 次/分，平时波动在 36～45 次/分之间，静脉注射阿托品 2mg，心率最高上至 56 次/分。近月来上述症状加重，头晕欲倒不能活动，乏力畏寒，心跳不整齐。西医诊断为病毒性心肌炎、病态窦房结综合征。

诊查：舌质淡，苔白腻，脉沉迟结代。心率31次/分。心电图示：窦性心律与结性心律交替或并行心律，心率30次/分，偶发室性、房性及结性期前收缩。

辨证：心脾肾阳虚。

治法：益气温阳。

处方：补中益气汤合麻附细辛汤加减。

党参25g　黄芪25g　升麻10g　柴胡10g　白术10g　鸡血藤12g　陈皮12g　干姜10g　川附片12g　麻黄10g　细辛3g(后下)　甘草6g

二诊：上方药服5剂后，心率较前增快，晨起床前达40～50次/分，早餐后最高达70次/分。

三诊：上方药去麻黄后服用两个月，心率一般维持在40～60次/分，结性心律明显减少。病人出院门诊继续观察治疗。

例二　健脾温阳、补肾复脉案。

于某，男，44岁。

初诊：1975年10月14日。

主诉及病史：心慌昏倒史两年。缘1973年始心慌胸闷、头晕，发现心跳不整齐，心率40～48次/分，经常昏倒，畏寒，下肢发冷，夜尿多，不能坚持正常活动。心电图示：窦性心动过缓，窦房阻滞。两周前行阿托品试验：心率最高达57次/分，某西医院诊断为病态窦房结综合征。

诊查：舌胖质淡，苔薄白，脉沉弱迟代。心律不齐，有较长较多的停搏，心率46次/分。血压90/60mmHg。

辨证：脾肾阳虚。

治法：健脾温阳、补肾复脉。

处方：党参25g　黄芪25g　白术12g　柴胡10g　桂枝12g　巴戟天12g　菟丝子12g　金樱子12g　川附片10g　干姜6g　吴茱萸6g　陈皮12g　炙甘草10g

二诊：11月14日。服上方药一个月，精神好转，头晕减轻，再未昏倒过。心率一般维持在50次/分以上。舌胖苔白，脉沉缓。停搏次数明显减少，心率66次/分，血压102/64mmHg。宗上方加补骨脂15g、女贞子15g，去金樱子、吴茱萸。

三诊：12月2日。精神好，头晕头痛基本消除，能坚持长时间讲话。心率一直在50次/分以上，检查心率65次/分。舌质正常，苔白，脉沉弦。血压110/70mmHg。仍宗上方：

党参25g　黄芪25g　升麻6g　细辛3g(后下)　葛根18g　柴胡12g　补骨脂18g　鸡血藤25g　干姜12g　菟丝子18g　巴戟天12g　桂枝15g　炙甘草10g

［**按语**］病态窦房结综合征，中医认为“迟寒数热”，也有快慢兼有者，其本为虚寒。临床多为心肾阳虚或心脾肾阳虚，共同证候为乏力、畏寒、头晕或有昏厥史，以心率减慢者多见。常用益气温阳养血复脉之剂。方中升麻、柴胡提升清阳，鼓动血脉，提高心率；合用四逆汤或通脉四逆汤以养血温阳通脉；合麻附细辛汤温阳通脉提高心率；加仙茅、仙灵脾、补骨脂及枸杞子、女贞子、菟丝子等温肾阳补肾阴；阴阳两虚者加元参、麦冬，不用生地黄(可减慢心率)；如为快速心律失常发作频繁者，用炙甘草汤合百合、生地适量；养血活血药中，不用当归、丹参(可减慢心率)，常用川芎、红花、桃仁、鸡血藤等；心率过缓者临时用肉桂粉或丁桂香丸10分钟见效；麻黄尽量少用，细辛、干姜、桂枝温肾阳提高心率效果好，易巩固疗效。

例一停药观察三年未反复，坚持正常工作。例二连续治疗两个月，病情稳定，间断服药两年，停药三年，随访五年情况良好。

六、益气宣痹、理气活血治愈不月一例

李某，女，39岁。

初诊：1977年6月28日。

主诉及病史：月经不行，需用黄体酮才有月经，已五年余。缘1972年服避孕药三个月后，月经不行，需要用黄体酮等药物才能有月经，今又三个月未至，身体渐渐发胖，胸闷心悸，心前区痛，烦躁腰酸，曾做心电图示ST-T改变，西医诊断为月经失调，可疑冠心病。

诊查：精神欠佳，体胖。舌质暗，苔薄白，脉弦细。

辨证：经闭，胸痹，中医诊断为不月。

治法：益气宣痹，理气活血。

处方：党参18g　生芪18g　川芎15g　丹参18g　赤芍15g　黄芩12g　薤白12g　瓜蒌24g　陈皮12g　杏仁10g　降香12g　郁金18g　女贞子15g　藏红花6g　菟丝子15g

二诊：服上方药14剂，开始行经，但色暗量不多。脉舌象同前。仍宗前法调整处方：

党参18g　生芪18g　川芎15g　丹参18g　黄芩12g　瓜蒌18g　郁金18g　降香15g　荜拨12g　良姜10g　香附15g　桑寄生18g　菟丝子18g

三诊：1978年2月18日。用上方药治疗近8个月，每月行经一次，血色血量均正常，心电图正常。胸闷心痛症状已除。

[按语] 经闭乃妇女月经过期不至，称“不月”。经闭原因很多，如虚损、七情、寒冷、耗伤气血等，临床辨为虚证者多用养血活血药；实证者用活血化瘀药，三棱、莪术、蒲黄、五灵脂不宜久用；瘀血经闭者用藏红花比草红花为好。也可用中成药如冠心Ⅱ号片（丹参、赤芍、川芎、红花、降香）每日3次，每次8片；对虚证不明显的经闭而有肝郁气滞者，可与逍遥丸同用。此例经闭合并胸痹，本虚标实，气虚又有气滞血瘀，故以参芪补气，瓜蒌、薤白宣痹，川芎、丹参、红花、郁金、香附理气活血。

七、养阴补肾治愈男子不育症一例

姚某，男，33岁。

初诊：1973年6月13日。

主诉及病史：结婚5年至今无子。1968年结婚，妻子健康，月经正常，夫妻性生活正常，结婚五年妻子不孕。4个月以前在某医院检查精液，发现精子活动度小。自觉腰酸痛，手足心热。

诊查：脉沉细、尺弱，舌质正常，苔白厚，精液常规：无色，2～3ml，活动度20%以下，形态正常，计数1.22亿。

辨证：肾虚（阴阳两虚）。

治法：养阴补肾。

处方：生地黄18g　茯苓12g　仙茅12g　五味子10g　菟丝子15g　女贞子15g　枸杞子12g　覆盆子12g　沙苑子12g　肉苁蓉15g　仙灵脾12g　补骨脂15g　韭菜子10g

二诊：腰酸减轻，仍感手心热，有时遗精。脉沉细，舌质正常苔白，宗上方去茯苓加金樱子12g、锁阳6g继服。

三诊：9月13日。上方药连服3个月，妻子已妊娠。腰酸，手心热已除。性生活较前更和谐。

［按语］中医认为肾为先天之本，肾藏精。“人始生，先成精，精成而脑髓生”。肾气盛，天癸至，精气溢泻则能有子。肾气衰则精少，故无子。男子无子均以肾虚为主，有偏肾阳者，有偏阴虚者，也有阴阳俱虚者。偏阳虚一般多用右归饮、大补元煎加减；肾阴虚者用左归饮、大补阴丸等；阴阳两虚者多用八味地黄丸、二仙汤等。本例属阴阳两虚，用养阴补肾之品加韭菜子温阳益精，服药3个月后妻子受孕。

八、补益肝肾治愈痿证（重症肌无力）一例

孙某，女，34岁。

初诊：1973年7月17日。

主诉及病史：视力减退，伴头痛头晕、全身无力，已三年余。1970年发现视力减退，有复视现象，伴头痛头晕、全身无力，曾先后两次住院治疗。当初眼睑下垂，斜视，均诊断为重症肌无力。用过西药激素和针灸等治疗，无明显效果。

诊查：视力模糊，复视，右眼球不能转动，左斜视，全身乏力，心悸，腰酸，四肢肌肉酸痛，上楼气喘。舌质正常，苔薄白，脉沉细无力。西医诊断为重症肌无力、隐性糖尿病。

辨证：中医辨证为痿证（肝肾不足）。

治法：补益肝肾。

处方：生地黄18g　肉苁蓉15g　菟丝子15g　女贞子12g　枸杞子15g　鸡血藤18g　桂枝12g　川断18g　寄生18g　青葙子24g　白芍24g　生甘草10g

二诊：8月24日。药后精神好转，畏寒减轻。舌质正常，苔薄白，脉沉细无力。再用上方药去青葙子加覆盆子12g。

三诊：8月28日。精神明显好转，力增，纳食增加，进食速度也加快。畏冷已除，尚感头晕。脉细略弦，舌质正常，苔白。前方去桂枝，加黄精18g继服。

四诊：9月18日。精神食纳尚好，仍轻度头晕，月经量较多。脉沉细，舌质正常，苔白。治疗以益气补肝肾法：

生地黄18g　女贞子12g　菟丝子12g　覆盆子10g　仙灵脾10g　五味子6g　仙茅10g　枸杞子12g　茯苓18g　车前子10g　白芍12g　生芪15g

五诊：10月30日。精神好，肌肉酸痛消失，体力明显增加，上楼不喘，视力明显好转。舌质正常，苔白，脉沉细。仍宗上方去白芍，加肉苁蓉18g、当归10g。

六诊：12月17日。精神好，体力、视力恢复正常。尿糖阴性。上方药间断服用，以巩固疗效，善后调养。

［按语］重症肌无力，证属肝脾肾虚，属中医痿证范畴。其病因为外感时邪疫气，化热伤津，或由内伤脾肾虚亏，湿困脾土运化失调，均不能营养肌肉筋骨，津液气血不足而形成痿证。“痿，大证也”，其病情重，病程长，难治。依病因病机详加审察辨证施治，或选用清热祛邪、化痰活血、熄风通络之法，或选用养血养阴、益气生津、健脾补肝肾等法，不可拘泥一方一药。本例治疗三个月病情明显好转，继续治疗半年后，症状完全消失，且未见反复，用药以生地黄、女贞、枸杞、菟丝子、川续断、桑寄生补益肝肾；青葙子清肝明目；白芍、鸡血藤养血；肉苁蓉、覆盆子、桂枝温阳补肾。

九、辨证治愈肝郁胸痹(更年期综合征)二例

例一　养肝平肝宁神案。

李某,女,50岁。

初诊:1975年4月8日。

主诉及病史:心慌胸闷易激动两年。两年来情绪变化无常,极易激动。紧张时口有麻木感、四肢颤抖,眩晕耳鸣,心慌胸闷,手足发热,口干不欲饮,月经前后无定期,便干,潮热,出汗,多次检查心电图正常。

诊查:舌苔白腻,舌质淡,脉弦细。血压110/70mmHg。

辨证:肝阴虚,肝郁胸痹。西医诊断为更年期综合征(现称围绝经期综合征)。

治法:养阴平肝宁神。

处方:生地黄18g　百合12g　党参15g　旋覆花3g(包)　川芎12g　远志10g　玫瑰花12g　菖蒲12g　郁金12g　香橼皮10g　珍珠母30g　甘草10g

二诊:4月20日。服前方药10剂后,精神好转,情绪稳定,头晕胸闷减轻,仍手足发热,口干。舌淡苔薄白,脉弦细。宗上法加沙参12g、代赭石15g。

三诊:5月6日。服上方药后精神紧张、四肢颤抖已除,手足心热明显减轻,胸闷好转,心慌头晕再未发作。便稀,睡眠安稳。舌淡苔薄白,脉细略弦。上方药继服,以巩固疗效。

例二　平肝降逆、养心安神案。

贾某,女,48岁。

初诊:1977年9月15日。

主诉及病史:潮热、出汗、胸闷、心悸加重已半年。月经绝近一年。绝经之后,逐渐夜间或晨间出汗,头晕头痛,胸闷心悸,失眠,全身疲乏,情绪烦躁,爱与人争吵。心电图正常。西医多次诊断为植物神经紊乱、更年期反应等。

诊查:舌质暗,苔薄黄,脉弦细。血压128/80mmHg。

辨证:肝郁,肝气上逆,心肾不交。

治法:平肝降逆,养心安神。

处方:党参15g　丹参18g　黄芩12g　旋覆花10g(包)　代赭石12g　薤白12g　瓜蒌18g　川芎12g　黄柏10g　郁金15g　菖蒲10g　远志10g　炙甘草10g　生麦芽18g

二诊:9月29日。前方药服后,胸闷、出汗、潮热减轻,但仍头痛,上腹不适。苔白、脉沉弦。

处方:旋覆花10g(包)　代赭石15g　党参15g　百合15g　生地黄18g　知母12g　玫瑰花10g　佛手12g　瓜蒌18g　马尾连10g　半夏10g　丹参18g　生牡蛎18g　生麦芽18g

三诊:11月1日。进上方药后潮热出汗已除,睡眠好,心悸胸闷再未发作,精神情绪平和,食欲好。舌淡苔薄白,脉沉细。继用下方药调理,巩固疗效。

处方:党参15g　丹参18g　佛手12g　旋覆花10g(包)　代赭石10g　玫瑰花10g　菖蒲12g　香附12g　生地黄15g　知母10g　远志10g　川芎12g　川续断18g

四诊:12月10日。无何不适,精神情绪良好。继续间断服用加味逍遥丸和六味地黄丸或五子衍宗丸。

[按语] 更年期综合征属中医肝郁、胸痹等范畴。它是女性45岁、男性50岁以后脏气功能失调，冲任空虚，天癸将竭而出现的一些症状。人的生长从阴而生自下而上，故称为气在下，好走好趋好步者，春夏生长之气也；而人的衰老从上而下，自阳而阴，故肝始衰而心，心而脾，脾而肺，肺而肾。好坐好卧者，秋冬收藏之气也。临床症状多易变化，易反复，症状轻重持续时间因人而异，其本为肾虚（肾阴虚或肾阳虚或阴阳俱虚），治疗以补肾为主兼症为辅，一般以滋补肝肾、平肝降逆等法调理之。

十、龙胆泻肝汤治疗真性红细胞增多症二例

例一 王某，男，53岁。

初诊：1974年8月13日。

主诉及病史：面红而热3年。面红而热逐渐加重3年未重视。一年来头胀、痛、晕。住某医院诊治：血压140～160/100～120mmHg，血色素206g/L，红细胞65×10^{12}/L，白细胞13.7×10^{9}/L，血小板235×10^{9}/L。肝剑突下3cm，脾肋下3cm，质中等硬度。骨髓象：红粒细胞系统均增生活跃。诊断为真性红细胞增多症。曾放血五次，用过马利兰，停药后血象回升。目前头痛头晕，咽干口苦，胸闷腹胀，齿龈出血，血色素220g/L，红细胞6.09×10^{12}/L，血小板650×10^{9}/L。

诊查：面赤，舌质暗赤，苔薄白，脉沉细弦。

辨证：肝经郁热，血瘀头痛。

治法：清肝泻热，活血化瘀。

处方：龙胆泻肝汤加味。

龙胆草12g 黄芩12g 栀子12g 川芎20g 银柴胡10g 金银花15g 生地黄30g 元参15g 鸡血藤25g 莪术18g 三棱18g 白茅根15g 藕节20g 丹皮10g 青黛3g（分冲服下）

二诊：服上方药16剂，头痛头晕、咽干口苦均减轻；血压120～130/80～84mmHg，血色素165g/L，红细胞5.59×10^{12}/L，白细胞7.5×10^{9}/L，血小板102×10^{9}/L。舌质暗赤，苔薄白，脉沉弦。仍用上方去青黛。

三诊：服上方药20剂，头痛头晕除，精神好。血红蛋白119g/L，红细胞4.09×10^{12}/L，白细胞7.05×10^{9}/L，血小板108×10^{9}/L，舌质暗，苔薄白，脉沉弦。前方加泽泻10g、赤芍15g，每日半剂内服。随访一年病情稳定，每周服上方药两三剂。复查血红蛋白120～146g/L，红细胞$(4.2\sim5.4)\times10^{12}$/L，血小板$(160\sim183)\times10^{9}$/L。

例二 朱某，男，47岁。

初诊：1977年2月14日。

主诉及病史：头晕倦怠一年。一年来感到头痛头晕，口干无力，头皮出血。血压由80/60mmHg升至100～130/90～100mmHg，血红蛋白由168g/L至205g/L，红细胞$(5.77\sim6.13)\times10^{12}$/L。骨髓片显示：增生明显活跃。外院诊治时诊断为真性红细胞增多症。

诊查：面色红，舌质胖暗，苔黄褐色腻，脉沉弦略数。

辨证：肝热上冲，瘀血内滞。

治法：清热平肝，凉血活血化瘀。

处方：龙胆泻肝汤加味。

龙胆草15g 银柴胡12g 栀子10g 黄芩15g 黄连6g 泽泻15g 川芎15g 红

花 9g　三棱 18g　莪术 18g　鸡血藤 30g　白茅根 30g　桃仁 9g　藕节 30g　芦荟 2g　丹皮 9g　金银花 25g　青黛 3g(分冲服下)

二诊：服上方药 23 剂，头晕痛大减，头皮出血止。复查红细胞 4.7×10^{12}/L，血红蛋白 179g/L，血压 100/60mmHg。便溏、乏力加重。脉沉细，舌紫暗，苔黄褐腻。宗上方去芦荟，减龙胆草为 9g，加党参 15g、黄芪 18g。

三诊：1977 年 7 月 6 日。服药三个月，头晕痛胀基本除。血红蛋白 154g/L，红细胞 4.6×10^{12}/L。宗上方，每周服药 3 剂。

四诊：1977 年 10 月 4 日。服上方药十余剂，自以为病愈停止治疗两个月。复查血象又有回升，二十天前自动恢复治疗。今查血红蛋白 140g/L，红细胞 4.5×10^{12}/L。嘱间断性治疗维持一年。

［**按语**］此证乃因骨髓造血功能亢进，使红细胞、白细胞、血色素增高、血黏度增大，病人自觉头胀头痛头晕、口苦咽干，便秘，衄血，血压升高，舌质胖暗有瘀斑点，脉沉细弦。属中医肝热、肝火、瘀血范畴，为实证，须使腑气通、实热外泄方可取效。但它又是慢性病，不可过伤气血，不可大泻久泻，使其便稀即可。以龙胆泻肝汤为主治疗肝胆经实火湿热、瘀血明显加重者，用桃红莪棱之品；阴虚者加元参、麦冬；衄血重者用白茅根、藕节、丹皮等；脾虚无力者加参芪；红细胞、血红蛋白下降，白细胞不降者加草河车、连翘等。青黛是治疗本证特效药味之一，可在他药煎成去渣后加青黛 12g 再煎 15 分钟(若冲服则用 3g)。病情好转后不可骤然停药，可两三日服药一剂维持治疗一年以上。郭士魁大夫以龙胆泻肝汤加味治疗真性红细胞增多症五例，均取得满意疗效。

十一、养阴、清热、利湿法治愈慢性肾盂肾炎一例

姜某，女，30 岁。

初诊：1965 年 8 月 3 日。

主诉及病史：低热一年，间断高热三个月。1964 年 9 月开始低热，体温 37.2～37.7℃，头晕乏力，全身酸痛。经中西药治疗近半年，体温不退。1965 年 6 月 7 日，体温突然升至 39.8℃，伴寒战。外院诊断为上感。治疗数天体温下降。7 月 11 日又出现类似高烧，两日来寒战高烧，头痛头晕，全身肌肉酸痛，时有恶心纳差，口干，手足心发热，便溏，尿频，无尿痛尿急。肝功正常。胸透正常。血象：白细胞 17×10^{9}/L，分类：中性粒细胞 0.59，淋巴细胞 0.36。尿检：蛋白(－)，红细胞 10～15 个/HP，脓球 5～6 个/HP。尿培养：大肠杆菌。西医诊断为发热待查，慢性肾盂肾炎。按此治疗，高热不退。

诊查：体温 39℃。舌胖苔黄薄，脉沉细。

辨证：湿热内蕴。

治法：养阴清热利湿。

处方：元参 15g　生地黄 15g　瞿麦 12g　冬葵子 12g　黄芩 10g　萹蓄 10g　木通 3g　滑石 18g　双花 12g　甘草 10g　车前子 15g(包)

二诊：8 月 12 日。进前方药 2 剂，体温渐退，现仍 37～37.6℃，自感疲乏无力，轻度腰酸，无尿频尿急等症。脉细无力，舌苔薄白。宗前方加减：

生地黄 18g　当归 12g　元参 20g　山栀子 10g　丹皮 12g　黄芩 10g　柴胡 12g　木通 5g　冬葵子 15g　双花 15g　滑石 15g

上方加减服药20剂，体温37℃左右，病情明显好转，食欲增进，尿培养无细菌生长。再以前方加党参15g继服。自10月2日起体温正常，无自觉不适，血、尿常规正常，尿3次培养阴性。观察一个月无反复现象。

[按语] 发热是常见的症状，许多疾病均可伴发热。发热分内伤与外感两大类。无六经形症者为内伤发热，其治疗原则是有是证而用是药，不拘泥一方一药。病机转了应易法更方。本例低热一年，间断高烧3个月。症见精神倦怠，口干，手足心热，时有便溏或尿频，舌胖苔黄，脉沉细，故以湿热内蕴论治，以元参、生地养阴；黄芩、双花清内热；瞿麦、萹蓄、冬葵子、木通、滑石、车前子清热利湿。此方加减共服药50剂而愈。

（于英奇整理）

[编者评注] 郭老治疗心脑血管疾病经验颇丰。如对治疗心肌炎、病态窦房结综合征、脱髓鞘病、中风、重症肌无力、男性不育等疑难病症颇有研究。他提出的补阴药中元参、麦冬可提高心率，生地可减慢心率；活血药中的川芎、红花、桃仁、鸡血藤可提高心率，而当归、丹参能减慢心率等宝贵经验，是辨证与对症治疗的结合，对深入研究中药药效甚有裨益。

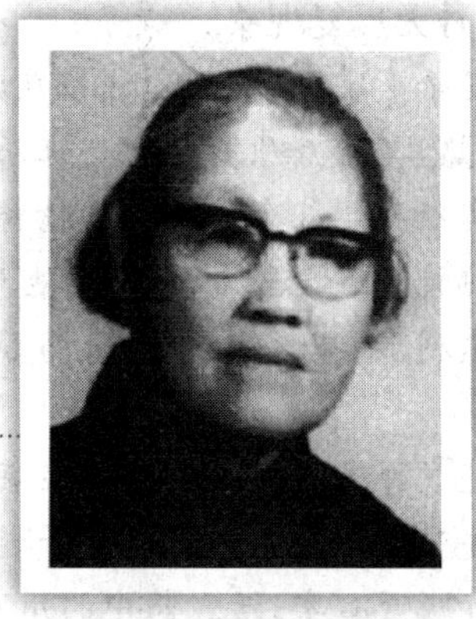

傅方珍医案

【生平传略】

傅方珍，生于1915年，浙江宁波人，曾任中国中医研究院西苑医院妇科主任医师。1939年毕业于上海中国医学院，曾悬壶于浙江、四川、武汉等地。解放后曾学习西医两年。1953年任武汉市中医联合诊所、江汉路门诊部主任，1955年调中国中医研究院西苑医院工作，至今在妇科从事临床、科研、教学等工作，在从医的六十余年中，对妇科的常见病、多发病和疑难病症，积有丰富的临床经验。例如治疗不孕症，傅老总结了一套自己独特的调理肝、脾、肾的治疗方法；用清热利湿扶正法治疗盆腔炎；用活血化瘀温经法治疗子宫内膜异位症；用疏肝健脾益肾法治疗更年期综合征等均收到很好的疗效。自1981年以来，培养硕士研究生多名；1986年取得培养博士研究生导师的资格，并参加科里多项科研工作。著有《医宗金鉴·妇科心法要诀释》一书，发表论文多篇。几十年来，深受同仁及患者的赞扬和信任。

一、葛根芩连汤合四逆散加减治愈经行泄泻久治不愈一例

汪某，女，34岁。

初诊：1987年3月3日。

主诉及病史：患者每于经前一周左右即感全身不适，肛门坠胀；腹泻呈脓性黏液便，每天五六次；伴有恶心、呕吐、腰酸、小腹隐痛；经前上述症状加重，经净后症减。此病已有两年之久，曾在外院按痢疾、肠炎治疗，效不显。以往月经周期正常，量中等，色暗红，痛经(+)，末次月经2月8日，现值经前期，自觉疲乏无力，小腹隐痛，腹泻并有黏液，肛门坠胀。

诊查：妇科检查无异常。舌暗红，苔黄腻，脉滑。

辨证：湿热内蕴，冲任失调。

治法：化湿清热，调理冲任。

处方：葛根15g　黄芩10g　黄连末1.5g　生甘草6g　柴胡10g　白芍10g　枳壳6g　槟榔10g　茯苓10g　草蔻10g　当归10g　杜仲10g

二诊：1987年3月20日。服用上方药12剂，月经于3月6日来潮；腹泻比以前减轻，每日

三四次，仍有肛门下坠、小腹部不适、身体困倦乏力。舌暗红，苔黄腻，脉滑。辨证治法同前。

处方：葛根 15g　黄芩 10g　黄连末 1.5g　柴胡 10g　白芍 10g　枳壳 6g　生甘草 6g　茯苓 10g　草蔻 10g　木香 6g　当归 10g　杜仲 10g

三诊：1987 年 4 月 26 日。上方药服用一个月，末次月经于 4 月 5 日来潮，量中等，色红；少腹痛减，经行未腹泻，但大便不成形，未见黏液，肛门无下坠感，诸症均减。舌暗，苔薄黄，脉小滑。辨证治法同前。上方药继服 10 剂以巩固疗效。

［按语］肝主疏泄，脾主运化，若情志不舒，不能尽其疏泄之职，则出现肝气郁结，日久横逆犯脾，木壅侮土，脾主运化之功能失调，湿邪内蕴，留滞大肠，故腹泻黏液样便，胃气上逆则恶心、呕吐。傅老用葛根芩连汤清大肠之热，用四逆散疏肝健脾理气除湿，故而收效。

二、二至丸加味治愈绝经前后诸症一例

马某，女，42 岁。

初诊：1991 年 10 月 28 日。

主诉及病史：患者由于外界因素的影响引起月经突然闭止不行，现已一年有余，曾用黄体酮肌肉注射，月经仍未来潮。现自觉心烦急躁，潮热汗出，口鼻发干，纳眠可，二便调。

诊查：妇科检查，盆腔正常。舌暗红，苔薄黄，脉细滑。

辨证：肝肾阴虚，冲任失调。

治法：滋肝益肾，调理冲任。

处方：女贞子 10g　旱莲草 10g　生地黄 10g　知母 6g　元参 10g　白芍 10g　当归 10g　巴戟天 10g　茯苓 10g　陈皮 10g　生甘草 6g　浮小麦 30g

二诊：1991 年 11 月 11 日。服上方药后诸症均减，但仍有心烦、自汗、口鼻发干，纳眠可，二便调。舌红，苔薄黄，脉细滑。辨证治法同前。

处方：女贞子 10g　旱莲草 10g　沙参 10g　生地黄 10g　巴戟天 10g　丹参 15g　生地榆 10g　茯苓 10g　陈皮 10g　生甘草 6g　浮小麦 30g

三诊：1992 年 2 月 10 日。患者服上方药后，症状一直较平稳，无何不适，近两个月由于工作忙，现自觉有潮热汗出，但心烦较轻，余无何不适。纳眠可二便调。舌红，苔薄黄，脉细数。辨证治法同前。

处方：女贞子 10g　旱莲草 10g　生地黄 10g　沙参 10g　白芍 10g　巴戟天 10g　当归 10g　丹参 15g　五味子 6g　茯苓 10g　浮小麦 30g

［按语］患者由于外界因素而致冲任失调，引起闭经。傅老根据患者的舌、脉、症辨证为肝肾阴虚，冲任失调。古人有“女子以肝为先天”、“肝肾同源”之说，所以以二至丸加生地黄、元参、知母以滋肝益肾清其虚热；白芍酸甘敛阴、养肝；先天肾气充盛，靠后天脾胃的滋养，功能才能正常，故用茯苓、陈皮、生甘草以健脾祛湿；浮小麦除热止汗；加巴戟天补肾阳，以求阴中有阳，阴阳才能平衡。故此患者服药后诸症均减，继用原方加生地榆清血中之热，加丹参凉血除烦，诸药配合而告痊愈。

三、疏肝理气、调理冲任法治愈继发性不孕一例

杨某，女，31 岁。

初诊:1986年11月28日。

主诉及病史:患者结婚五年,继发不孕3年。以往月经30天一行,两天干净,量少,色暗,经前乳房胀痛。平时腰酸乏力,性情抑郁。末次月经为11月10日,两天干净,量少,少腹隐痛。爱人精液正常,以往曾人流两次(1981年和1983年各一次)。

诊查:妇科检查:外阴阴道(一),宫颈光滑,子宫后位,正常大,质中,活动,附件双侧轻度增厚压痛。舌暗,苔白腻,脉弦滑。

辨证:肝郁气滞,冲任失调。

治法:疏肝理气,调理冲任。

处方:柴胡10g 当归10g 赤白芍各10g 白术10g 丹皮6g 川芎6g 郁金10g 生地黄10g 川厚朴10g 半夏10g 益母草10g 蔻仁6g

二诊:1987年1月20日。末次月经于1月12日来潮,两天干净,量比前稍多,色暗红。腹痛比前减轻,测基础体温双相,现一般情况好,无何不适,纳眠可,二便调。舌暗红,苔黄腻,脉沉细。辨证治法同前。

处方:柴胡10g 当归10g 赤白芍各10g 川芎6g 丹皮6g 丹参10g 茯苓10g 川厚朴10g 枳壳6g 蔻仁6g 车前子10g

三诊:1987年8月31日。患者末次月经6月24日来潮,现停经两个多月,查尿hcG阳性,现自觉腰酸,但无腹痛,阴道无出血,纳差,但无恶心、呕吐。舌尖红,苔白,脉小滑。肾虚胎元不固。治宜益肾安胎,佐以降逆和胃。

处方:菟丝子15g 沙参10g 麦冬10g 桑寄生10g 杜仲10g 白芍10g 甘草6g 白术10g 黄芩6g 苏梗6g 砂仁6g

患者服药后诸症均愈,随访一年后生一女婴。

[按语] 傅老认为,精神因素是引起不孕的重要原因之一。肝主疏泄,性喜条达,心情舒畅,气血调和,方能有子。此患者曾流产过两次,故平素情志抑郁,导致肝气不舒,气血失调而影响受孕。故傅老用逍遥丸加减治之,使肝气舒畅,脾气健运,气血调和,治疗半年怀孕,随访一年后生一女婴。

四、清热化湿法治愈阴道流水样分泌物一例

赵某,女,54岁。

初诊:1992年1月17日。

主诉及病史:患者绝经7年,一周来自觉阴道分泌物增多,色黄有味,近三天呈水样,如月经来潮,须垫卫生巾。伴有阴道灼热疼痛,做宫颈防癌涂片为“巴氏Ⅱ级”。以往阴道分泌物不多,外阴不痒,时有少腹隐痛。

诊查:妇科检查:外阴潮红充血,阴道潮红并有出血点,水样黄色分泌物量多,宫颈潮红,子宫萎缩,双附件(一)。舌尖红,苔厚腻,脉小数。

辨证:湿热下注。

治法:清热化湿。

处方:藿香10g 川厚朴10g 半夏10g 茯苓10g 猪苓10g 泽泻10g 车前子10g 陈皮10g 生地榆10g 生甘草6g 蒲公英10g 砂仁6g

此方药第一、二煎口服,用第三煎药液熏洗外阴。

二诊:1992 年 1 月 24 日。服上方药后阴道流水样分泌物减少，阴道灼痛减轻，但仍有少腹隐痛。舌红，苔黄腻，脉沉小。外阴阴道充血减轻。辨证治法同前。

处方:藿香 10g　川厚朴 10g　茯苓 10g　泽泻 10g　车前子 10g　苍白术各 10g　黄柏 6g　柴胡 10g　当归 10g　生地黄 10g　元胡 10g　蔻仁 6g

三诊:1992 年 2 月 17 日。阴道流水样分泌物痊愈，但小腹仍时有隐痛。近日感冒，咳嗽，吐白痰，眠多梦，纳可，二便调。舌淡红，苔根腻，脉沉小。外阴阴道正常，宫颈光滑。肺气不宣，冲任失调。解表宣肺，调理冲任。

处方:炙百部 10g　紫菀 10g　白前 10g　荆芥 10g　陈皮 10g　桔梗 6g　生甘草 6g　杏仁 10g　生地榆 10g　苍白术各 10g　黄柏 6g　茯苓 10g　五味子 6g　砂仁 6g

[按语]《素问・上古天真论》云女子“七七，任脉虚，太冲脉衰少，天癸竭，地道不通，故形坏而无子也”。此患者年过五十，绝经七年，脏腑功能逐渐衰退，脾虚运化失常，湿邪内停，郁久化热，故见带下量多、色黄。傅老临床针对湿重者，善用藿朴夏苓芳香化浊，用温胆汤理气清热化湿，并嘱其患者用中药的第一、二煎内服，治内湿，因湿热下注，淫蚀外阴而灼痛，故用中药第三煎水洗外阴，清热利湿。服药一周后来诊，阴道分泌物明显减少，仍有轻微腹胀痛，妇科检查示阴道充血明显减轻，仍宗前法治疗，在上方的基础上加苍白术健脾燥湿，加黄柏清热利湿，加元胡理气止痛。服药两周后，阴道分泌物消失，腹痛减轻。近日由于外感而引起咳嗽，故中药以解表宣肺，用止嗽散祛痰止咳，再佐以清热利湿之剂而告痊愈。

五、银翘散加减治愈经行吐衄一例

高某，女，32 岁。

初诊:1989 年 5 月 3 日。

主诉及病史:患者自述近七八年来每于经前及经期鼻衄，有时吐血。以往月经周期为 23～37 天，三四天干净，量不多，四肢厥冷，心烦，疲乏无力，时有恶心。末次月经 4 月 16 日。平时纳可，眠多梦;大便秘结，二三日一行。舌淡红，苔黄腻，脉弦细。

诊查:妇科检查:外阴阴道(一)，宫颈光滑，子宫前位，正常大，质中，活动好。附件:双侧轻度增厚、压痛。

辨证:肝经郁热，迫血妄行。

治法:清泻肝热，降逆止血。

处方:双花 10g　连翘 6g　黑山栀 10g　柴胡 10g　牛膝 10g　生地黄 10g　白茅根 30g　薄荷 3g(后下)　郁李仁 10g　法半夏 10g

二诊:1989 年 5 月 14 日。上方药服用 8 剂，末次月经 5 月 10 日来潮，4 天干净;经期第二天鼻有出血，但比以前量减，三天即净。现仍自觉乏力，纳可，眠欠佳，大便正常。舌淡红，苔厚腻，脉沉细。辨证治法同前，上方药继服 8 剂。

三诊:1989 年 6 月 28 日。服药后，末次月经于 6 月 19 日来潮，5 天净，量比从前增多，色红，有轻微腹痛，此次经期鼻未出血，但自觉头晕、头胀、手足心热，眠差，纳可，二便调。舌尖红，苔薄黄，脉弦细。辨证治法同前。

处方:金银花 15g　连翘 6g　生地黄 10g　白芍 10g　黄芩 6g　陈皮 10g　白茅根 30g　牛膝 10g　苏梗 6g　茯苓 10g　半夏 10g　生甘草 6g　五味子 6g

[按语]本例由于肝郁气滞而致气血运行不畅，经血因之瘀阻不能下行，久之郁而化火，火

性炎上，血随气火上逆则发生鼻衄。银翘散是治疗温病初起、风热外感的主方。傅老用此方药治经行吐衄，是取其辛凉清上焦的郁热，加牛膝引血下行，有恶心者加半夏，大便秘结者加郁李仁。诸药配合，清热凉血，降逆止血，治疗两个周期而痊愈。

六、加减玉女煎治愈外阴溃疡一例

范某，女，53岁。

初诊：1985年12月3日。

主诉及病史：患者以往有老年性阴道炎史。近日自觉外阴灼热，疼痛，分泌物增多，伴有腰酸，纳眠差，小便短赤，大便干，二日一行。舌红少苔，脉弦滑。

诊查：妇科检查，见外阴小阴唇双侧有数块大小不等的溃疡。

辨证：阴虚内热。

治法：滋阴清热。

处方：

(1)口服方：生熟地黄各10g　麦冬10g　知母6g　北沙参10g　生石膏30g　砂仁6g　半夏10g　黄芩6g　女贞子10g　枸杞子10g　丹皮6g　苏梗6g

(2)外洗方：苦参10g、黄芩10g、生甘草10g，上药煎水后坐浴。

(3)青白散外敷。

二诊：1985年12月19日。用以上方法治疗后，外阴疼痛明显减轻，自觉发痒，分泌物减少，纳眠好，小便仍黄，大便正常。舌红，苔薄黄，脉小滑。外阴溃疡面明显缩小。辨证治法同前。

处方：

(1)口服方：生熟地黄各10g　沙参10g　麦冬10g　知母6g　石斛6g　黄芩10g　生石膏30g　炙甘草6g　女贞子10g　何首乌10g　茯苓10g　陈皮10g

(2)继用外洗方熏洗外阴，并用青白散外敷。

三诊：1985年12月26日。现患者一般情况好，外阴无痛痒，分泌物不多，腰不痛，纳眠可，二便调。舌红，苔薄白，脉细。诊查：外阴溃疡痊愈。辨证治法同前。

处方：生地黄10g　沙参10g　麦冬10g　石斛10g　桑白皮10g　黄芩6g　知母6g　茯苓10g　五味子6g　生石膏30g

上方药服4剂，以巩固疗效。

[按语] 肝经络阴器，肾主二阴。本患者以往有老年性阴道炎史，久病不愈故而伤阴，肝阴不足，肝火有余，淫蚀外阴，可见外阴溃疡、灼痛、小便短赤、大便秘结、舌红，均为阴虚内热之证。傅老用玉女煎加减内服，滋阴清热，阴水足火自灭。再以苦参甘草汤加清热燥湿的黄芩熏洗外阴，用青白散外敷消炎生肌。患者用药后诸症均消而告痊愈。

七、独活寄生汤加减治愈产后身痛一例

鲍某，女，29岁。

初诊：1991年10月18日。

主诉及病史：患者自述产后半个月开始全身关节疼痛，恶风寒，腰背酸痛，右手发胀，乏力，

纳眠可,二便调。查血沉、抗链"O"、类风湿因子均正常。舌淡,苔白腻,脉沉小。

诊查:妇科检查:盆腔正常。

辨证:气血两虚,风寒阻络。

治法:补气养血,祛风散寒。

处方:党参 15g　生黄芪 15g　当归 10g　川芎 6g　独活 3g　桂枝 10g　桑寄生 10g　秦艽 10g　防风 3g　细辛 3g　杜仲 10g　肉桂 6g　茯苓 10g　砂仁 6g

二诊:1991 年 11 月 4 日。服上方药后关节疼痛比前减轻,精神好转,纳眠可,二便调。舌淡红,苔薄白,脉沉小。辨证治法同前。

处方:党参 15g　生黄芪 15g　羌独活各 3g　细辛 3g　桑寄生 10g　防风 3g　当归 10g　川芎 6g　牛膝 10g　杜仲 10g　威灵仙 10g　茯苓 10g　砂仁 6g

三诊:1991 年 11 月 18 日。药后关节疼痛明显减轻,时有腰酸,纳眠可,二便调。舌淡红,苔薄黄,脉沉小滑。辨证治法同前。

处方:党参 15g　当归 10g　秦艽 10g　川芎 6g　羌独活各 3g　桂枝 10g　防风 3g　桑寄生 10g　细辛 3g　茯苓 10g　杜仲 10g　牛膝 10g

[按语] 新产之后,气血受损,机体处于正气不足的状态,由于患者不慎感受风寒之邪而致病,风寒之邪留注关节,故四肢关节疼痛、恶风寒。傅老用独活寄生汤加减来补气养血,祛风散寒,既照顾其产后血虚,又能祛风寒之邪,故患者服药后关节疼痛明显减轻,疾病之苦已除,患者精神大振。二诊、三诊,傅老根据患者舌苔转黄,故去肉桂之辛温大热,加羌活、威灵仙祛风胜湿。患者服药二月余而获效。

八、温补脾肾、调理冲任法治愈脑瘤引起闭经一例

余某,女,19 岁。

初诊:1982 年 4 月 19 日。

主诉及病史:患者 11 岁月经初潮,周期为 20～30 天,3～7 天干净。近两年由于学习紧张,引起月经不调,周期长达 40 天～4 个月,3～30 天干净。曾到首都某医院检查诊断为"脑垂体瘤"而求医于傅老。患者现精神不振,疲乏无力,头晕头痛,精力不集中,记忆力下降,畏寒肢冷,面色皖白;大便溏泄,每日两三次。舌淡胖,苔薄白,脉沉小。

诊查:妇科检查(肛查):外阴发育正常,子宫后位稍小,双侧附件(一)。

辨证:脾肾阳虚,冲任失调。

治法:健脾益肾,调理冲任,软坚散结。

处方:淡附片 6g　党参 10g　茯苓 10g　苍白术各 10g　砂仁 6g　紫河车 15g　仙灵脾 10g　柴胡 10g　枳壳 6g　白芍 10g　生甘草 6g　薤白 30g　鸡血藤 10g　海蛤壳 10g

二诊:1982 年 5 月 13 日。患者服用上方药 12 剂,精神好转;末次月经 5 月 7 日来潮,量少,色红,小腹隐痛,四天干净。现晨起仍有腹泻,畏寒、头痛、嗜睡。舌淡红,苔白腻,脉沉小。辨证治疗仍宗前法。

处方:党参 10g　淡附片 6g　茯苓 10g　苍白术各 10g　砂仁 6g　陈皮 10g　紫河车 15g　仙灵脾 10g　柴胡 10g　白芍 10g　枳壳 6g　生甘草 6g　鸡血藤 10g　海蛤壳 10g

三诊:1982 年 6 月 22 日。患者服药后诸症均减,腹泻亦明显减轻;末次月经于 6 月 18 日

来潮，量比以前增多，色红，腹不痛。舌淡红，苔薄白，脉沉小。辨证治法同前。

处方：党参 10g　淡附片 6g　茯苓 10g　当归 10g　紫河车 15g　柴胡 10g　赤白芍各 10g　枳壳 6g　生甘草 6g　薤白 30g　仙灵脾 10g

［按语］先天肾精靠后天脾胃水谷精微的滋养，功能才能正常。此患者由于后天脾胃虚弱，不能温煦肾阳而致闭经。傅老先从四逆散加薤白疏肝健脾温脾阳，肾阳不足者加温补肾阳之品紫河车、仙灵脾、附片等；因有"脑垂体瘤"故用海蛤壳，软坚散结，药到病除而获痊愈。去首都某医院复查，"脑垂体瘤"未见。

九、活血化瘀、温经散寒法治愈子宫内膜异位症一例

黄某，女，35 岁。

初诊：1985 年 10 月 29 日。

主诉及病史：患者行经腹痛 4 年，加重一年。每于经期小腹疼痛难忍，拒按，喜暖，甚则呕吐，不能坚持工作，经后腹痛方缓解。曾在首都某医院做腹腔镜检查，诊断为"子宫内膜异位症"。月经周期正常时为 30 天，7 天干净，量中等，色暗红，有块。末次月经 10 月 15 日，7 天干净。近日阴道有少量咖啡色分泌物，伴有左侧小腹隐痛。舌暗红，苔薄白，脉沉小滑。

诊查：妇科检查：外阴阴道（－）、宫颈光滑；子宫前位，正常大，质中，活动；双附件增厚，压痛。

辨证：气滞血瘀，寒凝胞宫。

治法：理气活血，温经散寒。

处方：小茴香 3g　当归 10g　赤芍 10g　川芎 6g　蒲黄 6g　五灵脂 10g　柴胡 10g　制乳没各 3g　黄芩炭 6g　地榆炭 10g

二诊：1985 年 11 月 7 日。上方药服用 4 剂，阴道出血止，腹痛缓解，自觉乳胀，畏寒怕冷。舌暗，苔白，脉小滑。仍以理气活血、温经散寒为治。

处方：小茴香 3g　当归 10g　川芎 6g　赤芍 10g　生蒲黄 6g　五灵脂 10g　元胡 10g　制乳没各 3g　柴胡 10g

三诊：1985 年 11 月 14 日。服上方药 4 剂。月经于 11 月 18 日来潮，腹痛明显减轻，仍有轻微恶心，其余症状均减。舌暗，苔白，脉小滑。治法同前。上方加减每于经前服之，腹痛未再发作，停药后随访腹痛未再复发。

［按语］子宫内膜异位症，中医无此病名，根据临床表现归属痛经和不孕的范畴。傅老用加减少腹逐瘀汤治疗子宫内膜异位症，取得满意的疗效。但此患者虽符合少腹逐瘀汤之证，但阴道有淋漓出血，傅老认为此为冲任伏热所致，所以去方中肉桂之辛温大热，加清热凉血的黄芩炭、地榆炭治之而获效。

十、疏肝健脾、调理冲任法治愈绝经前后诸症一例

周某，女，44 岁。

初诊：1986 年 6 月 8 日。

主诉及病史：患者近一年来月经不调，量多，周期 15 天～3 个月，5～30 天干净。末次月经 5 月 19 日来潮，现未净，伴有头晕，浮肿，疲乏无力，烘热，自汗，时有心烦，眠欠佳，纳可，二便

调。舌暗,苔黄腻,脉滑数。

诊查:妇科检查:盆腔正常。

辨证:肝脾不和,冲任失调。

治法:疏肝健脾,调理冲任。

处方:柴胡 10g　当归 10g　白芍 10g　白术 10g　川芎 6g　陈皮 10g　茯苓 10g　薄荷 3g(后下)　女贞子 10g　仙灵脾 10g　巴戟天 10g　酸枣仁 10g　丹皮 6g

二诊:1986 年 7 月 3 日。末次月经 5 月 19 日来潮,20 天干净。现自觉精神好转,仍有烘热、自汗、心烦,睡眠可,纳好,二便调。舌暗,苔薄黄腻,脉细滑。辨证治法同前。

处方:柴胡 10g　当归 10g　白芍 10g　蔻仁 6g　白术 10g　茯苓 10g　女贞子 10g　仙灵脾 10g　丹皮 6g　珍珠母 10g　浮小麦 20g

二诊:1986 年 9 月 24 日。服用上方药两个月,自觉诸症均减,纳眠可,二便调。舌红,苔薄,脉沉细。辨证治法同前,继用上方药治疗,以巩固疗效。

[**按语**] 此患者由于肝郁脾虚、冲任失调导致绝经前后诸症。傅老认为绝经前后诸症的发病与肝、脾、肾功能失调有关。故用逍遥散疏肝健脾,佐以益肾之品女贞子、仙灵脾、巴戟天等;加丹皮清热除烦,酸枣仁补肝宁心。服药后诸症均减,但仍有烘热汗出。傅老仍宗前法,加浮小麦清热敛汗,珍珠母镇心宁神,服药 3 个月而告愈。

(岳开琴整理)

[**编者评注**] 傅方珍主任医师从医多年,对妇科常见病、多发病及疑难病症具有独特的治疗经验,疗效显著。如傅老认为引起不孕的原因常为情志抑郁、肝气不疏、气血失调,故治疗以疏肝解郁为主,兼顾脾肾,以调理肝脾肾为主是其治疗不孕症的主要特色。此外,用清热利湿扶正法治疗盆腔炎;活血化瘀温经法治疗子宫内膜异位症;疏肝健脾益肾法治疗更年期综合征等,皆为傅老在多年临床实践中积累的宝贵经验,值得临床参考。

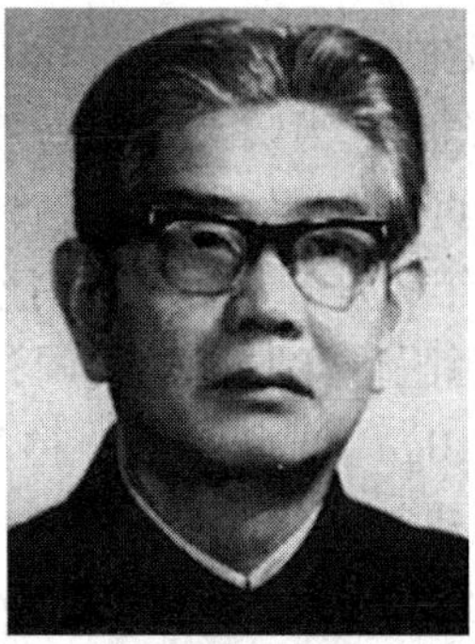

王玉章医案

【生平传略】

王玉章，1916年生人，男，回族，河北省文安县人，北京中医医院主任医师、教授。1932年启蒙，师承著名中医外科专家赵炳南，解放前开始在北京行医。解放后，曾被选为六届全国人大代表，历任中华全国中医学会皮外科委员等职，曾任全国中医学会顾问，北京市高级专业技术职务评审委员会中医专业考核评议组成员，北京市赵炳南医疗研究中心顾问。

在几十年医疗实践中，他继承和发展了赵炳南学术思想，独树一帜，卓有成效，成为当今有造诣的知名专家。1982年应日本医学界邀请赴日讲学受到好评。对皮肤疮疡、疔毒恶疮、癌瘤顽疾有独到见解，尤其对乳腺疾患、阴茎海绵体硬结症的治疗效果突出，受到国内外瞩目。

一、清热解毒法治愈乳痈一例

李某，女，38岁。

初诊：1991年3月19日。

主诉及病史：左乳肿痛三周余。产后15天突然恶寒发热，左乳肿痛，经某院检查，诊为“急性乳腺炎”。曾肌注青霉素及静脉点滴青霉素十余天，未见好转，遂来北京中医医院就诊。患者高热烦急，体温持续在38℃以上，纳呆便干，小溲黄赤。

诊查：左乳外上方可触及一约12cm×15cm肿块，皮色焮红，疼痛拒按，未及波动感；左腋下可触及黄豆大小结节，按之微痛。舌苔黄腻，脉滑数。

辨证：毒热内蕴，乳络阻隔。

治法：清热解毒，消肿止痛。

处方：瓜蒌20g　蒲公英30g　连翘10g　野菊10g　炒麦芽30g　丹皮10g　茅根30g　生甘草10g

另：牛黄清热散1瓶分冲。

二诊：1991年3月26日。患者服7剂药后，烧退，局部红肿已消，皮色正常，按之不痛，仅左乳外侧可摸及一约10cm×8cm硬节。纳食尚可，大便调和。舌苔薄白，脉弦滑。效不更方，继服前方药7剂，以巩固疗效。

三诊：1991年4月2日。患者局部肿块已消，且无任何不适，纳可便调。嘱注意饮食，注意排乳。

［按语］乳痈患者均为产后哺乳期之妇女，且以乳房部肿痛为主要症状表现。若出现乳房肿块疼痛硬结，皮红拒按，伴有高热时，则说明邪毒内盛，应治以清解毒邪、消肿散结之法，常重用公英、野菊等清热解毒之品，以使热解结散。

此外，乳痈之初期的主要矛盾是乳汁瘀滞，此期应通乳与回乳并举。一方面应用大量通乳之品，使瘀滞之乳络通畅，则瘀滞之乳汁有路可出；另一方面使用回乳之品，减少“上游”乳汁的分泌，以利瘀乳的排出。一回一通，使瘀乳得散、肿块得消。

二、疏肝、理气、通络法治愈乳癖一例

方某，女，27岁。

初诊：1991年5月28日。

主诉及病史：双乳肿痛两月余。两个月前，患者无意中发现双乳有肿块结节，遂来北京中医医院就诊。患者双乳胀满疼痛，经前痛重，急躁易怒，纳食尚可，二便调和。

诊查：双乳外侧可触及多个片状结节，按之微痛，皮色正常；双腋下未触及肿物结节。舌苔薄白质暗，脉沉细。

辨证：肝气郁结，乳络阻隔。

治法：疏肝理气，通络散结。

处方：当归10g　白芍10g　香附10g　郁金10g　夏枯草10g　元参10g　川贝母6g　丝瓜络10g　红花10g　生甘草10g

二诊：1991年6月4日。患者服药7剂后再诊，双乳肿块结节较前变软渐消，疼痛减轻，纳食尚可，二便调和。舌苔薄白，脉沉弦。治遵前法，效不更方，继服上方药14剂。

三诊：1991年6月18日。药后，双乳肿块已消，疼痛亦止，且无任何不适症状。嘱患者忌气恼、劳累。半年后随访，未复发。

［按语］乳癖属于中医外科的阴证，亦即八纲辨证的寒证、虚证、里证。其虽外现乳房肿块、疼痛拒按之实象，然不乏虚弱之征，形实而体虚。本病为肝郁气滞、血瘀络阻所致，历代医家通常采用攻托活血化瘀之品。王玉章教授采众家之长，并根据自己多年的临床实践经验认为治疗本病不宜采用攻托活血化瘀之品，认为活则必伤，使用活血攻托之品必使正气受损，若正气虚损，肿块非但不消，反有可能增大，故常常运用疏肝理气通络法进行治疗。

三、温肾健脾法治愈玉茎结疽一例

何某，男，56岁。

初诊：1983年12月13日。

主诉及病史：阴茎有肿物两年余。两年前患者发现阴茎背侧有一小硬结，约粟米大小，略有不适，触之微痛，未予治疗。两年后发现肿块逐渐增大，且又长出一小硬结，遂来我院就诊。患者阴茎微痛，勃起时疼痛加重，排尿不畅，尿频量少，伴有胸闷脘胀、纳食不香、周身乏力、腰膝酸软，有时便溏等。

诊查:阴茎海绵体两侧各及一约 0.3cm×0.5cm 及 0.5cm×1.5cm 硬结,呈扁条状,边缘清楚,质较硬,表面不规则,有轻度压痛。舌苔白质淡边有齿痕,脉沉细。

辨证:脾肾两虚,寒湿阻络。

治法:温肾散寒,健脾化湿。

处方:紫丹参 10g 夏枯草 10g 白芥子 10g 黑元参 10g 生熟地黄各 10g 枸杞子 10g 丝瓜络 10g 莪术 10g 川续断 15g 鸡血藤 30g

二诊:1984 年 2 月 7 日。患者服药 42 剂后,诸症减轻,疼痛缓解,阴茎肿块结节基本同前。前方加三棱、伸筋草各 10g,增强其活血通络破瘀之力。

三诊:1984 年 3 月 10 日。服 30 剂药后,阴茎硬结变软渐消,但近日因劳累硬结微痛,伴有睾丸坠胀。苔白质淡,脉弦细。宗上方旨,前方加桑螵蛸 10g、青陈皮各 10g,另外加用紫色消肿膏外敷患处。

四诊:1984 年 4 月 9 日。服药 30 剂后,睾丸坠胀减轻,硬结渐软,疼痛缓解。近日排尿尚细,尿量少,微有尿痛。前方加滑石 20g、木通 6g,利湿通淋。

五诊:1984 年 5 月 11 日。药后诸症缓解,尿痛、尿少细已消失,睾丸肿胀及阴茎硬结节亦明显渐消,按之已不痛。前方去滑石 20g、木通 6g。

六诊:1984 年 6 月 25 日。服药 40 剂后,阴茎疼痛止,勃起时无弯曲,排尿不畅等症状均消失。阴茎海绵体未扪及肿块结节。嘱注意勿劳倦,忌食生冷,忌居寒湿。一年后随访,患者体健,病未复发。

[按语] 玉茎结疽具有阴茎皮色不变、皮温不高、结节较硬、疼痛不甚等特点,属于阳证。"有诸内必形诸外",阴茎局部的病变,是机体脏腑功能失调的具体反映。结合临床辨证特点,对该病重点应责之于肝、肾、脾三脏。肝主筋,阴茎为宗筋所聚,肝肾同源,同居于下焦,肝血与肾阴关系密切。肾司二便,腰膝酸软、疲倦无力、排尿不畅、尿痛均为肝肾亏损之征。纳呆、腹泻、腹胀则为脾虚所致。气郁、寒湿、疲劳过度多为本病诱发因素。

四、健脾益肾、温化寒湿治疗蜣螂蛀一例

刘某,男,32 岁。

初诊:1991 年 1 月 24 日。

主诉及病史:患者不明原因而右手食指第一指关节肿胀已 3 个月。否认有外伤史。就诊时其指关节粗如胡萝卜,无明显疼痛,指凉,有轻度麻木发胀感。全身无不适,时有轻度腰酸。否认有结核病史。

诊查:右手食指第一关节肿粗,皮色正常,指关节活动受限,弯曲度为 15°。胸透(-)。舌淡苔白,脉沉细。

辨证:脾肾不足,寒湿痰凝。

治法:健脾益肾,温化寒湿。

处方:云茯苓 10g 白术 10g 红花 10g 桃仁 10g 丝瓜络 10g 白芥子 10g 伸筋草 15g 党参 10g 桂枝 10g

外治:紫色消肿粉外调蜂蜜成糊状局部外敷,日换一次。

二诊:1991 年 2 月 8 日。患者服药 14 剂后,患指关节肿胀已消退一半,指关节能自行轻微活动,胀减轻,已无麻木感。指仍较凉。舌仍淡,苔白。此乃脾肾阳气衰微、寒气内存所致,

故于前方加肉桂10g、附子10g。外用药同前。

三诊：1991年2月20日。患者又服用二诊方药10剂，局部肿已全消，指关节活动范围接近90°。嘱病人可继服中药10剂，外用药继用10天，以巩固疗效。三个月后随访患者，指关节活动正常，未复发。

［按语］蜣螂蛀为外科阴疽的典型代表之一，乃由于寒为阴邪，沉伏深滞、痹着筋骨所致。此病乃本虚标实之证，患者脾肾不足、气血之衰为其根本，故治疗法当大养气血，培助脾胃、温暖经络，通行关节。方中可重用党参、云茯苓、白术，脾胃盛则正气强，方能胜邪，逐湿消肿。由于此证受寒湿之邪所致，故王老妙用白芥子，既能温经散寒，又能化痰通络；用丝瓜络则通经祛湿。二诊时见患者寒气较重，故加用肉桂、附子以温经散寒，扶正与祛邪双管齐下，方可奏效。

五、养阴益气法治疗三期脱疽一例

王某，男，32岁。

初诊：1991年2月19日。

主诉及病史：右下肢行走无力及抽痛四年余。近半年来足趾疼痛加剧，足趾色暗紫，小腿麻凉且时有抽痛。一个月前右足大趾因外伤破溃，伤口一直不愈，疼痛难忍，夜不能寐。纳差，面色萎黄，口干便溏。有十几年吸烟史，否认有糖尿病史。

诊查：右足色暗红，大趾内侧破溃，疮面2cm×3cm大小，深达筋膜。疮面色暗红，分泌物少许。右足凉。趺阳脉未触及，太溪脉减弱。血白细胞12×10^9/L。多普勒超声血流：右足下肢动脉血流量明显减少，流速减慢。舌暗红，苔薄黄干、有裂痕，脉细数。

辨证：阴虚毒热，气虚血瘀阻络。

治法：养阴清热，益气活血通络。

处方：生芪30g　花粉15g　玄参15g　丹参15g　赤芍15g　鸡血藤30g　当归10g　川楝子10g　元胡索10g　双花30g　牛膝10g

外治：红纱条（我院配制）外敷。

二诊：1991年2月26日。患者服药7剂，自诉疼痛略减轻，能忍。疮面红肿好转，但仍时有口干、便溏、纳差，疮面夜间疼痛难忍。此乃气阴不足，血瘀化热，蕴毒劫阴，故有口干舌裂之象；便溏因脾肾虚寒所致，因此出现上热下寒、寒热交错之证。可加用生芪45g、肉桂10g、石斛15g。西洋参煎水频服。

三诊：1991年3月2日。患者服二诊方药15剂，疼痛减轻，夜间能间断入睡，口干便溏消除，伤口已有新鲜肉芽生长。继服上方药，加用桃仁10g、红花10g，以加强活血化瘀之力。两个月后伤口基本愈合。

［按语］脱疽乃是一较复杂的疾病，虽临床大致分三型，但其辨证绝非固定不变。因此，治疗时要结合舌、脉辨证施治，要认识证候的动态之势，方可因势利导。如此例因脾肾阳虚、蕴毒劫阴，故出现上热下寒证；因肾水枯竭，不能上制心火，以致烦渴，故一方面用肉桂引火归原，另一方面用元参、石斛滋水降火；同时重用生芪、西洋参以益气活血，方可温煦四肢，瘀滞得解。当其症状改善之后，可加用桃仁、红花以祛瘀生新，疼痛也可随之减轻。

六、甘温除热法治疗慢性乳腺炎一例

郭某，女，35岁。

初诊：1991年1月12日。

主诉及病史：左乳房疼痛性肿物三个月。患者于三个月前洗澡后发现左乳晕内上方有一肿块，压痛明显，皮色暗红，乳头无溢液。曾在某医院做针吸检查诊为“浆细胞性乳腺炎”。后不久局部红肿明显，局部呈持续性胀痛，伴全身乏力、纳差，间断性低烧37～38℃。曾经过多种抗生素治疗及中药清热解毒之品，均未见好转。近一周局部始破溃，有少许血水性渗出，来我院就诊。面色㿠白，二便调。手足冰凉。

诊查：左乳晕内上方可触及硬块，约4cm×5cm大小，色暗红，四周组织较硬，中心破溃，有少许稀水样渗出物。血白细胞11×10^9/L，尿常规(－)。舌淡苔白，脉沉缓。

辨证：毒热内蕴，阳虚阴损。

治法：补阳益气，清解余热。

处方：生芪20g　党参15g　云茯苓15g　白术10g　陈皮10g　山药10g　当归10g　玄参10g　沙参20g　肉桂10g　白芥子10g　野菊花15g　甘草10g

外治：芙蓉膏外敷。

二诊：1991年1月19日。患者服药7剂。自诉乳房疼痛减轻，无胀感，局部渗出明显增多，仍有低热，身乏无力。食欲明显好转。继服前方药，生芪改30g，加生熟地黄各10g，外用药同前。

三诊：1991年2月28日。患者服二诊方药10剂，局部红肿消退，精神饮食好，手足凉较前轻，伤口已愈合，无低热。

［按语］ 外科乳痈大多属实，热证多，尤其是急性乳痈。此例为慢性炎症，热伏于内；由于患病时间较长，故导致气阴两伤；因其素体阳虚，加上用药苦寒过度，导致脾胃内伤、元气不足，形成气滞血瘀局面，故出现局部僵硬肿块不消不溃；而全身低烧又属阴虚发热，即为虚热范畴。实火可泻，虚火宜补，阴火是因阳气虚张而生，故临床治疗时应随证审因而定，切不可拘于“炎”而过用清法，用药自然不宜寒凉而宜甘温。故治疗此例时重用生芪、党参、肉桂、云茯苓、白术等药以扶正气。留得一分正气，即消除一分邪气，故取得较好疗效。

七、清热透托法治疗搭背一例

张某，男，50岁。

初诊：1991年4月4日。

主诉及病史：患者六天前因背部长一疖肿轻度痒痛，自行以针挑破并行挤压，外敷拔毒膏。第二天局部红肿增大，伴恶寒、发烧38℃。来院就诊时见右侧背部红肿明显，范围约4cm×5cm大小，四周组织肿硬，未见脓头。患者头痛乏力，呈痛苦面容。便干秘结，尿黄。有6年糖尿病史。

诊查：右背部红肿，肿象平塌，四周色暗根散，尚未成脓。舌暗红，苔薄黄。脉细数。

辨证：毒热内蕴，气阴不足。

治法：清热解毒，护阴益气。

处方：金银花30g　蒲公英30g　连翘10g　瓜蒌30g　赤芍10g　丹皮10g　莲子

心 10g　白芷 10g　桔梗 10g　生黄芪 10g　花粉 10g

外治：铁箍散膏加化毒散膏外敷。

二诊：1991 年 4 月 9 日。患者服上方药 5 剂，精神好转，头痛消失；局部红肿范围缩小，肿势逐渐高起，中心出现多个脓头，疼痛依旧。大便通畅，小便正常。此时疮面已由阴转阳，已成脓欲溃之势，故二诊立法可用药聚毒，透脓外出，故在方中加炒穿山甲 10g、炒皂刺 10g 以助透托。

三诊：1991 年 4 月 11 日。服二诊方药 3 剂，患者自诉局部疼痛明显减轻，局部疮面已转入顶高根活、四周收束之势，疮面多个脓头出脓汁多量。继服上方药 3 剂，外用甲字提毒捻及化毒散膏。

四诊：1991 年 4 月 14 日。患者疮面脓液畅泄，肿势消退，腐肉脱落，部分疮面已有新肉生长。此期已渐进收口期，故原方去白芷、桔梗、穿山甲、皂刺之类托药，加用调补气血、健脾之品，故原方加陈皮 10g、山药 10g、云茯苓 10g、白术 10g。

［按语］本例初发病时局部肿象平塌，痛不归中，而且疮周色暗根散，脉细数，乃一派阴证逆象。因患者平素有消渴病，气阴两虚之体实无透毒外出之力，故应在药方中加托药。然王老认为托法的使用要恰到好处，早期痈肿未成脓者禁用穿山甲、皂刺等峻药攻之，以防毒泄乱窜。一般来说，清热不嫌早，托药却不宜过早使用，待到已成脓欲溃时方可使用，以助一臂之力。故外科使用托药与疾病的转归、顺逆、陷与不陷有着重要的关系。

八、行气通络法治疗带状疱疹后遗神经痛一例

武某，女，72 岁。

初诊：1991 年 6 月 27 日。

主诉及病史：右侧腰部疼痛六个月。患者于今年初右腰部起红色丘疹、水疱，疼痛剧烈，曾诊断为“带状疱疹”。经治疗皮疹消退，水疱干涸，但疼痛不解，触及病损处痛如刀割针刺，彻夜不眠，用过中西药及理疗等均未好转。现右侧腰部可见色素沉着斑，摸触检查皮损疼痛明显，伴口干，思饮，周身倦怠，二便正常。

诊查：舌苔薄白、见有瘀斑，脉象沉涩。

辨证：余毒未净，气滞血瘀、经络阻隔。

治法：补气通络，清解余毒。

处方：香附 12g　郁金 12g　青陈皮各 10g　木香 10g　川楝子 10g　连翘 10g　丹参 20g　钩藤 12g　菖蒲 10g　沙参 12g　麦冬 12g　甘草 10g

14 剂，水煎，日 2 服。

二诊：1991 年 7 月 11 日。前方药连服 14 剂，疼痛明显减轻，只偶有疼痛，能够入睡，以手触及皮损疼痛已不敏感，口干思饮明显减轻。舌苔薄白，瘀斑变淡，脉沉细。前方去木香，加柴胡 12g 再服 7 剂，水煎，日 2 次。

三诊：1991 年 7 月 18 日。前方药再进 7 剂，疼痛已消失，诸症悉安，乃告痊愈。

［按语］带状疱疹是由水痘-带状疱疹病毒感染引起的急性疱疹性皮肤病。中医学文献中对本病记载很多，有缠腰火丹、火带疮、蜘蛛疮、裙带疮、甑带疮等称谓，人们常俗称串腰龙。而王玉章教授宗古籍所云，根据病损形状及症状表现，对“累累成珠”似蛇行之状、如蚊咬之苦者，习惯称之为蛇串疮。

其病因病机，王老认为“气”是本病重要病因，不管是肝经火盛，还是情志内伤化热，尤其是肝郁气滞，都与“气”相关，“气有余便是火”，火热毒邪中之火毒，其中有些是来自于“气滞、气结、肝郁”等等，而带状疱疹后遗神经痛更应责之于“气”。带状疱疹患者多肝胆湿热，气滞火邪阻隔血脉；气机失畅，肝郁不得舒泄，同样可滞遏经络，因此治疗应重在行气以通络。王老惯用香附、郁金、青陈皮、木香、柴胡为君药，意在行气疏肝；丹参活血养血通络；川楝子性味苦寒入肝，清解余热又有止痛之功；连翘清心火、解余毒，方中虽无元胡索、乳没等止痛之辈，但由于气行血通经络畅而达到止痛之效。除此，方中还用菖蒲、钩藤，一为开窍，一为引经，两药相配更助其经络通畅，通则痛止。带状疱疹后遗神经痛多病程长，日久疼痛不已、不能入睡，故阴津耗伤，方中用沙参、麦冬不仅能养阴生津，且可防行气之品过伤正气之弊；甘草和中解毒，如此配方严谨，药服奏效。

九、清利湿热、解毒通络法治疗结节性红斑一例

樊某，男，58岁。

初诊：1991年4月11日。

主诉及病史：双下肢起疹，疼痛。近一个月来双下肢起疙瘩如杏仁大，疼痛，西医医院诊为“结节性红斑”。经中西药物治疗未见好转。双下肢以小腿伸侧为著，有散在的红斑，直径为0.5～1.0cm大小，呈结节状，颜色鲜红，高出皮面，触及疼著，伴两膝关节痛、小腿浮肿、行走不便。

诊查：便干，尿黄，舌苔薄黄、质红，脉象弦滑稍数。

辨证：湿热下注，阻隔经络。

治法：清利湿热，解毒通络。

处方：猪苓15g　泽泻12g　车前子15g(包)　白鲜皮10g　双花12g　连翘12g　赤芍12g　丹皮12g　甘草10g

7剂，水煎，日2服。

局部治疗：紫色消肿散，以蜂蜜调成糊状外敷于患处，日1次。

二诊：1991年4月18日。服上方药7剂，症状好转，红斑结节颜色变淡，疼痛减轻，浮肿见消，关节痛较前减轻。舌苔薄白，脉象弦滑。前方加丹参20g、红花10g，再服药7剂，局部治疗同前。

三诊：1991年4月25日。诸症均除，结节已消退，双下肢已不浮肿，关节无疼痛，两腿行走方便。舌苔、脉象如故，告痊愈。

[按语] 结节性红斑是皮肤科常见疾病，为真皮脉管和脂膜炎症所引起的结节性皮肤病，与中医学文献中所记载的衣藤缠十分相似。如《医宗金鉴·外科心法要决》中记述有：“此证生于腿胫，流行不定，或发一二处，疮顶似牛眼……若绕胫而发，即名衣藤缠，结核数枚，日久肿痛”。除此，本病与文献中所说的“湿毒流注”也很相近。王老根据多年临床经验，认为本病是因体内素有湿热日久注于下焦；或因寒湿侵袭经络，凝结气血成疾。而上述之例为湿热下注成患，其病程月余，皮疹色鲜红疼痛，两腿浮肿，关节痛，结节损害以伸侧为著(即阳面)。便干、尿黄，且舌苔薄黄、质红，脉弦滑稍数，属热属湿，为湿热之邪。湿邪最易注于下焦，阻隔经络而出现结节红肿、疼痛，当以清利湿热、解毒通络为法。方中猪苓、泽泻、车前子、白鲜皮利湿消肿；双花、连翘清热解毒散结；赤芍、丹皮活血通络消肿；甘草和中，服药七剂而奏效；加强活血通络之功，选丹参、红花以散结消坚，使结节消、红斑退，诸症

悉安而告痊愈。

在局部治疗上，使用紫色消肿散外敷患处，其方之组成为紫草、赤芍、当归、贯仲、升麻、白芷、芥穗、紫荆皮、红花、儿茶、红曲、羌活、防风以上等量为末，黄酒调，外敷。功为散风活血、化瘀消肿，对于无名肿毒、结节性疾患有较满意效果。

十、补肾回阳法治愈肾子疽一例

雷某，男，40岁。

初诊：1991年2月28日。

主诉及病史：右睾丸肿痛，硬结月余。右睾丸肿痛，可触及李大小之硬结，质坚，触之疼痛明显；两侧睾丸发凉；伴腰酸腿软、早泄等。大便溏泄，纳可。

诊查：舌质淡，苔薄白，脉象沉细。

辨证：肾阳不足，寒湿阻滞。

治法：补肾回阳，温化寒湿。

处方：肉桂10g　白芥子15g　附子6g　熟地黄15g　云茯苓10g　川楝子10g　小茴香10g　荔枝核10g　川贝母10g　半夏10g　香附10g

14剂，水煎，日2服。

二诊：1991年3月14日。服上方药14剂后，疼痛较前减轻，睾丸硬结变化不明显，故于前方加红花、丹参之品以活血祛瘀、消除硬结。再服药14剂。

三诊：1991年3月28日。服上方药计28剂，症状好转，疼痛明显减轻，硬结变软变小如杏核大小，惟腰酸腿软。上方加枸杞子、山萸肉、菟丝子以补益肾气，再进药14剂。

四诊：1991年4月16日。药后各部症状明显好转，疼痛已止，硬结基本消退，腰酸腿软亦明显减轻，改用丸药以善其后；金匮肾气丸，早晚各1丸，茴香橘核丸，早晚各6g。追访两个月，患者告痊愈。

[按语] 本病即现代医学所说的附睾、精索、睾丸结核。王玉章教授受命于著名中医外科专家赵炳南，并结合临床实践，将本病命名为"肾子疽"，在当今中医界尚属首称，其理论是：①本病发于睾丸、精索、附睾，就其罹病之部位言之，为肾子所属。②本病病程为慢性，迁延不愈，结节漫肿，疼痛较著，难消不敛，疮面凹陷，脓汁清稀，易成窦道瘘管，为疮痨之疾，当属阴疽之列，故以疽名之，立论可谓鞭辟入里。

本病的发病部位、发病机理，终不离肾，因此施治亦当从肾入手。肾——人体生命之源，先天之本，中寓命门之火，藏精，主生育生殖。肝肾不足，肾阳虚弱，经脉空虚，浊痰乘虚下注，瘀结肾子成疽，疽症迁延日久至硬结漫肿、睾丸发凉、腰酸腿软、阳痿等，均属阴翳之象，补肾回阳之法乃益火之源，以消阴翳。正如《素问·至真要大论》所云"诸热之而寒者，取之阳"也。方中用桂附地黄丸化裁，肉桂、附子补水中之火，鼓舞肾气以温化湿痰，暖煦下焦，回阳散寒，肾阳得以温养，硬结则以消散；方中配以茴香、荔枝核、香附、川楝子、半夏、川贝母祛寒散结以消硬结；其中茴香、荔枝核、香附、川楝子是王老治疗寒湿下注客于厥阴诸症的经验用药；茴香、荔枝核暖下祛寒；香附理气温中；川楝子治疝止痛入肝络，以除在下之寒湿气结；而更为妙者是在附子、肉桂、香附、茴香等诸辛香温燥药物之中佐此一苦寒之品，亦具反佐之意。

王老临床应用补肾回阳之法治疗此后期患者，肾阳渐复、阴寒得驱之时，方中加入活血化瘀之剂，如红花、丹参，往往会缩短疗程，预后更佳。

（吕培文　符文澍　郭大生整理）

［编者评注］ 中医药治疗慢性痈疽别具一格。王老治疗乳癖、玉茎结疽、脱疽、肾子疽等病证经验丰富，特别是对气阴两虚之患者使用托法适时、适量，恰到好处，对缩短病程、促进痊愈有很重要的作用。王老妙用白芥子温经散寒、化痰通络，取得良好效果。

李介鸣医案

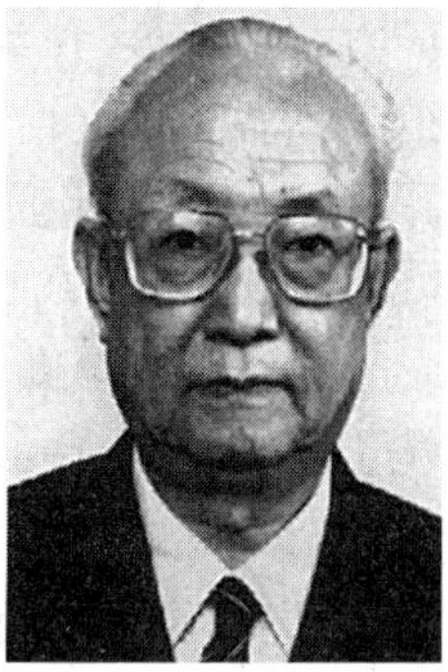

【生平传略】

李介鸣，教授，1916年11月生于江西省南昌市。自幼习诵四书五经，学医启蒙于宣统御医彭笠僧，后拜名医施今墨为师，并同时向戊戌翰林周介人求道和研习中医经典古籍。1935年始悬壶北平。曾任阜外医院中医主任医师，北京中医学院名誉教授，中华全国中医学会第一届理事会理事，中医内科学会顾问委员会委员，中西医结合研究会名誉理事。李氏曾赴湖南、天津、西安、成都、河南、重庆、内蒙古等地讲学，先后发表了《施今墨先生学术思想及临床经验简介》等数十篇论文。

李介鸣教授早年师事施今墨先生，主张中医学术必须推陈出新，要以现代科技手段研究中医阴阳、脉象、气化等理论的实质。临床更应撷取中西医学之精华，使中医学发扬光大，充实于世界医林。李氏在临床上善于治疗脾胃病、心血管病，长于在补脾之基础上调理气机，所治多效。早年在北京中医学院东直门医院门诊时，与同时应诊之长于理血的宋向元先生，被毕业实习生们称为“气血二师”。他治心脏病重视对气血的调理，并提出心血管病多为本虚标实之证，故在临证施治时必须辨清标本，主张其标宜通、其本宜补；并区分标本轻重缓急灵活应用，对治疗许多危重证和疑难病均收到较好的效果。

一、温中止血法治愈上消化道出血一例

张某，男，61岁。

初诊：1975年2月6日。

主诉及病史：患者宿有高血压、冠心病及胃溃疡病史。本月4日因至颐和园游玩，天寒劳累，中途又进橘子、午餐肉等冷食，返家后即胃疼不止，并有头晕、畏寒、肢冷，继而呕吐咖啡样物。急送某医院治疗，化验大便及呕吐物潜血阳性。西医诊断为胃溃疡、上消化道出血。服药无效，其家属邀予会诊。

诊查：病人胃脘阵痛，呕吐频频，已近两日未进食，大便色黑，四肢厥冷，畏寒喜暖，头晕心

慌,气短神倦,时而恍惚,面色苍白,唇甲色淡。舌淡,苔薄白,脉弱无力。

辨证:中焦虚寒,寒邪凝滞,胃络被伤。

治法:温中养胃,和络止血。

处方:桂枝 9g 白芍 15g 甘草 6g 生姜 3 片 大枣 5 枚 鹅管石 6g 白蔻 9g 佩兰叶 3g 黄芪 12g 当归 12g 白檀香 9g 白及 9g

6 剂,水煎服,日进 2 煎。另用云南白药 1 瓶,每服 0.8g,日服 2 次。

二诊:1975 年 2 月 13 日。服药后,大便潜血转为阴性,胃痛亦减,呕吐止,能进半流食;仍全身乏力,微畏寒,手足欠温,气短懒言,面色少华。舌苔薄白,脉细弱。方法合度,病有转机。上方去白药,改黄芪 15g,加党参 10g,继服 6～12 剂。

三诊:1975 年 2 月 25 日。胃疼止,能进软食,已无寒象,气力渐增,偶因食之不适而泛酸。舌苔薄白,脉细。胃络已复,寒邪蠲除,脾胃尚虚。治宜养益脾胃、温中和络,更为散剂,以资调理。

处方:黄芪 30g 党参 30g 木香 30g 肉桂 15g 黄连 15g 吴茱萸 20g 炙甘草 30g 乌贼骨 60g 佩兰叶 30g 白及 30g 白芍 30g 法半夏 30g

上方药共研极细末,每服 6g,日 2 次。

以上药末服用 1 料,诸恙悉无,饮食如常,随访至今,从未复发。

[按语]《医方类聚·东垣试效方》中云:"夫心胃痛……皆因劳役过甚,饮食失节,中气不足,寒邪乘虚而入客之,故卒然而大痛。"此案原有宿疾,又夹劳倦伤气,暴食生冷,寒积中焦损伤胃阳。寒凝气滞、气血不通则胃中剧痛;损及胃络,血不归经则呕血、便血;胃失和降,则呕吐不食;阳郁不布、气血两失则畏寒肢冷,面色少华。其治当以止血为先,温中为本,方用白药、白及、鹅管石止血不留瘀;又用黄芪建中汤温中散寒;用檀香、白蔻调气机之升降;用佩兰和胃止呕。二诊之时,呕吐、便血止,方去白药加党参以加强温中益气强健脾胃之功。三诊时,病已将愈,故配散剂,以巩固收功。

二、生脉饮合安宫牛黄治愈高热昏迷一例

姜某,男,65 岁。

初诊:1977 年 11 月 6 日。

主诉及病史(家属代诉):患者中风半身不遂已 3 年,前几日因罹感风寒,发烧咳嗽,继而胸痛痰盛乃入某医院治疗。西医诊断为急性大叶性肺炎。选用青霉素等抗生素治疗,反日愈加重,直至前一天晚间竟昏不知人,故家属邀余会诊。

诊查:近几天患者咳嗽不止,痰液黏稠,胸痛脘满;昨日晚精神昏愦,渐不识人;翌日竟昏迷不醒,咳嗽阵作,喘息鼻扇,气不得续,痰声辘辘却无力咯出,口流涎液,双手有时抽搐,高热不退。舌苔未见,脉散大而数。X 线检查:右肺下叶呈片状阴影。白细胞计数 20×10^9/L。体温 39.6℃。

辨证:痰热交阻,蒙蔽清窍,戕伤气阴。

治法:益养气阴,维系阴阳,兼清痰开窍。

处方:西洋参 15g(另煎兑入) 麦冬 12g 五味子 12g 菖蒲 15g 竹茹 12g

2 剂,水煎服,日服 2 煎,频频服之;另用安宫牛黄丸 2 丸,温水化开,每服 1 丸,日服 1 次。

二诊:1977 年 11 月 9 日。服药后第二天,身热稍退,能启目视人,但仍恍惚,自觉气短心

烦，喘息略缓，气已平续，痰涎虽盛然已能咯出，咳嗽胸痛。舌红苔薄黄，脉数而虚软。体温 38.2℃。

原法不变，上方加竹沥水 10ml(兑入)、瓜蒌 24g，3 剂，日服 1 剂。另用安宫牛黄丸 2 丸，日服 1 丸。

三诊：1977 年 11 月 12 日。服药 3 剂，精神渐爽，高热已退，咳喘痰涎均减，心慌气短消失。舌苔白，脉细滑。体温 37.6℃。白细胞计数 14×10^9/L。神窍已开，气阴渐复，痰热未尽。治宜清肺化痰、降气平喘。

处方：旋覆花 10g　海浮石 10g　川贝母 10g　紫菀 12g　陈皮 10g　杏仁 12g　鲜竹沥 10ml(兑入)　黄连 6g　半夏 10g　天竺黄 10g　瓜蒌 30g

6 剂，水煎服。

本方加减服药十余剂，调养月余，病愈出院。

［**按语**］此例患者宿有痰疾，又罹外邪，外热内痰，相煽相搏，痰热交阻，蒙蔽清窍，痰火羁留，大戕气阴，气阴过耗难与阳相维系。此时若独清痰热，开神窍，则恐攻伐使气阴愈伤，导致阴阳离绝；若独补气阴，则恐滋敛而使热愈炽；故而用攻补兼施之法，以安宫牛黄丸清痰开窍，以生脉饮益气养阴，更用大量西洋参补元气、益阴精，扶助正气，使正复邪祛，痰热方除。五剂之后，气阴渐复，痰热势减，清窍豁开，方更常法宣肺化痰而施治之。

三、益气活血法治愈心绞痛一例

耿某，男，58 岁。

初诊：1981 年 3 月 5 日。

主诉及病史：患者有 10 年高血压病史。1980 年初患下壁心肌梗。近半年心绞痛发作加剧，且有阵发性室性早搏，每分钟约 5～9 次。1981 年 3 月 2 日入院。

诊查：胸痛频发，痛连左臂，每次活动后必发；痛甚汗出，日痛十数次；心悸怔忡，全身乏力，气短不接，纳谷不香，精神倦怠。舌淡暗有瘀斑，脉细弦数，间见代脉。心电图：陈旧性下壁心肌梗，ST-T 改变，偶见室性早搏。胸透：主动脉屈曲增宽，左心缘搏动弱。化验：胆固醇 10.0 mmol/L，β-脂蛋白 14.35g/L。

辨证：气虚血瘀，心脉痹阻兼胃气不和。

治法：益气活血，佐以和胃。

处方：丹参 15g　黄芪 20g　川芎 10g　生蒲黄 10g　赤芍 15g　泽泻 12g　陈皮 12g　血竭粉 3g(分冲)　藿佩叶各 9g　三七粉 3g(分冲)　元胡 12g

6 剂，水煎服。

二诊：1981 年 4 月 6 日。原方药连服一个月，胸痛程度明显减轻、次数减少，每过累即发，平均日发两三次，夜间偶作；纳谷转佳。未见早搏，舌苔微腻，脉沉弦。

仍依前法，上方去三七，加荜拨 6g，继服药 6 剂。

三诊：1981 年 4 月 13 日。证情平稳，近一周仅发作一次心痛，冲服元胡粉 3g，于 5 分钟后缓解；仍感全身无力、气短神疲，走上二楼，微微气喘。舌脉同前。

原方去藿佩，加入参粉 3g，早晚随汤剂分冲。

四诊：1981 年 5 月 20 日。上方加减，连服药月余，诸恙皆无，体力恢复，心痛未作，且每日能散步 1000 米之遥。化验胆固醇、β-脂蛋白均属正常。即带方出院，仍常来函问候。

［按语］心痛原因很多，有气滞血瘀者，有气虚血瘀者，有痰浊闭阻者，有阳虚寒凝者，等等。然种种心痛均可以本虚标实而概之。如《类证治裁》中云："胸痹，胸中阳微不适，久而阴乘阳位而为痹结也。"心脉痹阻，不通则痛矣。此患者皆因久病，心中阳气不足，鼓动无力，从而造成血脉凝滞，发为心痛。其特点是心痛频作，动辄易发，气短不接，乏力自汗。本病之治当以血瘀为标，气虚为本，切不可一味活血愈伤其气，应用益气活血之法，俾心气足而血脉行。方中先用黄芪，后增人参扶助心气，鼓动血脉；用丹参、赤芍、蒲黄、元胡活血止痛；更用三七、血竭去瘀而生新；又因其胃气不和，更兼用陈皮、藿佩理气和胃，令气机升降有序，通行无滞；泽泻因其有降血脂作用，故用以降浊。二诊之时，唯心痛夜间偶发，皆因阴寒之气盛矣，加荜拨祛寒温通，兼可散血除瘀。方药切中癥结，故守方连服而收功。

四、行气活血法治愈心绞痛一例

乔某，男，65岁。

初诊：1986年4月4日。

主诉及病史：患者有3年冠心病心绞痛史，20年高血压病史。近一年间心绞痛发作频繁。1986年3月31日因气恼诱发心痛加剧，每日发4～8次，每次5～10分钟后缓解，而入院治疗。西医诊断为高血压、冠心病、不稳定型心绞痛。

诊查：患者心痛频发，连肩彻背，或刺痛难忍，或憋闷异常，甚则冷汗淋漓，且咽部发紧，心中烦闷，脘腹胀满，唇甲紫暗。舌质暗有瘀斑，苔白腻。脉弦涩。心电图：左心劳损，偶发房早，不完全右束支传导阻滞，左前半支传导阻滞。胸透：主动脉迂曲延长，结稍突出。超声心动图：左室轻度阻力负荷增加。化验：胆固醇10.4mmol/L，β-脂蛋白15.92g/L。

辨证：气滞血瘀，心脉痹阻。

治法：行气活血，化瘀通络。

处方：丹参15g　赤白芍各12g　炙甘草9g　全蝎6g　檀香10g　川芎10g　三七粉3g（分冲）　生蒲黄12g（布包）　五灵脂9g（布包）　佛手12g　炒香附10g　元胡9g

6剂，水煎服。心痛时服苏合香丸1丸。

二诊：1986年4月21日。服药后，痛势大减，心痛次数减少，仅活动后偶有发作；心烦脘闷、咽喉发紧等症悉减。舌苔薄白，脉弦。

原法不变，上方药继服6剂，停用苏合香丸。

三诊：1986年4月28日。证情平稳，心痛未作，偶见头晕耳鸣。舌苔薄，脉弦。标证既祛，本证现矣，肝肾不足，血脉失养。治宜补肾平肝，活血和络。

处方：沙白蒺藜各12g　女贞子15g　何首乌15g　菊花12g　生蒲黄12g　五灵脂9g　元胡索6g　枸杞子12g　丹参18g　三七粉3g（分冲）　当归12g

6剂，水煎服。效可继服。

5月3日，诸恙已瘥，身无不适，遂带方出院。

［按语］《杂病广要》中云："胸痹，心痛者，其病如二而一……胸痹轻者仅胸中气塞，心痛重者为真心痛。"胸痹、心痛多属本虚标实。本病人虽病日久，其本已虚，但此番因怫郁气滞、瘀血内停发为心痛，故先祛瘀治标。气为血帅，气行血行，治瘀血必先理气。一诊之时，方用檀香、香附、佛手以行气；再用丹参、失笑散、三七、元胡索等活血，旨在行气活血，通络止痛。然咽部发紧，亦由心痛放射所致，缘由络脉不通故也。据李氏经验，用全蝎通络解痉多获良效。三诊

之时，心痛已止，痹阻初畅，其本虚之证现矣，则用补肾平肝之法为主，兼以活血之剂，此乃标去治本之法也。

五、理气、通阳、通血脉法治愈心绞痛一例

张某，女，57岁。

初诊：1986年8月19日。

主诉及病史：患者10年前停经；而后一直有更年期反应，去年因工作紧张自觉心前区憋满，时有刺痛，经西医诊断为冠心病、更年期综合征。近一周心绞痛频繁发作，每日犯10～15次，每次1～5分钟缓解，故而入院治疗。服用消心痛等类药物无效，故邀中医会诊。

诊查：心痛胸憋，频频发作，甚则疼后汗出，时有头晕头痛、烘热烦躁，失眠多梦，腰背酸痛，下肢乏力。舌红苔薄白，脉弦细。心电图：左心劳损，T波改变（V_5导联T波倒置，其余各导联T波低平），S-T改变。超声心动图：右室后壁运动稍弱。胸透：主动脉型心脏。

辨证：肾脏虚损，阴阳失调，气血不和。

治法：燮理阴阳，通调血脉。

处方：仙灵脾12g　仙茅12g　知母10g　黄柏10g　生龙牡各24g　当归15g　百合24g　淡苁蓉20g　丹参15g　节菖蒲15g　远志10g　生石决明24g(先下)　菊花12g

6剂，水煎服。

二诊：1986年8月25日。连服药6剂，心痛胸憋减轻、次数亦少，头晕略轻，烘热烦躁偶作，虚汗出，睡眠不实。舌苔薄，脉弦细。

上方加浮小麦30g、大枣7枚，再服药6剂，效可再服。

三诊：1986年9月2日。心痛胸憋未作，头晕头痛亦无，汗出烦躁渐轻，偶有失眠。舌苔薄，脉弦细。

上方加炒枣仁12g，继服药6～12剂。

1986年9月9日，患者已无明显不适，心电图提示：大致正常。遂带方出院。

［按语］肾者，封藏之本，精之处，开窍于二阴，主一身之阴阳，与人之生长、发育、生殖均有密切关系。患者七七太冲脉衰，天癸竭后，肾精气亏，阴阳失调，影响冲任，从而导致气血逆乱，阳亢于上则头晕头痛，肾虚于下则腰酸足软，阴虚有热则烦躁烘热、失眠虚汗，气血运行不畅、心脉痹阻则心痛频发、胸闷不止。方用二仙汤，旨在补肾调阴阳，兼用生石决明、生龙牡平肝潜阳，菖蒲配远志以安心神，丹参、当归活血和络，百合敛精气定心神；服药十余剂，证有转机，然虚热未尽，脏躁仍存，故用小麦大枣汤以清脏躁，后又加枣仁以增安神之力，月余之后疾病向愈。

六、调理脾胃法治愈心衰一例

赵某，女，46岁。

初诊：1980年4月29日。

主诉及病史：患者于去年3月因感冒而诱发心悸，逐渐胸憋不得卧，经县医院诊断为心肌炎。1980年1月病情开始加重，4月24日入院治疗，西医诊断为充血性心肌病、心功能不全、心律紊乱、室性早搏，心功能Ⅱ～Ⅲ级。服用氨苯蝶啶及益气活血中药无效，反而呕吐恶心，不

能进食，故邀中医会诊。

诊查：呕吐恶心，两日未食，食后即吐，同时有心悸气短、喘促倚息、下肢浮肿、头晕目胀、面色萎黄、神疲无力。舌淡胖，脉沉细、无力，间有结代。心电图：左束支传导阻滞，室性期前收缩，偶见二联律。胸透：肺瘀血，上腔静脉显影增宽，心脏呈主动脉型，左心腰凹，左室扩大，左心下缘下段搏动减弱。超声心动图：左心室稍大。心肌抗体 1∶64。

辨证：脾肾阳虚，脾失运化，水饮上泛，胃气不和，升降失司。

治法：先拟和胃除湿、降逆止呕，以保胃气。

处方：旋覆花 10g　代赭石 15g（先下）　陈皮 10g　砂仁 6g（后下）　党参 15g　茯苓 20g　干藿佩各 9g　法半夏 10g　炙甘草 6g　竹茹 10g　白芷 6g

6 剂，水煎服。另静脉点滴参麦液 40ml 加 10%葡萄糖 200ml/d。

二诊：1980 年 5 月 8 日。服药后恶心轻，呕吐止，略能进食，头痛心悸、喘息等症悉减，期前收缩较前减少，然仍阵发二联律。舌暗苔薄，脉沉细，偶见结代。

效不更方。上方加丹参 12g，继服 6 剂。

三诊：1980 年 5 月 15 日。证情明显好转，呕吐恶心均止，且能进食，憋气亦轻，能平卧，下肢肿消，早搏偶见，气短微喘，时而长引一吸。舌苔薄，脉细。胃气初和，升降有序，气化乃行，惟脏气尚虚。治宜补中益气，健脾养心。

处方：黄芪 18g　白术 12g　党参 12g　当归 10g　陈皮 10g　升麻 5g　柴胡 5g　法半夏 10g　炙草 9g　藿佩叶各 10g

6 剂，停止参麦液静脉点滴。

四诊：1980 年 5 月 31 日。证情平稳，气力渐增，喘息止，早搏消失，能下楼缓缓散步。心电图示：左束支传导阻滞，肺部瘀血消失。心功能恢复，无不适感，遂带方出院。

［按语］ 大凡治心衰之病，中医多归咎于心肺脾肾气化不利、阳虚水泛、凌心射肺，多用温阳利水、培元固脱之法。本例却因诸脏亏损、气化失司、水湿泛溢，阻于中焦、升降失调、呕吐不能进食而后天失养、诸脏生化无源，倘胃气一绝，则救治更难矣。故治当先和胃降逆，稳定后天，再用参麦注射液补气固元。三诊之时，胃气渐和，升降得复，气机条达，水谷精微得以运化，诸脏受养，各尽其职，气化方行而水肿消、喘息定，心悸乏力亦轻，再更补中益气之法，补脾养心。此乃调升降而行气化，保后天而安诸脏之法也。

七、温补脾肾法治愈心衰胸水一例

赵某，男，80 岁。

初诊：1981 年 3 月 23 日。

主诉及病史：患者高血压 20 年。1980 年底因外感劳累而出现心绞痛，服冠心苏合丸及硝酸甘油类药可缓解。近一个月来心绞痛加重，胸憋喘促，不能平卧，故而入院治疗。西医诊断为高血压、动脉硬化性心脏病、心力衰竭、胸水。

诊查：患者喘息胸满，痰涎壅盛，倚息气促，张口抬肩，不能平卧，常常夜间憋醒；小便量少；下肢浮肿，按之没指；眩晕偶作，偶见心痛，不能下床活动。舌胖暗，苔水滑，脉沉弦。心电图：完全性左束支传导阻滞，肢体导联低电压。胸片：肺纹理增厚，双侧胸腔积液，主动脉迂曲延长，心脏轻度扩大。化验：血尿素氮 9.14mmol/L，血钠 121.0mmol/L，尿蛋白（+++）。叩诊：心浊音界向左扩大，下界于肋下 7～8cm。听诊：心率 110 次/分，有 2 级收缩期杂音，两肺散在哮鸣音。腹诊:肝于右肋下二横指。

辨证:脾肾阳虚,水饮泛溢,浸渍肌肤,凌心射肺。

治法:温补脾肾,降气消饮。

处方:葶苈子10g(布包) 大枣5枚 茯苓30g 半夏10g 五味子9g 肉桂5g 枸杞子30g 川椒12g 丝瓜络10g 山茱萸12g 车前子30g(布包)

7剂,水煎服。

二诊:1981年3月3日。服药后证情明显好转,小便量增,尿量日700ml(入量1000ml);喘肿悉减,夜间已能平卧,而无憋醒之象,食量亦增。叩诊:浊音界明显下移至10～11肋间。舌苔薄,脉弦细。

前方加桑白皮12g、熟地黄15g,继服药6剂。

三诊:1981年4月3日。证情平稳,下肢肿消,喘息渐轻,已能下床活动,仅气短乏力,偶见胸憋。胸透:右侧胸水完全吸收,左下略有阴影,不除外少量积液。舌苔薄白,脉弦。

辨证:水饮已退,脾肾气亏。

治则:益气补脾,温肾纳气。

处方:黄芪20g 葶苈子12g 丹参18g 党参12g 甘草6g 茯苓15g 补骨脂12g 熟地黄12g 肉桂6g

6剂,效可再服前方药。

前方药连服两周,诸恙悉无。能下楼至庭院散步。胸片:胸水完全吸收。心电图:完全性左束支传导阻滞,肢体导联低电压消失。化验:血尿素氮6.71mmol/L,尿蛋白微量。带方出院。

[**按语**] 患者久病,胸中阳气不舒,阴气愈盛渐至真阳怯少、肾失蒸腾、脾失运化、水气积而成饮,上凌心肺则喘悸,下渍肌肤则水肿。欲治水饮,必赖肺、脾、肾三脏气化得施、三焦输布、水道通调方可无虞。审此证虚实夹杂,非泻肺不能行水,非补脾肾不能摄纳运化。故用补肾健脾、泻肺行水之法,寓攻于补,攻补兼施。药用肉桂、山茱萸、枸杞子接助真气救固其根;用葶苈子、川椒泻肺行水,利气平喘;用茯苓、车前子健脾利水,合之共奏利尿平喘之效;兼用丝瓜络通络止痛。二诊之时,又加桑白皮以泻肺,加熟地黄配肉桂更增补肾纳气之功。三诊病已初瘥,正气未复,更方以补益脾肾为主,基于患者仍有胸痹痼疾,故兼用丹参养血活血,已为通常治法矣。

八、补益肝肾法治愈心律失常一例

乔某,女,20岁。

初诊:1980年5月20日。

主诉及病史:患者1977年7月曾高热、关节疼痛,并出现心脏期前收缩。1978年又在感冒后出现心律失常,时时有二联律。1980年4月7日因频发室性期前收缩而入院,服用西药及中药保元汤加苦参等治疗月余无效,故邀会诊。

诊查:患者心悸气短、胸憋自汗,动辄加重;腰背酸痛,神疲健忘,面色少华,月经量少;每日二联律出现3～10次,每次6～10分钟后恢复正常。舌质淡,苔薄,脉细弱结代。心电图:窦性心律,频发室性早搏,偶见二联律。胸透:未见异常。超声心动图:左心室轻度增大。

辨证:肝肾不足,精亏血少,心失所养。

治法：补益肝肾，养血宁心。

处方：生鹿角 10g　枸杞子 15g　茯苓 10g　仙灵脾 12g　五味子 10g　麦冬 12g　党参 12g　丹参 15g　山茱萸 9g

6 剂，水煎服。

二诊：1980 年 5 月 29 日。服药 3 天后，早搏次数明显减少（平时未见，仅在床上做仰卧起坐运动后，有期前收缩出现），心悸胸闷大减，腰酸足软等症虽减犹存。舌薄，脉细。

原法不变，加杜仲 10g，继服药 6 剂。

三诊：1980 年 6 月 12 日。连进汤剂，诸恙悉无，身体状况较好，遂带方出院。

［按语］心悸怔忡之中云："凡病偏着一处，必有致病之本在脏腑之中，宜求其本而治之，非可泛治也。"心悸怔忡之病，多因心之气血亏虚所致，然前者用保元汤大补元气，加苦参以稳定心律，服用月余罔效，是未掌握病之源本耳。察本患者除心悸胸憋气短等心血失养之症外，更有腰酸足软、神疲健忘等肝肾不足之症。肝藏血，肾藏精，精血互生，而血又养心，若肝肾亏虚，精亏血少，失养于心，则见心悸怔忡之病。故方用枸杞子、仙灵脾、山茱萸补益肝肾，更加鹿角血肉有情之品填精养血，又用生脉饮养心之气阴，茯苓、丹参等安神和络。药中肯綮，收效尤捷也。

九、益气温阳法治愈病窦综合征一例

吕某，女，52 岁。

初诊：1982 年 7 月 19 日。

主诉及病史：患者素有高血压病史。1975 年发现心率慢及胸闷眩晕等症，以后逐年加重，心率常于 30～50 次/分，数年间曾有三次晕厥。1981 年胸痛加重，常须服罂粟碱方能缓解。1982 年 7 月 2 日，西医诊断为冠心病、心绞痛、病窦综合征而入院。

诊查：怔忡心悸，惕惕不安，胸憋气促，胸痛彻背，甚则冷汗淋漓，眩晕阵作，肢冷畏寒，时时自汗，面色萎黄，口唇色暗。舌暗有瘀斑，苔薄白，脉迟细涩，间有结代。心电图：窦性心动过缓及不齐，窦房结内游走心律，频发逸搏，偶发房早，T 波改变，心率 38 次/分。阿托品试验：阳性。

辨证：久病气虚，内舍于心，阳气衰弱，血络痹阻，脉行稽迟。

治法：益气温阳，活血通脉。

处方：黄芪 20g　党参 20g　炙甘草 6g　肉桂 6g　制附片 10g　细辛 15g　丹参 15g　元胡索 12g　川芎 12g

6 剂，水煎服。

二诊：1982 年 7 月 26 日。服药后，怔忡心悸渐轻，心率 40～50 次/分。未见心痛、眩晕，气力渐增。舌苔薄质淡暗，脉细缓。

上方加黄精 12g，继服药 6 剂，效可再服。

守原方加减连服药两个月，诸恙悉减；平时心率 60 次/分，活动后达 70 次/分。在此期间，曾发两次心绞痛，服用苏合香丸即缓解。心电图：窦性心律，心率 60 次/分。T 波改变与前比较，Ⅱ、aVF 导联由双向变为直立，Ⅲ导联由倒置变为平坦，其他导联由平坦变为直立（说明心肌供血有所改善）。阿托品试验：阴性。患者无明显不适，带方出院。

［按语］此案久病脏气日衰，耗气伤阴，阳损寒生，内寒凝滞，阳气不舒，血行稽迟，故见胸

痛、脉迟。心阳不振，气不归元，心神失摄，故见怔忡乏力。治疗则一方面以保元汤补气培元，附子温阳通脉，应用大量细辛温通走窜，以使阳气得以敷布。另一方面以丹参、川芎、元胡活血化瘀，并间用苏合香丸温开止痛。两者综合用之，扶助阳气，充运周身，化瘀除痹，相得益彰。又因为痼疾，故而效不更方，连连进药两个月，方收全功。

注：细辛在治疗心动过缓时其效甚佳，然其用量古人有"细辛不过钱"之说。李氏认为此乃针对散末而言，在汤剂中细辛可用大量，临床中最大量可达30g，据观察一般服药一个半小时后，即可见心率增快，四小时后逐渐减慢，应用大量细辛，只要用之得当，除少数人有一过性面红潮热外，余无不良反应；但在病窦综合征的快慢型患者用量应慎重。

十、三步法治愈心肌炎一例

王某，女，17岁。

初诊：1975年12月7日。

主诉及病史：患者一周前感受外邪，高热恶寒，咽喉肿痛。第三天又觉心痛胸憋，心慌气短。而入某部队医院诊治。西医诊断为病毒性心肌炎。用药四天，高热未退，心痛不减。其家长亟领病人至余家中诊治。

诊查：高热微恶寒，咽喉肿痛，面赤口干，心痛阵作，胸闷气短，心悸神倦。舌红苔薄黄，脉数大。体温39.2℃。心电图：ST-T改变，偶发室性早搏。

辨证：邪毒壅滞，遏阻心络。

治法：清热解毒，活血通络。

处方：金银花25g　连翘20g　茜草12g　地骨皮12g　草河车30g　当归24g　川芎12g　紫石英24g(先下)　大生地黄12g　益母草12g

4剂，水煎服。

二诊：1975年12月12日。服药后高热已退，咽痛亦轻，然心痛胸憋、心慌气短依然。舌苔薄，脉数间结。此为热邪方退，心脉痹阻。治宜活血和络，清热凉血。

处方：当归30g　川芎9g　鸡血藤15g　生地黄12g　丹皮9g　赤芍12g　紫石英24g　金银花25g　茜草12g

6～12剂。

三诊：1976年1月3日。胸痛胸闷止，动辄心慌气短，心律有时不齐，余无不适。已于元旦前出院。舌苔薄，脉细，心电图大致正常。证属瘀血蠲除，气阴不足，治宜补益气阴、宁心复脉。

处方：炙甘草12g　大生地黄18g　麦冬9g　桂枝5g　炙黄芪12g　远志9g　茯苓12g　炒枣仁12g　珍珠母24g　玉竹12g

6剂，效可再服。

四诊：1976年1月20日。证情平稳，身无不适，复查两次心电图均为正常，已恢复常人生活与学习。

[**按语**] 此案始为热邪入里、与血相搏，阻遏心气，壅滞脉络，以致心血运行不畅。故治当先以清热祛邪为主，药用金银花、连翘、草河车、地骨皮等；再以凉血活血为辅，药用生地黄、丹皮、茜草、当归、川芎等；兼用紫石英镇心安神，以治心动过速。二诊之时，热邪乍退，则治以活血和络为主，药用当归、川芎、鸡血藤、茜草活血化瘀；用生地黄、赤芍、丹皮凉血活血；用金银花

以清气分余热；用紫石英镇心安神。三诊之时，瘀血蠲祛，脉络畅通，故心痛胸憋止，然因心气不足，正气未复，故用炙甘草汤为主，益气养阴，复脉宁心。此案三诊，治则三更，步骤分明，宗古法而不拘古方，用药灵活，治疗月余疾病痊愈。

十一、益气养阴法治愈尿毒症一例

曹某，男，61岁。

初诊：1977年1月30日。

主诉及病史（家属代诉）：患者自1957年患高血压，1966年又发现冠心病及肾炎，于1977年1月12日因急性下壁心肌梗塞而入某医院，3日后出现小便量少及腹水、下肢浮肿等症，用氨苯蝶啶、速尿等西药无效，前日又开始呕吐。西医诊断为急性下壁心肌梗塞、肾动脉硬化性肾功能不全。

诊查：患者尿少腹胀，前日尿量仅20ml，喘促倚息，呃逆不止，时吐血沫，数日未进食，面色潮红，神识模糊，时有谵语，躁动不安。舌质红，苔黄腻，脉细弱而数。心电图：急性下壁心肌梗塞。腹水征阳性，下肢浮肿（＋＋），呕吐物有潜血。化验：血液尿素氮31.1 mmol/L，二氧化碳结合力17.5 mmol/L。

辨证：阴阳两衰，水液不化，浊阴上逆，胃气将绝。

治法：和胃降逆，益气固元。

处方：旋覆花10g（布包）　代赭石10g（先下）　半夏9g　陈皮9g　丁香6g　伏龙肝60g（先下）　生姜9g　砂仁6g　三七粉3g（分冲）

另用白人参15g浓煎兑入，3剂。

上方先下伏龙肝煎汤代水，再入群药，收至200ml，频频服之，日进1剂。另用大黄30g、附片10g、补骨脂15g，煎水300ml灌服，日行1次。

二诊：1977年2月2日服上方药。3剂呃逆止，神识渐爽，呕吐亦轻，呕吐物中无血沫，惟见喘息气促、心悸胸憋；小便量少，200～400ml/d；腹中胀满，虚烦不安。舌红，脉细数。胃气虽和，气阴大伤，津液将竭，气化不行。治宜益气养阴，通调水道。

处方：生晒参15g（另煎兑入）　五味子10g　麦冬12g　车前子30g（布包）　三七粉3g（分冲）　茯苓30g　黄芪12g　仙灵脾10g

4剂，水煎服。另仍用前法灌肠，日1次。

三诊：1977年2月18日。服药2剂后，诸症渐平；尿量增，日行500～800ml；呕吐止，精神渐爽，已能坐起进食，偶见心痛胸憋。舌暗苔薄，脉弦细。

前方加丹参12g、生蒲黄10g（布包），继服药6剂。停用灌肠法。

四诊：略。

五诊：1977年3月1日。进药十余剂，胸疼基本缓解，能下地行走，饮食如常人，仅见气短乏力、大便微溏、腹微胀，尿量增至每日1000ml以上。舌苔薄白，脉弦滑。化验：血液尿素氮7.14mmol/L，二氧化碳结合力27.2mmol/L。方中加炒白术10g、蔻仁6g，以健脾和胃。继服药6剂。

1977年3月5日患者病愈，带方出院。随访十数载。

［按语］此例患者久病胸阳不振，阳损及阴，气阴大亏，气化失常。肺失输布，肾失蒸腾，脾失运化，三焦失其决渎，故而膀胱无尿，致使小便不出。阴阳具损，神昏欲脱，浮阳外越，故而躁

动不安。气血逆乱，血不归经，则吐血沫。中焦阻塞，水液不化，浊阴上逆，胃失冲和，则呃逆呕吐、不能进食。脾胃者，后天之本，升降之机枢，倘若胃气一败，百药难施，诸般病证纷至沓来。故治当以保胃气、固元本为主。先用旋覆花代赭石汤和中降逆，并加大方中人参用量以保胃气，培元固脱。另用大黄附子汤灌肠，旨在通腑降浊。二诊之时，浊阴下降、胃气渐和，然气阴仍亏，津液将枯，仍使肺肾气化不利，小便量少，故用生脉饮补益气阴；另用仙灵脾、黄芪益脾肾以助气化，从而使正气充足，津液得复，气化能行，水道通调，浊阴方降。三诊时，诸症向愈，然偶见胸痛，此痼疾胸痹之证，故于方中增丹参、生蒲黄以活血通脉，并随病情之缓解，逐渐转入对胸痹的治疗。

十二、益气、养血、滋阴法治愈心律不齐一例

李某，女，32岁。

初诊：1986年11月4日。

主诉及病史：患者于1986年6月因骑车过久而突发心悸，自测脉搏有间歇，休息4小时后自行消失。此后每遇劳累、气恼即出现心悸胸憋、气短不接等症，曾住当地县医院治疗月余未效，反而时有心前区疼痛。患者惶然，随即至京入某医院诊治。西医初步诊断为心律失常，频发交界性期前收缩，伴室内差传，应用异搏定、心得安等药物治疗三个月仍然无效，遂请中医会诊。

诊查：心慌、惕惕不能安，心烦口干，胸憋偶痛，气短懒言，全身酸懒；早搏在活动后增多，时呈二联律、三联律。舌淡少苔，脉细结代。24小时心电监测：频发交界性期前收缩，伴室内差传，部分呈二联律。胸透及超声心动图均未见异常。

辨证：劳累过度，气血两亏，心阴受损。

治法：益气养血，滋阴复脉。

处方：炙甘草 15g　茯苓 30g　炙黄芪 20g　玉竹 15g　当归 15g　五味子 10g　寸冬 12g　沙参 18g　苦参 15g　甘松 12g　桂枝 10g　肉苁蓉 24g

6剂，水煎服。

二诊：1986年11月11日。前法合度，诸恙均减，心悸虽轻，早搏仍见，但近3天未见二联律。舌苔薄，脉细。

原方加炒枣仁 12g，继服药6剂。

三诊：1986年11月21日。服药10剂，早搏近一周未见，身无不适，恢复正常活动。舌苔薄，脉细。心电图大致正常。

方法合度，效不更方，遂带方出院继续服药。

[按语]《杂病源流犀烛》云："怔忡，心血不足病也。人所主者心，心所主者血，心血消亡，神气失守，则心中空虚，快快动摇，不得安宁，无时不作。"本患者因劳累过度耗伤气血，心失所主，故而心动悸、脉结代。治拟复脉汤加减补气养血，滋阴复脉。血者阴之属也，心血不足其阴亦虚，补其气阴可濡心血，故本方用炙甘草、黄芪、茯苓益气（茯苓又健脾渗利，防止有人因服大量炙甘草而产生水肿）；用丹参、当归养血和血；玉竹、沙参、麦冬滋养心阴；更用五味子以收敛，桂枝以轻扬，引诸药归心入血。另外，根据现代药理研究资料，甘松、苦参均有调整心律之作用，故而用之。此方虽宗炙甘草汤之法，然不泥其方，通常达变，灵活加减，用药悉中肯綮，故效若桴鼓。

十三、攻补兼施法治愈心衰一例

于某，女，45岁。

初诊：1982年4月15日。

主诉及病史：患者1951年出现“风心病”。1979年心慌气短加重，且下肢浮肿，不能参加工作，间断地服用地高辛、双氢克尿噻等。1981年出现房颤，近日病情加重而入某医院治疗。西医诊断为风湿性心脏病、心脏扩大、慢性心衰。

诊查：下肢浮肿，按之没指；喘息气促，不能行动；小便量少，每日量400ml左右；胸闷心悸，纳差腹胀。舌胖暗，苔白腻，脉沉细无力。

辨证：脾肾阳虚，水湿泛溢。

治法：益气健脾，温阳利水。

处方：黄芪24g　白术12g　茯苓30g　防己12g　车前子30g(布包)　制附片3g

6剂，水煎服。

二诊：1982年4月26日。尿量略增，气短腹胀稍轻，余症如旧。舌脉同前。上方改黄芪30g，加人参10g、黑白丑各1.5g(黑白丑为末剂，日分2次冲服)。6剂，水煎服。

三诊：1982年5月3日。水肿见消，喘亦减轻；尿量增加，日尿量增至800～1200ml，舌淡暗，脉沉细。

上方去黑白丑，继服药6剂，效可再服。

四诊：5月27日。上方药连服24剂，水肿已退，喘亦止，能下地行走，尿量如常人，然仍有气短。舌苔薄白，脉沉细。病情好转，遂带方出院。

［按语］脾虚则水失运化，肾虚则失其温煦，水湿溢于肌肤则为肿，水湿上泛则为喘与悸。故治当温补脾肾之阳，通利水湿。方用防己黄芪汤加减，旨在补气利水。但二诊之时，病势依然未减，小便仍旧难出，此虽属标，却当务之急，若其不去，余症难除，故急用黑白丑以逐水退肿，更加人参且增黄芪用量以防伤正。三诊之时，尿量增，水湿降，则去黑白丑。景岳云：“补泻之法，补亦治病，泻亦治病，但知其要也。”本病乃痼疾正伤，标症却急，倘若失治则误全盘，故用泻邪补正之法，攻者宜暂，补者从长，先加峻药黑白丑攻逐水饮，水稍去即用补脾益气之品从长缓治以求复元。

十四、补益脾肾法治愈再生障碍不良性贫血二例

例一　补益脾肾、填精养血案。

杨某，男，3岁。

初诊：1976年4月3日。

主诉及病史(家长代诉)：患儿于1976年3月初因神倦乏力、气短心悸、面色少华至某医院就诊。查血象：血红蛋白66g/L，红细胞2.43×10^{12}/L，白细胞7.2×10^{9}/L，网织细胞0.5%；诊断为缺铁性贫血。予服肝B_{12}、硫酸亚铁等药无效。3月22日患儿病情加重，急至儿童医院输血抢救，当时查血象：血红蛋白30g/L，网织红细胞0.1%。胃液检查：未找到含铁黄素细胞。骨髓象：骨髓增生活跃，粒系统形态未见异常，红系统增生低下，以晚幼细胞居多，形态无明显异常。遂确诊为单性红系统再生障碍性贫血。服用中西药十余日，疗效不著，遂来我处就诊。

诊查：患儿面色苍白，唇甲色淡，眼睑微肿，内眼睑无血色，气短而促，心慌易惊，精神委顿，夜寐不安，时而手足抽搐。舌质淡白，脉细数无力。

辨证：脾肾两虚，气亏血少。

治法：补益脾肾，填精养血。

处方：党参 12g　黄芪 24g　仙鹤草 15g　当归 9g　阿胶珠 9g　生熟地黄各 12g　菟丝子 15g　肉苁蓉 15g　补骨脂 15g　鹿角胶 9g（烊化）　焦三仙各 6g　炙甘草 4.5g

6 剂，水煎服。

二诊：1976 年 4 月 12 日。患儿面色稍润，唇甲淡粉，眼睑肿消，睡眠已安，然仍心悸气短，且频频自汗。血象：血红蛋白 81g/L，网织红细胞 0.12%。舌淡苔白，脉细弱。

原方去仙鹤草、焦三仙，加煅龙牡各 24g（先下）、仙灵脾 9g，继服药 5 剂。

三诊：1976 年 4 月 20 日。证情均减，偶见自汗，动辄气短，纳食稍差，大便微溏。舌淡苔白，脉细弱。

处方；菟丝子 15g　枸杞子 15g　阿胶珠 9g　党参 9g　鹿角胶 9g（烊化）　生熟地黄各 9g　肉苁蓉 18g　补骨脂 15g　炙黄芪 24g　当归 9g　砂仁 6g　炙甘草 4.5g　焦三仙各 6g

上方加减，连服药半年有余，血红蛋白保持在 100g/L 以上，红细胞在 3.2×10^{12}/L 以上，血小板在 140×10^{9}/L 左右，网织红细胞在 0.4%～1.5%之间。后将本方药改为丸剂：炙黄芪 90g，生熟地黄、鸡血藤、砂仁各 30g，红人参、补骨脂、菟丝子、枸杞子、制首乌、肉苁蓉各 60g，共研极细末，另研鹿茸粉 6g，溶鹿角胶、阿胶各 60g 兑入，炼蜜为丸，辰砂末 9g 为衣，丸重 9g，每服 1 丸，日服 2 次。服丸药后，患儿情况良好，随即停药。半年中多次复查血象：血红蛋白在 114g/L 以上，红细胞在 35×10^{12}/L 以上，网织红细胞在 1.0%～2.3%之间。迄今已十八年，患儿身体发育良好，已参加工作。

例二　健脾补肾、填精生血案。

李某，女，2 岁。

初诊：1977 年 1 月 7 日。

主诉及病史（家长代诉）：患儿于去年 11 月底因面色苍白、精神不振，且鼻衄不止而到当地医院治疗，确诊为再生障碍不良性贫血。后至京某医院治疗月余无效，并曾被 3 次输血抢救。故至余家中就诊。

诊查：患儿面色少华，唇甲色淡，内眼睑无血色，双目少神，气短懒动，时有鼻衄，纳谷不香，大便微溏。舌淡苔白，脉细弱。西医检查：血红蛋白 38g/L，红细胞 2.5×10^{12}/L，白细胞 2.5×10^{9}/L，血小板 20×10^{9}g/L，网织红细胞 0.1%。骨髓象：骨髓增生不活跃。

辨证：脾肾两亏，精亏血少。

治法：健脾补肾，填精生血。

处方：黄芪 24g　当归 9g　鹿角胶 9g（烊化）　台党参 18g　菟丝子 15g　麦冬 9g　生熟地黄各 12g　阿胶珠 9g　地榆 15g　丹参 9g　紫河车 9g　焦三仙各 9g

6 剂，水煎服。

二诊：1977 年 1 月 14 日。症势未减，症状同前。血红蛋白 29g/L。四天前曾到某医院输血 100ml。舌脉如旧。

证治不变，上方去丹参、地榆、鹿角胶，加鹿茸粉 1.3g、仙鹤草 15g、补骨脂 15g，继服药 6 剂。

三诊：1977年1月22日。证情略有好转，唇甲稍有血色，精神较前略佳，纳食转佳，便溏止，血红蛋白56g/L。舌淡苔白，脉细弱。上方去鹿茸粉，改鹿角胶12g(烊化)，继服药6剂。

四、五诊：略。

六诊：1977年3月2日。患儿证情逐渐好转，血色素四诊为79g/L(五诊为93g/L)。昨日查血红蛋白为121g/L，但于昨日受凉，鼻塞流涕，咳嗽有痰，有低热，体温37.5℃。舌苔薄白，脉细数。正虚受邪，肺气失宣。治宜清热解表，宣肺止咳。

处方：薄荷6g(后下)　芦茅根各15g　青蒿9g　杏仁6g　前胡9g　桔梗9g　荆芥穗5g　旋覆花10g(布包)　海浮石10g　3剂

七诊：1977年3月8日。感冒初瘥，血红蛋白稍有下降，两天前查血色素96g/L，无其他不适。舌苔薄，脉细。

外邪已祛，复拟原法。

处方：黄芪24g　党参15g　枸杞子12g　菟丝子15g　肉苁蓉24g　补骨脂15g　生熟地黄各15g　太子参24g　鹿角胶9g(烊化)　阿胶珠9g　紫河车9g　焦三仙各9g　6剂

上方药连服七个月，血红蛋白基本稳定在120g/L以上，红细胞(3～4.5)×10^{12}/L，白细胞(5～8)×10^{9}/L，血小板100×10^{9}/L，网织红细胞1%～2%。骨髓象：骨髓增生活跃。治以原方配丸药，回原籍继服。

[按语] 以上二例再障贫血均用温补脾肾之法而痊愈。古人云："虚损证多起于脾胃，劳瘵多起于肾经。"人之血液虽与心、肝、脾、肾有关，但因脾胃主运化，而血之生成必赖于水谷精微之充养，营气入脉化赤而成；而肾乃五脏之根，内存真阴真阳，气血之化生亦断不可离此。同时，肾藏精，主骨生髓，精血互生，故血之生成与脾肾关系最为密切。因此，治疗本病应多从温补脾肾入手，应用大剂量血肉有情之品，如紫河车、阿胶、鹿角胶之属，屡治多人其效颇佳。此外，对本病施治还要通常达变，在贫血、出血和感染三个环节上分清轻重缓急、标本主次而治之。如第二例，在有感冒时，急则治标，待外邪祛后，再补脾肾而缓缓图之。

(李琏整理)

[编者评注] 李老医案中对心绞痛、心衰、心肌病、心律不齐等疾病治疗颇具特色。同病异治，擅从调和气血、阴阳入手，再予活血化瘀解痉，大多以调整气血、阴阳为本，配合治标，使症减病愈，一气呵成。治本多予补益脾肾，治标则予行气活血通络、平肝、利湿、化痰、降逆等法。其中以全蝎通络解痉，以大剂量细辛通阳增加心率等均为珍贵的经验。

赵金铎医案

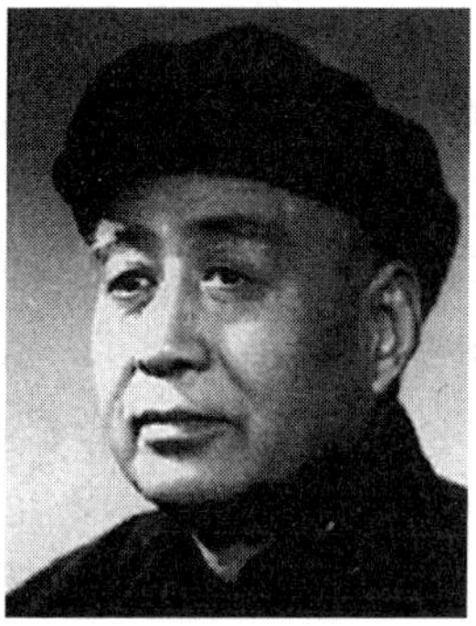

【生平传略】

赵金铎(1916.5—1990.11),字宣文,河北深泽县人,全国著名中医内科专家,中国中医研究院广安门医院原副院长、主任医师。赵氏出身于中医世家,幼承庭训,17岁悬壶乡里,广施医药,释缚脱艰,救死扶伤,弱冠之年已名噪乡里。“七七”事变后,在抗日烽火之中加入中国共产党,投身革命,献技于人民。1948年春在河北深泽县药社(县医院前身)工作,当医生兼任县医联会秘书、主任之职。1954年冬奉调来中国中医研究院参加建院工作,承担了全国第一期西医学中医班部分《本草经》的教学工作,早期中医九本教材的编写以及第二期西医学中医班的组织领导工作。继而担任医史研究室副主任,计划检查科副科长、科长,科学研究处副处长,广安门医院内科主任、内科研究室主任、副院长,学术委员会副主任委员,中国中医研究院学术委员会委员,学位评审委员会委员,中华全国中医学会副秘书长,中医理论整理研究会副主任委员,人民卫生出版社中医书籍出版委员会委员,中医古籍出版委员会委员等职。赵氏一生勤于治学,注重实践,善于融会贯通诸家学说,主张师古而不泥古,在学术上多有独到见解。临证之际,胆大心细,辨证遣方用药,自出杼机,每起沉疴痼疾。善治中风、血管神经性头痛、肺心病、慢性肾炎、尿毒症、克隆病、情志病诸疾。著有《赵金铎医学经验集》一书,发表学术论文二十余篇。主编《医论医话荟要》、《中医症状鉴别诊断学》、《中医证候鉴别诊断学》。其“电子计算机模拟赵金铎辨治血管神经性头痛经验”软件,荣获中国中医研究院和北京市的科学技术奖。

一、清热化痰、利气活血法治愈喘证一例

陈某,男,65岁。

初诊:1983年7月1日。

主诉及病史:患喘病二十余年,缘由药物过敏引起,反复频繁发作并逐年加重,发作时服平

喘西药暂能缓解，过后发作如旧。在港多方求医治疗无效，专为此疾走了多半个地球，经几十个国家的医生治疗，未能治愈。自诉常感咽喉微痒不适，如有物堵塞喉间，睡眠不实；喘作时吐白色透明黏痰，喉间痰鸣，胸闷气短，长期不能平卧；口渴不欲饮，纳可，二便调。患者平素喜食肥甘厚味。

诊查：颜面晦暗，口唇干、色暗红；舌质亦暗红，舌体正常，苔薄白少津，咽部潮红；脉左手滑数弦而有力，右手滑数稍弦。

辨证：病因膏粱之变，积热生痰，蕴于上焦，致使肺失宣降，气滞血瘀，乃热喘也。

治法：消热化痰，利气活血。

处方：黄芩 9g　瓜蒌 12g　杏仁 9g(炒打)　炙桑皮 9g　橘红 9g　牛蒡子 9g(炒打)　茯苓 9g　竹茹 12g　赤芍 9g　丹皮 9g　桔梗 6g　甘草 6g

水煎服，每日一剂。嘱其服药后如无不适，可连进 14 剂，平素饮食宜清淡。

二诊：1983 年 7 月 28 日。药后诸症好转。近月来喘证仅发作一次，并很快缓解。胸闷气短基本已除，惟仍咯出少量痰。舌脉基本同前。并诉近日吃不少青瓜(黄瓜)，感觉特别舒服。仍依前法稍事变通，于原方去牛蒡子，加天冬 9g，续进药 14 剂。

三诊：1983 年 8 月 12 日。近五十天来喘证未作，诸症均见减轻，但仍有口干、眠差。舌质暗红，脉转细弦。于上方加女贞子 15g、旱莲草 15g，建议隔日 1 剂，再服 20 剂，尔后以六味地黄丸方加蛤蚧为丸调理。

1984 年春，其友人代诉：患者喘证基本痊愈，除表示谢意外，还要求拟一个饮食宜忌方案，已照办交其友人寄去。

［**按语**］本案患者因平素喜食肥甘厚味，乃有膏粱之变，痰浊内生，加以药物过敏，触动“宿根”而发生喘病。因“宿根”未去，虽多方经久医治，而病仍不愈。从症状表现上看，似无明显热象，但双手脉滑数而弦，口唇、舌质暗红，舍证从脉从舌，热痰蕴肺，肺气失宣，气滞血瘀使然。方用黄芩、桑皮以清泻肺热；瓜蒌、牛蒡子、橘红、竹茹、茯苓以清化热痰；杏仁、桔梗以宣降肺气；赤芍、丹皮以活血；甘草调和诸药。肺之热邪得清，则不致热邪炼液为痰。热痰得以清化，则不致阻滞肺之气机。肺气得以宣降，则气化而痰热亦化，且有助于血运。瘀血以活，则又有利于气机条畅。配合适度，药中病所，加以饮食清淡，可减少痰湿的来源，故十四剂药后病即好转。人体之气，肺主出，肾主纳，喘证其本在肾，其标在肺。治肺已有起色，要考虑治肾以固本。故二诊即去轻散之牛蒡子，加养阴之天门冬。三诊舌苔虽转薄黄，但脉已不现滑数，说明在肺之热痰渐趋消除，又加二至丸以滋阴，逐渐递增，最后以六味地黄丸加蛤蚧补肾固本纳气以收功。

二、祛痰理气治愈哮喘一例

刘某，男，40 岁。

初诊：1987 年 8 月 29 日。

主诉及病史：十七八年来哮喘、睡眠不能平卧，始终未缓解。素日胸闷气短，鼻流清涕，喉间痰鸣，痰白量少而黏，咳之不爽，易汗出，便稍干。曾诊为“过敏性哮喘”。

诊查：形体瘦弱，面色灰暗。脉细数，舌体胖大、边有齿痕，舌质红，舌根苔白腻。

辨证：肺气宣发、肃降失常，且肺气阴两虚。

治法：祛痰理气，宣肺平喘。

处方：杏仁 9g(炒打)　瓜蒌仁 9g(炒打)　百部 9g　远志 6g　茯苓 15g　炒苡仁 15g　陈皮 9g　苏梗 6g　蝉蜕 6g　当归 9g　牡丹皮 12g　甘草 6g

二诊：9 月 5 日。服上方药 7 剂，胸闷气短有减，哮喘缓解，睡眠始能平卧，鼻流清涕、喉中痰鸣均除，二便正常。脉细稍数。

药已中的，上方加沙参 15g、玉竹 12g，继服药 14 剂，以巩固疗效。

[按语] 肺开窍于鼻，在液为涕；喉亦为肺之门户。故方用杏仁、瓜蒌仁、百部三药相伍宣肺宽胸，润肺滑肠，化痰平喘；茯苓、薏苡仁健脾渗湿，断痰湿之来路；远志宁心安神，祛痰开窍；陈皮、苏梗理气宽胸，温肺化痰；蝉蜕疏风散热，开宣肺气；当归、牡丹皮养血润肠，清热凉血；甘草补脾益气，润肺平喘，兼以调和诸药。二诊又加入清热养阴的沙参、玉竹。诸药合用，使痰清脾健、胸宽喘平。

（刘宝生整理）

三、急救心肺之阴、加强淡渗行水利气、扶正祛邪并行挽治肺心病一例

姜某，男，68 岁。

初诊：1982 年 2 月 10 日。

主诉及病史：十四年前因工作环境接触粉尘过多引起咳嗽、咯痰，并逐渐出现气短、气喘。十年前经北京某医院诊断为“阻塞性肺气肿”、“高血压”，曾用益寿宁、氨茶碱、青霉素、链霉素等药治疗。三年前出现下肢浮肿，活动稍多则喘促、心悸，心前区隐隐作痛。1981 年 12 月中旬，因工作劳累，加以外感，气短喘促加重，难以平卧，心慌、下肢浮肿较前明显，大便漆黑，本单位医院施治无效。1982 年 1 月 18 日以“肺心病”、“上消化道出血”转当地矿务局医院，经用青霉素、链霉素等多种抗生素及安络血、Vit K_3、双氢克尿噻、地高辛等药，并输血 300ml，仍未见好，乃于今年 2 月 2 日入我院治疗。

入院时，患者喘促气短，难以平卧；咳声重浊，咯白泡沫痰；心悸；表情淡漠，神识恍惚，语音低怯；不思饮；右胁下痞块，双下肢浮肿，按之肌肤凹陷不起；两颧微红，唇甲紫绀。西医诊为：①慢性支气管炎合并感染；②阻塞性肺气肿；③肺源性心脏病，肺功能不全Ⅲ级，心功能不全Ⅱ级。入院九天，均按痰饮内伏、水气凌心、肺失宣降治疗，用苓桂术甘汤合葶苈大枣泻肺汤以温化痰饮、宣降肺气，病情仍未缓解。遂于 1982 年 2 月 10 日请赵老会诊。当时患者抬肩喘息，坐卧不安，胸憋闷，气短促；咳嗽、咯痰白而黏，不易咯出；恶寒发热，汗出涔涔，口干渴，双目幻视，两手麻木。

诊查：唇甲紫绀，双膝以下浮肿，两颧红。舌体胖大紫暗，苔白厚腻，脉疾。查：桶状胸，有轻度三凹征，叩诊呈过清音，双肺可闻及湿性啰音，左侧较多，右侧可闻及干鸣音。心率 120 次/分，律齐，心音遥远。肝在右肋下 2.5cm，轻压痛，肝颈征(一)。心电图出现窦性心动过速，典型的肺型 P 波。痰培养两次均有甲型链球菌生长。

辨证：心肺阴虚，久劳化热，痰湿伏肺，气血运行受阻。

治法：急救心肺之阴，加强淡渗行水利气，扶正祛邪并行。

处方：生脉散与茯苓杏仁甘草汤合方化裁。

生晒参 9g　麦冬 9g　五味子 3g　远志 9g　茯苓 9g　杏仁 9g　陈皮 9g　丹参 12g　甘草 6g

另用人参 6g，蛤蚧尾 1 对，共研细末。分 4 次服，每日 2 次。

二诊：服上方药 2 剂，气短、喘促、心悸有减，两颧浮红消失，紫绀明显好转。仍咳嗽，咯白泡沫痰，难以咯出；汗多，心前区憋闷，夜不得眠。舌胖大，紫暗颜色变浅，舌中有裂纹，苔白少津；脉疾，但沉取有力。于上方加敛汗活血安神之品。

处方：生晒参 12g(先煎) 麦冬 12g 五味子 5g 远志 9g 茯苓 15g 广橘红 9g 麻黄根 6g(单包) 赤芍 9g 丹参 12g 琥珀粉 3g(分冲) 浮小麦 30g 甘草 6g 童便 40ml(分冲) 北沙参 15g

三诊：服上方药 7 剂后，胸憋闷、气喘促又大减，偶有咳嗽，已能将痰咯出；汗出减少，口中和；夜能入睡六小时，能平卧床榻；下肢浮肿已基本消失，口唇、指甲紫绀明显减轻；呼吸基本平稳(28 次/分)，心率 108 次/分，心律齐，心音有力，双肺啰音显著减少，惟两肺底可闻及小水泡音，两肺上侧可闻及少许干性啰音。脉细弦略数有神，舌苔黄厚腻。仍宗上法，略为增损出入，服药两个月，除晨起有轻咳外，诸症消失，能自由活动，上下楼亦无气短喘息之感。血压 120/90mmHg，心率 96 次/分，律齐，未闻及杂音，仅左肺底可闻及少许水泡音，肝大回缩。舌淡红，苔黄白微腻，脉滑数。患者欣然出院，返里调养。

[按语] 该病例初起在手太阴肺与足太阴脾，手太阴外合皮毛，开窍于鼻，外邪侵袭，皮毛口鼻先受之，由此而犯肺。肺主宣发肃降，状若悬钟，为娇嫩之脏，不耐邪侵，正不胜邪，一旦凑之，则外不能宣发，内不得肃降，咳嗽气喘作矣。足太阴脾主运化，咳嗽气喘多为痰气交阻。痰从何生？脾为生痰之源，肺为贮痰之器，亦不离乎太阴。太阴反复受病，形成“宿根”。太阴为三阴之表，少阴类三阴之枢，病在太阴不解，必向纵深发展，传入少阴。手少阴心主血，手太阴肺主气，同居清旷之野，气血阴阳互根，病理相互影响，气病及血，肺病传心，血运受阻，则心悸、舌紫暗、唇甲紫绀。气在人身，手太阴出之，足少阴纳之，一出一纳，以维持动态平衡。肺属金，肾属水，肺病日久，金不能生水，则肾不能纳气，故喘促气短、倚息不能平卧。足太阴为土脏主运化，足少阴为水脏司开合，太阴先病，土不能克水，又患者年近古稀，肝肾早衰，且病史长达十四年之久，病程缠绵，穷必归肾，再加以肺不能通调水道，下输膀胱，则肾失开合之职，而出现双下肢浮肿；是以该患者为太少同病、心肺脾肾俱伤，本虚标实，正虚邪实之证。

又在治疗的前几天，由于侧重了标而忘掉了本，注重了祛邪而忽略了扶正，温化痰饮，宣降肺气，非但痰湿未去、水饮未消、喘息未平，反而更加耗损心肺之阴，故抬肩喘息、双目幻视、两手麻木、脉疾颧红。痰湿伏肺则痰不易咯出，苔白厚腻、唇甲紫绀、舌紫暗为气血运行受阻。于是，选用《内外伤辨惑论》的生脉散以急救心肺之阴，《卫生宝鉴》之人参蛤蚧散以补肾纳气，《金匮要略》之茯苓杏仁甘草汤以宣肺化痰利水，远志、陈皮以助之，再佐以丹参运行气血，标本兼顾，紧扣病机，故药仅服两剂而证有起色。二诊，又恐患者汗多有阴损及阳、阳气外脱之虚，于原方加麻黄根、浮小麦以敛汗固表，琥珀粉以镇静安神，不致心阳耗散；童便一以引药入阴，二则清肺达邪。药进七剂后，病人已越险境而入坦途。药既奏效，再宗法而调治二月，患者诸恙向安。

然而，肺心病究属内科疑难大证，患者一有疗效，亦必须慎风寒，防外感，远房帏，节嗜欲，悦情志，勤锻炼，静心调养，庶可带病延年。

四、滋养阴液、清解余邪治愈风痨一例

张某，男，31 岁。

初诊：1982 年 5 月 13 日。

主诉及病史：1982年初始觉咳嗽、胸痛、痰中带血，继而出现午后低烧、两颧潮红、全身乏力、五心烦热、盗汗、纳谷不香，并逐渐消瘦。于某医院X线检查发现肺门部有1cm×2cm大圆形阴影，拟诊为“肺部肿瘤”、“淋巴结核”而行手术探查，术后诊为“肺门淋巴结核”，即按“抗痨”治疗五月余，症状略有改善，但伤口一直未能愈合，低烧38℃持续不退，遂来我院求治于中医。

诊查：阅舌质红少苔，脉弦细而数。

辨证：病属“风痨”，乃阴虚内热，余邪（中毒症状）未清。

治法：滋养以扶阴液，和解以清余邪。

处方：宗秦艽鳖甲汤意化裁。

炙鳖甲20g　丹皮9g　炙百合20g　地骨皮10g　青蒿9g　炒知母9g　银柴胡6g　当归9g　秦艽9g　炙百部9g　甘草6g　生龙牡各20g（先入）

15剂，水煎服。

二诊：药后伤口已愈合，有新生的肉芽组织，体温降至36.8℃，大便仍未成形。舌微红，苔薄白，脉弦细稍数。药见效机，但脾土未扶，宗“虚则补其母”之旨，拟培土生金之法。

处方：党参12g　北沙参12g　淮山药20g　百部9g　连翘9g　炙百合15g　陈皮9g　竹茹9g　地骨皮12g　丹皮9g　甘草6g　明天冬9g

15剂，水煎服。

三诊：药后诸症大减，伤口愈合，体温平稳，纳谷增进，便已成形。舌淡红，苔薄白，脉弦细稍数有力。仍守培土生金法。

处方：党参100g　白术60g　云苓60g　苡仁100g　陈皮30g　砂仁20g　甘草20g　当归40g　丹皮40g　百部60g

上方药共研细末，炼蜜为丸，每丸重9g，每服1丸，日服2次。经调理两月余，诸症痊愈，随访至今病无复发，已恢复工作。

[按语] 该案据其脉症，初辨为阴虚内热，余邪未尽，故方以鳖甲、知母滋阴，当归、丹皮补血、和血、凉血，配地骨皮除骨蒸、止盗汗。病属风邪入里，故以秦艽、银柴胡长驱阴分透邪外出，青蒿苦寒芬芳引诸药入肝、清热除蒸，百部、甘草以润肺，龙牡以固表敛汗。因肺病及脾，土不能生金，二诊、三诊均以补脾益肺之法，尤其是三诊以丸方缓调，更符合《内经》对慢性病的治疗要求，做到“必养必和，待其来复”之旨。土为万物之母，况风痨之病，病之要害在于肺脾，故最后以补脾土而竟获全功。《医碥》说得好：“饮食入胃，脾为运行其精益之气，虽四周布诸脏，实先上输于肺，肺气受其益，是谓脾土生肺金，肺受脾之益则气愈旺”，可谓切中肯綮，要言不烦。

五、和解少阳、清化痰热治愈头痛一例

翁某，男，63岁。

初诊：1981年3月6日。

主诉及病史：罹患偏头痛二十余年，呈间断发作，每发于左侧眉棱骨、太阳穴处痛不可忍。伴恶心、头昏，常持续数日不休，致失眠、烦恼，长期靠服用止痛片、头痛粉等镇痛剂及安宁、眠尔通等镇静药缓解。经某医院神经科诊断为血管神经性头痛。服用麦角胺咖啡因等药无显效。此次因多发性肛门瘘管术后，偏头痛发作，左侧太阳穴及眉棱骨痛不可忍，并有恶心、烦躁、不思饮食、夜不能寐，遂请赵老会诊。

诊查：阅其舌，质红苔黄而腻，诊其脉，弦而数。

辨证：属少阳胆郁，痰湿化热之证。

治法：和解少阳，清化痰热。

处方：陈皮9g　云茯苓9g　半夏9g　枳壳9g　竹茹3g　钩藤9g　桑寄生9g　葛根9g　白芷3g　甘草6g

6剂，日服1剂，水煎服。

二诊：1981年3月25日。服上方药4剂后，头痛即减轻，恶心悉除，食欲增加，6剂后头痛消失，精神转佳，惟心烦失眠。药见效机，大法不变，药味略为增损。

处方：茯苓12g　陈皮9g　半夏6g　竹茹12g　枳壳9g　黄芩6g　桑寄生15g　钩藤9g　丹皮9g　川芎6g　夜交藤20g　甘草6g

7剂，日1剂，分2次服。

三诊：1981年4月2日。服上方药7剂后，头痛未再发作，食欲明显好转，夜能入眠。苔由黄腻转为薄白、脉弦。原方加党参9g，再服药7剂，至今头痛未再发作。

[按语] 赵老认为，头为诸阳经所会，清阳之气随经上升于头，脉络疏通、血液流畅，则头脑清灵。凡外感内伤，尤其是内伤如少阳胆气郁遏、肝气不疏、肝经血热、肝血瘀滞、肝肾不足、肝寒胃逆、痰湿化热诸因素，均可致清阳之气不能循经上升，头失濡养，而引起头痛。本案，赵老根据左侧太阳穴及眉棱骨痛不可忍、恶心纳少、舌红苔黄腻，断为少阳胆郁、痰湿化热之证，采用疏解胆郁、清化痰热之法以治。因胆禀少阳春升之气，胆气升则万化安，胆气郁则为病。常见的是气郁则生痰，痰湿内蕴又影响胆气之升。故方中用温胆汤清化痰热，痰热化则气郁解而胆气升。痰湿化热易生风，用钩藤以熄风。胆气郁则津液不升，用葛根以升腾津液。患者年逾花甲，肝肾已亏，用桑寄生以滋养肝肾。白芷虽少量，然为善治眉棱骨痛之良药。全方组成严谨，正邪兼顾，标本同治，药证相符。二十余年之痼疾仅三诊霍然而愈。

六、桑钩温胆汤治疗中风五例

例一　中风先兆案。

马某，男，46岁。

初诊：1982年10月6日。

主诉及病史：1973年冬季，无明显诱因而右侧肢体汗出，未作特殊治疗。一年前继发右侧肢体麻木、酸胀不适，右半身皮肤颜色变暗。四个月前病情加重，病侧肢体发凉，患者并有眩晕、恶心、心悸、心烦等症状，时而自觉舌头强硬、语言不利，右上肢皮肤颜色变为紫红色，甚则双手震颤。本单位职工医院未明确诊断，施治罔效。在我院门诊服中药六十余剂，亦未见大效。于1982年10月6日入院治疗。

诊查：患者形体肥胖(体重84kg)，面色红赤；右侧肢体皮肤明显变暗，触之发凉，尤以胸腹为甚。双手颤抖，腕关节以下皮肤呈紫红色；舌强硬麻木，左歪，质暗红，苔黄腻；脉沉弦。血压140/110mmHg。中医拟诊：中风先兆。西医拟诊：①原发性高血压病；②植物神经功能紊乱。

辨证：证属水不涵木，肝风挟痰上扰清空，横穿脉络，血气不和，营卫失调。

治法：柔肝熄风，化痰通络。

处方：桑寄生15g　钩藤9g(后下)　全瓜蒌12g　炒竹茹9g　石菖蒲9g　黄芩9g　女贞子15g　生龙牡各20g(先下)　丹参15g　浮小麦9g　旱莲草12g

药进6剂，右上肢即有明显热感，颜色由紫红变为淡红，抚之温度上升；唇舌麻木消失，舌苔由黄腻转为薄黄，血压120/80mmHg。尔后恒守此方服药两个月，右半身温度近于左侧，面红消退，眩晕、恶心、手颤、舌强硬诸症消失，舌体转正、血压正常而出院。半年后随访，患者已能正常工作。

例二　中风先兆案。

孙某，女，70岁。

初诊：1982年6月11日。

主诉及病史：缘于做胃镜术中精神过分紧张，术后全身不适，肢体乏力，喜卧厌动，持续二十余天。某日，午觉未能熟睡，即感头晕、目眩、心悸，继则觉舌体强硬、语言不利，肢体乏力，行步迟钝，全身难受，莫可名状；大便溏泄，日五六行，小便频数。但无剧烈头痛、恶心呕吐、偏瘫、失语及大便黏液脓血、小溲黄赤疼痛等症状。经患者所在医院用葡萄糖加维生素C加ATP静脉滴注、肌肉注射维脑路通，口服中药归脾汤，只二便好转，其他病情未能控制，于1982年6月11日住入我院。

诊查：表情淡漠，精神倦怠，形体消瘦，步态蹒跚，行动艰难，语言不利而语音低怯，舌强硬，质淡暗，苔黄腻；脉弦细数，尺细弱。入院时中医诊断：中风先兆。西医诊断：①脑血管硬化；②脑供血不足。

辨证：证属肝肾不足、风阳上扰、痰湿中阻、本虚标实。

治法：柔肝化痰熄风。

处方：法半夏9g　陈皮9g　茯苓15g　甘草6g　竹茹12g　炒枳壳9g　桑寄生15g　钩藤9g(后下)　葛根9g　莲子心6g

服上方药5剂后，头晕目眩即减轻，肢体活动亦较灵活，语言渐清楚，纳食增加，黄腻苔变为薄白苔，病情日趋好转。后又服用原方药二十余剂，诸症消失而出院，九年来体健如常。

例三　中风发作案。

肖某，男，66岁。

初诊：1983年3月23日。

主诉及病史：春分之日(1983年3月21日)，自觉气候较热，汗出较多而脱减衣服，晚间即感背部发凉。次日晚8时左右，正坐着与家人说话时，突感舌强语謇，左侧口角麻木及肢体无力。第三日渐至左侧肢体活动不灵活，但尚能自己行走，到某医院就诊，该医院未明确诊断，予针刺及服中药一剂，返家后又自服人参再造丸及牛黄上清丸各一丸，疏风活络丸一袋；下午渐感左侧肢体活动障碍，不能行走，口眼㖞斜，口角流涎，精神困倦，昏昏欲睡，遂来急诊入我院。

诊查：患者面色微红，形体肥胖；舌淡红少津，左歪，苔黄厚腻而不成片；脉左沉细弦，右弦滑。大便已4日未行，测血压150/90mmHg。中医诊断：中风；西医诊断：脑血栓形成。

辨证：属风痰交阻、腑热不通之证。

治法：熄风化痰、通腑泄热。

处方：桑钩温胆汤与三化汤化裁。

桑寄生15g　清半夏9g　钩藤15g(后下)　橘红9g　茯苓15g　甘草6g　牛膝9g　羌活6g　酒军9g　枳实9g　厚朴9g　竹沥水60ml(分冲)

二诊：服上方药3剂，大便畅通，便软成形，量多；随之语言渐清楚，精神渐振；血压降至120/78mmHg；舌上有津，苔仍黄腻不均；脉如前；左侧肢体不能活动。一周后，能在床上活动下肢，上肢亦稍能抬起，口角已不流涎，纳食渐增，脉有缓象。

处方：于上方去羌活、厚朴、大黄，加火麻仁 9g、地龙 15g、竹茹 12g、胆南星 10g。

三诊：服上方药 10 天后，病者能坐于凳上。两周后能由家人搀扶到厕所大小便，自己能扶着床沿迈步活动，食量已恢复至病前，每日 0.4kg。

四诊：三周后，能独自行走，左上肢能抬举平肩，舌体正，口眼㖞斜不甚明显，苔根部黄，脉缓和，惟脚趾不能活动，手指握力不及。

五诊：四周后，能自由行走，脚趾已能活动，上肢抬举过肩，手指握力增强，舌根部有少量黄苔，脉沉缓，能自理一部分生活，一直服上方药，住院 5 周后出院。

例四　复中风案。

雷某，男，71 岁。

初诊：1982 年 6 月 29 日。

主诉及病史：1973 年 5 月，因工作劳累、心境不佳，某日晚突然神志昏迷，右侧肢体偏瘫，即往某医院急诊，诊为脑血管意外、高血压、动脉硬化，经抢救治疗(用药不清)，神志清醒，症状缓解，惟右侧肢体活动欠灵活，面瘫。此后，1974 年、1976 年两次出现偏瘫及失语，均经治疗后遗留右侧肢体活动不利，但尚能自理生活。近一个月来，不明诱因，每日不停地口角流涎，六天前突发失语、口眼㖞斜，右侧肢体偏瘫加重；水饮不能入，入则呛咳，小便失禁。即往某医院急诊，该院按脑血栓形成用低分子右旋醣酐等药物治疗，效不显，于 1982 年 6 月 29 日上午 11 点 30 分转入我院。家属代诉：大便四日未行，小便失禁。

诊查：颜面潮红；舌强短缩，不能伸过门齿，质暗红，苔黄腻；脉沉细滑数。血压 170/120mmHg。中医诊断：复中风；西医诊断：脑血栓形成。

辨证：肝肾不足、风阳上扰、痰热内阻之证。

治法：柔肝熄风、化痰通腑开窍。

处方：用桑钩温胆汤与三化汤合方化裁。

桑寄生 15g　钩藤 12g(后下)　清半夏 9g　陈皮 9g　茯苓 15g　菊花 9g　石菖蒲 12g　丹参 15g　牛膝 9g　川厚朴 9g　生大黄 5g(后下)　羌活 3g　竹沥水 60ml(分冲)

当日急煎内服，服药后夜间大便即通，翌日晨起又大便一次，颜面潮红即退，肢体渐能活动，小便能控制。

二诊：药已中病，原方去生大黄、川厚朴、羌活续服。

三诊：恒守上方，5 天后，舌体活动较前灵活，语言稍清晰；右下肢活动尚可，搀扶可以行走；右上肢能抬举，但不能持物；吞咽困难，水饮入口仍呛咳，口角流涎。血压 150/100mmHg。10 天后，舌能伸过门齿，肢体活动又较前灵活，语言不甚利落，大便四日未行。于方中加火麻仁 15g、桃仁 9g。半月后，能扶杖行走，右上肢抬举能触及头部，但手指握力较差，大便畅，小便调。20 天以后，能下床自由活动锻炼，右上肢能抬举过头，握力较前增强。舌体活动自如，说话时吐字较前清楚，精神、食欲转佳，二便调，血压 160/100mmHg，舌苔由黄腻转为薄黄，脉弦。一个月后，生活能自理，取消陪床。续服原方药至 56 天出院。

例五　中风后遗症案。

孙某，男性，56 岁。

初诊：1982 年 11 月 22 日。

主诉及病史(其家人代诉)：患者生闷气后，于 1982 年 5 月 3 日在井下工作时猝然昏仆，不省人事，继而口眼㖞斜，经当地医院抢救三天后神志渐甦，转另一医院才确诊为脑血栓形成，住院五十余天，用低分子右旋糖酐、脑复新、扑尔敏、地巴唑、Vit B_1 等药物治疗，遗留右半身及右颜面麻木、活动障碍、语言謇涩、口眼㖞斜等症。出院后肌肉注射维脑路通配合理疗，效不显，于1982年11月22日入我院治疗。

诊查：视患者神情苦闷，颜面晦滞；咯痰白而黏，量多，可闻喉间痰声辘辘；舌质暗红，苔黄厚腻，脉细弦而滑。中医诊断：中风后遗症；西医诊断：脑血栓形成后遗症。

辨证：属风痰内阻、脉络不通、舌窍不开之证。

治法：化痰开窍，佐以熄风。

处方：桑钩温胆汤加减。

法半夏10g　茯苓15g　橘红10g　白附子6g　炒僵蚕10g　石菖蒲9g　桑寄生15g　钩藤12g(后下)　全瓜蒌12g　天竺黄6g　炒枳壳9g　竹沥水40ml(兑服)

二诊：服上方药一个月，口眼㖞斜、颜面及肢体麻木、痰声辘辘均消失，舌苔变为薄白。原方增损出入。

处方：法半夏10g　茯苓15g　橘红10g　菖蒲9g　桑寄生15g　钩藤12g(后下)　郁金9g　全瓜蒌12g　天竺黄6g　炒枳壳9g　竹沥水20ml(兑服)

服上方药两个月，患者肢体活动自如，上下肢均有力，能握笔书写，并可回答"对"、"一、二、三"等简单的语言，取得了较好的疗效。

[**按语**] 桑钩温胆汤是赵老治疗中风的经验方，其药物组成即古方温胆汤加桑寄生、钩藤。赵老认为，中风的病机是痰湿内蕴，化热生风，阴气亏损，正气不足，本虚标实，虚实互见。据临床实际所见，无论是中风先兆、中风发作，还是复中风、中风后遗症，莫不风痰相兼而贯穿其间，只不过孰轻孰重罢了。一般中风先兆，风痰俱轻。中风发作、复中风，则风痰俱重。中风后遗症，则痰重于风。中风的各个时期除有其各自应具备的特点之外，都有着风痰的共同指征，如肢体麻木、眩晕、健忘，情绪波动、烦躁不寐、舌强语謇、苔腻、脉弦滑等。因此，赵老紧紧抓住风痰为患这一主要矛盾，选用千金温胆汤以化痰浊，利湿清热而不伤正；加钩藤平熄肝风而不燥；桑寄生滋补肝肾而不腻，扶助正气而不碍邪，风痰内阻、肝肾不足者最宜；钩藤与桑寄生是柔肝熄风较好的药对。此方的组成，不偏不倚，谨守中风病机，轻重缓急，标本兼顾，无论是中风先兆、中风发作，还是复中风、中风后遗症，均可运用之。

运用本方，要根据患者具体情况加减化裁。常加竹沥水，以加重化痰浊之力。若痰迷心窍，阻于廉泉，神昏、舌强言謇者，加石菖蒲以化痰开窍。痰浊化热、痰热交阻，舌苔黄腻者，则以全瓜蒌或胆南星易半夏，或少加黄芩以助清热。眩晕者则加菊花、白蒺藜以清头目。心烦不寐者，则加莲子心、生龙牡。风痰内阻、气机不行、腑气不通者，合以《活法机要》的三化汤，釜底抽薪，待大便通后可减去方中大黄。在中风初起，少量短时运用羌活，有助于熄风，在去大黄的同时可一并减去。大便通后，可将大黄换为火麻仁，以辅助大肠之传道职能。若大便秘结而血压高者，则加决明子，或将决明子研为末，与适量的蜂蜜调匀为膏，每次一勺，日服两次。一般中风先兆、中风发作、复中风者入煎剂，中风后遗症用膏剂。腑气通，则风痰去矣。肢体麻木、偏瘫、舌质暗红，甚则夹瘀斑者，加地龙、丹参、丝瓜络以活血化瘀通络；切不可用黄芪，误用则有腹胀、烦躁之弊，慎之，慎之！肝肾不足明显者，则加女贞子、旱莲草平和之品，滋而不腻，六味、左归皆属禁忌之列。

本方用药平淡，但疗效可靠，关键在于组合严谨，选药精当，通变活泼，很切合中风的病机，故能疗大证、起沉疴。赵老临床善用此方于中风，以上选录五案，仅示其一斑。

七、薏苡附子败酱散治疗克隆病一例

史某，女，19岁。

初诊：1982年6月28日。

主诉及病史：右少腹间歇性疼痛，痛剧时局部有物隆起，掣及胁腰，伴发热(体温39℃)。腹泻日三四次(痛时即便，便后痛减，夹脓血黏液)，胃脘胀满欲呕，喜温喜按，不思饮食，头昏心悸，自汗气短，肢倦乏力，日渐消瘦，病已五年余。病前至今有反复不愈的“口疮”病史十余年。患者于1978年4月在某医院经剖腹探查取病理组织活检，确诊为“克隆病”。行外科手术后，症状缓解。1980年10月旧病复发，10月25日在该医院行钡灌肠示：右半结肠切除术后残留之结肠、回肠及回肠末端充盈缺损。10月28日行全胃肠造影示：盲肠卵石样充盈缺损及右半结肠短缩，均考虑为克隆病复发。1982年初上病又复发，该医院建议再行手术治疗，患者因体质极差而未同意，遂来我院要求服中药治疗。

诊查：大骨枯槁，大肉陷下(体重34kg)；面黄无泽，语音低微，屈膝抱腹，行动艰难，一派极度衰弱、痛苦难言之象。舌质淡、苔白腻，前半部剥脱；脉弦细数无力。

辨证：初辨为脏腑湿热，升降失调，中气不足。

治法：先以温中补虚、调和升降、缓解理气止痛之法。

处方：黄芪建中汤合半夏泻心汤加减。

半夏9g　干姜6g　人参6g(另兑)　炙甘草10g　赤白芍各9g　川黄连4.5g　炙黄芪15g　玄胡粉3g(冲)　当归9g　金铃子9g　木香3g(后下)

二诊：药进6剂，欲思饮食，疼痛间断时间延长；仍感右少腹胀痛，夜间较著，且胀甚于痛，掣及胁腰，干呕无物，大便泻而不畅。左关脉弦细数，右关脉柔软而弱。证属肝强脾弱，改用扶土抑木法，方选痛泻要方加减。

处方：当归12g　金铃子9g　玄胡索6g　木香3g(后下)　陈皮6g　白芍12g　防风3g　马尾连6g　茯苓15g　党参12g　黄柏6g

三诊：药进6剂，右少腹胀痛减轻，大便次数减少，精神渐佳，纳食增进，夜能安寐；但每于就餐前后右少腹拘急胀痛，局部灼辣有物聚起，按之濡软，重压痛甚，脉弦细数。此乃湿热蕴结、气滞血瘀，遂拟化湿清热，兼行瘀滞，辅以扶正理气止痛，用《金匮要略》薏苡附子败酱散加味。

处方：制附子6g(先煎)　生薏米30g　败酱草15g　党参12g　炒白术9g　川楝子6g　玄胡索6g　丹皮9g　赤白芍各9g　砂仁5g　生甘草6g

四诊：药进6剂(配合中心静脉高营养疗法)，腹痛大减，纳食增加，精神转佳，渐能自理生活；惟大便日行两次，伴有少许黏液。守方调治三月余，诸症基本消失(出院时体重增至40kg)。后因夏季痢疾而诱发，仍用上法调治而安，至今未见复发。

[按语] 克隆病是一种原因不明的慢性肠道炎性疾病，临床表现主要有腹痛、腹泻、发热、消瘦等。根据其临床表现，似可属中医“腹痛”、“肠痈”、“泄泻”等病的范畴。该患者痛在少腹，掣及腰胁，呕而无物，泻而不畅，显系上下阴阳逆乱，左右升降错行，有形之滞不去，无形之气壅滞肠道，是以诸症蜂起。又因幼时久患“口疮”，素体心脾积热，下移肠道，湿热蕴结，气血失和，加之病程迁延日久，脾土虚衰，肝木以乘，从而导致正虚邪实、寒热错杂的病理改变。治疗本病把握邪正、权衡标本、分清缓急，先用黄芪建中汤合半夏泻心汤扶助正气，温中补虚，降阳和阴，

平调寒热。如尤在泾云:“……中者,四运之轴而阴阳之机也。……求中气之立者,必以建中也。”药后中气尚有回复之机,但肝脾尚未调和。《医方考》云:“泻责之脾,痛责之肝,肝责之实,脾责之虚,脾虚肝实,故令痛泻。”于是,又拟以扶土抑木法,方用痛泻要方以补中寓疏,泻肝补脾,调和气机,兼清湿热。药后肝木条畅,脾土健运,然湿热蕴结、气血蕴滞之主要矛盾未得以解决,遂用《金匮要略》之薏苡附子败酱散加味投治,以奏清热利湿、理气活血排脓之功。由于药证相符,诸症平息,后因痢疾诱发,又如法调治而安。

八、健脾利湿、和解少阳法治疗尿毒症一例

王某,女,58岁。

初诊:1981年6月10日。

主诉及病史:患肾炎十余年,于1981年加重,经某医院确诊为慢性肾炎、尿毒症。除服用西药治疗外,已用人工肾血透,每周两次。查血尿素氮25.0mmol/L,肌酐353.6 mmol/L。尿常规:尿蛋白(++),白细胞少许。肾图示:双肾功能严重损害。血红蛋白70g/L。1981年6月10日求诊于赵老。刻下面色苍白,腰酸乏力,恶心呕吐,口淡纳差。

诊查:舌体微胖,质淡,边有齿痕,苔薄白,脉沉细无力。

辨证:属脾肾阳虚、湿邪羁留之证。

治法:健脾补肾,兼祛湿邪。

处方:女贞子15g　旱莲草15g　枸杞子12g　菟丝子12g　茯苓15g　白术9g　陈皮9g　法半夏9g　柴胡9g　黄芩9g　甘草6g　苡米20g

二诊:6月17日。上方药服7剂后,感觉不适,口干舌燥,胸满更甚,欲冷饮,不思食,舌脉同前。赵老认为是患者虚不受补,遂改用健脾利湿、和解少阳之剂。

处方:党参12g　白术9g　茯苓15g　陈皮9g　白蔻仁5g　甘草6g　柴胡6g　黄芩6g　当归9g　丹皮9g　车前草20g　黄柏9g

三诊:7月2日。上方药服14剂后,诸症有减,呕止能食。药已对证,尔后随证稍加出入,调理半月余,诸症平稳。血透由每周两次改为每周一次,十天一次改为两周一次,再改为三周一次,直至完全停止血透,至1986年近5年,生化检查趋于正常,病情基本稳定,情况良好。

[按语]慢性肾炎久治不愈或失治、误治,转化为尿毒症,患者多表现出一派正虚邪实之象。此时,把握邪正关系实属重要。该患者罹病十余年,初辨为脾肾阳虚、湿邪羁留之证,用温补脾肾兼祛湿邪法。但患者虚不受补,赵老便改弦更张,用健脾利湿、和解少阳之剂。方中党参、白术、茯苓、甘草健运脾胃;白蔻仁、车前草、陈皮、黄柏以利湿浊;柴胡、黄芩以和解少阳;当归、丹皮以养血活血。方药切中肯綮,药后获效。说明赵老治学之严谨,前诊存在不足,二诊则予以矫正,一切从临床实际出发,以临床疗效作为检验思维正确与否的惟一标准,这种实事求是的精神,堪为吾辈效仿。

(朱建贵整理)

九、先祛湿后养阴治疗大渴引饮一例

芦某,男,39岁。

初诊:1987年11月25日。

主诉及病史：十余年来口渴咽干，烦渴引饮，每天饮水二十多升。曾去多家医院诊治，各项化验检查未见异常，亦从未间断治疗，服药无数。既往眠差多梦，胸闷心悸，喘促气短，纳呆，身困乏力，四肢发凉；大便溏泄，每日数次；小便清长。近年来腿浮肿，早泄。

诊查：形体胖大，腹满；下肢浮肿，按之凹陷不起。脉弦数，右大于左。颜面略浮，口唇红，舌质红、有龟裂，苔白腻微黄。

辨证：三焦气化失司，水饮内停，饮停气滞，日久则津液亏损，致大渴引饮。

治法：先予清热祛湿，变通三仁汤投之。

处方：杏仁 9g（炒打） 白蔻仁 5g（打） 薏苡仁 20g 茯苓 15g 车前草 20g 六一散 18g（包煎） 厚朴花 9g 藿佩梗各 6g 石菖蒲 9g 木瓜 12g 甘草 6g

二诊：12 月 17 日。服上方药近 20 剂，喘促气短及浮肿已消，衣带渐宽，体重减轻 3.5kg，饮水亦减少 1/3。苔薄黄。改为滋阴润燥、凉血清热并用。

处方：沙参 15g 麦门冬 12g 玉竹 15g 石斛 15g（先煎） 元参 15g 牡丹皮 12g 赤芍 12g 竹茹 12g 莲子心 9g 夜交藤 20g 甘草 6g

三诊：1988 年 1 月 7 日。又进药 14 剂，口渴明显减轻，饮水量再减，睡眠较佳，四肢发凉缓解，早泄好转，大便每日一次稍软。脉弦稍数，苔薄白微黄少津。仍遵前法，去竹茹，加生地黄 20g、知母 9g，继服 14 剂，以巩固疗效。

［按语］该患者为三焦气化失常，水饮内停，饮停则气滞，日久湿蕴化热，热伤阴，湿伤气，气阴两伤则烦渴引饮。原发于湿热，继变于阴亏。治之之法，当先清湿热。初诊方中，杏仁宣利上焦肺气，盖肺主一身之气，气化则湿亦化；白蔻仁芳香化湿，行气宽中；薏苡仁、茯苓甘淡性平，健脾渗湿；车前草、六一散甘寒淡渗，加强利湿清热之力；厚朴花、藿佩梗、石菖蒲醒脾化湿，理气开窍；木瓜化湿和胃，消食开胃；甘草补脾益气，调和诸药。诸药相合，三仁相伍，宣上畅中渗下，使三焦气机通畅，脾气健旺，水饮得除。

二诊时，病人湿证缓解，内热津亏未除，遂改养阴清热之剂投之。沙参、麦门冬、玉竹、石斛甘寒养阴，生津润燥；元参、牡丹皮、赤芍清热凉血，养阴增液；竹茹清热除烦；莲子心、夜交藤清心安神；甘草调和诸药。三诊时，去掉竹茹，加入清热凉血、养阴生津的生地黄和滋阴降火、生津止渴的知母。

湿热与气阴两虚交织之时，治疗最为棘手。赵老临证层次分明，权衡虚实，遣方用药，恰如其分，切中肯綮，平淡之方，可起沉疴痼疾。

十、清热解郁治愈梅核气一例

崔某，女，30 岁。

初诊：1987 年 10 月 24 日。

主诉及病史：数月前因幼子丢失多日，而后患有眠差多梦，头晕头痛，胸闷气短，心悸怔忡，耳烦厌声，周身骨节酸痛，腰痛较重，头背窜痛；颈项酸痛发紧，转动不利；咽部如有异物，咯之不出，咽之不下，吞咽不畅，纳谷不香等症。

诊查：面容憔悴，脉涩稍数，舌质红，苔薄黄。

辨证：证属肝郁气滞，脾失健运，痰气交阻。

治法：疏肝解郁，健脾理气。以逍遥散、半夏厚朴汤合而用之。

处方：柴胡 9g 当归 12g 白芍 12g 白术 9g 茯苓 15g 生姜 9g 薄荷 3g（后下）

法半夏 9g　厚朴花 9g　苏梗 6g　甘草 6g　莲子心 9g　菊花 9g

二诊：11 月 7 日。服药 14 剂，头晕、头痛、咽堵、胸闷、气短均有减，纳食量增。脉滑数，舌质红少苔。上方去生姜、厚朴花，加黄芩 9g、竹茹 12g，继服。

三诊：11 月 21 日。又进药 14 剂，睡眠好转，头背窜痛已除，仍时有咽喉发堵。脉细滑数，口唇红，舌质红、尖边甚，苔薄白少津。脾土渐复，气郁化热略显。改用养血清热、疏肝理气之法治之。

处方：当归 12g　白芍 12g　牡丹皮 12g　元参 15g　葛根 12g　苏梗 6g　厚朴花 9g　桔梗 9g　枳壳 9g　柴胡 9g　黄芩 9g　莲子仁 9g　甘草 6g

四诊：12 月 21 日。服上方药 19 剂，颈、腰酸痛不显，双腿微觉不适，晚间咽喉偶尔有堵塞感，月经提前七天。脉弦数稍滑，口唇红，舌质红，苔薄白。诸症向愈，调整前方以善其后。

处方：当归 12g　白芍 15g　牡丹皮 12g　元参 15g　炒栀子 9g　莲子心 9g　石菖蒲 9g　苏梗 6g　桔梗 9g　枳壳 9g　防己 9g　木瓜 12g　甘草 6g

［**按语**］病缘于忧思过度、情志不畅，肝失条达，脾土乃伤，气机升降失常，痰气互结，以致头痛胸闷、神疲食少、梅核气等症随之而起。先以养血疏肝、健脾化痰、理气解郁之法治之，方用逍遥散、半夏厚朴汤加味。随着病人脾气渐复而气郁化火、阴虚血热脉证明显的情况，遂改用养血柔肝、凉血清热、理气化痰法以竟全功。半夏厚朴汤，虽为古代治梅核气之专方，然其辛温苦燥于斯证不符。证变法亦变，理应随机而行，不可拘泥。

十一、扶正固本、清热利湿治愈阳痿遗精一例

肖某，男，26 岁。

初诊：1987 年 9 月 16 日。

主诉及病史：阳痿、遗精、肝功异常年余，多处求医未效。素日眠差梦多，每周梦遗两三次，神疲乏力，腰膝酸软，纳差，便涩溲黄。既往有手淫史。欲在近期结婚，对自己的病症甚为忧虑，精神压力较大。

诊查：体瘦神疲，面色晦暗。脉细数，舌质暗淡，舌根苔白腻。肝功能化验：谷丙转氨酶 320U/L。

辨证：属肾之精气亏损，肝经湿热下注，相火妄动，虚实夹杂之证。

治法：扶正固本，清热利湿。

处方：女贞子 15g　旱莲草 15g　桑螵蛸 12g　白术 9g　茯苓 5g　陈皮 6g　当归 12g　白芍 15g　刺蒺藜 12g　茵陈 15g　白茅根 15g　甘草 6g

二诊：9 月 23 日。服药 7 剂效果平平。脉沉细稍数，口唇、舌质暗红，舌根苔白腻。病程较久，难于速效，守法易方，以求缓图。

处方：女贞子 15g　旱莲草 15g　桑螵蛸 12g　生龙牡各 20g（包煎先下）　茯苓 15g　炒苡仁 20g　砂仁 5g（后下）　当归 9g　牡丹皮 12g　丹参 12g　茵陈 15g　黄柏 6g　甘草 9g

三诊：11 月 14 日。服上方药 14 剂，诸症好转，未再就诊。现病又反复。脉沉细，口唇红，舌质红，苔薄白。药已中的，调方继服。

处方：女贞子 15g　旱莲草 15g　桑螵蛸 12g　生龙牡各 20g（包煎先下）　当归 12g　白芍 12g　牡丹皮 12g　丹参 12g　茵陈 15g　黄柏 9g　莲子心 9g　甘草 6g

四诊：11 月 28 日。服药 14 剂，纳增，睡眠好转，仅梦遗一次。脉沉细稍数，口唇红，舌质

红，苔白根腻。上方生龙牡增至各30g，加金樱子12g、茯苓15g，继服。

五诊：12月14日。又服药14剂，未再遗精，体力倍增，阳痿已愈。肝功化验：转氨酶已正常。并欣喜告知，将在近日完婚。嘱患者：调情志，慎起居，节房事，以养精蓄锐。为巩固疗效，调方再服药14剂善后。

处方：女贞子15g　旱莲草15g　桑螵蛸12g　金樱子12g　生龙牡各30g（包煎先下）　茯苓15g　炒苡仁15g　当归12g　白芍12g　牡丹皮12g　丹参12g　茵陈15g　炒栀子6g　黄柏9g　莲子心9g　甘草6g

［按语］阳痿、遗精多与肝肾有关。此例病人，肾之精气亏损，阴阳俱虚，兼有肝经湿热下注，温阳则助火，滋阴又碍湿，只可平调阴阳，阴中求阳，缓缓图之。湿虽为阴邪，其性黏滞、趋下，湿从热化，湿热互结，缠绵难愈，肝经湿热不除，则下扰精室，相火易动。如此虚实夹杂，只能全面权衡，妥善下药。药用女贞子、旱莲草平补肝肾，养阴而不滋腻助湿；桑螵蛸为血肉有情之品，补肾填精，助阳固涩；生龙牡平肝潜阳，固涩止遗，兼以安神；茯苓、薏苡仁健脾渗湿；当归、白芍养血柔肝；牡丹皮、丹参凉血祛瘀，泻热宁神；茵陈、黄柏祛肝经湿热，坚肾平相火；其他药物，不过是随病证的变化而增损。诸药合用，俾肾精得填，肾气得固，湿热乃除，阳痿遗精遂愈。

十二、清热解毒、凉血散结治愈重症瘰疬一例

周某，男，28岁。

初诊：1987年11月11日。

主诉及病史：全身淋巴结肿大两月余，时有高烧（40℃左右），经活组织病理切片检查，确诊为“病毒性坏死性淋巴结炎”。曾到多家医院诊治，两次住院，更医数人，用过多种中西药，未见明显疗效。现症：周身淋巴结肿大，发热头昏，心烦失眠，口苦咽干，四肢困倦，大便秘结，小溲短赤。

诊查：患者精神委顿，面红目赤，壮热。颈部、颌下、腋下、腹股沟等处均有杏仁至蚕豆大小的淋巴结，质地较硬，可移动，触之疼痛。脉细弦数，口唇暗红干裂，舌质红绛，苔白厚腻微黄。

辨证：证属热毒内蕴，气营两燔，痰气互结。

治法：清热解毒，凉血散结，化痰通络。

处方：金银花15g　连翘15g　蒲公英15g　牛蒡子9g（炒打）　牡丹皮12g　赤芍12g　紫草6g　橘络9g　瓜蒌仁9g（炒打）　茯苓15g　车前草15g　六一散18g（包煎）　甘草6g

二诊：12月3日。服上方药21剂，体温下降至正常，淋巴结明显缩小变软，诸症好转。脉细弦数，颜面潮红及口唇暗红有减，舌质红，苔微黄根腻。效不更方。紫草增到9g，再加知母9g、木通6g，继服。

三诊：1988年1月18日。再进药29剂，淋巴结始终未见肿大。一个月前因劳累受凉，一度高烧，继而出现日晡发热、周身乏力、心悸气短。脉细弦数，面红目赤，口唇红，舌质深红，黄褐苔。治以清热泻火，滋阴退热。

处方：大青叶15g　龙胆草6g　知母9g　莲子心9g　木通6g　竹茹12g　炒枳实10g　牡丹皮12g　赤芍15g　白薇9g　地骨皮12g　天门冬9g　南北沙参各15g　甘草6g

四诊：2月1日。又服药14剂，低烧已除，诸症向愈。脉细弦数，颜面及口唇红均有减，舌质红，黄褐苔仅余1/4。上方加薏苡仁20g，再服。

不久病家告知，又进药14剂，病即痊愈。三年后随访，经过良好。

[按语]“病毒性坏死性淋巴结炎”,临床较为少见,其发病机理还不十分清楚,现代医学对此病没有特异疗法,目前多采取对证治疗。案中用金银花、连翘、蒲公英清热解毒;牛蒡子疏散风热、解毒散结;牡丹皮、赤芍、紫草清热凉血;橘络、瓜蒌仁理气通络、化痰润肠;茯苓、车前草、六一散利水渗湿、开门驱邪,导热下行,药后迅速地控制了病情。三诊时,病人因外感月余,邪正相持,余邪久留,出现日晡潮热等症,乃余热未清,且欲伤阴,治从清热滋阴,标本兼顾。经过前后3个月的治疗和善后调理,用药凡七十八剂,病情告愈。

(刘宝生整理)

[编者评注] 赵老医案中对顽疾的治疗颇具特色。顽疾为顽固难愈之疾。赵老以标本兼顾、先标后本、穷追不舍的治疗方法使顽疾得以基本告愈。如20年之咳喘证、重症肺心病、肺门淋巴结核,20年的头痛、克隆病等。此外桑钧温胆汤加减治疗中风的宝贵经验也是赵老临证变通的例证。

刘韵远医案

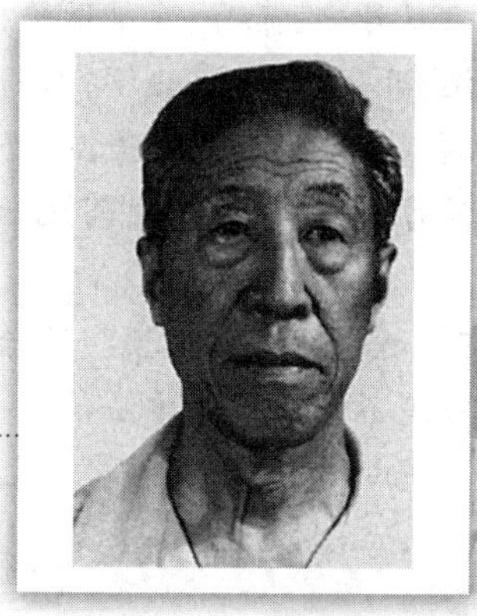

【生平传略】

刘韵远，1917 年生，河北省邢台市人。出身于中医世家。1939 年考入华北国医学院深造，1942 年毕业后拜施今墨先生为师，随师侍诊，同年在北京悬壶应诊。1952 年参加北京儿童医院工作，历任中医科主任医师。先后被聘为中华全国中医儿科学会理事，中国中医研究院儿科研究生学位论文答辩委员会评委，北京中医学会常务理事（顾问），北京市高级专业技术职称评委等职务。

几十年来，刘老在儿科临床实践中做出了重要贡献，治疗小儿急性热病、呼吸道病和消化道疾病疗效显著；其所研制的“小儿感冒冲剂”、“儿童咳液”、“健儿片”等药，由北京同仁堂制药厂生产，投放市场，供不应求；同时还研制出“小儿咳喘宁”、“痰饮散”等供本院临床应用。曾参加撰写《中国医学百科全书·中医儿科学》、《实用儿科学·中医药》、《中医儿科学》、《刘韵远儿科临床经验集》，发表论文二十余篇。

一、健脾温肾法治愈小儿虚寒泻一例

康某，女，4 个月。

初诊：1987 年 10 月 9 日。

主诉及病史：腹泻月余，一周来加重。一周来腹泻频仍，日行七八次，泻下蛋花样稀水便。西医诊断为单纯性消化不良合并轻度脱水而住院，曾服用西药效果不显，病情日趋危重，遂请会诊。

诊查：患儿体弱消瘦，面色苍黄，精神不振，时有烦躁，腹胀按之软，四肢欠温，喜蜷卧，小便不利。舌质淡，苔少欠津，脉沉细无力，指纹暗淡。

辨证：久泻不止，脾肾两虚，运化失常，泻下清谷。

治法：温补脾肾，和胃止泻。

处方：太子参 10g　五味子 3g　乌梅 9g　炮姜 3g　炮附子 6g　肉桂 4g　莲肉 9g　甘草 3g

二诊：服上方药 3 剂后，腹泻明显减少，由稀水便转为溏便，日行三五次；烦躁稍减，腹胀减轻，尿液仍少，四肢转温，仍喜蜷卧。舌淡苔少，脉沉细。脾肾阳气始复，继拟前方加减。

处方：太子参 10g　五味子 3g　炮姜 3g　莲肉 10g　川厚朴 6g　木香 3g　云茯苓 10g　藿香 6g

此方药继服 3 剂后，腹泻止，腹胀消，四肢转温，诸症好转，日趋康复。

［按语］本案为初生四个月小婴，腹泻月余，脾肾两虚，运化无力，泻下清谷。婴幼儿如幼草之方萌，脾常不足，肾阳常虚，加之泻下不止，脾肾愈亏，肾阳不能上承，脾阳运化无力、水湿困扰，水谷不化，遂致泄泻不止。本方投用参、附，肉桂扶阳益气，合五味子、乌梅酸甘化阴，收敛止泻。二诊之时，阳气始复，方药加用藿香、木香以芳香化湿，理气和中。前后六剂方药，药少力专，共奏温补脾肾、益气和中、止泻之功。

二、炙甘草汤加减治疗小儿心律不齐一例

李某，男，7 岁。

初诊：1991 年 6 月 16 日。

主诉及病史：心慌气短伴全身倦怠乏力一周。患儿一周前感冒发热，体温 39℃，咽痛，服西药烧退后一周，全身倦怠、乏力，面色苍白，时有心慌气短、长叹气，来本院内科门诊就诊，心电图示：窦性心动过速，窦性心律不齐。服维生素 C、谷维素、丹参片等效果不显，且心前区憋闷，心慌加重来中医门诊就诊。

诊查：患儿面色苍白，舌质淡，苔白少，脉细数无力。

辨证：心气不足，心阳不振。

治法：补益心气，温心阳，养心安神。

处方：拟用炙甘草汤加减。

黄芪 10g　太子参 10g　干姜 3g　桂枝 6g　炙甘草 10g　生牡蛎 10g　生地黄 10g　炒枣仁 10g　柏子仁 10g　五味子 6g

二诊：服上方药 6 剂，自感心前区舒适，心慌减少，面色好转。查患儿舌质淡，苔少，脉细无力。

继拟原方药服 6 剂，复查心电图：窦性心动过速及心律不齐均消失。此患儿前后共服药 12 剂，心电图恢复正常，心悸消失，诸症皆除。

［按语］心律不齐是现代医学病名，中医学对心律不齐的记载有心悸、脉结代等。本病的发病原因，除精神因素外，多因心血不足、心阳不振、水饮内停或瘀血所致；然心气不足、心阳不振是本病的主要病因。本例患儿因感冒发烧诱发心悸，系因烧退后心阳暗伤、心血不足、气血不足导致气滞血瘀，脉搏失常、心慌心悸、无力气短。盖气为血之帅，气行则血行，气滞则血瘀，气血相互依存，相互为用。今拟炙甘草汤加减补益心气，心气足则心血流畅，阴血复而阳气有所依附则心悸自除。

三、清营汤加减治愈重症乙型脑炎一例

马某，男，3 岁半。

初诊：1963 年 8 月 19 日。

主诉及病史：高热，神昏，抽搐 5 天。5 天前，患儿骤然发病，高热持续 39～40℃，服抗生素

及退烧药体温不退，伴喷射状呕吐，随后神志不清，惊厥。

诊查：患儿神志不清，项强，瞳孔对光反应迟钝，提睾反射消失，膝腱反射及腹壁反射均消失。克氏征(＋)，巴氏征(＋)，唇焦面垢，舌质红，苔黄厚，脉细数。

辨证：暑热入营，气血两燔，蒙蔽心包，肝风内动。

治法：清气凉营，芳香化浊，醒脑开窍，佐以镇肝熄风。

处方：拟清营汤加减。

生石膏 30g　知母 9g　生地黄 15g　生栀子 9g　赤芍 12g　川黄连 3g　元参 15g　连翘 15g　生石决明 15g　鲜佩兰 12g　鲜石斛 10g　甘草 6g

另：局方至宝丹 1 丸分 6 次服，连夜服用。

二诊：服上方药 5 剂，体温渐降至正常，神志转清，抽搐止，一般情况好转，惟时有心烦不安。舌质嫩红，苔黄欠津，脉细数。此乃暑热之邪得以清解，神志复甦，肝风已熄。舌质嫩红，时有心烦，为余热未尽，阴分暗伤之象。继拟清热凉血，佐以甘寒养阴之法。

处方：生石膏 20g　生地黄 15g　知母 9g　生栀子 3g　黄芩 9g　元参 15g　沙参 15g　连翘 9g　赤芍 12g　川黄连 3g

患儿服上方药 7 剂后，精神好转，喜笑如常，于 9 月 4 日痊愈出院。

[按语] 1963 年 8 月间，北京市乙型脑炎流行，病例中极重型者占多数，由于是年雨水过多，气候闷热，天热下降，地湿上腾，人感湿热之邪由口鼻吸入，直达膜原中道，随人中气虚实而发病，若中气实者则邪从阳化而入阳明，中气虚者则邪从阴化而入太阴。薛生白《湿热条辨》云："病在二经之表者，多兼少阳三焦；病在二经之里者，每兼厥阴风木，以少阳厥阴同司相火，阳明太阴湿热内郁，郁甚则少火皆成壮火，而表里上下，充斥肆逆，故是证最易耳聋于血；发痞发厥。"本例患儿发病骤然，传变迅速，高热神志不清，系暑热之邪直入膜原，病在厥阴肝和少阴心，乃风火相煽之候也。拟用大剂清气凉营芳香开窍镇肝熄风之剂，使营分之热透转于气，气分之热得以大清；继用甘寒之品以清余热复阴液。本案系乙型脑炎重症，共服药 12 剂，未留有后遗症，仅用 15 天痊愈出院。

四、宣肺清热、通调三焦治愈小儿急性肾炎一例

刘某，男，12 岁。

初诊：1984 年 4 月 11 日。

主诉及病史：尿少，血尿，全身浮肿两天。患儿于两周前患咽炎、扁桃腺炎。近两天来尿少，尿呈洗肉水色，伴全身浮肿。尿常规：尿蛋白(＋＋)，红血球：＋＋＋/高倍视野，白血球：＋＋/高倍视野。以急性肾炎收入院。

诊查：患儿全身轻度浮肿，尿少。舌质淡红，苔白厚腻，脉滑数。血压 120/70mmHg。

辨证：风邪犯肺，化热入里，热伤血络，下注膀胱，湿热困阻，三焦不利，发为风水、血尿。

治法：宣肺清热，通调三焦，清热凉血，利湿消肿。

处方：拟麻黄连翘赤小豆汤加减。

麻黄 6g　连翘 15g　赤小豆 30g　萹蓄 15g　瞿麦 15g　车前子 15g　小蓟 30g　生地黄 15g　桔梗 6g

二诊：上方药服 5 剂后，浮肿消退，尿常规化验正常。舌质淡红，苔白，脉缓。改服本院肾炎丸(党参、茯苓、山药、白术、泽泻、生牡蛎、丹参、地榆)每日 2 次，每次一丸，以调理善后。药

后曾多次复查尿常规均正常，病愈出院。

[**按语**] 小儿急性肾炎，属中医“水肿”、“血尿”范畴，病前常有感染病史，如上感、扁桃腺炎、皮肤感染等，主要病因为湿热毒邪蕴郁不解。本例患儿发病前曾患咽炎、扁桃腺炎，由于风邪犯肺、肺窍不通，继而出现尿少、血尿、浮肿等症。盖肺为水之上源，职司宣降，通调水道，下输膀胱。外邪犯肺，三焦不利，通调失司，故而尿少、浮肿；热伤血络，故见血尿、尿蛋白。今拟用宣肺清热法，通调三焦，凉血止血，利湿消肿，方以麻黄连翘赤小豆汤加减以宣肺通调三焦湿热，加桔梗以助宣肺之力，方中加用萹蓄、瞿麦、车前子、生地黄清热利湿凉血，加小蓟以收凉血止血之功。

（李桂茹整理）

五、宣肺开闭、降逆泻热法治疗小儿肺炎一例

刘某，男，3岁。

初诊：1987年3月13日。

主诉及病史：患儿于两周前开始发烧，体温最高达40.5℃，持续不退，伴有咳嗽痰多，轻度喘憋，鼻塞流涕，食纳欠佳，尿黄，大便两三日一行。病后曾服中药、退热剂及抗生素等药物治疗，病情无好转，至今仍高热不退，咳喘渐重而来院诊治。

诊查：神志尚清，精神委靡，嗜睡状态，面色红赤，恶寒无汗，四肢欠温，喜蜷卧，鼻塞微喘，口周发青，呼吸稍促；两肺均可闻及细小湿啰音及少量痰鸣音，以右下肺为甚；胸透：两肺纹理粗重，右下肺有片影。

辨证：证属温毒闭肺，肺失清肃，热盛伤阴，复感外邪。

治法：治以宣肺开闭，升降气机，清热解毒，佐以透邪。

处方：

(1)先用：薄荷3g、苏子3g，泡水待5分钟后即服，以助发汗之功。

(2)鲜芦茅根各30g　杏仁9g　生石膏30g　知母9g　银花9g　连翘9g　黄芩15g　薄荷6g(后下)

(3)紫雪散1.5g，分3次冲服。

二诊：服上方药1剂之后，体温略降，夜间微汗出，精神稍好转，余症同前。继以清热透解，宣肺开闭，前方加减：

鲜芦茅根各30g　生石膏30g　知母9g　黄芩15g　玄参15g　葛根6g　升麻6g　熟军6g

三诊：服上方药2剂后，体温降至正常，精神明显好转，嗜睡减轻，咳喘均减，大便通畅；肺部听诊两肺呼吸音粗，仍闻散在湿啰音及痰鸣音。舌质微红，苔薄白，脉静。证属余邪未尽。继以清余热、清肺热，养阴化痰，兼调理善后。

处方：桑皮15g　地骨皮15g　玄参15g　生地黄10g　沙参15g　天竺黄6g　枇杷叶10g　连翘10g

服上方药3剂后，体温正常，精神食纳好，呼吸平稳，偶有轻咳，无喘憋，二便正常，肺部听诊两肺呼吸音稍粗，未闻及啰音，复查胸透肺部片影基本吸收。前方药继服3剂，以巩固疗效，痊愈出院。

[**按语**] 小儿肺炎，中医学称为“肺炎喘嗽”，属于温热病中“风温”范畴。其病机为肺被邪

束，郁闭不宣，肃降失权。因此，治疗当以调理气机为主，运用“有肺闭气郁者宣发之，有气逆上呛者肃降之”的治疗原则。本例患儿病情较重，以持续高热为主，传变迅速，三阳并病，实为表里同病之发热；由于肺被邪束于表，又有热深伏于里，卫阳不得外越，故出现热深厥深之高热、无汗、恶寒、四肢欠温等真热假寒现象。因此，治疗应抓住肺胃热盛这一主要矛盾，治疗时除运用辛凉芳开透邪之法外，还要辅以通降、泻热救阴之法，使邪有出路，即所谓“里气通则表气和，外疏通则内畅遂”之理，使大肠通而肺气降，气机自调，宣降得宜而病自愈，实乃宣发与肃降调理气机之法。

本例采用麻杏石甘汤、银翘散合剂，更用白虎汤合剂，是考虑到该患儿病情较重，疗程较长，须注意到邪正关系的比例，既要攻邪去病，又要扶正顾阴，因此加用鲜芦茅根以辛凉透表而生津，同时应用薄荷、葛根、升麻宣发解表，并配以紫雪、熟军清热通下、芳香开窍醒神，而达到表里双解的满意疗效。

六、温化湿痰、理气平喘法治疗小儿痰饮咳喘一例

许某，男，8个月。

主诉及病史：患儿出生4个月时曾患“喘息性支气管肺炎”。经治疗病情好转；但以后经常咳喘发作，痰多呼噜，夜寐不安，多汗易惊，每遇着凉症状加重。曾多次服用西药及中药治疗，病情仍反复。近三日因着凉咳喘再犯，痰多喘促而急来就诊。

诊查：精神委靡，烦躁不安，呼吸喘促，面色㿠白，口周发青，口唇紫绀，鼻翼扇动，痰鸣喉间，辘辘有声，自汗盗汗，形寒肢冷。舌质淡红，舌苔白，脉细弱，指纹淡红。肺部听诊：两肺均闻较多痰鸣音及哮鸣音。胸透所见：两肺纹理粗重有小片影，伴有肺气肿。

辨证：证属肺脾两虚，湿痰内阻，肺失宣降。

治法：治以温化湿痰，宣肺平喘。

处方：茯苓10g　化红10g　苏子6g　苏梗6g　干姜3g　肉桂3g　前胡10g　白前10g

二诊：服上方药3剂后，咳喘痰多症状明显减轻，呼吸平稳，仍有喉中痰鸣，伴轻度咳嗽，食纳欠佳，动则汗出，睡卧不安。肺部听诊哮鸣音消失，仍有少量痰鸣音。舌质淡红，舌苔薄白，脉细，指纹淡红。药已奏效，遂加益气健脾之品，以巩固之。

处方：太子参10g　五味子3g　苏子6g　干姜3g　白前10g　前胡10g　茯苓10g　化红10g

又服上方药3剂后，病情稳定，精神好转，咳喘停止，痰声消失，呼吸平稳，肺部听诊：两肺痰鸣音、哮鸣音均已消失，停止服药。

［按语］由于小儿具有脏腑娇嫩、形气未充等生理特点，因而平素易为风寒之邪所侵，易受饮食生冷所伤，常可导致肺脾功能失调。正如《难经·四十九难》中指出：“形寒饮冷则伤肺。”寒饮上射伤及肺气，肺虚则卫气不固，故多汗易感。脾虚则水津不布，湿痰内生，痰阻气道，而见咳喘发作并痰声辘辘。本例患儿即是素体虚弱，肺脾两虚，复感外邪，导致湿痰内阻、肺气不宣，而产生上述诸症。根据“治湿非温不化，治痰非理气不除”之理论，因此治疗时采用以温化湿痰、理气降逆、宣肺平喘法为其主要治疗原则。

用药时，注重药物配伍，首先选用苏梗配苏子，取苏梗散寒解表行气之力，用苏子降气化痰之功，二药相伍，达到宣肺散寒解表、理气化痰、止咳平喘的目的；针对其肺脾两虚、湿痰内阻之

病因，再选用干姜与肉桂温肺化痰；以前胡与白前止咳化痰，盖前胡苦辛微寒，散风止咳，下气消痰，以祛痰为主，而白前苦辛微温，消痰止咳，重于止咳，二药相配，阴阳相济，动静结合，以加强止咳化痰之功；辅以茯苓、化红是根据脾虚湿盛，湿痰阻肺而定；茯苓淡渗利湿以健脾，化红芳香化湿以祛痰止咳，相互协同，达到健脾利湿化痰的目的。总之，由于本方药配伍巧妙，选药精良，因此效果良好。

七、祛风散寒、温经通络法治疗小儿偏瘫一例

孙某，男，10岁。

初诊：1989年3月13日。

主诉及病史：小儿于3天前开始发热，体温38～39℃，伴有恶寒、咳嗽，经用西药治疗发热渐退。一日来小儿烦躁哭闹，双目上视，手足拘挛，反复发作3次，每次发作持续10分钟左右，可自行缓解，随后感觉左侧肢体发麻，肌肤不红，走路不稳，左上肢屈伸不利而来就诊。

诊查：形体消瘦，面色苍黄，精神较弱，体温37.2℃，口眼轻度右偏，左侧额纹、鼻唇沟均较右侧浅，舌尖右偏，左侧上下肢痿软无力。神经反射：左侧生理反射均减弱，巴氏征、戈登征、克氏征均为阳性。舌质淡嫩，苔少，脉细无力。

辨证：证属气血素虚，复感寒邪，侵袭肢节，阻于经络，导致气血痹阻。

治法：先予祛风散寒、温经通络，佐以活血化瘀。

处方：独活 15g　桑寄生 15g　桂枝 15g　防风 9g　川芎 6g　桑枝 60g　细辛 3g　干姜 6g　当归 15g　赤白芍各 30g

二诊：服上方药3剂之后，病情明显好转，精神好转，左上肢、左下肢均能自行抬举，但摇摆不稳，感觉仍稍差。舌质为嫩，苔白少，脉细无力。继以前方加减，增强活血化瘀之力。

处方：独活 15g　桑寄生 15g　桂枝 15g　防风 9g　川芎 6g　桑枝 60g　当归 15g　丹参 15g　赤白芍各 30g

三诊：3剂药后，左上、下肢活动逐渐恢复，左手能握物玩耍，并可扶床走动。体温正常，精神尚好。舌质淡红，苔白，脉细无力。证属余热未尽，正气未复。治当以扶正治本为主，益气养血、化瘀通络，以善其后。

处方：黄芪 30g　当归 15g　川芎 6g　赤芍 15g　桃仁 9g　红花 9g　桑枝 30g　丹参 15g

四诊：共进上方药10剂之后，患儿能自己下床活动，步态如常人，上肢屈伸自如，手指灵活，口眼㖞斜诸症均已消失，病理反射消失，病愈。

［**按语**］小儿偏瘫，又称“偏风”。由于风寒之邪中于肢节筋脉，而致半身不遂。本症为本虚标实，其本证多为肝肾不足、气血衰少；而标证多由于寒邪中于经络，气血痹阻。本例患儿病程较短，在发病前曾有明显外感史，说明外邪侵袭无疑。邪客肌表，营卫失和，故见发热、恶寒等症。但小儿素体虚弱，形体消瘦，面色萎黄，正气不足，络脉空虚，外邪易乘虚而入，直中经络，致使气血运行不畅、窍络失养，故见口眼㖞斜；筋脉失养，而见肢体瘫痪不遂；气不通则麻，血不通则木，故有麻木感；舌质为嫩，苔少，脉细无力，亦均为气血不足之象。

患儿就诊时仍有发热，说明外邪未净，根据“急则治标，缓则治本”的原则，应先祛风寒，温经通络，因此第一方用独活、桂枝、防风祛风散寒；用细辛、干姜、桑枝温经活络；佐以当归、川芎、赤白芍养血和血，用桑寄生平补肝肾，服药三剂后病情好转。在第二方中去干姜、细辛以防

久服耗散正气，同时选用丹参加强活血通络之功。待体温正常后，着重于扶正治本，以益气活血、化瘀通络为治则，重用黄芪30g，大补元气；配以当归、赤芍、川芎、丹参、红花、桃仁，加强活血化瘀，再以桑枝通行经络，以增强药力。本例辨证准确，治法集中，方药力专，因此收到较好疗效。

八、清暑化湿、降浊止泻法治疗小儿湿热泻一例

杨某，男，1岁。

初诊：1990年8月。

主诉及病史：患儿突然腹泻3天，大便次数较多，日泻十余次，呈蛋花汤样稀便，气味腥臭，尿量减少；伴有发热38～39℃，有汗不畅，口渴善饮，烦躁不安，时有呕吐。病后曾在外院服用抗生素、止泻剂等药物治疗无效，而来我院就诊。

诊查：神志尚清，精神委靡，烦躁不安，身倦乏力，面色苍黄，唇干色红，眼窝轻凹，心音低钝，腹胀肠鸣，皮肤干燥，弹性稍差，四肢欠温。舌质偏红，舌苔黄白，脉细数，指纹暗红。

辨证：证属湿热困脾，兼感外邪，升降失调。

治法：治以清暑化湿，升清降浊以止泻。

处方：葛根9g　黄连3g　茯苓10g　藿香10g　银花炭10g　木香3g　苏梗6g　六一散6g

二诊：服上方药3剂后，诸症悉减，腹泻次数明显减少，日泻两三次，大便性质基本恢复正常；尿量增多，精神好转，仍略有轻度腹胀，食纳欠佳。舌质淡红，苔白微黄，脉细微数。尚有余热未清，在原方基础上加强健脾调中之功。

处方：藿香9g　木香3g　葛根9g　黄连3g　茯苓9g　砂仁3g　六一散6g　焦楂9g

服上方药2剂后，诸症悉除，病愈。

［按语］湿热泻多发生于夏暑季节，暑必夹湿，故在治疗中应首先辨清湿与热之偏胜，并且应该突出清、化、利之三法。葛根芩连汤是为热移大肠而利者所设，有苦寒清热止利之功，突出一个“清”字，多用于热胜者；藿香正气散具有芳香化湿、醒脾和胃之功，可使脾运湿化而泻止，治疗中突出一个“化”字，临床多用于湿胜者；而五苓散是针对早期湿热泻而立，突出一个“利”字。因此，临床应该辨证准确，选药精良。此外还应注意，湿热泻为下利而非下痢，不宜过用苦寒燥湿之品，应注重“湿非温不化”的理论，其用药及用量宜轻不宜重，因重则有伤脾阳之弊。湿热泻多兼外感，这一点也不可忽略，在选方用药中，适当配以解表之品，以达到表里和、气机调畅之目的。

本例患儿为湿热泻，吐泻俱作，胃之浊阴不降则吐，脾之清阳不升则泻。因此，治疗中应用升清降浊法使脾胃和、吐泻止，故用葛根、藿香、木香升清气而止吐；茯苓、六一散降逆利湿而止泻；并且选用苏梗、银花炭之发汗解表、理气和中作用，共同达到解表和里、调理气机，以达到升清降浊之目的；此即为表里兼顾之法，使邪祛正安。

（闫慧敏整理）

［编者评注］腹泻之证，临床多见，尤以暑日之期，小儿腹泻更为频繁。然而中医治泻，从辨证而论，既要辨其邪实、正虚，又要辨其寒热属性及其风、湿、暑、食等兼夹；从治则而论，既有祛邪、通因、通用之法，又有扶正固涩止泻之术。因此临床辨证施治，见仁见智，各有其法。

本例小儿暑泻，从大便频仍、日十余度而论，颇似虚证泄泻，但其气味臭秽，伴有烦渴，则为湿热泄泻之象，刘老虽药选八味，但方义却取自三则，各药尽其所用，诚为用药精专之范例。

杨甲三医案

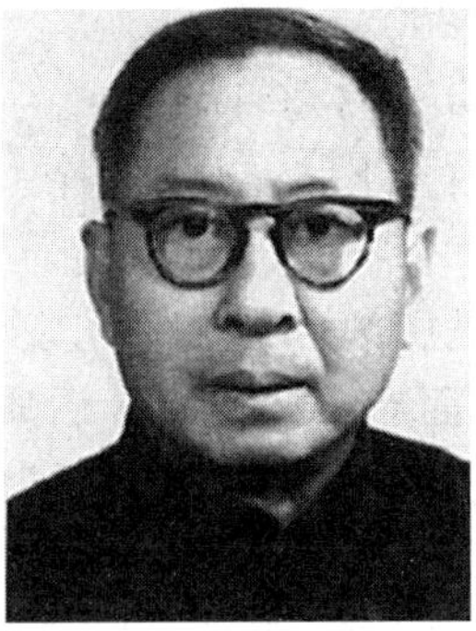

【生平传略】

杨甲三，又名汉鑫，1919年1月生。江苏省武进县人。教授。13岁时受业于常州名医吴秉森先生门下，后又从师针灸大家承澹安先生，于1936年毕业于中国无锡针灸传习班，其后在武进悬壶济世，并受岳翁华庆云先生（常州名中医，尤擅内、妇科）亲传。1956年由南京调入北京中医学院。

原任北京中医学院针灸推拿系主任，附属东直门医院针灸科主任。曾任北京中医学院院务委员会委员，博士研究生导师。被聘为国家科委医药专业组成员，卫生部医学科学委员会委员，全国高等医学院校教材编审委员会委员，腧穴组组长，北京中医学院学术委员会副主任，全国针灸学会常务委员，全国中医学会理事，中国国际针灸考试中心委员会副主任，香港中国针灸协会顾问委员会顾问等职。当选为第三届人大代表，第五、六、七届全国政协委员，第五届全国政协会议主席团成员。

杨氏从事中医临床及教学六十余年，在腧穴定位、穴位主治性能、配伍应用及刺灸法等诸多方面的研究中，既有继承，又有创新。临床处方，要循流讨源，察标求本，于平淡中见奇巧。对疑难沉疴尤擅针药并举，多能心手相应获显效。曾先后赴日、法、西班牙等国进行学术交流。早在20世纪60年代初就参加医疗小组赴印度尼西亚、斯里兰卡、罗马尼亚、菲律宾、法国等国家，为外国元首及国家领导人诊疗疾患，并于1963年荣膺印尼四级好儿男国家勋章。现仍担负着重要的医疗保健任务，1990年获中央保健委员会表彰奖状。

著有《针灸经穴挂图》、《经络挂图（十二经、奇经八脉）》、《针灸临床取穴图解》、《针灸取穴法》、《腧穴学》、《针灸学》等。根据《杨甲三取穴经验》一书拍摄的电影《针灸取穴法》于1985年获卫生部乙等科学成果奖。经杨氏主编的教材还有《腧穴学教学参考资料》、《针灸学教学参考资料》。

此次所选病例多为临床难证或少见之证，旨在抛砖引玉，使中医临床在攻克疑难杂证方面有所突破。

一、滋水涵木、通调二跻控制震颤麻痹一例

潘某，女，62岁。

初诊：1990年4月20日。

主诉及病史：双下肢震颤七年余。西医诊为“震颤麻痹”。行手术治疗及西药治疗，症状无缓解。

诊查：双下肢震颤间歇性发作，发无定时，每日发作两三次，每次持续两个小时左右。表情呆板，反应迟钝，面赤，语声低微。舌质嫩红，舌苔薄，脉细滑。

辨证：肝肾阴亏，风阳妄动，二跻失常。

治法：滋水涵木，熄风潜阳，通调二跻。

取穴：列缺　照海　申脉　后溪　风池　风府　百会　四神聪　本神　神庭　足三里　肝腧　胆腧　脾腧　肾腧

刺法：风池、风府施泻法不留针，百会、四神聪、神庭、本神平补平泻，申脉、后溪施泻法，余施补法。中等刺激，留针30分钟，隔日1次。

复诊时患者诉针刺后震颤发作次数减少。

终诊：1990年5月18日。患者共针刺治疗12次，因其在京期限已满而终止治疗。此时患者震颤发作每日1次，每次持续时间仅半小时，精神转佳。

［**按语**］此例患者为来大陆探亲之台胞。其所患震颤麻痹，又称“帕金森综合征”，属中医颤证。王肯堂《证治准绳》言此病为“筋脉约束不利而莫能任持，风之象也”；“壮年少见，中年之后始有之，老年尤多”。说明此病多发于年老之后，肝肾阴亏、气血不足所致也。杨老治疗此病，一者因其病位在脑，故以风池、风府熄风，以百会、四神聪、神庭、本神安神。再者，因阴阳二跻主人一身之动静，此病之症状恰为人的动静失常，当责于二跻，故取列缺与照海、申脉与后溪两对八脉交会穴，以前者滋水涵木以治本，以后者清热熄风以治标，同时以足三里、背腧穴调理脏腑气血。虽此病人因治疗时间较短未能治愈，但已获良效。鉴于中西医对此病目前尚无良法，针灸疗法值得深入探索。

二、针刺治疗糖尿病（消渴）二例

例一　益阴润燥、化瘀通络案。

常某，男，57岁。

初诊：1991年6月28日。

主诉及病史：今年4月份缘“脑梗死”住院治疗时发现血糖偏高，6月份出院后来我处就诊。

诊查：口干，乏力，大便干结，小溲频数，言语謇涩，四肢活动尚可，饮食控制每日主食0.3kg以内。空腹血糖11.3mmol/L，尿糖（++）；餐后两小时血糖17.6mmol/L，尿糖（+++）。舌质暗红，伸舌右偏，舌苔薄腻，脉细滑数。

辨证：脾阴虚，胃阳燥，兼痰瘀阻络。

治法：益阴润燥，化痰通络。

取穴：公孙　足三里　内庭　合谷　腕骨　风池　风府　哑门　胰腧　脾腧　肾腧　小肠腧　百会

刺法：风池、风府、哑门泻法不留针。足三里、内庭泻法，余穴均施补法，留针20分钟，隔日

1次。

复诊：1991年7月27日。患者诉口干减轻，大便通畅，言语较前流利。查空腹血糖(7.1mmol/L)，餐后两小时血糖14.0mmol/L。空腹尿糖在针灸治疗5次以后始终为阴性，餐后两小时尿糖(＋～＋＋)。嘱其继续治疗，并配合饮食疗法。

例二　益阴润燥案。

戴某，女，42岁。

初诊：1991年7月26日。

主诉及病史：外阴瘙痒一月余，小便频且有灼热感。

诊查：口渴喜饮，食可，头汗多，颈以下无汗，偶有心慌。尿糖(＋＋＋＋)，空腹血糖9.96mmol/L，餐后两小时血糖26.1mmol/L。舌质红，苔黄，脉滑细而数。

辨证：脾阴虚，胃阳燥。

治法：益阴润燥。

取穴：公孙　足三里　内庭　合谷　腕骨　百会　胰俞　脾俞　肾俞　小肠俞

刺法：足三里、内庭施泻法，余穴均以补法。留针20分钟，隔日1次。

复诊：1991年9月4日。外阴瘙痒已除，小便次数减少，汗出正常。尿糖于针灸治疗10次后由(＋＋＋＋)转为阴性。查空腹血糖为7.26mmol/L。嘱其继续治疗并配合饮食疗法。

［按语］糖尿病是一种难愈的代谢紊乱疾病，属中医消渴病范畴。早在《足臂十一脉灸经》中，就有对类似糖尿病的一些症状的描述及治疗，如“足帣(厥)阴湿(脉)……其病：病脞瘦，多弱(溺)、耆(嗜)饮，足拊(跗)帣(肿)，疾畀(痹)。诸病此物者，〔久(灸)〕帣(厥)阴湿(脉)”。近年以针灸治疗消渴的报道颇多，各抒己见。杨老抓住此病水谷津液升降失常之病机特点，根据大小肠主津液所生病；脾胃居于中州，主腐熟运化水谷、升清降浊，责之于脾阴虚、胃阳燥，津液升降失常，拟法益阴润燥。穴取足三里、合谷施以泻法以清阳明燥热；公孙及脾肾俞穴以健脾益阴；百会升清降浊；合谷、腕骨分属大肠、小肠，补之以调理肠腑；胰俞乃经外奇穴，为治消渴之专门穴。病例一因伴有中风言语不利，故加用风池、风府、哑门熄风开窍。所治二例，均获良效。

三、清心安神法治愈耳鸣、幻听各一例

例一　清心安神案。

马某，女，51岁。

初诊：1991年5月13日。

主诉及病史：双耳鸣两月余。

诊查：双耳中如蝉鸣，头晕，眠差，颈项不适。舌质红，苔薄，脉滑数。

辨证：心经郁热，上扰清窍。

治法：清心安神。

取穴：阳谷　听宫　神庭　本神　百会　四神聪　外关透内关　足临泣

刺法：神庭、本神、四神聪、百会平补平泻，余用泻法。留针30分钟，隔日1次。

复诊：针灸治疗后，耳中蝉声日渐减少，用针刺10次后，耳鸣已除，头不晕，睡眠转佳。颈项仍偶有不适，摄颈椎片示有轻度骨质增生。嘱其继续针灸治疗，并加用风池、天柱、颈夹脊4～7，以巩固疗效。

例二　疏肝理气案。

温某，女，44岁。

初诊：1991年4月19日。

主诉及病史：幻听年余。缘由工作中与人争执而发。

诊查：幻听，耳内嘈嘈语声不断，夜间无法入睡，经期错乱，胸胁胀痛，纳谷欠香。近两月已无法上班工作。舌质红，苔薄，脉细弦而小数。

辨证：心经郁热，肝气郁滞，扰乱心神而发幻听。

治法：清心安神，疏肝理气。针刺配合中药，方拟导赤汤合丹栀逍遥散加味。

取穴：阳谷　听宫　神庭　本神　百会　四神聪　外关透内关　足临泣

刺法：神庭、本神、百会、四神聪平补平泻，余穴施泻法。留针30分钟，隔日1次。

处方：生地黄10g　木通5g　竹叶6g　丹皮10g　山栀10g　柴胡10g　当归10g　白芍10g　白术10g　茯苓10g　草梢6g　薄荷3g(后下)　香附6g　浮小麦15g　大枣5枚　7剂

二诊：1991年4月26日。针灸3次、上方药尽剂后，患者诉夜间已可入睡。效不更方，仍施上法治疗。

三诊：1991年5月24日。幻听已除，月经周期正常。嘱其可以停药，并适当工作。每周继续针灸2次，以巩固疗效。

半月后：患者停针，精神如常，已正常上班。

［按语］耳为肾之窍，亦为心之窍。《素问·金匮真言论》曰："南方赤色，入通于心，开窍于耳，藏精于心……"杨老临证时，凡耳疾多以实证治心，虚证治肾。此两例患者，一为耳鸣，一为幻听，均为耳中有异常声音，辨为阳证，故治以清心安神为法。盖小肠与心相表里，故取小肠经之阳谷、听宫清心宁神聪耳；取神庭、本神、百会、四神聪安神定志；外关、临泣为奇经八脉交会穴，分通阳维、带脉，专主一身之阳证、热证；透刺内关以宽胸理气。病例二因其平素心胸狭小，肝气郁结，遇挫则肝郁化火，扰动心神，病证较为复杂，故针刺治疗同时配以中药以求全功。此亦杨老临证之特色，每遇顽疾杂病，必以针药并用、内外同治，每每获效。此例中以导赤汤清心，以丹栀逍遥散健脾疏肝，加香附理气解郁。

四、针药并用治疗面肌痉挛一例

杭某，男，58岁。

初诊：1990年7月30日。

主诉及病史：左侧面肌抽动八年余，并逐渐加重。

诊查：左侧面部阵发性痉挛抽动，发作频繁，以口角及眼角为甚，精神紧张及注意力集中时发作加剧。大便干。舌质红，苔薄，脉弦。

辨证：血虚风胜，筋脉失养。

治法：养血熄风，宁神镇痉。针药同治，处方以四物汤合酸枣仁汤加减。

取穴：翳风　听会　耳和髎　颧髎　合谷

刺法：合谷施以补法。余穴均以1.5～2寸针沿皮向耳部方向透刺，施以泻法。留针30分钟，隔日1次。

处方：当归6g　生地黄15g　赤芍15g　川芎3g　丹皮10g　炒枣仁15g　茯神10g　知母10g　炙甘草5g　白附子3g　石决明20g(先下)　钩藤15g　7剂

二诊：1990年9月10日。面部抽动发作次数减少，发作程度亦见减轻，尤以针刺后一段时间内为轻松。惟因工作繁忙，不能坚持按时针灸及服药。

三诊：1991年4月17日。口角处抽动已止，眼角处抽动亦减轻，仅在紧张时发作。嘱其继续治疗。

［按语］面肌痉挛是临床较难治疗的一种疾病，病因目前尚不明确，顽固而易复发，临床不易治愈。针灸对此病有一定疗效。此例病人辨为血虚风胜、筋脉失养而为痉，治以养血熄风、宁神镇痉为法。内服汤剂，处以四物汤养血和血，白附子为治面病专药；钩藤、石决明熄风；酸枣仁汤养心安神以止痉。局部取穴，施以透刺法、强刺激，合谷施补法，可主治面部疾病，又为阳明经原穴，阳明为多气多血之经，补之以调补气血。治此病收效缓慢，病人又未能按时治疗，亦影响疗效。目前虽未能治愈，但已明显好转，口角处抽动已止且未复发，仍不失为有效经验，供同道参考借鉴。

五、针药并用治愈皮痹一例

凌某，女，54岁。

初诊：1989年11月20日。

主诉及病史：两年前行子宫全切术后出现全身皮肤变红脱屑、疼痛。北大医院诊为“皮肤易色症”，北京医院诊为“红皮症”。久治而不效。

诊查：肤色暗红，脱白皮屑，触之粗糙硬涩而无光泽，全身无汗出，伴烦躁，易鼻衄，乏力易倦。舌质红，中有裂纹，苔薄，脉细数。

辨证：血虚肺燥，皮毛失养。

治法：清肺润燥，凉血和血。方取通幽汤加味。

取穴：肺俞　曲池　风池　血海　外关　脾俞　三阴交

刺法：脾俞、三阴交行补法，余穴施以泻法，留针20分钟，隔日1次。

处方：生地黄12g　当归10g　桃仁10g　红花10g　天冬12g　麦冬12g　升麻5g　花粉10g　桑皮10g　丹皮10g　蛇蜕6g　黄芩10g　7剂

二诊：上方药尽剂后来诊，诉皮屑减少，上半身已有汗出。效不更方，治从上法。

三诊：1990年9月5日。皮肤较前润泽，汗出正常，皮屑基本没有，精神可，情绪佳。因其将随丈夫派往驻某国使馆工作，将上方加量至十倍，并加菟丝子15g、熟地黄15g，水泛为丸，如梧桐子大。每服9g，日服2次，以巩固疗效。

［按语］此例病人经西医皮肤活检后仍未能明确诊断，为临床少见病例。盖因肺主皮毛，皮毛之病当责于肺。肺经燥热，皮毛失养，故而皮肤脱屑，粗糙无泽，病发于术后，血络受伤，致血分湿热。治以清肺润燥、凉血和血。肺俞、曲池清肺热；风池、血海清热凉血；外关通于阳维脉，又为三焦经穴，主气之所生病，泻之清热调气；补脾俞、三阴交意在培土生金，健脾调血。方取通幽汤润燥和血，加丹皮凉血，桑白、黄芩、花粉清肺经热，蛇蜕取之以皮治皮之意。

六、归脾汤加减治愈妇人崩漏一例

屈某，女，45岁。

初诊：1990年3月9日。

主诉及病史：两年前开始每届经行则淋漓不断，渐而为崩。西医诊为“功能性子宫出血”。予服妇康片，如停用则血下不止。亦曾服用坤宝丸等药而未获效。

诊查：面色萎黄，精神倦怠，血下不止，量多色红，便秘难解，平素易生口疮。舌体胖，舌质暗淡，苔薄黄，脉滑细。

辨证：脾气不足，摄血无力而血妄行。日久则阴血亏虚，虚热内生。

治法：培补脾气，养阴清热止血。拟归脾汤加减治疗。

处方：党参 10g　黄芪 10g　白术 5g　茯神 10g　当归 10g　炙甘草 6g　檀香 10g　旱莲草 15g　女贞子 15g　石斛 15g　陈皮 6g　桔梗 15g　地榆 10g　酒军 3g　7 剂

二诊：出血已止，精神转佳。近两日又生口腔溃疡。原方去当归 10g、檀香 10g，加炒山栀 10g 清心脾之热，继服 7 剂。

数月后患者因工作劳累而复发来诊，仍以上方药治疗，血止后嘱其连服药一个月，以巩固疗效。

[按语] 以归脾汤治疗妇人崩漏乃是常法，但杨老临证使用时有其独到见解。盖因崩漏日久，必致阴血亏损，阴血不足则虚热内生。此时若以全方而用，其如肉桂、木香等温燥之品，必更伤阴血，内热炽盛，热迫血行。况乎温燥本身尚可助血妄动，故非所宜也。因此，杨老在使用时必弃温燥之品而酌加养阴清热凉血药物，如女贞子、旱莲草等，效颇佳。

七、清热利湿法治愈胆石症一例

覃某，男，32 岁。

初诊：1991 年 6 月 24 日。

主诉及病史：行 B 超查体时发现胆内有结石，遂以碎石术治疗，结石未能排出。

诊查：神倦乏力，溲黄便干。舌质红，苔黄微腻，脉小数。

辨证：湿热蕴于中焦。

治法：清利肝胆湿热。方以茵陈蒿汤合四逆散加味。

处方：茵陈 10g　山栀 10g　大黄 3g（后下）　当归 10g　柴胡 8g　赤芍 10g　枳壳 10g　炙甘草 5g　南沙参 15g　蒲公英 15g　赤苓 15g　炙鸡内金 15g　5 剂

患者服上方药尽剂后，于 7 月 13 日行 B 超复查，发现结石由原直径 1.5cm 变为 0.4cm。嘱再进数剂而愈。

[按语] 此患者于查体时发现胆内有结石，经碎石后未能排出。就诊时患者无明显症状。杨老言：胆石症系中焦湿热为病，湿热蕴结，渐炼为石。治疗以清利肝胆湿热为法，方进茵陈蒿汤合四逆散，加蒲公英清热解毒，炙鸡内金消积除石，辨证正确，用药精当，而效如桴鼓。

八、固表化痰法治愈过敏性哮喘一例

任某，女，57 岁。

初诊：1990 年 9 月 7 日。

主诉及病史：过敏性哮喘发病二十余年，每逢夏秋之交而发作。

诊查：喷嚏连作，双目红赤，涕泪俱下，多汗，咳喘胸闷，痰多色白而不易咯出。舌质暗红，苔微腻水滑，脉滑数。

辨证：表虚不固，痰湿内蕴。

治法：固表化痰。方以玉屏风散合二陈汤加味。

处方：生芪 20g　防风 10g　白术 12g　陈皮 10g　半夏 10g　云茯苓 12g　炙甘草 6g　干姜 5g　细辛 3g　五味子 10g　苏子梗各 10g　前胡 10g　7 剂

二诊：服药后喘咳减，痰易咯出，汗出正常。上方加桑叶 15g，再进药 7 剂而愈。

[按语] 过敏性哮喘系变态反应性疾病，此例病人经变态反应检查为对蒿粉过敏，曾在协和医院进行脱敏治疗，未能控制。今年出现发作先兆（喷嚏目赤，涕泪俱下等），即求中医治疗。此病属中医喘证，病家多有动辄汗出、畏风怕冷、喷嚏不止、清涕如水等症状，继而咳喘发作，系表虚卫外失固，易受风邪，外邪引动内饮而为病。杨老抓住这一特点，化痰定喘之时必用玉屏风散固表祛风，使之卫外密固，外邪无以为犯，而病则无以为发也。

（胡慧整理）

[编者评注] 杨老医案针药并现，对疑难病证有良好效果。治疗震颤麻痹、消渴、皮痹、面肌痉挛等病证均以辨证施针，处方严谨，手法独特，故获捷效。

李辅仁医案

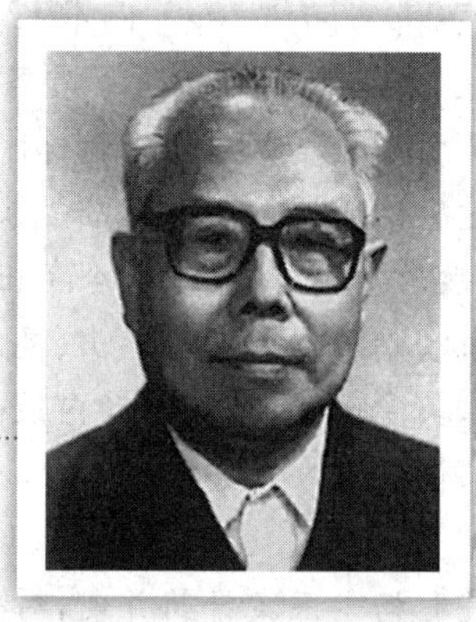

【生平传略】

李辅仁，生于1919年，河北省香河县人。北京医院中医科主任、教授。自幼随父亲和哥哥学习中医。1939年拜施今墨先生为师。1950年参加北京市卫生局主办的预防医学班，学习半年。1952年参加抗美援朝急救训练班，结业后做辅导教师半年。1953年参加北京中医进修学校第三班学习一年余，1954年11月起参加北京医院中医科工作。1990年12月30日中央保健委员会授予奖状，表彰他在党和国家领导人的医疗保健工作中取得的优异成绩。

一、益肾填精、健脾养肝法治愈痿证（森林脑炎后遗症）一例

董某，女，19岁。

初诊：1982年10月22日。

主诉及病史：去年5月突然发烧昏倒，四肢抽搐，经当地某医院诊断为“森林脑炎”，住院治疗。现症感觉头痛头晕，四肢无力，头颈软而不能抬起，两肩软而不能抬举，腰酸腿软，失眠多梦，不思饮食。

诊查：痛苦面容，头颈、两肩胛肌群呈瘫痪状，患者常用手托起头颈部方可抬起，四肢欠温，语音低微，精神不振。舌质暗，苔白腻，脉象沉细。

辨证：气血双亏，筋脉失养，脾肾不足，湿阻经络。

治法：补气养血，益肾填精，健脾养肝，佐以逐湿通络。

处方：党参10g　当归尾10g　赤芍15g　白芍15g　川芎15g　熟地黄10g　制首乌15g　白蒺藜10g　珍珠母30g(先煎)　天麻10g　钩藤10g(后下)　生龙牡各30g　桑椹15g　桑枝30g　菖蒲10g　云茯苓10g　片姜黄10g　郁金10g　知母10g　7剂

二诊：药后精神好转，颈肩部感觉舒适，余症同前。原方加减。

处方：制首乌15g　白蒺藜10g　归尾10g　赤白芍各15g　川芎15g　麦冬10g　党参10g　珍珠母20g(先煎)　天麻10g　钩藤10g(后下)　生龙牡各30g　桑椹15g　桑枝30g　枸杞子10g　狗脊10g　知母10g　龟版胶20g(烊化)　阿胶10g(烊化)　鹿角胶20g(烊化)　片姜黄10g　7剂

三诊：患者颈部、肩部略可抬举，四肢无力见轻，睡眠、饮食好转，精神振作，面有笑容，二便通畅。脉沉细转弦缓，舌质暗，苔薄白。原方加减配以丸药。

处方：生熟地黄各100g　白蒺藜50g　川芎30g　珍珠母100g　天麻30g　钩藤30g　阿胶100g　龟版胶100g　五味子30g　鹿角胶100g　知母30g　片姜黄20g　归尾30g　桑椹30g　桑枝30g　狗脊20g　枸杞子30g　麦冬100g　红枣100g　白芍30g　党参50g　女贞子30g　旱莲草30g

上药三倍量共研极细粉，炼蜜为丸。每丸9g，分早、中、晚各服1丸。

原汤药及丸药交替服用，每隔一日服汤剂。药后一个月，患者头颈部、肩胛部已能自行抬举起，诸症皆愈。又继服汤剂三十余剂，丸药继服，渐愈。

［按语］肝主筋，肾主骨，肝肾不足、气血双虚，则筋骨络脉失于濡养，以致萎弱不用。治疗宜益肾填精、补气养血、养肝健脾，佐以舒展经络。补益肝肾用桑椹、狗脊、枸杞子、女贞子、旱莲草、首乌、白蒺藜；龟鹿二仙胶为龟版胶、鹿角胶加阿胶，通调任、督之脉，补血生精；四物汤加党参补气养血；珍珠母、钩藤、片姜黄、桑枝、菖蒲、郁金以平肝潜阳、舒展经络；生龙牡镇静安神。

二、清脑醒神、镇痉熄风治愈蛛网膜下腔出血一例

曾某，男，80岁。

初诊：1991年5月6日。

主诉及病史（代诉）：5月1日剧烈头痛入院，西医诊断为蛛网膜下腔出血。体温39℃，神疲无力，嗜睡，口干思饮，左半身麻木。

诊查：诊其脉象滑数无力，舌胖苔薄黄腻，舌质暗欠润。有二十年糖尿病史和冠心病史。大便干燥，夜尿三四次。嗜睡，精神不振，右侧头剧烈疼痛，呕恶，身热口干思饮，口角发麻。

辨证：肾阳虚损，气机阻滞，血行不畅。

治法：清脑醒神，滋肾柔肝，熄风镇痉，佐活血化瘀。

处方：天麻10g　葛根15g　龙胆草5g　茅根30g　黄芩10g　菊花10g　钩藤10g（后下）　天麦冬各15g　石斛10g　元参15g　花粉20g　羚羊角粉0.5g（分冲）　5剂

二诊：药后体温降至正常，头痛缓解，嗜睡减轻，口干思饮，肢体麻木。原法加活血通络启痹治之。

处方：天麻10g　钩藤10g（后下）　菊花10g　葛根15g　川芎5g　柴胡10g　天麦冬各15g　石斛10g　元参15g　桑枝30g　鸡血藤15g　羚羊角粉0.5g（分冲）　7剂

三诊：药后嗜睡已转清醒，下地略可活动，肢体麻木减轻，仍口干思饮，二便正常。再滋肾柔肝，佐以通络熄风醒脑。

处方：葛根15g　菊花10g　天麻10g　川芎10g　云茯苓20g　桑椹10g　枸杞子15g　生地黄20g　元参15g　天麦冬各15g　花粉20g　石斛10g　菖蒲10g　白蒺藜15g　桑枝30g　鸡血藤15g　7剂

四诊：头痛嗜睡均消失。舌苔薄白较润，脉细弦。精神振作，可与人交谈，惟口干。原方药续服7剂，并以麦冬3g、藏青果3g、石斛3g（7包），代茶饮之。

［按语］嗜睡、神志恍惚急须醒脑清神，故用天麻、钩藤、葛根，配菊花、黄芩、龙胆草、羚羊

角粉以清热醒脑、平肝解痉止痛，改善血液循环；元参、花粉、生地黄、天麦冬、石斛滋肾水以涵木柔肝，治其本虚；桑枝、鸡血藤通络启痹。

三、清热理肝、健脾制水法治愈结核性腹膜炎一例

姜某，男，29岁。

初诊：1982年10月20日。

主诉及病史：发热、腹胀、腹痛月余，疲乏无力。消瘦，脐周疼痛，腹水。

诊查：面色㿠白，体温38℃，腹胀拒按，腹痛。西医诊断为“结核性腹膜炎”。小便短赤。脉细数，舌苔白腻。腹胀大，不思食。

辨证：属肝失疏泄，脾虚失运，肾不制水，水气滞塞。

治法：清热理肝，健脾制水。

处方：柴胡10g　黄芩10g　清半夏10g　党参10g　赤白芍各15g　冬瓜皮30g　冬瓜子15g　大腹皮10g　云苓皮30g　茅根30g　车前草10g　旱莲草10g　台乌药5g　广木香5g　香附10g　丹皮10g　丹参10g　红枣10g　生姜2片　7剂

二诊：药后体温下降至37.4℃，腹痛已减轻，小便增多，食欲好转，但仍气短乏力。减木香加益元散、泽泻、元胡、冬葵子，7剂。

三诊：药后体温已正常，复查腹水消失，续以小柴胡汤合六君子汤加冬瓜子、冬瓜皮、大腹皮、车前子、猪苓为方服药一个月，诸症痊愈，已正常工作。

［按语］现代医学认为本病病理改变为三型：①腹水型；②粘连型；③干酪型。李老认为以上三种类型均以消炎止痛为立法；对症以中医辨证施治分型治疗，如治腹水型者，兼用行利腹水、健脾理肝，佐通宣水道；治粘连型者，以理气活血化瘀为法；治干酪型者，兼活血软坚、消炎止痛。李老赞同中西结合，配合抗痨药物进行治疗。李老强调治虚有“三本”，肺、脾、肾是治疗痨瘵病的关键，故以六君子汤合小柴胡汤佐以行利水道收功。李老指出，本病无论属哪一类型，中医要先治其标后固其本，方可扶正逐邪。

四、清热养阴、健脾化瘀法治愈肌衄（血小板减少性紫癜）一例

杨某，女，42岁。

初诊：1982年10月14日。

主诉及病史：三年来全身散在紫色瘀点，时隐时现，四肢关节处明显；牙龈出血，心慌失眠，口干纳少，头晕心烦。

诊查：脉象浮数，舌质红，苔薄黄。四肢散在紫色瘀点，牙龈溢血。化验：血小板计数$26\times10^9/L$，白细胞计数$12.5\times10^9/L$，血红蛋白89g/L，出血时间15分钟，凝血时间2分钟。

辨证：阴虚血热，脾失统血，热迫血溢。

治法：清热养阴，健脾化瘀，凉血止血。

处方：丹皮10g　赤小豆15g　芦茅根各30g　生地黄15g　杭白芍10g　炒苡仁10g　紫草10g　银花15g　连翘15g　桃仁10g　杏仁10g　赤芍10g　炒三仙30g　7剂

二诊：齿衄出血已止，周身出血点转为淡红色，心烦减轻好转，食欲增加，有时心悸、气短。脉弦细，舌苔薄白。营热见清，中气虚弱。宜原方加生黄芪15g、大红枣15g、旱莲草15g，养阴

止血。

三诊：诸症痊愈。血小板计数正常。续服药14剂，以固其效。随访数年未复发。

［按语］本例为阴虚血热，脾虚血失统摄，外溢于肌肤，血瘀于肌肤成为紫斑。治疗大法则首先清热养阴、解毒凉血止血，并佐以健脾之品以使血能归经而血不外溢。用药重在苦寒、甘寒，加健脾利湿之物。

五、养血平肝、理气解郁治愈行经昏厥一例

丰某，女，19岁。

初诊：1982年9月17日。

主诉及病史：经前头痛，经行时发生昏厥已一年。经前一周头痛乳胀，烦躁欲哭。追述一年前行经期受寒生气而始昏厥。经前伴有胃痛。十五岁月经初潮，月经正常。近一年来月经周期为一至两个月，色黑不畅，一至二日净；行经时少腹痛，头痛头胀，甚则昏厥。手足欠温，喜太息，冷汗出，脘腹恶寒，心烦欲哭，大便溏，纳少失眠。末次经期8月28日来潮，一天净。

诊查：舌质暗，苔薄白，脉细涩。

辨证：血虚肝郁，气逆上亢。

治法：养血平肝，理气解郁。

处方：赤白芍各15g　益母草15g　归尾15g　木香5g　生地黄10g　熟地黄10g　川芎15g　白芷10g　丹皮10g　乌药5g　制香附10g　元胡10g　甘草3g　红花5g　7剂

二诊：药后精神较好，纳食增加。原方药继服14剂。

三诊：月经来潮，头未痛，月经量不多，色初黑转红色，少腹及脘部略隐痛，但未昏厥。原方加牛膝10g，续服药7剂。又嘱每月经前10天开始服上方汤药。经调治三个月，随访诸症痊愈，月经正常。

［按语］本例为肝郁血虚、气逆上亢，表现为经前头痛昏厥为主。患者平素血虚，经血至而不畅，肝血不足，肝阳上逆，则发为昏厥。故以四物汤养血；益母草、红花活血通经；乌药、香附、元胡、木香理气解郁；白芷、丹皮清热平肝兼散风通络止头痛；继以牛膝滋补肝肾，配合养血调经诸药，以引血下行、经行通畅；使其肝血充足，肝阳下降，阴阳平秘，诸症痊愈。

六、疏肝活血、消肿止痛、温散寒湿治愈癫疝（急性睾丸炎）一例

李某，男，40岁。

初诊：1982年8月20日。

主诉及病史：左睾丸肿胀、疼痛、阴囊潮湿，在当地医院诊断为“急性睾丸炎”。经中西医屡治无效。病已二月余。

诊查：痛苦病容，神疲消瘦，面色无华，夜寐不安，纳食不香，小便赤黄，大便干燥。脉象弦滑，舌苔薄腻。

辨证：寒湿下注，气滞血瘀。

治法：疏肝活血，消肿止痛，温散寒湿。

处方：川楝子10g　元胡10g　橘核10g　荔枝核10g　乌药10g　醋柴胡5g　桃杏仁各10g　盐小茴5g　当归10g　生熟地黄各10g　赤芍15g　萸连各3g　制乳没各10g　生牡蛎30g

7剂

二诊：左睾丸肿胀消退，阴囊潮湿减轻。原方加土茯苓15g、川续断15g、杜仲10g，14剂。

三诊：睾丸肿消，阴囊潮湿已愈，二便通畅。原方配以六味地黄丸交替服用一个月，诸症痊愈。

［按语］本例癞疝，乃由于肝失疏泄、寒湿下注所致。以当归、赤芍、川楝子、橘核、荔枝核疏肝理气、活血化瘀；乌药、萸连、茴香温散寒湿，直达肝络，消其肿痛；牡蛎软坚散结；土茯苓清利湿邪；睾丸肿痛消退，加杜仲、川续断以益肝补肾，强其腰肾，以治其本。

七、强心补肾、益气活血法治愈心力衰竭一例

李某，男，75岁。

初诊：1990年10月13日。

主诉及病史：因胸闷憋气，心前区疼痛入院。

诊查：面色暗无光泽，精神倦怠，呼吸微促，胸闷疼痛，心悸气短，纳少多梦，腰酸乏力，颈项不舒。

诊查：舌质暗，苔薄白，脉沉细微而结。超声心动图：广泛前壁心梗，房颤。10月13～28日，两次急性左心衰竭，以后频发房早。血压125/90mmHg。体温36.8℃，脉搏80次/分，双肺底少量湿啰音。

辨证：心肾双虚，气虚血瘀。

治法：强心补肾，益气活血。

处方：太子参20g　麦冬20g　五味子5g　炒远志10g　丹参20g　砂仁5g(后下)　郁金10g　归尾15g　川芎10g　赤白芍各15g　陈佛手10g　黄芪20g　枸杞子15g　桑寄生15g　炒枣仁15g　西洋参3g(另煎水兑冲)　7剂

二诊：心前区痛、憋气等减轻，惟腰酸项颈不舒。原方加减：

处方：党参20g　麦冬15g　五味子5g　柏子仁15g　葛根15g　黄芪15g　归尾15g　桑寄生15g　枸杞子15g　金毛狗脊15g　黄精15g　7剂

三诊：服前方药后，颈项舒适，胸闷疼痛消失，腰酸已减轻，共服药28剂，房早消失，病获痊愈。

［按语］本病证属心气虚乏、心血不足；气虚则血流运送受阻，故形成气虚血瘀，出现舌质暗或暗紫、面色暗而无华、脉细结等症。心气不足，久之必累及脾肾，元气虚损，故现腰酸腿软。凡心衰之共性为本虚标实，故以西洋参、太子参、麦冬、五味子补气生脉，以丹参饮、酸枣仁汤变通加柏子仁、枸杞子、当归尾、黄芪、黄精、葛根、金毛狗脊以达到补气强心、益肾活血之功，使其元气恢复，心功能良好。

八、强心益气、清热醒脑、活血化瘀法治愈左心衰竭、脑血栓形成一例

卜某，男，74岁。

初诊：1990年7月22日。

主诉及病史(代诉):因左心衰竭、昏迷急诊入院。

诊查:病者昏迷高热,体温38℃,气管切开,人工呼吸机辅助呼吸;血压120/90mmHg,脉搏88次/分;左瞳孔2.5mm,右瞳孔2mm,光反应迟钝;左口角流出粉红色液体;四肢肌张力低,反射未引出。西医予强心利尿升血压治疗。请李老会诊:病者呼吸微促,有鼾声,高热神昏,脉数而无力,大便6日未行,下肢浮肿。

辨证:心气虚乏,痰浊阻遏清阳,血脉痹阻。

治法:益气强心,清热醒脑,涤痰通络。

处方:西洋参10g 麦冬15g 五味子10g 茅根30g 羚羊角粉0.5g(分冲)

急煎100ml。另:安宫牛黄丸每日2次,每次1丸,用温开水化开,鼻饲缓缓送下。

二诊:服前方药6剂后体温正常,神识略好转,血压偏低。脉三五不调,大便已通。原方加减。

处方:西洋参10g 麦冬15g 五味子10g 天麻10g 茅根15g 生黄芪20g 升麻3g 羚羊角粉0.5g(分冲) 丹参15g 6剂

三诊:药后呼吸均匀,神识清醒,下肢浮肿消退,惟烦躁不安,夜寐不宁。

处方:西洋参10g 麦冬15g 五味子10g 丹参20g 生黄芪20g 沙参10g 炒白术15g 甘草3g 羚羊角粉0.25g(分冲) 竹沥水20ml(分冲) 茯神20g 珍珠母30g(先煎) 菖蒲5g

四诊:服上方药7剂,停用呼吸机,诸症及精神大显好转,乏力心悸。原方加阿胶珠10g。

服药一个月后下地活动,心功能良好,精神明显好转。

[按语] 本例属心衰合并脑血栓形成之危证。李老认为患者呼吸鼾声、高热神昏,乃为痰浊阻遏、脉络痹阻、本虚而标实之证,故以强心益气、醒脑清热、活血化瘀法治之。

九、养血活血、温化利湿法治愈慢性盆腔炎一例

胡某,女,29岁,已婚。

初诊:1982年7月8日。

主诉及病史:患盆腔炎已3年。腰酸腹痛,白带多。月经尚准,五天净,末次月经来潮为1982年6月24日。现症腰酸、少腹及小腹坠痛;白带多,有腥味,色黄稠。

诊查:口苦心烦,手足心热,小腹坠痛,喜暖恶寒。妇科检查:附件两侧均可触及索条状增粗,压痛明显。脉细滑,舌苔薄黄腻、质暗。

辨证:肝郁脾湿,冲任失调。

治法:养血活血,温化利湿,调冲任。

处方:败酱草30g 生苡仁15g 苍术10g 黄柏10g 当归尾15g 川芎10g 赤白芍各15g 生熟地黄各15g 益母草15g 川楝子10g 元胡10g 杜仲10g 川续断15g 蕲艾台5g 台乌药10g 阿胶10g(烊化) 橘核10g 柴胡10g 14剂

二诊:服上方药后白带明显减少,腰酸腹痛减轻。原方药继服至21剂。腹痛腰酸已愈,白带转稀薄,黄带已无。又嘱隔日服药1剂,调治三个月,诸症痊愈。

[按语] 本例属慢性盆腔炎。李老认为主要由于肝郁化火,脾虚积湿,湿热下注,气化失宣。故以败酱草、生苡仁、苍术、黄柏利湿消炎,合胶艾四物、金铃子散养血止痛,杜仲、川续断强腰肾、固冲任,乌药、柴胡、益母草理气活血化瘀,橘核以理气散寒、止痛散结。

十、温化痰饮、健脾和胃法治愈咳嗽一例

王某，女，69岁。

初诊：1982年8月20日。

主诉及病史：咳嗽已二十余年，冬季加重。

诊查：咳嗽背冷，痰多稀白泡沫状，纳谷不香，气短乏力，精神倦怠，大便溏软。苔白腻，脉弦滑。

辨证：脾失健运，痰饮内停。

治法：温化痰饮，健脾和胃。

处方：党参10g　云茯苓15g　炒白术10g　砂仁5g(后下)　广木香5g　桂枝10g　冬瓜仁15g　炙百部10g　炙紫菀10g　五味子5g　生姜2片　红枣10g　甘草3g

二诊：服上方药14剂，咳嗽大减，背冷消失，纳食有增，大便转常。原方药再进月余，诸症消失。嘱前方药隔日1剂，以资巩固。

[按语] 痰饮内停、脾失健运，背冷乃为饮邪不化之证。《金匮要略》曰："病痰饮者，当与温药和之。"故以六君子汤合苓桂术甘汤合百部、紫菀、冬瓜仁健脾温化痰饮以止咳。李老认为，五味子对老年人久咳，有扶正止咳作用，但药量要轻。

十一、清热凉血、解毒利湿法治愈带状疱疹一例

黄某，男，57岁。

初诊：1982年9月20日。

主诉及病史：左侧腰胁部起水疱疼痛四天。左腰部初起红斑，胁肋腰部发紧不舒，继之出现大小不等水疱，疼痛加重。皮科诊断为"带状疱疹"。夜痛加剧，坐立不安。大便6日未行，口苦心烦。

诊查：脉弦滑，舌质红，苔白腻。

辨证：肝胆内热，湿毒蕴遏。

治法：清热凉血，解毒利湿。

处方：板蓝根30g　白芷10g　忍冬藤15g　忍冬花15g　连翘20g　土茯苓30g　紫草15g　紫黄地丁各15g　炒苡仁15g　黄芩10g　苍术15g　黄柏10g　龙胆草5g　元胡10g

二诊：服前方药7剂，疼痛大减，水疱逐渐萎缩干枯。舌苔白腻转薄白。再进原方药7剂，皮疹消退而痊愈。

[按语] 本病肝胆内热、湿毒蕴遏为内因。故李老以清热凉血、解毒利湿之方治之。二妙散合土茯苓、苡仁、黄芩、胆草清热利湿；合板蓝根、白芷、忍冬藤、忍冬花、连翘、紫草、紫花地丁、黄花地丁清热解毒；忍冬藤、忍冬花、紫花地丁、黄花地丁伍用具有解毒消炎、通络止痛功效。老年患者病愈之后，往往因正气不足而遗留患部疼痛，此乃余毒未清，可用本方减土茯苓15g，加青陈皮、炒白术、柴胡，以健脾调肝而善其后。

（刘毅整理）

[编者评注] 李辅仁老先生是名医施今墨的门人，从事中医临床五十余载，具有丰富的临

床经验，并在党和国家领导人的医疗保健工作中作出了突出的贡献。临证时辨证精当，用药精练，疗效颇佳。如李老运用益肾填精、健脾养肝法治疗“森林脑炎后遗症”，应用龟版胶、鹿角胶、首乌、女贞子、旱莲草、狗脊等药物，取得了较好效果。又如运用清脑醒神、镇痛熄风法治愈“蛛网膜下腔出血”，也说明李老在大量实践基础上由博返约，制方奇特，遣方用药寓意深刻，颇有心得体会。

路志正医案

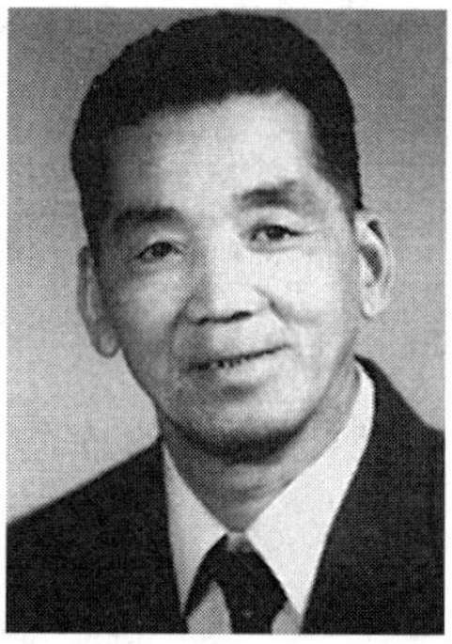

【生平传略】

路志正，字子端，号行健，1921年生，祖籍河北省藁城市，中国中医研究院主任医师、北京中医学院名誉教授。幼承家学，曾从师山西名医孟正已。熟谙医典，博采众长，尤崇温病、脾胃学说，精通针灸。行医五十余载，勤于实践，大胆探索，尤擅治内、妇、儿科疑难疾病，屡起沉疴。20世纪60年代初，在包钢医疗队，运用温病理论，指导治疗大面积钢水灼伤病人，疗效卓著。在参加防治血吸虫病工作中，提出中医先治腹水，后用锑剂，发挥中西医各自优势治疗晚期血吸虫病的方案，在血防工作中发挥了重要作用。还先后数次到泰国、菲律宾进行学术交流，为泰菲人民诊病疗疾，为祖国医学的传播作出了贡献。

路老除为我国培养优秀中医师、研究生外，还指导美国、日本、新加坡等国家来华学者学习、临证，桃李累累。

曾参加编写《中医临床资料汇编》、《中国针灸学概要》、《中华人民共和国药典》、《中国医学百科全书·中医内科学》等书，在全国中医学术刊物上发表论文数十篇。主要著作有《医话医论荟要·路志正医话医论》、《中医内科急证》、《痹病论治学》、《路志正医林集腋》。

现任政协全国委员会委员，中华人民共和国药典委员会委员，卫生部药品审评委员会委员，中华全国中医内科学会副主任委员，中国中医研究院专家咨询委员会委员，北京老年康复医学研究会副会长等职。

一、宣肺祛湿清热法治愈半侧面部自汗证一例

张某，男，40岁。

初诊：1977年5月3日。

主诉及病史：1974年6月始出现左侧面部汗出，甚或左半身出汗，淋漓如雨，恶风。天气暖和时稍一急躁则汗出尤多。心烦易怒，多虑健忘，夜寐不安，晨起咽干口苦。咳嗽痰多而黏，色黄成条，难以咯出，右侧鼻塞流涕。西医诊断为植物神经功能紊乱。曾长期服用谷维素、谷

氨酸等罔效。

诊查：两颧微红，目赤多眵。舌质淡，舌尖偏红、边有齿痕，苔薄白，脉微弦滑。

辨证：肺失清肃之令，湿痰热内蕴，营卫失和而起。

治法：肃肺化痰，清热利湿，调营和卫。

处方：桑叶9g　穞豆衣9g　薏苡仁20g　杏仁9g　枇杷叶9g　陈皮6g　木瓜15g　桂枝9g　白芍15g　胆南星4.5g　冬花9g　芦根15g(后下)　5剂

二诊：汗出量少，鼻塞、流涕等症皆轻，痰量亦减；惟寐差，口苦、咽干依然。舌质红，苔薄微黄，脉弦小数。为肺气得清、湿热见退之象，治宜肃肺和营，滋阴降火。

处方：桂枝6g　白芍15g　穞豆衣9g　杏仁9g　杷叶9g　木瓜9g　枸杞子9g　知母9g　黄柏6g　甘草3g

水煎服，3剂。

三诊：进药后，心烦汗出已止，夜寐得安，口苦、咽干、咳嗽等症均瘥。标邪已除，扶正收功。

处方：太子参15g　黄芪15g　白术9g　白芍15g　桑枝9g　生牡蛎30g(先煎)　穞豆衣9g　桂枝6g　黄芩6g　生甘草3g

［按语］本案为内有痰浊郁热，卫气与营气不谐，湿郁热蒸而逼津外出，以左属阳、右属阴，故左侧面部甚或左半身汗出。经用桑叶、杷叶、杏仁、胆南星清肺化痰，以复其肃降之令，则治节行、卫气和；苡仁、木瓜、芦根清热利湿给邪以出路；桂枝汤以调和营卫，药中肯綮，仅进药八剂，三年宿疾得以霍然。

二、清热利湿法治愈盗汗一例

义某，男，28岁。

初诊：1974年3月30日。

主诉及病史：半月来不明原因出盗汗，伴有脘腹胀满、纳呆、夜寐不安、睡中多梦、晨起咽干口苦；大便硬结，二三日一行。经中西医诊治，曾用滋阴潜阳、收敛止汗中药十余剂，症未稍减而来求诊。

诊查：形体较胖，面色晦滞不泽，两目乏神，表情烦躁。舌质红，苔黄腻，脉濡数。

辨证：湿热内蕴肝胆，迫津外泄。

治法：清利肝胆湿热，蒿芩清胆汤加减。

处方：青蒿9g　茵陈9g　黄芩9g　栀子9g　竹茹12g　陈皮12g　半夏6g　藿梗12g　通草3g　六一散15g(布包)　生大黄1.5g(后下)　6剂

二诊：药后盗汗、溲赤、便秘、纳呆等症得蠲，惟口渴、脘腹胀满、夜寐不安等如故。舌质红，苔薄黄，脉沉小滑。证属热邪见减而湿邪未除，宜续进化湿清热之剂。

处方：藿梗9g　陈皮6g　茯苓12g　山药12g　苡仁12g　青蒿9g　黄芩9g　通草3g　甘草3g

三诊：服药后6剂，诸症尽退，嘱其戒恚怒、慎起居，注意病后调摄。

［按语］盗汗一般多从阴虚内热辨证。而本案从晨起口苦咽干、睡中多梦、苔黄腻、脉濡数来看，乃湿热内蕴肝胆，横逆犯胃，阻滞气机，迫津外出所致。故以蒿芩清胆汤清利肝胆湿热；胆热液泄，少佐生大黄以通腑气，肝用条达、胆复和降，汗液自止。不可一见盗汗即立投滋阴敛汗之剂，而不加辨析。

三、补肾填精法治愈链霉素中毒症一例

包某，女，48岁。

初诊：1975年7月4日。

主诉及病史：1965年因患“功能性子宫出血伴感染”，使用链霉素，每日2g，用至51g，即见头晕、站立不稳、时时欲仆、耳鸣、重听、头痛恶心等症。经检查结论为：前庭功能损伤，脑动脉硬化症，确诊属链霉素中毒症。遍尝中西药物不效，迁延至今，特从内蒙古来京求诊。

诊查：面色萎黄。头晕，耳鸣，自汗，盗汗，纳呆乏力，寐少梦多，五心烦热，口燥咽干，面睑浮肿，小便频数，时有失禁。舌质红绛，苔少；脉沉细，尺部尤甚。

辨证：药邪损伤肾气，阴精亏耗。

治法：益肾填精，峻补真阴。

处方：太子参12g　生熟地黄各15g　菟丝子9g　淮牛膝15g　杜仲9g(炒)　女贞子9g　旱莲草9g　山药9g　生龙牡各30g(先煎)　仙灵脾9g　首乌9g　白芍9g　当归9g

水煎服，6剂。

迭经七诊，以上方为基础，稍事加减服药30剂，未见盗汗，自汗亦明显减少，口燥咽干等症明显减轻。近来周身困倦，气短，小便频数且时有失禁。舌质红绛转为淡红，苔薄白，脉细弦。为阴精渐充、津血得复、元阴不足之证。治以右归丸加减。

处方：熟地黄12g　山药12g　山茱萸9g　枸杞子9g　杜仲9g　附子6g(先煎)　肉桂9g(后下)　煅龙牡各30g(先煎)　白芍9g　甘草3g

以本方为主稍事加减，连进药12剂，诸症消失，复如常人。

[**按语**] 链霉素中毒症古籍中未有记载，但从病因病机分析不难看出，乃药邪伤阴耗液、损伤肾精而成。遂立补肾填精、峻补真阴为主，以肾开窍于耳故也。且耳为手少阳循行之经，肝肾同源，故用菟丝子、淮牛膝、杜仲、女贞子、旱莲草、仙灵脾等以滋补肝肾；以制首乌、当归、白芍生精血；复以生地黄清阴虚之内热；生龙牡镇虚阳之上亢；太子参、山药补益气阴，气旺则血长；继当阴津见充之后，以右归丸加减，师景岳“善补阴者必于阳中求阴”、“阴得阳助则泉源不竭”之意，以期阴平阳秘，以平为期。

四、益气养血、祛痰通络法治愈脑外伤性癫痫一例

李某，女，27岁。

初诊：1975年5月26日。

主诉及病史：1971年8月因交通事故，致头部外伤，昏迷十八天，经抢救意识恢复。此后经常头昏头痛，夜寐梦多。1972年2月开始发作癫痫，每月一两次。经确诊为脑外伤性癫痫，服大量苯妥英钠、鲁米那等镇静药及中药，未见好转，而延余诊治。

诊查：面色无华，自感疲惫不堪，心悸，气短，腰膝酸软，头痛昏迷不清，口苦咽干。舌淡红，苔薄白，脉沉细。近于5月20日癫痫发作一次。

辨证：外伤致元神受损，日久气虚痰瘀交阻。

治法：益气养血，祛痰通络，佐以补肾。

处方：党参 12g　当归 9g　云茯苓 9g　枸杞子 9g　白芍 9g　陈皮 6g　半夏 9g　黄精 9g　菖蒲 9g　僵蚕 9g　胆南星 9g

水煎服，6 剂。

二诊：药后头痛大减，而寐中多梦易醒，口苦咽干。舌红，苔薄白，脉沉涩。有气虚津亏虚阳上浮之象。上方加天花粉 12g，以生津清热；加磁石 30g（先煎），以重镇浮阳、安神定志。6 剂。

三诊：6 月 15 日。月经来潮，量少色暗红，有瘀块，少腹疼痛。舌红苔微黄，脉弦滑。证属气郁血结、经水不调，治宜益气健脾、柔肝散结。

处方：党参 12g　淮山药 9g　白术 9g　云茯苓 9g　当归 12g　赤芍 12g　丹参 12g　川芎 6g　柴胡 9g　6 剂

四诊：经血已净，标证得蠲，再以前法继治本病。

处方：党参 12g　黄精 12g　半夏 9g　菖蒲 9g　胆南星 9g　当归 9g　白芍 12g　枸杞子 12g　天花粉 12g　姜黄 9g　朱砂粉 2g（水飞，分 2 次冲服）　10 剂

五诊：精神见振，食欲有加，面现红润，夜梦纷纭。舌质淡红，苔白，脉细弦小滑。既见效机，上方加夜交藤 12g 以益肾育神、交合阴阳。水煎服，12 剂。

六诊：经治两个月，癫痫未再发作，病家信心倍增。舌质红，苔薄白，脉弦小滑。以涤痰开窍、滋补肝肾为治，以巩固疗效。

处方：川贝母 5g　胆南星 9g　陈皮 6g　云茯苓 9g　黄精 9g　川芎 6g　葛根 15g　麦冬 9g　枸杞子 12g　菖蒲 9g　远志 9g　僵蚕 9g　朱砂 3g（冲服）　珍珠母 30g（先煎）　甘草 3g

嘱 3 天服药 1 剂，服用两个月。三年后随访，除于 1975 年 4 月病发一次外，迄今未作。

［按语］ 癫痫形成之病因病机大抵由先天不足、七情失调、饮食不节、劳逸过度，或患病之后脏腑功能失调、痰浊阻滞、气机逆乱、虚风内动、脑部肿瘤等引起。本案是由外伤髓海，日久气虚，痰瘀互结而成。故以益气养血、祛痰通络、佐以补肾为大法。方中师六君子汤意，以健脾益气，脾健则痰自去；当归、白芍养血活血，加姜黄以通络；枸杞子、黄精补肾精；胆南星、菖蒲开窍化痰。本方补中寓通，通补兼施。然本案脑海既受外伤于前，诱发癫痫于后，又反复发作，阴精不足，正气又衰，因此补虚与祛邪并施，正盛则邪却；祛痰则瘀血自消，元神自能康复。

五、祛痰活络法治外伤性头痛眩晕一例

白某，男，40 岁。

初诊：1976 年 6 月 19 日。

主诉及病史：患者于 1960 年、1969 年、1971 年、1972 年，先后四次因交通事故头部受撞击而经常头痛头晕。1976 年 1 月 24 日又不慎从两米多高的梯上摔下，当时神志昏迷，不省人事，经抢救 15 小时，神志转清，确诊为脑震荡。

诊查：近四个月来，症见头晕、头痛、头胀、失眠、面红、目赤、胸闷、腹胀泛恶，时有呕吐，步履不稳。舌质淡胖，苔薄白，脉弦滑。

辨证：证属撞击跌仆、脑部损伤而成，痰瘀阻络、风阳上扰之候。

治法：祛痰活络，佐以平肝潜阳。

处方：钩藤 12（后下）　葛根 12g　蝉衣 6g　天竺黄 6g　竹茹 12g　半夏 9g　川芎 6g　菖

蒲 9g　郁金 9g　磁石 24g(先煎)

水煎服。

二诊:服上方药 12 剂,头痛头晕减轻,心神转安,失眠恶心、呕吐诸症亦减,尚觉胃脘胀闷、口干而苦。舌质红,苔薄微黄,脉滑数。为肝胆痰浊内阻所致,治宜疏肝清胆活络法。

处方:竹茹 12g　菖蒲 9g　郁金 9g　柴胡 9g　黄芩 9g　胆南星 6g　天竺黄 6g　云茯苓 9g　赤芍 9g　丹参 12g　6 剂

三诊:诸症皆瘥,继用上方药 10 剂,以巩固之。

[**按语**] 外伤跌仆损伤脑络,瘀血乃生。痰从何来?唐宗海在《血证论》中曾提出:"血积既久,亦能化为痰水。"《丹溪心法》治外伤疾患,常以桃仁、红花、没药、姜黄等配伍白芥子、胆南星等,其理一也。因此,对于外伤所致的脑震荡后遗症,多责之于瘀血、痰水交结,经用化痰活血法,常获良效。

六、表里同治、补泻兼施治愈瘔瘰(荨麻疹)一例

黄某,男,16 岁。

初诊:1977 年 1 月 17 日。

主诉及病史:1970 年患肺炎愈后,每逢秋季即起荨麻疹,头晕、流涕、气喘、汗出、腰酸。经某医院变态反应检查确认对 36 种物质过敏。经用多种抗过敏药物乏效,转来我院求诊。

诊查:瘔瘰疹成片成块,色红瘙痒,咳嗽、稍喘息,痰多色黄质稠,鼻流浊涕,胸及胃脘郁热不适,咽喉疼痛,双侧扁桃体Ⅱ度肿大。夙感头晕,气短,腰酸,尿频,肢冷,纳谷呆滞,偶有便溏。舌体瘦,舌质边尖红绛;苔薄微黄,根部厚腻;口唇鲜红,脉浮滑数。

辨证:综观脉症,患者素为脾肾阳虚之体,致肺胃湿热内蕴,风热外袭而发。证属本虚标实,宜标本同治。

治法:疏风清热除湿。

处方:牛蒡子 9g　蝉衣 6g　杏仁 9g　玉蝴蝶 9g　苡仁 30g　玉竹 9g　败酱草 12g　乌梅 12g　陈皮 9g　谷麦芽各 12g　甘草 3g

水煎服,6 剂。

二诊:胸中郁热大减,而疹块时起时伏,瘙痒时轻时重,夜寐不安,余症舌脉如前。风热稍得宣解,而肺胃蕴热未除,拟扶正达邪。上方去玉竹之阴柔,杏仁、玉蝴蝶之平淡;加黄芪以益气固表;加半夏以加强祛湿化痰之力;杷叶清肃肺气通利上焦,冀其治节行、水道畅;防风既可祛风,又可燥脾祛湿;丹皮以清血中伏热。

处方:黄芪 12g　防风 9g　苡仁 30g　蝉衣 9g　半夏 9g　丹皮 9g　杷叶 12g　谷麦芽各 12g　陈皮 9g　败酱草 9g　甘草 6g

水煎服,6 剂。

三诊:风疹块已消失,瘙痒亦杳,心悸、气短、气喘亦见减轻,胃纳见增。惟大便偏稀,头晕乏力,腰酸,尿频,肢凉。为标热清、脾肾不足始露之候,治宜温补脾肾、培本求源。

处方:太子参 12g　炒白术 9g　云茯苓 9g　白芍药 12g　菟丝子 9g　仙灵脾 9g　枸杞子 9g　薏苡仁 15g　生甘草 3g

水煎服,6 剂。

四诊:全身症状日见好转,大便正常,仅胃胀、气短和荨麻疹散在发生。舌质红,苔薄黄,脉

弦细。再以疏风清热、温补脾肾之剂，表里同治。

处方：防风 9g　黄芪 12g　蝉衣 9g　丹皮 9g　陈皮 9g　杷叶 9g　苡仁 12g　甘草 3g　仙灵脾 9g　菟丝子 9g　枸杞子 9g　6 剂

五诊：诸症皆杳，纳增神充。舌质红，苔薄白，脉弦细。续进上方药 10 剂，以期巩固。后随访年余，荨麻疹未再复发；自冬至春寒冷季节，感冒亦少。

［按语］瘖瘤是一种常见的疾病，俗名"鬼饭疙瘩"，中医学治疗此病积累了丰富的理论和经验。如《医宗金鉴·外科心法》言其"由汗出受风或露卧乘凉，风邪多中表虚之人，初起皮肤作痒，次发扁疙瘩，形如豆瓣，堆累成片"。

本案患者素体脾肾阳虚，患肺炎后肺中余邪未净，脾胃湿热蕴积，复感风热之邪，郁于皮肤肌腠之间，加之饮食不慎而诱发本病。其风热外袭为病标属表；而肺胃蕴热，脾肾阳虚为病本属里。初诊以祛邪为先，继以除湿清热、和胃消食以治标，温补脾肾以治本。防风为风药中之润剂，既能祛外风，又有止内痉之功；以其多中表虚之人，故加黄芪以补卫气，提高其机体的防御能力。这样表里同治，补泻兼施，顽疾得愈，且疗效巩固。

七、健脾补肺治愈嗜酸性粒细胞增多症一例

周某，男，13 岁。

初诊：1975 年 4 月 18 日。

主诉及病史：血化验检查发现嗜酸性粒细胞增多一年余，白细胞总数最高曾达 48×10^9/L，分类计数嗜酸性粒细胞最高竟至 0.74，直接计数亦达 13.9×10^9/L。经西医检查原因未明，曾用卡巴砷、海群生、强的松等治疗其效不显，遂慕名求治。

诊查：患儿常感头晕，气短，胸闷，咳嗽、痰多白黏，神疲肢倦，纳谷呆滞，大便溏薄。舌质暗滞，苔白腻，脉弦滑。肺部听诊及胸片均未见异常，反复粪便检查未见虫卵。

辨证：脉症合参，久病多虚多瘀，证属脾肺气虚、痰瘀互结之候。

治法：健脾益气，化痰祛瘀。

处方：党参 12g　炒白术 9g　云茯苓 15g　陈皮 6g　半夏 9g　黄芪 9g　赤白芍各 9g　丹参 9g　山甲珠 12g　醋三棱 6g　甘松 6g　苡仁 12g

二诊：服上方药 6 剂，大便成形偏软，余症依然。惟见咽干喉燥，舌质转淡，脉同前。为脾虚津亏不能上潮之征。上方加沙参以养肺阴，阴充津自生。活血消积之品，久用耗伤正气，宜以健脾益气和胃降逆法治之，冀其脾运健则肺气充，胃气和则津自生。

处方：党参 12g　沙参 12g　黄芪 12g　杏仁 9g　白术 9g　苡仁 12g　陈皮 6g　半夏 9g　焦三仙各 9g　莱菔子 9g(炒)　甘草 3g　6 剂

三诊：据述饮食增加，精神见振，咳嗽减轻，痰量减少。既见效机，勿再更张，原方药续进 6 剂。

四诊：病儿家长言，药后诸症日减，加之工作忙碌，患儿学习考试，未能复诊，自服原方药一个月，经检查血象已恢复正常，问是否再服汤药。望患儿面色红润，症状皆除，嘱其加强营养，注意锻炼，慎风寒，忌辛辣冷饮及不易消化食物，可停药观察。

经随访半年，未见复发。

服药前后血象变化对照表

检查日期	白细胞数	中性粒细胞	淋巴细胞	嗜酸性细胞	备注
1975年4月8日	10.2×10^9/L	0.37	0.39	0.24	中医治疗前
1975年4月18日	14.6×10^9/L	0.72	0.19	0.60	
1975年6月11日	9.5×10^9/L	0.60	0.21	0.19	中医治疗后
1975年6月21日	8.4×10^9/L	0.68	0.28	0.40	

[按语] 本例患者病因病情复杂，虚实兼夹，病程长，迭经中西医药治疗而效果不著。究其原因，不能仅凭嗜酸性粒细胞增多即认为炎症、实证，而投以清热凉血之剂。应综合分析，明辨虚实。如头晕气短、神疲肢倦、纳谷呆滞、大便溏薄等症状，均为虚候。而咳嗽、胸闷、痰多白黏、舌质暗滞、苔白腻、脉弦滑，又为虚中夹实之征。然进一步分析，不难看出脾虚失健为病之本，肺胃失于肃降为病之标。故初诊用六君子汤以健脾益气、燥湿化痰，少佐丹参以补血和血；山甲珠、三棱以行血中之滞；白芍既能敛耗散之气，又能补阴津之匮乏。继用培土生金、调升降之剂而收功。

（李平整理）

[编者评注] 路老所选医案中两例为脑外伤后疾病。一例外伤后癫痫，一例为外伤后头痛眩晕证，均从痰瘀互结入手，使用化痰活血开窍之胆星、茯苓、川贝、天竺黄、半夏、菖蒲、远志等。根据正气的虚实分别施以健脾、平肝镇惊，取得了良好效果，堪为好的经验。一例嗜酸细胞增多症，不拘泥于西医诊断及化验检查结果，单从清热降白血球入手。而是抓住患者脾虚的特征，健脾益气与活血化瘀并用，使疑难病证得以痊愈。

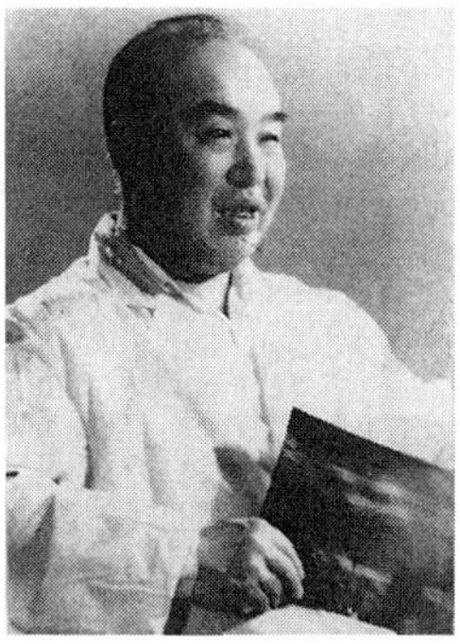

董万鑫医案

【生平传略】

董万鑫(1921—1982),河北省香河县人,中医骨科主任医师。13岁拜师中医骨科名医陈启老先生,1950年获中医师职称,1960年任西城丰盛医院骨科负责人,1972年加入中国共产党,1980年评上中医骨科主任医师职称,并调入北京护国寺中医医院担任副院长。曾任北京中医学会正骨按摩委员会副主任,北京中医学院学术委员会委员,西城区第五届政协委员等职。

董万鑫先生从事中医骨科工作近五十年,擅长治疗各种疑难骨折,创造出一整套独特的正骨手法,在北京地区享有很高声誉。如在治疗锁骨骨折方面,董老创造了架肩上提法、旋转变位法、架肩下牵法、折顶法和按压法;固定折骨采用大棉卷双"∞"字固定法,使锁骨骨折能在对位、对线中愈合。董万鑫先生对各种骨折独特的多样化棉垫用法,基本上避免了压疮的出现,独创的"骨折内外双层纸夹板固定法",使折骨更加牢固、稳定。主要著作有《董万鑫骨科秘验》。

一、手法治愈锁骨骨折一例

高某,女,21岁。

初诊:1975年5月9日。

主诉及病史:三日前骑自行车被撞,右肩部触地,右肩及锁骨中部疼痛剧烈,不能抬举。

诊查:右锁骨中段处肿胀明显,可见青紫瘀斑,压痛明显,可闻明显骨擦音。X线片显示:右锁骨中段斜形骨折,近端向上移位,远端向下错位。

治疗:

1. 手法　①架肩上提法:患者坐位,一助手用手握住患侧肘部,并用另一上肢前臂插入患侧腋下,用力向上提端,术者用双手分别捏住折骨远近两断端,嘱架肩的助手轻轻放松,同时让病人抬头挺胸,在这个过程中,术者从下向上推,或从前向后按压以矫正成角畸形,使折骨恢复对位、对线。②旋转变位法:锁骨骨折后,绝大多数呈近端向上错位,远端向下错位,这种复位方法则是首先改变这种情况,使近端在下、远端在上,然后再进行复位,在助手向上提端下,术者一手将折骨远端固定好，另一手将近端用按压旋转的方法改变原来错位的方向。③架肩下牵法：一助手前臂仍置于患者腋下，向上端提，向颈侧用力；另一助手双手握患者前臂及手，用力向下牵拉；术者双手用捏挤、按压的方法进行对位，对位满意后，即停止牵拉。

2. 固定　嘱病人保持抬头挺胸姿势。固定时医生要用一手保持好折骨的对位、对线，首先在锁骨上窝处靠折骨近端处压一棉垫，要填至高出折骨近段；在折骨远段的下方也垫一厚棉垫，这两个棉垫也可用四列或五列绷带卷成直径约 2cm 的纱布卷代替；然后再在折骨局部压上一大方块厚棉垫，上面压月牙形纸板，凹面朝向颈侧，用橡皮膏将之粘牢固定，再于患者双侧腋下各垫一直径约 6cm 粗大棉卷，棉卷的两端要薄，一直垫到肩部的前后侧，最后用三列绷带做双肩前后“∞”字固定，固定后进行透视观察复位情况，复位不满意时，可解除固定物重新整复。

此病人经过 5 周治疗，愈合良好，两个月后恢复正常工作。

［按语］长期以来，许多临床医生并不追求锁骨折骨的复位，只用后“∞”字绷带固定，任其错位愈合，其理由是锁骨折骨复位与固定的难度较大，即使错位愈合对以后功能影响也不大。但根据董老多年的临床经验，认为锁骨折骨复位并不十分困难，而且复位后的优点较多，复位好的锁骨折骨愈合较快，愈后无任何后遗症。错位愈合虽然也无明显后遗症，但有时要影响患者用肩部抬、担、扛物的功能，而且复位后的锁骨愈合后外观无畸形，与健侧一样，而错位愈合后原来重叠处有明显凸出，影响人体外形的美观，这一点对于青年女性更有意义。在这些复位手法中，助手的作用很大，用力方向要掌握好，架肩时用力一定要向颈侧上提，下牵患侧上肢时一定要轻缓；医生还应注意不要损伤锁骨下动脉和臂丛神经，医生用手捏锁骨两断端时可从锁骨上窝入手，这样较易用力和捏牢；固定时双侧腋下的棉垫一定要粗大，因此棉垫不只起保护皮肤的作用，同时还是一个力的支点，上肢的重量向下牵引，而通过腋下棉垫这一支点，作用在锁骨折骨远端的力就是向外牵引了，而且是持续的，对维持折骨对位、对线起着良好作用。

据不完全统计，董老用此种方法治疗锁骨骨折 108 例，均获得满意效果。

二、手法治愈肱骨外科颈骨折一例

付某，女，38 岁。

初诊：1976 年 2 月 3 日。

主诉及病史：昨日骑自行车不慎摔倒，右手扶地，起来后自觉右臂不能活动，今日来丰盛医院就诊。

诊查：患者右肩下垂，肩关节肿胀，皮肤青紫，触摸时骨擦音明显，疼痛剧烈，右肩关节功能丧失，患肢短缩，健侧手扶托伤肢，手指有轻度麻木感。摄 X 线片确诊为右肱骨外科颈内收型骨折。折骨向外上方成角畸形，折骨远端向外上方错位三分之一，局部且有碎骨片。

治疗：

1. 手法　一助手先用双手固定折骨远端，在腋下用力向上提拉；术者用一手掌按住折骨部缓慢用力向下按压，直到成角畸形消失为止。术者仍用一手握住骨折部，另一手握住肱骨下部轻轻加以牵引，然后晃动上臂，骨折部出现骨擦音，这时术者握住肱骨下部的手改为用力向上顶，使折骨两断端受到挤压，向上顶时，一定要把骨折处充分握住，保护好对位、对线，否则易造成再错位。

2. 固定　先在腋窝处压一大棉垫，此垫尽量向上压，再在外侧的骨折部位压一厚棉垫，压在折骨成角畸形原角顶的部位，然后用宽5cm、长度同上臂的纸板固定，内外各一块，固定后用绷带悬吊前臂。同时外敷正骨散，内服接骨药。

术后，每周复查一次，半月后透视观察折骨对位、对线仍很好，未发现任何异常现象，六周时已愈合，两个月时功能已完全恢复。

［按语］治疗肱骨外科颈骨折，术者和助手需配合默契，根据X线片认清骨折类型、移位程度、有无成角畸形及碎骨片。术者施用手法时要稳，对不同类型的骨折用不同的方法复位，如一次不成功时，不可轻易放弃手法复位，因为折骨靠近肱骨头，折骨近端长度短、体积小而不易牵引，医生要有熟练的手法，掌握住折骨错位方向及程度，才能做到准确无误，心中有数。治疗这种骨折采取稳、准、有力的手法才能很快收效。固定是用内、外侧大纸夹板，对内收型的骨折手法是上提、下牵、下按，对外展型的骨折手法是上提、理顺(从里向外推)、下牵。对这两种类型的骨折采用两种手法一般都能复位，对内收型骨折的固定是在腋下要垫满棉团，不放棉卷；对外展型骨折的固定绝对要垫棉卷后再固定，这样固定后不易再错位，经三四周即能稳定，五六周后可拆除固定物。

三、手法治愈桡骨头骨折一例

福某，男，12岁。

初诊：1978年5月8日。

主诉及病史：四天前因跑步不慎摔倒，右肘部着地，立即右肘部肿胀，疼痛剧烈，不能活动。

诊查：右肘部肿胀，皮肤青紫，肘关节及前臂旋转功能受限，桡骨头部压痛明显，无明显骨擦音。X线片确诊为右桡骨头骨折“歪戴帽”。

治疗：

1. 手法　患者坐位，把前臂放在桌上，前臂旋前，肘外侧在上，这样便于医生施用手法，术者两手握住肘部，双手拇指由桡背侧从下往上轻轻向上推挤桡骨头直至复位。

2. 固定　外敷正骨散，将折骨向原错位的方向处压一长方形棉垫，用两块纸板分别放在掌侧与背侧，长度由肘关节至腕上，再于桡侧放一条形硬纸板，然后屈肘90°用绷带固定。每周复查一次，五周时解除外固定物，做功能锻炼，六周时肘伸屈及前臂旋转功能完全恢复。

［按语］桡骨头骨折“歪戴帽”型者较多，新鲜折骨容易复位(如骨折后两周左右再行复位就不太容易)，复位时由下向上推，也就是由手三里穴处开始，手轻缓向上移动，手指到骨边缘处用手轻推、重按“歪戴帽”桡骨头，稍有移动就能复位。手法机触于外，巧生于内，灵活运用，如果至四周后折骨端稳固，可拆除夹板，动静结合，早期功能锻炼。

四、手法治愈尺骨近端骨折合并桡骨头脱位一例

周某，男，17岁。

初诊：1979年8月30日。

主诉及病史：不慎摔伤左肘部，左肘疼痛剧烈，不能活动，当即来医院就诊。

诊查：左肘关节及前臂肿胀，肘关节活动受限，前臂旋转功能丧失，肘关节周围压痛广泛，尺骨的骨折部位出现成角畸形，可闻明显骨擦音，能触摸到向掌桡侧突出的桡骨头，用手按压时有活动感。X线片确诊为“左尺骨上1/3骨折”，远折端向桡侧完全移位，与近端重叠约

3cm，并向背侧成角畸形，合并桡骨头向桡侧脱位。

治疗：

1. 手法　术者双手握住患部，用拇指由桡侧向尺侧按压，一只手握住前臂远端使前臂旋前，先将桡骨头复位，然后一助手握上臂中部，另一助手握前臂远端，两助手做对抗牵引；术者双手握住骨折部，两拇指在背侧，其余指在掌侧，手指均从掌背侧按压在尺、桡骨之间，然后由桡侧向尺侧推成角，中途出现骨擦音响，术者手感折骨对位，随之又向桡侧拉回，然后术者一手从掌侧向背侧按压折骨远端，另一手从背侧向掌侧托起，双手矫正折骨的掌背侧移位，及时采取夹板固定。

2. 固定　外敷正骨散。先在桡骨小头的桡侧压一棉垫，然后在折骨的掌背侧各压一个棉垫，在折骨的近段背侧与折骨远段的掌侧各压一棉垫，最后用掌背侧纸板固定，纸板长度从尺桡骨近端至腕关节上方，屈肘90°悬吊胸前。

两天后拍X线片复查桡骨头已复位，尺骨骨折处对位、对线良好，一周后再拍X线片复查桡骨头复位保持良好，但尺骨折骨远段又向桡侧移位约1/2，当即拆开固定物又用上述手法将折骨再次复位，重新固定。以后每周复查一次，中途复位保持良好，至第七周拆除固定物，肘关节功能按摩三周后患肢功能恢复正常。治疗中内服接骨药。

[按语] 本例之骨折是骨科常见病，绝大多数又都有移位或成角畸形，如治疗不当，可影响患肢愈合的功能或给后期带来手术的麻烦，所以骨科医生对此病应多加注意。治疗此病时，应把桡骨头脱位作为重点，桡骨头复位后再将尺骨的骨折部由桡侧向尺侧推成角，然后再往回拉，拉至无角度时在掌背侧加压分骨，加一分骨垫，桡骨头处也用棉垫压住后用掌背侧短小纸板做初步固定；这时可进行透视，观察折骨与脱位复位情况，如复位好再放外层大纸板固定。开始可三四天复查一次，检查桡骨头是否出现再脱位，如再脱位，则应拆除固定物再进行复位。三次后改为每周复查一次，一般固定五六周。固定时应以固定桡骨头为主。

五、手法治愈股骨干骨折一例

黄某，女，9岁。

初诊：1973年7月30日。

主诉及病史：不慎从三米高的水泥管上跌下摔伤左大腿，当即不能行走，疼痛难忍，随后来院治疗。

诊查：左大腿皮肤青紫，肿硬，疼痛剧烈，局部有明显骨擦音，左下肢功能丧失，并处于外旋位，摄X线片确诊为“左股骨中段螺旋形骨折”，远端向前外方错位。

治疗：

1. 手法　病人仰卧床上，两助手对抗牵引，术者先将下肢向内旋转，矫正旋转畸形；然后助手摆动牵拉，术者手握折骨局部上下摆动并向内外旋转，整复后对位、对线良好。

2. 固定　在折骨局部内外前后各加一厚棉垫，再取大腿长度，宽约5cm的小纸夹板4～6块将折骨做初步固定，然后再于小夹板外面放置大长纸板，长度为前外侧板起于髂前上棘处，后内侧板起于大腿根部，均止于大腿中下部，分别置于大腿的前外侧和后内侧，最后用绷带固定牢固；固定后检查脚趾活动良好，血运正常。每周复查一次。

8月13日复查时发现折骨端有轻度移位，再行上述方法复位与固定，外敷正骨散，内服接骨药。第四周拍X线片检查折骨对位、对线良好，已有骨痂形成；第八周时拆除固定物，两个月后痊愈，逐步恢复正常行走。

［按语］对于股骨的中段骨折和上段骨折，董老多采用双层夹板固定，这样固定更加牢固、稳定。有时同时配合皮牵引，利用牵引力达到与肌肉拉力平衡，既可维持折骨的对位、对线，同时又起到减轻外固定物的压力，避免压疮的发生。对螺旋形骨折患者，董老强调一定要在折骨局部四面放压垫，压垫的大小可根据骨折的程度而定，一般厚度为 1～2cm，对于儿童股骨干骨折，治疗时应尽量争取对线。股骨干骨折的固定期间，可以做伤肢肌肉收缩练习，这样可以改善伤肢血液循环，从而加速折骨愈合和减轻或预防肌肉萎缩。

六、手法治愈胫腓骨骨折一例

张某，男，38 岁。

初诊：1977 年 2 月 5 日。

主诉及病史：四天前被马车挤伤左小腿，后到某医院治疗，因不同意手术特来我院。

诊查：左小腿肿胀明显，胫骨前凹凸不平，用手触摸小腿中段时骨擦音明显，疼痛难忍。经拍 X 线片诊断为“胫腓骨中段粉碎性骨折”，碎片零乱。

治疗：

1. 手法　病人仰卧位，患腿伸直，由一助手固定住膝部，另一助手一手托足部，一手握住跖趾部，轻轻牵引；术者位于二助手中间，一手在前，一手在后，向中间归挤合拢，然后再从胫腓侧向中间归挤，最后以拇指在后侧，其余手指在胫骨嵴处，再向中间归挤并同时分骨，由上而下反复几次，最后使碎骨片复位。

2. 固定　复位后，先沿胫骨嵴的腓侧压一长条形棉卷，然后采用四面挤压方法固定。即先在腓骨的前后用约 4cm 宽的条形纸板由膝下至踝上初步固定，然后再用宽约 8cm 的条形纸板由膝下直至踝关节下将其固定牢固。每周复查一次。

八周后折骨基本愈合，解除外固定物，开始手法按摩小腿。十周后开始主动膝踝关节的功能练习，并逐渐练习负重，至六个月后病人基本恢复正常。

［按语］此例骨折较复杂，董老采用牵引、合拢归挤、分骨等手法将其复位，固定时采用独创的内外双层夹板固定法，使折骨固定更加牢固、稳定。另外，在固定中要特别注意的是防止压疮，尤其在胫骨前缘、腓骨小头及内踝等骨突的部位，更易引起压疮，随诊检查时应予注意。

七、手法治愈右肱骨髁上骨折(伸直型)一例

张某，女，12 岁。

初诊：1973 年 8 月 21 日。

主诉及病史：右肘关节肿胀明显，肘部向后突出，肘关节功能丧失，右肱骨远端压痛明显，可闻明显骨擦音。拍 X 线片确诊为“右肱骨髁上伸直型骨折”，断端向桡侧错位。

治疗：

1. 手法　患者取坐位，一助手双手握住患者上臂中段，另一助手一手握住折骨端的内外髁，一手握住前臂，两助手对抗牵引，然后把患肢提起，屈肘；术者握住骨折部，双手四指在折骨近端的掌侧，双拇指在折骨远端的背侧，用力向掌侧推挤折骨远端，其余手指向背侧拉近端，折骨即复位。

2. 固定　外敷正骨散。于折骨近端的掌侧、折骨远端的背侧及桡侧各压一棉垫，然后用90°肘部纸板两侧固定。固定后拍摄X线片检查对位、对线良好，每周复查一次。六周时再拍X线片复查，折骨愈合良好，并拆除固定物，进行功能按摩，每3～7天一次，按摩一月余，肘关节功能恢复正常。

[按语] 董老治疗此骨折体现出“稳、准、快”的特点，力争一次成功。如果当时不满意，两助手须加大牵引力，即可奏效。还要特别注意矫正折骨远端的尺侧移位，以防愈后出现肘内翻畸形。外固定不宜过紧，要以脉搏跳动是否正常来判断其松紧程度。

八、手法治愈多发性肋骨骨折合并胸肋关节脱位一例

潘某，男，59岁。

初诊：1976年1月16日。

主诉及病史：昨晚不慎摔入沟内，到某医院摄X线片，确诊为“多发性肋骨骨折合并胸肋关节脱位”。因不同意手术治疗，于次日来我院就诊。

诊查：患者自觉胸闷，憋气，胸部疼痛，不敢咳嗽，呼吸困难，身体向右侧倾斜，前胸部右侧2～7肋处有隆起，摄X线片见第3～7肋骨骨折。

治疗：

1. 手法　患者仰卧床上，平心静气地深呼吸，在其呼吸的同时，术者做按压手法，当患者吸气时，术者摸准脱位的胸肋关节，手指按压在肋软骨头上，当患者吸满气呼出的同时术者用手往下按，出现“喀哧”音响时，即是一个胸肋关节复位，十几分钟后六个脱位的胸肋关节均复位。然后将病人改为坐位，一助手固定住患者双腿，术者站在病人背后，双手由腋下抱住病人，把病人双肩架平，向左方旋转近90°，折骨即已复位。

2. 固定　外敷正骨散。将纸夹板剪成肾形，由前面胸骨开始过腋中线到后背脊柱的棘突，内垫棉花，折骨处垫一方块形厚棉垫，胸肋关节脱位处垫一宽长条形棉垫，用绷带将纸夹板固定牢固。每周复查一次。

4周后咳嗽时震痛消失，6周后拆除固定物，症状基本消失。两个月后恢复正常工作。治疗期间内服接骨药。

[按语] 治疗胸肋关节脱位的手法为“呼吸起伏复位法”，治疗肋骨骨折的手法为“抱身旋转复位法”，施用两种手法的要点是：①首先要查清骨折及脱位的位置；②手法要准确有力，抱身旋转的幅度应根据骨折的程度而定；③左侧肋骨骨折抱身向右旋转，右侧肋骨骨折抱身向左旋转。

（董磊　董洛整理）

[编者评注] 董老擅长于用手法复位以治疗骨折与脱位，上述八例即是明证。八例患者是各种不同情况的骨折，董老根据其骨折的具体情况，施行不同的正复、复位手法，再以棉垫、纸板予以外固定。其固定的特点是双层固定法，并巧用棉垫，既增加了固定度，又防止了压疮的形成，足见其手法之高超与巧妙。

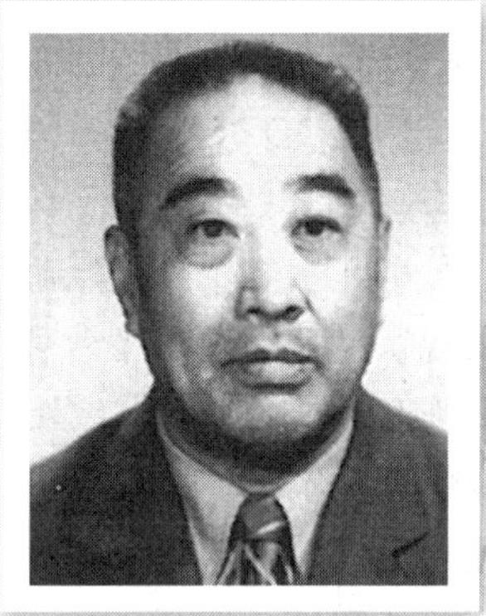

谢海洲医案

【生平传略】

谢海洲，1921年生，河北省秦皇岛市人，曾任中国中医研究院广安门医院研究员、主任医师，北京中医学院名誉教授。

家世业医，曾师从中药专家赵燏黄学习本草学及文献考据学，并亲聆名医金书田、瞿文楼等教诲，从事医药工作近50年，对中医内科杂病和临床中药学、方剂学有很深的研究。尤其在诊治血管神经性头痛，颅脑损伤后遗症、痹证、痿证、神志病、中风及其后遗症、血液病等方面有独特见解。共出版专著(个人或与人合作)15部，发表论文120篇，近年摘选论文汇编成《医药丛谈》及《谢海洲论医集》两部。

学术特点：

(1)强调治病必须求本：认为疾病之产生必有其根本原因；病机之变化，必有其关键所在；疾病证候虽然繁杂，然亦有主次真假之可辨。本犹根也，乃关键之所在。故凡治病者必求其本。

(2)主张勿为病名所惑，切记辨证论治：证无大小，均须辨证才可施治；病有难治易治之分，亦惟辨证方能收功。

(3)关于方剂之组成，除应遵守一般原则外，还应注意处理好以下几个关系：①散与收：散即发散、宣散，指祛除病邪，宣通气机；收指收敛固脱，固摄气血。两者互为所用，互相制约，包含了扶正祛邪二法。②攻与补：攻为祛邪，补为扶正。每用清热解毒、活血化瘀及攻伐之剂，都要适当顾护正气，以祛邪而不伤正、扶正而不留邪。③温与清：组方配伍并非一味纯用寒热，而应寒热并施、温清并用。根据方剂配伍和治疗之需，应当灵活运用，取其相互制约、相反相成之意。④升与降：治病应当调理气机之升降，组方配伍亦然。升不可升而无制，降不可降之太过；或升清降浊并用，或有比重(例)之不同。⑤静与动：滋阴养血、补益之品属静，容易壅塞气机，宜适当加宣通之功剂，使组方配伍动静结合，以消药物壅塞、滋腻之弊端。

一、运用经方治愈痹证四例

例一　清热宣痹、滋补肝肾案。

高某，男，14岁。

初诊：1982年9月14日。

主诉及病史：患儿于3个月前咽喉肿痛，遂四肢关节红肿疼痛，双下肢尤著，膝关节轻度变形，发热口干，心慌气短，大便偏干。

诊查：血沉120mm/1h，抗链“O”1∶500。舌质红，苔薄白，脉弦数尺弱。

辨证：热痹兼肝肾不足。

治法：清热宣痹，滋补肝肾。

处方：桂枝芍药知母汤化裁。

桂枝9g　白芍12g　知母12g　生甘草6g　炮附子9g　生地黄18g　忍冬藤30g　秦艽12g　桑寄生24g　炙马钱子0.5g

二诊：1982年9月24日。服上方药10剂，诸症减轻，虽药证合拍，须缓图治。上方加穿山龙6g、炮山甲9g，继服。

三诊：1983年4月20日。服上方药60剂，诸症于两个月前已消失，活动自如。血沉降至3mm/1h，抗链“O”1∶200。

拟培补肝肾之丸药，以巩固疗效。

处方：熟地黄18g　紫河车10g　鹿角霜10g　川续断9g　牛膝10g　当归10g　白芍12g　炙黄芪18g　穿山龙6g　山豆根5g　露蜂房5g　威灵仙10g　生甘草9g

［**按语**］本例患者关节疼痛，局部灼热红肿，发热口干，汗出恶风，舌红苔黄，脉滑数，或有结节红斑，或咽喉肿痛。常选桂枝芍药知母汤，该方具清热除湿、祛风散寒之功，主治热痹兼寒湿之象，症见诸肢节疼痛明显，脚肿如脱，身体尪羸，头眩短气，温温欲吐等寒热互见、气血不足、反复发热者。热甚可减麻、桂、姜，加生石膏更佳。

例二　健脾益气、化湿通痹案。

雷某，男，32岁。

初诊：1982年11月26日。

主诉及病史：患者素有类风湿关节炎病史。两个月前因过度劳累，双侧肘膝关节肿痛加剧，腰部重着疼痛，左下肢麻木。

诊查：舌苔白腻有齿痕，脉滑。类风湿因子阳性。

辨证：湿痹兼脾虚寒湿。

治法：健脾益气，化湿通痹。

处方：甘姜苓术汤加味。

干姜10g　炙甘草10g　茯苓30g　白术10g　炙黄芪18g　桑枝10g　桂枝10g　鸡血藤20g　女贞子12g　旱莲草15g

二诊：1983年2月7日。服上方药30剂，四肢关节肿痛麻木已消失，腰部疼痛亦明显减轻。舌苔微白腻，脉滑细。以六味地黄丸、金鸡虎丸巩固疗效。

三诊：1983年5月6日。余症消失，近几个月关节疼痛未再发作；类风湿因子转阴，继服上方丸药徐图之。

[按语] 本例主症关节肿痛，肢体沉重，肌肤麻木，活动不便，舌苔白腻，脉濡缓，是属湿痹。常选甘草干姜茯苓白术汤加减；该方为《金匮要略·五脏风寒积聚病脉证并治》治疗肾着病之方，具有散寒利湿、培土制水之功。主治因脾气虚弱，水湿内停，伤及肾府，留着不行，症见身体沉重，腰中冷痛，如坐水中，腰重如带五千钱等。

例三　温经散寒、活络止痛案。

刘某，女，58岁。

初诊：1982年12月16日。

主诉及病史：患者于三年前冒雨涉水，其后全身大小关节疼痛，近来加重，遇冷天阴则加剧，甚则夜难以入睡。

诊查：舌淡苔白，脉弦。

辨证：证属寒痹。

治法：温经散寒，活络止痛，佐补肝肾。

处方：乌头汤加味。

川乌9g　麻黄6g　制附子6g　桂枝10g　黄芪18g　熟地黄18g　牛膝10g　蜂房10g　穿山龙6g　炙甘草9g　炙马钱子0.5g

二诊：1982年12月28日。服上方药10剂，疼痛明显减轻，仍感不舒，舌脉同前。

处方：上方加白芍12g、土鳖虫6g，继服。

三诊：1983年1月10日。上方药服14剂，诸症消失，投金匮肾气丸、金鸡虎丸巩固治疗。

[按语] 本例肢体关节疼痛较剧，痛有定处，遇寒则增，不可屈伸，局部不热。舌淡苔薄白，脉弦紧。常选用乌头汤，具有温经散寒、除湿止痛之功。主治寒痹阴寒盛，头有湿邪，留于关节，深入筋骨，症见关节疼痛剧烈，不可屈伸为其特点。

例四　益气和营、养血散风案。

李某，女，30岁。

初诊：1983年1月6日。

主诉及病史：患者于1982年11月因产后调理不周受风，自感四肢关节游走不定的疼痛，汗出恶风，头晕气短，形如风证。

诊查：舌质淡，脉缓细。

辨证：证属行痹，兼气血双亏。

治法：益气和营，养血散风。

处方：黄芪桂枝五物汤加味。

生黄芪18g　生姜6g　桂枝12g　杭白芍12g　当归12g　防风9g　片姜黄10g　荆芥9g　大枣8枚

二诊：1983年1月10日。服上方药4剂，诸症已减，仍感恶风，关节时疼。舌质淡红，脉细缓。继服上方药。

三诊：1983年1月20日。自述又服上方药7剂，余症均除，即告痊愈。

[按语] 本例肢体关节疼痛，屈伸不利，游走不定。舌苔薄白，脉多浮。常以黄芪桂枝五物汤加防风、荆芥、秦艽、羌活之类，以加强其散风之功。此方是《金匮要略·血痹虚劳病脉证并治》中治“血痹阴阳俱虚，寸口关上微，尺中小紧，外证身体不仁，如风痹状”之方，具有益气和营、温经散风之力；多用治产后血虚，气血不足，久病体弱而受风，症见肢体疼痛麻木，游走不定，形如风痹状者。

余治痹证尊经旨而不泥，贵在变通应用，选方用药灵活。除上述外，各型兼肝肾阴虚者，常合用六味地黄丸、河车大造丸及血肉有情之品，药用生地黄、紫河车、桑寄生、女贞子、旱莲草、山萸肉、枸杞子之类；肾阳虚者，合用金匮肾气丸，药如附子、肉桂、鹿茸、虎骨、杜仲之类；气血虚弱者，合黄芪桂枝五物汤，药如当归、熟地黄、白芍、龙眼肉、黄芪、白术、党参、炙甘草之类；血热者，加入生地黄、丹皮、玄参、玳瑁、水牛角之类；血瘀者，加土鳖虫、地龙、水蛭、全蝎、川芎、桃仁、红花之类；痰湿者，加陈皮、半夏、天竺黄、淡鲜竹沥水之类；疼痛明显者，加马钱子、防己、露蜂房、乌蛇、全蝎、穿山龙、地龙之类；风胜者，加防风、荆芥穗、威灵仙、秦艽、羌活之类；湿胜者，加薏苡仁、六一散、防己、苍术、车前子之类；寒胜者，加附子、乌头、细辛、麻黄、桂枝之类；热胜者，加生石膏、知母、忍冬藤、山豆根、牡丹皮、生地黄之类。

二、调疏气血治疗脊柱裂一例

徐某，女，30岁。

初诊：1976年2月15日。

主诉及病史：两下肢麻木发凉已多年，近又加剧，腰臀部酸麻沉重，走路跛行，软弱无力。

诊查：北京医院X线拍片：第一骶椎与第五腰椎板凹陷缺损。外皮突起，上生粗毛。诊断为“隐性脊柱裂”。舌胖嫩，舌尖有瘀点，苔薄白，脉沉细。

辨证：肝肾不足，精气不充，瘀阻血行。

治法：补益肝肾，强筋壮骨，活血畅络。

处方：熟地黄12g　山萸肉10g　麦冬10g　菖蒲10g　五味子10g　远志6g　桂枝10g　肉苁蓉18g　附子6g　巴戟天12g　生苡米24g　补骨脂12g　石斛12g　木瓜12g　牛膝12g　鸡血藤24g　赤芍15g　红花10g

加味金刚丸50丸，每次2丸，日服2次。

守方服药一个月。行路稍觉轻健，臀部发麻下窜，腰部微痛，下肢凉麻减轻。原方加制马钱子2g。续服药三个月。

服上方药后诸症皆除，复经北京某医院拍X线片，椎板缺陷处模糊不清，椎裂面积明显缩小。

上方药配丸以善后。

［按语］脊柱裂为脊柱的先天性缺损，以腰骶部为最多见。本病从症状体征及病机变化方面来看，类似中医学的痿证或儿科之五软病。诊断主要靠X线拍片。第一骶椎与第五腰椎的椎板陷缺为诊断根据。对本病，近代医学尚无特殊疗法，以对症治疗为主，中医学根据病因，首以补益肝肾、调养气血为基本大法，又须补后天以益先天。“久病必有瘀”、“怪病必有瘀”，因此活血化瘀、调疏气血兼而用之，乃治之纲也。

三、疏风、散寒、胜湿治愈历节风一例

覃某，女，12岁。

初诊：1978年6月13日。

主诉及病史：患儿于数日前外感，右腕关节肿痛。一个月后疼痛加重，继而左手腕关节也肿大疼痛，且全身其他关节呈游走性窜痛。初在某医院就诊，化验：血沉88mm/1h，胸透：心影

向两侧扩大。听诊:心尖部可闻及2级收缩期杂音,诊为“风湿热”收住院。曾用青霉素、阿司匹林、激素等治疗四个月,症状未见明显缓解,且两踝、腕、指、趾关节肿大畸形,疼痛加剧。复查:血沉25mm/1h,类风湿因子弱阳性,血浆脂蛋白0.89/L。疑为“类风湿性关节炎”,转请中医治疗。

诊查:舌胖嫩,苔薄白,脉弦结。

辨证:属“历节风”。

治法:疏风散寒胜湿,益气活血。

处方:当归补血汤合三痹汤加减。

当归8g　黄芪15g　丹参15g　牛膝15g　桂枝6g　羌活6g　防风9g　秦艽9g　白蒺藜9g　伸筋草9g　木瓜9g

水煎服,6剂。

二诊:1978年6月18日。四肢关节疼痛稍缓,仍肿大畸形,低烧37.2℃左右。舌质红,苔薄白,脉弦细。风寒湿邪郁留阴分,久则化热。治宜祛风清热、敛阴养血。

处方:白虎汤合大秦艽汤加减。

生石膏12g　知母6g　苍术6g　赤芍药9g　秦艽9g　当归9g　威灵仙15g　木瓜9g　薏苡仁15g　鸡血藤20g

水煎服,3剂。

三诊:1978年7月20日。服上方药6剂后肿痛减轻,热退。守方续服药月余,至症消除。治宜滋阴清热,益气补血,健脾利湿。

处方:秦艽鳖甲汤合防己黄芪汤加减。

银柴胡12g　地骨皮12g　防己12g　生黄芪12g　左秦艽15g　威灵仙15g　白茅根15g　鸡血藤24g　千年健9g　赤白芍各9g　苍白术各9g

水煎服,6剂。

另:金鸡虎丸一瓶,按说明服用。

半年后随访,药后完全恢复。

[**按语**] 对本例患者的辨证论治,首先突出疏风必活血的特点,除选用秦艽、羌活、防风、桂枝、木瓜、威灵仙等疏风胜湿、散寒通痹之药外,还重用了黄芪、当归、丹参、赤白芍、鸡血藤等益气养血、活血柔筋之品。这是遵“治风先治血,血行风自灭”之旨而运用的。其次,根据儿童生机勃勃,阳气偏盛,诸邪极易化热化火的生理、病理特征,以及风寒湿痹郁久化热的转机,随证选配了生石膏、知母、银柴胡、地骨皮以清热祛邪、滋阴固本。另方中还加用了薏苡仁、苍白术,以取其健脾利湿之功,故药后能较迅速获效。

四、活血化瘀、补肾荣脑治疗脑外伤后遗症验案五例

例一　活血化瘀、通络定痛案。

肖某,女,16岁。

初诊:1982年5月31日。

主诉及病史:患者于1982年5月5日候车时,被无轨电车挂倒拖曳,昏迷十余分钟。经送某医院抢救脱险,当时诊断为“头皮外血肿”、“脑外伤”。自此常左颞部触电样疼痛。且伴头晕恶心,右胁疼痛,不思饮食,多梦少寐,大便干结。脉弦细滑数,舌苔黄,舌质淡红、体胖有齿痕。

辨证：骤然跌仆，撞击头颅，血络损伤，血外溢致头皮血肿，血内溢则滞阻脑窍，脑髓受伤失养而致头痛、头晕、失眠诸症纷现。《脉经》云："跌仆不分十二经络，血必归肝，留于胁下……"故胁痛时作。总为瘀血留阻、脑髓失养。

治法：活血化瘀，通络定痛，佐以补肾荣脑。

处方：土鳖虫 6g　苏木 15g　泽兰 12g　赤芍 15g　茺蔚子 12g　威灵仙 15g　菊花 9g　白蒺藜 15g　石菖蒲 9g　羌活 6g　生熟地黄各 9g　何首乌 15g　枸杞子 12g

水煎服，14 剂。

大黄䗪虫丸 20 丸，每次 1 丸，日服 2 次。

二诊：1982 年 6 月 16 日。药后胁痛消失，头痛显著减轻，食眠正常。现偶感双上肢轻度麻木。脉弦细滑，苔薄，舌质淡红、边有齿痕。继投活血化瘀、补肾荣脑之剂。

处方：土鳖虫 6g　刘寄奴 10g　鸡血藤 20g　苏木 15g　川芎 9g　丹参 15g　鬼箭羽 10g　制首乌 15g　女贞子 15g　生熟地黄各 9g　黑桑椹 30g　制黄精 15g　黑芝麻 30g　茺蔚子 12g　羌活 6g

水煎服，7 剂。

大黄䗪虫丸 20 丸，每次 1 丸，日服 2 次。

三诊：1982 年 6 月 24 日。药后诸症消失。近因学习紧张，期中考试，又微现头晕。脉弦细，舌质淡，苔薄。拟前法，上方去鬼箭羽、刘寄奴、苏木，再进药 5 剂。

成药去大黄䗪虫丸，加首乌片(即首乌延寿丹)、桑椹蜜膏各 2 瓶，每服 1 食匙，日服 2 次。

两个月后随访，其母告知已无任何自觉症状，能胜任紧张的学习。

[**按语**] 伤于车祸，抢救及时，其证瘀微病轻，故以活血化瘀、补肾荣脑法进治，并递次增加补肾之品，以致收效甚捷。

例二　补肾健脑、安神定志案。

常某，男，28 岁。

初诊：1981 年 2 月 28 日。

主诉及病史：1981 年 2 月 12 日晨上班时，头颅被钢铁卡具夹住，当即昏迷。送某医院急诊，检查其左耳前皮肤裂伤 8cm，双颞颅血肿，有剧烈的喷射状呕吐，二便失禁，经抢救后清醒(昏迷时间记不清)，在急诊室观察 3 天，患者要求中医治疗，遂转我院。

诊查：当时患者不能站立，由四人抬背。双颞血肿，头痛剧烈，不能转侧，动则有眩晕欲仆之势，不能清楚自述病情，听力极差，耳鸣频作，恶心欲吐，不思饮食，睡眠不安，二便困难。脉弦细，舌质暗红。

辨证：患者头颅内血络及肉皆伤，裂伤、血肿形于外，窍脉阻滞伤于内。瘀血阻窍，清阳不升，乃头痛、眩晕、耳鸣。浊阴上逆，克犯脾土，恶心呕吐遂作，虽其伤重，但仅半月，故逐瘀仍为首选之法，桃仁四物汤加减。

处方：当归 9g　桃仁 12g　红花 9g　生地黄 15g　赤芍 15g　川芎 6g　枳壳 6g　柴胡 9g　葛根 9g　牛膝 12g

水煎服，5 剂。

清脑复神液 2 瓶，每服 1 食匙，日服 2 次。

二诊、三诊：药后呕吐止，头痛减，余症如前。继以化瘀通络、补脑安神为治。

处方：泽兰 12g　赤芍 15g　川芎 6g　丹参 15g　路路通 10g　石菖蒲 9g　茯苓 9g　蜈蚣 3 条　莲子心 3g　首乌藤 18g　黑豆 30g　制首乌 18g

水煎服，14 剂。

四诊～七诊：头痛除，纳谷香，二便已正常。仍有轻度耳鸣，夜寐不安。

处方：土鳖虫 6g　威灵仙 15g　当归 12g　生蒲黄 12g　鸡血藤 20g　豨莶草 30g　茺蔚子 12g　赤芍 15g　桑椹 30g　黄精 15g　制首乌 15g　黑芝麻 30g　藁本 9g　石菖蒲 10g

水煎服，14 剂。

桑椹蜜膏，4 瓶，每服 1 食匙，日服 2 次。

首乌片 8 瓶，每次 5 片，日服 2 次。

患者共治疗两个月，症状消失，听力恢复，已能上班和参加业务学习，不仅坚持学完三个月课程，而且考核成绩优秀。遂改用丸药调理半年，一年半后随访，云一切正常。

[按语] 工伤颧骨裂折，伴颞颅血肿，但患者在创面处理抢救苏醒后，立即服用中药，以其尚处在急性期中，故临床第一步治疗跌损伤脑，得瘀血祛、肿胀消之效，再增补肾健脑、安神定志之法，按步施治，疗效好而巩固。分析其因，可能为：一是急性期治疗及时，未致瘀血遗留成患；二是坚持用药，注意巩固调理，值得借鉴。

例三　活血化瘀、补肾荣脑、养心安神案。

侯某，男，43 岁。

初诊：1979 年 11 月 23 日。

主诉及病史：1977 年 6 月从 2m 高处坠跌至水泥地上，头部触地，当即昏迷。急入某医院手术抢救，昏迷二十余天才苏醒。住院治疗 2 个月，出院时生活不能自理，须两侧有人架扶方可走路，长期失眠。

诊查：神情迟钝，言语不流利，健忘失眠，步态不稳，食少，便干，小溲不畅。舌质暗、边有齿痕，脉沉细弦。

辨证：瘀血留内，脑髓受损。

治法：活血化瘀，补肾荣脑，养心安神。

处方：泽兰 12g　赤芍 15g　桃仁 9g　红花 9g　鬼箭羽 9g　鸡血藤 20g　远志 9g　女贞子 12g　龙眼肉 15g　胡桃肉 15g　朱茯神 15g　补骨脂 9g　黄精 15g　桑葚 30g　莲心 5g　鸡内金 6g

二诊：1980 年 8 月 24 日。患者服药九个月，语言基本流利，步履已稳，但中途又因癫痫发作一次，改投定痫熄风、养血补阴之剂。

处方：钩藤 18g　僵蚕 9g　石决明 20g　玄参 15g　石斛 12g　朱砂 2g(冲)　琥珀 3g(冲)　胆南星 6g　蝉衣 4g　茺蔚子 12g　熟地黄 15g　菖蒲 9g　远志 9g　五味子 6g　天冬 9g

水煎服，14 剂。

服上方药两周后，仍改服活血化瘀、熄风定痫、补肾荣脑之剂，调理半年，自此癫痫始终未发，已能独立操持家务，待客交谈，仪态正常，语言流畅，分析计算能力大有进步，步履如常人，食眠均佳，神态灵活。

追访一年诸症未再复发，身体康健。

[按语] 本例系神经外科诊为“双额硬膜下血肿，闭合性脑损伤，颅骨骨折，脑挫伤”的重型颅脑损伤患者，且继发“外伤性癫痫”，且伤后一年才服中药，足见病情深痼。治疗过程又有间断，但其后期由于注重治疗，终于恢复独立生活的能力，癫痫亦被控制，年余未再发作。

例四　化瘀通络、豁痰定痫案。

李某，女，38 岁。

初诊:1979年7月23日。

主诉及病史:患者于十三年前头部受外伤,当即昏迷,经抢救脱险。随后常剧烈头痛,癫痫每月发作三四次,并有失眠梦多、眼花、易疲乏、不欲食、恶心等症状。

诊查:近日在北京某医院做脑电图示广泛性轻度异常;同位素扫描:额顶中线偏右占位性病变。诊断:颅骨损伤后遗症、继发性癫痫、颅内占位性病变(血肿)。舌质暗红,舌苔薄,脉弦细。

辨证:血瘀痰阻,肝肾亏损。

治法:化瘀通络,豁痰定痫。

处方:泽兰12g　赤芍15g　刘寄奴9g　鬼箭羽9g　鸡血藤24g　苏木9g　莪术6g　龙葵15g　连翘12g　忍冬藤15g　钩藤15g　胆南星5g　藁本9g　蔓荆子9g　桃仁9g

水煎服,14剂。

清脑复神液2瓶,每次1小酒杯,日服2次。首乌片2瓶,每次5片,日服2次。丹七片2瓶,每次3片,日服2次。

二诊:1979年9月30日。上方药服后头痛明显减轻,癫痫仍有发作,失眠多梦,心悸诸症。脉弦细,舌质淡红,苔薄白。治宜豁痰熄风定痫,养心安神。

处方:胆南星6g　陈皮9g　半夏9g　茯苓9g　远志9g　石菖蒲9g　川贝母9g　僵蚕9g　丹参15g　全蝎6g　麦冬9g　藁本9g　川芎6g　琥珀3g(冲)　朱砂2g(冲)

水煎服,14剂。

清脑复神液两瓶,服法同前。首乌片两瓶,服法同前。

三诊:1980年1月20日。上方进退服药几个月,癫痫发作次数明显减少。CT扫描:未见占位性病变。仍有头痛、头晕、乏力、睡眠多。脉沉弦,舌质淡。治宜化瘀通络,补肾健脑。

处方:泽兰12g　土鳖虫6g　茺蔚子12g　白蒺藜15g　石菖蒲9g　苏木15g　豨莶草30g　枸杞子15g　制首乌18g　桑椹30g　生熟地黄各9g　黑芝麻30g　茯苓9g

水煎服,14剂。

桑椹蜜膏2瓶,每次1食匙,日服2次。

上方加减进药数月,癫痫未再发作,头痛头晕亦基本告痊。

[**按语**] 本例以头痛剧烈、癫痫频繁发作为主症,采用审因辨证为主,并针对主症分段治疗而收效。患者外伤已达十三年之久,仍颅内血肿、头痛难忍、舌质发暗,其瘀血积滞之深,显而易见,故其治首以活血化瘀为主,药后头痛遂减。然癫痫仍发作频繁,故继之以豁痰定痫为主,方用定痫丸加减,癫痫发作亦应之而缓。瘀血阻滞,脑髓必失养而空虚,故最后补肾健脑、活血化瘀为法进治,俾瘀血祛、肾精充、脑髓实,数年之痼疾竟告痊愈。

例五　活血化瘀、补肾填精明目案。

孙某,男,25岁。

初诊:1981年3月31日。

主诉及病史:于1980年3月24日从5m高处坠落,当即昏迷,入某医院抢救,诊断为颅骨骨折、硬脑膜外血肿、脑疝,并行清创术,术后6天方恢复知觉。现症:头晕,头胀痛,活动后尤甚;视物昏花,左目偏盲(视力0.1);小便频而清;大便不成形,日行两三次,不能完全控制;纳少,梦多。

诊查:舌质暗红,脉沉细。

辨证:瘀血阻滞,髓虚精亏。

治法:活血化瘀,补肾填精明目。

处方:土鳖虫 6g　豨莶草 30g　苏木 15g　生熟地黄各 9g　赤白芍各 9g　川芎 6g　桑葚 30g　胡桃肉 30g　黑芝麻 30g　夏枯草 12g　白蒺藜 12g

水煎服,14 剂。

桑葚蜜膏 2 瓶,每服 1 食匙,日服 2 次。清脑复神液 2 瓶,每次 1 小酒杯,日服 2 次。

二诊:1981 年 5 月 8 日。服上方药后头晕减轻,睡眠好转;大便日行一两次,已能控制;尿频减轻,惟近日觉手术部疼痛较甚。仍宗前法去夏枯草加制乳没各 3g、威灵仙 15g、泽兰 12g、蔓荆子 9g,以增加活血消瘀止痛之力,甚时曾加用水蛭、虻虫、蜈蚣逐瘀通络。

成药增服丹七片,每次 3 片,日服 2 次。

三诊:1981 年 6 月 5 日。服上方药后手术部位痛止,诸症亦继有减轻,但左目偏盲如故。近日在北京某医院检查,诊断为手术损伤视神经交叉。

治法:活血祛瘀,补肾填精,滋肝明目。

处方:土鳖虫 6g　苏木 10g　鸡血藤 15g　赤白芍各 9g　生熟地黄各 15g　桑葚 30g　黑芝麻 30g　黄精 18g　枸杞子 15g　草决明 12g　茺蔚子 12g　菊花 10g

水煎服,14 剂。

首乌片 2 瓶,每次 5 片,日服 2 次。桑葚蜜膏 2 瓶,每服一食匙,日服 2 次。

守方加减进治四月余,二便已调,头不痛,眠佳,食可,仅有轻度头晕,惟左目偏盲恢复不理想。嘱仍服上方药,加女贞子 15g、旱莲草 15g,继续调理。

[按语] 本例以瘀血阻滞、髓虚精亏为主要病机。外伤而致头痛诸症,因属瘀血,盖肾司二便而为胃之关,脑髓伤则肾精亏,精化为气,肾气为之不足,以致二便失却固摄,故有尿频而清、大便稀软失控之症。所以,一开始即补肾填精与活血化瘀同施,后期又以补肾荣脑为主,以使瘀血祛、肾精复,而肾自充,故病向愈。中途加重活血化瘀之药,乃是针对其手术部位之疼痛而设。

上述五例,据本人体会,对于脑外伤后遗症之治疗,应抓住外伤后瘀血停积、脑髓受伤、髓虚精亏这个关键,审因审证、辨病辨证合参,治疗以活血化瘀、补肾荣脑为主,并在此基础上视各患者之不同情况而给予其他治法。近年来治疗了近百例,皆遵此方法而见效。不过本病究属重症,见效较慢,一般疗程需数周至数月,故当守法守方,不可操之过急。疗程虽长,仍以汤药为佳;成药如桑椹蜜膏、清脑复神液等,对本病也可起辅助作用。

五、补肾填精法治愈脊髓空洞症一例

齐某,女,32 岁。

主诉及病史:右上肢及腰椎 1—4 两侧呈节段性麻木不仁,不知痛温,有时感到自发性闷痛。表面皮肤干燥,触之有感觉,右臂运动无力,肌肉萎缩,脊椎弯曲。经北京某医院确诊为“脊髓空洞症”。历经五年,医治效不显,转来诊治。

诊查:舌质淡嫩有齿痕,舌边紫暗有瘀点,无苔,脉细涩而结。

辨证:先天不足,精髓不充,气虚血瘀。

治法:补肾填精,益髓健脑,补气活血。

处方:巴戟天 12g　仙灵脾 12g　菟丝子 15g　当归 12g　鹿角胶 9g　龟版胶 12g　黄芪 20g　枸杞子 20g　桑寄生 15g　淮牛膝 15g　狗脊 12g　太子参 12g　赤芍 9g　鸡血藤 20g

山萸肉 30g　熟地黄 12g　丹参 15g　川芎 6g

水煎服，14 剂。

二诊：两个月后来告，上方药服 60 剂后，感觉稍复，痛已消除，麻而不木。舌色淡红，瘀点消失，脉弦细。减活血化瘀药用量，重用补肾填髓益气之品。续服药 80 剂，腰痛感觉基本消失，右臂活动有力，肌肉渐丰。苔脉复常。疏方为丸以调理。

处方：巴戟天 15g　仙灵脾 15g　菟丝子 20g　鹿角胶 12g　龟版胶 12g　炙黄芪 30g　枸杞子 30g　全当归 15g　赤芍药 6g　大川芎 6g　紫丹参 12g　熟地黄 15g　肉苁蓉 30g　川续断 20g　桑寄生 20g　淮牛膝 20g　金狗脊 15g　太子参 15g　嫩桂枝 12g　鸡血藤 30g　炮山甲 12g

共研为细粉，制蜜丸，丸重 9g，每次 1 丸，每日服 3 次。

服药半年左右，症状体征消失，活动如常，复经北京某医院检查：节段性感觉分离、节段性肌肉萎缩、临床症状等均消失。检无异常发现，病告愈。一年后追访，未见复发。

［按语］本例采用补肾、填精、益髓、补气、活血等法治疗，方选补肾益髓的左归饮、补气生血的当归补血汤，并用血肉有情之品如龟鹿二仙胶等复方图治，灵活加减，取得了较为满意的疗效。

补肾药具有益精填髓、促进生长和发育的作用，能促进功能的恢复，为补益先天之大法。“补后天以养先天”。补气健脾，使水谷之精微滋养周身。用大补气血之品，扶植正气。“久病必有瘀”，活血通络以祛其瘀，此寓消于补之法也。

根据病变之具体表现，采取辨证论治之原则，或补或通，兼施并用，灵活机动，方能得心应手。

六、化痰开窍、养心通络治愈一氧化碳中毒性脑病二例

例一　化痰开窍、养心通络案。

李某，男，77 岁。

初诊：1980 年 2 月 2 日。

主诉及病史：春节之际，炉火生后即置室内，独卧而眠，待家人发觉已昏迷多时，急送医院抢救 3 天脱险，出现种种意识及智能障碍表现，遂邀中医诊治。

诊查：患者意识朦胧不清，言语謇涩，二便失控，吃、穿、行均不能自理。脉弦劲有力，舌质暗红。神经科检查：定向力差，早晨吃饭、上午看病均不能记忆，不会计算，瞳孔等大，光反应灵敏，面肌无力，伸舌正中，四肢肌张力正常，腱反射对称，未引出病理征。诊断为一氧化碳中毒性脑病。

辨证：脑为清窍，异毒之气内袭，留阻经脉，痰瘀互阻窍络，痰扰神明，蒙蔽心窍。

治法：化痰开窍，养心通络。

处方：天竺黄 12g　菖蒲 9g　郁金 12g　当归 12g　白芍 12g　莲子心 3g　柴胡 6g　香附 9g　海浮石 12g　淡鲜竹沥水 30ml（冲服）

水煎服，7 剂。

二诊：1980 年 2 月 10 日。药进 7 剂后，可不须人扶持略走数步。于上方增加活血通络、补肾荣脑成药（首乌延寿丹、活血通脉片、桑葚蜜膏等）。一个月后专服成药，三个月后记忆力恢复，生活基本可以自理。遂改间断服用成药调理，半年后语言流畅，步态自如，表情自然，生

活全部自理，还可以上街购物，操持一些家务。再经神经科检查，一切正常。两年半后随访，健如常人。

例二　化痰开窍、活血通络、补肾荣脑案。

陈某，女，50岁。

初诊：1980年5月8日。

主诉及病史：半年前夫妇二人煤气中毒，经抢救从昏迷中苏醒，但不久又突然再度陷入昏迷，虽历经高压氧等措施治疗，仍神志不清，右侧肢体偏瘫，二便失控，汗出甚多，双下肢浮肿，四肢时见挛急抽动。

诊查：舌红，苔水滑，脉沉细。

辨证：痰瘀蒙蔽心窍，且久病迁延，肝肾皆亏。

治法：化痰开窍，活血通络，补肾荣脑。

处方：刘河间地黄饮子加减。

菖蒲9g　郁金12g　熟地黄18g　石斛12g　山茱萸9g　五味子9g　麦冬9g　远志9g　大黄30g　巴戟9g　赤芍15g　钩藤15g　益母草15g　石决明20g　淡鲜竹沥水30ml(冲服)

二诊：1980年5月15日。服上方药7剂，神志转清，已有微弱发音。于上方增益气消肿之品。原方加桑寄生12g、薄荷3g、防己12g、车前子12g。另服：首乌延寿丹，每服6g，日服2次；桑葚蜜膏，每服1食匙，日服2次。

依上法加减投治半年，患者记忆力完全恢复，面色红润，表情自如，对答可以，然因久病护理不佳，双下肢浮肿虽退，但已呈废用性萎缩。现双手已可持匙吃饭，二便可知，但尚难自控。偶因痰涎过多，有呛咳现象。舌质稍暗，苔薄黄水滑，脉沉弦。治宜开窍化痰，补肾荣脑，熄风通络。

处方：羌活6g　木瓜12g　钩藤15g　生姜6g　紫菀12g　天麻6g　竹茹9g　远志9g　香附9g　桑椹30g　炒枣仁15g　黑芝麻30g　胡桃仁30g　龙眼肉15g　菟丝子15g　羚羊角粉1g(冲服)　淡鲜竹沥水30ml(冲服)

再服药15剂后，二便可自控。经神经科检查，意见是除运动障碍未见完全消除外，精神智能障碍均已基本消失。家属颇感满意。为了获得更大进步，嘱加用针灸，针药并进，以治余症。

[按语] 一氧化碳中毒，分轻、中、重三种程度。重度中毒者，往往有很多并发症，尤其可见精神症状，是因一氧化碳中毒导致脑功能失调而发，近代医学称为“一氧化碳中毒性脑病”。

上述二例，前者年事已高，后者两度昏迷，续发症状多而重，据文献报道，一般要二至三年才能减轻或治愈。由于中西医合力，中药治疗，得以在四个月或一年内治愈和明显收效，大大缩短了疗程。

考本病在中医医籍中似无专文记载，这可能与古今生活条件不尽相同有关。在中医学有关山岚瘴毒的启示下，余思此病，主要由于口鼻吸入恶毒异气、邪毒入侵人体、一身骤感此异毒之气，导致气血紊乱、阴阳失调，以致诸症丛生。本二例系重度中毒者，可曰感异毒之气颇甚，以致脏腑诸经皆失常司，清阳当升不升，浊阴当降不降，气血逆乱失度，水津难以正常四布，液聚为痰，血滞成瘀，痰瘀内阻，上扰蒙蔽心窍神明，遂致猝倒昏迷、瘫痪失语等。治疗此类疾病，并无一成不变之法方，临证当依中毒轻重，视发展变化的症状表现，辨证投药。

本文所举二例，余在治疗上主要参照中风之治。治疗大法主要是化痰开窍、活血通络、养心安神、补肾荣脑四法。解毒、祛风之法亦在选用之列。遣方用药时，余则常用《宣明论》“地黄饮子”为主方。化痰开窍，除菖蒲郁金汤外，常喜选用清心滚痰丸、淡鲜竹沥水等方药。诸法中乃以化痰开窍为先,补肾荣脑(养心安神)、活血通络二法则贯彻治疗之始终。因本病涉及脏腑主要为心(脑)、肾。肾为先天之本,心(脑)为神明之府。补肾荣脑(养心安神)乃从本图治之法。而注意化瘀通络,乃因本病系恶毒异气侵袭人体,邪毒留阻血脉,必滞血为瘀,欲清其毒,必祛其瘀,瘀去方可新生。化瘀开窍乃循常法,故不复述。

七、滋养肝肾佐以疏利治愈脏躁一例

林某,女,39岁。

初诊:1965年10月27日。

主诉及病史:半年前其长女突然病故,遂精神恍惚,心悸怔忡,头晕烦躁,夜寐不宁,或悲或喜,反复无常。有时喃喃自语,有时放声嚎啕,多忧善虑,面容憔悴,形体消瘦,骨蒸潮热。周身疼痛,引及胁肋,其痛楚难于名状。胃纳呆钝,二便不畅。

诊查:按其脉弦,舌淡红,苔薄黄相兼。

辨证:肝郁化火,累及中土,上扰心神,下灼肾阴。

治法:滋养肝肾,略参疏利。

处方:一贯煎化裁。

北沙参9g 川楝子9g 丹皮9g 生地黄6g 全当归9g 乌梅3g 枸杞子12g 麦门冬9g 桑皮6g 瓜蒌仁6g

水煎服,6剂。

二诊:1965年11月5日。服上方药6剂,纳已增,寐渐安,全身及胁肋疼痛均见减轻,唯仍有时头晕。拟增平肝扶脾之品于前方之内。

处方:北沙参9g 川楝子9g 当归9g 牡丹皮9g 生地黄6g 山药12g 枸杞子12g 乌梅肉3g 石斛6g 石决明9g 白蒺藜18g 苡米18g

水煎服,6剂。

三诊:1965年11月12日。药后诸症悉除,嘱其家属注意疏导劝慰,以防再复。

[按语] 脏躁一病,或喜或怒,或欠或伸,其症不一。而肝气郁,脏阴亏,实为癥结所在。气郁则化火,化火必伤阴。上扰乎心,则心血虚而神不宁;下累及肾,则肾阴亏而相火独旺,并殃及中土,运化失职,化源受累。同为肝郁化火,须视其何脏受累为重;脏阴亏虚,当究其何脏亏损为甚,然后定其滋养何脏为主,方能切中病情。肝郁化火,心血亏虚为主,则甘麦大枣汤为主。甘润生阴,养心之血,润肝之体也;甘解缓急,柔肝之用也。肝郁化火,下累及肾,肾亏为主,则魏柳洲一贯煎为妙剂也。方中之药,或养血,使肝体自荣也;或补阴,滋水涵木也。

本例患者,延及半年,病情复杂,殃及心、肝、脾、肾四脏。然抓住肝肾阴虚这一主要矛盾,两诊后便取得较好疗效。《魏柳洲医话》治方某胁痛一案,以生熟地黄同用,吾于应用此例时舍熟地黄而取生地黄;一取一舍,是由于患者胃纳呆钝、中运不健,熟地黄妨食腻膈,故去之;且患者现有气郁化火之肝热,又具肝肾之阴亏,而生地黄既可养阴,又可清热,两善其长,故取之。方中有川楝子疏利之开,更有乌梅酸收之合;一开一合,相反而相成。凉血活血,丹皮两擅其长,用之凉而不滞、散而不燥,颇切病情。肺与大肠相表里,清金即可制木,而此患者既有肝气之横逆,复具大便之失畅,蒌仁配桑皮可兼而治之。二诊时加白蒺藜凉肝养血以熄风阳,方中取用山药而舍白术,精选药之所长,弃其所短,尽量使病情分析与选药组方契合,是取效的原因所在。

八、补益肝肾、强筋壮骨、化瘀通络治愈痿证一例

徐某，女，32岁。

初诊：1976年2月15日。

主诉及病史：近几年来发现双下肢冷麻，软弱无力，行走艰难，且感腰脊酸麻沉重。

诊查：经北京某医院X线拍片结果："骶1与腰5椎板凹陷缺损，且外皮凸起，上生粗毛"。确诊为"隐性脊柱裂"。脉弦细，舌体胖嫩，舌边尖有瘀点多处，苔薄白。

辨证：先天禀赋不足，肝肾亏损，精髓不充，阴亏髓虚，血络瘀阻，致足不任身，发为骨痿。腰者肾之府，脊者肾之所贯，故肾虚则腰脊酸沉。

治法：补益肝肾，强筋健骨，化瘀通络。

处方：熟地黄18g　山萸肉9g　麦冬9g　菖蒲9g　五味子9g　远志9g　桂枝9g　肉苁蓉18g　附子6g　巴戟天12g　生苡仁24g　补骨脂12g　石斛12g　木瓜12g　川牛膝12g　鸡血藤24g　赤芍15g　红花9g

水煎服，14剂。

加味金刚丸（菟丝子、肉苁蓉、杜仲、川萆薢、猪腰等）50丸，每次2丸（12g），日服2次。

二诊：1976年3月14日。守方用药一个月，行路稍觉轻松，脊部麻感下移，腰部微痛，下肢冷麻稍轻。舌质暗红，边尖仍有瘀点，脉弦滑。

原方加炙马钱子0.25g（冲服或装胶囊送服），以增通络起痿之功，续服药三个月。

三诊：4个月来诊。舌边瘀点减少，诸症略减，行动亦稍有力。

原方加白芍12g、茯苓9g、生地黄15g、川续断9g，再服药两个月。

四诊：两个月后来诊，双下肢及腰部酸沉状已解，步履渐趋常态。舌边尖瘀点尽退，脉复神强。

处方：生熟地黄各12g　巴戟天12g　山萸肉9g　天麦冬各9g　女贞子15g　旱莲草15g　菖蒲9g　肉苁蓉24g　川续断12g　赤白芍各9g　茯苓12g　薏苡仁24g

水煎服，14剂。

五子衍宗丸20丸，每次1丸，日服2次。

五诊：半月后行路已如常人，苔脉正常。复经原某医院拍片对照，椎板缺陷处模糊不清，椎裂面积明显减少，收效尚佳。

继用四诊方加大5倍量，制成蜜丸，丸重6g，每服2丸，日服2次，以善后调理。

经半年追访，患者已恢复工作，自云可胜任，腰及双下肢也无沉重感，仅行路较常人稍缓，余皆正常。

［按语］ 本例隐性脊椎裂乃为脊椎先天性缺陷，依其临床症状，中医学名之为"痿"。《儒门事亲》："痿之为状，两足痿弱，不能行用。"清·陈士铎云："痿证终年不能起疴，面色光鲜，足弱无力，不能举足者……"。以上这些描述，与本病症状颇为相似。

究其所因，《女科百病问答补遗》曾述及："人身之骨，肾所主也。先天之精禀赋不足，则骨软而不坚不实，且髓不满骨，筋无血养，以束骨，营卫弱，故骨痿而骨变也。"《古今医统》云："有日月不足而生，或堕胎之剂不去而竟成胎者，耗伤其气……致成斯疾"。可知先天胎禀不足，肝肾亏损，精血不充，脏气不足，致肾精虚而髓不充，故骨变而成本病也。

本病属临床较为缠绵难治病证之一。治疗本病余常参考现代医学之诊断(主要依靠X线片),以中医辨证论治为核心,抓住标本先后,以肝主筋、肾主骨,故由肝肾入手,首选刘河间《宣明论》“地黄饮子”方化裁,配合《保命集》“金刚丸”方加味。

投药已见初效,随即守方迭进。该方中熟地黄、山萸肉、女贞子、旱莲草补益肾阴;苁蓉、巴戟天、桂、附温养肾阳;石斛、天麦冬滋水清火;菖蒲、远志宣窍化痰;鸡血藤、牛膝、赤芍、红花活血通络,可助补肾生精(瘀去新生)。

余临床治疗痿痹一类疾患,在辨证基础上常喜选用《宣明论》“地黄饮子”一方,以该方既能滋阴益肾、壮水以济火,又能温补肾阳、引火归原,故具协调阴阳,使阴阳得以平衡之妙用。本例乃肾虚为本,故该方为首选之方。金刚丸乃补肝肾、壮筋骨之佳品。《张氏医通》云:“骨痿不能起于床者,金刚丸”。故辅以同用,以增效力。五子衍宗丸亦系补肾生精之方药,以上诸方药相协,守法不变易,故得使肾精充、髓海日满,临床症状消失。且经同一医院拍片对照证实,“椎板缺陷处模糊不清,椎裂面积明显缩小”。疗效可称满意,也为攻治此类疾患摸索出一点门径。

九、滋阴清热、养心安神治疗癔症性瘫痪一例

张某,男,50岁。

初诊:1989年8月30日。

主诉及病史:反复周身瘫痪二十余年。二十多年前的一天突发手脚行动不便,未经治疗,数天后恢复如常人。但此后反复发作,一般三五天一次,遇外界刺激发作更趋频繁。每次发作前出现头沉闷,如同醉酒般难受,尿黄,口苦。发作时,轻者手脚或全身活动困难;重者瘫痪三四天,且夜间梦多。不服药物,多半能自行恢复如常。

诊查:周身瘫痪,疲乏困倦,头沉闷,口苦,尿赤,睡差梦多,纳可便调。舌质红,苔薄黄,脉细数。

辨证:阴虚内热,心神不宁。

治法:滋阴清热,养心安神。

处方:百合地黄汤、黄连阿胶汤、甘麦大枣汤合方化裁。

百合15g　黄柏10g　炙甘草10g　生地黄15g　白芍12g　肥大枣7枚　黄连6g　黄芩10g　阿胶珠10g　浮小麦30g

水煎服,14剂。

二诊:1989年9月13日。服上方药13剂,困倦疲乏、头沉闷等症明显减轻,口苦、尿赤基本消失,但有腿重脚轻之感。

继用前方去黄芩10g、黄柏10g,加首乌藤20g、莲子心5g、合欢皮10g、鸡子黄2个(分冲),以增强养心安神之功,并加肉桂5g,合黄连交通心肾。同时嘱患者注意精神愉快、心情舒畅,避免外界刺激。

三诊:1989年9月28日。上方药服14剂,瘫痪已解,手脚活动如常,证情显著好转。为巩固疗效,再投滋阴液、清余邪、安心神、健脾胃之品。

处方:

(1)竹叶6g　生石膏24g　芦根15g　大枣7枚　浮小麦30g　知母9g　远志9g　合欢皮9g　生地黄15g　麦冬9g　炙甘草9g　百合12g

水煎服,14剂。

(2)香砂六君子丸5袋,一次服1/3袋,一日2次。

[**按语**] 本例患者反复发作周身瘫痪,多半无须服药亦能自行恢复,且发作与外界刺激有关,经多家医院理化检查,均无异常发现,因而有似"癔症性瘫痪",属中医情志疾病,多因脏阴不足、阴虚内热、心神不宁所致。心主血脉而藏神,肺主治节而朝百脉。心肺阴虚则心神被扰,百脉俱受其累,故见睡差梦多、周身瘫痪行动不便;阴虚生内热,则见头沉闷,如醉酒状,口苦,尿赤。正如《金匮要略·百合狐惑阴阳毒病脉证治》所述"百合病者……欲行不能行……口苦,小便赤……"之证。舌红、脉细数为阴虚内热之象,故治疗始终以滋阴清热、养心安神为主,用百合地黄汤、黄连阿胶汤、甘麦大枣汤为主方化裁。方中百合润肺清心,益气安神;生地黄滋阴凉血,除血中之热;黄芩、黄连苦以除酸;鸡子黄、阿胶甘以补血;白芍酸以收阴气而泄邪热;炙甘草、浮小麦、大枣补益心脾,安神宁心。初诊时,因邪热较甚,故去鸡子黄,加黄柏坚阴清热。复诊时,邪热已去大半,因而又去黄芩、黄柏,加鸡子黄两枚以养血滋阴;加首乌藤、莲子心、合欢皮以增强养心安神之功,并加肉桂与黄连共成交泰丸而交通心肾。因本病属情志疾病,故又以情治情,令病人心胸舒畅,密切配合,发挥其主观能动作用,俾阴液复、邪热去、心神宁,诸症悉除而向愈。最后为巩固疗效,再投滋阴祛邪安神健脾之品,善后调理,以恢复健康,渐臻佳图。

十、清热、解毒、凉血治愈口疮二例

例一 清热解毒凉血案。

黄某,男,36岁。

初诊:1981年12月21日。

主诉及病史:口腔溃疡一年。阴茎、阴囊亦有溃疡。口苦,纳少,睡眠多梦,易出汗,口干,多饮,便干,溲黄。

诊查:北京某医院检查,血沉86mm/1h,血红蛋白100g/L,淋巴细胞含有嗜亚尼林蓝颗粒,血清黏蛋白0.42g/L,白蛋白25g/L,球蛋白38g/L,诊断为"白塞综合征"。舌质红,苔黄厚腻,脉细濡。

辨证:湿热壅毒循厥阴肝经上冲下侵。

治法:清热解毒凉血。

处方:玳瑁6g 桃仁12g 川黄连3g 连翘12g 赤小豆30g 生地黄15g 赤芍15g 黄芩9g 升麻3g 土茯苓15g 牡丹皮12g 当归15g 栀子6g 葛根6g 五味子6g

水煎服,7剂。

另:锡类散2瓶,外涂。柿霜饼30g,口含化。

二诊:1982年2月8日。服上方药14剂,口腔及外阴部溃疡均愈合,睡眠已安,现口稍干苦,耳鸣,纳少,便干,小便可。舌淡红、苔白,脉细濡。

辨证:阴液未复,湿毒未净。

治法:养阴增液,祛湿解毒。

处方:黑玄参25g 生地黄25g 麦冬15g 白芍15g 薏苡仁30g 土茯苓15g 升麻3g 黄芩9g 黄柏9g 地肤子30g 赤小豆30g 连翘12g

水煎服,7剂。

锡类散、柿霜饼继用,用法同前。

三诊：1982年2月15日。服上方药7剂，诸症消失。继以养阴增液法调理善后。

例二　清热解毒祛湿案。

董某，女，5岁。

初诊：1969年4月21日。

主诉及病史：口舌生疮溃烂，外阴溃疡，且外被白腐，年余不愈。烦躁不宁，低热形寒，纳少便干，小便短赤。

诊查：血沉78mm/1h；白细胞分类：淋巴细胞0.42；血红蛋白80g/L。北京某医院诊断为“白塞综合征”。舌红，有腐白苔，脉细数。

辨证：狐惑病。湿毒壅积，化热伤阴。

治法：清热解毒祛湿。

处方：黄连1g　黄芩2g　黄柏1g　木通2g　生地黄15g　土茯苓15g　银花20g　连翘20g　栀子6g　升麻1g　丹皮10g　白芍20g　泽泻10g　生甘草15g

水煎服，9剂。

另：黄柏10g、青黛10g，研细末补涂。

二诊：1969年4月30日。进上方药9剂后，上下溃疡大见好转。拟扶正固本、清热解毒。

处方：生地黄15g　生白芍20g　生山药30g　土茯苓15g　黄柏6g　银花15g　连翘15g　栀子6g　丹皮10g　升麻3g　生甘草10g

水煎服，9剂。

外用药同前。

三诊：1969年5月8日。服上方药9剂后，诸症均消。苔薄白稍干，脉细。拟养阴增液法善后。

处方：生地黄20g　玄参10g　天麦冬各15g　北沙参15g　牡丹皮10g　生白芍15g　白薇10g　土茯苓15g　生甘草10g

水煎服，6剂。

药后，苔脉如常，心悦神增，经追访病愈后未再复发。

[按语] 上二例口疮，近代医学称白塞综合征，实为《金匮要略》张仲景所称之狐惑。“狐惑之为病，状如伤寒，默默欲眠，目不得闭，卧起不安，蚀于阴为狐，蚀于喉为惑，不欲饮食，恶闻食臭，其面目乍赤乍黑乍白，蚀于上部则声喝(嘎)……”，“初得之三四日，目赤如鸠眼……”。因此本病临床症状多有发热恶寒、肢节酸痛及沉默欲眠、卧起不安、目不得闭、食欲不振、恶闻饮食气味、面色变幻无常(或红或白或黑)、口腔咽喉腐蚀糜烂、前后二阴溃疡、瘖哑、目赤如鸠眼等症状。

本病何以取名狐惑？《医说》云：“古之论疾，多取类比象。使人易晓，以时气声嘎咽干，欲睡复不能睡，为狐惑，以狐多疑惑也”。可知本病之病名系古人以取类比象之法名之。而本病上有口腔内糜烂或内外眦糜烂，下有二阴溃疡之主症，与现代医学的“眼、口、生殖器三联综合征”(又名“白塞综合征”)颇相类似。

本病病因据中医学家描述：“多由医者汗、吐、下太过，又利小便，重亡津液热毒内攻……多自下感，或居湿地；或下利久而得，当于䘌中求之”(郭白云)。可见本病病因系由湿热蕴结、毒热蒸腐，或感染虫毒引起其病机者。徐彬曰：“毒盛于上，蚀于喉为惑，谓热淫如惑乱之气，感而生惑也。毒偏于下，侵蚀于阴为狐，谓柔害而幽隐，如狐性之阴也……”。足厥阴肝经，其脉绕阴器、抵少腹，上通咽喉，湿热郁蒸，其热毒循经自下上冲，则上为咽喉被蚀，下则涉及二阴蚀烂。

治疗本病总以清热解毒除湿为原则，余在临床采用祛邪为主、扶正兼之，内服为主、外用兼之的标本兼顾之法，并将本病治疗阶段概分为三：①初期：清热、解毒、祛湿；②中期：清化、扶正兼施；③末期：养阴增液、扶正以善后。遣方用药，余常以三黄解毒汤、赤小豆当归散、犀角地黄汤、导赤散、增液汤等方辨证施用之。外用药则喜选用柿霜饼、锡类散、珍珠粉等药，内外兼治，其效尤佳。

十一、益气养血、补肾壮阳治疗席汉综合征一例

杨某，女，31岁。

初诊：1978年8月21日。

主诉及病史：患者两年半前曾因产后大出血休克，住院一月余，遂现乳房萎缩、月经闭止、阴道干涩、性欲减退等症。近两月来毛发脱落甚多。

诊查：北京某医院检查：子宫轻度萎缩，阴道分泌物少。尿化验：17-羟类固醇15.6μmol/24h，17-酮类固醇21μmol/24h。西医诊断为席汉综合征。舌质淡胖，舌苔少脉象细，双尺脉无力。

辨证：气血双亏，肾气虚弱。

治法：益气养血，补肾壮阳。

处方：当归9g　川芎3g　熟地黄12g　菟丝子12g　枸杞子12g　五味子10g　仙茅12g　仙灵脾15g　淮牛膝12g　白术12g　女贞子9g　炙黄芪9g　沙苑子9g　山萸肉12g

水煎服，10剂。

二诊：1978年9月2日。服药后精神好转，食纳稍增，仍畏寒肢冷。两足挛急，舌脉同前。宗前法，于方中加党参10g、炙黄芪20g、肉苁蓉15g、制附子10g。

水煎服，20剂。

三诊：1978年9月23日。服上方药20剂后，恶寒、肢冷、脚挛症除。月事已潮，然量甚少；毛发脱落之势已控，阴道稍润，欲心渐萌。脉细尺弱。上方去附子，继服10剂。

四诊：1978年10月22日。患者来述，已无疲乏倦怠感，性欲正常，月经来潮，量可而淡，脱落之毛发处（头发、阴毛、腋毛）已有新茸萌出之状，且体重增加，精神体力基本恢复正常，已上班工作。复查尿17-羟类固醇19.6μmol/24h，17-酮类固醇35μmol/24h，妇科检查（—），符合临床治愈标准。

为巩固疗效，再以上方药加大五倍量，共研为粉，制蜜丸，丸重10g，每服1丸，日服2次。半年后再度随访，患者康复如常人。

［按语］本例系由产后元气已虚，且大出血，致精血亏损。产后阴分一伤，八脉自失其养。冲为血海，连于胞宫，任督之脉又系养于胞宫，胞宫失于濡养则月事闭止不行。然奇经八脉皆丽于肝肾，现产后下虚及肾，肾阳互不维系，故现毛发脱落、乳房萎缩、阴道不润、性欲消失、畏寒肢冷等一派肾虚之征。朱丹溪曾说："产后以大补气血为主"。综观前症，补肾壮阳也在所必行，故方初以四物补血，芪术补气，五子衍宗合山萸肉、仙茅、仙灵脾以补肾壮阳，复方相柔以图治；之后递增益气补肾温阳之品，以冀阳生阴长、阴阳平秘。此例用药灵活权变，切中病机，终使产后虚损痼疾得获痊愈。

十二、补肾健骨、化瘀通络治愈外伤性截瘫一例

程某,男,37岁。

初诊:1985年5月15日。

主诉及病史:1984年10月18日在铁架旁锻炼时,不慎将铁架扳倒,砸伤腰部,当时病人意识清楚,但双下肢不能活动,二便失控。即入天津某医院,诊断为腰压缩性骨折、外伤性截瘫。后于当年12月某日行椎板减压手术,术后病人仍二便失控,双下肢运动功能丧失。于1985年5月15日来玉泉山康复医院治疗,入院时病人被抬入病房,诊断为外伤性截瘫、腰压缩性骨折、腰椎板减压术后,同时给予按摩、理疗、体疗等治疗,并请我会诊。

诊查:患者二便失禁,双下肢功能丧失,下肢肌肤麻木不仁。脉沉弦,舌暗红,苔薄白。

辨证:气滞血瘀,督脊不通,肝肾不足。

治法:补肾健骨,化瘀通络。

处方:骨碎补10g　仙灵脾10g　土鳖虫8g　补骨脂12g　巴戟天10g　刘寄奴10g　自然铜10g　山萸肉10g　鬼箭羽10g　干漆8g　苏木15g　血竭6g　红花10g　黄芪24g

水煎服,14剂。

健步虎潜丸(现已更名为健步强身丸)40丸,每次服1.5丸,　日服2次。

二诊:1985年5月29日。服药14剂后,下肢侧身时已稍能抬起;大小便亦有知觉,但仍不能控制。脉弦,舌淡。

治法:补肾健骨,缩泉通络。

处方:骨碎补12g　阿胶珠10g　黄柏9g　益智仁9g　补骨脂12g　炙龟版18g　鹿角片10g　菟丝子18g　知母9g　炙鳖甲18g　熟地黄18g　淮牛膝12g　山萸肉10g　女贞子18g　白芍18g

水煎服,14剂。

三诊:1985年6月12日。经服上方药后,病人大小便稍可控制,肌肤感觉恢复,下肢功能已经逐渐恢复,可以坐起,扶物可站立,病情平稳。坚持服上方药。

四诊:1985年8月21日。病情稳定,要求出院,带药回家,乃将三诊方配丸药长服,以资善后,并嘱坚持锻炼,服药与锻炼皆须坚持半年至一年。

一年后家属来告,仍在服药与锻炼,大有好转。

[按语] 外伤性截瘫,属中医痿证范畴。本例具痿证两大特点,即肢体不能随意运动和肢体肌肉萎缩。在病机方面,《素问·痿论》以五痿立论,认为由于五脏之气热,致其所主之皮毛、血脉、筋膜、肌肉、骨髓之痿。张景岳认为五痿不能全面概括痿证之病机,提出"痿证非尽为大证,火不足者有之,伤败之气者亦有之"。对痿证的病机作了进一步的补充。

我认为外伤后引起的痿证病机是气滞血瘀,督脊不通而致肝肾不足,所以治疗多以化瘀通络、滋补肝肾为主。气滞血瘀、督脊不通则肌肉不得温,筋骨不得濡;肝主筋,肾主骨,肝肾不足则骨枯而筋缓。在用药物治疗的同时,还应加强功能锻炼,不能主动运动的就被动运动,以防出现肌肉废用型萎缩,加重病情。治痿用药上如鹿角片、阿胶、紫河车、龟版、鳖甲等均为血肉有情之品,能峻补人身气血阴阳,用之于痿证,每可收到较好疗效。

十三、健脾温肾固涩佐以益气升提治愈小肠泄二例

例一　健脾利湿、涩肠止血案。

欧阳某，男，39 岁。

初诊：1978 年 7 月 25 日。

主诉及病史：久罹慢性溃疡性结肠炎，虽屡经治疗，未见显效，深以久泻、不能食为苦。

诊查：面色萎黄憔悴，腹痛，脓血便，大便溏，日七八行，纳谷不香。舌质淡胖，苔白而腻，脉细缓。

辨证：脾虚不运，湿浊内蕴。

治法：健脾利湿，涩肠止血。

处方：参苓白术散加减。

太子参 15g　白术 9g　茯苓 9g　炒扁豆 12g　山药 12g　薏苡米 15g　罂粟壳 6g　砂仁 5g　诃子 9g　灶心土 30g(先煎)　陈皮 9g　黄芩 9g　锡类散 1 瓶(冲服)　阿胶 9g

二诊：1978 年 9 月 30 日。服上方药两个月，腹痛除而泻止；大便已成形，日二行；沉痼已向愈。

嘱继服上方药制成之水丸，每次服 6g，日服 2 次，约服 3 个月。并嘱其饮食自调，半年后来告，已可进一般饮食。

例二　健脾助运、收敛止泻案。

王某，女，31 岁。

初诊：1980 年 4 月 8 日。

主诉及病史：1978 年 4 月发现腹泻、便脓血，曾在某医院行乙状结肠镜检查，诊为溃疡性结肠炎。经用黄连素等灌肠，暂收一定效果。现旧病复作，大便溏泄，日四五行，腹痛，便脓血，有后重感。

诊查：舌淡红，苔黄腻，脉细。

辨证：脾胃虚弱，升降失调。

治法：健脾助运，收敛止泻。

处方：参苓白术散加味。

太子参 15g　炒白术 12g　茯苓 12g　炒扁豆 12g　薏苡仁 18g　莲子 12g　砂仁壳 6g　苦桔梗 9g　陈皮 9g　罂粟壳 9g　诃子肉 9g　乌梅 12g　元明粉 3g(冲)　锡类散 3 瓶(分冲)

二诊：1980 年 4 月 16 日。服 7 剂药后，大便日六七行。观其舌，黄腻之苔已退，舌质暗，舌尖红，脉弦细。积滞已去大半。治宜健脾固涩，理气行滞。

处方：上方去元明粉，加灶心土 30g(先)、补骨脂 9g、薤白 9g、锡类散继用。

三诊：1980 年 4 月 22 日。服药 6 剂后，脓血减少，后重已除；大便溏，日三行。治宜补涩兼清。

处方：上方去薤白、莲肉、砂壳，加川黄连 6g、白头翁 15g、阿胶 12g。

四诊：1980 年 5 月 12 日。上方药进服 14 剂，腹痛除，脓血便近于消失，大便日三次，已转为软便。

处方：上方加赤石脂 9g、禹余粮 9g。

五诊：1980 年 5 月 26 日。上方药进服 14 剂，诸症消失。再以调理脾胃。

处方：参苓白术丸 20 小袋，每服 1/4 袋，日服 2 次。

调理月余，大便已趋正常软便，日约一两次，余症尽除，病情已趋稳定。

停药两个月，未见反复。嘱其注意饮食，加强锻炼，慎防复发。

［按语］小肠泄系《难经》五泄之一，临床除见大便次数增多外，尚有起病缓、便脓血、小腹痛三大特点。病势缠绵，反复发作。小肠泄属内伤范畴，多属虚证。根据虚者补之，以健脾、温肾、固涩三法，多用益气升提合其中。治疗本病首当健脾止泻，宜参苓白术散。该方可补虚、除湿、导滞、调气，且药性平和，无温燥伤阴、寒凉伤胃之弊，故临床用之，多得心应手。小肠泄，其浅者在脾，深者及肾。本例迁延日久，命门火衰，治当益火生土，方选二神、四神等方，以温补脾肾。泄泻日久，谷道滑利，单纯健脾温肾不够理想，可结合固涩之法，正如《罗氏会约医镜》所云："久泄不禁，宜补而兼涩"。如泄泻日久，便脓血，偏虚寒者，选用桃花汤，此方为温涩之剂，急时涩脱，不可久用。寒滑可选用东垣诃子散，以固肾涩肠。久泄趋缓，余邪未尽，可用河间诃子散（二方同名，当识其异，前者偏温，后者偏清）。一般涩剂，可用赤石脂禹余粮汤，广泛用于滑脱下利证。便脓血是小肠泄主症之一，每移用《金匮要略》远血、近血之法，以黄土汤或赤小豆当归散，二方一温一清，迥然有别，临床当细辨寒热而投。湿热内蕴，病期偏短，或愈而复发，则槐角丸与槐花散可据情选用。薤白系辛温之品，可上开胸痹，下泄气滞，临床见泄泻伴后重感者，用之确有其功，它源出《伤寒论》四逆散加减法。乌梅味酸，治泄法常用酸收一项，源出于收涩止血剂"济生乌梅丸"，前人释为"乌梅敛肝风，风平火熄而血自宁，此方最宜于肠风，便血久者亦可服"。止泻止血一药双功，有热时可与白头翁汤合用，每每收效。

锡类散，方出《金匮翼》，为解毒消肿、生肌止痛之良药，本用于治疫喉、乳蛾、牙疳、口舌糜烂等疾。《灵枢经·忧恚无言》篇："咽喉者，水谷之道也"。《灵枢经·胀论》篇："咽喉小肠者，传送也"。咽喉、小肠均为水谷之通路，泄泻之治疗当与之有一定关系，临床用此初用灌肠，又从方便节约改为口服，由每次 0.24g 增至 0.48g，每每收功。

十四、清热解毒、启膈通幽治疗贲门癌一例

赵某，男，59 岁。

初诊：1976 年 4 月 10 日。

主诉及病史：吞咽困难，咽物滞涩而痛，伴有呕吐。只能进流食，食少腹胀，脘痛堵闷，肩背胸骨窜痛。

诊查：1976 年 1 月北京某医院食管镜检示：食管上中段大致正常；食管下段距门齿 35cm 处可见食管右侧壁有 0.2cm 突出隆状物，其下外方食管前壁可见不规则的黏膜肿物，向管腔突出，表面水肿苍白，被白色伪膜，碰触易出血。进入贲门口后，见贲门部小弯侧黏膜肿物呈菜花状隆起，界限不清，有胃壁浸润，肿物表面糜烂充血，有黄色分泌物，触之易出血。病变长约 5.6cm，约在距门齿 45cm 处。胃底黏膜尚正常。镜检诊断：贲门癌，侵及食管下段；胃腺癌Ⅲ级。观其面色无华，舌体胖嫩，苔水滑，脉沉弦。

辨证：湿热蕴结，瘀邪阻滞，结毒盘踞，碍涩幽膈，邪盛正衰。

治法：清热解毒，活络化瘀，启膈通幽，扶正祛邪。

处方：蚤休 30g　生薏苡仁 30g　铁树叶 30g　赤芍 15g　银花 15g　龙葵 15g　天葵子 15g　石燕 15g　石见穿 15g　桃仁 12g　郁金 12g　桔梗 12g　红花 12g　冬瓜子 18g　菖

蒲 9g　土贝母 9g　枳实 9g　王不留行 9g　急性子 9g　山慈菇 9g　苏子 6g

另：小金丹，每服 1 粒，日服 2 次。

二诊：1976 年 7 月 12 日。服上方药三个月，诸症稍减，吞咽稍利。仍宗前法，加黄芪 18g、党参 12g、当归 12g、菟丝子 15g、太子参 15g、生熟地各 9g、甘松 9g、娑罗子 9g、荜拨 3g。

另：紫金锭 1.5g、紫硇砂 1.5g，混匀，分 2 次服。

三诊：1976 年 11 月 14 日。服上方药四个月，全身症状基本消除，咽下稍感不顺，脉缓神增，能参加半日工作，无倦怠。上方药继进，另加犀黄丸 1.5g，分服，日 2 次。

四诊：1977 年 1 月 20 日。服上方药两个月，一般情况良好，食物咽下较畅，食量已增。舌质淡嫩，苔薄白，脉弦缓。

仍进原方药，另加丸方如下：

北沙参 15g　丹参 15g　蚤休 15g　云茯苓 30g　乳香 30g　没药 30g　忍冬藤 30g　苏木 12g　郁金 12g　土贝母 12g　川贝母 9g　紫葳 9g　八月札 9g　慈菇 9g　蝉皮 3g　麝香 3g　牛黄 6g　神曲 60g

上方药用一半打糊，制成糊丸，每服 1.5g，日服 2 次。

汤丸并进，巩固疗效。

五诊：1977 年 2 月 27 日。汤丸药服一个月后，诸症消失，咽下顺利，纳稍差。舌淡胖，脉弦细无力。

解毒抗癌，益气扶正。改方：

山慈菇 9g　川贝母 9g　急性子 9g　天冬 9g　黄药子 9g　蚤休 15g　麦冬 9g　北沙参 15g　龙葵 15g　连翘 12g　生熟地黄各 12g　薏苡仁 30g　白花蛇舌草 15g

另：紫硇砂 9g、紫金锭 30g，混匀分 10 包，每服 1 包，每日服 2 次。

六诊：1977 年 4 月 1 日。药物吞咽顺畅，能食烙饼，精神转佳，饮食二便如常，睡安，面色华泽。舌苔正，脉缓滑。半日工作不觉疲劳。

上方药继服，巩固疗效。

临床症状消失，1977 年 5 月 10 日北京某医院食管镜复检：示病灶消失，符合痊愈标准。全部疗程一年余，共服药 150 剂，3 年后追访，体健。

[按语] 本例属中医学噎膈范畴，乃湿郁痰阻、湿热蕴结、气滞血瘀，终则壅膈瘀阻，结脘盘踞，化为癌毒，以致耗伤气血、损及阴阳所致。其恶病质即是气血耗竭的指征。故本例之治不外扶正祛邪。扶正即采用益气健脾、滋阴补血、温肾壮阳之法；祛邪即采用清热解毒、活血化瘀、软坚散结、消痰化湿、通经活络等法，以冀启膈通幽，安内攘外，正复邪祛，从而达到治愈癌症之目的。

十五、清泻相火、益肾涩精法治愈前列腺炎一例

杜某，男，24 岁。

初诊：1987 年 9 月 7 日。

主诉及病史：少腹掣痛、遗精五个月。患者素有手淫史，近五个月来常感少腹部掣痛不适，甚则牵及会阴部作痛，伴腰膝酸软，时有头晕口苦，纳呆食少，大便尚调，小便频多，尿后滴漓不尽。曾在某医院诊为前列腺炎。给予抗生素等无显效。

诊查：舌质淡暗，苔根部黄腻，脉弦滑。

辨证:相火旺盛,肾虚遗泄。

治则:清泻相火,益肾涩精。

处方:知母 9g　黄柏 9g　萆薢 12g　石菖蒲 9g　台乌药 12g　益智仁 9g　菟丝子 18g　补骨脂 12g　山萸肉 9g　芡实 9g　山药 12g　锁阳 18g

二诊:1987 年 9 月 23 日。诉服药感觉舒适,每于洗澡后阴茎及少腹胀痛、掣痛不适,甚则须屈膝蜷卧方得以缓解。小便频多,寐差。舌质淡暗,根部黄稍厚腻,脉弦细。诊为瘀淋不通,治以化瘀通淋。

处方:小茴香 3g　炮姜 6g　元胡 9g　五灵脂 9g　生蒲黄 12g　石菖蒲 12g　没药 4g　川芎 6g　当归 12g　官桂 6g　赤芍 15g　萆薢 12g

三诊:1987 年 10 月 12 日。服药后觉少腹疼痛明显减轻,仍有腰酸、遗精、小便频多等症。舌淡暗,苔根部黄腻,脉弦细。仍宗前法加减。

处方:小茴香 3g　炮姜 6g　元胡 9g　仙茅 6g　杜仲 12g　乌药 12g　仙灵脾 9g　益智仁 9g　蒲黄 12g　桑螵蛸 9g　五灵脂 9g　川楝子 9g　菟丝子 18g　蛇床子 3g

四诊:1987 年 10 月 26 日。上方药服 14 剂,少腹胀痛基本消失,惟觉小便频多,时有小便白浊,尿后滴漓不尽,腰酸,遗精。舌边尖偏红,脉沉弦。下焦湿浊仍未尽化,治以渗湿化浊。

处方:萆薢 12g　石菖蒲 10g　炙甘草 10g　乌药 12g　益智仁 10g　玄参 15g　茯苓 30g　连翘 12g　银花 10g　琥珀 5g(包煎)　小茴香 3g　肉桂 6g

五诊:1987 年 12 月 7 日。服上方药约一个月,现少腹胀痛已消,且小便白浊及遗精次数明显减少,唯仍尿有余沥。舌淡稍暗,脉沉细。乃属病程较久,久则伤肾,阴阳俱虚。治以补肾涩精、通淋缩尿。

处方:芡实 10g　莲须 6g　山药 12g　益智仁 10g　覆盆子 10g　桑螵蛸 10g　煅龙骨 24g　炙龟版 24g　菟丝子 18g　知母 10g　黄柏 10g　琥珀 5g(包煎)

服上方药半个月,诸症消失。1988 年 1 月复查前列腺均正常,属临床治愈。

[按语]《素问·六节藏象论》曰:"肾者主蛰,封藏之本,精之处也。"肾主藏精,内寄相火,在正常情况下应当是阴精内守,阴平阳秘。若思虑无穷,所愿不遂,或色欲过度,皆可使阴精妄泄,相火亢动。正如《素问·痿论》所述:"思想无穷,所愿不得,意淫于外,入房太甚,宗筋弛纵,发为筋痿,及为白淫"。《杂病源流犀烛·遗泄》:"遗泄,肾虚有大病也,肾元虚,虚火流行,以致精海脱滑"。本例患者由于长期思虑过度,所愿不遂,或手淫过度,致使阴精妄泄、阴虚阳亢,相火内炽,故先以知母、黄柏清泻相火,配萆薢、菖蒲等渗湿祛浊以导邪下行;同时用菟丝子、补骨脂、山萸肉、锁阳等益肾填精。又患者由于长期手淫而使阴精败浊瘀积下焦,气机疏泄不利,故出现少腹掣痛不适,甚则牵及会阴部,故继以少腹逐瘀汤之意,逐瘀化浊,疏利气机,以萆薢分清饮加减渗利湿浊,导邪外出。由于本案患者是以肾虚为本,阴虚阳亢,相火妄动为主要发病机制,因此在治疗的过程中始终兼顾这一因素。在治疗过程的最后,患者主要以肾虚失于固摄为突出表现,故终以金锁固精丸、桑螵蛸散、缩泉丸加减,以期收功。

余在临证过程中,发现为数不少的前列腺炎患者均有长期的手淫史,尤其是一些未婚青年男性患者,由于长时间的性兴奋,而使阴精败浊瘀积下焦,疏泄不利,加之阴精妄泄,阴虚阳亢,相火内盛,每易形成虚中夹实的证候,其治疗应当是扶正与祛邪两者兼顾,既不可一味峻补,又不应专事收涩,我常以清泻相火和逐瘀化浊为先,兼以益肾为法治疗,多获良效。

十六、运用仲景防己剂治疗水肿三例

例一　健脾益气、温肾利水案。

单某，男，61岁。

初诊：1983年3月29日。

主诉及病史：患者素有高血压病史，双下肢浮肿已一年余。胃胀满时痛，纳差。

诊查：舌淡红嫩，苔薄白，脉弦细。

辨证：证乃脾肾不足之水肿。

治法：健脾益气，温肾利水。

处方：汉防己15g　茯苓30g　黄芪18g　桂枝10g　芡实10g　茜草10g　仙灵脾9g　白茅根9g　益母草9g

二诊：1983年4月11日。服上方药7剂，双下肢浮肿已消，胃胀痛亦除；惟下肢时有抽搐，舌脉同前。

上方加当归10g、丹参10g、木瓜10g。

继服药5剂以善后。

例二　防己黄芪汤加味治风水。

高某，男，52岁。

初诊：1981年10月10日。

主诉及病史：颜面四肢浮肿半年，心下痞满，面色黧黑，小便不利。

诊查：舌红苔腻，脉沉紧。

辨证：观其脉症，乃膈间支饮。

治法：治以木防己加茯苓芒硝汤。

处方：防己15g　茯苓30g　黄芪18g　桂枝10g　党参10g　芒硝10g　白茅根30g　芡实10g

二诊：1981年10月18日。服上方药5剂，浮肿明显减轻，心下痞满稍减，双下肢午后微肿，小便利。

上方减芒硝、党参，加陈皮10g、大腹皮10g，继服药5剂。

三诊：1981年10月25日。患者来告，诸症已除。

告诉病人可服香砂六君子丸10小袋，每日2次，每次服1/3袋，饭前服。

如因食咸或仍有浮肿见症，可服五苓散，每次1/3袋，甚至半袋，一日2次。

例三　健脾益气、利湿固表案。

李某，男，45岁。

初诊：1982年12月24日。

主诉及病史：患者素有肾炎病史，现眼睑四肢浮肿，按之凹陷，午后为甚；伴出汗不止，身重恶风，易于感冒，纳食不香，胸闷气短。

诊查：舌淡嫩，苔白，脉沉细。尿蛋白(+++)。

辨证：证属脾气虚弱，表卫不固之“风水”。

治法：健脾益气，利湿固表。

处方：汉防己12g　黄芪18g　白术10g　淮山药10g　芡实10g　生姜6g　白茅根15g

益母草 15g

二诊：1983 年 2 月 8 日。服上方药 20 剂，浮肿已消，汗亦少，恶风减轻，纳可，仍胸闷，尿蛋白(+)。

处方：上方加枳壳 10g、茜草 10g。

三诊：1983 年 3 月 11 日。服上方药 20 剂，余症皆除，尿蛋白(±)。

在初诊方中加阿胶 10g、川续断 10g。

四诊：1983 年 4 月 4 日。诸症再未复作，尿蛋白阴性，继服上方药，以巩固疗效。

［按语］ 水肿之病，临床多见。《素问·水热穴论》："上下溢于皮肤，故为胕肿。胕肿者，聚水而生病也。"《灵枢·水胀》篇："水始起也，目窠上微肿，如新卧起之状，其颈脉动，时咳，阴股间寒，足胫肿，腹乃大，其水已成矣。"明确指出水肿是体内水液潴留、泛溢肌肤而见头面、眼睑、四肢、项背、胸腹全身的浮肿。

余治水肿重视培土制水、健脾益气之法，其他治则兼而使之；喜用《金匮要略》防己剂治疗水肿，若方证相合，药量恰当，确奏奇效；若不相符，变通化裁，亦每收良效。

《金匮要略》防己剂有防己茯苓汤、防己黄芪汤、木防己汤、木防己去石膏加茯苓芒硝汤、防己椒目葶苈大黄汤五首方剂，散见于《金匮要略》痰饮、水气、中风历节等篇，是一组治疗水肿很有效的方剂。

余治水肿除选用上述防己剂外，常以防己、黄芪、茯苓、芡实为基础方，再临证加减，既稳妥可靠，又疗效确凿。如水肿明显者，加车前子、白茅根、玉米须、蝼蛄、猪苓、二丑及行气药厚朴、陈皮、大腹皮之类；小便淋沥不畅者，加草薢、琥珀、莲子心、白茅根、竹叶之类；瘀血者，加泽兰、益母草、茜草、桃仁、红花、莪术之类；阳虚者，加鹿角、附子、仙茅、仙灵脾、巴戟天之类；腑实便结者，加大黄、枳实、芒硝之类；尿蛋白明显者，加淮山药、白术、菟丝子、蝉衣、虎杖、土茯苓、生地黄之类；心脏病水肿者，加桂枝、附子、麦冬、五加皮、人参之类；肝硬化水肿者，加枸杞子、山萸肉、土鳖、三棱、莪术、穿山甲之类；肾脏病水肿者，加牛膝、泽泻、补骨脂、车前子之类。

十七、清热化痰、止咳定喘治慢性气管炎一例

宋某，女，56 岁。

初诊：1976 年 12 月 23 日。

主诉及病史：咳嗽吐黄黏痰，甚则喘促，届冬发作，病历三载，屡治效少。今冬由外感病情加重，食少便干，卧床难起。

诊查：慢性气管炎。舌质红苔黄，脉沉滑数。

辨证：痰热壅肺，肺失肃降。

治法：清热化痰，止咳定喘。

处方：黄芩 9g　浙贝母 9g　海浮石 12g　全瓜蒌 18g　胆南星 6g　天竺黄 6g　葶苈子 9g　苏子 9g　炙紫菀 9g　炙百部 12g　杏仁 6g　化橘红 12g　淡鲜竹沥水 30g(分冲)

水煎服，14 剂。

二诊：1977 年 1 月 14 日。服上方药 14 剂后，诸症悉瘥。

嘱以养阴清肺膏、竹沥膏，调理善后。次年患者来告，病未复作。

［按语］ 热为熏蒸之气，火热刑金，金破不鸣，肺失肃降之能；津为热灼，化为痰浊，阻塞肺窍，升降失常，其病乃作。经云："诸痿喘呕"、"诸逆冲上"，治宜掌握主要矛盾，针锋相对，以清

热化痰刈其根株，单刀直入，力捣病巢。肺得清肃，气机得降，热清炎消，痰化咳止。

十八、破血行瘀法治愈久虚咳血一例

李某，女，年近三旬。

主诉及病史：反复咳血十余年，近半年加重。西医诊为支气管扩张、右下叶肺不张。多次服用消炎止血剂，效不显。咳血量多，其色鲜红，咳嗽咯痰清晨为甚，痰色黄白相兼，质粘稠易咳出，伴有气短懒言，倦怠无力，潮热盗汗，手足心热。

诊查：望其色面部萎黄，两颧潮红，目光无神，形体消瘦。舌质暗，苔薄白黄。闻其声，语音、咳声低微。候其脉，寸关沉细数，尺弱。

辨证：肺虚津伤之咳血。

治法：养阴生津，益肺止血。

处方：百合固金汤加减化裁。

百合 12g　北沙参 15g　元参 15g　桔梗 12g　川贝母 9g　生地黄 15g　杷叶 12g　天麦冬各 9g　炙甘草 6g　白芍 12g　鱼腥草 15g　当归 12g　阿胶 9g　凤凰衣 9g　仙鹤草 30g

水煎服，7 剂。

二诊：七日后复诊，诸症同前，咳血未减，气短喘促，倦怠懒言。脉沉细。宗前方加益气补肺之品。

处方：百合 20g　北沙参 15g　太子参 15g　生黄芪 12g　五味子 6g　川贝母 9g　桔梗 12g　枇杷叶 12g　三七粉 3g(分冲)　百部 9g

水煎服，14 剂。

三诊：迭进药 14 剂，咳血未止，血色紫暗，咳嗽咯痰，胸闷气短憋气，口干咽燥，潮热盗汗。唇青舌暗、边有瘀点，脉沉细数。一派瘀血征象。化瘀利肺，金水相生。

处方：三棱 6g　莪术 6g　桃仁 9g　三七粉 3g　百合 12g　玄参 15g　桔梗 12g　川贝母 9g　生熟地黄各 9g　炙甘草 9g　鱼腥草 15g　阿胶珠 9g　功劳叶 15g　太子参 9g

水煎服，7 剂。

四诊：药进 7 剂，咳血大减。效不更方，继以上方加益母草 15g，再进 7 剂。

五诊：又服药 7 剂，血止咳轻，微感胸闷气短，口干咽燥，唇红。舌淡暗，苔薄白。属阴虚咳，金不生水。治宜补肺纳气，养阴止咳。

处方：百合 12g　鱼腥草 15g　仙鹤草 30g　北沙参 15g　山药 12g　百部 12g　生熟地黄各 9g　阿胶珠 9g　沉香粉 3g(分冲)　远志 9g　紫菀 12g　功劳叶 15g　太子参 15g

水煎服，7 剂。

随访一年，咳血未作。

［按语］咳嗽咯痰，气短懒言，倦怠无力，潮热盗汗，手足心热，两颧潮红，脉沉细数，证属气阴两虚，选用百合固金汤化裁，以润肺止咳，益气化痰，益肺止血。但药后平平，咳血未止。余冥思之，结合脉症，病属气阴两虚，辨证无误。详究病因，病家咳血，前有焦虑急躁之诱因，致肝失疏泄，肝气郁结不和，气滞血瘀，肝之血分夹有瘀滞也。故一为止血收涩则血凝留瘀，肺气不畅，痰浊内生，气短憋气更甚，犯虚虚实实之弊。缪仲淳亦云："治吐血有三诀，宜行血不宜止血。血不循经络者，气逆上壅也，行血则血循经络，不止自止。"

余玩味其方药，以活血祛瘀为主，行血以止血。方中三棱、莪术、桃仁、益母草、三七粉活血化瘀以止血；阿胶、仙鹤草补血养血以止血；鱼腥草、功劳叶清热泻火以解毒；太子参、百合、川贝母益气生津以润肺，养阴化痰以止咳；桔梗、甘草益肺祛痰；二地、元参养阴清热以凉血，共奏化瘀止血、养阴清热、化痰止咳之功，而奏显效。

十九、久咳因瘀治验一例

丁某，男，38岁。

初诊：1989年10月23日。

主诉及病史：咳嗽，无痰或少痰，痰色时黑时黄，因咳而致寐不安。不发热，时心慌，多梦，头晕、耳鸣、腰酸，食少，大便干，小便量多色黄。

十年前肩扛重物猝然致咳，伴心窝部发热，此后每逢劳累、受凉、食辛辣及性生活之后均易复发。

诊查：肺部听诊、胸部叩诊均阴性，胸透未见异常。舌质淡红嫩胖，苔薄黄，脉弦滑。

辨证：瘀血内结，湿热壅肺而致咳嗽。

治法：清热利湿，通瘀散结。

处方：千金苇茎汤合泻白散加减。

芦根 15g　桃仁 12g　薏苡仁 24g　白前 12g　赤芍 15g　冬瓜仁 12g　陈皮 10g　远志 10g　鱼腥草 15g　百部 12g　桑皮 12g　牛蒡子 10g

水煎服，10剂。

二诊：1989年11月3日。来告，久瘀已愈。告之间日服药1剂，再进。

［按语］强力负重，跌打闪挫，经脉受损，络破血瘀，瘀血又称蓄血、恶血。“人有所堕坠，恶血留内”（《素问·缪刺论》）。瘀血内阻，瘀血与好血决不相合，随气运行而留滞于脏腑经络，停积于肺，犹如江河之淤沙阻洲。瘀血不除，则新血不生，血不归经，且瘀积化热，则疾病丛生而产生上述症状。

负重努伤，肺络受损，血溢脉外，阻滞于肺；血瘀则气滞，肺失宣降；气壅则发为咳嗽、胸闷；瘀血内阻，不通则痛，故伴有胸部隐痛；日久邪瘀化热，炼液成痰，则咳吐黄痰或黑痰。肺与大肠相表里，肺津失布则大便干结，咳嗽夜作则寝眠不安。舌暗红，有瘀点，苔黄腻，脉弦滑，皆瘀血内阻、湿热内盛之征。

关于瘀血的治疗，先去其血，然后调之。人之一身，不离乎气血。凡病久多日，治疗不痊，便当为之调血（《医方类聚》）。当以叶天士所谓“久病必治络，其说谓病久，气血推行不利，血络之中，必有瘀凝，故致病气缠绵不去，必疏其络而病气可尽也”（《读医随笔》）为原则。

全方不外清热祛痰化瘀、清热解毒、凉血化瘀、宣利肺气之品，佐以温化痰浊、温涩止咳之剂，综观全方，药味不多，且药无特殊，因辨证准确、用药精当，虽多年痼疾，也收效颇速。

二十、清补兼施治喘证一例

刘某，男，4岁。

初诊：1978年3月28日。

主诉及病史：咳喘已有年余。痰浊黏稠，不易咯出，早晚喘甚；胃纳呆，形体消瘦，动则汗出，喘甚时端坐呼吸，口唇青紫，胸呈桶形，并有鸡胸，面部红丝缕缕。大便干燥，二日一行。手心略热，小便黄。

诊查：肺部听诊闻及散在湿啰音。舌质淡，根部苔腻，脉细数，指纹透气关。

辨证：痰热内结，肺失宣降，兼有气阴两虚之证。

治法：清补兼施。

处方：千金苇茎汤合葶苈大枣泻肺汤合方化裁。

桑白皮 9g　地骨皮 6g　芦根 9g　生甘草 4g　葶苈子 9g　杏仁 6g　冬瓜子 9g　薏苡仁 12g　桔梗 9g　海浮石 9g　白茅根 9g　桃仁 6g　冬虫草 1.5g　川贝母 5g

水煎服，5 剂。

二诊：1978 年 4 月 2 日。症减。效不更法，前方药再进。

三诊：1978 年 4 月 7 日。精神转佳，小便正常，尚余微喘，咯痰不爽。手心热，大便干。舌质淡，脉小数。肺部听诊仍有少许干湿啰音。于前方融入华盖散之意。

处方：地骨皮 9g　橘红 9g　百合 9g　海浮石 9g　桑白皮 9g　杏仁 6g　蒌仁 12g　功劳叶 9g　天竺黄 9g　紫菀 9g　芦根 9g　麻黄绒 4g　天冬 6g　前胡 9g　桔梗 6g

水煎服，5 剂。

四诊：1978 年 4 月 13 日。寝好神佳，二便通调，手心仍热。舌淡而滑，脉小数。肺部听诊，两肺下野呼吸音粗。证属余热未清，气阴未复，治宜正邪兼顾，清补兼施。

处方：百部 9g　款冬花 9g　白茅根 9g　紫菀 9g　当归 9g　半夏曲 9g　桑白皮 9g　射干 4g　天冬 9g　沙参 9g　葶苈子 9g　炙甘草 4g　海浮石 9g　旋覆花 6g

水煎服，5 剂。

六诊：1978 年 4 月 24 日。不慎受风，病有反复，发热咽红，扁桃体大。舌淡而苔腻。肺部听诊，可闻及湿性啰音。治宜清热利咽，止咳平喘。

处方：大青叶 12g　知母 6g　黄连 3g　炙百部 12g　牛蒡子 9g　桔梗 9g　连翘 9g　天花粉 9g　葶苈子 9g　青黛 3g　桑白皮 12g　鱼腥草 15g　生石膏 12g　黄芩 6g

水煎服，5 剂。

八诊：1978 年 5 月 6 日。咳喘明显减轻；大便干，二日一行。手心热，脉数。肺部听诊，呼吸音粗。治宜宣化清润，祛余邪，扶正气。

处方：于上方加獭肝 5g。再进 5 剂。

九诊：1978 年 5 月 11 日。咳止喘平，欢跃神佳。面部红丝已退。右肺上野呼吸音粗。再投宣化清润之剂，以巩固疗效。嘱家长注意调理，适寒温，慎起居，以防复发。

处方：鲜芦根 15g　黄芩 6g　川黄连 3g　沙参 9g　功劳叶 9g　白前 9g　百部 12g　葶苈子 9g　冬虫草 3g　獭肝 4g　杏仁 9g　川贝母 5g　桑白皮 9g　天门冬 7g

水煎服，5 剂。后改为丸剂收功。即上方加大五倍量，共研为粉，制蜜丸，丸重 3g，日服 2 次，每次初起 1 丸，逐渐加至 2 丸。约一个半月将前药服完，一切恢复如常，体力亦健，追访半年未再复发。

［按语］此例咳喘，发则端坐呼吸，口唇青紫，神萎不振，食纳欠佳，形体消瘦，痰浊黏稠，大便干燥，为痰热内结、肺气郁闭之变。虽有动则汗出、手心灼热、脉细数等气阴两虚之象，但以邪实为主，先取千金苇茎汤与葶苈大枣泻肺汤化裁，以清之、开之、泻之、散之。至于正虚一面，则酌加一两味益气养阴之品兼顾之，做到宣降结合，开合并用，益气而不燥，补气而不伤阴。

第六诊时，患儿冒风，乃药随症转，加入牛蒡子等以疏表邪，做到治内不遗外，方药化裁随病机以赴，既能抓住病机守法守方，又能药随症转，机动灵活，使方药恰合病情。

二十一、疏肝利胆治愈胁痛二例

例一　疏肝利胆清热案。

时某,女,51岁。

初诊:1979年3月21日。

主诉及病史:右上腹及胁肋部阵发性疼痛,发作时呕恶、汗出、面青黄。大便稠,小便黄,食少腹胀。

诊查:北京某医院诊断为胆囊炎。查舌苔黄腻,边红,苔有剥脱,脉弦滑。

辨证:肝胆郁滞,久而化热。

治法:疏肝利胆清热。

处方:金银花15g　连翘10g　蚤休9g　金钱草45g　生鸡内金9g　柴胡12g　郁金12g　菖蒲9g　白芍12g　五灵脂9g　没药3g

水煎服,6～14剂。

二诊:1979年4月5日。痛缓,舌苔消失,饮食睡眠尚可,二便调。脉弦,舌苔薄白。遵前法再服药。

处方:柴胡10g　白芍12g　金银花30g　黄芩9g　半夏9g　云茯苓12g　龙胆草9g　香附9g　生鸡内金9g　没药4g　白术10g　益母草15g　白花蛇舌草15g

水煎服,6剂。

三诊:1979年4月11日。病情好转,时有微痛。舌淡,脉弦缓。配丸药消炎利胆法调理之。

处方:柴胡15g　白芍20g　郁金15g　菖蒲9g　白术12g　香附15g　蚤休9g　黄芩9g　连翘12g　云茯苓24g　金钱草30g　白花蛇舌草30g

共为细末,制密丸,丸重6g,每服一丸,日服3次。

药后,经随访,病已告愈。又以消炎利胆法制丸善后。

[按语]《伤寒论》中"结胸发黄"以及"胆胀"、胁痛、肝胃气痛、黄胆等症,多与胆囊炎的临床表现相似。胆囊炎多由肝胆郁滞,久蕴化热,湿热壅阻,影响肝胆的疏泄功能所致。治疗应疏肝利胆,活血散结,消炎清热。实践证明,金钱草、郁金佐以行气活血之品,确能消炎利胆。因气行则血行,血行则湿利尿增,以奏清热解毒之效,肝胆得舒则不痛。复诊时略加变化,恐郁退正伤,加入苓术实脾助运,寓未病先防之意。三诊病虽解而虑其复发,则以丸剂巩固疗效。

例二　清肝解郁、扶土抑木案。

孟某,女,34岁。

初诊:1987年9月21日。

主诉及病史:患慢性肝炎已3年。纳少,食后胀闷,打嗝,恶食油腻,胁肋疼痛,腹胀,口苦不欲饮,心烦急躁,大便不畅,头晕,小便黄,疲乏无力。

诊查:肝大肋下4cm,脾未触及。谷丙转氨酶280U/L,麝香草酚浊度试验14U,麝香草酚絮状试验(++)。舌边红,苔黄腻,脉沉弦滑。

辨证:肝郁脾虚。

治法:清肝解郁,扶土抑木。

处方:当归12g　生白芍12g　云茯苓24g　生白术9g　山栀子9g　丹皮12g　柴胡9g

郁金 9g　三棱 9g　莪术 9g　玫瑰花 9g　川楝子 9g　鳖甲 30g　龙胆草 9g　薄荷叶 9g　内金 6g　绵茵陈 12g　川黄柏 9g　生甘草 6g

守上方服药 58 剂，症状好转，饮食增加，胁痛止，精神振作。舌苔薄白，脉弦细。

复查谷丙转氨酶 180U/L、麝香草酚浊度试验 12U、麝香草酚絮状试验(＋)。

原方去山栀子、龙胆草、黄柏，减三棱、莪术用量，加党参、山药。又续服药 60 剂后，症状消失。复查肝功，指标正常，仍以原方配丸药服以善后。

[按语] 此例基本上是分三个阶段辨治的。第一阶段是邪气盛正气不衰，以祛邪为主，安正辅之，重点清肝调肝气，佐以活血，使诸症逐渐好转；方以丹栀逍遥散、茵陈栀子柏皮汤加减，邪去则正复。第二阶段邪退而正伤，以实脾制木为主法，重在健脾，以四君子汤为主，配合逍遥散，取得显著疗效。第三阶段病后调理，巩固疗效。

[编者评注] 谢老治疗痹证、痿证、一氧化碳中毒、狐惑、小肠泄、水肿等病证积累了丰富的经验。在这些医案后的按语中有较为详细的介绍，特别是在补肾治痿痹、活血疗外伤后疾患方面有很大的应用价值。

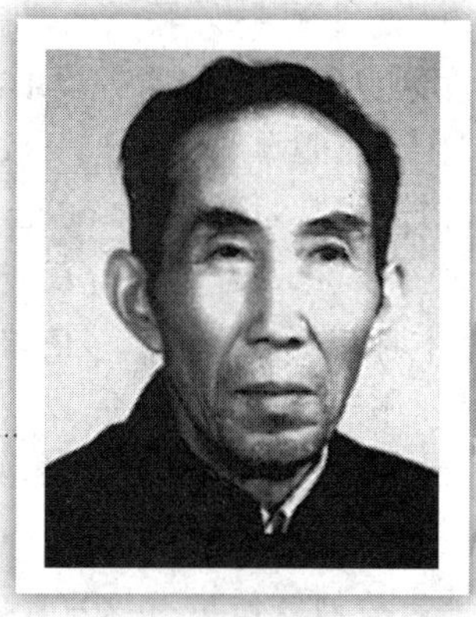

金起凤医案

【生平传略】

金起凤，男，1922年3月生，上海市宝山人，北京中医学院教授。早年拜师于黄樯名医朱诔鹹先生（先业师是近代名医张山雷先生的师弟）门下学习中医，1941年业成后在沪郊从事中医皮外科。1958年毕业于南京中医学院医科师资班，调入北京中医学院附属东直门医院任教，先后在眼科、中医外科、皮肤科教研室从事教学、医疗、科研工作三十余年。1989年6月受日本中医学研究会之邀请，赴日讲学，受到日本同道好评；1990年被确认为全国有独特学术经验和技术专长的老中医药专家指导老师。曾进行银屑病、湿疹、神经性皮炎、血栓闭塞性脉管炎等课题的临床研究；发表过“312例湿疹的临床疗效观察”等学术论文三十余篇；参加编写全国中医学院试用教材《中医眼科学讲义》、《中医学多选题题库——外科分册》等著作。

金氏从事皮科、外科临床工作五十余年，积累了丰富经验，在学术上有较深造诣及独特见解，重视临床实践，运用中医药治疗皮外科疑难重症有显著疗效。重视辨病与辨证相结合。在治疗上不泥于一般常法。崇尚东垣脾胃论和滋阴养胃法则。

一、温阳破瘀通络法治愈脱疽一例

李某，男，38岁。

初诊：1973年3月5日。

主诉及病史：由于天寒受冻，于1972年1月中旬突感左小腿凉痛，左足踇趾、次趾刺痛，后日渐加重，步履疼甚，一个月来趾痛更剧，入夜常抱膝危坐。1972年11月右小腿亦出现凉痛。诊为血栓闭塞性脉管炎，经治无效。

诊查：痛苦病容，面瘦色暗，两小腿以下发凉，右稍轻；左足踇趾、次趾暗紫肿胀，痛如针刺；左足背、胫后动脉搏动消失，右足两动脉搏动较弱。走时左足跛行。纳便尚可。舌质暗紫，苔薄白，脉细涩。

辨证：初由寒邪外侵，络痹血瘀，久则脉络闭塞，宿瘀涸凝不化。

治法：温阳散寒，开痹通络，活血破瘀。

处方：生黄芪 30g　当归 30g　肉桂 6g　炮附子 15g(先煎)　三棱 15g　莪术 15g　桃仁 12g　土鳖虫 10g　红花 10g　乳没药各 10g　川淮牛膝各 20g　酒桑枝 30g

每日 1 剂，水煎两次分服。并将药渣煎汤先熏后洗患肢，每次半小时，日 2 次。另配服蝎蚣丸(自拟方)6g，日服 2 次。

二诊：4 月 3 日。服上方药 25 剂，右小腿凉痛消失，左小腿凉痛、左足踇趾和次趾暗紫肿胀刺痛显减，左足背、胫后动脉已有搏动但较弱，右足两动脉搏动正常。后按前方随症稍予加减，又服药 30 剂(配合上丸)而获愈。随访两年未复发。

［按语］脱疽相当于现代医学的血栓闭塞性脉管炎，是一种慢性复发性中小动脉炎性疾病。如治不及时或延误，易使足趾坏死或脱落，甚至截肢。本例属寒邪外搏，脉络闭塞，血瘀胶涸不化，不通则痛之证。故方用肉桂、炮附温阳散寒；生芪、当归补气活血，以助血运；棱、莪、桃、红活血破瘀；土鳖、乳、没搜络化瘀止痛；川淮牛膝、桑枝开痹通络散结；并用药渣煎汤熏洗，助温运血瘀。缘由本例患趾血运已由新瘀变成宿瘀，致病重痛剧，久治不效，故又配合服用蝎蚣丸。盖宿瘀调络，非草木之味所能宣通，必假虫药搜络开痹，攻决络中积久之宿瘀，庶可获效。药用水蛭、山甲攻逐恶血，破瘀化坚；全蝎、蜈蚣、地龙搜络化瘀，解毒消肿止痛；更以桂枝通阳开痹。服药 25 剂，两小腿凉痛、左足踇趾、次趾暗紫肿痛显减，左足背、胫后动脉已见搏动，继服药 30 剂告愈。

附　方

蝎蚣丸：全蝎、蜈蚣、地龙、水蛭、炮山甲、桂枝各等量。共研细末制成水丸。除全蝎、山甲须炙炮外，余皆生用，以免减效。

二、清热化痰、和胃托毒法治愈脑疽一例

李某，男，52 岁。

初诊：1956 年 3 月 16 日。

主诉及病史：颈后部肿痛已 8 天。8 天前颈后部起一小疙瘩，旋即肿硬逐渐向周围扩大，痛胀明显。去某院诊为“颈后痈”。经用青霉素、红霉素 5 天未效，3 天来出现怕冷发热。

诊查：体温 37.9℃，颈后部肿硬纹 6cm×5cm 大小，高肿突起，压痛明显，疮面有疮口多处，脓栓堵塞，状若蜂窝，有少量脓液。伴畏寒发热，口苦，胸闷恶心，食欲不佳，尿黄，大便稍干。苔白腻，舌尖红，脉弦滑。白细胞 $18 \times 10^9/L$，分类：中性粒细胞 0.78。

辨证：毒热壅遏，痰湿内蕴。

治法：清热解毒，化痰泄湿，和胃托毒。

处方：葛根 15g　黄芩 10g　姜川黄连 6g　半夏 10g　枳壳 10g　陈皮 10g　全瓜蒌 15g　川芎 10g　远志 10g　连翘 12g　当归 12g　茯苓 15g　谷麦芽各 12g

水煎两次分服，6 剂。另配服西黄醒消丸 3g，日服 2 次。疮面有疮口处，掺少许五五丹、黄连膏外敷，每日换一处。

二诊：3 月 22 日。药后体温正常，胸闷恶心减轻；局部疮口渐大，能排出黄白稠脓，但脓出不畅；四周肿硬缩小，痛稍减，疮面多处疮口组织变软。为了排脓通畅，在局麻下进行“卄”式切开并进行扩创，用油纱条沾少量五五丹引流，外敷黄连膏。治宗前法，上方去瓜蒌，加生黄芪 30g。6 剂。

三诊:3月29日。药后脓出多而畅,四周肿硬显消,疼痛显减,切开处疮面有较厚腐肉。食欲好转,但觉体疲乏力。苔腻薄白,脉弦缓。治宜补益气血,和胃托毒。白细胞及中性粒细胞均正常。

处方:生黄芪30g 党参20g 白术12g 半夏10g 陈皮10g 远志10g 川芎10g 当归15g 银花15g 连翘12g 佛手片5g 谷麦芽各12g

外用少量天仙丹掺于腐肉处,黄连膏外敷。换药时须清除浮腐,日一换。

四诊:4月6日。服上方药7剂后,疮面腐肉大多脱落,肉芽红活,脓液已少,疮口缩小,四周肿硬已消,体疲乏力减轻。疮面先用九一丹纱块换药数次,待腐肉全脱后,改掺珍珠生肌散,玉红膏外敷(市售成药),促其生肌收口。内治继按上方稍予加减,又服药20剂而臻愈,随访三个月未复发。

[按语] 脑疽生于脑后部,俗称对口疽;偏左侧或右侧者,称偏对口。本病相当于现代医学的颈后痈。以中老年男性患者为多见。本病的病因病机,多数医家认为系毒热壅聚、气血凝滞所致,证候多属阳、热、实证,故治法多为清热解毒、活血消肿。业师朱诔齑先生认为,脑疽的主要病机系脏腑内蕴毒热,痰湿随热上壅,气血凝滞为患。治疗当首重内托,以和胃托毒(或增益气)、消痰化湿与清热解毒并用,庶可使毒邪外出,病渐减轻。切不可过用苦寒之品遏毒外出(毒热炽盛例外),导致毒邪内陷。余按业师治法,临床治此证屡获良效。本例患者的病机正如上述,故方用芩、连、连翘清热解毒;半夏、陈皮、茯苓、枳壳、瓜蒌、谷麦芽理气宽中,消痰化湿,和胃托毒;归、芎、远志益阴养血托毒;葛根升阳解表,又为督脉引经药。配服西黄醒消丸助清热化瘀止痛。十二剂后,疮口脓出较多,四周肿硬显消,痛显减,惟感体疲乏力。毒热虽减轻,但正气未复,故三诊改予补益气血、和胃托毒,佐以清热之剂,先后共治疗四十余天而告愈。

三、温散寒湿血瘀法治愈环跳疽一例

朱某,女,54岁。

初诊:1956年12月20日。

主诉及病史:一个月前,因外出步行过久,又值天气寒冷,回家后即感右侧髋关节隐隐痛酸,继之右股环跳部位出现漫肿,疼痛日渐加重,腿难屈伸,曾去某院就诊,诊为"化脓性髋关节炎"。经中西药物治疗数次无效。

诊查:患者由人背负前来,见右股环跳穴周围漫肿而硬如掌大,肤色不变,按痛不剧,自觉痛出自骨缝,右腿屈不能伸。伴形寒肢冷,体倦乏力、纳少。舌质淡紫,苔白润,脉沉细。

辨证:外受寒邪,寒湿下注,络阻血瘀。

治法:温阳散寒化湿,通络化瘀。

处方:桂枝10g 熟地黄15g 麻黄6g 干姜6g 炮附片15g(先煎) 细辛4g 当归尾12g 红花12g 苏木10g 独活10g 蚕沙12g(包) 威灵仙15g 川淮牛膝各15g

兼配服醒消丸3g,每日2次。外用温煦丹温黄酒调敷漫肿处,每日2次。

二诊:1957年1月5日。服上方药15剂后,形寒肢冷消失,右股环跳处肿硬变软缩小,疼痛显减,已能下地行走20m,食欲亦好转,仍感体乏腿软。前方去干姜、细辛、归尾,加生黄芪30g、当归15g、桑寄生30g,又服药二十余剂而臻愈。随访三个月未复发。

[按语] 环跳疽是阴疽病,属骨疽范畴。若治疗不当或延误,日久寒化为热,肉腐成脓,不仅溃后不易收敛,也有少数病例可酿成"缩脚损疾"。本例患者年逾半百,素常四末欠温,畏冷

喜暖,系脾肾阳气不足。脾阳不足,运化失职,脾虚则生湿;肾阳不足,气血则失阳气宣行。本例罹病之前,由于外出步行过久,劳累伤络,且又感外寒,致寒湿下注,络阻血瘀;而症现右股环跳穴部位漫肿而硬,疼痛夜剧,腿难屈伸,舌淡紫苔白,脉沉细。故方用阳和汤合麻附细辛汤加减主治。以桂、麻、姜、附、细辛温经散寒,开腠行痹;熟地黄滋肾补血;归尾、苏木、红花活血化瘀;独活、蚕沙、灵仙、川淮牛膝驱风除湿,通络开痹。配服醒消丸取其解毒化瘀止痛;外敷温煦丹,助以温散寒湿、活血消肿。药后形寒肢冷消失,右股部肿硬、疼痛显减,屈伸好转,仍感体乏肢软。病势趋缓,寒瘀渐化,而本虚未复。故按上方去干姜、细辛、归尾,增投、重用生芪、当归、寄生补益气血,滋肾通络,先后共服药40剂而竟全功。

附　方

温煦丹(《疡科纲要》方):炒香附、甘草各25g,羌活、独活、上安桂(去枯皮)、生胆南星、北细辛各18g,川草乌、良姜各12g,公丁香6g,急性子30g。

配制及用法:上药共研极细末。临用时以黄酒加连根葱三五茎煎沸调药,热敷患处。每日换药一次。

功用:温经散寒,活血化坚。

四、凉血清热败毒法治愈红皮病一例

于某,女,32岁。

初诊:1985年2月16日。

主诉及病史:半个月前,上胸背忽感剧痒,视之有散稀红丘疹及小片红斑,随后皮疹日益增多,渐扩及躯干、四肢,痒夜甚,后外搽花椒油两次后,周身皮肤迅即发红作疼,局部起密集小水疱,伴畏寒身热,某医院诊为“红皮病”。经输液、服激素、红霉素及外用药后,体温下降,水疱消失,但全身皮肤潮红、灼热未减,仍感时痒夜剧。

诊查:体温37.4℃,颈部以下躯干及四肢皮肤弥漫潮红肿胀、灼热,表面附着淡黄色鳞屑,伴心中烦热、渴喜凉饮、溲赤便干。苔黄腻,舌红尖绛,脉滑数大。化验白细胞计数$16\times10^9/L$,分类:中性粒细胞0.75。

辨证:毒热外侵,气火亢炽,浸及营血,以致气血两燔、壅抟肌肤所致。

治法:凉血败毒,清热利湿,熄风止痒。

处方:水牛角片30g　生石膏30g(先煎)　黄连10g　知母10g　银花30g　生地黄30g　丹皮15g　赤芍15g　苦参12g　白鲜皮30g　地肤子30g　全蝎6g　海桐皮20g

水煎两次分服,7剂。嘱将药渣煎汤待凉,小毛巾浸药液冷湿敷于潮红灼热处,每次半小时,每日2次。再用槿黛黄连膏外搽患处。

二诊:2月23日。药后体温恢复正常,全身皮肤潮红肿胀、灼热瘙痒显减,渴饮、烦热见轻,复查白细胞计数正常。仍宗前法,上方去知母,7剂。

三诊:3月3日。服药后,颈、躯干、双上肢皮肤红肿消退过半,两下肢色红部分消失,余多呈浅红色,烦热已除,惟感口舌干燥。邪热渐衰,胃阴已耗。上方去黄连、苦参、全蝎、海桐皮,加鲜石斛12g,花粉、茵陈各30g,薏苡仁20g,又服药15剂,全身皮损全部消退而告愈。

[按语] 红皮病又称剥脱性皮炎,是一种严重的皮肤病,如不及时治疗,毒热侵及脏腑,可危及生命。本病系现代医学名称,中医学无类似病名。本病多由急性湿疹、药物性皮炎或银屑病外搽刺激性药物,导致毒热外发所引起。本例患者初病急性湿疹,湿热偏盛,外搽刺激药花

椒油后，全身皮肤迅速变为弥漫潮红肿胀、灼热，部分皮肤起密集小水疱，痒痛兼作而成红皮病。由于毒热外侵，气火亢炽，浸及营血，气血两燔，薰蒸肌肤为患，致出现渴饮烦热、溲赤便干、苔黄腻、舌红绛、脉滑数等症。故方用清瘟败毒饮加减，以水牛角片、生地黄、丹皮、赤芍、银花凉血败毒消斑；石膏、知母、黄连清气火亢炽以除烦解渴；白鲜皮、苦参、地肤子清热利湿止痒；全蝎、海桐皮熄风止痒；并嘱将药渣煎汤待凉，冷湿敷于皮肤潮红处，以助退热消肿。药后全身皮肤潮红肿胀、灼热瘙痒显减，诸症亦瘥，继按前方稍予加减先后共服药30剂而获愈。

附　　方

槿黛黄连膏(经验方)

处方：川槿皮15g，青黛5g，黄连10g，苍术、黄柏各5g，冰片3g，白蜡60g，白凡士林120g。

配制法：先将前五味药共研极细末，再将冰片研细后与前药共同均匀，然后把白蜡、白凡士林放锅内加热熔化，离火待温后，倒入上药末搅匀成膏。

用法：外擦或外敷，每日两三次。

功用：清热消肿，燥湿止痒。

五、养阴清热法治愈白塞病一例

沈某，男，27岁。

初诊：1987年4月6日。

主诉及病史：患口腔、生殖器溃疡，反复发作已两年。两年前，一次感冒后口腔出现溃疡；三个月后，阴茎也出现溃疡，以后经常发作，饮水进食均痛甚，曾去几所医院诊为“白塞病”。经治一年余，仍未能控制复发。

诊查：体温在37.5～38℃之间。内科检查未见异常。口腔内有六处溃疡面，直径在0.3～0.8cm，散见于两颊内侧面、牙龈、下唇及舌部；阴茎近龟头部有三个圆形小溃疡，直径在0.2～0.3cm，溃疡表面有少量分泌物。伴长期低热、体疲乏力、口咽干燥、溲黄便干。舌质红，苔薄黄，脉细数。

辨证：阴虚火旺，湿热内蕴。

治法：养阴清热，降火泄湿，佐以益气。

处方：炙黄芪15g　生鳖甲15g　青蒿15g　地骨皮12g　北沙参30g　元参20g　生地黄20g　黄连6g　赤苓15g　金莲花12g　锦灯笼10g　马蔺子10g

水煎两次分服。口腔溃疡外搽锡类散，日两三次；阴茎溃疡用青黛散香油调敷，日2次。维持以前强的松用量，每次10mg，日3次。

二诊：4月22日。服上方15剂后，低热、体乏、咽干均减轻，口腔溃疡明显缩小，食饮痛显减，阴茎溃疡已有两个愈合，另一个亦缩小。舌脉同前。治法改予养阴清热、益气滋肾。上方去地骨皮、黄连、赤苓、锦灯笼，加麦冬、莲子心各12g，黄精15g，女贞子20g，15剂。强的松改为每次5mg，每日3次。

三诊：5月9日。药后低热已退，体倦乏力显减，口腔溃疡多半愈合、不觉疼痛，阴茎溃疡全部愈合。后按上方随症稍予加减又服药20剂而病愈。强的松逐渐减量以至停服。随访半年未复发。

［按语］白塞病又称口、眼、生殖器综合征。相当于《金匮要略》所描述的狐惑病。狐惑是一种症状复杂多变、反复发作、病情狐疑不定、令人惑乱的疾患。本病特点为口咽、前后二阴反

复发生蚀烂和溃疡，目赤如鸠眼，或下肢起红斑结节。临床以脾肾阴虚、湿热蕴毒居多。本案属脾肾阴虚火旺，内蕴湿热。故方用鳖甲直入阴分，咸寒滋阴以退虚热；青蒿芳香以透热邪外出；生地黄、元参、地骨皮育阴清热，助鳖甲以退低热；沙参伍元参养阴清金以滋肾水；病久必伤阴耗气，故予黄芪以益气；黄连、赤苓清利湿热；金莲花、锦灯笼、马蔺子清热解毒、消肿止痛，此三味治口腔溃疡有良效。药后诸证减轻，口腔溃疡明显缩小，虚火湿热已见衰减，故改予养阴清热、益气滋肾之剂。三诊时见低热已退，体乏显减，口腔溃疡大半愈合，阴茎溃疡已愈，又按前方继服药，先后共服药 50 剂而告愈。

六、消银解毒汤治愈白疕(银屑病)一例

史某，女，33 岁。

初诊：1987 年 1 月 24 日。

主诉及病史：1980 年冬，始在头顶部出现稀散斑片，上覆白皮，以后皮疹日益增多，逐渐扩散至躯干及四肢，瘙痒颇甚。六年来反复发作，时重时轻，曾去几所医院诊为“银屑病进行期”。经治多次无效。两个月来症又加重，新疹不断出现，瘙痒夜剧。

诊查：头顶及两侧遍布红斑，银屑堆积，发呈束状；躯干、四肢呈散在较多点状的、片状的红斑，上覆薄银屑，刮去鳞屑基底有较多出血点；伴口渴喜饮、尿黄便干。苔薄黄，舌红赤，脉弦滑。

辨证：血热偏盛，兼夹湿热，热盛生风，壅扰肌肤。

治法：凉血解毒，清热泄湿，熄风止痒。

处方：消银解毒汤(自拟方)加减。

水牛角片 30g　板蓝根 25g　蚤休 30g　银花 15g　紫草 25g　生地黄 25g　赤芍 20g　苦参 12g　白鲜皮 30g　地肤子 30g　土茯苓 30g　全蝎 6g　海桐皮 15g

水煎两次，早晚饭后各服 1 次。皮疹处取苦蛇酊外抹后，再用加味黄连膏外擦，日 2 次。

二诊：2 月 10 日。服上方药 15 剂后，头部银屑显少；头及全身皮疹消退已逾 1/3，余者变薄；瘙痒显减。后按上方随症稍予加减，又服药三十余剂，全身皮疹全部消退。两年后信访，函复未再复发。

[按语] 白疕相当于现代医学的银屑病，是皮科最常见且易复发的一种慢性顽固性皮肤病。鉴于本病进行期以血热型者居多，其发病机理为血热毒盛，兼夹湿热，热盛生风，壅扰肌肤所致，故选用凉血解毒、清热泄湿、熄风止痒的消银解毒汤。本方系余多年的经验方，投治本病血热型者屡获良效。方用水牛角片、银花、紫草、生地黄凉血解毒；赤芍活血化瘀；板蓝根、蚤休、土茯苓清热解毒；蚤休为肝经要药，既擅解毒清热，又能泄风阳而定痉，故又有镇静止痒作用；苦参、白鲜皮、地肤子清热泄湿止痒；热盛则生风，血热与内风交煽，致瘙痒剧烈，故用全蝎、海桐皮熄风止痒；尤以全蝎既善熄肝风之内动，又可深入病所通络搜风以化斑，故对本病之剧痒者确有卓效。外治配合苦蛇酊外抹后，再用加味黄连膏揉擦斑疹，取其燥湿清热、消斑除痒。服药 15 剂，全身皮损消失近半，余者变薄，屑少痒减。继按上方随症略予加减又服药三十余剂，全身皮疹全部消退而获愈。

附　方

1. 苦蛇酊(自拟方)　苦参、蛇床子各 30g，土大黄、川槿皮，大枫子各 20g，川椒、三棱各 15g。配制及用法：上药锉成粗末放入大口瓶中，再入 60％酒精 1000ml 浸泡十天后应用。外抹

皮疹处，日两三次。

功用：燥湿止痒，解毒活血。

2. 加味黄连膏（自拟方） 黄连、黄柏、苦参各12g，硫磺、木鳖子各8g，樟脑6g，轻粉3g，冰片12g，白蜡120g，白凡士林200g。

配制及用法：同槿黛黄连膏（参见案四凉血清热败毒法治愈红皮病一例）。

功用：清热解毒，燥湿消斑。

七、散瘀清利法治愈瓜藤缠（结节红斑）一例

周某，女，45岁。

初诊：1987年9月12日。

主诉及病史：双小腿患红斑结节疼痛已22年。多年来反复发作，结节时增时减，久治不愈。曾去各医院诊为“结节性红斑”，屡治欠效。两个月来两小腿结节又增多，痛胀明显，站行尤甚。

诊查：两小腿胫骨双侧有小指甲盖至蚕豆大红色结节18个，两胫外侧稍多，均触痛明显，兼见腿踝部肿胀，伴口干且苦，小溲短黄。苔腻薄黄，舌暗紫边有齿痕，脉弦滑。

辨证：湿热下注，络阻血瘀。

治法：清热利湿，通络化瘀。

处方：萆薢20g 炒黄柏10g 银花15g 丹皮15g 赤芍15g 木瓜12g 桃仁12g 苏木10g 红花10g 川牛膝15g 防己10g 冬瓜皮30g

水煎两次分服。另用紫金锭研细末水调外敷患处，每日3次。

二诊：9月27日。服上方药14剂后，部分结节缩小，色红及压痛减轻，腿肿渐消，五天来右小腿又起结节两个，且觉体乏无力。舌象同上，脉弦缓。细思病久络闭，新瘀势必变成宿瘀，且正气已亏，故治法改予益气活血、通络逐瘀，佐以清利。

处方：生黄芪30g 当归20g 川芎10g 土鳖虫10g 水蛭6g 莪术15g 桃仁12g 炒黄柏10g 银花15g 丹皮12g 川牛膝15g 冬瓜皮20g

按此方药随症稍予加减服后，两小腿结节渐次消退，又服药三十剂而获愈。随访三年未复发。

［按语］瓜藤缠相当于现代医学的结节性红斑。本例患此病达22年之久，临床尚属少见。初诊时，仅按湿热夹新瘀投治，症虽减轻，但疗效不著，结节仍有续出，且感体乏无力。斯时始悟患者罹病多载，络闭较甚，以致新瘀变为宿瘀而涸络，病久必损气血，药后湿热减轻，而虚象则显，故二诊改予攻补兼施之法，以益气活血、通络逐瘀为主，少佐清利。方中选用土鳖虫、水蛭善逐恶血，伍以莪术、桃仁破血，共奏化坚逐瘀之功。盖宿瘀涸络，非草木之味所能化消，必假虫药搜络开痹，则积久之宿瘀庶可化消；加用生芪、当归、川芎补气养血活血，气沛血充，驱邪自寓于扶正之中。又佐以川牛膝通络散结；黄柏、银花、丹皮、冬瓜皮清利湿热，终使这一顽疾获得治愈。

八、地黄饮子加减治愈泛发性神经性皮炎一例

顾某，男，51岁。

初诊：1981年2月17日。

主诉及病史：去年2月初，颈部皮肤突然感觉剧痒，抓后出现皮疹一片，因痒时抓，致颈周皮损日益增厚，后扩及胸、背、腰、腹及四肢等处，瘙痒夜甚。曾去某医院诊为“泛发性神经性皮炎”。经治多次不效。

诊查：颈两侧、胸、背、腰、腹、骶部及四肢伸侧有十多处杏大至桃大皮肤肥厚、干燥呈浅褐色的苔藓化斑片，伴咽干口燥，便干溲黄。舌红苔薄黄，脉弦细数。

辨证：阴虚火旺，血燥生风，郁抟肌肤。

治法：养阴清热，润燥熄风。

处方：地黄饮子加减。

生地 30g　北沙参 30g　天麦冬各 15g　元参 15g　生槐花 30g　草河车 30g　当归 15g　桃仁 12g　苦参 12g　白鲜皮 30g　地肤子 30g　全蝎 6g　海桐皮 15g

每日1剂，水煎两次，饭后分服。嘱将药渣煎汤外洗，每晚1次。另用止痒药膏合黄连膏混合外擦，日两三次。

二诊：3月12日。服上方药20剂后，部分斑片消失，余者明显变薄，瘙痒显减，咽干口燥见轻。上方去北沙参、全蝎，加鸡血藤 30g、灵仙 15g，后稍予加减又服药三十余剂，全身皮损全部消退而获愈。随访两年未复发。

［按语］泛发性神经性皮炎相当于中医学的播散性牛皮癣，临床比较少见。因皮损似牛领之皮，厚而且坚，故名牛皮癣。播散性牛皮癣临床分为湿热偏盛者、湿毒风胜者、阴虚血燥者三型，本例属于后者。故方用生地黄、北沙参、天麦冬养阴生津润燥；元参、生槐花、草河车凉血清热解毒；当归、桃仁活血润燥；白鲜皮、苦参、地肤子消风泄湿止痒；全蝎、海桐皮熄风止痒。同时配合止痒药膏、黄连膏混合外擦，取以燥湿清热、化斑除痒。药服20剂，部分皮损消失，瘙痒、咽干、口燥均显减。又按前方稍予加减又服药三十余剂，全身斑片全部消退而臻愈。

附　方

1. 止痒药膏（经验方）　松香、铅粉、枯矾、制炉甘石各 30g，乳香 60g，轻粉、密陀僧各 15g，冰片 6g。

配制及用法：上药共研极细末，加凡士林配成20％软膏。外擦皮疹处，日两三次。

功用：燥湿止痒，杀虫消斑。

2. 黄连膏（经验方）　黄连 20g，苍术、黄柏各 10g。

配制及用法：上药共研细末，用凡士林配成20％软膏。外擦或外敷，日两三次。

功用：清热燥湿止痒。

九、滋阴清热、益气凉血法治愈系统性红斑狼疮一例

张某，女，27岁。

初诊：1989年11月6日。

主诉及病史：三个多月前，外出烈日曝晒回家后突然出现关节酸痛、恶寒高热，继之面部出现红斑，自觉疲乏无力，食欲不振。即去某医院住院治疗，经化验检查确诊为系统性红斑狼疮。经输液、激素及中药等综合治疗三个月后，体温下降，面部红斑稍淡，关节酸痛减轻，但低热仍持续不退，故来求治。

诊查：鼻梁、两面颊呈暗红色蝶形红斑，双手掌、手腕亦有大小不等暗红斑。化验检查：狼疮细胞及抗核抗体阳性，血沉 40mm/1h，肝功无异常。伴持续低热（体温 37.4～37.9℃），体

倦乏力，咽干口燥，腰酸腿软，掌心热，关节酸楚。舌红少苔，脉细数。

辨证：肝肾阴虚，水亏火旺，脾肺气虚，血热未清。

治法：养阴清热，益气凉血。

处方：白人参 9g　麦冬 15g　元参 15g　生地黄 15g　银柴胡 10g　生鳖甲 15g　青蒿 15g　地骨皮 15g　炒白芍 12g　秦艽 12g　白薇 12g　女贞子 25g

维持以前强的松量，每次 10mg，每日 3 次。

二诊：12 月 10 日。服上方药 30 剂后，低热已退，双手红斑显少，面部红斑缩小，诸症减轻，但感体乏食少。舌质淡红，脉弦细。复查狼疮细胞及抗核抗体阴性，血沉 18mm/1h。治以补气养血、滋阴清热。

处方：黄芪 30g　党参 15g　麦冬 15g　元参 15g　生地黄 15g　当归 15g　炒白芍 12g　丹参 20g　川石斛 20g　白薇 15g　枸杞子 12g　女贞子 25g

强的松改为每次 5mg，每日 3 次。

三诊：1990 年 1 月 12 日。服上方药 25 剂后，两手掌腕红斑消失，脸部红斑大多消退，体倦乏力减轻，关节酸疼已除，食欲增加。后按前方又服药二十余剂，脸部红斑全部消退，诸症消失，病情已获缓解。强的松逐渐减至最小维持量，每日服 5mg。随访一年，证情稳定，体力恢复，过半年后，能坚持半日轻工作。

[按语] 系统性红斑狼疮是一种全身性系统性疾病，除有皮疹外，兼有较多脏腑证候，病情比较严重。本病在中医文献里无类似病名。本病的发生多以先天禀赋不足，或情志内伤、劳累过度、病后失调，致阴阳失于平衡，气血运行不畅而瘀凝脉络为内因。此外，多数患者与受强烈阳光曝晒有关，因之外受热毒为致病的条件。热毒入里，铄灼营血，侵及脏腑，窜扰络脉，则可发病。该例是本病后期的气阴两虚型。由于高热初期，热邪亢盛，最易耗精夺液，损及气阴。经某院住院治疗后，虽高热得降，症状见轻，但低热仍持续不退，兼体倦乏力、口咽干燥、腰酸腿软、关节酸楚等症，乃属阴虚火旺，津失上承，精不化血，故有咽干、口燥、腰酸、关节酸楚；热邪灼阴，阴血不足，虚热内生，致营卫失调，故持续低热；肺脾气虚，不能输津布液，致体倦乏力。故方用参、麦、元参、生地益气养阴生津；银柴、鳖、蒿、地骨皮、秦艽育阴清热以退低热；白芍、女贞子滋补肝肾；更用白薇伍生地、地骨凉血解毒。药后低热消失，脸、手红斑显少或缩小，诸症减轻，仍感体乏食少。虚火已衰，原真未复，法当补益气血、滋阴和胃，佐以清热。三诊时，见两手掌腕红斑已消，脸部红斑大半消退，关节酸疼已除，体倦乏力减轻，乃按上方继服药共治疗三个月，终使红斑全消，诸症消失，而获病情缓解，达到体力恢复。

[编者评注] 金先生从事中医皮外科工作五十余年，在学术上有较深的造诣和独到的见解，积累了丰富的经验。本组列举的医案均为临床上的皮外科疑难重证，大多为曾在别处治疗不效而转诊于此，他凭借资深的经验，详细辨证，精心处方，通络逐瘀、温阳散寒、祛湿解毒、托疮生肌、养阴清热、润燥熄风诸法运用得恰到好处，使患者摆脱了病痛。他还善用虫类药，主张皮肤病宜内外兼治，这都收到了良好的效果。真是起大症，疗顽疾，非胆大心细而不可为也。

高辉远医案

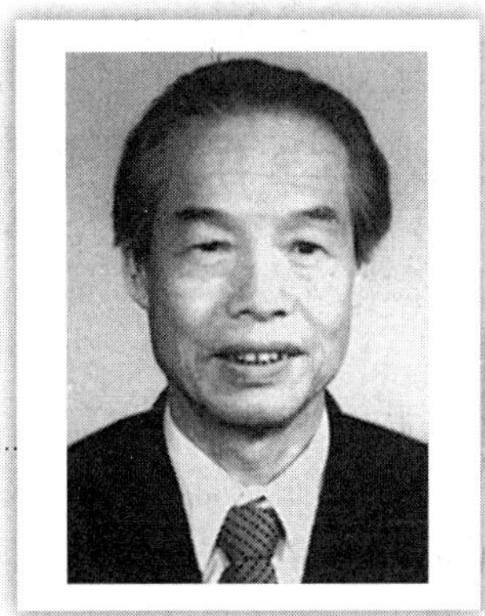

【生平传略】

高辉远，名达，号后可楼主人，湖北蕲春县人，1922年生于中医世家。自幼立志继承家学，十余岁时随父边学医籍，边侍诊，得薪传之秘。18岁独立行医，迄今已60年。解放后，在党的中医政策鼓舞下，参加过地、省和中央三次进修学习，以优异成绩结业，荣留任用。1954年中医进修学校结业后，参加中医研究院的筹建工作，继续在该院从事医疗教学和科研工作。1958年因周恩来总理的关怀被安排为著名中医学家蒲辅周的学生和助手，继承整理蒲老的学术思想和医疗经验，进行肿瘤、乙型脑炎、小儿腺病毒肺炎等疾病辨证论治的研究，发表多篇学术论文，出版有《中医对几种急性传染病的辨证论治》、《蒲辅周医案》、《蒲辅周医疗经验》等专著。1971年调部队三〇五医院担负医疗保健任务，研究呼吸“四病”、糖尿病、冠心病等老年病，取得较好的成绩。

高教授数十年来重视理论，坚持临床，致力于常见病与疑难病的研究，有较深的理论素养和丰富的医疗经验，特别是对老年病的治疗和老年保健工作卓有建树，是医术精湛的保健专家，在国内有较高的威望。曾任解放军三〇五医院主任医师、中医科主任，中医老年医学会主任委员，中国中医研究院研究生部客座教授，北京中医学院名誉教授，中华全国中医学会副会长，中国中西医结合研究会常务理事，解放军中医学会副会长，国家科委中医专业组委员，国家卫生部科学委员会委员，《中医杂志》、《中国医药学报》、《中西医结合杂志》等杂志编委和编委会副主任等职。

一、温中摄血法治愈大衄一例

罗某，女，38岁。

初诊：1969年8月5日。

主诉及病史：鼻衄伴全身广泛性皮下出血，月经量多，反复发作两年。经当地中西医治疗，服药无数，均效果不佳，遂请高老诊治。

诊查：病人面色皖白无华，气短懒言。舌质淡，苔薄白，脉细数无力。

辨证：脾肾双虚，血失统摄。

治法：益气健脾补肾，引血归经，佐以养荣止血。

处方：党参10g　白术10g　炮姜10g　炙甘草5g　菟丝子10g　鸡血藤10g　阿胶珠10g　炒丹皮10g　生地黄炭10g　血余炭10g　醋香附10g　6剂

二诊：鼻衄次数减少，皮下出血减轻。舌淡，脉数无力。药中病所，效不更方，接服原方药7剂。

三诊：上述症状又减3/7。此次月经量少于以往，乏力好转，食欲有增。舌淡红，苔薄白，脉细数有力。再本前方加焦山楂6g。守方连服药半年，鼻衄及全身皮下出血基本未作，月经经期、经量近于正常。经北京某医院复查，凝血时间、血块收缩时间、凝集胶原试验、黏附试验均正常。嘱其继服原方药一年后停药，于每年下半年来信报告病情一次，一直未复发。

［按语］本例西医诊断为“血小板无力症”。高老辨此证为劳伤，乃脾肾皆虚、血失统摄、血不循经而外溢之证。选用理中汤将干姜易炮姜加味以健脾益气固肾、温经止血、引血归经、标本同治而获奇效。

二、养心定志汤加减治愈胸痹一例

王某，56岁。

初诊：1989年12月15日。

主诉及病史：动则心慌、气短，心前区隐痛，劳累后尤甚，已半年余。

诊查：精神倦怠，面色皖白。舌暗淡，苔薄黄，脉结代。

辨证：心气不足，心阳不振。

处方：太子参10g　茯苓10g　菖蒲8g　远志8g　炙甘草5g　桂枝8g　小麦10g　大枣5枚　丹参10g　佛手8g　龙骨15g　珍珠母15g　6剂

二诊：自诉服上方药物后，心悸和其余各症均减轻，食欲正常，二便调和。舌质红，苔薄黄，脉细弦。本前方接服药14剂。

三诊：胸闷、气短、心慌消失。心电图复查报告结果：窦性心律，正常心电图。嘱其停药观察。

［按语］本例经西医用心电图检查，诊为隐性冠心病、心绞痛、心房纤颤，服用消心痛、心痛定等治疗，症状时轻时重，因病人无意再服西药而来就诊。

养心定志汤是高老常用之经验方，临证加减用以治疗胸痹多获良效。本方是以定志丸、桂枝甘草汤、生脉饮加丹参、川芎、延胡而成。

此案为本虚标实之证，本虚则心气不足，心阳虚损，心阴失养，心志不宁；病人隐痛则为不营而痛，非不通之痛也；标实则痰浊互阻、气滞血瘀。胸膈之病又常与胃气通降失常有关，如得矢气、嗳气，则胸膈能舒，脉之结代亦瘥，故高老在养心定志汤中增用佛手，不用人参、党参为防益气太过而隐助火之弊，故选用太子参、茯苓以调心脾；菖蒲、远志通心窍以定志；龙骨、珍珠母镇静安神；小麦养心阴，丹参活血化瘀；综病情伍诸药，共奏标本同治之效。

三、补土伏火法治愈狐惑病一例

于某，50 岁。

初诊：1984 年 8 月 15 日。

主诉及病史：口腔及前后二阴反复溃烂 19 年。乏力，劳累后气短、头晕。

诊查：病人精神委靡不振，形体消瘦，面色苍白。舌嫩红，苔薄白，脉沉细微滑。

辨证：阴虚火旺，相火不藏。

治法：补土伏火。

处方：太子参 10g　生地黄 15g　天门冬 10g　盐黄柏 10g　西砂仁 6g　炙甘草 3g　肥知母 10g　去皮桂枝 6g　赤芍 12g　红枣 5 枚　12 剂

二诊：口腔及二阴溃烂面缩小，腰部疼痛、眼睛干涩减轻，视力好转。舌脉同前。嘱其继服原方药，每日 1 剂。

三诊：上方药服 85 剂，二阴处溃烂消失；口腔内大部分溃疡消失，仅余两处小溃点未愈；余症均有减轻。舌苔薄白，质淡红，苔面略有裂纹，脉沉细。原方加莲子心 6g，每日 1 剂。

四诊：按原方加莲子心又服药 30 剂后，口腔、前后二阴溃烂全部愈合，余症好转，精神大振，未诉其他不适。随后信访三年未再发作。

［**按语**］脾开窍于口，肾开窍于二阴，口腔及二阴溃烂，多见于虚实二火。本例因口腔及二阴溃烂十九年，症见乏力、气短、头晕、精神委靡、疲惫、形体消瘦、面色苍白、脉沉细滑，乃属阴虚、脾肾湿热化火，上炎下注，治宜补土伏火、益阴增液。高老根据著名中医蒲辅周先师用三才封髓丹加减治疗顽固性口腔溃疡之验，随症而施，灵活变通，一举治愈十九年之顽疾，实乃承前继后之法。

四、补益脾肾法治愈脊髓空洞症一例

马某，14 岁。

初诊：1987 年 10 月 11 日。

主诉及病史：双上肢大臂疼痛、麻木，背痛，脊柱弯曲，发现已 6 年。曾在北京某医院和解放军某医院神经科 X 线拍片检查，诊断为“脊髓空洞症”（6～12 胸椎段）。建议中药治疗，经友人介绍来高老处就医。

诊查：患儿发育欠佳，智力低下，两上肢肌肉轻度萎缩，脊柱向左侧弯曲，皮色未见改变。舌淡少苔，脉沉细。

辨证：脾肾两虚，精不生髓。

治法：益气养阴，健脾补肾，益精填髓。

处方：生黄芪 15g　太子参 10g　炙甘草 3g　狗脊 10g　熟地黄 15g　山药 10g　茯苓 10g　山茱萸 8g　炒丹皮 8g　泽泻 10g　淮牛膝 10g　巴戟天 10g　6 剂

二诊：服药后上肢疼痛、麻木减轻，稍久坐后仍感背痛，饮食适中，二便尚调。舌脉同前。原方加杜仲 10g，接服药 15 剂。

三诊：自诉服完上方药 15 剂后，能连续坐一小时余，精神渐佳。舌淡苔白，脉细。本前方加川续断 10g，再服药 15 剂。

四诊：上肢疼痛、麻木明显减轻，脊柱侧曲未见再继续发展，精神佳，饮食、二便正常。舌微红，苔薄白，脉弦。原方加菟丝子 10g，继服。

五诊：来诉："某医院复查，皮肤感觉正常，X 线拍片示脊髓正常"。一年后信访正常。

[按语] 肾为先天之本，主骨，生髓，通于脑；脾为后天之本，主运化，主四肢肌肉；肾充则髓实。本例为先天肾精不足，后天失于滋养，精不充，难以生髓，肾阳虚，火不生土，脾失温煦，运化不健，气血虚滞所致。故高老于方中用参芪以益气；熟地黄补血滋阴；山药、茯苓健脾；狗脊、山茱萸、淮牛膝、巴戟天补肾；以炒丹皮、泽泻活血渗利湿热，诸药共起益精填髓之作用而收功。

五、温中健脾法治愈胃脘痛一例

刘某，20 岁。

初诊：1990 年 7 月 20 日。

主诉及病史：每于阴天或受凉时上腹疼痛，已两年余，伴黑便四天。

诊查：面色苍白，体倦，神疲。舌淡苔白，脉沉细。胃脘部疼痛喜按，喜热饮。胃镜检查报告：十二指肠球部溃疡，浅表性胃炎。

辨证：脾胃虚寒。

治法：温中健脾。

处方：党参 10g　白术 10g　炮姜 5g　炙甘草 5g　乌贼骨 15g　元胡 10g　山药 10g　木香 6g　砂仁 6g

二诊：上方药连服 30 剂后，腹痛消失，精神佳，饮食及二便正常。舌淡红，苔薄白，脉平。胃镜检查溃疡面愈合。

[按语] 张介宾认为，胃脘痛因寒者十居八九，因热者十惟一二。在慢性病中，外寒多为诱因，内寒乃为其本。本例属于脾阳不振寒由内生，更因患者自认年轻体壮，饮食不节，过食生冷，积寒于中，损伤脾胃，诱发潜疾。又因两年来未曾系统治疗，以致中焦寒虚交并。大凡治胃之法，多以通为要，实者祛邪为通，虚者以补为通，取其通则不痛之理。本案胃脘部疼痛两年之久，以虚寒并存，故高老拟理中汤加味，以温通健脾之法，使脾健运化无碍，清阳上升，浊阴下走，胃腑消磨水谷功能得以复常，故痛能消于无形，病灶愈合有望。

（张忠友整理）

六、越鞠丸合甘麦大枣汤加减治疗抑郁型精神病一例

赵某，女，51 岁。

初诊：1988 年 9 月 21 日。

主诉及病史：半年来自汗、恶风、恶寒、心烦、气急、失眠、多梦、精神抑郁；半载从未喜笑，心慌，疲乏，胃脘不舒，纳食不香，口舌干燥，大便偏干，五心烦热。

诊查：舌苔薄白，脉弦。

辨证：此为气机失常、阴阳失调所致。

治法：行气解郁，养心安神，和中缓急。

处方：越鞠丸合甘麦大枣汤加减。

苍术 10g　川芎 10g　香附 10g　栀子 10g　神曲 10g　甘草 5g　大枣 5 枚　浮小麦 15g

龙骨 15g 豆豉 10g 骨皮 10g 珍珠母 15g 夜交藤 15g 6 剂

服药一周后，病情有所缓解，舌脉如前。原方药再进 6 剂。连服药三周后，病人自诉半年未喜笑，现已与家人谈笑，且汗已止，饮食大增，睡眠也较以前平稳。再进药 6 剂，以资巩固。

[**按语**] 此类病人，西医诊断为“抑郁型精神病”，在中医学属于“脏躁”、“郁证”范畴，临床并不少见。有的人以养阴清热之法治之，往往效果不佳。高老认为此证不能一概辨为阴虚，阴虚者有之，气郁者更为多见，由心肝失调引起，因此用越鞠丸合甘麦大枣汤主之正契合其病机。正如《删补名医方论》所说“夫人以气为体，气和则上下不失其度，运行不停于其机，病从何生”？若饮食不节，寒温不适，喜怒无常，忧思无度，使冲和之气升降失常，以致胃郁不思饮食，脾郁不消水谷，气血郁滞则气机失常，而阴阳失和，卧而不寐，火郁则为热，用越鞠丸合甘麦大枣汤，既解六郁，又可甘缓滋补，柔肝缓急，宁心安神，使营卫调和，气血调畅，阴阳平衡，则病自愈。

七、加味逍遥散治疗发热一例

黎某，男，71 岁。

初诊：1988 年 5 月 3 日。

主诉及病史：自 1988 年 3 月开始发热，体温可达 39℃，间断性发热，有寒战。在美国曾做过化验检查，既非疟疾，也非感染，一切化验指标均正常。曾在香港、广州、上海、武汉请西医专家、教授会诊，未有明确结论，同时服用过的中药有小柴胡汤、蒿芩清胆汤、三仁汤、补中益气汤等，但效果不理想。高老仔细询问病情，有胸脘胀满不舒、恶心欲吐、不思饮食、有厌食感，大小便正常，烦躁。

诊查：舌质稍红，苔薄黄，脉弦。

辨证：肝郁化火，木克脾土，脾失健运。

治法：疏肝解郁，健脾和营。

处方：加味逍遥散。

银柴胡 15g 赤芍 10g 茯苓 10g 白术 10g 炙甘草 5g 丹皮 8g 茵陈 15g 栀子 8g 当归 10g 香附 10g 郁金 10g 薄荷 8g 生姜 3 片 大枣 5 枚 6 剂

服用上方药后病人未再发热，同时游览了长城、天坛，自诉仍大便干燥、乏力。舌脉如前。上方加麻仁 15g，再进药 6 剂。

服用 12 剂药，体温未见波动，症状也基本消失。要求带中药回家服用，巩固疗效。

[**按语**] 肝为藏血之脏，性喜条达而恶抑郁，主疏泄，体阴而用阳，若七情郁结、木失条达，血虚固可生热，肝郁亦能化火。加味逍遥散所治既有肝郁，又有血虚。化火生热，逍遥散不足平其火热，所以加丹皮泻血中伏火，山栀子泻三焦之火，导热下行，兼利水道，火退则诸病皆愈矣。

八、大安丸治疗食积发热一例

刘某，男，7 岁。

初诊：1988 年 11 月 9 日。

主诉及病史：无恶寒，发热，体温为 37.8～38.4℃，无汗，无鼻塞，流涕，无咳嗽等症。纳少，厌食，时腹疼；大便偏干，日一行；眠差，盗汗，睡眠则卧不宁，小便黄，头汗出。

诊查：舌尖红，舌苔薄黄中间腻，脉弦滑有力。

辨证：此为食积发热。

治法：消食导滞，健脾和胃。

处方：大安丸加减。

茯苓 10g　白术 10g　陈皮 8g　法半夏 10g　神曲 10g　枳实 8g　竹茹 8g　连翘 10g　焦三仙 30g　焦槟榔 8g　6 剂

服药后体温逐渐降至正常，饮食好转，二便自调，症状基本消失。再进上方药 3 剂，巩固疗效，并嘱其注意饮食、避风寒。

［**按语**］大安丸即保和丸加白术而成，为治一切食积之方，它可以消食导滞、健脾和胃，主治饮食不消、气虚邪微以及小儿食积。保和丸多白术一味，是消中兼补，即消食之中兼有健脾之功。正如《素问・痹论》所说“饮食自倍，肠胃乃伤”。此类疾病多系饮食不节、暴饮暴食、家长喂养不当所致。现在多数家长喂养小孩过饱，望子成龙心切，滥用补品，小儿又不知节制，造成食积。小儿为“稚阴稚阳之体”，一般来讲，食积消则病除。本例在于饮食失节，食积化热，肠胃阻滞，浊气上逆，引起发热。有似外感，但脉不浮，腹时痛，不欲食，舌苔中间黄腻，则为内伤饮食可知。高老谓之曰：“病机在里而非表，在胃不在肺，其治则不同于外感，而重在消积导滞、健脾和胃，故调理肠胃而诸症悉平。”

九、附子理中汤加减治疗重症病毒性肝炎一例

田某，男，29 岁。

初诊：1973 年 4 月 10 日。

主诉及病史：发热，头痛如裹，食欲不振，腹部胀满，恶心欲吐，嗜睡，有时烦躁，体温在 39℃以上，意识有时不清。大便泄泻，日行八九次。

诊查：病人呈重病容，体力极度衰弱，面色晦暗，全身皮肤深度黄染，息微目瞑，尿如浓茶，大便溏薄。舌暗，苔白腻而厚，脉细濡无力。

辨证：此为阴黄，乃苦寒伤中、阳气欲脱、肝木侮脾所致。

治法：温阳健脾，抑肝除黄。

处方：附子理中汤加茵陈、芍药主之。

吉林参 10g　白术 10g　炮干姜 8g　炙甘草 5g　川附子 8g　白芍 10g　茵陈 15g

每日水煎服 1 剂，煎两次，共 300ml，分两次鼻饲。

二诊：4 月 13 日。体温稍降，冷汗已止，不再呕恶，大便减为日行两三次，意识渐复。脉仍濡细，舌苔白腻稍减。病情已稍见转机，按效不更方，原方药继服 5 剂。

三诊：4 月 18 日。病情又有好转，体温 37.8℃，黄疸似有减退，腹泻已止，目启不瞑。脉尚濡细稍有力，舌质转红，苔腻淡黄。再服药 5 剂。

四诊：4 月 23 日。病人神识清楚，体温已降至正常，血总胆红素由 393.3μmol/L 降为 196.7μmol/L。舌苔薄黄，脉濡细微弦。继服药 10 剂。

五诊：4 月 28 日。黄疸基本消退，各项检查指标正常。脉沉缓微弦，舌质红，苔薄黄。病邪已退，正气待复，治宜健脾益肝。

处方：台党参 10g　白术 10g　茯苓 10g　陈皮 8g　炙甘草 3g　白芍 10g　当归 10g　女

贞子 10g　菟丝子 10g　绵茵陈 10g　建曲 10g

煎服药 10 剂，出院调治半载，完全康复。

［按语］此乃中医疫黄为病，脾阳亦败之际，一般人认为黄疸多由湿热瘀滞所致，治法亦多采用清热除湿之剂，但临床尚须具体问题具体分析。两千年前早有阳毒阴毒之分，程钟龄《医学心悟》指明“阳毒、阴毒、热之极、寒之甚、至极而无复加者也”。此例之毒素，正由“寒之甚至极而无复加”，辨证为阴毒，用温阳以制阴毒，岂可一见毒素而不加辨别不敢用温法以延误病情？此说明了辨证论治的灵活性。此例主要为脾阳受伤，附子理中汤温脾以复中阳，加芍药以抑肝缓肝，绵茵陈可清热解毒、清肝利胆祛黄，用之得当，重症也可转危为安。

十、肾着汤加减治疗乳糜尿一例

祁某，女，67 岁。

初诊：1987 年 9 月 23 日。

主诉及病史：患者自 1968 年 10 月发病，小便混浊，伴有腰酸，持续三年，经中药治疗一年，诸症消失，近 20 年未再发作。1987 年又出现小便混浊如牛奶样，有油脂滴，伴有腰疼。小便化验证实为“乳糜尿”。但经各方检查，病灶不明，原因不清。病人并伴有下肢发凉、发软，犹如寒从下起；睡眠一般，服用安眠药方可入睡；多梦，纳可，大便正常。

诊查：舌苔少，舌质淡，脉沉细。

辨证：寒湿下侵于肾，着而为病。

治法：温肾暖土胜湿法。

处方：肾着汤加减。

苍术 15g　茯苓 15g　黑姜 8g　炙甘草 5g　狗脊 10g　萆薢 10g　巴戟 10g　菟丝子 15g　益智仁 8g　官桂 8g　川附子 8g　淡苁蓉 10g

上方药共服用一个月，小便化验，乳糜尿已消失，其他症状随之缓解。

［按语］肾着汤是《金匮要略》的方子，正如《金匮要略心典》所说，肾受冷湿，着而不去则有肾着、身重、腰中冷、腰下冷痛，皆冷湿着肾而肾气不化之征也，盖所谓清湿袭虚，病起于下者也。然病在肾之外府，故其治法在于燠土以胜水。甘、姜、苓、术，辛温甘淡，本非肾药，名肾着者，原其病也。本例病人 20 年前曾发病，时值年轻，而今复作，与劳累及年龄有关，不能单一用肾着汤；此为肾之外府，损及肾之中脏，除肾着汤外，还应加入温肾阳补肾、助阳之药物，使肾阳盛以助脾阳，使之冷湿祛，否则病必不除。故肾着汤中加入温肾阳之川附片、官桂，补肾阳之巴戟肉；菟丝子、淡苁蓉、益智仁、狗脊温肾阳以补脾阳，使脾阳化生有根，肾阳化生有源。高老正确运用《金匮要略》条文及成方，又不拘泥于条文，高屋建瓴，把握病机，抓住主症，知其标本，灵活加减运用，从整体考虑疾病成因及转归、病史及体质、年龄，收到事半功倍之效。

十一、辛温解表、祛风止痒法治愈荨麻疹一例

李某，男，7 岁。

初诊：1987 年 11 月 3 日。

主诉及病史：患儿一个月以前全身突然出现风疹块，瘙痒异常，西医诊断为“荨麻疹”。曾服苯海拉明、异丙嗪、安其敏、防风通圣丸等，效果不理想，请高老诊治。但见患儿全身红疹成片，皮

肤瘙痒，遇风则甚，以头面、颈部为甚，有鼻塞、喷嚏，无汗出，见冷风则痒甚，饮食一般，大便正常。

诊查：全身皮肤遍起红疹，局部皮肤红肿、发热，无皮肤破损及流水。舌质淡，舌苔薄白，脉浮紧。

辨证：风寒束表，阳气不化，营卫不和，郁热波及营血，外发为疹。

治法：辛温解表，祛风止痒，宣肺透疹。

处方：麻黄汤加减。

麻黄 6g　桂枝 4g　杏仁 10g　甘草 3g　防风 10g　连翘 10g　忍冬藤 10g　丹皮 10g　蝉衣 6g　地肤子 12g　生姜 3 片　大枣 5 枚

二诊：服上方药 3 剂后，怕冷风感觉好转，瘙痒也减轻，病人纳食不香，皮肤仍有红润疹块隐现，二便均可。舌淡苔薄白，脉浮。

处方：上方加焦三仙各 10g，赤芍 10g，红花 10g，再进药 3 剂。

服上方药后，疹退痒止而愈。

［按语］本例系荨麻疹，中医学称为“风痱”、“瘔瘤”、“隐疹”、“风疹块”等名。《医宗金鉴》曰：“由汗出受风或露卧乘凉，风邪多中表虚之人，初起皮肤作痒，次发扁疙瘩，形如豆瓣，堆累成片……”其病为外因风邪所致，现代医学认为变态反应或非变态反应所致。病人主症在表，表不解，疹不退，痒不止，病不除；以恶风、无汗、关节疼痛不舒为主症；脉浮紧，八九日不解，表证仍在，此当发汗解表，祛风止痒，宣肺透疹。方用麻黄汤辛温解表，宣达肺气；忍冬藤、连翘清热解毒；丹皮凉血；蝉衣、地肤子止痒，使表寒解，肺气条达，疹块透发，瘙痒自然而止。

十二、燥湿祛痰、平肝熄风法治愈头晕一例

姚某，女，48 岁。

初诊：1989 年 3 月 17 日。

主诉及病史：头晕，视物不清，口鼻冒热气，烦躁，口干，眠差。以前曾患“乳腺增生”。饮食可，二便调。

诊查：舌质淡红，舌苔薄黄，脉象滑数。

辨证：肝风夹痰湿上扰清窍，头目不清而致头晕。

治法：平肝熄风，燥湿祛痰，行气开郁，以温胆汤加减。

处方：白蒺藜 10g　菊花 10g　茯苓 10g　法半夏 10g　陈皮 8g　枳实 8g　竹茹 10g　炙甘草 3g　丹参 10g　荷叶 10g　苡仁 15g　谷精草 15g

二诊：3 月 24 日。病人服上方药 6 剂后，头晕减轻；视物昏花明显好转，清晰度增加，到眼科检查，视力由 0.2～0.5 上升至 0.4～0.7。舌苔薄黄，脉细数。病人要求继续服用中药，进一步治疗。原方加决明子 10g，继服药 6 剂。

三诊：3 月 31 日。服药后症状得到缓解，头晕消失，视物较以前清晰，视力有所提高。舌脉如前。病人要求继服药 6 剂，以资巩固。3 月 24 日方药再进 6 剂。

［按语］此证属肝阳亢进，引动肝风，夹痰湿上扰清窍。“头目为诸阳之会”，头目不清乃浊邪侵之而成。为何用温胆汤加减主之？因人之六腑，皆泻而不藏，惟胆为清净之腑，寄附于肝，又与肝相为表里。胆有邪，岂有不波及于肝哉？土不达则痰涎易生，痰为百病之母，痰热扰胆及于肝，使肝阳亢，木郁不达，引动痰热，夹之上扰清窍，使之头晕，肝之窍在目，而致视物不清。

故在温胆汤基础上加入蒺藜、菊花、决明子、荷叶平肝阳熄风;丹参凉血活血;谷精草明目清热。此方药简力专,收效甚捷。

十三、益气固表、调和阴阳法治疗阳痿一例

姚某,男,47岁。

初诊:1987年12月16日。

主诉及病史:病人近日来发现阳痿,并自觉盗汗,烦躁、口干,自觉疲倦、腰酸疼,饮食一般,二便自调。

诊查:精神倦怠,面色欠红润无光泽,紧张状态,手足心出汗。舌苔薄白,舌质淡红欠润,脉沉细。

辨证:表气不固,阴阳不调。

治法:益气固表,调和阴阳,方以玉屏风散、甘麦大枣汤、桂枝汤加减。

处方:炙黄芪10g　白术10g　防风8g　炙甘草5g　浮小麦10g　大枣5枚　桂枝6g　白芍12g　龙骨10g　牡蛎10g　6剂

二诊:12月23日。病人服药后阳痿现象明显好转,基他症状均减轻。舌脉如前。在上方基础上加炮姜6g,再进药6剂。

三诊:12月30日。病人阳痿现象已消失,病人也不感到烦躁,盗汗及手足心出汗症状得到控制,有时感到疲乏。舌脉如前。上方增炙黄芪至15g,进药6剂,以资巩固。

[**按语**]此病人主要表现为阳痿,一般常用补肾阴及肾阳之法。高老根据"胖人多气虚"的原则,结合病人的临床症状,从整体观出发,认为此患者为表虚而卫气不固,腠理疏稀,卫气外泄,营阴不得内守而致营卫不和,使阴阳失调,出现自汗及手足心汗出,烦躁乃营阴不足,心失所养,神不守舍。阳痿则是阴阳不调、心肾不交、水火不济所致。治法则用和中缓急的甘麦大枣汤、调和营卫的桂枝汤、酸甘化阴的芍药甘草汤加减治之。复诊时,加入炮姜一味,取其温通之意,温阳才可化气,使气机通畅、条达。仲景曰:"阴阳自和者,病自愈。"阳痿的原因很多,一味滥用滋补不一定收到应有的效果,不应拘于一方一药,而应"谨守病机,各司其属",随症治之。

十四、涤痰湿、通胞络、固冲任之法治疗不孕症一例

杨某,女,28岁。

初诊:1974年5月8日。

主诉及病史:婚后七年未孕,经北京某医院妇产科专家确诊:①不孕证;②子宫功能性出血。月经素来不规则,婚前月经两至三个月一行,或半年一行;婚后月经半年或一年一行。1971年月经曾持续三个月不止,以后则闭经。1974年1月又开始流血不停,至5月初每日早晨仍有零星出血;无小腹痛,腰部不舒,足跟痛;平素白带多,有时色黄,有时色赤,有时色绿;饮食睡眠均佳。

诊查:观其形体丰腴,体重67.5kg,倦怠乏力,面色不泽。舌质红苔少,脉沉微数。

辨证:长期月经不调,白带又多,此属痰湿阻胞、冲任失调而致的不孕症。

治法:涤痰湿,通胞络,兼固冲任,加味苍砂导痰汤主之。

处方:苍术 10g　香附 6g　茯苓 10g　法半夏 10g　陈皮 8g　竹茹 10g　姜胆南星 8g　续断 10g　骨皮 10g　杜仲炭 10g　生地黄炭 10g　茜草炭 10g

二诊:共服上方药 14 剂,在服第二次药时,经量稍多;5 月 11 日起,经量又增加,且有大血块,以后经量逐渐减少,目前经量中等。从 1 月 2 日开始测基础体温,未有双相型表现(无排卵)。自觉下肢发软,足跟仍痛,腰部不适。舌质红,舌苔薄白,脉沉细数。根据经量增多夹有血块,说明痰湿除,胞络通,拟以和气血、调冲任为法。

处方:黄芪 10g　党参 10g　生地黄 10g　当归 10g　白芍 10g　川芎 10g　续断 10g　桑寄生 10g　地骨皮 10g　阿胶珠 6g　藕节 15g

病人一直坚持服用上方药,如白带多则加山药、艾叶炭;小腹胀则加橘核、醋制香附;胸部隐痛、乳房稍胀,则加丝瓜络,随症加减。

三诊:1974 年 11 月 27 日。病人每日坚持服药,到某医院妇产科检查:子宫前位,增大约 6～8 周胎儿大小,全腹软,右下腹无压痛,妊娠试验阳性。有轻度咳嗽、恶心。舌苔薄白,脉滑微数。至此已受孕两个月,治宜止咳和胃安胎。

处方:苏叶 10g　杏仁 6g　桔梗 6g　竹茹 6g　白术 10g　续断 10g　黄芩 4.5g　砂仁 3g

上方药共服 6 剂,症状基本消失。嘱病人定期检查:一般情况良好,宫底达脐上三横指,增长较快,胎心音正常,直至足月顺产一男婴。

[按语] 本例婚后七年不孕,且有功能性子宫出血。经西医妇产科专家确诊,各医院中西医多方治疗均不见效,遂转中医诊治。根据脉症,辨证分析认为功能性子宫出血,固然是不孕症的主要因素,但其人体质丰腴,白带素多,色兼黄、赤、绿,则为痰湿阻滞胞宫、胞宫不通而致之不孕症。方用加味苍砂导痰汤主之,涤痰除湿,荡涤胞宫,兼顾冲任,交媾阴阳,调经种子。服药后痰湿稍化,继之则益气养血,固护冲任,以缓出血之势,治其本也。痰湿稍露,则以苍砂导痰汤加减以治痰湿,挫其标,标本同治,使痰湿尽、胞宫启、天癸调而胎妊成。

十五、益母盛金丹加味治愈输卵管不通症一例

山栀某,女,27 岁。

初诊:1974 年 7 月 3 日。

主诉及病史:婚后六年不孕,月经周期尚准,但经期小腹痛、经量中等、色暗,有少许血块,每次经行六天;平时白带较多,子宫发育正常。男方生理亦无缺陷。经某医院妇科专家检查,诊断为输卵管不通、不孕症,请高老诊治。

诊查:舌质稍暗,舌苔稍腻,脉弦而涩。

辨证:患者经期腹痛,经色暗,有少许血块,带下较多。此属血瘀痛经,湿郁带下,故导致输卵管阻塞而不受孕。

治法:化瘀调经,祛湿完带。

处方:益母盛金丹加味。

益母草 10g　白术 10g　当归 10g　赤芍 10g　川芎 8g　干地黄 10g　丹参 10g　茺蔚子 10g　香附 10g　桃仁 8g　茜草 10g　乌贼骨 10g　淮山药 10g　椿皮 10g

二诊:1974 年 11 月 3 日。病人每次服药 10 剂,连续服用四个月。守上方基本未作增减,此次来诊,经期已过 50 天,青蛙试验阳性,无其他不适,惟有时恶心。舌正苔少,脉弦滑。喜获妊娠,治宜和气固胎。

处方：桑寄生 10g　续断 10g　白术 10g　黄芩 6g　砂仁 6g　紫苏叶 10g　陈皮 8g

上方药每日 1 剂，共 7 剂，水煎服，每餐中间各服 1 次，并嘱定期复诊和妇产科检查。胎儿正常发育，孕妇也无不舒，足月顺产一女。

［按语］因输卵管不通而致不孕，中医典籍虽无此记载，但根据脉症分析，其属何证，当用何法？本例有经期小腹痛，色暗加血块，脉弦涩，属血瘀痛经无疑；素多白带，又兼湿滞，故选用化瘀调经、祛湿完带治则；方以益母盛金丹和血理气调经，加桃仁、茜草活血化瘀通闭，山药、椿皮、乌贼骨去湿止带、清涤胞宫，二诊即已受孕，充分证明中医虽不能在微观上检查其输卵管是否通畅，但可在宏观上从整体上去辨证论治，完全可以使不通者通，不调者调，不孕者孕。

十六、三才封髓丹治愈白塞综合征一例

于某，女，50 岁。

初诊：1984 年 8 月 15 日。

主诉及病史：口腔溃疡长达 19 年之久。疲倦乏力，纳少，长期胃痛，大便干燥，腰腿疼，四肢关节酸痛、视物模糊，呈闪光感。反复住院诊治，确诊为白塞综合征、继发性贫血、中度萎缩性胃炎、关节炎、眼虹膜睫状体炎。

诊查：面色㿠白无华，精神委靡，疲惫不堪，形体消瘦。血象：血红蛋白 70g/L，血小板 60×10^{9}/L，血沉 110mm/1h。腰部 X 线照片示骨质增生。胃镜及活检示中度萎缩性胃炎。舌质淡，舌苔薄白，脉象沉细滑无力。

辨证：综合病史及脉症，病程过长、病证复杂，体质虚弱，其病证属中医狐惑，由阴虚相火不藏而引起。

治法：补土伏火法，加味三才封髓汤主之。

处方：太子参 10g　生地黄 15g　天门冬 10g　盐黄柏 10g　西砂仁 6g　炙甘草 3g　肥知母 10g　去皮桂枝 6g　赤芍药 10g　大红枣 5 枚

水煎服，每日 1 剂，分 2 次温服。共服上方药 60 剂，口腔及前后二阴溃疡已愈合，并发症基本好转，患者精神大振，自云近 20 年痼疾，一旦获释，真令人喜出望外。患者后来白塞综合征未再发作。

［按语］三才封髓丹，原见于《卫生宝鉴》，主治妄梦遗精或虚火不眠等症，高老用之治疗顽固性口腔溃疡，效果比较满意，此为补土伏火法。在此方的基础上加味，名之曰加味三才封髓汤，治疗白塞综合征，即中医之狐惑病，屡屡获效。张仲景谓蚀于上部曰惑，甘草泻心汤主之；蚀于下部曰狐，苦参汤主之；蚀于肛者，雄黄熏之。临床用之间或有效，但对白塞综合征则多不应。根据白塞综合征的病机为阴虚相火不藏，用之加味，其效亦得心应手。本方药不仅治好主证狐惑，对其他并发症，如贫血、萎缩性胃炎、关节炎、虹膜睫状体炎均收到不同的效果。

（吴登山整理）

十七、培土生金法治愈咳嗽一例

张某，男，40 岁。

初诊：1990 年 9 月 5 日。

主诉及病史：咳嗽月余，加重三天。一个月前无明显诱因出现咳嗽。咯痰色白量多，痰出

咳减，晨起为重。伴胃脘痞满，体倦神疲，大便干稀不调。屡服复方新诺明、红霉素、必嗽平、咳必清等药，罔效。

诊查：面色不华。舌质淡红，舌苔薄白，脉沉细。闻其咳嗽连声重浊。

辨证：脾虚生痰，上渍于肺，壅遏肺气。

治法：益气健脾，化痰止咳。

处方：党参 10g　白术 10g　茯苓 10g　陈皮 10g　炙甘草 6g　木香 6g　砂仁 6g　杏仁 10g　桔梗 10g　前胡 10g　生姜 3 片　大枣 6 枚

水煎服，6 剂。

二诊：9 月 12 日。服上方药 1 剂即感咳嗽减轻；服药 3 剂病去多半；药进 6 剂咳嗽愈，精神爽，体力增，证告愈。

［按语］咳嗽是肺系疾病的主要证候之一。或因六淫外邪侵袭肺系，或因脏腑功能失调内邪干肺所致。故《黄帝内经·素问》曰："五脏六腑皆令人咳，非独肺也。"高老认为："脾为生痰之源，肺为贮痰之器。"本病例咳嗽月余，无外感诱因，据其脘痞乏力、痰白量多、晨起为重、面色不华、咳嗽连声重浊、舌质淡红，舌苔薄白，脉象沉细，知其病不在表，而为脾虚湿痰作祟。故治以培土生金之法。用异功散加木香、砂仁益气健脾，理气和胃以治其本；加杏仁、桔梗、前胡宣肺止咳以治其标；生姜、大枣调和营卫，脾气和通，痰涎不生，肺气宜降，咳嗽自愈。可谓机圆法活，得心应手。

据此体会："咳嗽一病，不止一端，治咳之法，不拘一理，因其病而药之可也。"临证审证求因，分清标本，通常达变，不执一方，非常重要。

十八、养心定志方治愈心悸（房颤）二例

例一　益气养阴、温阳定悸案。

李某，男，60 岁。

初诊：1985 年 11 月 8 日。

主诉及病史：心悸反复发作四年余。劳累辄甚，胸中憋闷，心痛时作，心烦少寐，畏寒肢冷。西医诊断为冠心病、房颤。曾两次住院，屡用奎尼丁、异搏定、安他心、阿托品、地戈辛等药，效不显。

诊查：舌质淡红，舌苔薄白，脉象沉缓结代，心率 44 次/分，心律绝对不整。

辨证：气阴两虚，心阳不振。

治法：益气养阴，温阳定悸。

处方：太子参 10g　茯苓 15g　菖蒲 8g　远志 8g　五味子 6g　麦冬 10g　桂枝 8g　丹参 10g　小麦 10g　大枣 5 枚　龙骨 15g　炙甘草 5g

水煎服，日 1 剂，6 剂。

二诊：药进 12 剂。心悸显减，胸闷气短亦瘥。"房颤"两次小发作未用西药自行缓解。精神振作，惟夜寐不实，醒后疲乏。舌淡红，苔薄白，脉沉缓无力。药中病机，症随药减，继守原方加珍珠母 15g，6 剂。

三诊：诸症悉减，夜寐转佳，胸闷痛瘥。劳累时仍感心悸气短。舌无著变，脉沉缓较前有力。效不更方，原方药 6 剂。

依方加减，气短乏力明显时加黄芪；寐差时加夜交藤；胸闷时加瓜蒌；心前区痛加延胡索、丹参。服药期间西药全停。药进约 50 剂，诸症悉除，不胜欣喜。嘱病人再按原方间断服用，以

资巩固。

例二　补气养心、安神定志案。

王某，男，55岁。

初诊：1989年8月15日。

主诉及病史：心房纤颤十七年。心悸怔忡，劳累思虑过度则症加。伴少寐多梦，胸脘痞闷，倦怠乏力。经用胺碘酮、奎尼丁、西地兰等药治疗均未转复。

诊查：舌质暗淡，舌苔薄白，脉结代。心电图示：房颤，ST-T改变。胸透：心脏普遍扩大。

辨证：心气虚损，心脉失养。

治法：补气养心，安神定志。

处方：太子参10g　茯苓10g　菖蒲8g　远志8g　桂枝8g　小麦10g　龙骨15g　大枣5枚　佛手8g　丹参10g　炙甘草3g

水煎服，日1剂，6剂。

二诊：1989年8月22日。心悸怔忡显减，夜眠转佳，体力增，精神爽。继服原方药。

进药二十余剂，西药全部停用，心电图复查：房颤消失。多年沉疴，得以治愈。

［**按语**］心房纤颤是成人最常见的心律失常之一。绝大多数发生在有器质性心脏病的患者。病人常自觉心中悸动，惊惕不安。多呈阵发性。每因情志波动或劳累过度而发作，且常与失眠、胸闷、气短等症并见，心电图改变。高老认为，本病属心悸范畴，以气阴两虚为主要病机，老年人则多兼有阳气虚弱。人之所主者心，心之所养者血，心血虚耗，心律失调，渐成心悸。年老体弱，阳气不足，心阳亦损，心失温养亦发为心悸。高老集多年经验，自拟"养心定志方"治疗心悸。全方以定志汤、生脉散、桂甘龙牡汤、甘麦大枣汤化裁而成。全方组成为：太子参15g、茯苓15g、菖蒲8g、远志8g、五味子6g、麦冬10g、桂枝8g、小麦10g、大枣5枚、龙骨15g、炙甘草5g。方中以定志汤益气定志养心健脑，以生脉散益气养阴，以桂甘龙牡汤温阳定悸，以甘麦大枣汤补养心气。临床兼有胸闷痛者，加丹参、元胡理气活血止痛，兼有失眠者，加夜交藤养心安神。方与法合，古方今用，配伍精当，用之临床多年，每获良效。

十九、益气、养阴、平肝法治愈消渴并青风内障一例

胡某，男，51岁。

初诊：1988年5月25日。

主诉及病史：尿糖阳性、血糖偏高五年余伴目珠胀痛两年。西医诊断为糖尿病、青光眼。服用降糖灵并匹罗卡品点眼，疗效不佳。现症：口中黏腻，多饮而不解，心烦少寐，目珠痛胀，疲倦乏力。

诊查：舌质红苔少，脉细数。尿糖(＋＋)，空腹血糖10.1mmol/L。

辨证：郁热伤阴，津亏燥热，气火上逆。

治法：益气养阴生津，清肝降火明目。

处方：生黄芪10g　葛根10g　山药10g　石斛10g　花粉10g　川黄连8g　生地黄20g　元参10g　荷叶10g　决明子10g　蒺藜10g

水煎服，日1剂，6剂。

二诊：药后平妥。目胀口黏稍减，视物模糊，头胀耳鸣。舌脉无著变，尿糖(＋)。依原方出入，稍事调整，以增清肝明目之功。

处方：葛根10g　石斛10g　花粉10g　川黄连8g　生地黄20g　山药10g　元参10g　决明子10g　白蒺藜10g　青葙子10g　木贼草10g　6剂

三诊：诸症递减未尽，尿糖（±），血糖正常。降糖灵停用。效不更方，原方药继服。

间断进药三十余剂，尿糖持续（－～±），血糖正常范围，目珠痛胀已瘥。半年后，时值春节，多食油腻炙煿之物，饮用啤酒，尿糖增至（＋＋＋），服原方药6剂，查尿糖又复正常，足以证明此方降糖之功效。

［按语］糖尿病属中医消渴范畴。以多饮、多食、多尿，身体消瘦或尿浊、尿有甜味为特征。亦有“三多一少”症状不显，惟查血糖偏高、尿糖阳性者。此病病程长，缠绵难愈，并发症多。高老认为消渴主要病机为气阴两虚、津涸燥热，而阴虚为本，燥热为标。高老谨守病机，遣方用药，取《医学衷中参西录》中之玉液汤，《千金方》中之黄连生地汤，《沈氏尊生方》中的玉泉丸之意，合三方为一体加减化裁而创立自己治疗糖尿病的基本方。全方组成为：黄芪15g、生地黄20g、黄连8g、石斛10g、花粉10g、黄柏8g、山药10g。

本病例郁热伤阴，阴虚阳亢，气火上逆，消渴并青风内障。治疗当遵基本方稍事加减。方中生地黄滋阴生津，现代医学研究证实它有降低血糖的作用；花粉清胸中烦热、滋生阴液；黄连清中焦之火；石斛甘寒滋阴养胃生津；黄芪升阳益气复其散精达肺之职；元参滋阴降火，滋肾水以制浮游之火，具清上彻下之功，现代医学研究证实它有降血糖的作用。决明子、青葙子清肝益肾明目，宣散郁热；白蒺藜、木贼草疏肝经风热。诸药合用，阴津得生，阳亢得平，气火得降，诸症得除。

以上观之，高老治病多在辨证基础上既借鉴古方立方之法，又结合病情灵活应用，另立自己新方，法随证转，因证用药，故收效显著。

（刘立　吴登山整理）

［编者评注］高老治疗大衄、脊髓空洞症、乳糜尿、阳痿、输卵管不通等疑难病症以辨证为主，参考西医诊断，取得了良好的疗效。如治衄血案辨其脾肾阳虚，则用温补脾肾，其中炮姜用至10g；乳糜尿案则在肾着汤中加入大量温肾之附子、肉桂、巴戟等；特别是治疗阳痿，一反常法，方以玉屏风散、甘麦大枣汤、桂枝汤，均取得了独特的疗效。确为辨证精当，切中病机的典型。

焦树德医案

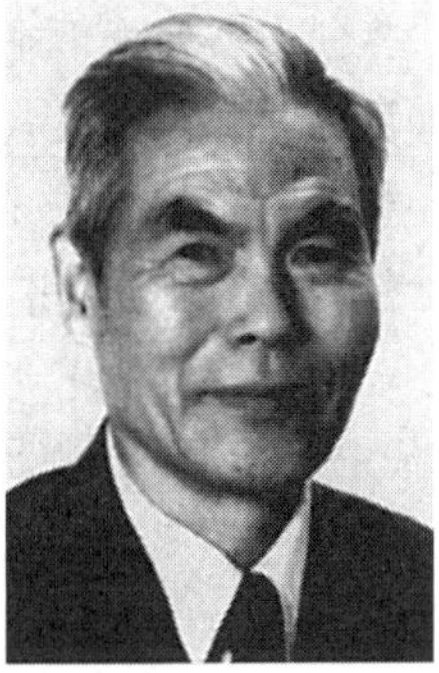

【生平传略】

焦树德，男，1922年5月生，河北省辛集市人。自幼嗜医，早年向外祖父学习中医，理论基础坚实。1941年在原籍开业行医，医绩显赫。勤奋好学，诊余还参加天津国医学院、西医专门学校函授学习。1946年冀中卫生局考试合格，发给医师证书。1950年在北京市悬壶济世，同年参加中央卫生部高级医师考试及格，1951年参加国家工作，任北京市立第二医院内科医师。1955年响应国家号召，到中央卫生部举办的西医学习中医研究班再次系统深入地学习中医学近三年，毕业时荣获国家颁发的银质奖章。

1958年秋～1984年春，分配到北京中医学院工作近27年，历任内科教研室副主任、副教授、教授，附属医院内科副主任、副主任医师、主任医师，学位评定委员会委员、研究生毕业论文答辩委员会主任委员等职，培养三届硕士研究生。1981年曾当选为北京市东城区人民代表。

1984年4月奉调到中日友好医院任中医内科副主任，筹备开院，荣获“先进个人”奖。1985年任专家室副主任，学术委员会委员。1986年荣获卫生部授予的“全国卫生文明先进工作者称号”。

曾主编《简明中医内科学·下卷》、《痹病论治学》、《橘杏春秋》。主审光明中医函授大学《中医内科学》、《老年中医保健》。参加编写全国中医学院统一教材《内科学》、北京中医学院《内科学》讲义、《中国医学百科全书·中医基础理论》、《中医内儿科》、《中医证候鉴别诊断学》等书。

擅治内科疑难重病、高热疾病、心脑血管病、胃肠病、肝胆肾结石、顽固喘咳、痹病等。特别重视辨证论治的运用，疗效卓著。强调用中医理论、整体观和动变制化思想去谨察疾病的发生、发展、传变、转归。要求理法方药，丝丝入扣。对中医科研提出“继承传统，博采众长，突出特色，创新发扬”的研究方法。诊治类风湿关节炎，颇有心得，1981年创议了“尪痹”新病名，提出了初步诊治规律。

曾多次应邀赴日本、美国讲学，受到了高度赞誉，并被聘为美国加州中国医学研究院技术顾问等。主要著作《用药心得十讲》和《从病例谈辨证论治》二书，均获优秀作品奖。曾发表医学论文五十余篇，不少已在国外医刊发表和转载。

曾任中日友好医院专家室副主任、学术委员会委员、高级职称审评委员会委员，中医教授、主任医师；卫生部药典委员会委员，卫生部药品审评委员会委员；中华全国中医学会常务理事，中华全国中医学会内科学会副主任，中医内科学会心病专业委员会主任，痹病专业委员会副主任。北京中医药大学教授，中国中医研究院研究生部客籍教授。《中医杂志》、《中国医药学报》、《国外医学·中医中药分册》、《中日友好医院学报》、《中级医刊》、《北京中医学院学报》等杂志编委，《光明中医》常务编委，北京中医药研究促进会理事，辛集市中医院名誉院长等职。

一、复元活血汤加减治愈复合骨折昏迷、黄疸一例

付某，男，45岁。

初诊：1985年2月6日。

主诉及病史：车祸外伤昏迷10天。患者于1985年1月26日被汽车撞伤，肢体多发性骨折，出血性休克，昏迷，五天后出现黄染。2月5日由当地医院转至我院收住中医骨伤科治疗。入院后拍X线片示左股骨、肱骨骨折，左第二前肋骨骨折。CT检查示：右额区硬膜下积液。化验：谷丙转氨酶133U/L，总胆红素106.0μmol/L，白细胞总数29.8×10^9/L，中性粒细胞占0.88。尿常规：蛋白(+)。红细胞5～10个/HP，白细胞7～10个/HP。经内外科及CCU大夫共同会诊后。诊断为：①创伤性休克；②感染中毒性脑病；③左侧肢体多发性骨折；④硬膜下血肿；⑤外伤性黄疸；⑥左桡神经、正中神经、尺神经损伤；⑦败血症。

诊查：患者处于昏迷状态，瞳孔等大，对光反射存在，膝腱反射可引出，巴氏征阳性。皮肤巩膜黄染，大便已数天未解。舌苔黄而少津，脉数略滑。

辨证：据此脉症结合病史诊为惊恐伤肾，心神失守，故昏睡不省、血瘀化热，故发为黄疸。

治法：活血清热，佐以醒脑安神。

处方：以复元活血汤加减。

柴胡10g　当归尾10g　炙穿山甲6g　红花10g　赤芍15g　桃仁10g　酒军5g(另包)　刘寄奴12g　骨碎补12g　荆芥穗6g　远志10g　菖蒲10g　茵陈15g　茯苓12g

3剂，水煎服。

另：十香返生丹1丸，局方至宝丹1丸，日服2次，随汤药服。

二诊：2月8日。患者神志渐清，已能点头示意，偶有应答，有时骂人。大便昨日行两次，今日一次，为绛色软便。微有烦躁，有轻度违拗现象，膝腱反射亢进，巴宾斯基征阳性。白睛、皮肤发黄较前次为轻。舌苔中部略白，脉象数略弦，较前次和缓。据此脉症知病情有所好转。再守前法，佐以清热安神之剂。上方去炙穿山甲、菖蒲、荆芥穗，加连翘12g、花粉12g、黄芩10g、栀子5g、生赭石30g(先下)，改酒军3g(另包)、骨碎补15g、远志12g。3剂。去十香返生丹和局方至宝丹。加牛黄清心丸1丸，日服2次，随汤药服。

三诊：2月13日。患者虽已清醒，但尚对事物反应迟钝，只能答应两三个字，较上次安静。已能自己饮食，目黄已退。舌苔已化为薄白，舌润泽。现大便日行两次，软便，腹部发胀。脉象略数细稍有弦意，趺阳脉略滑，整个脉象已现缓和之意。据此脉症知瘀血渐行、热邪渐清，但惊气入心之症尚存。治在前法中加重清心开窍、镇惊醒神之品，并增转舌散意以治之。

药用：柴胡10g　当归尾9g　红花9g　赤芍12g　花粉12g　桃仁9g　炙穿山甲6g　酒军3g(先下)　骨碎补12g　全蝎6g　羌活6g　珍珠母30g(先下)　远志12g　九菖蒲12g　郁李仁6g　蜈蚣3条　半夏10g　茵陈15g　茯苓15g　木香10g

5剂，水煎服。另：十香返生丹1丸，日服2次。

四诊、五诊：黄疸已退，大便已通。神志尚模糊、蒙眬。宜加强活血开窍、化痰醒神之力。改用通窍活血汤合白金丸方加减，并配用苏合香丸、清开灵。又服药十余剂，即渐清醒识人，渐渐能读报纸。据肾主骨的理论，加强补肾以强壮筋骨，又加川续断配合骨碎补等为转入治疗骨折增强内在力量。此后即进入骨折的治疗，经过中西医结合治疗于1985年6月15日痊愈出院。

［**按语**］本例在会诊时，中医骨伤科主任提出请中医内科先治疗昏迷、严重黄疸，然后再治疗骨折。根据同伴介绍，撞车以后，患者并未昏迷，但一看坐在自己身边的司机已撞挤而死，司机室已被撞为严重畸形，死者拉不出来，自己也被撞坏的车门窗卡住，需用铁杠等把车门撬开才能获救，又看自己身上有好多血，又惊、又吓，出血又多，即渐渐昏迷不省。过了几天全身也发了黄。再观现症，舌苔黄少津、脉数而滑、神志不清、全身黄色（胆红素106.0μmol/L），知为惊恐而伤心肾，故神昏不省人事，瘀血郁壅，久瘀不散而致血瘀发黄。故首先采用复元活血汤的主要药物活瘀血，活瘀即可退黄，活瘀即可生新血，新血生则血脉通活，大有利于神明的恢复。为了加强活瘀的药力，又加刘寄奴、骨碎补，稍佐茵陈、茯苓以清胆利湿，有利于退黄。用菖蒲开心窍，荆芥穗引活瘀药上达（风药性能上达）以活瘀醒神。十香返生丹芳香开窍，化痰醒神。局方至宝丹清瘀血久郁所化之热，并能开窍醒神。由于药力主次分明，首重活瘀，所以服两剂后神志即渐清醒，能点头示意，偶有应答，黄疸亦见减轻。二诊时症脉均见减轻，但又据所出现的烦躁、骂人、脉有弦象，而加重清心热之品，如连翘、栀子、黄芩，并加生赭石重镇安神。四诊时，黄疸即全退，惟神志尚蒙眬，据“瘀血在上，其人善忘”的理论，改用通窍活血汤以加强活血开窍之力，并合用白金丸化痰清心以醒神。又据气行则血行之理，配用苏合香丸芳香理气、化痰开窍。服药十余剂后，即完全清醒，言语正常，能读报纸。内科任务完成后，即治疗骨折。本患者出院时，无任何后遗症，完全痊愈。

二、胆道蛔虫症急性发作验案一例

刘某，女，31岁。

初诊：1984年11月29日。

主诉及病史：突然上腹剧痛一天半，昏厥6次。上腹阵发性绞痛一天半，恶心呕吐，呕吐物为胃内容物。剧痛发作后随即昏倒，四末发凉，不省人事，经按压人中穴后可醒，如此反复发作六次。先后在首都医院、和平里医院就诊，诊为“胆道蛔虫症”。经注射杜冷丁、654-2及口服普鲁本辛等药症状不缓解。于1984年11月29日来我院急诊室，收住观察室。

1969年在下乡知青点劳动时曾有腹痛发作，并有排蛔史。1984年春节又有类似病情发作。

入院后化验白细胞总数 $12.4\times10^9/L$，分类：中性粒细胞 0.72，淋巴细胞 0.26，单核细胞 0.01。B超(12月1日)：肝胆总管可见双条状强回声，胆总管 0.8cm，胆囊前后径 2.6cm。

经反复肌肉注射杜冷丁、强痛定、安定、阿托品、非那根、维生素K，点滴红霉素、庆大霉素等抗生素，并行针灸治疗，症状不见缓解，疼痛剧烈难忍。因多次用杜冷丁、非那根、安定等镇静药，患者昏昏欲睡，但因疼痛又睡不着，痛苦不已。于1984年12月1日请中医会诊。

诊查：上腹疼痛有上撞之感，呕吐物为绿色稀水，口干不欲多饮，便意频频而大便不利，喜热饮食。舌苔白，脉右沉细弦，左正在输液，趺阳脉弦细，太溪脉滑，太冲脉弱。

辨证：据痛多发生于夜间，痛时波及两肩，气上撞心，太冲脉弱，寸口脉弦，知为肝经气滞，肝气犯胃，胃失和降；再据B超检查发现胆道蛔虫，知胃寒虫动，随胃气上逆，发为胃脘疼痛。

治法：调肝和胃，温中安蛔，佐以驱虫。

处方：柴胡 10g　良姜 10g　香附 10g　白芍 18g　乌梅 6g　干姜 6g　川椒 5g　使君子 12g　鹤虱 10g　细辛 3g　黄连 9g　川楝子 10g　生赭石 30g(先下)　生大黄 6g　玄明粉 10g(分两次冲服)　焦槟榔 12g

二诊：12月4日。药后腹痛小发作一次，未大发作。腹痛已在脐周，今日有饥饿感，食欲增加，大便隔日一次。舌苔微黄(刚刚吃过橘子)，脉沉滑已现缓和之意。病情渐稳，再以调胃降逆杀虫通导之剂。

处方：乌梅 9g　干姜 6g　川椒 6g　细辛 3g　使君子 12g　黄连 9g　川楝子 12g　良姜 10g　香附 10g　白芍 15g　当归 10g　吴茱萸 9g　焦槟榔 12g　生大黄 9g(后下)　元明粉 12g(分冲)

服上方药2剂后，疼痛未再发作，患者无明显不适。B超：胆总管蛔虫已无，直径为 0.5cm。后服驱虫药，排出蛔虫一条。痊愈出院。

[按语] 本例有呕吐、气上撞心、脉弦等症，知病在足厥阴肝经；又据心口疼痛剧烈波及肩、胁，有蛔虫史及B超检查诊为胆道蛔虫等情，亦可诊为九种心痛中的虫心痛，所以采用调肝和胃、温中安蛔之法。中医学治疗蛔虫症，有着独特的理论，并且行之有效。蛔虫见酸则软，见苦则下，见寒则动，见温则安，见辛则伏。所以，本例的药方中除舒肝理气之品外，又用温、酸、苦、辛等诸味治虫药，诸药共济，调肝和胃、温中安蛔、降逆排虫，故取得了令人满意的疗效。

三、自拟治痹汤加减治愈痛痹一例

陈某，女，20岁。

初诊：1979年7月14日。

主诉及病史：全身关节疼痛已两个多月。去年曾患风湿性关节炎，且并发风湿性心肌炎，当时血沉快(52mm/1h)，心电图不正常。经在我院服中药治疗数月，关节炎及心肌炎均治愈，血沉已恢复正常，恢复正常的学习。最近两个多月来，天多阴雨，全身关节均感疼痛，两膝怕冷，走路膝痛加重，走路吃力，肩部发沉，纳差。

诊查：舌质略红，舌苔白腻，脉象沉弦细。

辨证：据其全身关节痛、遇寒及阴雨时加重，两肩发沉，舌苔白腻，脉有弦象，知为风寒湿三气杂至而致痹阻经络，气血失畅，因其三邪以寒邪较胜，故发痛痹。

治法：散寒，祛风，利湿，佐以和中。

处方：自拟治痹汤加减。

桂枝 9g　制附片 8g　白术 5g　甘草 4g　丹参 15g　威灵仙 12g　羌独活各 9g　千年健 15g　寻骨风 15g　防风 10g　黄柏 12g　生熟薏苡米各 15g　藿香 10g　佩兰 10g

水煎服,6 剂。

二诊:8 月 16 日。上方药服后有效,即连服 22 剂,关节及膝腿均已不痛,但于 8 月 13 日感到咽喉痛。舌苔略黄,脉数。据此症,知已有化热之象,改投清热活络之法。

处方:元参 15g　生地黄 15g　桔梗 6g　天麦冬各 9g　生甘草 9g　黄芩 9g　板蓝根 10g　桑枝 30g　威灵仙 12g　锦灯笼 5g　生石膏 30g(先煎)

水煎服,6 剂。

三诊:9 月 18 日。守上方稍事出入,共进药 20 剂。关节一直未痛,咽痛亦全除。舌苔根部微黄,脉象数而略滑。病邪已退,即改投丸剂,缓治以除根。丸药方如下:

桂枝 50g　桑枝 100g　白术 25g　千年健 120g　制附片 80g　羌活 60g　威灵仙 70g　炒黄柏 50g　炙甘草 20g　桑寄生 120g　川断 100g　元参 80g　生熟地黄各 50g　川芎 30g　板蓝根 60g　焦四仙各 40g　远志 50g　珍珠母 120g　红花 50g　生石膏 50g

共为细末,炼蜜为丸,每丸 9g,一日服 2 次,每次服 1～2 丸,温开水送服。

1981 年 1 月追访,关节一直未痛,身体健康,后来参加民航机场工作。

[按语] 本例为痛痹。《黄帝内经·素问》说"其寒气胜者为痛痹",故立法以散寒为主。但因痹证之形成乃"风寒湿三气杂至,合而为痹",故同时也要兼祛风、化湿。因其舌苔白腻,故加藿香、佩兰以芳化和中。青年人阳气旺盛,服用祛寒的温热药较多时,容易"从阳化热"而出现热象。本例在 8 月 16 日来诊时,即已见热象,故改投清热活络法。最后配丸药时,虽仍守散寒、祛风、化湿为大法,但清热活络之品仍保持为重要的佐药,而取得彻底治愈的效果。

四、自拟清热散痹汤治愈热痹一例

杨某,女,21 岁。

初诊:1962 年 5 月 3 日。

主诉及病史:膝、踝关节肿痛二十多天。二十多天前,劳动后突然两膝关节肿痛,两踝、两脚亦肿痛,不能行走,肿处皮肤略红,扪之发热,内有热痛感;两小腿有散在的几个小红斑,僵硬有触痛。由其父亲背来就诊。

诊查:舌苔略黄,脉象滑数。

辨证:风寒湿三气杂至,痹阻经络,郁闭化热而发为热痹。

治法:祛风,清热,活络,散痹。

处方:自拟清热散痹汤加减。

桑枝 15g　桂枝 6g　赤白芍各 10g　知母 10g　地龙 6g　木瓜 10g　防己 10g　槟榔 10g　忍冬藤 15g　威灵仙 10g　乳没各 3g　牛膝 10g

水煎服,3 剂。

5 月 8 日,其父特来取药,说上方药效果非常好。连续服用 5 剂,现膝足关节的疼痛、红肿都显著减轻,已能下床在地上扶棍行走。嘱再服上方药 3～6 剂。

当年 10 月追访,上方药共服 12 剂,膝足关节的肿痛完全消失,很快即痊愈而上班工作,后亦未再复发。

[按语] 本例辨证属于热痹,用自拟的清热散痹汤方随症加减而治愈。今将清热散痹汤简

介如下：

桑枝30～50g　荆芥6～10g　羌活、独活各6g　忍冬藤30g　黄柏9～12g　防己9g　木瓜10g　丹参15～20g　透骨草20～30g　伸筋草30g　炙穿山甲6～9g　茯苓15g

加减法：兼表证有恶寒发热者，去丹参、黄柏、防己，加桂枝6～10g、赤白芍各9g，麻黄3～9g、生石膏20～40g、生姜6g。有里热证者，去羌独活、荆芥、丹参，加生石膏30～50g、知母10g、桂枝6g。湿热郁蒸者，去透骨草、荆芥、黄柏、丹参，加杏仁9g、滑石9～12g、山栀10g、生薏苡米30g、蚕砂9～12g。疼痛重者，去黄柏、防己，加片姜黄10g、海桐皮9～12g、穿山龙9～12g。关节肿大、活动不利者，可加松节15～20g、地龙9～10g。兼有瘀斑者，可加茜草10～15g、丹皮10g、赤芍10g(或红花6～10g)。

五、补肾祛寒为主治疗尪痹(类风湿关节炎)一例

高某，女，14岁。

初诊：1976年10月18日。

主诉及病史：三年前，先发生脚及踝关节肿痛，继之手腕关节肿痛，皮色不变。经县医院诊断为风湿性关节炎。治疗无效。又到中国人民解放军某医院，进行X线拍片及验血等检查，确诊为类风湿性关节炎。此时两腿关节变形，已不能行走。1975年10月到北京某医院骨科外科治疗，诊断同前，治疗不效，嘱找中医诊治。

诊查：两膝、两踝、两腕关节均肿大疼痛，关节变形，不能行走已三年。两手不能端碗、拿筷子，吃饭很困难，行动须人背着，小便多，大便正常。舌苔薄白，脉象弦滑。月经尚未初潮。

辨证：风寒湿三气杂至，合而为痹。寒湿邪胜，深侵肾肝、筋骨，经络气血痹阻，关节失利，渐致变形、僵硬、骱腿羸瘦而成尪痹。

治法：补肾祛寒、活血通络，壮筋骨、利关节。

处方：补肾祛寒治尪汤加减。

补骨脂9g　骨碎补10g　制附片6.5g　桂枝12g　赤白芍各9g　知母10g　防风6g　苍术6g　牛膝10g　透骨草25g　麻黄3g　红花6g　威灵仙12g　松节15g　炮山甲6g　羌独活各9g　熟地黄12g　生薏苡米30g　炙虎骨(现已禁用，可用狗骨代之)10g(另煎兑入)

水煎服，10～15剂，有效还可以继服。

二诊：1977年8月18日。上方药服用百剂左右，各关节肿痛明显减轻，已能自己走路，平地可走500m，上楼可上三层。舌脉同前。上方加防己9g、黄柏6g、泽泻9g、寻骨风12g、全蝎6g、细辛3g。水煎服，30剂，效可继服。

三诊：1978年11月2日。上方药又服百余剂，诸症更为减轻。已能每日走2000m到公社上学学习，并能洗碗、做饭等。舌苔正常，脉象略滑。上方去泽泻、防己、黄柏、全蝎，加桑寄生25g、川续断15g、白芥子5g、泽兰10g，再服药30剂，有效继服30剂。服药60剂以后，用本方药5剂，研为细粉，每次服3g，一日2次，温开水送服。

1979年秋来信说，各关节均不痛，肿亦消退，不但能上学学习，并能胜任洗衣、做饭等家务劳动。现在继续服用药粉，巩固疗效，准备久服，以冀除根。

［按语］本例西医学诊断为类湿性关节炎，属于中医的尪痹(注："尪痹"是我在1981年提出的新病名)。"尪"字与"尩"、"尫"、"尪"通用。其字意是指足跛不能行、胫曲不能伸，骨质受损、关节变形、身体羸弱的废疾而言。例如《辞源》中注解说："骨骼弯曲症。胫、背、胸弯曲都叫

尪。"《金匮要略》中所说"诸肢节疼痛，身体尪羸……"即指关节变形、身体羸弱、不能自由行动而渐成废人的疾病。尪痹就是指具有关节变形、骨质受损的痹证而言。它可包括西医学中的类风湿性关节炎、强直性脊柱炎、大骨节病、结核性关节炎等有骨质受损、关节变形、疼痛的一类疾病。尪痹的病因特点是寒邪深侵入肾所致，故治法也是以补肾祛寒为主，辅以化湿、活血通络、强壮筋骨之法。本例以补肾祛寒治尪汤随症加减而成。方中以熟地黄、补骨脂、制附片为主药补肾祛寒，以羌独活、骨碎补、桂枝、赤白芍、炙虎骨(现用狗骨)祛风湿、为辅药调营卫；威灵仙、生苡米、红花、防风、苍术、麻黄、松节、山甲为佐药舒筋活络、通经利节；牛膝为使药引药入肾。服药半年多才大见功效，并且还嘱其继服药粉剂，长期服用。所以治疗本病必须坚持长期服药，不可昨方今改、频频换方，而致服药次数虽多，但均未能见效，自己乱了自己。医患均须树立信心，才能战胜难治重病。

六、补肾祛寒治尪汤治愈尪痹(类风湿关节炎)一例

赵某，女，28岁。

初诊：1982年10月5日。

主诉及病史：关节肿痛、变形僵化两年余，加重三个月。1980年1月份因住地潮湿，自觉手指发凉，皮肤苍白无血，麻木疼痛。半年以后渐及腕、膝、踝关节及足趾关节，均对称性疼痛。1982年5月产后延及全身大小关节疼痛变形。近三个月来不能起床，不能自行翻身，关节剧痛不敢用手碰。在宁夏当地医院诊断为"类风湿性关节炎"。曾先后口服消炎痛、水杨酸钠、强的松、布洛芬、昆明山海棠等，症状不减，卧床不起，几成废人。于1982年10月5日抬来我院住院治疗。

诊查：四肢大小关节均肿大变形，关节局部怕热、酸胀、有烧灼感，但又不能久放被外。夜间痛重，怕风，有时呈游走性疼痛，四肢末端发凉，言语无力，说话时嘴不能张大，气短倦怠，眩晕耳鸣，咽干口燥，尿黄；月经五十日一行，量少色黑。舌质正常，舌苔薄白，脉沉细数，尺脉弱，趺阳、太冲、太溪脉均沉细弱。极度消瘦，身高1.60m。体重仅有30.5kg，面色㿠白，皮肤脱屑。双臂不能向外伸展抬高，右臂抬高95°，左臂70°，双肘仅能伸展125°，双膝只能屈曲90°。双颌下及颈部可摸到数个肿物，小如豆粒大，大者如枣核，有压痛。化验：血沉142mm/1h，类风湿因子阳性，血色素63g/L。X线拍片：骨质稀疏明显，掌指、指间关节及腕关节间隙明显狭窄，双侧小指间关节半脱位畸形，双骶髂关节间隙狭窄融合，符合类风湿性关节炎改变。

辨证：风寒湿三气杂至，合而为痹。冬季感受寒湿最易伤肾，寒邪久留，内舍于肾，深侵入骨，致骨质疏松变形，肢体不能屈伸，活动障碍。产后血亏，气随血耗，使气血双损，阴阳俱虚，又加重了病情的发展，肾阳虚衰，温煦失职，而见形寒肢冷、昼轻夜重、面色㿠白；产后失血，血虚阴伤，故口干舌燥、午后低烧、月经量少、后错；肝肾精血不足，筋骨失养，故肢麻筋挛，皮肤干燥脱屑，极度消瘦；兼有风邪，故关节有游走性疼痛、怕风；肾肝脾俱虚，故趺阳、太冲、太溪、尺脉均沉、细、弱。据此脉症诊为尪痹，肾虚标热轻证。

治法：补肾祛寒，辅以化湿祛风，佐以苦坚防热、活瘀通络。

处方：制附片9g　骨碎补12g　生熟地黄各15g　陈皮12g　砂仁3g　当归10g　赤白芍各10g　桂枝12g　知母12g　络石藤30g　羌独活各10g　威灵仙12g　片姜黄10g　葛根15g　寻骨风20g　酒炒黄柏10g

另：十全大补丸1丸，日服2次。

治疗一个月后，已无眩晕咽干，面色红润。化验：血色素81g/L，血沉110mm/1h。已能拄拐杖走路，关节痛减，局部已无烧灼感，觉发凉喜暖，说明肾虚寒盛为其本。上方将附片加至12g，当归加至12g，改生熟地黄各为20g。治疗84天，体重增加7kg，可以扔掉拐杖走三四米远。面色红润，无形寒肢冷自汗症状。以前手不能握物，双手握力为0，现握力均为0.5kg，两臂可上举过头，右肘现可伸展140°，左肘160°，右膝弯曲接近正常，生活渐能自理，全身情况好转出院回原籍，嘱其配制药粉，长期服用，以再度提高疗效。药粉处方如下：

生熟地黄各30g　骨碎补40g　川续断30g　补骨脂24g　炙麻黄9g　苍术24g　桂枝30g　赤白芍各24g　知母30g　制附片30g　伸筋草40g　透骨草40g　威灵仙30g　羌独活各30g　淮牛膝30g　片姜黄30g　草红花25g　苍耳子25g　五灵脂25g　炙山甲20g　炙虎骨(现已禁用，可用狗骨代之)30g　防风25g

上药共为细末，每次3g，每日2次，温开水或兑入一些黄酒送服。于1982年12月28日出院，1983年元月来信："已完全扔掉拐杖，自己能独立行动了，还能织毛衣，身体比刚回来时又胖了许多，全家人很高兴。"

[按语] 本病例经X线拍片证实骨质有类风湿性关节炎改变，再结合临床检查及化验，确诊为类风湿性关节炎。中医学无此病名，但积累了丰富的治疗这类疾病的宝贵经验，把它归属于痹证中。学习古人的经验，结合近人的认识，参以己见，根据中医学理论肾主骨和寒湿之邪与肾同气相求之说，运用补肾祛寒为主的治疗大法，适当结合化湿疏风、活血通络、强筋壮骨之法，治疗具有骨质受损、关节变形特点的痹证，取得了比较满意的效果，于1981年冬在武汉"中华全国中医学会内科学会成立暨首届学术交流会"上我宣读了"尪痹刍议"的论文，把西医学的类风湿性关节炎、强直性脊柱炎、大骨节病、结核性关节炎等一类有骨质受损、关节变形的疾病，统称之为尪痹。现在全国各地不少论著中采用了这一新病名，例如畅销国内外、多次获奖、国优产品的尪痹冲剂等。本例即按照尪痹发病特点为肾虚、寒湿深侵入骨的理论，采用补肾祛寒为主的方药，取得了治愈的效果。初治时因有血虚内热之象，故佐用苦以坚肾之品和络石藤等活络清热之剂，并加用十全大补丸气血双补。一个月后，正气复，标热退，即加重补肾祛寒之品主治尪痹而得到治愈。

七、瘕瘕(脑占位性病变)验案一例

李某，女，29岁。

初诊：1969年12月9日。

主诉及病史：左半身麻木，口眼频频抽动，言语不利已七八天。

1969年10月下旬，抱着小女儿喂奶时，突然全身发抖，不能说话，随即倒地，口吐白沫，眼向上翻，怀中的女儿掉在地上，立即急诊住入某专区医院。查血压150/90mmHg，血象正常，诊断为：①症状性癫痫；②高血压。经用苯妥英钠、降压灵、地巴唑、维生素B_1、青霉素、链霉素、叶酸、维生素B_{12}、维生素B_6等治疗，仍每日抽搐3～12次，每次3～10分钟，即于12月初转到郑州某医学院诊治。12月3日经医学院内科、神经科等会诊，并做脑电图、腰穿等检查，诊断意见为：脑右侧半球顶部有可疑之局灶。治疗五六天仍无好转，肢体时抽搐。又经过几个科会诊，诊断为颅内占位性病变(脑肿瘤)？须转上海或北京做开颅手术治疗。病人不同意做脑手术，于12月8日又回到某专区医院住院治疗，并要求请北京中医学院中医会诊。

诊查：现在患者感觉左半身麻木，肢体发抽，口向左歪，口、眼亦发抽，抽搐不分昼夜频频发作,难记次数,用苯妥英钠不能制止发作。舌头发硬,说话不清楚,呈半语状态。脑子不能记事。因抽搐不止,已好几个昼夜不能睡眠,而心情紧张、害怕,两手拉着爱人的手,日夜不放,不让离开一步。发育正常,营养一般,急重病容,口眼向左歪,时见抽动;四肢频频抽搐,左侧上下肢较明显。面色晦暗少泽,神情紧张、焦急。舌苔白。言语不清,声音低。呼吸在不抽时均匀,抽搐时则不匀。头颈胸腹未见异常,左上下肢于抽搐时则发硬,阵阵痉挛。脉象,两手均滑而带弦。

辨证:肢体、口眼频频抽动,脉象带弦,是为风动之象。《黄帝内经·素问》说:"诸风掉眩皆属于肝",知病在肝经。健忘,彻夜不眠,为心神失守所致。脉滑、苔白、言语不利,是痰浊随风上犯,痰阻舌本而成。风为阳邪,其性主动,风动筋挛而致时时抽搐。四诊合参,知病涉肝、心、脾三经,而目前以肝为主。故可诊为肝风内动、风痰上扰,发为"瘈疭"之证。

治法:平肝熄风,化痰安神。

处方:生石决 30g(先煎) 生赭石 30g(先煎) 香附 12g 钩藤 24g 全蝎 9g 蜈蚣 2 条 清半夏 9g 化橘红 9g 制胆南星 5g 白芍 12g 桑枝 30g 白蒺藜 12g 朱远志 9g

水煎服,3 剂。有效可再服 3 剂。

二诊:12 月 15 日。前药服后,有明显效果,故连服 6 剂。现抽搐完全停止,说话已经清楚,口眼亦不歪,左半身之麻木感亦减轻,稍能入睡,尚有健忘。舌脉同前,仍守上方,再加菖蒲 5g,朱砂粉、琥珀粉各 1.2g,分 2 次,随汤药服。水煎服,6 剂。

三诊:12 月 22 日。一直未抽搐,左半身已不麻,左上下肢仍感力量稍弱,说话声音、语调已恢复正常,夜已能睡,健忘大减,精神好转,面色红润。舌苔薄白,脉象略滑。再加减上方。

上方去胆南星,加天竺黄 6g、茯苓 12g,生赭石改为 45g。再服药 6 剂。并嘱其服完汤药 6~10 剂后,可改服丸药。丸药方是上方五倍量(生赭石、生石决稍减量),共为细末,炼蜜为丸,每丸 9g,1 日服 2 次,每次 1~2 丸,温开水送服。

1978 年 3 月追访,身体健康,没有犯过一次病。多年来都能坚持全日工作。尤其令人高兴的是 1970 年病愈后,又生了一个男孩,现男孩已上学,身体很健康,学习成绩优良。

1984 年 4 月,我到该地讲学,又专门去进行追访,患者身体一直健壮,未发生过以前的疾病。小孩发育很好,身体壮实,已上中学,功课很好。我请她录了音,简谈了她治疗到痊愈的经过。

[按语] 本例西医诊断为脑肿瘤,须开颅手术治疗。中医却从整体观出发,运用动变制化思想进行辨证分析,诊为"瘈疭"之证,用平肝熄风、化痰安神的方法,而获奇效。药方以潜纳肝阳之生石决,镇降肝阳之生代赭石为主药;养阴柔肝之白芍,理气舒肝之香附,平肝熄风之白蒺藜、钩藤为辅药;祛风、止痉、定搐之全蝎、蜈蚣,除湿化痰之橘红、半夏、南星,开窍安神之朱远志为佐药。通达四肢、舒活经络并能祛风之桑枝为使药,服用三剂即大见功效,六剂即抽搐完全停止,说话亦清楚,口眼也不歪,治疗一个多月未能见效的疾病,自此霍然痊愈,真是难以思议。这主要是中医理论的正确和辨证论治医疗艺术的奥妙。在会诊时突出了中医特色,没有专以西医学"脑占位性病变"的诊断作为治疗的依据,而是着眼于整体,从肝、心、脾入手,平肝熄风、化痰安神。根据"亢则害,承乃制,制则生化"的理论,平其亢奋,导其承制,调其阴阳,转变机体所以产生疾病的条件,诱导机体恢复其正常的承制生化,而使疾病痊愈。正如《内经》所说"谨察阴阳所在而调之,以平为期",而达到"阴平阳秘,精神乃治"的目的。

八、偏头痛(蝶腭神经痛)验案一例

时某,男,57岁。

初诊:1985年5月20日。

主诉及病史:左眼眶及眼球抽痛9年,加重6年。西医诊断为"左蝶腭神经痛"。曾在他处诊治,投予熄风、清热、平肝中药,6剂无效。

诊查:患者发作前头晕闷胀,继则左眼眶及眼球抽痛,窜至左太阳穴及前额、耳廓上方。鼻塞恶心,大便干燥,痛时喜暖,每日发作数次,每次持续约半小时至十小时左右不等,间歇期如同常人。舌苔厚腻微黄,舌质暗,脉弦细。

辨证:风阳上扰,阳明郁热,血脉瘀阻所致之偏头痛。

治法:镇肝清胃、祛风活络。

处方:生石决明30g(先下) 生赭石45g 炒黄芩12g 蔓荆子9g(生用) 草红花9g 熟大黄9g 瓜蒌30g 苏木15g 白僵蚕9g 蜈蚣3条 防风10g 白附子9g 炙穿山甲9g 生荆芥穗9g 吴茱萸9g

服上方药6剂后,头痛程度明显减轻、次数减少,每日仅发作1次,时间也较前缩短。舌苔前部渐退仍黄,脉象弦略细。上方熟大黄减半,继服药15剂后疼痛消失,追访半年未再发病,痊愈。

[按语] 本例主证为肝风上扰、阳明郁热、气血上逆所致之头痛,疼痛以眉棱骨及眼球抽痛为最重。故方中以镇肝潜阳之生石决、生赭石为主药;以清阳明热郁之大黄、黄芩,祛风止抽之白僵蚕、蜈蚣,活血通络之苏木、草红花、炙山甲共为辅药;以化痰通腑之瓜蒌,散头面之风之防风、白附子,散少阳、厥阴之风的蔓荆子,入肝经、止巅顶头痛之吴茱萸共为佐药;以既能引药上达头部,又能入血分祛风之生荆芥穗作为使药,诸药相合,共成镇肝潜阳、清散阳明经郁热、活血络、祛风邪之剂而奏效。总之,治头痛不能采取头痛医头、脚痛医脚的对症处理方法,必须遵照治病必求于本之训,进行辨证论治,才能提高疗效。

九、养肝肾、调月经、活血祛风治愈三叉神经痛一例

王某,女,40岁。

初诊:1984年10月5日。

主诉及病史:右侧面部疼痛半年余。

曾在北医附属医院、宣武医院等诊断为"三叉神经痛"。拟予手术治疗,但因麻醉药过敏不能手术,又经针灸等治疗效果不佳而邀笔者会诊。

诊查:右侧面部疼痛发作时伴面部肌肉抽搐,不能说话,喝水、吃饭均感困难。月经提前,20～25天一行,量多,行经时面部疼痛加重。舌苔微黄不厚,脉象沉细尺略弱。

辨证:四诊合参,知冲任不调,风邪乘之,络脉不通而致偏头痛。

治法:养肝肾,调月经,活络祛风。

处方:生地黄15g 当归9g 白芍12g 桑寄生30g 川续断炭15g 羌活10g 夏枯草12g 苏木15g 全蝎9g 白芷10g 白僵蚕9g 炙山甲6g 防风10g 白附子6g 荆芥穗10g

服药3剂后，月经来潮，且行经时头痛较过去减轻，夜间未作。阳明经所过处抽痛减少，知阳明经风邪已减少，少阳经风邪尚重。于前方加重祛少阳风邪之品。上方去羌活、当归、白芍，改苏木为18g、白僵蚕为15g、白附子为8g，加生石决30g(先下)、防风10g、杭菊花10g、蔓荆子10g。继服中药18剂，疼痛明显减轻，再服药17剂，疼痛全部消失。追访五个月疼痛未再发作而痊愈。

［按语］中医学认为面颊部、眉骨部均属阳明经，额角处、耳门处属少阳经，所以西医学诊断的三叉神经痛，多属于中医学阳明、少阳经的疾病。且本例的疼痛又与月经有密切关系，故治以养肝肾、调月经、活络祛风之法。三剂药后，又加入潜阳、平肝、熄风之品，服药三十多剂而愈。药方取四物汤去川芎(因月经赶前、量多)而益肾养肝，加川续断、桑寄生益肾固冲任，又合牵正散入阳明经祛风邪，加夏枯草平肝治少阳头痛，苏木、山甲活络，使经络气血通则不痛。羌活、防风、芥穗祛风治头痛，疏散太少二经风邪，并能引药上达，以升清降浊。此方药并非仅着眼于止痛，而是时时注意到“治病必求于本”。

十、肝、胃、心同治治愈肝硬化一例

黄某，男，41岁。

初诊：1972年7月14日。

主诉及病史：右胁痛两年多。

1962年患无黄疸型急性传染性肝炎，经北京某医院中西医治疗两年多，肝功能正常而上班。1969年突发上消化道出血，经输血等治愈。1970年又出现肝炎症状，经北京某医院化验肝功能不正常，诊断为迁延性肝炎，经用中西药治疗一年多，症状不减，肝功化验结果越来越不好，面部及手背出现蜘蛛痣，肝脏摸不到，诊断为早期肝硬化。经治无效而转来我院诊治。

诊查：现感右胁疼痛，不思饮食，倦怠乏力，形体瘦弱，面色晦暗，面部、鼻头有血丝缕缕(蜘蛛痣)，手掌发红，严重失眠，腹胀迟消，大便溏软。肝功能化验：麝香草酚絮状试验(＋＋＋＋)，麝香草酚浊度试验720U，转氨酶600U/L。澳抗弱阳性。舌质略红，舌苔厚实微黄，中有剥脱；脉象滑数，左手略有弦象。

辨证：肝郁犯胃，中湿不化，心神不宁。

治法：调肝和胃，佐以安神，用自拟燮枢汤加减。

处方：柴胡12g　黄芩12g　炒川楝子9g　皂刺6g　白蒺藜12g　茜草12g　草决明9g　焦四仙各9g　香谷芽9g　青陈皮各9g　草豆蔻9g　珍珠母30g(先煎)　6剂

二诊、三诊：诸症略有减轻，均以上方加减。

四诊：8月11日。右胸胁痛已有间断，食纳渐增，大便仍软，有头重腿沉之感。舌苔已化薄尚略黄，剥脱处已见新生之薄苔，脉同前。再守上方出入。

处方：柴胡12g　黄芩9g　白蒺藜12g　红花9g　刘寄奴9g　桃仁9g　当归6g　赤白芍各15g　川续断15g　茜草9g　栀子6g　焦神曲12g　草豆蔻9g　芦荟末0.3g(装胶囊，分两次随汤药服)　6剂

此后均以此方随症加减。1973年还加服五芦散2料，每料约服半月(药方附后)。口腔有溃疡时，加生石膏、连翘、元参等。舌苔厚腻时加藿香、佩兰等。腰腿痛时，加独活、威灵仙、附片等。总是以燮枢汤加减，服至1973年5月下旬，不但诸症消退，人已渐壮实，肝功能化验亦完全恢复正常。1974年1月试着工作半日。以后到几个医院多次检查肝功能均正常，于12

月上班正常工作。

1983 年 3 月追访，一直正常工作，未发作过肝胆病。

1988 年 2 月追访，身体健壮，全日正常工作。并予以录音，简谈治愈经过及参加工作情况。

附：①五芦散方：五味子 95g，芦荟 1.5～2.5g，共为细末，每服 3g，一日 2 次，温开水送服，或随汤药服用。②燮枢汤原方请参看《中医杂志》1984 年第 4 期第 16 页。

［**按语**］从本例的治疗来看，中医治疗西医诊断的肝病，不要专从肝论治，更不可一味地活血化瘀或用大量清热解毒之品抑制肝炎病毒，而是要根据中医理论从整体观出发，运用动变制化思想辨证论治。

本例西医诊断为肝硬化，但中医却采用了肝、胃、心同治的方法，并且在三诊以后还兼以治肾而达到了治愈的目的。现以第一方为例分析如下：方中以柴胡苦平入肝胆，条达疏发，畅郁阳而化滞阴，解心腹肠胃间结气，推陈致新；黄芩苦寒入肝胆，降泄清热，治自里达外之热，尤其是协柴胡更可以清气分郁结之热，二药相配，柴胡升清阳，黄芩降浊阴，能调转燮理阴阳升降之枢机，故用为主药。白蒺藜苦辛而温，宣肺之滞，疏肝之郁，下气行血，寓有《内经》"肝欲散、急食辛以散之"之意；炒川楝子清肝行气而治胁痛、脘腹胀痛；皂刺辛温，开结行滞，化痰消瘀，破坚除积；茜草苦寒行血通经，除脾肺之郁滞，共为臣药。草豆蔻芳香化浊，除湿开胃；谷芽升发胃气，调中进食；焦四仙（焦山楂、焦麦芽、焦神曲、焦槟榔）助消化，除积滞，以进饮食而健脾胃；草决明咸寒，清肝胆郁热，兼益肾明目；陈皮温中化湿，开胃进食；珍珠母咸凉，降心火、清肝热，养心安神，共为佐药。青皮苦辛而温，破结气，开肝郁，抑木扶土为使药。因见舌红、苔黄、脉数，故总方药性偏凉，但也佐些温中芳化之品，以防伤中；因舌苔厚实，知中湿不化，故以草蔻、陈皮芳香化浊；因病久入血，故以皂刺、白蒺藜、茜草行血开结。第四诊时又据其形体瘦弱、面色晦暗、倦怠乏力，故又加当归、白芍、川续断等养血补肾之品，等等。总之，通过随症加减，突出辨证论治之长而达到了治愈目的。

十一、调肝和胃、活络益肾治愈迁延性肝炎一例

谷某，男，55 岁。

初诊：1975 年 3 月 8 日。

主诉及病史：右胁痛一个多月。

今年二月，出国前检查身体，发现肝炎，转氨酶 151U/L，麝香草酚浊度试验 8U、麝香草酚絮状试验（+++）。

右胁不适，脘闷，心情紧张，于 3 月 8 日来我院门诊治疗。

诊查：目前右胁疼痛，脘部憋闷、痞塞，两耳发堵；夜间尿频，每夜四五次；气短，倦怠乏力，大便溏软，食纳不甘。肝功化验三项均不正常，麝香草酚浊度试验升到 12U，经某医院诊断为"迁延性肝炎？"舌苔白厚，舌质略红，脉象弦滑。肝可触到。

辨证：据其肝可触到、身体略胖、胁痛脉弦，知为肝郁，木来乘土，土木失和，中运不佳，故见脘部憋闷、痞塞、气短乏力、便溏少食。舌苔白厚，脉见滑象，久病入血，故舌质略红，胁痛比较固定。子盗母气，肾气不足，故见两耳不聪，夜尿频数。综观脉症，知为肝郁犯胃、病久入络，兼有肾气不足之证。

治法：调肝和胃，活络益肾。

处方:燮枢汤加减。

柴胡 10g　黄芩 10g　炒川楝子 12g　皂刺 5g　红花 10g　白蒺藜 9g　赤白芍各 9g　茯苓 12g　泽泻 9g　桑寄生 15g　元参 12g　龙胆草 9g

水煎服,3 剂。

上方药连进二十多剂,胸脘憋闷减轻,食纳增加,大便已成形,右胁疼痛已止,左耳尚感发堵,夜尿仍频。胁背部近日又起缠腰龙(带状疱疹)。舌苔渐退,脉仍弦。上方加龙胆草 6g、刘寄奴 9g。连翘败毒丸 5 袋,每次服 1/3 袋,一日 2 次。又进药 24 剂,除右胁尚感疼痛外,余症均消失,缠腰龙亦痊愈。仍投前方去龙胆草、白芍,加焦三仙各 9g。6 月 2 日来诊,除肝区微有隐痛外,无其他症状,5 月底查肝功,三项均正常。此后,因在就近医院换服肝炎研究组的专方专药,前述症状又都明显,连查几次肝功均又不正常,并且肝脏较硬,医院大夫暗告家属,此病为早期肝硬化。因此不顾路远和就诊困难,又来我院治疗。当时还兼见手心微热,夜尿频数。脉细而弦滑数,舌苔白厚而腻。仍在前方基础上随症选加川续断、苍术、半夏、藿香、佩兰、覆盆子、狗脊等,每次选加两三味。每周服药 6 剂,连服药六十多剂后,不但前述各症状均已消除,而且连查三次肝功能(每月一次)皆为正常。以后渐改为隔日服药 1 剂、隔 2 日 1 剂,因肝稍大,也曾加用过莪术 3~5g、五灵脂 9g、生牡蛎 20~30g,以助消积散结。此后即能上班工作。1980 年改服丸药,坚持长期服用。丸药方如下:

柴胡 40g　黄芩 40g　皂刺 20g　白蒺藜 40g　红花 36g　苍术 36g　茯苓 80g　苏梗 40g　焦四仙各 40g　檀香 25g　片姜黄 36g　川续断 40g　半夏 40g　泽泻 40g　佩兰 30g　藿香 30g

共为细末,炼蜜为丸,每丸重 9g,每次服 1~2 丸,1 日服 2 次,温开水送服。

1984 年 3 月追访,服丸药 3 料,即完全停药。虽已退休,身体却一直健壮,精神佳良,面色光润,饮食正常。

1986 年 8 月追访,身体十分健壮,肝病未再复发。

[按语] 本例除肝郁犯胃的症状外,尚有两耳不聪、夜尿频数之症,知为子病累母,日久且见肾虚之证。故在治疗中曾加用桑寄生、川断、覆盆子、金狗脊等药以补肾摄尿、聪耳目。治疗中又曾并发缠腰龙(带状疱疹),此病为肝胆二经毒热及心经血热所致,故曾加用龙胆草、连翘败毒丸等泻肝清心、化湿解毒之品。另外,本病人的舌苔厚腻、脘闷、痞塞症状较为突出,并且滞留时间较长,所以后来加半夏、藿香、佩兰、檀香、苏梗、苍术等芳香化浊、燥湿理气之品;在配丸药时,此类药也没有去掉,以防再出现此症,这也与患者身体偏胖、痰浊偏盛有关。所以,中医临症时必须因人因地因时制宜,不能固定死方、刻板不变。请参照病案十的按语、处方等,对照参悟,可对治疗西医诊断的肝病有一些帮助。

(焦树德整理)

[编者评注] 焦老医案中有各种痹证四例。根据寒痹、热痹、尪痹的不同特点分别施以治痹汤、清热散痹汤、尪痹汤,使得国际上公认的难治性类风湿性关节炎、强直性脊柱炎、大骨节病等得到治愈,其中补肾祛寒、活络清热的治疗经验是十分宝贵的。此外,治疗脑部病变、肝硬化等病,焦老认为既要辨病,即根据病的共同病机,确定基本治法和方药,又要辨证,根据不同病人、不同时期的具体表现,灵活加减运用,才能取得良好的疗效。如治疗脑占位性病变一例,完全按中医"癥瘕"辨证治疗,从肝、心、脾入手,使之得到根治。

印会河医案

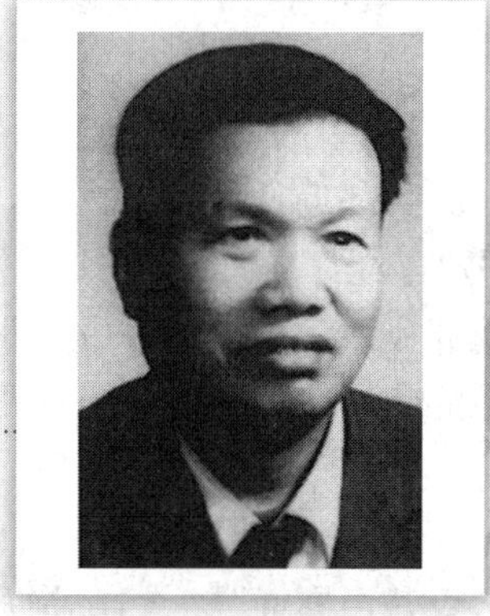

【生平传略】

印会河，1923年生，名石，字枕流。江苏省靖江县人，出身中医世家。祖父印玉衡，长于儿科及推拿之学；父印秉忠，当地名医，系孟河名医费氏传人黄理堂所授，又问道于泰兴新镇市龚延贤先生门下，习外科；由于技术全面，医文并茂，故悬壶以后，百里知名。印氏幼年本锐志求学，值日寇侵华、八·一三松沪战起，家乡沦陷，乃弃学就医。1940年开业，1945年参加上海市中医考试及格。1952年与同道在家乡首创中心联合诊所，任主任。1954—1955年先后在扬州地区中医进修班及江苏省中医学校进修，结业后留校任教，曾主编《中医学概论》及《金匮讲义》，前者被用作全国西医院校通用第一本教材，并获卫生部奖励。1964年印氏潜心研究就“外感热病”中的“温热”、“湿热”和“温热夹湿”等三大病型，其成果曾被一些统编教材和其他著作所录用；其中对外感热病中的体质与“从化”问题的阐释，基本上阐明了其病后发生变化的机理。近年来，印氏更苦心钻研临床“抓主症”的问题，力主中医的证与西医的病相结合，把西医的临床诊断指标纳入中医的辨证论治之中，汇成一套简单易行、行之易效、有客观指标又有中医灵活辨证的诊治方法；这种方法往往只须抓住常见病中的一至两三个主要症状（包括西医的明确诊断在内），便能定方、定药，甚至定量地加以治疗。这种“抓主症”的诊治方法，在印氏1983年所著的《中医内科新论》中已详列了四十余种疾病，可以“抓”之有效；通过近年的实践提高，目前又有所增加。印氏所著六十余篇学术论文，多数是以此为骨架写成的。

印氏1982—1985年任中日友好医院院长，中华全国中医学会理事，被聘为中国中西医结合学会名誉理事，北京、辽宁中医学院名誉教授，河北省中西医结合学院名誉教授和顾问，卫生部高等医药院校中医教材编审委员，中日友好医院专家室和学术委员会副主任。曾主编全国中医院校《中医基础》三、四、五版教材，并与皮肤性病研究所协作研究晚期梅毒脊痨的治疗，论文在1959年前苏联全苏皮肤科学年会上宣读。

一、温阳化水治疗心悸、气短一例

姜某，女，56岁。

初诊：1990年10月29日。

主诉及病史：心悸、气短27年，稍动即甚；脘痛胁胀，溲少肢肿，腰膝酸软，头目眩晕，步履维艰。血沉51mm/1h；心电图：风心、房颤；X线胸片：风心，二尖瓣狭窄，肺瘀血；超声心动图：风心，二尖瓣狭窄，左房、右房、右室扩大，肺动脉高压。西医诊为风湿性心脏病、联合瓣膜病变、心衰Ⅲ度、心房纤颤。给予强心、利尿、扩张血管、激素维持治疗。近两个月，肢凉畏寒，冷汗淋漓，纳差便溏。

诊查：两颧黯赤，肢冷多汗。唇绀舌暗淡少苔，脉虚细结代。

辨证：心肾阳虚、水气不化。

治法：温阳化水。

处方：茯苓30g　熟附片24g　白芍15g　白术12g　桂枝12g　炙甘草10g　煅龙牡各15g　沙参15g　麦冬12g　五味子10g　灶心土120g　龙胆草10g　泽泻30g

二诊：1990年11月5日。浮肿稍减，尿量增加，食纳增进。脉虚细结代，舌苔微黄。再拟温阳利水。

处方：茯苓30g　白术12g　白芍15g　熟附片30g　桂枝15g　炙甘草10g　煅龙牡各15g　冬瓜皮30g　西洋参6g　五味子10g　麦冬12g　泽泻30g

三诊：1990年11月19日。汗已转温，溲多浮肿消退，憋气减轻，能步行入诊室，睡眠差。舌淡少苔，脉虚细结代。仍守温阳化水之法。

处方：茯苓30g　杏仁10g　生薏苡仁30g　熟附片30g　白芍15g　桂枝15g　甘草10g　煅龙牡各15g　泽泻30g　白术12g　西洋参6g　五味子12g　黄连6g　桑椹子30g　炒枣仁15g　灶心土120g(煎汤代水)

四诊：1990年12月3日。汗量减少，手足回暖，浮肿消失，食纳、睡眠增进，心悸气短减轻，行走自如，有时易感冒。脉细较规则，舌少苔。继拟温阳化水，佐以固表。

处方：茯苓30g　杏仁10g　生薏苡仁30g　熟附片30g　白芍15g　桂枝12g　生甘草10g　煅龙牡各15g　炙黄芪30g　白术12g　防风9g　西洋参6g　五味子10g　麦冬10g　黄连6g　灶心土120g(煎汤代水)

上法治疗四个月，体力、心功能恢复满意，西医心脏内、外科医师认为已能进行换瓣膜手术作进一步治疗，患者和家属亦愿意接受手术。

[按语] 本例以心脉病久，耗损肾阳，阳虚则不能煦化水气，以致气短脚肿，行动为甚，阳虚肌表不固，故形寒自汗。治疗之法，必须壮阳强心，故桂附在所必用；利尿又可通阳，故泽泻、茯苓、白术、甘草也在所当用；汗多便溏，故加龙牡黄土并以白芍、五味为佐；病延既久，正气必虚，故取生脉散固本养心；食欲不振，乃取小量龙胆草以健胃醒脾；盖用药如用兵，制胜之道，在乎运筹也。初诊以后，乃随机变化，基本未出原来大法。

二、燥湿逐瘀治疗湿热痹痛一例

朝某，男，51岁。

初诊：1988 年 3 月 29 日。

主诉及病史：四肢关节疼痛四月余，游走不定，痛剧时指、趾关节肿胀屈伸不利，阴天及夜间尤甚。类风湿因子滴度 1∶20 阳性；C-反应蛋白 14mg/L（正常值 12.5mg/L 以下）；心电图示心律不齐；X 线：双手、肘、膝、足正位片提示早期类风湿性关节炎。外院曾以通络止痛剂、布洛芬等治疗，罔效。

诊查：各指、趾关节肿胀畸形，局部皮肤暗红。舌红苔薄黄，脉弦数。

辨证：湿热痹，病久入络。

治法：燥湿逐瘀。

处方：秦艽 9g　独活 9g　当归 30g　赤芍 30g　川芎 9g　地龙 15g　黄柏 15g　苍术 9g　炮甲片 9g　没药 6g　醋灵脂 9g　桃仁 9g　红花 9g　乌蛇 30g

二诊：1988 年 4 月 6 日。各关节疼痛明显减轻，肿胀渐消，活动改善，食纳增进。舌红苔薄，脉弦。效不更方，仍守原法。

三诊：1988 年 5 月 11 日。疼痛消失，肿胀已退，活动自如，但手指关节仍可见变形，阴天有轻度疼痛。为巩固疗效，嘱其回原籍仍用原方药减量继续治之。

［按语］湿热痹系超出风、寒、湿三气之外之痹，其见症多以湿热为主。例如疼处觉热，脉数掌烫苔黄腻等，其疼多以脊梁及四肢小关节为甚，但亦有侵及大关节者，现代医学常诊之为类风湿性关节炎，日久可使关节变形、"尻踵脊头"诸变；治之之法，常守治风治血燥湿清热，湿热去则气血自周，瘀血行则关节乃利，治血治风更同源而异流也。

三、理伤活血治疗外伤头痛一例

张某，男，35 岁。

初诊：1988 年 11 月 7 日。

主诉及病史：两月前骑车摔伤，头部着地，头鸣胀痛，昏沉眩晕，视物模糊，记忆减退，口干不欲饮。外院 CT 示颅骨骨折，亚急性硬脑膜下血肿；核磁共振示左侧额顶、颞部慢性硬脑膜下血肿，形似农历初八九晚间月亮，占据四分之一左侧颅腔。因畏惧开颅手术而来求治。

诊查：神清，脉弦，舌颤少苔。

辨证：外伤瘀血。

治法：理伤活血。

处方：柴胡 10g　天花粉 30g　当归 30g　炮甲片 10g（先下）　桃仁 12g　红花 10g　川军 6g　生甘草 10g　䗪虫 12g　花蕊石 15g　桔梗 10g　赤芍 30g　泽兰 15g　水蛭 10g　丹参 30g　川续断 12g　骨碎补 12g　自然铜 18g（先下）

二诊：1988 年 12 月 12 日。头胀疼减轻，眼胀消失，视物清晰，记忆力恢复。核磁共振复查示颅内血肿明显减轻，形似农历初二三晚间月芽，且淡。脉沉细，舌颤苔腻微黄。再拟理伤活血，以原方药治之。

三诊：1989 年 2 月 27 日。除轻度头晕耳鸣外，其余症状基本消失。2 月 19 日核磁共振复查示颅内血肿基本吸收。前后共治疗三个月，痊愈，而免受手术开颅之苦。

［按语］外伤之症，其本即在于伤，伤则必夹瘀血，夹瘀则津必不周，故乃时有燥象出现，治疗之法首在去瘀。其理伤活血者，亦主要在于去瘀也，瘀不去则新不生，参明不谬。

四、舒挛定痛治疗胃脘挛痛一例

金某，女，43岁。

初诊：1989年2月18日。

主诉及病史：突发胃脘挛急剧痛3天。平时每遇精神刺激或饮食不节即发作胃脘急痛，且有挛急感，痛楚难忍，痛缓则腹软如常，每年发作三五次。时值1989年春节（2月15日）晚，生气急躁后突发胃脘剧烈疼痛，挛急感明显，呼喊哭泣，当时收入病房，无奈春节假期，只能用阿托品、安定、氯丙嗪对症处理。2月18日节后上班首次查房，仍阵痛不已。

诊查：上腹部硬痛拒按，似有包块。舌红少苔、干，脉弦紧。

辨证：胃脘挛痛。

治法：舒挛定痛。

处方：赤白芍各30g　甘草12g　当归15g　元胡索9g　川楝子12g　降香9g　钩藤30g　白蒺藜10g

急投上方药1剂，患者自述饮后约半小时，觉胃脘部突然挛急解除，疼痛若失，顿时腹软如常。继服药7剂，自此两年有余未发一次。

［按语］胃脘挛痛，主要即在一个“挛”字，而挛急之谓，有挛必有急，有急则常见为屈而不伸，拘挛而不灵活，然必须排除器质病变，则现代医学科学仪器有用矣！挛痛不特在胃也，即头身四肢均可见之，治之大法，舒挛缓痛而已。芍药甘草乃舒挛缓痛之主药也，余药皆镇痉舒筋之品，可收相得益彰之效。

五、活血、祛风、解毒治疗风水（肾炎）一例

王某，男，15岁。

初诊：1988年6月2日。

主诉及病史：眼睑、面部浮肿，尿少一周。近月余忙于中考准备，过劳、受凉后，眼睑、面部浮肿，晨起尤甚；尿少加重一周，伴关节、腰部酸楚。尿蛋白（++），红血球10～15，颗粒管型（+），血压150/100mmHg。平时易患感冒、咽炎。西医诊断为急性肾小球肾炎。

诊查：颜面浮肿，扁桃腺Ⅱ～Ⅲ度肿大，红肿充血。舌红苔薄黄，脉沉细。

辨证：风水型肾炎。

治法：活血（祛风）解毒。

处方：当归15g　赤芍15g　川芎9g　丹参15g　桃仁9g　红花9g　蒲公英30g　紫地丁30g　山豆根10g　土茯苓30g　白茅根30g　夏枯草15g　冬瓜皮30g　鱼腥草30g　牛膝10g　泽兰15g

服药7剂，诸症若失。原方去夏枯草、冬瓜皮、鱼腥草、牛膝、泽兰，继进7剂巩固疗效。复查尿常规、血压全部正常，一个月后考入市重点高中，同年暑假来我院切除扁桃腺，至今未见反复，尿常规多次检查完全正常。

［按语］风水肾炎，即旧称之风水也。风水可以不是肾炎，而肾炎亦可以无风水，此则肾炎风水二者相兼互见，必须从现代科学仪器尿检中得之；治疗方法，则完全按照现代科学尿检确定为肾炎后方始用之，辨证此其次也。此方我基本是得之于山西省中医研究所之现代方益肾

汤，其原则为祛瘀活血与消炎解毒的合剂，对急性肾炎属于风水者，此方有效，对慢性肾小球肾炎多蛋白尿者亦可用之，惟对肾损伤高氮质血症、尿毒症等则甚少获效。

六、除痰降火治疗狂躁证一例

杨某，女，17岁。

初诊：1988年10月6日。

主诉及病史：精神错乱两月余，其母代诉：1988年8月入卫校后因受男生欺侮，遂失眠多梦，沉默痴呆，口干心烦，大便干结不爽，有被害和自杀妄想。脑电图示“边缘状态”；精神病科诊为精神分裂症，服奋乃静10mg/d，并休学。

诊查：神色呆滞，舌尖红，苔黄腻，脉滑。

辨证：痰火郁结。

治法：除痰降火。

处方：柴胡10g 半夏15g 黄芩15g 青皮10g 枳壳10g 制胆南星6g 竹茹12g 龙胆草10g 栀子10g 珍珠母60g(先下) 礞石30g(先下) 合欢皮15g 夜交藤30g 菖蒲10g 远志6g 葛根30g

另：礞石滚痰丸9g，每日上午9时服。

二诊：1988年10月27日。精神转佳，大便畅解，幻觉消失，思维清晰，对答切题，奋乃静已减为4mg/d，睡眠不实，凌晨易醒，轻度头痛。舌尖红少苔，脉弦。原方加丹皮15g、莲子心3g、桑椹子30g、炒枣仁30g、五味子10g。

三诊：1988年11月24日。病情稳定，精神状态佳，睡眠增进，每日能睡8～10个小时，与家人、邻里正常交谈来往，奋乃静4mg/d维持。舌尖红，苔黄腻，脉弦。仍守除痰降火法。初诊原方加丹皮12g、赤芍30g。

四诊：1988年12月1日。已完全停服西药，睡眠好，生活自理，已申请复学(共休学两个月)。

嘱其服中药礞石滚痰丸维持，注意精神修养，劳逸结合。

[按语] 七情可以转生六郁，特别是气郁化火，在体质属于阳性者则多见之。人不可不纳水谷，而水谷又可以滋生湿浊，时令气候亦可以使人吸受湿浊，湿浊与七情所化生之火相搏结，则成为痰火蒙蔽清窍，扰乱清明，故精神乃为之错乱，神志则为之不清，不知廉耻，不识亲疏，甚至可以无端哭笑、行险杀人。治疗之法，必须攻除痰火，以开灵窍，疏肝行气以治其本，泄火除痰以治其标，痰火既除，肝气郁结又去，则诸般怪乱见症乃获痊已。

七、除痰降火治疗失眠症一例

陈某，男，46岁。

初诊：1990年2月12日。

主诉及病史：失眠多梦一年余，头脑昏胀，胸闷心悸，多思善虑，谈癌色变，易受惊恐，甚则彻夜无眠，胁胀纳呆，二便调。

诊查：神色紧张，面青色暗。舌青苔白腻，脉滑。

辨证：痰火郁结。

治法:除痰降火。

处方:柴胡 10g　半夏 15g　黄芩 15g　青皮 10g　枳壳 10g　制胆南星 6g　竹茹 12g　龙胆草 10g　栀子 10g　珍珠母 60g(先下)　礞石 30g(先下)　合欢皮 15g　夜交藤 30g　葛根 30g　琥珀面 20g(分吞)

二诊:1990 年 2 月 19 日。睡眠、食纳增进,惊恐消失,便溏。舌红苔微黄,脉细。原方去琥珀面,加茯苓 30g、泽泻 30g。

三诊:1990 年 3 月 8 日。睡眠易醒,余症消失。舌红苔薄黄,脉细。原方去茯苓、泽泻,加炒枣仁 15g、桑椹子 30g,7 剂,痊愈。

[按语] 本病发生原因,基本与前证狂躁略同,不过病的程度有异耳。本病发生有一个极限,超极限者则为狂躁或忧郁,而在极限界线以内者即为本病。一般本病患者以失眠或多梦开始,然后导致烦躁、头脑昏胀或头疼诸症发生,治疗之法,亦须除痰降火,但一般不用猛攻。惟二者有个共同点,即必须自我解脱、生活多样化和充分注意劳逸结合,以免死灰复燃。

八、滋阴、软坚、消水治疗臌胀一例

李某,男,56 岁。

初诊:1988 年 3 月 17 日。

主诉及病史:右胁痛、乏力十多年,腹胀两年,加重半年。肝功能异常,外院诊为肝硬化、食管静脉曲张。近半年来,腹胀加重,腹水大量,伴双下肢浮肿、五心烦热、口干欲饮、纳差、尿少便溏。

诊查:皮肤巩膜黄染,腹胀如鼓,腹水征(+)。舌红绛,无苔少津,脉弦细。

辨证:瘀久积癥,阴伤水聚。

治法:滋阴软坚消水。

处方:生煅牡蛎各 30g(先下)　鳖甲 30g(先下)　龟版 30g(先下)　丹皮 12g　赤芍 30g　甘草 10g　天麦冬各 10g　阿胶珠 10g　熟地黄 10g　陈皮 10g　丹参 30g　桔梗 10g　紫菀 10g　椒目 10g　葶苈子 10g　泽兰 15g

二诊:1988 年 5 月 12 日。腹胀、烦渴、口干减轻,腹水中等,大便成形。舌红苔少有津,脉弦。胃气未复,重在疏肝开肺以利三焦。

处方:柴胡 10g　赤芍 30g　丹参 30g　生牡蛎 60g(先下)　当归 15g　郁金 12g　川楝子 12g　桃仁 10g　䗪虫 10g　水蛭 10g　花蕊石 15g(先下)　桔梗 10g　紫菀 10g　椒目 10g　葶苈子 10g　泽兰 15g　红花 10g　桑椹子 30g

三诊:1988 年 6 月 16 日。

腹胀明显减轻,腹水少量,纳食增进,大便调,尿量中等。舌红苔黄,脉细。仍守 1988 年 5 月 12 日方加炮甲片 30g、冬瓜皮 30g,维持以巩固疗效。

[按语] 肝性腹胀,旧称臌胀,有血臌、气臌、水臌之分。今日视之,不过是肝脏损伤之程度不同而已。肝病初起即有腹胀,其症以右胁部定痛为主,可以影响消化功能,这时基本上可称血臌;如迁延时日,由血瘀转生气滞,其症状主要即以腹皮臌大为主,但鼓之空声,更无移动性浊音,此即为气臌;至气臌再失于及时治疗,则由气滞发展为水停腹中,腹皮膨大,甚则腹壁青筋暴露,鼓之有浊音,侧身时向下移动,甚者鸡头牛腹,即全身瘦小而两腹独大,则水臌成矣。臌胀多本虚标实,最难措手,旧说多从脾胃论治,以脾主运化水湿故也。现代医学则知其为肝脏硬化,门脉回流障碍,造成其水乃由血管壁漏入腹中,故乃为从肝从血治疗开一门径。不过

“臌”证，中医自来认为系四大“实”证之一，属难治之病，用十枣、舟车等攻水和参芪术草等补中，均鲜效果。据本人经验，惟有以舒肝理血为本伍以开肺气、利三焦有时可以胀祛水消，使病情由否转泰。

九、疏肝开肺、利湿化瘀治疗肝性腹胀(脂肪肝)一例

石某，男，55岁。

初诊：1990年12月24日。

主诉及病史：腹胀两年，与饥饱无关，午后、夜间甚，伴右胁胀痛、肠鸣、便溏不爽、头昏、疲乏酸困。嗜酒20年。B超声诊断为脂肪肝，肝功能、心电图正常。

诊查：肥胖体型。脉弦细，舌苔白有裂纹。

辨证：湿困瘀阻、三焦不利。

治法：疏肝开肺，利湿化瘀。

处方：柴胡10g　赤芍30g　丹参30g　当归15g　生牡蛎60g(先下)　郁金15g　川楝子15g　桃仁10g　䗪虫10g　桔梗10g　紫菀10g　白术15g　茯苓30g　泽泻30g　生薏苡仁30g

二诊：1991年1月7日。腹胀明显减轻，肠鸣消失，疲乏酸困好转，便溏、爽，有时怕冷。脉弦，舌青苔白腻。原方加炮姜5g、焦三仙各9g、冬花10g、灶心土120g，煎汤代水。

三诊：1991年1月21日。腹胀、肠鸣消失，大便成形，余无不适。继服原方药巩固疗效。

［按语］脂肪肝，中医古来无此类病名，而病中确有此种疾患，多由肥人得之。现代医学认为肝细胞脂肪沉着、脂肪代谢失常因而引起。中医认为肥人多湿，主要由湿渍不化所造成，其人亦可见有腹胀、疲乏以及肝疼等见症，但其治疗方法必须重在治湿，然后始及其余。其疏肝开肺、通利三焦，主要针对腹胀用之，如无腹胀，则重在利湿健脾可矣。

十、疏肝、开肺、解毒治疗肝性腹胀一例

吴某，男，46岁。

初诊：1990年11月22日。

主诉及病史：腹胀、右胁痛14年。疲乏无力，心烦口苦，纳呆便溏，尿黄少。B超声示：肝内回声不均，早期肝硬化。谷丙转氨酶195U/L，肝功能不正常，HBsAg强阳性。

诊查：面色灰暗，肝掌，胸前散在蜘蛛痣。脉弦细，舌红苔中微黄。掌心热。

辨证：毒郁于肝，血瘀气滞。

治法：疏肝开肺，解毒利三焦。

处方：柴胡10g　赤芍30g　丹参30g　当归15g　生牡蛎60g(先下)　郁金15g　川楝子10g　桃仁10g　䗪虫10g　紫菀10g　桔梗10g　蒲公英30g　紫地丁30g　土茯苓30g　茅根30g　虎杖30g　黄芩12g　黄连6g　人工牛黄2g(分冲)　水牛角30g(先下)

二诊：1990年12月20日。腹胀消失，食纳增进，肝功能同前，但HBsAg滴度下降。脉细，苔根微黄。原方有效，法不更张。

三诊：1991年2月21日。诸症消失，复查肝功能、蛋白电泳已恢复正常。仍守原方继续清肝解毒，以图使HBsAg早日阴转。

[按语] 本病乃乙肝引起之肝硬化,乙肝病毒仍在活动,进一步破坏肝脏,从诸多迹象看,已接近晚期腹水,故本方除以一般疏肝开肺利三焦之外,并重加清热解毒之品,主要针对乙肝病毒而设。经治疗后,果见腹胀消除,乙肝病毒亦停止活动,诸般检查指标均有改善。若欲澳抗转阴,似须待以时日。

(王诗雅整理)

[编者评注] 治疗乙型肝炎目前尚无较好方法。印老治疗肝性腹胀一案,用疏肝开肺解毒法,不仅消除了腹胀,也使肝功能恢复正常,惟澳抗转阴的问题仍须进一步研究。

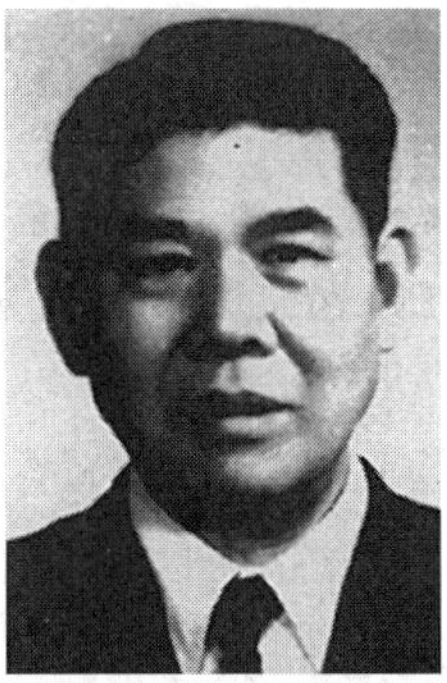

张家鹏医案

【生平传略】

张家鹏(1925—1992),号翼云,原籍江西省吉安市。曾任中国中医研究院研究员,中国中医研究院中药研究所专家委员会委员,北京老年康复医学研究会常务理事。

1949年张氏毕业于江西医学院。1955年12月调中医研究院,参加卫生部举办的全国第一期西医学中医班。是名医赵锡武的得意门生,侍诊赵老左右近二十年;并受冉雪峰、岳美中名家的临证亲授。1959年到阜外医院协作开展心血管病的中医分型与治则方药的研究,并蓄中西医之长,使张氏在心血管领域获益匪浅。1965年在中国中医研究院广安门医院任内科主任期间,系统开展和总结冠心病病证结合的研究工作,撰有“冠心病辨证治疗的研究”、“冠心病临床分析”等文。1978年在中国中医研究院中药研究所任中药理论研究室副主任以来,先后领导了对“保元汤”抗阳虚型心衰等的系统研究和“青原调脂冲剂”的研究,经著名中西医同行专家鉴定,认为该药安全有效,达到国内先进水平。

张家鹏从医四十余年,学渊灵素仲景,广采众方,疗效甚著。精于心血管病,尤其是对冠心病、高血压、高脂血症、心律失常、心衰和心梗的治疗效果卓著,对内科其他病证及妇科也不乏治验,治疗糖尿病、胸腔积液、肝炎、侧索硬化症、白塞病等疑难病症有其独到之处。向来推崇经方,不薄时方,处方谨简,丝丝入扣,多以小方力起沉疴。其学术思想基础是:以现代医学为手段,以辨病辨证为基础,以中西医临床结合为归宿。他参加编写的书籍有《中医内科学简编》、《中医常见疾病验方手册》、《中华人民共和国药典》等。

一、温阳逐水消除胸腔癌性积液一例

张某,男,68岁。

初诊:1988年6月3日。

主诉及病史：五个月前因气短息促、心悸及微咳少痰，诊断为胸膜积液而住院。近两个月每7～10天抽液一次，每次500～1100ml，45°卧位。胸胁胀满疼痛，小便不利，怯寒肢冷。

诊查：舌体胖大，苔白，脉沉弦。西医诊断为肺腺癌性胸腔积液。

辨证：肾阳衰弱，饮伏胸胁。

治法：温肾逐饮。

处方：制附子10g　白芍12g　茯苓10g　炒白术10g　薤白10g　全瓜蒌20g　姜半夏10g　葶苈子15g　生姜10g　大枣10枚(擘)

10剂，水煎温服。

二诊：连服药14剂，半个月共抽液一次450ml。小便增多，诸症大减。宗上方加陈皮10g，21剂。

［按语］半年后随访，患者二诊后未再抽液，已能从事一般家务活，经透视复查积液已消。张氏对中晚期胸腔积液的治疗，拟古而不泥古，以真武汤温阳化饮，佐葶苈大枣泻肺汤泻肺水，加栝蒌薤白半夏汤宽胸消痞。不拘"半蒌攻乌"十八反的配伍禁忌条框，当用则用，症对方效，温煦气化，水道通利，胸水随之消失。现代实验表明，半夏、瓜蒌与附子合用，未见显著性不良反应，并有明显的温阳化湿作用。

二、补气通阳法治疗冠心病心律失常一例

司徒某，男，52岁。

初诊：1979年12月2日。

主诉及病史：1975年始胸闷心慌，确诊为冠心病与频发房早，经治疗好转。1978年1月发作频繁且重，心电图显示：预激综合征A型。时隔一个月复查为心房纤颤一直到现在。最近心悸、全身畏寒，腰凉倦怠，头晕，胸闷憋气，常太息，自汗，夜不安寐。经服一般成药未见效。

诊查：心律不齐，心房纤颤，心率56次/分，血压140/96mmHg，心电图示：房颤，冠状动脉供血不足。脉沉迟短促，舌苔薄白，质淡。

辨证：心阳衰微不能外达而肢冷畏寒，卫阳不固易自汗。心脉虚弱，鼓动不力，气来不匀，脉短促而沉迟。心阳不振，肾脏亦衰，不能还精于心，故胸闷气短而心悸，感到善太息气憋。

治法：补气养心，温肾通阳。

处方：人参10g　炙黄芪20g　桂枝10g　炙甘草6g　仙灵脾10g　仙茅10g　肉苁蓉10g　枸杞10g　补骨脂10g　生地黄10g　制附子10g

7剂，水煎服。

二诊：全身畏寒、肢冷、善太息均好转。上方加白术12g、防风10g，12剂。

三诊：无自汗，心前区疼痛悉减，纳佳，能安眠。心电图示：窦性心律，心率64次/分，冠状动脉供血不足改善。脉律齐，舌苔净。

［按语］保元汤加温肾壮元之药补肾纳气，方中以生地滋阴养血而和之。玉屏风散对固表止汗有助益，实则维护心液不因阳虚而外溢，达到分开把关，相得益彰之效，故能纠正房颤。

张氏临证善用"保元汤"补气温阳。经系统研究发现，保元汤能显著提高冠心病患者的射血分数，服药约40分钟后外周搏动性血流量增加与指温升高。有的肺动脉高压患者，服保元汤后一小时，肺动脉压降低，肺血流灌注得到改善。经临床试用与动物模型实验，证明疗效可

靠，现正在深入开发研究之中。

（柯青整理）

［编者评注］张老所选两例医案，一例以附子为君药，配合瓜蒌薤白半夏汤和葶苈大枣泻肺汤，通过利尿达到排除癌性胸水的作用，特别是提出半夏、瓜蒌可与附子合用的临床经验对十八反的药物研究提供了依据。一例以保元汤两补心肾，益气通阳，改善了症状，也纠正了房颤，改善了心肌供血状况，说明治病求本的重要意义。

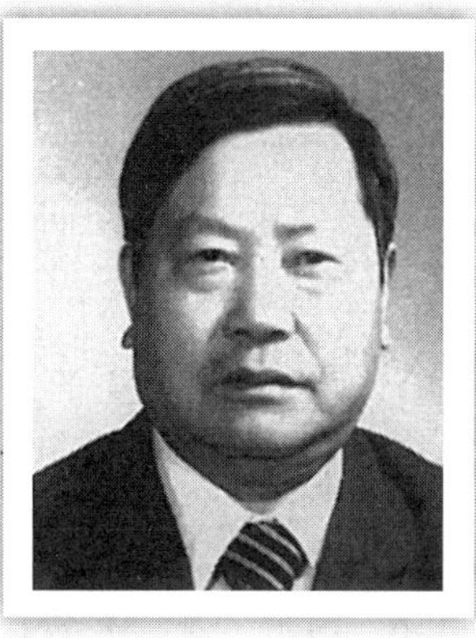

许润三医案

【生平传略】

许润三，1926 年 10 月生，江苏阜宁人，北京中日友好医院主任医师、教授，北京中医学院教授，全国五百名名老中医药专家之一。

许氏 19 岁拜师学医，受教于阜宁名医崔省三门下，期满后悬壶于阜宁各地。1953 年进入盐城地区中医进修班，学习西医基础理论及临床课程。1957 年南京中医学院医科师资班毕业后分配到北京中医学院附属医院，先从事《诊断学》、《内科学》的教学和临床；自 1961 年起一直从事妇科的教学和临床工作。

许氏行医几十年，在临床实践中，衷中参西，他在诊断方面主张辨病与辨证相结合，在治疗方面主张整体与局部相结合，在组方方面主张按“对立统一”的法则遣方施药。他对于妇科常见病、多发病潜心探求每个病证的特有症状和有效方药，反对过于繁复推理的辨证方法。他临床用药，不拘于经方、时方，随证化裁，特别是对“古方新用”方面颇有研究。如用四逆散加味治疗输卵管不通、慢性盆腔炎、乳腺增生等疾病，颇有成效。

许氏多年来致力于“中药治疗输卵管不通”的临床和实验研究，已筛选出切合病证之基本病理、病机和便于推广的“通治效方”，其成果已通过鉴定。

许氏对盆腔炎、子宫内膜异位症、子宫肌瘤、功能性子宫出血、闭经、妊娠发热、产后发热、乳腺增生等疾病的治疗尤为专擅；兼治内科病，长于消化系统、心血管系统等疾病。

许氏曾参加编写《简明中医诊断学》、《简明中医内科学》、《中医症状鉴别诊断学》、《中医证候鉴别诊断学》、《中国传统康复医学》；主编《校注妇人良方注释》、《中医妇产科学》；编审《中国基本中成药》等书；在国内外共发表学术论文四十余篇。

一、益肾健脾、调经止血法治愈崩漏证一例

王某，女，20岁。

初诊：1981年12月22日。

主诉及病史：14岁月经初潮，周期四十天左右，但带经时间长，每次长达半月余（还须服中西药方止）。此次月经11月26日行，至今未止，量时多时少，血色时红时黑，有小血块。腰酸，下腹坠疼。患者现面色萎黄，精神不振，五心烦热，头疼，睡眠差，多梦。

诊查：舌质稍淡，边有齿痕，脉细。

辨证：脾肾两虚，冲任不固。

治法：益肾健脾，调经止血。

处方：党参15g　白术12g　茯苓12g　山药15g　补骨脂20g　白芍10g　丹参15g　三七粉3g（分吞）

7剂，水煎服。

二诊：服上方药后，血量明显减少，血色呈咖啡色，已无血块。下腹仍有隐隐作痛。睡眠好转，饮食及二便均调畅。舌质淡，苔薄白，脉沉细。上方加山萸肉10g、女贞子12g、旱莲草12g，以增益肾止血之力。

三诊：服上方药5剂后，月经已干净两天，腰酸腹痛已消失，睡眠亦佳。又以二诊方为主，稍事加减，予以滋肾调脾，观察治疗两个月，其月经周期、经量、经色及带经期均恢复正常。

［**按语**］此案乃脾肾两虚、冲任失摄所致。盖肾为天癸之源，任脉之本；脾为后天之本，气血生化之源。五脏之阴气，非此不能滋，五脏之阳气，也非此不能发。因此，脾肾俱虚，冲任之脉亦必为之而虚，血失统摄，而致经水淋漓，长期不愈。今许老细审病史，脉证合参，辨证为脾肾两亏，故六年余之崩漏病竟获痊瘥。

二、滋补肝肾、调经止血法治愈崩漏证一例

郝某，女，20岁。

初诊：1982年3月5日。

主诉及病史：月经淋漓已3年。患者14岁月经初潮，以往周期28～32天，带经7天，量中等，色紫红，无血块，经行时稍有腰酸、腹坠疼。自1979年3月，因经期淋雨后，月经即开始不正常，周期为10～20天左右，带经7～10天，经量时多时少，劳累后出血尤甚。上次月经时间为1月17日至2月6日。这次月经2月19日行，至今未净。现自觉头晕，胸部刺痛，时有低热。

诊查：测基础体温单相。舌尖红，苔薄黄，脉细数。

辨证：肝肾阴虚。

治法：滋补肝肾。

处方：女贞子20g　旱莲草20g　山药20g　生白芍15g　何首乌20g　生地12g　丹皮10g　山萸肉10g　制香附10g

7剂，水煎服。

二诊：进上方药后，自感浑身无力、头晕减轻，胸部刺痛消失。血量已极少，色淡红。舌质

淡红,脉细。上方加党参10g、炒白术12g。健脾生血以达滋补肝肾止血之目的。

三诊:以上方药连续治疗两个月,以后月经均能如期而止。

[按语]崩漏下血,理宜止涩,但一味止涩而不求其因,往往是止而复行,甚或越止越多。此患者之崩漏属肝肾阴虚为其主因,抓住主要矛盾,次要矛盾即可迎刃而解。故患者因长期出血,气阴俱虚,治其本而佐以止血,则效如桴鼓,三年之崩漏,三十余剂中药而治愈。

三、补气摄血法治愈崩漏证一例

郭某,女,30岁。

初诊:1978年12月8日。

主诉及病史:月经淋漓四年。患者近四年来,月经周期紊乱,带经期长,经量或多或少,淋漓不断,有时长达三个月之久。虽经多方治疗,病情一直未见好转,近月来又加重。这次月经从9月17日开始,中间只干净过两天,即又出血。量时多时少,无腹痛,但腰酸痛明显。从昨天起,血量又突然增多,色淡,伴头晕、心慌、全身无力、食欲欠佳。月经14 $\frac{5}{30}$,量偏多,色鲜红,无血块,痛经(一)。结婚五年未孕。

诊查:舌质偏淡,苔薄白,脉细。

辨证:气不摄血。

治法:补气摄血。

处方:党参30g　黄精15g　黄芪15g　白术12g　山萸肉10g　白芍15g　当归10g　升麻3g

10剂,水煎服。

二诊:药后月经已基本干净,头晕、心慌减轻。舌质偏淡,苔薄白,脉细。于上方加山药15g、茯苓10g、女贞子12g,继服7剂。

三诊:经服上方药后,月经均能如期而至,按时而止。现月经五十余天未来,近日又感头晕、恶心欲吐、食欲不振、全身疲乏,查尿妊娠免疫试验为阳性。

[按语]崩漏的出血仅仅是一个现象,而脏腑功能失调、冲任二脉不固及气血虚弱等则是本病的实质。根据"治病必求于本"的原则,分清主次,掌握住疾病发展变化的基本规律,分别按照寒者温之、热者清之、实者郁者泄(疏)之、虚者补之、下者上(升)之,上者下(降)之、漏下者收之等方法进行治疗,使机体阴阳趋于相对平衡,气血调和,月经才能恢复正常。此例虽月经紊乱四年,淋漓时间长达三个月余,能得以痊愈,盖因于此。

(李鸿芝整理)

四、求因止血、固本调经治愈青春期功血一例

李某,女,17岁。

初诊:1990年11月23日。

主诉及病史:月经周期紊乱,带经期长。13岁月经初潮,周期紊乱,时间为25～40多天不定。带经期长,每次15～20天方能干净,月经先量多,色鲜红,后淋漓不净,色暗,有血块。经行无下腹痛。末次月经1990年11月7日,至今已17日未净,现血量不多,色深,有血块。自

觉脘堵不适，纳谷不香，面色不华，神倦乏力。

诊查：舌暗淡，脉细弱。

辨证：脾肾气虚，冲任不固（崩漏）。

治法：益气止血，补肾调经。

处方：党参100g　三七粉3g（分冲）　当归20g　桑叶20g　川续断10g

7剂，水煎服。

二诊：上方药服3剂，阴道出血即止。诉纳谷不香，食后脘堵，白带稍多。舌淡，脉细弱。宜调理脾胃。

处方：太子参15g　橘叶15g　砂仁3g（后下）　谷麦芽各15g　当归10g　荷梗10g　7剂

三诊：胃脘不适好转，于上方去荷梗，加香附10g、益母草15g，14剂。

四诊：月经12月13日来潮，量先多后少，10天干净。舌暗、脉细弱。予以补肾调经。

处方：女贞子20g　川续断10g　菟丝子30g　当归10g　白芍10g　柴胡5g　山萸肉10g　紫河车10g　砂仁3g（后下）　太子参15g　14剂

五诊：月经1991年1月12日来潮，量中，色正，7天净。今值经后，先予四物汤加味补养阴血，继再补肾调经。

［按语］青春期功能性子宫出血，属中医崩漏范畴，是妇科常见病，亦是疑难病。许师学习古人经验，结合自己的临床实践，制定了求因止血、固本调经的治疗大法，即止血与调周期两个治疗步骤，止血不能一味地滥用止血药，也应审因论治。本例患者是因肾气不足，脾气虚弱，冲任不固而致崩漏，故方中重用党参以健脾益气止血，川续断强肾止崩；当归、三七粉活血止血；桑叶味苦、甘、寒，可以疏风宁血；因辨证、处方精确，故三剂即血止。经云："肾气盛，天癸至，任脉通，太冲脉盛，月事以时下"。说明肾气是"月事以时下"的最关键因素，然肝肾同源，故调整周期，应以补肝肾为主，兼调其他。该病人经此法调治之后，月经周期基本建立，带经期亦正常。

（刘之椰整理）

五、犀角地黄汤加味治愈功能失调性子宫出血一例

花某，女，18岁。

初诊：1958年12月8日。

主诉及病史：14岁月经初潮以后，4年来阴道断续出血，注射黄体酮、丙酸睾丸酮能暂时止血，但不巩固。1956年曾在某院做诊断性刮宫，病理报告为子宫内膜增殖症。此次于1958年11月6日开始阴道出血，血量多，经激素疗法，少量输血十多天，出血仍不止，继发重度贫血，拟行子宫切除术，患者拒绝。后延中医治疗，连服归脾汤6剂，并每日输血，出血未见减少，血色素38g/L。1958年12月8日恳余诊治，主诉阴道出血量时多时少，血量少时腹痛剧烈，小腹部可触及拳头大小包块，有压痛，待排出大血块后则腹痛缓解，包块消失，继而血量减少；约2小时后上述情况再次发作。

诊查：精神委靡，面色晄白。舌质淡嫩，脉细数有力。肢冷有轻度浮肿，小腹有块、拒按。血压80/50mmHg，体温35.3℃，红细胞计数2.56×10^{12}/L，白细胞计数4.5×10^{9}/L，血小板计数72×10^{9}/L。

辨证：证属血热夹瘀证。

治法：化瘀清热。

处方：犀角(现已禁用，可用水牛角代之)1.5g(水磨冲)　生地黄20g　生白芍15g　丹皮15g　桃仁10g　红花10g　三七粉3g(分冲)

3剂，水煎服，每日1剂。

二诊：患者服药1剂后，血量较前增多；2剂后，血量减少；3剂后，血量又减。继以上方增桃仁、红花各5g。3剂。

三诊：患者连服药3剂后血止痛除。

[按语] 本证的主症为腹痛拒按、下瘀血块和脉细数有力；次症为面色㿠白、舌质淡嫩、肢冷浮肿等。而次症与主症之间又存在着因果关系，即次症的一派气血虚弱现象是由胞宫不正出血所引起，故瘀热蕴积胞宫致使经血妄行乃是本证的本质，但病程日久，往往不易辨出其中因果关系，故前医把次要病证视为主症，而用益气摄血治法，犹如抱薪救火，结果出血未能制止，而使病证加重。

(许岩整理)

六、温肾祛痰法治愈月经过少症一例

刘某，女，37岁。

初诊：1989年2月24日。

主诉及病史：月经量少10年。患者10年前足月分娩一男婴。产后半年行经，月经周期尚正常，但经期由五天缩短为两三天，经量亦逐渐减少，经量以第一天为多，需换两三次纸，第二、三天一般换一两次纸即可，或无须换纸。随着经量的减少，身体逐渐发胖。平素患者眼睑及下肢浮肿，腰酸不适，小便量少不畅，腹胀以晚间为重。食纳正常；大便溏，每日一次。月经13 $\frac{5\sim7}{28}$，量中等，色正，痛经(+)；末次月经2月8日。25岁结婚，孕四产一，自然流产两次，人工流产一次。妇科检查：盆腔正常。

诊查：舌淡体胖有齿痕，少苔，脉沉细弱。

辨证：脾肾阳虚，痰湿内生。

治法：温补脾肾，化痰利湿。

处方：鹿角霜10g　白术30g　枳壳15g　当归15g　川芎10g　生黄芪30g　昆布15g　白蔻5g　益母草15g

7剂，水煎服。

二诊：药后腰酸、浮肿减轻，仍感腹胀，小便量不多。舌脉同前。上方加桂枝10g、生甘草10g。7剂，水煎服。

三诊：药后月经于3月9日来潮，血量较前明显增多，四天干净。小便次数增多，腰酸浮肿明显减轻，惟腹胀改善不明显。舌淡红，脉沉细。二诊方加王不留行25g，14剂，水煎服。

四诊：4月7日月经来潮，血量已基本接近于正常，诸症亦感明显减轻。继服三诊方药，7剂，水煎服。

[按语] 患者月经量过少是由于脾肾阳虚、冲任精血不足所致，而形体肥胖、浮肿、小便不畅为痰湿内盛之征。故治疗以温肾补脾治其本，祛痰利湿治其标。用鹿角霜温肾阳；生黄芪、白术健脾利湿；枳壳行气宽中；白蔻暖脾化湿；昆布、半夏能祛痰湿；当归、川芎养血通经；益母

草活血利水；桂枝通阳利水；生甘草调和诸药。肾阳得温、脾气得运，则痰湿自除，故经量增，诸症减。

（赵红整理）

七、益肾健脾、养血调经法治愈闭经一例

朱某，女，28岁。

初诊：1983年1月15日。

主诉及病史：月经三个月未行。患者自1982年8月从广州来北京工作后，仅10月份行经一次，血量较多，色鲜红，有血块。经行时下腹稍坠痛，腰酸痛较为明显。至今已三个月未行经，自感腰酸、腿软、不欲饮食，夜寐多梦，白带不多，二便尚可。曾多次查尿妊免试验，均为阴性。月经18 $\frac{7}{40\sim50}$，量中等，色鲜红，时有血块，痛经(－)，经行腰酸明显。孕二产一，人流一次。

诊查：舌质正常，苔薄白，脉沉细两尺微。

辨证：脾肾两虚。

治法：益肾健脾，养血调经。

处方：仙灵脾10g　仙茅10g　生鹿角10g　紫河车10g　枸杞子10g　白芍15g　党参10g　山药10g　茯苓10g

7剂，水煎服。

二诊：服上方药后，腰酸腿软明显减轻，白带也增多，但食欲仍不佳。舌体胖，苔薄白，脉沉细。上方加生山楂10g、砂仁5g，10剂，水煎服。

三诊：服二诊方药10剂后，月经来潮，量较多，色黑，有少量小血块，下腹无疼痛感，但腰腿酸痛明显。舌体胖，苔薄白，脉细滑。照上方治疗三个月，患者月经能如期而来。

［按语］患者初潮尚晚，经期又后延，可知其肾气有欠于盛，天癸有失于充，冲任当即不调，月事则不能以时而下。正如《内经》所云“女子七岁，肾气盛，二七而天癸至，任脉通，太冲脉盛，月事以时下，故有子”。今患者经从不如期而下，盖因肾气虚、天癸亏而致月经期腰酸腿软、脉沉细。《医学正传》云：“月水全借肾水施化，肾水既乏，则经血日以干涸。”脾又为后天之本，乃气血生化之源。因此，脾肾两虚，则营血失充，无余以下，血液难盈，此乃经闭之根源也。许老认为，人身之气血犹泉源也，盛则流畅，少则壅滞，壅滞致阻，源断流停。故治此证先以滋补肝肾为主，待气血充沛，稍佐活血通经药，月经即可自行。

八、益肾养血法治愈闭经一例

孙某，女，29岁。

初诊：1980年10月20日。

主诉及病史：月经七个月未行。患者于1979年1月因外伤致骨盆骨折后即出现经闭。服中药治疗半年后，月经于同年7月来潮，此后月经周期尚规律，但每次行经经量极少，色淡红。今年3月又出现闭经。曾于8月份在北京某医院就诊。给予黄体酮连续注射三天，但停药半个多月仍未见行经。后又服活血中药二十余剂亦未行经，迄今已经闭七个多月。患者几次B超查盆腔，均除外妊娠的可能性。患者现感腰酸腿软，全身疲乏无力，头目眩晕，面部潮红，纳

可便调。白带较多,质偏稀。月经 14 $\frac{5\sim6}{28}$,量色正常。末次月经 1980 年 2 月 18 日。孕三产一,人流两次。

诊查:舌净,脉细滑。

辨证:肾亏血虚。

治法:益肾养血通经。

处方:仙灵脾 10g　仙茅 10g　当归 10g　白芍 10g　紫河车 10g　枸杞子 10g　女贞子 20g　何首乌 10g

10 剂,水煎服。

二诊:药后腰酸腿软、全身疲乏感减轻。舌质偏淡,苔薄白,脉细。上方加红花 1.5g、益母草 15g、川牛膝 10g,10 剂,水煎服。

三诊:药后月经来潮,量中等,色紫红,有小血块,带经五天净。此后按上方调治三个月,月经已正常。

[按语] 此案因外伤而致血虚肾伤。失血后,气随血耗,身体致衰。因此,患者感全身疲乏。腰为肾之府,肾虚必致腰酸痛。又因气血虚,无余下注冲任,故始用中药而能行经,而后用黄体酮及活血之中药,仍如石沉大海,效力杳无。此乃竭泽而渔,犯有虚虚之戒。许老对此案审证精详,诊治果断,最后以益肾养血通经之法获效。

九、益肾调冲任法治愈闭经一例

刘某,女,21 岁。

初诊:1981 年 1 月 7 日。

主诉及病史:月经三个多月未潮。患者 1977 年入伍后,月经常不能按期来潮,但用中药或黄体酮治疗后月经均能来潮。末次人工月经 1980 年 9 月 27 日,现已三个多月未行经,B 超查盆腔未见异常。平时白带极少,无腹痛及乳胀。月经 13 $\frac{5}{30\sim60}$,量中等,色暗红,无血块,痛经(一)。未婚。

诊查:舌苔薄白,脉细。

辨证:肾气亏损,冲任不调。

治法:补益肾气,调理冲任。

处方:仙灵脾 15g　仙茅 15g　紫河车 10g　当归 10g　川芎 10g　何首乌 10g　女贞子 20g　枸杞子 10g　川续断 10g

10 剂,水煎服。

二诊:药后自感白带增多,小腹偶尔作痛,余无不适。舌苔薄白,脉细。上方加紫石英 20g。10 剂,水煎服。

三诊:服二诊方药 8 剂后,月经来潮,血量中等,带经 7 天净,小腹稍有坠痛感。舌苔薄黄,脉细。继用前法治疗 2 个月,月经已规律。

[按语] 此案患者因环境改变,过度思虑,损伤脾营,加之工作紧张劳累,复伤脾气,以致化源不足、营血日亏,遂致经闭。盖经病之由,其本在肾,故治疗本病始终以温肾健脾为主。至于药后出现小腹坠痛、白带增多,许老认为乃药力已达冲任,经水欲来之兆也。

(李鸿芝整理)

十、滋补肝肾法治愈闭经二例

例一　滋补肝肾、疏经活血案。

乔某，女，33岁。

初诊：1990年1月19日。

主诉及病史：月经三个月没来。患者结婚八年未孕。月经17 $\frac{7}{40}$。近一两年经量渐少，带经期3～4天。曾取子宫内膜，病理报告为“增殖期改变”。输卵管通畅试验提示：双侧输卵管通畅。末次月经1989年10月初（具体日期不详），至今未潮。

诊查：无恶心呕吐，食纳正常，白带不多。舌质红，脉细。妇科内诊检查：外阴、阴道正常，宫颈糜烂，子宫正常大小，附件未触及异常。

辨证：肝肾亏虚型闭经及原发不孕。

治法：滋补肝肾，舒经活血。

处方：山萸肉10g　紫河车10g　川续断10g　女贞子25g　当归10g　白芍10g　柴胡10g　香附10g　党参15g　益母草15g

14剂，水煎服。

二诊：服上方药后觉下腹时有疼痛。原方加鹿角霜10g、羌活5g。再进14剂。

三诊：诉小腹胀痛，白带增多，心烦。脉弦细。此月经将行之兆，改活血通经之法，促使月经来潮。

处方：桂枝10g　桃仁10g　䗪虫10g　赤白芍各10g　花粉10g　仙灵脾20g　7剂

四诊：诉服上方药后觉小腹酸痛明显，月经随之于1990年2月25日来潮，带经4天，经量中等，色紫暗。

经后先予四物汤加味滋阴养血，而后再补肝肾，经治疗3个周期后患者月经能按月来潮。

［按语］本例病人乃先天肾气不足，致婚后不孕；继因心情焦虑，肝气不疏，血行不畅，以致月经渐少而至闭经。证属虚中夹实，故先以滋补肝肾之法，补其本源，调养冲任，使经血充盈，再以活血通经之法，使经血下行，实为通补兼施之效例。另在治疗中曾加羌活一味5g，意在刺激下丘脑内分泌中枢，促进其功能的恢复，此亦为吾师之独到见解。

（刘之椰整理）

例二　滋补肝肾、调和冲任案。

王某，女，38岁。

初诊：1990年12月17日。

主诉及病史：停经八个月。六年前曾妊娠五十多天行人工流产术，术后即放宫内节育环，此后月经量渐少，有时两三个月一行，并有下腹痛。今年4月始停经，至今未行。7月出现烘热、汗出等现象，在某大医院取环，并做内分泌检查，诊为“卵巢早衰”。乳房周期性发胀，少腹隐隐作痛，白带有，但不多。妇科内诊检查：外阴、阴道正常，分泌物少，宫颈中度糜烂，子宫前位、正常大小；附件：右侧条状增厚，轻度压痛，左侧轻度增厚。

诊查：舌淡苔薄，脉细弱，月经13 $\frac{5\sim6}{30}$，量中，痛经（+）；孕一，人流一。

辨证：肝肾亏虚型闭经。

治法：滋补肝肾，调和冲任。

处方：仙灵脾 10g　仙茅 10g　巴戟肉 10g　肉苁蓉 10g　沙苑子 20g　枸杞子 20g　菟丝子 30g　当归 20g　党参 15g　益母草 15g

7 剂，水煎服。

二诊：服上方药后觉小腹微胀，纳食不香。舌淡，脉细弱。原方加紫河车 10g、砂仁 3g（后下），7 剂。

三诊：诉乳房胀，下腹胀痛，白带多。舌脉同前。

处方：仙灵脾 10g　仙茅 10g　巴戟肉 10g　肉苁蓉 10g　当归 20g　丹参 30g　茺蔚子 15g　沙苑子 20g　山萸肉 10g　紫河车 10g　10 剂

四诊：月经于 1991 年 1 月 14 日晚来潮，第二天量始多，与以往月经量同，色红；乳胀、腹痛消失，带经 5～6 天。

按原法调治，月经 2 月 15 日再潮。

［按语］许老认为闭经重在从肾论治。肾为先天之本，主藏精，肾中精气的盛衰主宰着人体的生长发育及生殖功能的变化。肝肾亏损，冲任失之充养，故月事不行。本例患者因行人流手术，损伤肾气，冲任失调而致闭经。故用滋补肝肾法治之而获效。治疗过程中病人出现下腹胀、乳房胀、白带增多现象，此为肾气回复之兆，预示月事将至，不可误以为治疗不当而更改补肝肾之大法，必须坚持守法守方。

（刘之椰整理）

十一、清肝除湿法治愈经行头痛一例

么某，女，36 岁。

初诊：1988 年 9 月 12 日。

主诉及病史：经前头痛、头晕 10 年。近 10 年来患者每逢经前 10 天左右即感头痛、头晕，甚则伴有恶心呕吐。待月经来潮后头痛、头晕可自行逐渐缓解。曾间断服用中药，效果不显。患者平素性情急躁，喜生气，常感胸胁胀满不适，睡眠多梦。食纳一般；大便不成形，每日一次。月经 13 $\frac{5}{25\sim28}$，量中等，色红，痛经（一），末次月经 9 月 1 日。24 岁结婚，孕一，产一。

诊查：舌质红，少苔，脉弦细。

辨证：肝火上扰，湿浊中阻。

治法：清肝火，化湿浊。

处方：夏枯草 10g　菊花 10g　钩藤 10g　赤芍 10g　川芎 12g　生牛膝 10g　生苡仁 20g　白蔻 5g　佩兰 10g　乌梢蛇 30g　金钱白花蛇 1 具

14 剂，水煎服。

二诊：服上方药 10 剂后月经来潮。经前头痛、头晕明显减轻，稍感恶心但未吐，很快缓解。心烦、胸胁胀满亦减，惟睡眠多梦。舌偏红，脉细滑。继予上方药 14 剂，以巩固疗效。

［按语］患者素有肝经郁火，经前阴血下注冲任，肝脏失柔，郁火上扰则经前头痛、头晕。肝木横克脾胃，则恶心呕吐，大便溏薄。故用夏枯草、菊花、钩藤清肝火，利清窍；生苡仁、白蔻、佩兰调和脾胃，化湿祛浊；赤芍、生牛膝凉血活血；川芎活血行气能止头痛；而乌梢蛇、金钱白花蛇为许老治疗经行头痛常用药，二药均入肝经，有良好的祛风通络止痛之功，在辨证用药的基础上，加用二蛇则疗效更佳。

（赵红整理）

十二、理气活血法治愈痛经一例

杨某，女，37岁。

初诊：1990年10月8日。

主诉及病史：经行腹痛一年。患者1989年7月行左侧卵巢巧克力囊肿摘除术，术后三个月又出现经行腹痛，并有逐渐加重趋势，痛甚时面色苍白、手足发凉、出冷汗，其痛尤以经行头3天为甚。月经5/25天，量多，血块多，色暗，块下后痛稍缓。末次月经1990年10月6日。平素性情急躁易怒，喜叹息，大便偏干，有时觉气短、乏力。

诊查：面目稍有浮肿。舌质暗，脉弦细。妇科内诊检查：外阴、阴道正常，宫颈糜烂，子宫后位，活动欠佳，左侧附件稍增厚，宫骶韧带增粗，有触痛性小结节。

辨证：气滞血瘀型痛经。

治法：理气活血，散瘀止痛。

处方：柴胡10g　制香附10g　川芎10g　当归20g　赤芍10g　生五灵脂10g　生蒲黄10g　三七粉3g(分冲)　黄芪30g　益母草10g

5剂，水煎服。

二诊：上方药服3剂后，血块下多，痛经缓解，月经7天净，量多。因感冒停药1周。今值月经中期，予原方去生五灵脂、生蒲黄，加枳实10g、党参20g。14剂。

三诊：月经10月30日来潮，痛经较前明显减轻，经量多，血块多，色暗，6天净。经后面目轻度浮肿，神疲、乏力。予四物汤加减调治数日。后继守原法调治，原方稍作加减，月经11月25日来潮，痛经完全消失。

［按语］痛经一般分虚实两大类，但以实证气滞血瘀型者为多见。该患者为巧克力囊肿术后宿有瘀血内结，加之平素情绪急躁、肝气郁结、气滞血瘀，乃经血不畅，不通则痛，故以理气活血法治之，使气行血行，通则不痛。经治疗，该病人不仅痛经消失，而且内膜异位体征(宫骶韧带触痛性结节)亦好转。肝气横逆犯脾，致脾气虚弱，出现目浮、神疲、乏力等症，故在理气活血方中加用黄芪、党参等健脾之品。

（刘之椰整理）

十三、寿胎丸加味治愈习惯性流产一例

刘某，女，34岁。

初诊：1989年10月26日。

主诉及病史：自然流产四次，今妊娠三十多天阴道见红。末次月经为1989年9月20日，现停经36天。既往月经基本规律，自觉腰酸，小腹坠痛，神疲肢倦，伴阴道少量出血。

诊查：查尿妊娠试验阳性，体温36.9℃，脉细滑无力，早孕反应不明显。

辨证：脾肾两虚型滑胎。

治法：补肾健脾，养血安胎。

处方：菟丝子30g　桑寄生20g　川续断10g　阿胶10g(烊化)　党参15g　山药30g　生白芍15g　甘草10g

7剂，水煎服。

二诊：服药后，阴道出血停止，并出现晨吐等早孕反应。尿妊娠试验阳性，测体温37.3℃。脉细滑有力。原方药连服至妊娠三个月。

三诊：妊娠三个月，阴道未再出血。B超查胎心正常，胎儿符合孕周，停止服药。

后告知足月产一男婴。

［**按语**］习惯性流产，一般多认为是肾气亏虚、胎失所系而致。许老在临证中体会到，流产，尤其是习惯性流产，患者除有肾虚外，往往还兼有脾气虚弱。脾虚中气下陷，统摄无权，可致胎元不固，而且脾为气血生化之源，脾虚化源不足，则胎失气载血养。故此，许老在治疗时常肾与脾兼顾。许老对该例患者在补肾养血安胎之寿胎丸基础上，加健脾益气之党参、山药，以强后天之本，山药同时也可以补肾固精。芍药苦酸、微寒，能敛阴止血，与甘草相配可以缓解挛急腹痛。如是则脾肾之气得以补，胎元得以固也。

（刘之椰整理）

十四、补肾调肝法治愈女性不孕症一例

马某，女，37岁。

初诊：1985年1月25日。

主诉及病史：产后3年未再孕。患者于1982年9月在某医院分娩过程中，胎儿因吸入羊水致呛而死。产后一个月，月经来潮，周期规律。产后未避孕亦未怀孕。男方检查精液常规正常。患者查基础体温双相，但高温相上升迟缓，高温相维持时间一般为9～10天。曾服中西药治疗，仍未受孕。1984年12月在某医院人工授精未成功。患者平素心情抑郁，急躁易怒，腰酸怕冷，少腹时时作痛，白带不多，食纳正常；大便不成形，每日一次。月经16 $\frac{4\sim5}{28\sim32}$，量中等，色正，痛经(±)，末次月经1月16日。33岁结婚，孕一，产一，死亡一。妇科检查：盆腔正常。

诊查：舌质正常，体偏胖，脉沉细弱。

辨证：肾阳不足，血虚肝郁。

治法：温肾壮阳，养血调肝。

处方：仙茅10g　仙灵脾10g　紫河车10g　女贞子20g　川续断10g　当归10g　白芍10g　制香附10g

7剂，水煎服。

二诊：药后心怀舒畅，腰酸减轻，小腹疼痛缓解。舌质正常，脉沉细。查基础体温双相，但高温相上升迟缓。拟上方加菟丝子30g、山药15g。7剂，水煎服。

三诊：2月11日白带中夹有少量血丝，两天后即净。末次月经1月16日。现偶感小腹疼痛，四肢发凉，食纳正常。查基础体温自1月29日上升至今已20天持续未降，疑为妊娠。故改用补肾安胎之法。

处方：白芍15g　桑寄生15g　川续断10g　菟丝子30g　阿胶珠10g　甘草3g　党参10g　莲房炭10g

3剂，水煎服。后随访，确已妊娠，并于同年11月足月分娩一女婴。

［**按语**］患者主要因肾阳不足、胞宫寒冷而不能受孕。肾阳不足，精血亏损，腰府失养故腰酸怕冷。且因丧子，心情不舒，肝郁气滞，气机不畅，故少腹疼痛、急躁易怒。治法以温肾壮阳、

养血调肝为主。用仙茅、仙灵脾、紫河车、菟丝子温肾暖宫；川续断补肾固冲；女贞子养阴调肝；当归、白芍养血柔肝；制香附理气解郁；山药健脾益气。肾阳充足，胞宫温煦，肝气条达，气血调和，故诸症缓解而能受孕。治疗黄体功能不全之不孕时，许老常选用仙茅、仙灵脾、菟丝子、紫河车等类似有激素样作用的药物，以期提高黄体水平，为孕卵着床创造条件。

（赵红整理）

十五、补肾法治愈不排卵不孕症一例

王某，女，31岁。

初诊：1985年8月9日。

主诉及病史：患者结婚5年，夫妇同居未避孕却一直未怀孕。爱人精液检查正常。曾做输卵管通液检查，输卵管通畅。测基础体温约一年，均为单相。取子宫内膜活体组织检查，其结果为“增殖期子宫内膜，未见排卵后分泌变化”。曾在外院用克罗米芬促排卵，治疗一年无效。同时伴有带下量多，色白，质稀有时如水，下腹部发凉。月经拖后，约四五十天一行，带经七日，量中等，色暗红，无血块。

诊查：妇科检查，外阴已婚型，阴道通畅，分泌物稍多、色白，宫颈轻度糜烂，子宫后位，大小、质地正常，活动度尚可，双侧附件区未触及异常。阴道分泌物检查，清洁度Ⅰ度，滴虫(－)，霉菌(－)。盆腔B超检查报告：子宫和附件未见异常。舌质胖有齿痕，脉沉细无力。

诊断：①不孕症；②白带病；③经行后期。

辨证：肝肾不足。

治法：先拟补肾止带。

处方：鹿角霜10g　女贞子20g　沙苑子15g　党参15g　当归10g　白芍10g　黄柏10g　泽泻10g　煅龙牡各15g

水煎服，日1剂。

二诊：服上方药20剂后，带下量明显减少，但仍觉下腹部发凉，腰酸痛，基础体温仍为单相。舌脉同前，拟上方损益。

处方：鹿角霜10g　菟丝子30g　紫河车10g　女贞子25g　山萸肉10g　当归10g　白芍10g　熟地黄10g　丹参30g　10剂

三诊：患者停经40天后，月经于9月13日来潮，仍感小腹凉，腰酸痛。继以上方加减，服药20剂后，基础体温转为双相。

四诊：患者于11月10日来诊，谓已停经57天，基础体温上升30天，并伴有恶心、纳差。查尿妊娠免疫实验为阳性，B超检查可见宫腔内有妊娠囊及胎心搏动，诊为早孕。

［按语］不孕的原因很多，其中约有三分之一为不排卵所致。许教授通过长期的临床观察与验证，致力于用中药促排卵的研究，为治疗一些不孕症开辟了新的途径。肾为先天之本，藏精之所，主人体的生殖机能，肾对天癸的成熟和冲任二脉的充盛以及胞宫的生理功能，有极其重要的作用。因此，许教授认为，治疗不排卵之不孕症，肾是关键。故温补肾阳、滋补肾阴是促进排卵的重要措施。紫河车、菟丝子、鹿角霜、仙灵脾等是补肾的常用药物。尤其是紫河车，许教授更为喜用，它既能补肾阳，又能益精血。根据“阴阳互根”、“阴中求阳”的理论，补肾阳药多与补肾阴药并用。因此，女贞子、旱莲草、沙苑子、山萸肉等可随症加减应用。

（张宗芳整理）

十六、清热利湿法治愈少精不育症一例

王某,男,28岁。

初诊:1985年7月19日。

主诉及病史:患者结婚4年不育,女方曾取子宫内膜,结果为分泌期变化,输卵管通液检查为通畅。性生活满意,无阳痿、早泄,无明显自觉不适。

诊查:精液化验结果:精虫极少,每高倍镜下见三五个,活动力弱;白血球每高倍镜下20~30个。患者身体肥胖。舌质正常,舌苔黄腻,脉滑。诊断为男性不育症。

辨证:肾虚湿热。

治法:先予清热利湿。

处方:莲子心10g　石菖蒲10g　黄柏10g　滑石20g　生地黄15g　赤芍10g　当归10g　小蓟10g　生甘草3g

20剂,水煎服。告知患者戒酒。

二诊:8月11日。患者一般情况好,无明显不适。舌苔由黄腻转为薄黄,脉弦滑。证属湿热渐退之象,仍守上方化裁。

处方:莲子心10g　石菖蒲10g　黄柏10g　萆薢10g　生薏苡仁20g　滑石15g　当归10g　赤芍10g　生甘草3g

继服药30剂。

三诊:9月12日。患者无任何不适,舌苔为薄白。复查精液常规其结果为:精子计数每毫升3700万,50%精子活动正常,每高倍镜下白血球2~7个。化验结果表明病情明显好转。上方去生薏苡仁、滑石、石菖蒲,加山萸肉15g、麦冬10g、三七粉3g(冲服)。继服药20剂。

四诊:10月10日。复查精液已完全正常。

[按语] 男性不育症已越来越被人们所重视。许教授不仅治疗女性不孕症有丰富的临床经验,而且在治疗男性不育症方面亦有较好的疗效。许教授认为男性不育多属肾的精气不足,或因湿热下注,使精子的生成发生障碍。所以临床常将男性不育症分为肾虚型者、湿热型者、肾虚湿热型者。本例患者体胖,舌苔黄腻,脉滑,均为湿热内蕴之象,但精子计数明显低下,且活动力弱,亦有肾虚的内在因素,故诊为肾虚湿热证。治疗时先以清热利湿为主,选用石菖蒲、滑石、黄柏、萆薢等药。同时稍给补肝肾之品,如生地黄、当归、赤芍等。待湿热清后,则以补肝肾为主,使精子逐渐增多,活动力增强,终则完全恢复正常。

许教授在治疗湿热型男性不育症中,喜用莲子心、三七粉。莲子心味苦、性寒,能清心除热。三七粉甘微温,有活血化瘀的功效,能促进局部血液循环,有利于炎症的吸收。而本型不育症中,大多因慢性前列腺炎所致,故用此药可收到满意的疗效。

(张宗芳整理)

十七、疏肝化瘀法治愈男性不育症一例

傅某,男,26岁。

初诊:1988年11月28日。

主诉及病史:结婚3年未育。患者1985年结婚。婚后未避孕亦未生育,女方生殖系统检

查均属正常。婚后性生活正常，无阳痿、早泄。平素略感腰酸，食纳二便正常。

诊查：舌质略暗，脉细弦而滑。精液常规检查：灰白色，量4ml，计数45×10^9/L；活动：良，无畸形，死亡率60%，白血球15～20个。

辨证：肝经瘀滞，兼有湿浊。

治法：疏肝化瘀，佐以利湿。

处方：柴胡10g　当归20g　白芍20g　丹参30g　三七粉3g(分吞)　穿山甲20g　生甘草10g　萆薢10g　石菖蒲10g

14剂，水煎服。

二诊：药后自觉腰酸减轻。舌脉同前。继予上方药14剂。

三诊：服上方药28剂后，复查精液：灰白色，量6ml，计数120×10^9/L；活动好，死亡率15%，白血球0～5个。

[按语] 造成精液异常的原因很多，本证主要是由于慢性前列腺炎所致。治疗慢性前列腺炎，许老一般多采用辨病与辨证相结合的方法。基于中医的“肝脉抵少腹，络阴器……”的理论，故治疗该病多从肝脏着手，辨证应抓住肝脏。另外对慢性炎症的治疗除结合患者的全身及局部的症状进行辨证外，还多从瘀血、湿滞等病因加以分析。故该病案的辨证为肝郁血滞，兼有湿浊。治疗以疏肝化瘀为主，佐以利湿。方用柴胡、当归、白芍养血疏肝；丹参、三七粉、穿山甲活血化瘀；萆薢、石菖蒲清利湿邪；生甘草既可清热解毒，又可调和诸药。全方组合合理，配伍严谨，故疗效显著。

（赵红整理）

[编者评注] 许老治疗不孕症，擅从补肾入手，兼以补脾调肝。特别是用仙茅、仙灵脾、菟丝子、紫河车、鹿角霜提高黄体水平，促进排卵的经验值得进一步研究。治疗男性不育则从肾虚、湿热下注及肾虚湿热入手，也取得了宝贵的经验。

吉良晨医案

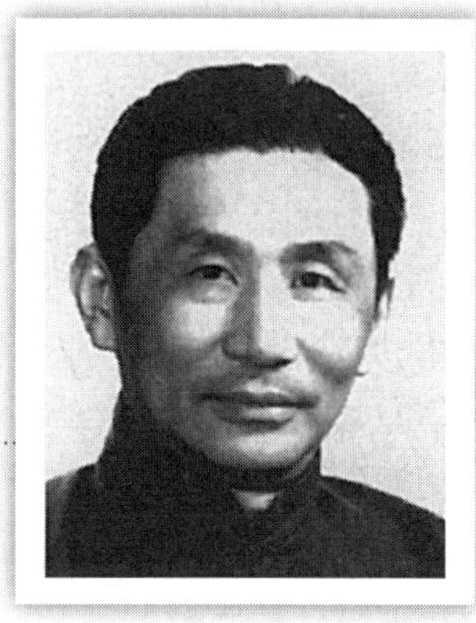

【生平传略】

吉良晨，男，北京人，满族，1928年2月6日生。幼年时代读私塾7年，并学中医启蒙书籍；继攻中医药学经典著作，随祖父程吉顺（子玉）学习中医基础理论，以后受教于山东惠民韩琴轩世医、河北雄县袁鹤侪御医、福建闽侯陈慎吾大家、北京大兴宗维新名医，拜读《内经》、《伤寒》、《金匮》、《本经》等名著。21岁悬壶京都，数十年临床验证颇多应手。

先后在北京中医研究所、北京市中医进修学校结业，1952年受聘为北京市汽车修配厂特约中医师，1959年初任教于中医进修学校担任中医经典课程，以后转入北京中医医院内科工作。

擅治中医内科疑难杂病、各种痛症，对于阳痿（性机能衰退）、虚损（免疫功能低下引起各种衰弱病症）、咳喘（呼吸系统疾患，为急慢性气管炎、支气管哮喘等症）、胸痹心痛（冠心病心绞痛、心肌梗塞等心病）、消渴（糖尿病）、健忘（功能性记忆力减退）、不寐（多种因身体衰弱引起的失眠症）、遗精（多种因身体衰弱引起的梦遗、滑精频繁之症）、男性不育、女性不孕以及脾胃疾患等病。尤对增加抗体、提高免疫功能、延缓衰老、养生保健之术殊有体认。

著有《中国气功萃义》一书，并在报纸、杂志上发表论文百余篇。撰有《临证治验录》、《内经藏象》、《金匮心得》等数十万字手稿、讲稿；先后统编、编审《北京市老中医经验选编》第一二两集、《诊疗常规》等百余万字。多次赴日本、美国、泰国、菲律宾、中国香港等国家和地区讲学、会诊，深得好评，并获得成就和感谢证书。

现任北京中医医院主任医师，兼任中华人民共和国卫生部药典委员、药品审评委员，中华全国中医内科学会脾胃病专业委员会名誉主任，中国医学基金会理事，中国中医药协会常务副理事长，保健研究院院长，北京中医学会理事，《北京中医》常务编委等职。

一、和肝理气法治愈气郁结胸证一例

高某，男，14岁。

初诊：1976年秋。

主诉及病史：一个月前，因淘气被家长责打，随即出现胸闷憋气，甚则喘气张口抬肩，其父误以为不服，又连续殴打，致使病情加重，手足觉麻，胸闷欲厥；继而抽搐，视物昏暗，人事不知。当地各大医院西医均诊为癫痫。给服苯巴比妥(鲁米那)、苯妥英钠等药无效，故由黑龙江甘河镇来京治疗，到京即赴某医院，经神经科检查亦诊断为"癫痫"，给药如前，但服药仍无效果。因发病频繁，胸闷窒气急迫，故欲求服中药试图缓解。

诊查：患者来诊正值发病，胸中窒闷，二目显赤，手足麻木，不能走动。舌两侧质淡，苔中黑白黄(食物染苔)；脉沉细稍弦数。

辨证：肝气犯肺，气机不畅，致成结胸之证。

治法：和肝理气，肃肺宽胸。

处方：广郁金10g　苦桔梗10g　合欢皮10g　荷叶梗10g　生杷叶24g　丝瓜络10g　炒莱菔子10g(打)

水煎，日1剂，分温2服。

二诊：服药1剂，矢气甚多，且味秽臭，胸闷减轻；服药2剂病势又差；3剂以后病未发作，基本病除。患儿面带笑容，状如常人。嘱上方药继服3剂，隔日1剂。

三诊：3剂药尽服，胸中已畅，一直病未再发。其家人感到效果出乎意料。为了杜绝后患，又守上方服药3剂。

共服中药9剂，药费甚廉，竟告痊愈，后经追访，病一直未再发作。

[按语] 此方用药平淡无奇，以广郁金、合欢皮解郁理气；苦桔梗入肺善利胸膈之气；荷叶梗善通气，功能升清降浊；生杷叶合炒莱菔子有降气、下气作用；辅以丝瓜络通行经络。

上方药多为气药，目的是解郁疏肝，宣肺降气，不使肝气犯肺，则胸中气结得解，此标本兼治之法，然以理气为主。以其病属实证，本《素问·至真要大论》："诸气膹郁，皆属于肺"，及《素问·举痛论》"怒则气上"之病机，以"抑者散之"、"木郁达之"之治则，使郁滞之气通畅，肝气不来犯肺，故效显著。

由此观之，情志病变临证屡见不鲜，如治之得法，或有误病机，则"气郁"之证变化多端。朱丹溪从"气郁"引申其义云："血气冲和，万病不生，一有怫郁，诸病生焉"。其弟子戴思恭云："郁者，结聚而不得发越也"。说明情志波动，失其常度，则气机郁滞，结聚不得发越，可导致多种气病。本例病案即由家长殴打致成肝气犯肺、气机不畅，因而引起"气郁结胸"之重证，虽有"胸闷欲厥，继而抽搐人事不知"等症出现，亦属肝气失和、阳升风动、清窍一时阻塞，但无积痰上逆，口无涎沫，目不上视，因之不能列为"痫证"。然而证情发展，体弱用强，待脾虚失运精微不布之时，痰涎内结、风痰气逆亦可形成"痫证"。痫证系发作性神志异常的疾病，治宜豁痰宣窍、熄风定痫为主，与"气郁结胸"有别；但二者有密切关系，原因均为情志所伤。其"痫"发之证引《医碥》以资与"气郁结胸"相鉴别。著者何梦瑶云："痫者，发则昏不知人，卒倒无知，口噤牙紧，将醒时口痰涎，甚则手足抽搐，口眼相引，目睛上视，口作六畜之声，醒后起居饮食皆若平人"。《证治准绳·癫狂痫总论》述之尤详，可以参考。

又高案之"气郁结胸"与《伤寒论》太阳表证误下而致成的大陷胸汤证不同，还有"痰热结胸”、“寒实结胸”、“水热结胸”、“实热结胸”、“小结胸”、“大结胸”、“血结胸”等等名称。总之，“结胸”语出《伤寒论》，因其病因不同、见症有别，故病名各异。

二、用下法治愈虫积腹痛重症一例

崔某，男，11岁。

初诊：1970年夏末。

主诉及病史：近二三日突然腹痛剧烈。其父系农村医生，言其子素有虫疾，喜睡多涎，今恐为虫患。

诊查：视其腹部凸起如桃大小，按之疼痛呼叫，汗出呻吟不已，且有大便感。面显苍白，布满虫斑，状如钱癣，爪甲白点。舌苔中根白黄，脉沉弦稍涩。

辨证：系虫多积聚，大肠阻遏，气血壅闭，传导失司，腑气不通，为虫积腹痛之实证。病势显重，多延时日则危。

治法：急用下法，驱邪外出。

处方：深山僻村难以购药，急嘱火煎豆油二两，待油煎热冒烟，放入山花椒（当用蜀椒但未找到）15g，闻香即得（勿令炸糊）趁热顿服。

服药后约两小时许，患儿腹痛甚剧，欲行大便，未及茅厕，粪便蛇虫交集而下，大小长短不一，竟排出蛇虫百余条，腹痛顿除。后嘱服米粥自调，注意卫生。

［按语］此症虫候明显，来势甚急，山村僻壤仓猝之间无药以施，遂采用上法。本方目的在于滑肠驱虫，亦“通则不痛”使虫外出之变法。豆油（凡食用植物油均可）有滑润大肠之效；蜀椒（花椒亦可代用）有散寒杀蛇之功用。《伤寒论》之乌梅丸、《温病条辨》之椒梅汤均用之。

蛇虫即蛔虫，《内经》称为长虫或蛟蛕，如《灵枢经·厥病》篇云：“肠中有虫瘕及蛟蛕……心腹痛，憹侬作痛，肿聚，往来上下行，痛有休止，腹热喜渴，涎出者，是蛟蛕也”。说明蛇虫成因及虫病发生时的特有证候。《伤寒论》和《金匮》都叙述了蛇虫的证候和治法。一般治疗蛇虫可用化虫丸，小儿可食炒熟之使君子肉，但不可过于多食，多食则有呃逆之感。蛇虫少未能成团，但脘腹疼痛、发作有时、常吐涎者，可服甘草粉蜜汤；蛇虫窜入胆道形成蛇厥者，当用乌梅丸（汤），根据寒热虚实调配用药，但总以乌梅为主；在汤药备齐之前，亦可以醋煎蜀椒速饮，以蛇虫遇酸则伏，故可缓痛，又可杀虫。蛔虫性喜团聚，又善钻窜，遇孔即入；蛔虫阻于肠中，格塞不通，则腹中剧痛；窜入阑门，则右少腹疼痛拒按，甚则筋脉挛急，牵掣下肢，以致右腿屈不能伸，状如缩脚肠痈；窜入肠道，则右胁肋痛剧号叫，多吐食水酸苦；上窜入胃则能吐蛇，胃中寒冷、高热之候多有蛇虫吐出。

三、补益肾精法治愈阳痿证一例

王某，男，41岁。

初诊：1985年5月。

主诉及病史：阳痿已十余年之久，或举而不坚，或痿而不用，下肢痿软无力，精神委靡，手足心热，夜寐不和，多梦纷纭。曾用针刺并中西药多方治疗，未见效果，故来求治。

诊查：舌苔薄白微黄，脉沉细略有弦象。

辨证：肾精亏损，日久阳气虚匮，宗筋失养，以致作强无能，形成精衰阳痿之证。

治法：补益肾精，温助元阳，以充作强，缓缓调补。

处方：淮生地黄 60g　山茱萸肉 30g　淮山药 30g　甘枸杞 30g　炒川续断 60g　紫梢花 120g　柴狗肾 2 具

上药共为细末，炼蜜为丸，每丸重 6g，早晚分服 2 丸，淡盐水送下。

二诊：患者诉，连服上方药四天即见功效，阳事欣然。继服药一个半月，效果继增，并得以巩固。1 料丸药服尽，健如常人，并嘱摄生之道，十余年之阳痿竟获痊愈。

［按语］阳痿一病，临床较为多见，患者多以此证隐羞难以告人，医者亦有之轻蔑鄙视，甚至拒绝诊治。余以为对此应予正确对待，如系纵欲竭精、阴亏火衰致成宗筋失养而成阳痿者(《素问·厥论》篇云："前阴者，宗筋之所聚"。)应予指出要害，并示其摄生之道，决不可滥用兴阳之药，妄图助淫为乐，明其理则病易除，此为医者应尽之职责。本病在《灵枢·邪气脏腑病形》篇及《神农本草经》均称为"阴痿"。阴痿是阴茎不举，或举而不坚；阳痿是指肾火衰微，阳气难以鼓荡，不能令阴茎举也。明·张景岳说："阴痿者，阳不举也。"由此可见，阴痿指体，阳痿指用，说明阴痿就是阳痿。阳痿多由肾精亏虚，所伤太过，命门火衰；又有思虑忧郁，损伤心脾，血虚失养；或因恐惧过度，损伤肾气；或是湿热下注，宗筋弛纵而成阳痿者。湿热下注临证较为少见。故《景岳全书》中说："火衰者十居七八，火盛者仅有之耳"。所以火衰，当先水亏，阴虚及阳，致成阳痿不用。因此，治疗阳痿须以滋补肾阴为主，辅以助阳之品，做成丸剂，并以淡盐水送服。因食盐入肾滋阴，多食反而伤肺走血、渗津发渴，故用少量食盐化水以滋助肾之元阴也。以此缓缓调补，如法服用多效。若欲急于求成，反欲速则不达。试观重服汤剂，喜用参茸、海马、桂附、三鞭等品致使火升鼻衄龈肿等症出现，而阳痿如故者不鲜见。或投韭子、仙茅、起石、巴戟、芦巴、锁阳、钟乳等药，不知助阳伤阴之害。《素问·阴阳应象大论》篇有"阴在内，阳之守也；阳在外，阴之使也"的论述，都说明阴阳依存的密切关系，二者是相互依傍、存亡与共的。如果有阴无阳，或者有阳无阴，势必"孤阴不生，独阳不长"，则一切都将归于静止寂灭。所以，治疗本病应在滋补肾阴的基础上，加温补命火之品为是。余在临症治本病多以淮生地黄、山茱萸肉、淮山药、枸杞子、炒川续断、紫梢花、柴狗肾等作为基本用药，随症加减，重者配以紫梢花煎汤熏腾会阴及睾丸、阴茎等部多能奏效。如见阴囊潮湿、下肢寒冷、精液清稀，是为火衰肾寒、湿浊下渗、蒸化无权，应配合温灸关元穴(脐下三寸处)，以艾绒隔姜灸，或用艾卷点燃持灸亦可，总以小腹温暖舒适为度；如有感觉口干，可暂停灸。此法较用桂附更为有效。宋代窦材著《扁鹊心书》载有：保命之法，灼艾第一，丹药第二，附子第三的记述。说明灸关元穴的重要性胜于桂附。明·张景岳《类经图翼》亦云："关元主诸虚百损，积冷虚乏，皆宜灸，活人多矣。"由此可见，灸法对养生长寿的应用价值。若系湿热下注、宗筋弛纵因而致痿者，则又应以清利下焦湿热之法，用八正辈着手论治。

上述病案选"六味地黄丸"之"三补"为基本用药。"三补"即淮生地黄(原方为熟地黄)、山茱萸肉、淮山药，以此三味药补益肝肾之阴，因肝肾乙癸同源也。再以阴中阳药枸杞子生精助阳；盐炒川续断能补肝肾、充养宗筋；紫梢花可益肾充壮，兴阳作强；柴狗肾滋肾填精、益阴助阳，协紫梢花从阴补阳，甚为平妥，有异曲同工之妙。

此案病人年过四十，肾气渐衰。《素问·上古天真论》有"丈夫……五八肾气衰"的记载，且此人阳痿不举已有十余年之久，十余年前未满三十，正是"肾气平均，筋骨劲强"、精血旺盛、元气充沛之时，那时即患阳痿，可见所伤肾精太过、元气大衰。十余年之病痛精神压力甚大，更因多方医治无效，益增恐怯，以致一蹶不振，情绪低落，工作消沉。余以证候观察，审其手足心热，夜寐多梦，舌微黄，脉沉细略弦来看，阴虚之象已明，故用药时选三补之熟地黄易生地黄(如舌淡、脉细突出，则以重用九制熟地黄为宜），因生地黄甘寒滋阴、熟地黄甘温养血也，二药均能补肾，但有甘寒滋阴与甘温补血之别。《金匮要略》所载肾气丸方即用干地黄（即生地黄）。宋·钱乙之六味地黄丸将生地黄易熟地黄，系以肾气丸加减演化而来。因此，临证时要因病之需要灵活运用，不可拘泥，所谓“法严机圆”。本病即是从阴补阳，以生地黄为主，突出审证求因、辨证论治之特点，故效果甚为满意。

如患者对于丸剂难以吞服，亦可将丸药用淡盐水化服，或用拙拟助元汤亦有效验。助元汤方为淮生地黄 30g、山萸肉 10g、淮山药 30g、甘枸杞 15g、菟丝子 30g、核桃 1 枚（连皮烧打碎）同煎分服。若精少早泄者，可加杭麦冬 30g、制黄精 30g、五味子 10g、金樱子 10g 更佳。

四、调理阴阳法治愈阴缩一例

李某，男，36 岁。

初诊：1975 年秋。

主诉及病史：因房事时精神紧张而致阳痿早泄，已有半年，情绪惶惶。复因疲劳受寒，常常引起外阴缩入，不能自出。每当发作，则有胸闷气短、周身难受不适。发作前先畏寒怯冷，继而自觉有气从少腹上冲直达巅顶，尿频量多。历经各大医院及中医治疗无效（西医诊为性神经官能症）。亦曾自服参茸卫生丸多丸，病情如故，益增恐慌，以致一蹶不振，精神负担很重。

诊查：患者面带愁容。舌润尖红，苔略薄白，脉沉细稍有弦象，尺中弱小。

辨证：肝为罢极之本，肾为作强之官，下元亏虚，肝肾阴寒，复以精神紧张、体力过劳，遂致作强无能，宗筋失养，寒令收引，故而成为阳痿阴缩之证。

治法：调理阴阳，温暖肝肾，以充下元。

处方：川桂枝 12g　中肉桂 6g　杭白芍 18g　生姜片 18g　黑附子 9g　淡吴茱萸 18g　炙甘草 9g　大枣切 12 枚　3 剂

水煎，日 1 剂，分温 2 次服。

二诊：上方药服 3 剂，病有欲作之感，但阴茎未缩入，惟每于进食或服药之时，显燥热出微汗。为了防止热药过燥之弊，上方增芍药为 30g、甘草为 15g，以酸甘化阴、荣筋缓急。继服药 6 剂。

三诊：药后阴缩发作大减。此肝肾已见燠暖，阴寒之气不时有欲上冲之势，额头烦热间作，乃易中肉桂为上肉桂（紫油肉桂）3g（《神农本草经》在肉桂的主治中有“出汗止烦”之记载，故减量用上好之品以防之），并改吴茱萸为 24g、桂枝 15g，连服 4 剂。

四诊：服已 4 剂，茎未缩入，寒气未冲。药已中病，但虑额汗烦热，温燥之品伤阴，故方中减附子，并易桂枝 9g，配合从阴补阳之老奴丸缓缓调补，连服 7 剂。

五诊：又进上方药 7 剂，阴茎未缩，且有阳举之感。肝肾得温，舌津尚多，知未伤阴，故守方服药。

后用老奴丸调补竟愈。

[按语] 本案病人为房劳伤肾、阴精受损、精神紧张、宗筋弛纵，又当疲劳受寒而致阴虚及阳，下元衰惫，阳不敛阴，寒气上冲至巅；阳衰难以温煦，阴盛令其收引，故而出现阴缩不用之重证。

“诸寒收引，皆属于肾”，因之以温经暖肾、益火消阴为主，以从阴补阳之法，使之阴阳和合，肝肾得补，下元自充。否则，阴阳偏胜，寒气不解，证难治愈。所以，此案单以温阳益火之品势难挽回寒气冲逆之证，而在益火消阴的基础上，重用育阴入肝的芍药甘草汤，一系桂甘的辛甘化阳，一为芍甘的酸甘化阴，能使从阴补阳，降逆冲气，各安其宅。正如《素问·生气通天论》中所说“阴平阳秘，精神乃治”的道理。李某阴缩一病，审证求因，辨证论治，调补阴阳，致使一年多之重证得以安复，诸症均消，“尺中弱小”之脉亦见有力矣。

老奴丸为经验方，见于《清太医院配方》、《中国医学大辞典》亦有收集，系由熟地黄、山萸肉、枸杞子、菟丝子、肉苁蓉、核桃仁、蜘蛛、马蔺花、紫梢花、沉香等二十九味药物组成。此药为益阴助阳，培植真元，壮实五脏，添精补髓，长血脉，补两肾，荣宗筋，起阳痿之良方。今人多不识此，易视“老奴”而弃之，岂不知此方配伍甚妙，而且疗效较高，如能更名配制则不失其真，亦能递传后世，岂不有益于人民。

五、辛温宣化法治愈湿毒头肿一例

赵某，男，13岁。

初诊：1961年夏(住院会诊)。

主诉及病史：四日前吃苋菜团子，又外出晒太阳后，出现头面浮肿，西医医院诊为重症日光性皮炎。口干不欲饮水，小溲黄而短少。

诊查：患者头肿如斗，二目闭封，唇厚外翻，胸高而肿，按之凹陷，呼吸正常，语言清晰。舌苔厚腻，脉象缓而有力。

辨证：正当暑令，内有湿郁，外感湿热，内外之湿搏结不解，以致阳气失宣，有化热之趋势，审系湿重于热，当属湿毒之候。

治法：宜辛温宣化为主，行散渗湿为辅，以求表里两解。

方药：净麻黄12g　薏苡仁18g　炒杏仁9g　赤小豆30g(打)　大连翘24g　大青叶9g　生甘草4.5g

1剂，水煎，早晚分服。

本方系《金匮要略》麻杏薏甘汤与《伤寒论》麻黄连轺赤小豆汤加减组成。本证是内外合湿，而以外湿为重，首用汗法以散在表之水湿。由于肿势偏上偏外，故以麻黄、杏仁宣通肺气，疏解在表之水湿；生薏苡仁、甘草益脾渗湿，以运化在里之水湿；赤小豆、连翘、大青叶等品均为清热解毒散结之药，使热邪从小便而去。这是表里合治，而以治表为主，重用辛温之麻黄。

二诊：药后头汗续出，身亦得微汗，头面浮肿明显消退，二目能睁，惟化热之势尚未尽除，致使舌略披薄黄腻苔。此在表之水湿已解，在里之湿毒待清，遂拟转汗为清之第二方服药。

处方：薏苡仁15g　赤小豆24g(打)　大连翘15g　滑石渣9g　地肤子9g　生甘草3g

1剂，水煎，早晚分服。

三诊：因上方加清热利湿之滑石、地肤子，减去麻黄、大青叶、炒杏仁，故药后头面浮肿已消八九，小溲量多，黄腻苔退，脉象已趋缓柔，惟颜面皮肤略红，此为湿热有向外之机，故以因势利导之法，于上方去赤小豆、连翘、滑石、生甘草，加益脾走表之冬瓜皮，开肺上升之苦桔梗，清轻下降之通草，使邪从表里尽除。

处方：薏苡仁15g　地肤子9g　冬瓜皮24g　苦桔梗1.5g　白通草3g

1剂，水煎，早晚分服。

服上方药后诸症均退，前后仅服汤药3剂，痊愈出院。

六、清热燥湿法治愈湿毒头肿一例

罗某，女，14岁。

初诊：1961年夏。

主诉及病史：食小白菜过多，又外出日晒受风后，即觉头胀，头面手足肿大，眼睛难以睁开，手足脱屑刺痛作痒，身热心烦，大便二日未行，小溲黄短而热。西医诊为重症植物日光性皮炎。

诊查：头面手足外露处肿起色紫，二目眯缝，闻有口臭。舌尖红，苔厚腻，脉象滑数有力。

辨证：湿热内蕴，风阳外侵，内外合邪，心营郁热，以致形成血燥脾湿之候，审系热重于湿，为湿毒之属。

治法：清热燥湿，兼以凉血疏风。

处方：茅苍术12g　赤小豆24g(打)　南薄荷2.4g(后下)　大连翘12g　粉丹皮6g　鲜茅根30g　益元散18g(布包)

1剂，水煎两次，1日6次温服。

上方亦是麻黄连轺赤小豆汤加减化裁而成。以茅苍术燥湿健脾；赤小豆、大连翘解毒消肿；薄荷轻宣达表疏散风热；丹皮、茅根凉血清热；配益元散凉心利尿解毒消肿，使邪从下行。

二诊：次日肿势大减，目已能睁，痛痒亦减；小溲量增，色黄未退；大便已行，但质较干；稍有身热，胸略闷感。苔白腻，舌尖红，脉象如前。此系湿邪渐除、蕴热未解。

处方：茅苍术12g　赤小豆30g(打)　大连翘12g　粉丹皮6g　地肤子9g　净蝉蜕2.4g　熟大黄4.5g　益元散18g(布包)

1剂，水煎两次，一日6次温服。

三诊：药后肿消热解，精神胃纳均佳，大便已畅，小溲淡黄，舌尖红退，腻苔转薄，惟原肿处色仍紫红。此营血瘀滞尚未和化，再拟清解通利，凉血活血之品以促痊愈。

处方：赤小豆24g(打)　大连翘9g　粉丹皮6g　南红花6g　生桃仁9g(打)　泽兰叶9g　六一散12g(布包)

1剂，水煎两次，1日6次温服。

上药服尽，诸症悉解，病愈出院。

[按语] 以上两例，均经西医诊为“重症日光性皮炎”，有的用过激素治疗未见效果，而中医从湿毒论治，却效如桴鼓。“湿毒”病名最早见于《黄帝内经》，如《素问·五常政大论》中说：“阳明在泉，湿毒不生”。阳明主燥，燥能胜湿，故不易患湿毒之病。因此“湿毒”即湿气(邪)蕴郁成毒的一种疾患。本病多发生在夏季湿盛之时(长夏多湿)，由于多吃含水分的食物，如苋菜团子，小白菜或灰菜等，外受日光照射，或感风邪引起。

这种病多是邪气为病，临床特点是头面肿大，二目眯缝，唇厚外翻(赵、罗二案即如此)，病程较短，来势甚急。本病多与热相合，如湿热并重、血燥风扰，则瘙痒较为明显。

通过治疗“湿毒”，有如下体会：

(1)此证肿痒突出，病情显重，为湿热相合为病，临证当审二邪的轻重，以定治法。赵案为湿重于热，因之治以辛温宣化当先；罗案为热重于湿，所以适于清热燥湿之法。

(2)在主要治法上，首先要考虑水湿之邪的出路。《素问·至真要大论》中有“诸湿肿满，皆属于脾”之说。由于脾主运化，又主肌肉，与肺的通调、三焦决渎有关，可见水湿与脾的关系甚为密切。这说明外因的日晒、风吹是变化的条件，内因饮食、水湿引起内脏反应是变化的根据，外因通过内因而起作用。因此，立法用药以辛开肌表（浮萍、麻黄、苍术等）使邪外达；以淡渗通利（白鲜皮、生薏苡仁、六一散等）使邪从内行。脾得运化，肺得通调，三焦得以气化，邪有出路，则病自愈。

（3）从以上病例可以看出，此病皆是湿热成毒，故用药均以大连翘、赤小豆、粉丹皮三味为主，目的是用以清热解毒、利湿凉血。根据邪的轻重、湿热的多少、表里的缓急，予以加减选药，突出辨证论治的特点。

七、补气降逆法治愈胃虚呕吐一例

张某，女，18岁。

初诊：1975年春。

主诉及病史：食已即吐二十余日，不欲饮食，神疲乏力。西医医院诊为神经性呕吐。曾请中医治疗，用旋覆代赭汤、橘皮竹茹汤均未见效。三年前患肺结核，现尚未吸收钙化。

诊查：两手不温，肢体消瘦，面色萎黄，舌显红，苔薄白有裂纹，脉沉细弱。

辨证：久病中虚，胃失和降，致成胃虚呕吐。

治法：补益中气，和胃降逆。

处方：白人参6g　姜半夏12g　生姜汁15g（绞汁兑入）　净蜂蜜30g　生麦芽30g

二诊：服上方药1剂，呕吐即止，尚厌油腻厚味，继服数剂。病吐即愈。

［按语］上方为《金匮要略》大半夏汤加味。方中以人参补虚；半夏止呕；蜂蜜安中，其味甘而滋润，可养肺胃之阴，功能补虚和胃，降逆润燥；再加生姜汁增强降逆止呕作用；生麦芽升发胃气以补中虚。

此证患者两手不温，脉沉细弱，当为虚证之“食已即吐”。若胃中实热，上冲作吐者，则又当以大黄甘草汤法。如系伤寒厥阴寒格“食入口即吐”，则又当考虑干姜黄芩黄连人参汤法治之。

八、清化湿热法治愈湿热痹痛重证一例

李某，男，27岁。

初诊：1954年夏。

主诉及病史：一周前因过于劳累出现两下肢沉肿。现证：两下肢沉肿，拘急疼痛，不能行走，烦人以三轮车送来，背架入室就诊。问其口苦无味，纳食甚少，夜不得寐，大便五六日未行。

诊查：两下肢按之凹陷不起，扪之热痛难忍；形体肥胖，面带痛容。舌苔白厚黄腻，脉来沉滑而数。

辨证：湿热下注，经络阻滞，筋脉拘急，阳明痹痛之候。

治法：清化湿热，以柔筋脉。

处方：条黄芩12g　宣木瓜12g　生白芍9g　生甘草6g

4剂。水煎，日1剂，分温日两服。

上方系芍药甘草汤加味，目的以芍药甘草柔筋缓急先治其痛，以条黄芩泻胃，大肠实热，木瓜化湿舒筋。

二诊：服上方药4剂，下肢拘急疼痛有缓，沉肿难行未除，余症同前。审其口苦无味，舌苔白厚黄腻，脉沉滑数，大便数日不行，湿热下注，大肠痹阻无疑。故当从湿热论治，湿热不去病

难速已。改投苦寒之三黄泻心汤，目的在于清泻腑邪以下湿热，而通阳明痹阻。

处方：川黄连 6g　条黄芩 9g　生大黄 12g

轻煎 1 剂，分温 2 次服。

三诊：服一煎药后腹中疼痛，肠鸣辘辘，随下大便腐秽粪水五次，肿消痛解，已能步行，病去八九。舌苔显然见薄，脉转沉滑。二煎药服后，又顿泻两行，尿亦增多。

嘱以生薏米 30g，浓煎代茶，益脾化湿，连服数日痊愈。

［按语］上方为《伤寒论》之泻心汤，方中用黄连泻心火以解口苦无味，黄芩、大黄以泻阳明腑热，三味均为苦寒泻下之品，使苦能燥湿，寒能泻热，腑气得通，湿热得下，痹痛自能解除。

痹即闭阻不通之意。凡风、寒、湿邪侵袭经络、关节，致使气血不能畅通，不通则痛，故而称为痹证，或称痹痛。严重的伤及全身关节，筋骨失养，又可导致关节变形，而成历节风证。本病的记载最早见于《素问·痹论》，《金匮要略》又有历节病的论述。根据历代医家的看法，本病是为风寒湿三气感受，大多合并而成，但邪常有所偏胜，临证亦有所区别，一般有风胜者为行痹；寒胜者为痛痹；湿胜者为着痹的区分。除此尚有一种热痹，此证多因素体热盛，加以风寒湿邪外来、邪郁化热而成。如痹证日久筋骨失养，肝肾两虚，气血不足，关节肿痛则易形成历节风证，前者治法当以祛邪为主，后者则宜扶正为原则。如因瘀血、湿热闭阻而引起痹痛者，则又当从瘀血、湿热论治。此证即为温热邪闭所致，故称“温热痹痛”实者泻之，热者清之，因之以苦寒泻下取效。

九、四逆散治愈肝厥脏躁重证一例

刘某，女，41 岁。

初诊：1976 年春。

主诉及病史（家人代诉）：因与单位同事口角，气郁胸闷欲悲，继而厥逆不醒，经厂医针刺人中、合谷、足三里等穴逐渐缓解，但不识亲疏，语无伦次，二目不活，医又给鲁米那、安定、冬眠灵等药，仍不识人，亦不能眠。来诊症如前述。

诊查：手足厥凉，喜笑无常，切脉沉伏推之而涩。

辨证：暴怒伤肝，气郁神扰，四末为气所阻，致成肝厥脏躁之候。

治法：条肝行气，解郁安神，以四逆散加味。

处方：南柴胡 9g　炒枳实 9g　生白芍 9g　合欢皮 15g　生甘草 6g　2 剂

水煎，日 1 剂，分温两服。

上方为《伤寒论·少阴篇》四逆散加减组成。方中以柴胡疏肝，宣畅气血；以枳实利胸膈之气，辅助柴胡一横一纵，使气机得调；以合欢皮解郁和心志，宽胸理气；以芍药甘草汤柔肝育阴能缓其急。方药之目的是使肝厥之证有所转化，四末气阻得以通畅，使厥冷除。

二诊：2 剂药后，手足已温，夜寐较安，但仍不识亲疏，出言无序，且多喜笑。脉来沉细稍弦。

此气郁已解，但心神未宣，拟甘麦大枣汤法，以养心安神、润燥缓急。

处方：北小麦 30g　炙甘草 6g　合欢皮 15g　石菖蒲 9g　大枣切 10 枚　朱砂面 1.2g（分冲）

1 剂，水煎，分温两服。

三诊：一剂药后，即能识人，夜寐安和，语次如常，喜笑自然，问其病中语言一无所知。因其神志已清，能够望舌，苔呈微白，尖边稍红，脉沉细弦缓。知病去八九，嘱早晚分服舒肝丸半丸善后。后其女告之痊愈。

［按语］上方系《金匮要略·妇人杂病脉证并治》篇甘麦大枣汤加减。该篇云：“妇人脏躁，喜悲伤欲哭，象如神灵所作，数欠伸，甘麦大枣汤主之”。其发病原因，多由情志抑郁，或思虑过度、心脾受损，致脏阴不足而成。本例亦因情志所伤，先以四逆散解其厥，后拟此方安其神，有养心安神、润燥缓急的作用；更用菖蒲入心宣窍、芳香醒脑，朱砂镇心清肝而定神明，故服药一剂即能识人。

十、理气驱虫法治愈寸白虫证一例

胡某，女，51岁。

初诊：1975年冬。

主诉及病史：病已七八年，每当大便以前腹痛，少腹常有胀感，大便以后不时发现寸白虫片。魄门作痒，饮食正常，喜食甘味，大便通畅。因患此证多年，亦服多种驱虫之剂，均未见效，精神负担甚重。

诊查：面色淡，舌苔白微显黄，脉沉弦略滑。

辨证：虫积气滞，寸白虫证。

治法：理气驱虫。

处方：生槟榔120g　广木香9g　生大黄6g

水煎一剂。

嘱先食少许油炸香味之物，再将煎药顿服。如有虫下必用水冲洗检查有无虫头，虫头不下，可续生虫体，寸白虫积终不能愈。

二诊：服药1剂，大便泄泻2次，腹中略疼，但未见虫下。继如前法，再进药1剂。

三诊：药进一煎约两时许，突然腹痛，粪水俱下，寸白虫体驱出，约两丈余长，细查虫头亦随之而下，多年痼疾，两剂即除，患者甚悦。

［按语］余在十几年前曾治新疆地区一病人，亦患寸白虫证（牛肉绦虫），因体显壮，故用生槟榔120g合小承气汤治疗，服后虫体连头一并驱出，长约三丈，此患者因常食半熟之牛肉所得。

寸白虫虫头状如匙形，系在颈部顶端，颈体细长，别于扁平如面条的虫段节片。中医所以将此虫命名为“寸白虫”者，是因为此虫所脱之节片从肛门滑出，或从粪便中见到，长约一寸色白扁，虽下仍蠕动如虫故名。隋《诸病源候论》云：“寸白者，九虫内之一虫也，长一寸，形小扁而色白”。明·王肯堂在他著的《证治准绳》中说：“寸白色白形褊”，“相连一尺，则可杀人，服药下之，须结裹溃然出尽乃佳，若断，则相生未已”。《景岳全书》又有“此虫长一寸许，色白如蛆，母子相生，有独行者，有箇箇相连不断者，故能长至一二丈”。在《图书集成》诸虫医案也有驱除此虫的病历记载。如：“虫下如倾……皆绵绵成串，凡长数尺，尚蠕蠕能动”。至于所患此虫的由来亦早已认识。《金匮要略》在“禽兽鱼虫禁忌篇”有“猪肉落水浮者不可食”；“肉中有如米点者不可食之”；“食生肉……变成白虫”；“牛肉共猪肉食之，必作寸白虫”的记载。王肯堂指出：“食畜兽内脏，遗留诸虫子类而生虫”。又说：“寸白从食牛肉……所成”。关于人体肠寄生虫早在《黄帝内经·灵枢经》书中就有了记载。从以上的论述可以看到我们的前人，对于寸白虫的有关论述是较为详尽的。

由于寸白虫长如丝带，故又有条虫、绦虫之名称。治疗寸白虫的药物要以生槟榔为主，但必须根据寒热虚实辨证，如系脾胃虚寒又患此虫者，则当先予温补脾胃，以扶正为主，待正气充实，再予驱虫；或补中兼攻，或攻中兼补，或攻后再补，或先补后攻。总之，须以人之体质强弱、证之寒热、病之虚实而定，切不可抛开人的机体而不顾，见虫攻虫。胡案寸白虫证，虽病已七八年，但正气尚充，饮食正常，脉来沉弦略滑，未见食少体衰脉虚之象，故投槟榔、大黄等品攻下驱虫获效。

（陈华整理）

［编者评注］吉老医案中按语详细分析了案例的辨证、治疗、用药特点，给人以举一反三的启发。特别是对疑难病证，如结胸、虫积腹痛、阴缩、湿毒头肿等，辨证分析详尽而贴切，治疗简便精当，步骤明晰，有些偏方、小方能治大证，均是十分宝贵的。

巫君玉医案

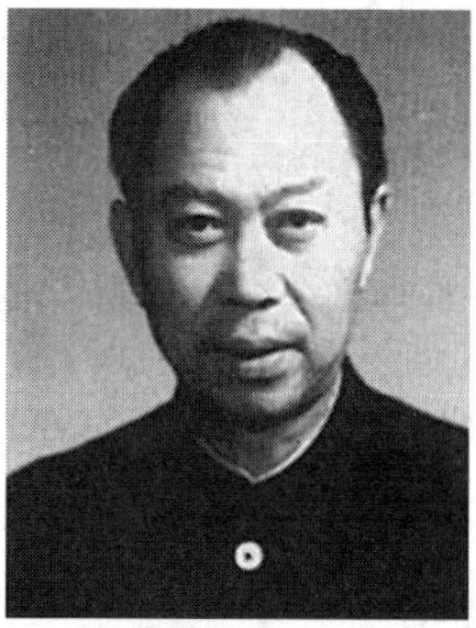

【生平传略】

巫君玉，字钝初，男，江苏无锡县人，生于1929年3月。主任中医师，教授。

12岁从师学医至17岁行医，并曾组织“国医砥柱社无锡分社”。新中国成立后，任联合诊所所长，区卫生工作者协会副主任。1954年毕业于中央卫生部北京中医进修学校，先后在卫生部第六医院、北京市第六医院、无锡县东峰人民医院、北京市鼓楼中医医院工作，历任中医科负责人、科主任、中医医院院长，北京市中医学会理事等职，1983年调任北京市卫生局副局长，主管中医、中西医结合、中药工作。

曾任北京市中医医院顾问、主任医师，北京中医药大学教授，中华全国中医学会及中国民间中医药研究开发协会常务理事，中华全国中医内科学会副主任委员，内科学会疑难病学组组长，北京中医学会副理事长，《中医药学报》、《中医杂志》、《北京中医》、《光明中医》等杂志编委。北京市政协委员。

擅长治疗湿热病、消化系病及内科疑难杂证。治学一案《内经》，主张古为今用、洋为中用，不囿于流派，适事为故。主编《脾胃学说的应用与研究》、《世界难治病证中医诊疗学》、《中医临证带教录》、《瓣杏斋医案》等书，审订《痢疾明辨》、《传云轩医话医案》等书；曾在省级以上杂志、全国学术会议上发表《脉学会议》、《五行说与中医学》、《溃疡病的中医诊疗》、《上消化道出血》、《少阳从读》等学术论文及临床总结文章四十余篇。

一、清通法治疗心肌梗死一例

魏某，男，58岁。

初诊：1971年10月4日。

主诉及病史(家属代诉)：因高血压伴发心肌梗死，在上海住院抢救，1971年9月27日证情稳定出院回乡疗养。自出院以来，一直心区闷满掣痛，痛甚则引左肩，颈、头、耳、舌根等处亦时有痛感。患者素心情暴躁易怒，病后尤甚。

诊查：大便干，尚可日行，溲赤。脉滑而紧，舌红苔黄。面赤。血压170/80mmHg。

辨证：暴躁易怒，肝阳亢盛可知，逆而上干，心肝同病，气血俱壅，渐次痹结，此胸痹之原于热者。

治法：非独斡旋胸阳于一时之可计功者，当育阴以平亢阳，通达以理血脉，于气血间求图本之治。

处方：生地黄13g　白芍15g　天麦冬各10g　川芎5g　郁金7g　失笑散10g(包煎)　枳壳7g　桑寄生30g　茯苓15g　当归15g　元参15g　延胡索7g

3剂，水煎服，日1剂，两煎。

二诊：1971年10月25日。证情平稳，原方加香附10g、煅龙牡各30g、丝瓜络7g、生丹皮10g，改生地黄15g、桑寄生45g，继服药10剂。

三诊：1971年11月18日。胸痛已基本控制，面色仍赤，于偃卧转侧时易作嗝。脉滑大，紧象除，舌苔仍黄。再予以清柔之品。

处方：生地黄15g　郁金10g　桑寄生30g　生白芍15g　天麦冬各15g　川芎7g　元参15g　生首乌10g　丝瓜络7g　失笑散10g(包)　丹参22g　远志5g　煅牡蛎15g　旋覆花7g(包)

7剂，服如前法。

［按语］此后患者或感胸痞，或感心中灼热，行动多则作胸痛，因而或自行就诊，或由家属转方陆续服药71剂，于1972年4月14日复查心电图示："心肌前壁梗死恢复期"。此时证情已大致平定，胸痞仅于恼怒、行动过多时略有感觉，亦移时即过，门诊时已每次亲自就诊，处方前后增减出入于石菖蒲、地龙、菊花、草决明、木香、青皮、陈皮、红花、炒枣仁、杜仲、夜交藤、柏子仁、龙齿、龙骨、豨莶草、生地黄、郁金、桑寄生、白芍、天冬、麦冬、川芎、元参、首乌、失笑散、丹参、远志、牡蛎、丝瓜络等药品中，至1973年3月28日心电图复查示心肌梗死已完全消除，证情平定，饮食起居如平人，前后共计服药二百多剂。

二、补气摄血法治愈过敏性紫癜一例

华某，女，8岁。

初诊：1977年8月13日。

主诉及病史：患儿于25日前两下肢出现散发性针尖大小皮疹，一周后愈见增加，并有融合成片之紫斑，上肢及胸腹部均有出现，尤以伸侧为多；伴有腹痛、呕恶阵作，吐物为胃内容物，稍有发热。多次就诊于公社医院，服用驱虫药、强的松、安络血、扑尔敏、路丁等药无明显好转。7月23日又加腰痛而转来我院，经门诊诊断为过敏性紫癜收入病房治疗。住院后经用强的松、ACTH、葡萄糖酸钙、维生素C、路通、丹参液等口服或注射，并予驱虫及对症治疗，腹痛停止。8月1日伴发腮腺炎、耳下肿，持续七天后始消；紫斑时退时现，经治疗二十日未能控制，儿科嘱家属至苏州进一步诊断，家属转而进行中医治疗。

诊查：患儿近四日来无低热，胃纳不香已久，两下肢紫斑散布，面色黄白。舌质淡，苔薄白少，舌边有齿痕，脉细小而数。

辨证：始而热邪扰营血而为疹为斑，延久血伤及气，生化不足以济，而纳呆、面白、舌淡有齿痕等症见，元气化为阴火而低热，中气不足而腹痛，气血两亏、统摄无权而致斑疹时隐时现。

治法：仿归脾意，益气滋阴凉血。

处方：黄芪 9g 党参 9g 白芍 9g 当归 9g 炙甘草 3g 茅根 15g 阿胶 9g（化服） 紫草 9g 仙鹤草 12g 红枣 7 枚

二诊：8 月 18 日。上方药连服 5 剂，紫斑渐消，未再有新鲜出血点，亦无其他不适。原方药续服 5 剂。

药后斑疹退尽而出院。8 月 26 日门诊复查：下肢偶有极少疹点，又续服原方药 10 剂而未再复发。

［按语］紫癜之辨治，可约为三期：初起热邪在营血，疹斑多而鲜者，以凉血为主治；中期伤及气分，脾运不健，斑疹或起或伏，色淡而散，以益气摄血为主治，本案即属此类；迨后脾肾两虚，阳气匮乏而形寒肢冷，疹斑隐约而紫暗，直可仿阴斑例治矣。此案患者延数日而用中医治疗，由血耗及气分，后天不足以济而见纳少纳呆、面色不华、疹斑起伏而色淡；然脉细数，细为血虚，数为血热，又不独脾与气之不足矣，故益入茅根、紫草以凉营，阿胶、仙鹤草以养血，白芍则凉养俱备，遂而一方服效，是又宗归脾而变之也。又此方寓有甘温清热之义，参、芪、草之设者在此，但当仿东垣原意，小量投之，重则气有余便是火，热将不除，是又为余于组方时进一层之所思也。

三、健脾益气法治愈十二指肠溃疡一例

冷某，男，35 岁。

初诊：1975 年 9 月 3 日。

主诉及病史：患胃痛已一年多，痛有定时，饥时为甚，得纳则缓，纳食减少，神倦乏力；大便或干或溏，干则日一行，溏则日二行。曾在无锡县张泾地区医院胃钡透检查；诊断为十二指肠球部溃疡。平素嗜酒，每日必饮，患胃痛后饮次更多，初则饮之可以止痛，半年来已无效。

诊查：面色少华，舌苔薄白，舌质有紫点，脉来弦饮；腹诊无明显压痛。

辨证：嗜酒而饥饱不时，脾胃受戕，气滞湿困而脘痛作，脾胃虚而饥时作痛，得纳可缓、便溏等症见，肝木来乘而作痛，总以脾胃之虚而气滞为主，肝贼湿困为次。

治法：宜健脾和胃、理气化湿为法，异功散加味。

处方：党参 12g 白术 10g 陈皮 10g 生甘草 3g 茯苓 12g 延胡粉 6g（分吞） 煅瓦楞 15g 乌贼骨粉 8g（分吞） 大白芍 12g 川楝子 10g 焦山楂 10g 滑石 15g 黄芩 6g 砂仁 3g（后入）

5 剂，水煎服。

医嘱：禁酒辣，要求饮食有序。

二诊：1975 年 9 月 10 日。诸症俱减，脘痛仅晚间偶感。脉弦转滑，舌苔薄白。拟仍原法出入，并予药粉方药继服。

处方一：党参 15g 白术 12g 当归 10g 生甘草 3g 煅瓦楞 15g 滑石 15g 延胡粉 6g（分吞） 白及粉 3g（分吞） 白芍 12g 川楝子 10g 陈皮 10g 木香 3g（后下）

5 剂，水煎服。

处方二：党参 30g 白术 30g 白芍 30g 象贝 24g 当归 24g 生甘草 45g 白及 30g 煅瓦楞 30g 延胡索 24g 乌贼骨 45g 黄芪 30g

上药同打细末，过 80 目筛，早、午、晚各服 5g，温开水送服。

三诊：1975 年 10 月 6 日。症状消除，9 月 25 日张泾医院复查胃钡透：十二指肠球部龛影

消失。脉滑，舌苔薄白，舌边紫点未除。再以调理气血之法以图巩固。

处方：党参 30g　白术芍各 30g　黄芪 30g　当归 24g　田七 10g　生甘草 45g　乌贼骨 45g　象贝 24g　白及 30g　煅瓦楞 30g

共研成细粉如上方药服法。

［按语］患者平素嗜酒，饮食不调，酒湿伤脾，辛辣伤胃，气滞湿停，久则脾胃失于健运，渐致虚弱，肝气来乘；此有痛有定时，得食可缓、纳少、面色少华、神倦乏力及便溏等症状可证；而脉见弦象，是肝气之乘所致；脾胃之气虚滞，肝木之气横乘，所以痛作不释而在饥时。古云"不通则痛"，是气血之郁滞而来也，亦因此而舌质可见紫点；然本证以气滞为主，血郁为次，脾虚为主，肝乘、湿阻为次，其轻重所在，合参诸症之多寡自可得悉，故用异功散健脾理气、化湿和胃为主，而以白芍之柔肝利血、瓦楞之化瘀制酸、川楝之清肝止痛为肝经一组用药；其间又以延胡之理气以配川楝、山楂化瘀，用乌贼骨止血止酸，以配芍药、瓦楞理血分，滑石佐茯苓之利湿，而矫瓦楞、乌贼骨之濇，使濇而不滞，补而不壅，气血双调，君佐得宜而主次攸分。二诊之当归亦为调血而设，方中之黄芪则仿外科生血生肌之意，含白及、象贝以求愈合溃疡。赖患者年事尚壮，气血尚盛，故得短期收效。余以六君子汤为主，或合乌贝散，或金铃子散，参外科生肌收口之义愈合溃疡病，如心情、饮食得宜，似无不效，此例不过举例之案，服药后至钡透复查愈合，仅隔三十余日，是溃疡愈合最短者。

四、健脾利水治疗肝硬化腹水一例

沈某，男，65 岁。

初诊：1975 年 11 月 2 日。

主诉及病史：因髀股关节作痛，购服虎骨酒二周，近一周来渐见足肿腿重，腹胀膨大，纳少，溲量尚可。素日亦常每次饮酒一二两，已成习惯。

诊查：足胫肿，按之凹陷不起，腹大如鼓。脉象滑数，舌苔薄白，舌质红。昨查肝功能：转氨酶 120U/L，脑絮（＋＋＋），麝香草酚浊度 14U，硫酸锌浊度 16U，白蛋白 23g/L，球蛋白 35.7g/L。A 型超声结果：肝肋下 2 指，剑突下 3 指，脾侧位肋下 2 指，肝脏较密微小波，部分密集波。

辨证：酒热酒湿伤及肝脾，肝气郁结，归藏失司，脾胃气滞，水湿停留，遂致水泛而成臌胀之疾。

治法：健脾利水，清肝达络。

处方：党参 10g　白术 10g　陈皮 10g　茯苓 25g　生赤白芍各 12g　酒木瓜 10g　牛膝 10g　大腹皮子各 10g　炮山甲 10g　半边枝莲各 45g　蜀羊泉 30g　冬瓜皮子各 30g　车前子草各 30g　焦谷麦芽各 15g

3 剂，水煎服，日 1 剂，早晚各服一煎。

二诊：同年 11 月 6 日。药后溲量大增，腹胀渐平；近因外感致咽干作痛，音嘶，咳嗽痰少而黏，喉壁有赤瘰，两蛾红肿。脉滑有力，舌苔微黄。宗前法加入清解之品。

处方：生丹皮 10g　连翘 15g　黄芩 6g　威灵仙 10g　僵蚕 10g　生赤白芍各 12g　马勃 10g（包）　茯苓皮 15g　陈皮 10g　紫地丁 15g　炮山甲 10g　炙鳖甲 10g　桑寄生 24g　半边枝莲各 30g　板蓝根 10g

5 剂，煎服法同前。

三诊：同年 11 月 12 日。腹水尽消，咽痛亦除，纳食已香，原有之右足麻木仍在，面色郁。

脉滑，舌苔薄少、舌质红。此为肝经气血郁滞之况尚在。

处方：半边枝莲各 30g　当归 12g　生赤白芍各 12g　生丹皮 10g　牛膝 10g　车前子 15g(包)　田七粉 3g(分吞)　石见穿 30g　煅牡蛎 30g　胎盘粉 3g(分吞)

5 剂，煎服法同前。

四诊：同年 11 月 18 日。鼻衄、口干、咽干。舌苔薄少微黄，根中部略见花剥，舌质红，脉滑大。肝郁化热，营阴不足，治以清养两兼。

处方：生赤白芍 15g　丹皮 10g　太子参 15g　炮山甲 10g　炙鳖甲 10g　煅牡蛎 30g　黄芩 10g　仙鹤草 30g　胎盘粉 3g(分吞)　僵蚕 10g　黑山栀 10g　半边枝莲各 30g　郁金 10g　当归 10g　白术 10g　茵陈 30g

5 剂，煎服法同前。

五诊：同年 11 月 24 日。略有鼻衄口干。脉右大而数，左弦而数，舌苔白，舌边尖赤。复查肝功能及白球蛋白均已正常。仍以清养进退。

处方：生赤白芍各 12g　丹皮 10g　黄芩 6g　太子参 15g　龙胆草 10g　半边枝莲各 30g　郁金 10g　蜀羊泉 30g　生山栀 10g　桑寄生 30g　白花蛇舌草 10g　白术 12g　炙鳖甲 10g　胎盘粉 30g(分吞)　茵陈 30g　仙鹤草 30g　三七粉 2g(分吞)

5 剂，煎服法同前。

［按语］ 患者平素有饮酒习惯，无肝病历史，直至就诊前出现腹水而查得肝功能失常、蛋白倒置等情况，从而确诊为肝硬化腹水。究其原因，谅由长期饮酒，湿热耗灼肝血肝阴，遂致肝脾气血由郁而滞，由滞而瘀，气既不行，水亦随之留阻泛滥，故初诊以扶脾逐水、疏肝清热为法，使其气血通利而水邪以消。二诊时有外感之邪夹入，但并无恶风恶寒等表卫证，仅为热扰清窍，故只参清气清咽之品，仍以逐水凉血为主，疗效得以续进。三诊时腹水已消，咽痛亦止，去清上之品，守清通肝血原法，益入牡蛎以软坚缩肝，三七以活血化瘀，胎盘粉以益肾养肝，目的在于纠正蛋白倒置。四诊虽见鼻衄，仍属肝血瘀热，病机未变，故治法亦不变。五诊时肝功能、蛋白俱已正常，且连宿恙之髀股关节痛亦解，计就诊来还不足一个月，所以能如此者，除药物外，患者深悟饮酒与本症有关，从而严禁亦为一助。四诊中所见之衄，其原系气血瘀滞不得疏泄，郁久化火，加之瘀血不去血不归经而致。与虚寒之脾不统血，或血虚而热之出血不同；此种气血俱见瘀热证，为肝硬化腹水类型之一。正由于此案例之属实属热属瘀，所以获效较快。如为虚证则未必能有捷效。

五、清热活血法治愈闭塞性脉管炎一例

程某，男，72 岁。

初诊：1980 年 3 月 3 日。

主诉及病史：素有动脉硬化、冠心病史，已历有年所。1979 年 12 月中旬起感左足蹲趾阵发刺痛，患趾肤凉，来外科就诊，血流图查得："左蹲趾供血不足"、"左足背动脉搏动触不到，局部血色尚可"而诊断为"脉管炎"。1980 年 1 月 30 日就诊于中医，以益气活血为法，予黄芪、当归、红花、川芎、赤芍、鸡血藤、熟地黄、地龙、牛膝、丹参、桂枝等味，证情未见进退，现足趾作痛，日夜俱感。

诊查：脉大而滑，舌质红绛，舌下有紫斑，舌苔薄白。面色赤，患趾色微暗，纳便尚如常，惟晚间因痛而寐不稳。

辨证：痛而日夜俱感，患部肤色微暗，证之血流图之供血不足，气血郁滞之象可以肯定。惟其脉大而滑，面赤舌红，均属热象，是气血郁滞之来于热郁可知。

治法：拟予清热活血中求通脉，仿勇安汤意出入。

处方：生地黄 12g　元参 15g　连翘 15g　银花 15g　川芎 7g　红花 3g　丹参 20g　三七粉 3g(分吞)　乳没各 6g　干地龙 12g　玄胡粉 3g(分吞)　牛膝 10g　青葱管 3 尺

5 剂，日 1 剂，水煎两次，早晚分服。

二诊：1980 年 3 月 11 日。足痛减而未尽。脉滑苔薄，舌红中光。再以原法续进。

处方：生地黄 12g　元参 15g　连翘 20g　银花 15g　川芎 8g　红花 3g　丹参 20g　三七粉 3g(分吞)　乳没各 6g　干地龙 12g　牛膝 10g　青葱管 3 尺

7 剂，服法同前。

三诊：1980 年 3 月 20 日。左蹋趾作痛递有减轻。脉舌如前而中光已除，再宗原法出入。

处方：生地黄 10g　玄参 20g　连翘 15g　银花 15g　川芎 5g　乳没各 6g　牛膝 10g　丹参 20g　丹皮 10g　桃仁 5g　红花 3g　三七粉 2g(分吞)　干地龙 8g　桑寄生 30g

5 剂，服法同前。

四诊：1980 年 3 月 28 日。足趾疼痛继有减轻，日间已不甚感；纳便顺。脉滑微紧，舌红，舌下仍有瘀斑。原方加桑枝再服药 5 剂，另加丹七片 2 瓶，日服 3 次，每次 2 片。

此后患者未再按时复诊，至同年 6 月 13 日，因易汗，略有胸痞来诊，云患趾未再作痛，遂按冠心病予药。1981、1982、1983 三年中，每年终患者均于贺节信中述及此证未再复发，而深表感激。

六、旋覆代赭汤治愈术后呃逆二例

例一　李某，男，58 岁。

初诊：1980 年 10 月 14 日。

主诉及病史：1950 年发现十二指肠球部溃疡，经常于饥饿时上腹疼痛，1965、1970、1972 三年中，曾反复呕血、便血数次，经治而愈。近半个月来又感上腹疼痛，并有黑便 8 次，于 1980 年 8 月 27 日收入内科住院，经治疗止血后，于 1980 年 10 月 3 日转外科手术。

诊查：患者于胃次全切除后翌日即出现呃逆频频，纳食不香，已经 10 日，大便通畅。舌苔薄白而腻，脉滑而大。

辨证：脾胃职司运化，有升清降浊之用，患者胃疼 30 年，其脾胃之虚可知；胃次全切除术后，脾胃运化之力更为削弱，水湿不能运化，进而阻聚中焦，致使胃气不降，转而上逆，遂出现呃逆频作、纳食不甘、舌苔润腻等湿聚气逆之证。

治法：此证正虚邪实，虚实夹杂，治之且扶正气，以助脾运，降胃之逆，以化湿邪。

处方：党参 15g　代赭石 18g　旋覆花 9g(包)　厚朴 8g　枳壳 10g　姜半夏 9g　大腹皮 10g　香附 10g　刀豆子 10g　川楝子 10g　陈皮 10g　沉香粉 2g(分吞)

3 剂，水煎服。

进药 3 剂，呃逆遂除。

例二　李某，男，56 岁。

初诊：1980 年。

主诉及病史：患晚期贲门癌，不能进食已两月余。3 日前经外科行探查手术，术中因发现牵涉面广泛而未能切除，改做空肠造瘘术以供给营养。

诊查：术后呃逆频作，便少、溲利，贲门肿块胀实。舌苔前半光赤，脉来滑软。

辨证：气行则血行，气滞则血滞，气血积滞日久，结聚上脘，有形可征，致不能进食已两月余。后天水谷之源绝，脾胃失于所秉，此胃阴渐耗之所由来也。近则术后胃气暴夺，遂失其和降之用，故见脉软、舌红、呃逆频作等象。

治法：此证气血积滞，阻碍气机不得下降为其主因。治宜理气化瘀，降逆止呃，以图救急。

处方：旋覆花 10g(包煎)　代赭石 30g　党参 15g　槟榔 10g　三七粉 3g(分吞)　血竭粉 2g(分吞)　石见穿 20g　赤白芍各 10g　沉香粉 3g(分吞)　枳实 10g

2 剂，水煎服。

服药 1 剂后呃逆即止。

［按语］呃逆多为近代之膈肌痉挛，古称哕，属于内科疾患，其成因在中医学中有寒、热、虚、实之分，而总的关键是因胃气上逆所致。上述二案，均出现于外科手术之后，就其病史、病情而论，既有其相同处，又有其不同处。其相同处，在于二案均为胃气上逆，故同用重镇降逆之药；其不同处，在于虽同有虚证，而有阳虚、阴虚之不同，虽同有夹实，而有夹湿、夹瘀之异，故在辅助配伍药物上亦随症而用。第一案重在脾胃素虚，又复行手术，更伤中气，出现虚中夹实之象；其虚者乃脾胃阳运之气，故选用党参以扶正，合以重镇之代赭为主药；其夹实者为湿，故辅以燥湿健脾之品。第二案重在气血凝滞结聚，已成癥积；呃逆之来，显示系结聚不解而起，症见标本俱急，与第一案之由虚而聚湿不同，故用重镇之旋覆代赭以降逆，用三七、血竭、赤芍以活血化瘀，为标本兼顾之治；由于瘀血不化，兼之不能进食，新血不生而伤及胃阴，是又与第一案之虚不同；此虚在阴，彼虚在阳，此虚之来为瘀血，瘀不化则阴不复，自不同于彼之先虚而后湿聚，故以党参之助气、白芍之和阴，双扶阴阳，且使之居于臣、佐之位。

（李玉香收集，巫君玉修改加案）

七、益气、清热、利湿法治愈石淋二例

例一　张某，男，47 岁。

初诊：1982 年 9 月 25 日。

主诉及病史：1982 年 7 月 15 日突然右侧中腹部疼痛，后自行缓解。8 月 5 日公出，途中再次发作，经县医院肾盂造影查得右侧上输尿管结石。1982 年 8 月 31 日转入我院住院。入院后 X 线片示："右侧第 4、5 腰椎旁有 0.5cm×0.5cm 大小密度增高阴影，肾盂造影见右侧肾盂轻度积水"。主管医师据患者腰腹疼痛不甚明显、纳溲尚顺、便溏，舌红苔白，脉沉细，诊为湿热久蓄下焦成石，投清热化湿通淋化石药。其方为：金钱草 30g、海金砂 20g、车前子 30g、枳壳 10g、鸡内金 15g、滑石 20g、萹蓄 15g、瞿麦 15g、丹参 15g、双花 10g、龙牡各 30g、海浮石 15g，上方药连服至 9 月 9 日，摄片复查，患侧结石下降 1.5cm；每日再加金钱草 100g 代茶。9 月 17 日、9 月 23 日两次腹平片复查，结石仍在 5 腰椎与腰骶之间。

诊查：近日患者于晨间活动后感小腹绞痛，但能忍受并于休息后缓解，无血尿，但自汗不断，腰膝酸软，便溏日五行。舌苔白、根腻、有齿痕、质淡，脉沉而软，面色黄白不华。

辨证：此乃气虚失运，外则卫阳不固，内则气化不利，肾气不得主二阴而致湿滞下焦为石。

治法：重宜益气以强气化。

处方：生芪 30g　党参 15g　炒白术 10g　猪茯苓各 10g　炙甘草 6g　淮牛膝 10g　当归 10g　升麻 3g

因前药尚余3剂，嘱服本方药3剂后，再服前药。

二诊：1982年10月8日。上方药各3剂服完后，X线片复查，结石已进入骨盆，位于上输尿管末端。嘱仍逐日交替服前二方药，五日前曾有尿痛、尿频、溲中或夹血丝；日来自汗渐敛，便溏日仅一两次，脉象、舌象仍如前。为求益肾消石，嘱原药继用，另定膏方。

处方：胡桃仁（捣细）0.5kg　香油0.5kg　蜂蜜0.5kg

先将香油熬沸，化入蜂蜜，再入胡桃仁，捣拌熬成膏，分作4日服完。

上方药连服2料，于1982年10月20日、10月23日两次X线拍片均未见结石，精神转佳，亦未再腹痛尿痛而于10月27日出院。

例二　吕某，男，52岁。

初诊：1982年10月28日。

主诉及病史：今年10月26日突发右侧腰痛并放射至右腹，27日曾来西医内科就诊，查右肾区有叩痛，溲检有红白血球，诊断为“泌尿系结石？腰痛待查”，并曾去某医院检查，诊断相同。今仍右侧腰痛如刺，溲不频而少腹窘迫。

诊查：神情烦躁，右肾区叩痛明显，右下腹亦痛。脉沉弦而紧，舌红苔白根腻。

辨证：此湿热蕴蓄下焦，气化不利，砂石室塞所致。

治法：清化湿热，开利下焦。

处方：大金钱草30g　黄柏10g　瞿麦30g　石韦30g　冬葵子18g　丹皮10g　香附10g　枳壳10g　石菖蒲9g　青皮12g　乌药10g　牛膝15g　生草梢4g　滑石15g

3剂，水煎急服。

嘱：①即去某医院摄腹部平片，以求确诊。②服中药后如痛不缓解，或有血尿，速来复诊。

傍晚患者之同事持某医院X线湿片来，示第5腰椎右侧有0.4cm×0.3cm半圆形阴影一处，但因片未全定影，水痕淋漓，未敢即完全确定为尿路结石。翌日患者未来复诊，傍晚请其同事致邀。

二诊：1982年10月30日。前日因腰痛甚，摄片后即于晚6时许煎服头煎，一小时后服二煎，当即腹部窘迫特甚，欲溲不得，辗转难耐，凌晨4时许溲出绿豆大半圆形结石一枚，遂而诸症如失，因而未来复诊。今但腰腹间小有不舒，出示深褐色结石与某院X线片所示大小相同，余即就本院X线为其摄片复查，示结石阴影已消失，因以原方出入而小其制以善后。

[按语] 淋病之成因，古人以“肾虚，膀胱热”为言，石淋自不例外。盖肾虚则气化不利，而水湿失化；膀胱热则蒸湿为热，久则结而为石。故近之尿路结石，莫不有虚实两面，虚者在肾，实者在于湿热也，两案所示者在此。案二以实为主，故仅用大剂清利湿热可效；案一则肾虚重于湿聚，肾气不主二阴，则湿亦难化，遑论推石下行，故得益气益肾而始能效显，于此可知不能死于古人淋证忌补气之说。盖正气不虚，湿热鸱张之证自不得补气，补则必然“窒塞其间，令人闷绝”，是指实证而言；若虚证则又当遵“肾虚”之义而非忌补者矣。张景岳云：“淋之初病，则无不由乎热剧，……淋久不止，及痛涩皆去而膏液不已，淋则白浊者，此惟中气下陷及命门不固之证也”。余以为诚可以此说变化而指导石淋之治疗，观案一固如是矣。

八、清热培元法治疗乙型肝炎三例

例一　李某，女，37岁。

初诊：1982年2月12日。

主诉及病史：1981 年 3 月因右上腹部不适到某医院检查肝功能澳抗 1∶512，为“乙型肝炎”。此后常因劳累及心情不舒畅使症扰加重，伴有饮食减少、疲乏无力、两侧胸胁胀闷但无疼痛。经服中西药物治疗澳抗及肝功能未见好转，1981 年 12 月 4 日查谷丙转氨酶 180U/L，HBsAg 1∶512。

诊查：近日仍倦怠乏力，纳谷不香，右肋不舒。舌质红，苔薄白，脉右小左滑大。

辨证：肝脾郁滞日久，肝郁而化热血虚，脾郁而运弱湿停。

治法：养血清肝，理气化湿。

处方：生地黄 10g　郁金 10g　赤白芍各 10g　龙葵 30g　黄柏 10g　白花蛇舌草 3g　丹参 30g　丹皮 10g　半枝莲 30g　木香 10g(后下)　生薏苡米 15g　焦三仙各 15g　7 剂

灵芝干糖浆 1 瓶。

嘱：①复查 HBsAg。②上方药煎服法：先以凉水泡药 40 分钟，浸透后水略高于药，盖严锅盖，以大火煎开，入后下药，将药翻搅一下，改用小火(以药不溢出，又保持沸腾为度)，如法煎两次，所得药液混匀，分早晚各服一次。

二诊：1982 年 2 月 19 日。病情无明显变化。舌质红，苔薄白，脉沉小。复查 HBsAg 回报 1∶512。继服上方药 12 剂。

三诊：1982 年 3 月 5 日。脉象略滑，舌红有刺。此为肝热尤存；乏力纳差、大便溏薄，此属脾气虚弱。再以清肝养血，兼以益气之剂。

处方：生地黄 15g　元参 15g　丹皮 10g　丹参 30g　龙葵 30g　蚤休 10g　茵陈 30g　黄柏 10g　焦三仙各 15g　半枝莲 30g　郁金 10g　白花蛇舌草 30g　黄芪 10g　7 剂

灵芝干糖浆 2 瓶。

四诊、五诊：病情均无大变化，加麦冬 15g，改黄芪 15g，以双益气阴。又服药 24 剂。

六诊：1982 年 4 月 9 日。患者饮食明显增加，胸腹部已无不适，偶感上脘隐痛，二便调畅。舌质尚偏红，苔薄白，脉滑。拟益肝清肝之法，并复查肝功能、澳抗。

处方：赤白芍各 10g　焦三仙各 5g　黄芪 20g　丹皮 10g　丹参 30g　生地黄 10g　蚤休 10g　龙葵 30g　茵陈 20g　元参 12g　香附 10g　郁金 10g　白花蛇舌草 20g　6 剂

七诊：1982 年 4 月 20 日。体力转佳，已无明显不适。复查回报肝功能正常，HBsAg(—)。舌质淡红，苔薄白，脉滑左手尚欠畅。继服上方药 6 剂，巩固疗效。

例二　张某，女，30 岁。

初诊：1980 年 5 月 3 日。

主诉及病史：1980 年 1 月 18 日查得谷丙转氨酶 470U/L。当时有纳呆腹胀症状，仅服降酶成药及西药。4 月 15 日因全身出现红疹瘙痒而曾来本科就诊，诊查见舌红苔白腻，以疏风清热化湿之法，予地肤子、白鲜皮、麻黄、桂枝、蝉蜕、皂刺、浮萍等药而愈，并复查肝功能、澳抗。

诊查：今纳呆食少脘胀等症仍在。化验回报结果，澳抗阳性，谷丙转氨酶 550U/L。舌红苔白腻，脉弦左细。

辨证：湿热阻滞，肝脾疏运不利。

治法：清肝理气，健脾除湿。

处方：茵陈 30g　陈皮 10g　苍术 10g　郁金 10g　茯苓 15g　香附 10g　龙葵 20g　木香 5g　腹皮子各 10g　焦三仙各 15g　草河车 10g　藿佩梗各 10g　白花蛇舌草 30g

5 剂，水煎服，日一剂。

二诊：1980 年 5 月 8 日。病状无变化，大便溏软。舌质红苔黄润，脉右滑左弦。辨证属湿热未清，治法再清湿热，兼以益气。上方加泽泻15g、黄芪15g、党参10g。改龙葵30g，去茯苓、藿梗，继服药6剂。

此后症情逐渐转佳，脉由弦细转弦转滑，舌苔由厚而薄或略见黄润。用药均据原方出入，蛮化不大，均加入鸡内金10g打粉冲服。自三诊至七诊共服药37剂；七诊时复查肝功能、澳抗。6月19日八诊时食欲食量均明显好转；化验回报：肝功能正常，澳抗转阴。原方药又进12剂。

九诊：1980年6月30日。各症均较前减，但近日纳量尚少，舌苔薄黄润，脉无力。再予益气健脾、清肝解郁之剂。

处方：黄芪25g　党参10g　丹参20g　白术10g　郁金10g　龙葵30g　半枝莲30g　草河车10g　焦三仙各15g　白花蛇舌草30g　6剂

十诊：1981年7月8日。再次复查肝功能，回报正常，HAA(－)，自觉无何不适，惟劳累后或情绪波动时胸腹部有堵闷感，饮食一般，二便调，脉舌如前，继用前法，益气清肝，健脾除湿治疗。

处方：黄芪30g　党参15g　丹参20g　郁金10g　龙葵30g　麦冬10g　佩兰10g　白术10g　半枝莲30g　草河车10g　白花蛇舌草30g　白芍10g　五味子4g　7剂

此后症情一直稳定，先后于7月21日、8月12日、10月8日三次检查肝功能回报结果均为正常，HAA(－)，遂停药并恢复库房工作，后一直正常。

例三　李某，女，37岁。

初诊：1979年8月23日。

主诉及病史：1978年3月检查肝功能异常、谷丙转氨酶340～500U/L，澳抗阳性，反复不愈。同年8月3日B超检查：肝在右锁骨中肋下2cm，剑突下3cm(深吸气时)，肝较密小波；脾侧卧肋下1cm，厚3cm±。思想负担较重，情绪易于激动，常心慌头晕、胸痞背拘、肋痛咽干、梦多寐浅，作呃纳少。

诊查：近来诸症仍然，询得月经量少，白带甚多。脉滑小，舌尖赤绛，苔薄少。

辨证：肝气郁滞化热，侮脾而运弱，干胃而作嗝，扰心而神气以浮，耗营而月事为少，已见气阴俱病、心脾同受之局。

治法：势难执一法为治。宜随症所示遣药，暂先养心脾而调气分，宗归脾法。

处方：党参12g　白术10g　生黄芪15g　当归10g　炙甘草4g　茯苓15g　丹参15g　陈皮10g　石菖蒲4g　郁金10g　合欢花10g　夜交藤30g　远志6g　珍珠母20g(先下半小时)

5剂，水煎服，日1剂。

二诊：1979年8月27日。纳食尚可，仍有心慌肋痛。脉转滑而带紧，苔转薄黄。原法减甘温之味。

处方：太子参20g　当归10g　丹参30g　郁金12g　五味子3g　远志5g　菖蒲6g　元胡6g　合欢花10g　炙鳖甲10g　夜交藤30g　川楝子10g　珍珠母30g(先煎半小时)　三七粉3g(分吞)

5剂，服法同前。

三诊：1979年9月6日。心慌肋痛均减。脉弦，舌红苔少。原法重以养血。原方去鳖甲、菖蒲，加熟地黄15g、白芍10g，服10剂。

四诊：1979年9月20日。近来头胀、心慌有减；咽中干，右肋间略痛。脉沉小弦，舌红苔薄。再以肝血为治。

处方：生地黄15g　白术10g　白芍10g　当归10g　川芎6g　丹参25g　元参10g　郁

金 10g　丹皮 10g　麦冬 15g　钩藤 20g　川楝子 10g　五味子 2g　三七粉 2g(分冲)

5 剂,服法同前。

此后症情稳定。脉之弦象渐转滑软,舌苔或黄或白而薄。五、六、七诊均宗原法略作出入,又服药 15 剂。

八诊:1979 年 10 月 22 日。头晕心慌寐少等肝热气浮之症减已近平,而倦怠胸痛脘胀未除。脉滑软,苔薄少。仍拟气血更调之法。

处方:党参 10g　太子参 10g　陈皮 10g　香附 10g　丹参 25g　生黄芪 15g　郁金 10g　茯苓 10g　白梅花 3g　薤白 10g　瓜蒌 25g　砂仁 5g(后下)　焦三仙各 15g

5 剂,服法如前。

此后随证情变化加减出入,经前加香附、柴胡;眠少梦多加龙骨、牡蛎;纳少脘痛加鸡内金、枳壳;易怒烦躁加合欢、莲子心;计复诊六次,共服药 30 剂。

十五诊:1979 年 12 月 25 日。脘胀呃逆,纳后为著;纳呆乏力气短,右胁肋痛,眠差梦多诸症仍时时互为起伏。复查回报:谷丙转氨酶 180U/L,麝香草酚浊度 3U,麝香絮状试验阴性,澳抗 1∶128。脉弦略数,舌尖红,苔白根厚。肝脾间气分不协,累及心神。再拟疏肝健脾。

处方:党参 10g　白术 10g　茯苓 10g　醋柴胡 6g　郁金 10g　香附 10g　陈皮 10g　赤白芍各 10g　丹参 20g　木香 5g(后下)　鸡内金粉 10g(分吞)　佩兰 10g　板蓝根 10g　石见穿 20g　焦三仙各 10g　元胡粉 3g(分吞)

5 剂,服法如前。

灵芝干糖浆 1 盒,每日上下午各服 1 包。

此后原方出入继服药 15 剂,并日服灵芝干糖浆。1980 年 1 月 28 日第十八诊时澳抗降至 1∶32,肝功能:转氨酶波动至 220U/L,麝絮、麝浊正常。1980 年 2 月、3 月间两次外感,转用辛凉解表清肺化痰药 19 剂,两个月来仅服治肝脾药 5 剂。

二十四诊:1980 年 4 月 18 日。纳后尚有作呃,右肋作痛未尽,今日化验回报:肝功能已正常,澳抗阴转。脉滑,苔白质红。肝胃间气分未和,浮热未清,再以清疏肝经而和胃气。

处方:草河车 10g　丹参 20g　生黄芪 15g　龙葵 20g　茵陈 30g　香附 10g　陈皮 10g　木香 5g(后下)　焦三仙各 15g　合欢花 10g　白花蛇舌草 30g　黄芩 10g

5 剂,水煎服。

此后肋痛渐平而稳定,纳食渐趋正常。原方出入继服药 66 剂,1980 年 7 月 14 日和 9 月 18 日两次复查肝功能、澳抗回报结果均正常,至 1980 年 9 月 25 日共初复诊 40 次。后停药,历时 13 个月,计服治肝病药百余剂,外感药 19 剂。

[按语]“乙肝”非中医学病名,就其临床症状而言,余以为可涵盖于胁痛、郁证中论治,其机理多由肝及脾、由气及血,上则可扰乎心,下则可累及肾,湿食之滞留超乎脾土之健运,阴血耗伤源于肝郁之化热,遂而虚实相兼,胁痛纳呆诸症迭见;或偏于虚,虚多在脾在血;或伪于实,实多在湿在热;亦可虚及阳气,实及血瘀,治法总宜甘温以健脾、甘润以养血,舒郁则用苦辛,清热则用苦寒。自免疫之说起,则培元合理,从病毒而求治,则清化有效,故对本病之治总以辨证为要。三案中例一、例二为肝脾郁滞,而以肝郁化热耗营为主,脾郁湿停为次,用药始终重于清肝养血,而以灵芝、黄芪培元收效。但病有新久,例二病起不久,故疗程亦短。例三病久累及心肾,涉乎神志,病情每随情绪反复,肝脾心各症互为起伏,用药虽随之辗转变化,量稍重则碍乎他症,且前医已迭投清化大剂,故只宗平调肝脾心肾原则,后期药房始有灵芝糖浆供应而加入,赖患者有信心而得奏效。“乙肝”澳抗之阴转,今日犹为难事,尚无达 70%以上之实效,治法亦

甚多。综上三例观之，余举清热培元为主，亦不过概括辨证用药而统系之，其间灵芝之用，曾于20世纪70年代单用其孢子粉一味，服三个月而澳抗阴转者，可助培元思考。

九、苦寒苦辛法治疗绿脓杆菌感染一例

符某，男，58岁。

主诉及病史：1990年3月30日晚发热，体温37.2℃伴咽痛而无鼻塞流清涕，服SMECO不效。次日晨体温38℃，改服先锋Ⅳ，肌注庆大霉素，服扑热息痛后体温降至37.2℃。4月1日出现寒战、高烧，体温39℃；咳嗽，双膝、腕、肘关节游走性疼痛。至某医院急诊查：血白细胞计数15.7×10^9/L，中性粒细胞占0.80，诊为上感。肌肉注射、静脉点滴青霉素、氢化可的松等。4月2日、3日白天未烧，夜间仍寒战高热达39℃。4月5日下午出现双手指关节红肿疼痛，双上下肢伸侧皮肤出现红色斑疹，尤以左上肢前臂为著，无瘙痒，高热不退。4月6日收入我院内科。入院后查发热不恶寒，汗出，咽痛干咳无痰，双膝、腕关节疼痛，双手指间关节红肿疼痛、屈伸不利，纳可，二便调，口渴，体温39.4℃，脉搏104次/分，血压135/75mmHg，神情合作，高热，急性病面容，双上肢伸侧皮肤可见散在淡红色斑疹及针尖大小的暗红色出血点；右颌下可触及一蚕豆大小的淋巴结，表面光滑，轻微压痛；双扁桃体Ⅱ度肿大；右肺底腋前线处可闻及少许湿啰音；心率104次/分，律齐；血：白细胞16.5×10^9/L，中性粒细胞占0.70、淋巴细胞占0.29；尿Rt：GLu(－)PRO(±)；心电图：窦性心动过速，ST-T波改变；胸透：右肺中部小钙化影。诊断为上呼吸道感染、右侧肺炎，风湿性关节炎待除外，变应性亚败血症待除外，变应性药疹待除外，发热原因待查。先后曾用青霉素、红霉素、氟美松、消炎痛栓、灭滴灵、布洛芬、先锋铋、丁胺卡那霉素等西药，中药曾用柴胡注射液、加减玉女煎、清营汤、三仁汤等。

初诊：1990年4月14日上午11时。

诊查：始而发热有汗，热不解；继则身躯肌肤间起疹，多于热起时见，热退则退；并有关节作痛，亦然随热起伏；热多午后作，作前有形寒，微有泛恶；便不干而日行，晚间有汗，神清，面色赤，四肢散见，红斑、红疹，双手指关节红肿。舌红苔黄腻，根厚，脉大而濡。肌肤间润。

辨证：风热夹湿，稽滞不解，外未离乎肌表，内已涉于脾肝，且由气胁营。

治法：主以苦辛芳透为治。

处方：黄芩10g　炒山栀10g　威灵仙10g　黄连6g　连翘26g　防己风各10g　滑石24g　薏苡仁10g　忍冬藤30g　虎杖18g　秦艽12g　白蔻6g(后下)　杏仁10g　石菖蒲8g

3剂，水煎加姜每日1剂，两煎分早晚服。

二诊：1990年4月17日。三日来日晡后仍有发热，体温38.5℃，一小时后可退，肤疹未作，便尚夹溏，脉濡象未去，舌苔仍见腻厚。湿滞之象虽较前退而未除，仅为还入气分。再宗苦辛化湿分利之法。

处方：黄芩10g　黄连6g(后下)　黄柏10g　苍术10g　防风10g　羌活9g　滑石20g　白蔻6g(后下)　虎杖18g　猪茯苓各20g　连翘18g　威灵仙10g　通草5g(后下)　薏苡仁10g　炒柴胡8g

3剂，水煎服，1剂两煎。

三诊：1990年4月19日。晚间又短暂发热，第不形寒，仅一小时即过，温度在38℃以下；汗微出，便成条；胆汁培养结果查得大肠杆菌及绿脓假单胞菌，已用西药丁胺卡那霉素。脉仍濡，舌苔左后部仍黄而腻，余部白腻薄。湿邪缠绵未尽化，再宗苦辛分利原法。

处方：黄连 7g(后下)　苍术 10g　厚朴 10g　虎杖 18g　羌活 9g　猪茯苓各 15g　滑石 20g　生甘草 5g　通草 6g(后下)　炒柴胡 8g　焦槟榔 10g　龙胆草 10g　白蔻 6g(后下)　石菖蒲 7g

5 剂，水煎服。

四诊：1990 年 5 月 2 日。湿阻三焦，缠绵黏滞，高热退后复作，入晡形寒发热又作，兼之凌晨四时前亦有高热，汗解后热退。便日行而干，溲赤少汗，恶性纳少。脉滑而仍兼濡象，舌苔白腻厚罩灰，舌质苍绛。再予苦寒化湿清热之剂。

处方：虎杖 16g　酒军 6g　黄连 6g(后下)　连翘 20g　厚朴 10g　枳壳 10g　姜半夏 10g　炒柴胡 10g　滑石 20g　猪茯苓 20g　茵陈 30g　郁金 12g　海金沙 15g(包)　焦槟榔 10g

4 剂，水煎服。

五诊：1990 年 5 月 5 日。发热未除，日晡后发作一次，仍为微形寒而发，得汗后解；溲增便顺。脉濡转为滑大，舌苔黄尖部渐退至中腹。气分渐见疏利，胆腑湿热未清。

处方：虎杖 18g　酒军 6g　连翘 20g　银花 30g　黄连 7g(后下)　郁金 10g　海金沙 15g(包)　茵陈 30g　枳壳 10g　炒柴胡 8g　大腹子 10g　滑石 20g　丹皮 13g

5 剂，每剂煎 3 次，早、午、晚日服 3 次。

六诊：1990 年 5 月 9 日。四日来未甚发热，晚 8～9 时间仅有一两分钟发热；汗少而续续出，便成条日行，溲多。脉滑右小，舌苔中根部仍黄腻微灰。湿邪热郁未全清，仍以原法出入。

处方：虎杖 18g　酒军 7g　连翘 20g　银花 30g　黄连 7g(后下)　野菊花 15g　郁金 10g　海金沙 18g(包)　茵陈 30g　枳壳 10g　炒柴胡 10g　滑石 20g　龙胆草 10g　生甘草 5g

6 剂，药后如发热情况继续稳定，可再服 7 剂。

5 月 11 日胆汁培养复查转阴。

七诊：1990 年 5 月 22 日。近日体温仅高两三分钟，已持续两周。舌苔化而为薄濇，舌质尚苍，脉滑软。便成条日三行，溲偶有赤。湿热近化，脾运渐复，可宗苦辛原法。

处方：虎杖 15g　酒军 5g　连翘 20g　黄连 6g(后下)　茵陈 30g　郁金 10g　枳壳 10g　炒柴胡 9g　龙胆草 10g　海金沙 15g(包)　滑石 18g　丹皮 10g　焦谷麦芽各 10g　白头翁 10g

6 剂，水煎服，日 1 剂。

八诊：1990 年 5 月 28 日。未再发热，溲仍黄，大便日行而软，纳香。脉滑，舌苔微腻质苍。湿热余邪未尽清，原方去酒军、柴胡、焦谷麦芽，加猪茯苓各 15g、藿佩兰各 10g。6 剂，水煎服。

患者此后未再发热，纳便俱顺。为谨慎故仍用原方出入，诊查三次服药 18 剂，至 1990 年 6 月 16 日出院。

［按语］此案初诊时距起病已半月，而体温仍早凉暮热，热前形寒，汗出热退，一似少阳证。而且舌苔黄腻根厚，明为湿热阻滞中州。若为风热独病，则半日已足以灼液伤阴，而显光红无苔之舌，即有苔亦必干濇而非黄腻，故清营之辈不能取效，且斑疹之作，随热起伏，起时亦不附之碍乎，是知为湿热蒸熏胁营而非入营；邪势深入至此，故三仁辈亦觉技短，据此遂定寒苦辛透之法，投剂后热势渐退，斑不再作，是胁营之势解而还入气分，可宗原法再进药。但余于 4 月 19 日三诊后即离院至渝主持全国第二次中医急诊交流会，返后知内科同仁曾用原方续进，热退三日停药；停药三日而复燃，谅以湿热之邪缠绵难解，不重用苦以燥湿、寒以清热之法，不足以廓清。此期曾有投蒿芩清胆之剂而热不退者以此，故于 5 月 2 日迳益入大黄，药后灰腻之苔

渐退，所以散增强苦寒者，以其舌之苍绛为热所致也。此后续续投剂而热亦续续而退，以至于平。此间虽胆汁培养有绿脓杆菌、大肠杆菌等，然中医一凭其脉症状辨证，就近代药理观之亦若符合，故至5月11日复检胆汁时，绿脓杆菌已阴转。余于此案重知风热、湿热之不同，药力层次之不可忽也。

［**编者评注**］用疏肝健脾解毒法治疗乙型肝炎，使肝功能恢复正常，澳抗转为阴性，有其独到之处。三例乙型肝炎患者均有疲乏、纳少、脘胀，胁不适等肝郁气滞、脾失健运之症，结合辨病，在疏肝健脾的基础上加入龙葵、半枝莲、白花蛇舌草、草河车等是使本病得到根治的关键。

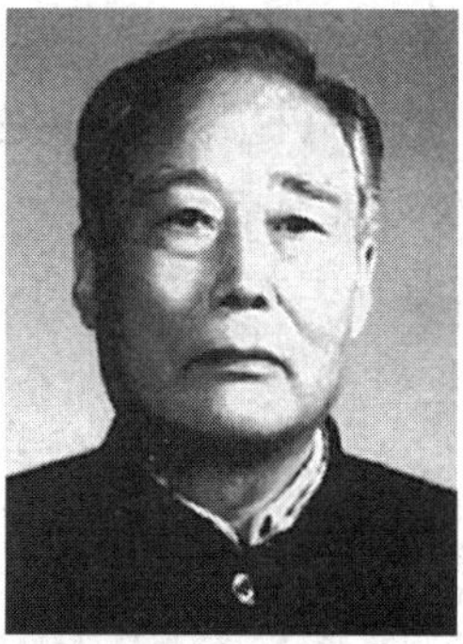

施汉章医案

【生平传略】

施汉章，教授、主任医师、硕士生导师，江苏启东市人，1922年生。早年从师学医，弱冠之年悬壶乡里，1951年毕业于南京中医学院师资班，同年调至北京中医学院温病教研组任教，1962年调至北京中医学院附属东直门医院外科。主编《中医外科多选题库、问答题库》，编写《中医外科教材·教学参考丛书》、《百科全书·中医外科分册》等书籍。发表论文十余篇。从事临床五十余年，在医疗、教学、科研等方面作出了一定的贡献。曾任外科主任、中医学院学术委员会评委。曾任全国中医学会外科学会副主任委员及肛肠学会理事。东直门医院学术委员会评委。

一、疏肝理气、解毒活血法治疗乳岩一例

张某，女，31岁。

初诊：1987年7月18日。

主诉及病史：未生孩子前左乳房外侧有一肿物如中指头大小，不痛不痒，发觉半年左右，没有治疗。产后一周，左乳原肿物处红肿疼痛，发热，肿势逐渐增大，去某医院治疗，诊断为乳痈。服中药五剂，无效。即至某肿瘤医院住院治疗，开始诊断为炎性癌，术后病理报告为浸润性导管癌。经用放疗、青霉素治疗两个月，发热退而肿势未消，患者要求请余会诊。

诊查：左乳红肿微痛已两月余，不发热，饮食欠佳，情志不畅。检查：左乳外侧肿硬，皮色暗红，有12cm×12cm大小，按之不热微痛。脉细数，舌苔薄黄。

辨证：肝脾两伤，气郁痰凝，日久化热，经络阻塞，气血瘀滞所致。

治法：疏肝解郁，解毒活血法。

处方：橘叶10g　全瓜蒌30g　蒲公英15g　皂刺10g　蜂房10g　当归10g　太子参10g　砂仁4g(后下)　乳没各10g

7剂，犀黄丸3g，日服2次。

二诊：7月25日。药后乳房肿痛减，胃纳好转。脉细数，舌苔薄黄。效不更方，继用原方药7剂，犀黄丸继服。

三诊：8 月 11 日。乳房肿物缩小四分之一，饮食好转。脉沉细缓，舌苔薄白。原方增减。

处方：橘叶 10g　全瓜蒌 30g　乳没各 10g　皂刺 10g　当归 10g　蒲公英 10g　赤芍 10g　蜂房 10g

犀黄丸继服，7 剂。

四诊：8 月 18 日。乳房肿物缩小其半，皮色仍暗红，情绪较乐观。脉沉细，舌苔薄白，继服原方药 14 剂。犀黄丸继服。

五诊：9 月 2 日。乳房肿物缩小，只有 2cm×2cm 左右。脉沉细，舌苔薄白。继服原方药 7 剂。后经研究，可以进行手术切除而停服中药。

[按语] 本病由于肝脾两伤、气郁痰浊内结所致。正如《外科正宗》所说："忧郁伤肝，思虑伤脾，积想在心，所愿不得志者，致经络痞涩，聚结成核。"本例由于日久化热，故乳房红肿。方用神效瓜蒌散加减。药以橘叶苦降辛散，疏肝行气，消肿散结，瓜蒌化痰行气；乳没、当归、皂刺活血化瘀消肿；蒲公英清热解毒；太子参、砂仁醒脾开胃；蜂房味苦咸微甘[《别录》说蜂房能"治恶疽"，《验方新编》的乳癌散（采蜂房、苦楝子、雄鼠粪）亦以蜂房为主药。近年来用它治疗癌肿报道不少]，治疗乳癌具有一定的作用。犀黄丸也是治疗本病的良药。前后共服药 45 剂，乳房肿硬物由原来 12cm×12cm 缩小到 2cm×2cm，与放疗等相比，其效果十分显著。肿物虽未完全消失，但为及时手术创造了条件。患者术后已三年多，其间经常来我处就诊，身体情况良好。

二、疏肝清解、活血通乳治愈乳痈一例

陈某，女，27 岁。

初诊：1982 年 12 月 13 日。

主诉及病史：产后 19 天，左乳红肿疼痛，伴有发热恶寒，不思饮食。经用青霉素等药后，症状不减。

诊查：左乳房红肿疼痛，伴有发热、食欲不振，乳汁分泌不畅。检查：左乳外侧红肿，按压无波动感。体温 39.2℃，白血球计数 17×10^9/L。脉数，舌苔微黄。

辨证：肝郁胃热，乳络阻塞。

治法：疏肝理气，清热解毒，活血通乳。

处方：柴胡 10g　黄芩 10g　蒲公英 15g　赤芍 10g　橘叶 10g　乳没各 10g　漏芦 10g　路路通 10g　蜂房 10g

4 剂，外敷金黄膏，日换 1 次。

二诊：12 月 17 日。药后热退，红肿疼痛减半，乳汁通畅。脉沉细数，舌苔薄黄。查血常规：白血球计数 7.6×10^9/L。继以原方出入。

处方：柴胡 6g　蒲公英 10g　当归 10g　乳没各 10g　青皮 10g　漏芦 10g　蜂房 10g

又服药 4 剂，红肿疼痛消失。

[按语] 乳痈是初产妇常见病。乳头属肝，乳房属胃，其致病与肝胃二经有关。主要由于外来邪毒、肝郁胃热、乳汁郁结三者互为影响，导致乳络分泌不畅、乳汁蓄积、乳管痹阻、气滞血瘀而成。肝气不疏，疏泄不利，药以柴胡、橘叶疏肝理气，以行厥阴之滞与胃热壅滞。以黄芩、蒲公英清热解毒而清阳明之热；乳没、赤芍活血化瘀、止痛消肿；漏芦既能清热解毒又能通乳；

路路通为通乳良药，蜂房为治疗乳痈之佳品。二诊热退肿痛减，故去黄芩、赤芍寒凉之品，以免血凝而致肿块难消。临床体会，乳痈初起，治疗及时，用药适当，一般能消散。重者有“传囊”之变，处理不当有成漏管之可能。

三、温阳清解、活血理气治愈乳痈一例

纪某，女，27岁。

初诊：1988年12月5日。

主诉及病史：产后一月余，左乳肿痛，伴有发热，去某医院诊治，经中西药及局部穿刺抽脓等治疗后，热退，红肿疼痛基本消失。三天后，左乳又肿痛，前来请余诊治。

诊查：左乳房肿痛，不发热，乳汁分泌正常。查：左乳外侧有5cm×5cm肿物，质较硬而无波动感，皮色暗红，轻度压痛。脉缓，舌苔薄黄。

辨证：余毒未尽复燃，肝气不舒，气滞血瘀所致。

治法：助阳理气，活血化瘀，清热解毒。

处方：鹿角霜10g　乳没各10g　当归10g　麦皮10g　全瓜蒌20g　焦山楂30g　焦麦芽30g　全蝎1g(研末分冲)

5剂。外贴阴证膏。

二诊：12月10日。药后肿痛消其半，乳汁分泌减少。脉缓，舌苔薄白。效不更方，原方药继服7剂，外用药同上，2月18日复诊，肿痛消失，原方药又服3剂，外用药同上。以巩固疗效。

［按语］本例患者由于余毒未尽而导致复发。根据局部症状，肿硬不痛，皮色暗红，全身不发热等症状属半阴半阳证，无波动为未化脓之象。药以麦皮疏肝行气；乳没、当归活血化瘀；鹿角霜助阳活血消肿；全蝎味辛平，入肝经，除祛风镇痉外，有解毒散瘀之功；焦山楂、焦麦芽回乳；鹿角霜性温，银花性寒，寒温并施，既无化热之弊，又无凉遏之害，对半阴半阳证用之颇为适合。阴证膏有温阳祛寒、活血化瘀、消肿止痛之功，用于阴证、半阴半阳之肿痛，其消散作用十分显著。本例若以阳证处理，必使病变迁延难愈。所以外科临床辨别阴阳十分重要。正如《疡医大全》中所说：“凡诊治痈疽，施治，必须先审阴阳，乃医道之纲领，阴阳无谬，治焉有差！”

四、柔肝养阴、活血解毒治愈蛇串疮一例

谢某，男，48岁。

初诊：1990年1月31日。

主诉及病史：右侧面部起绿豆大水疱十几个，烧灼样刺痛难忍，去某医院治疗，诊断为带状疱疹，经用强的松、炉甘石洗剂治疗无效，又请中医诊治，服龙胆泻肝汤加减共四十多剂，面部水疱基本消失，但疼痛如故，前来请余诊治。

诊查：病已五十多天，局部刺痛难忍，影响休息与睡眠。检查：腮部微肿，留有色素沉着。脉弦数，舌苔薄白质红。

辨证：肝阴不足，邪毒未尽，经络阻塞，不通则痛。

治法：柔肝养阴，活血解毒。

处方：沙参 10g　白芍 10g　生地黄 10g　枸杞子 10g　大青叶 10g　三七粉 3g(分冲)　川楝子 10g

7 剂。外敷七厘散。隔两个月后看其他病得悉，服上方药疼痛即消失。

[按语] 蛇串疮是一种带状分布的急性疱疹性皮肤病。每多缠腰而发，故又名"缠腰火带"。又因部位症状不同，故有"火腰带毒"、"甑带疮"、"火带疮"、"白蛇串"、"蛇丹"等名。其发病原因，主要是肝火脾湿、湿热相蒸发于皮层。常规治疗，热重于湿者用龙胆泻肝汤加减；湿重于热者用胃苓汤加减，一般都能痊愈。本例疼痛不愈的原因，是由于病久，湿热化火，肝阴受损，此时再以龙胆泻肝汤清利，其阴更伤，故痛久不愈。脉弦数，舌质红，是辨别肝阴不足的主要根据，故以白芍、枸杞子、生地黄、沙参柔肝滋阴。经络阻塞，不通则痛，以川楝子、三七粉、活血通络以止痛，大青叶凉血解毒。再以活血化瘀止痛之七厘散外敷，内外结合，故疗效较好。本例痊愈之快，出乎意料之外。究其原因，乃是辨证正确、用药适当之故。

五、清热解毒、凉血化斑、养阴利湿法治愈丹毒高热一例

吴某，女，65 岁。

初诊：1987 年 9 月 25 日。

主诉及病史：患丹毒后，体温高达 38～40℃，下肢红肿反复发作已七个月左右。今年 2 月中旬开始发病，其间 3 次发作，3 次住院，每隔一个月左右发作一次。经输液抗生素等治疗，热虽退而下肢红肿始终未完全消退，这次又发烧三天。

诊查：发热，口渴喜饮，出汗，饮食不佳。检查：双侧下肢外侧膝下三分之一处，皮肤暗红而肿，肿势延及足背，体温 39.5℃。脉细数，舌质鲜红，舌苔薄黄。

辨证：湿热毒邪内蕴肌肤、热伤胃阴所致。

治法：清热解毒、凉血化斑，养阴利湿。

处方：升麻 4g　生石膏 30g　知母 10g　元参 15g　牛蒡子 10g　生地黄 10g　麦冬 10g　黄柏 10g　木通 10g　鲜芦根 30g

二诊：10 月 5 日。上方药共服 11 剂。服药至第八天，体温逐渐降至正常，下肢浮肿消退其半，口渴喜饮，饮食不佳。脉沉细缓，舌质鲜红少苔。热肿已退，胃阴未复，湿邪本尽，治以养阴开胃，佐以化湿。

处方：沙参 10g　麦冬 10g　玉竹 10g　鲜芦根 30g　石斛 10g　太子参 15g　橘叶 10g　砂仁 4g(后下)　滑石 30g(包)　3 剂

三诊：10 月 9 日。患者又发烧两天，体温 39℃，口渴、纳差。继服 9 月 25 日方药 3 剂。热退后又服药 10 剂。后改用 10 月 5 日方服药 11 剂。11 月 6 日又发烧，体温 39℃，继用 9 月 25 日方药加大青叶 15g、连翘 10g。7 剂。

四诊：服上方药后热退十天左右，饮食仍不佳，精神不振，下肢微肿，舌质红较前好些。气阴两虚，湿热之邪未尽，治以益气养阴、健脾利湿。

处方：太子参 15g　橘叶 10g　砂仁 4g(后下)　滑石 30g(包)　木通 10g　鲜芦根 30g　黄精 10g　花粉 10g　知母 10g　黄芪 10g　7 剂

五诊：1988 年 1 月 15 日。自去年 11 月中旬至现在没有发烧，双侧下肢红肿消退，胃纳一般。脉缓，舌质淡红，苔薄白。继以前方加减以善后。

处方：黄精 10g　金石斛 10g　太子参 10g　橘叶 10g　砂仁 4g(后下)　火麻仁 10g　郁李仁 10g　5 剂。

[按语] 患者发病到痊愈，历时九个月左右，高热反复发作六次，证情较复杂，临床少见。丹毒致病，总因血热火毒蕴于肌肤，其发病部位不同，发病因素也不完全一致。如面部发病多兼风热，腰胯发病者兼肝火，下肢发病者兼湿热。

本例发生于下肢，高热为火毒入于阳明，故以石膏、知母清气分之热毒；升麻、元参、黄柏、生地黄、牛蒡子清热解毒、凉血化斑；舌质鲜红、口渴为胃阴受损，药以麦冬、芦根养阴清热；下肢红肿为湿热内蕴，以滑石、木通清利湿热。由于高热反复发作，最后加大青叶、连翘以加重解毒凉血之力。热退后，舌红、口渴、纳差为胃阴受损，故以沙参、麦冬、玉竹、石斛清养胃阴，太子参、橘叶、砂仁醒脾开胃；下肢浮肿为湿邪未尽，故以滑石、芦根清热利湿。在这两个月治疗中，坚持使用清热解毒、凉血化斑、养阴利湿等法而治愈。

本案复发与湿邪有关。湿为黏腻之邪，和热毒相结，难以分解，故缠绵难愈，这是一方面原因。另一方面，胃阴伤与湿热并存，在用药上有一定矛盾，过于利湿则伤阴，养阴则碍湿，其中滑石、芦根既能利湿，又能养阴，为治疗伤阴兼湿的良好药物，但其功用较弱，故加木通、黄柏之苦寒清利；好在和养阴药同时使用，从而减少了利湿伤阴和滋阴助湿之弊。

六、滋阴解毒、补托透脓法治愈对口疽一例

胡某，男，56 岁。

初诊：1983 年 1 月 25 日。

主诉及病史：颈后肿痛，不发热，某医院诊断为痈，注射青霉素无效，且愈来愈重而来我院门诊。

诊查：颈项后肿痛已 10 天，近日疼痛加重，肿势范围扩大，不发热，口渴喜饮，眠食尚可，二便正常。查：颈项中部有 6cm×6cm 肿物，疮形平塌，中间有粟状脓头，有少量脓性分泌物，皮色不红。尿糖(＋＋＋)。脉数，舌苔薄黄质红。

辨证：阴虚热毒内蕴，经络阻塞，气血瘀滞所致。

治法：滋阴解毒，补托活血。

处方：当归 10g　元参 15g　银花 15g　生甘草 6g　生黄芪 10g　皂刺 10g　乳没各 10g　蒲公英 15g

外敷五五丹、金黄膏。

二诊：1 月 29 日。上方药服 3 剂，肿痛减半，疮口溃烂溢脓，口渴喜饮。脉数，苔黄质红。药已中病，原方加花粉 10g、麦冬 10g、玉竹 10g，外敷药同上。

三诊：2 月 1 日。上方药共服 12 剂，疮口腐肉脱落，肉芽新鲜，范围缩小，疼痛基本消失。脉仍数，舌苔薄白质红。余毒未清，阴虚未复，继以滋阴解毒、补益气血法。

处方：元参 15g　当归 10g　银花 10g　生甘草 6g　生黄芪 10g　葛根 10g　玉竹 10g　花粉 10g

外敷生肌散、生肌玉红膏。服药 5 剂后停药。至 2 月 10 日疮口愈合。

[按语] 对口疽生于颈后中部故名，又称脑疽。对本病的发生原因薛立斋在《疡科心得集·辨脑疽对口论》中说：脑疽属太阳膀胱经积热，或湿热上壅，或风温外感，或阴虚火炽，或肾水亏损，阴精消涸所致。本例口渴喜饮，脉数，舌质红，为阴虚火炽，故以元参滋阴降火；银花、

公英、甘草清热解毒;当归、乳没活血止痛;皂刺药力锐利,能直达病所,能消能透,生黄芪补气托毒,有"疮家圣药"之称,二者相配,有补托透脓之功。二诊时局部肿痛减,疮口已化脓,但仍感口渴喜饮,脉数等,说明阴分仍虚,故上方加花粉生津止渴、排脓消肿,加麦冬、玉竹养阴生津。腐脱新生后,以养阴生津、调补气血而获痊愈。

患本病者常因正气不足、热毒炽盛而致疽毒内陷的重证。

七、疏肝补肾、清解活血治愈精浊一例

崔某,男,29岁。

初诊:1978年10月24日。

主诉及病史:尿频,伴有白黏物已3年,时轻时重,在某医院诊断为慢性前列腺炎,经用中西药治疗无显效。

诊查:尿终时有白黏物滴出,夜尿频多,色时黄时清,伴有腰及少腹部疼痛。检查:前列腺不大,轻度压痛,质软。前列腺液常规,白血球20~30个/HP,磷脂小体减少。脉弦缓,舌苔薄白。

辨证:肝气不疏,气滞血瘀,肾虚失固。

治法:疏肝活血、清解益肾。

处方:柴胡90g　桃仁60g　赤芍60g　川楝子60g　败酱草90g　蒲公英90g　川续断80g　菟丝子90g　女贞子60g　石楠叶60g

共研细末,蜜丸,每丸10g,每次1丸,1日3次。

二诊:1979年1月20日。20天前药已服完,现无不适感。检查:前列腺液常规,白血球5~10个/HP,磷脂小体正常。病已痊愈,嘱患者忌辛辣食物及饮酒,房事不宜过度。

[按语] 前列腺炎属中医学中的"精浊"、"白浊"范畴,是男性中壮年的常见病,一般迁延难愈。肾开窍于二阴,肝脉络阴器。本病发生与肝肾二经有关。肝主疏泄,喜条达,药以柴胡疏肝,同时作为引经药使用,直达病所,增强疗效;少腹部及前列腺压痛,由于气滞血瘀,不通则痛,故以桃仁、赤芍活血化瘀;腰为肾府,腰痛及夜尿增多,为肾虚失固,药以菟丝子、女贞子、川续断、石楠叶益肾补虚。小便后滴白,由于离位之精化成白浊所致。如《医碥·赤白浊》篇说:"多由房事时精已离位,或强忍不泄,或被阻中止,离位之精化成白浊,流出窍端",属郁火湿热,故以蒲公英、败酱草清热利湿。本病日久,可导致性功能减退、失眠以及男子精不液化而致不育等病变。

八、补托化痰法治愈瘰疬一例

梁某,男,44岁。

初诊:1980年9月15日。

主诉及病史:右侧颈部淋巴腺结核已三个月左右,曾在某医院用链霉素等抗痨药物治疗无效而切开排脓,继用抗痨药及中药治疗两个月左右,效果不显。

诊查:右侧颈部微肿痛,脓水淋漓,食欲欠佳,低热疲乏。查:右锁骨有7cm×2cm疮面,上方肉芽新鲜,下方有坏死组织,脓液一般,周围皮色暗红,体温37.5℃。脉细数,舌苔薄白,质淡红。

辨证:气血不足。

治法:调补托毒,佐以化痰。

处方：炙黄芪 12g　当归 10g　香附 10g　贝母 10g　苦桔梗 10g　党参 15g　地骨皮 10g
6 剂。外敷结核散、猪苦胆膏。

二诊：9 月 22 日。药后低热退，饮食好转，疮口脓减少，部分腐肉脱落。脉缓，舌苔薄白。因患者服药不便，改用人参养荣丸，每次 1 丸，日服 2 次，外敷药同上。

三诊：10 月 4 日。疮口腐肉脱尽，肉芽新鲜如珠，范围缩小其半，饮食较好。脉舌同前。停服丸药，局部改用生肌散、生肌玉红膏，至月底疮口痊愈。

［按语］ 本病是多发生于颈部的慢性感染性疾病，常结块成串，累累如贯珠，故名瘰疬，俗称“疬子颈”、“老鼠疮”。多因肝气不疏、脾失健运、痰浊结于颈部所致，或因肺肾阴虚、虚火灼津为痰而成。本例已破溃，疮形平塌，疲乏少力，舌质淡红，为气血不足之象。虚者补之，药以黄芪、当归、党参调补气血，扶正托毒；茯苓、党参健脾益胃；贝母、桔梗化痰排脓；香附疏肝行气；地骨皮清虚热；后以人参养荣丸补气养血。外用托毒祛腐、生肌长肉之药，二者配合，疮愈合较快。

补托法是治疗溃疡虚证、脓毒未尽的常用法则。黄芪、党参是补托的主要药物，用它来托毒外出。《外科正宗》中有这样一段论述：“盖托里则气壮而脾胃盛，使脓秽自排，毒气自解，死肉自溃，饮食自进，疮口自敛。”《外科精义·托里法》中说：“托里之法，使疮无变坏之证，凡为疮医，不可一日无托里之药。”论述了补托法的重要性。但在毒盛的情况下不宜使用，以免助长毒邪，使病变加重，而犯实实之戒。

九、疏肝理气、活血化瘀治愈阴茎痰核一例

赵某，男，50 岁。

初诊：1990 年 6 月 30 日。

主诉及病史：阴茎有肿硬物一个月左右。

诊查：阴茎肿物，平时无感觉，勃起感微痛。查：阴茎背部有 3cm×0.3cm 条索状物，质硬，皮色正常，轻度压痛。脉缓，舌苔薄白边有瘀斑。

辨证：肝气不疏，气滞血瘀。

治法：疏肝理气，活血化瘀。

处方：柴胡 5g　皂刺 10g　赤芍 10g　川芎 8g　桃仁 10g　红花 10g　牡蛎 30g(先煎)
丹参 15g

14 剂，外贴阴证膏。

二诊：7 月 15 日。药后索状物缩小其半，脉舌同前。效不更方，继以原方服药 7 剂。外敷药同上。

三诊：7 月 23 日。阴茎背部索状物基本消失。脉缓，舌苔薄白。继进原方药 7 剂。外用药同上，以图根治。

［按语］ 阴茎痰核，即西医所称的阴茎硬结症。历代中医文献中，未见阴茎痰核之名。《外科理例》中有“一弱人，茎根结核，如豆大许，劳则肿痛”，类似本病的记载。近代医家根据“痰阻于皮里膜外……即成痰核”，及发病部位，定名为阴茎痰核。有人称为玉茎疽。

肝脉络阴器，其病因病机为肝气不疏，气不舒则血行不畅而气滞；舌质有瘀斑，也说明有瘀血现象。药以柴胡疏肝，使肝气条达；复以桃仁、赤芍、丹参、红花、川芎、皂刺活血化瘀，牡蛎软坚散结。外敷温经通络、活血化瘀的阴证膏而获愈。临床也可用化痰软坚、活血化瘀法治疗。

十、补托、解毒、益肾法治愈蛇头疔一例

张某，男，40岁。

初诊：1987年11月15日。

主诉及病史：一个月前无诱因左拇指痛痒，先起白点，继而色红，两周后肿痛加剧，夜不安睡，在某医院诊治，诊断为手指感染。经用青霉素等药未见消退而切开，已二十天左右未收口，又去某医院拍片，诊断为指骨骨髓炎，前来我院治疗。

诊查：手指肿痛已消，疮口溢少量脓液，有0.3cm×0.3cm×1cm大小疮面，微痛。脉沉细，舌苔白腻边有齿痕。

辨证：余毒未清。

治法：补托解毒，佐以补肾。

处方：生黄芪15g　当归10g　银花10g　生甘草10g　生薏苡仁30g　熟地黄15g　补骨脂10g

九一丹棉捻填入，日换1次。

二诊：上方药服14剂，疮口浅而肉鲜，已无脓溢出。脉缓，舌苔薄白。原方去薏苡仁，继服药14剂，疮口愈合。

［按语］蛇头疔是发生于手指末端的急性化脓性感染，因肿胀如蛇头故名，多因火毒炽盛所致。火毒不得外泄，则可损伤筋骨。《疡医大全》引刘公弼语云："天蛇头患之有出骨者"，说明本病重则可以破坏骨质而出现死骨。本例火毒炽盛期已过，但骨质遭到损伤，故疮口难以愈合，综合症状、脉象、舌苔分析，为余毒未尽，乃药以黄芪托毒、当归补血，银花、甘草清解余毒；苔白腻为中焦有湿，故以薏苡仁健脾利湿，且能排脓。肾主骨，指骨破质，以补骨脂补阳，其性温燥，能伤阴助火，故配合熟地黄滋阴补肾。共服药28剂，疮口愈合。如有死骨者，必待死骨取出才能使疮面痊愈。

十一、辨证治疗脱疽验案四例

例一　芦某，男，31岁。

初诊：1964年8月11日。

主诉及病史：1950年去朝鲜两足冻伤，经治痊愈，但下肢经常凉痛，逐渐加重，某医院诊断为血栓闭塞性脉管炎，治疗无效。1963年不慎右足大趾外伤后感染，两次截趾，疮口已16个月不愈合，前来我院治疗。

诊查：下肢发凉，疼痛较轻；左足大趾骨露出疮面，肉芽不鲜，脓液不多，周围皮肤红紫。精神饮食好。脉沉细，舌苔薄白。

辨证：寒凝脉络，阳气不达，血行不畅。

治法：温经通络，益气活血。

处方：当归12g　桂枝10g　木通6g　细辛3g　鸡血藤30g　丹参15g　威灵仙10g　白芍10g　炙黄芪10g　红枣5枚

每日1剂。

脱疽洗药方：当归10g　红花10g　官桂10g　干姜10g　乳没各10g　千年健10g　樟

脑各 10g　鸡血藤 20g　细辛 6g　透骨草 15g

煎熏洗下肢，日 1 次。外敷藤黄膏，日换 1 次。

二诊：8 月 17 日。疮口已不疼痛，下肢转温，显露之趾骨变黑松动，在常规操作下清除死骨。内服、外用药同前。至 11 月 16 日疮面愈合，下肢温度如常，行走如常人。随访至 1979 年 5 月未见复发。

［按语］本例下肢发凉，疮口周围皮色红紫，微痛，脉沉细，舌苔白，为寒凝脉络、血行不畅，药以桂枝、细辛祛寒，温经通络；当归、白芍、鸡血藤、丹参活血化瘀；复以威灵仙之辛温走窜，木通之通阳利血脉，炙黄芪补气托毒，红枣补脾养血，对虚寒型患者用之，随症加减，多能获效。

例二　张某，男，40 岁。

初诊：1975 年 3 月 14 日。

主诉及病史：1970 年开始得病，右下肢发凉，足大趾未痛，当时未加重视而没有治疗。两年后病情加重，右足大趾红紫疼痛，去某医院诊治，诊断为血栓闭塞性脉管炎，经用中西药治疗无效，前来我院诊治。

诊查：右足大趾及足背皮色暗红，自觉发凉，行走不便，夜间疼痛较剧，足背趺阳脉消失。舌苔薄白，尖有瘀点。

辨证：络脉痹阻、气血瘀滞所致。

治法：活血化瘀，温经通络。

处方：桃仁 10g　红花 10g　当归 10g　川芎 10g　穿山甲 10g　鸡血藤 30g　丹参 10g　牛膝 10g　桂枝 10g

每日 1 剂，并用药渣煎洗患肢，共治疗三个半月，患肢凉痛消失，皮色基本恢复，行走如常。继以原方加五倍量，配丸药一料，以图巩固。

［按语］本病例舌尖有瘀点，局部皮色暗红疼痛，为络脉痹阻、气滞血瘀，故以红花、丹参、川芎、桃仁活血化瘀；当归、鸡血藤养血通络；桂枝、穿山甲温经通脉；牛膝引药下行。

例三　王某，男，29 岁。

初诊：1965 年 3 月 27 日。

主诉及病史：患血栓闭塞性脉管炎已九年，曾在某医院做过交感神经节切除术及右下肢高位截肢术，未能控制其发展，截肢疮口虽愈，而他处又起，前来我院诊治。

诊查：右手拇指、食指端紫黑剧痛，足䠀趾红紫，因剧痛而昼夜不能安睡，精神不振，食欲欠佳。脉弦数，舌苔黄。

辨证：火毒内蕴、络脉痹阻所致。

治法：清热解毒，活血化瘀。

处方：当归 15g　丹参 15g　赤芍 10g　元参 15g　石斛 12g　银花 30g　地丁 20g　生甘草 10g　乳没各 10g

每日 1 剂。外敷藤黄膏，日换 1 次。

二诊：5 月 4 日。疼痛减其大半，夜能入睡，足趾皮色基本正常；手指端干黑坏死，与健康组织分界线清楚，在常规操作下进行截指术。继以原方加减用药，外敷药同前。

处方：当归 15g　丹参 15g　赤芍 10g　元参 15g　生甘草 10g　乳没各 10g　生黄芪 10g

至 7 月 15 日疮口愈合，疼痛消失。

［按语］本例脉数、苔黄为大毒内蕴、络脉痹阻，故以银花、地丁、甘草清热解毒；元参、石斛滋阴解毒，降火生津；当归、赤芍活血化瘀；乳没理气止痛。临床能否控制热毒，往往是能否保

存肢体的关键，故常以大剂量清热解毒药物以清火毒。

例四 简某，男，36岁。

初诊：1965年5月26日。

主诉及病史：1956年夏两下肢发凉麻木，右足趾皮色苍白，伴有胃痛已十年。曾在某医院诊断为血栓闭塞性脉管炎、十二指肠球部溃疡。今年2月，右足二趾端肢溃面剧痛，作肾囊封闭，服四妙勇安汤等治疗，共服药九十多剂，未见效果，反而逐渐加重，胃痛亦较甚，故来京治疗。

诊查：右足二趾末端溃疡，有少量脓性分泌物，肉芽不鲜，趾骨显露，周围皮色红紫，剧痛难忍，日夜不能安睡已两个月左右；右下肢肌肉萎缩，比健侧细2cm。伴有胃痛，喜热按，吐清水，饮食不佳，面色苍白无华。脉沉缓，足背趺阳脉未触及，舌苔薄白，舌质淡红。

辨证：中阳不振、气血不足所致。

治法：甘温补中，补益气血，佐以解毒。

处方：当归12g　生炙黄芪各6g　党参10g　砂仁3g(后下)　肉桂6g　饴糖30g(分冲)　白芍15g　生姜3片　红枣3枚　银花10g　生甘草6g

每日1剂。外敷藤黄膏、止痛粉，日换1次。脱疽洗药熏洗患肢，日1次。

二诊：6月4日。足趾痛减半，胃痛基本消失，吐止纳增，夜间已能入睡。脉舌同前。中阳有来复之势，健运有转化之机，原方药继服。

三诊：6月11日。足趾疼痛极微，疮口未见好转，趾骨松动，在常规操作下清除死骨。内服外敷药同上。

7月30日疮口愈合，眠食行走如常，下肢温暖，配上方丸药1料，继续服之，以巩固疗效。

[按语] 本例舌质淡红、右下肢肌肉萎缩为气血不足；胃痛喜热按为中阳不振。药以小建中汤甘温补中，缓急止痛；当归、黄芪补益气血，托毒外出；党参、砂仁补气醒胃；银花、甘草解毒。血栓闭塞性脉管炎与十二指肠球部溃疡，病虽不同，病机相似，同时互为影响。足二趾是足阳明胃经循行部位，十二指肠球部溃疡属脾胃病变，脾胃后天之本，气血生化之源，中土受伤，运化失常，消化吸收功能发生障碍，致体内各部分水谷之精微供应不足，因而加重了闭塞血管的病变。正如李东垣指出的"内伤脾胃，百病由生"，所以治疗重点在中焦。药证相符，两种疾病临床均获良效。

关于外用药，拔毒祛腐药是外科治疗疮面感染的必用药物。但对本病的疮面不论坏死或溃疡，不能使用刺激性强的药物，如升丹、白降丹、轻粉之类。若用之，不但起不到应有的作用，相反地会加重疮面的坏死和疼痛。应选用刺激性小、解毒力强的药物。脱疽洗药具有温经通络、活血止痛之功，对改善局部脉络的血液流通也有一定帮助。

关于手术，根据临床经验教训，我们认为对坏死创面的处理，以采取分期分批的清除方法为好。具体步骤是：先清除远端的坏死组织，后清除近端的；先清除疏松的，后清除牢固的；先清除软组织，后清除死骨。对晚期病人的趾(指)末端坏死，经治无效者，可根据具体情况进行截趾(指)，但必须待感染得到控制、坏死组织与健康组织分界线清楚，方可采取低位截趾(指)手术，同时，要将碎骨清除干净，否则会妨碍创面愈合，延长治愈时间，增加患者痛苦。

十二、疏肝理气、通里攻下法治愈奔豚一例

刘某，男，30岁。

初诊：1979年2月29日。

主诉及病史：左脐旁经常疼痛已一年，伴有少腹部气上冲胸，经中西医治疗无效。

诊查：一年来左脐旁经常疼痛，痛向两肋放散，伴有少腹部气上冲胸；两三天发作一次，一刻钟左右缓解。发作时胸部憋气难忍，常以手击胸部或头顶墙以解其苦。饮食、二便正常。思想苦闷，影响劳动，经济上遭受损失。查：腹部痛而拒按，但无肿物。脉弦，舌苔黄。

辨证：肝气不疏，冲气上逆，肠中热结所致。

治法：疏肝通下法。

处方：柴胡 10g　白芍 15g　生大黄 6g（后下）　元明粉 10g（冲服）　生甘草 10g　乌药 10g　3 剂

二诊：3 月 2 日。药后大便稀、日三次，腹痛减其大半，惟少腹部气上冲未减。脉弦，苔黄已退。肠中热结已去，惟肝气不疏，冲气上逆未平。原方加减。

处方：柴胡 10g　白芍 15g　甘草 10g　乌药 10g　佛手 10g　制香附 10g　川楝子 10g　绿萼梅 10g　6 剂

诸症消失，病者甚喜，称谢而去。

［按语］奔豚病，《金匮》论述其病因为“皆从惊恐得之”，指出了“气从少腹上冲咽喉，发作欲死，复还止”的证候特征。治疗方面，根据病因、属性，热用奔豚汤；寒用桂枝加桂汤、苓桂术甘汤，对后世研究和诊治本病，有着一定指导意义。

本例左脐旁疼痛，向两胁放散，每隔两三天感有少腹部气上冲胸，发憋难忍为主症。脐旁、两肋为肝经循行部位。肝主疏泄，喜条达。肝郁则气不畅，故两胁窜痛。肝郁久则化热，热结于肠则腹痛拒按。脉弦属肝，苔黄为热。气上冲胸与冲脉有关。冲脉隶属于肝肾，起于下焦，上循咽喉。《难经》说：“冲之为病，逆气而里急”。因此，本证是由于肝气不舒扰动冲脉之气上逆所致。治疗遵循《金匮要略》“按之不痛者为虚，痛者为实，可下之”的原则，以大柴胡汤加减，疏肝通下，标本兼顾。药以柴胡、乌药疏肝理气，大黄、元明粉泻其热结，白芍、甘草柔肝缓急止痛。药后腹泻，腹胁痛去其大半，但少腹之气上冲如故，热结缓解而木郁未达，冲气未平，故去大黄、元明粉以免攻伐太过而泄泻无度，加佛手、香附、川楝子、绿萼梅等以加强疏肝、理气、解郁之功，使肝木条达，冲气下降，果然药后病得痊愈。

十三、疏风清热、凉血化斑、健脾燥湿治愈白疕风一例

郭某，女，27 岁。

初诊：1979 年 8 月 15 日。

主诉及病史：患病已 7 年，曾用中西药治愈。今年 5 月又复发，服中药七十多剂无效。特来京治疗。

诊查：斑丘疹散布全身，呈点状，鳞屑薄，基底部色淡红，轻度发痒，新的皮损不断发生，四肢伸侧面较多。刮去鳞屑有血露现象。脉浮缓，舌苔微黄，质尖红。

辨证：湿热内蕴，风邪外袭。

治法：疏风清热，燥湿凉血法。

处方：浮萍 15g　苍耳子 10g　苍术 10g　苦参 10g　僵蚕 10g　钩藤 10g　黄芩 10g　豨莶草 10g　生甘草 10g　丹参 15g　紫草 10g　夜交藤 20g　槐花 10g　10 剂

羊蹄根洗剂 1 剂：羊蹄根 50g、白芷 30g、土槿皮 30g，醋、水各 30ml 煎洗，1 天 1 次，一剂药可用 3 天。外擦红粉软膏，日 1 次。对汞剂过敏者禁用。

复诊:8 月 26 日。药后皮损消失大半,痒亦减轻,未见新起皮疹。脉舌同前。继进原方药 10 剂。至 9 月 6 日,皮损基本消失,仅残留臀部指头大两处。原方去槐花、紫草,加当归 10g,再服药 6 剂。又以原方加量配丸药一料,服 2 个月,以图根治。

[按语]"白疕风"又名"松皮癣",现代医学名银屑病(牛皮癣),病因尚不太清楚。中医学认为本病系由于饮食不节、过食腥发食物,致脾胃失和、湿热内生、复感风邪所致。但因体质不一,患者临床表现不完全一致。一般辨证分血热、血燥、湿热、冲任失调等进行辨证施治。

风邪有善行数变的特性。本例皮损发展迅速,散布全身,故知其为风邪;湿性黏腻,缠绵难愈,故本病与湿有关,基底部色红为热。舌乃心之苗,心主血,舌尖红为血热。脉症参合,证属湿热内蕴、风邪外袭。药以浮萍、苍耳子祛风除湿;苦参、黄芩、苍术清热燥湿;夜交藤、僵蚕、钩藤祛风止痒;紫草、丹参凉血化斑。其中浮萍味辛性寒,功能祛风利尿,《本草求真》谓其发汗胜于麻黄,下水捷于通草……用此疏通肌窍,俾风从外散,湿从下行,为治疗本病之良好药物。苍术与苦参相配,不但能清热燥湿,而且能利湿止痒。笔者常以此三药为主,用于治疗因风湿热所致之多种皮肤疾病,其效甚好。

十四、清热利湿、活血化瘀治愈石淋一例

常某,男,26 岁。

初诊:1978 年 1 月 31 日。

主诉及病史:前 3 天突然右侧腰部剧痛、血尿,去某医院急诊,查尿。红血球 20～30 个。腹部平片右侧第五腰椎横突部有小指头大致密阴影。又做肾盂造影,右侧肾盂、肾盏饱满,未见破坏。左侧正常,放压后右侧输尿管上段扩张,造影剂至第五腰椎横突处停留,局部见一点致密影,有 1cm×0.6cm 大小,膀胱未见异常。诊断为右侧输尿管结石,肾盂积水。嘱手术治疗。患者不愿手术而来我院门诊。

诊查:右腰轻度酸痛,小便色微黄。脉弦数,舌苔薄黄。

辨证:湿热下注,水火相蒸,日久而结成石淋。

治法:清热利湿,活血排石法。

处方:金钱草 30g　石韦草 30g　车前草 30g　滑石 30g　冬葵子 10g　川楝子 10g　牛膝 10g

以上为基本方。复以桃仁、赤芍、乌药、鸡内金、三棱、莪术、山甲、硼砂等出入,每日 1 剂。

复诊:4 月 20 日。腹部平片:结石阴影明显下移,已进入骨盆腔。原方药继服。6 月 21 日晨起,小便时尿道疼痛,但无中断现象。继以通利药 6 剂。

处方:木通 10g　生甘草 10g　瞿麦 10g　车前子 10g　泽泻 10g　金钱草 15g

服 2 剂后结石排出,患者喜出望外。后又经 X 线复查,结石阴影和肾盂积水消失。

[按语]本例现代医学诊断为输尿管结石并发肾盂积水,属中医学"石淋"范畴。由于肾之水火相煎,湿热蕴结,日久尿中杂质结为砂石,较大之结石嵌顿在输尿管中,使尿路梗阻,肾分泌之尿液不能完全下注,从而出现肾盂积水。中医认为瘀阻不通,水湿之邪内停,故治疗以清热利湿、活血排石为原则。药以金钱草、石韦草、车前草、滑石、冬葵子清热利湿;桃仁、红花、三棱、莪术活血化瘀;伍以川楝子清热行气;牛膝宣导下行;山甲性善走窜,内通脏腑,外透经络,能使药力直达病所,以促使结石排出。上述诸药配合,取得满意的疗效。

石淋初起，一般以热证、实证多见，治以清热利湿为主。但由于患者体质强弱不同，以及久病不愈伤正，正伤可出现寒证、虚证，治疗以温阳益气、补肾固本为主。这样既能达到治病求本的目的，又体现了辨证论治的原则和灵活性。

十五、温阳散寒、化痰散结法治愈颈疽一例

刘某，男，46岁。

初诊：1983年7月22日。

主诉及病史：患者一个月前右口角生痈（锁口疔），右侧颈部并发淋巴肿如小指大，经某医院使用抗生素等治疗后，疽已痊愈，但颈部之肿物逐渐增大疼痛；又去他院请中医诊治，内服仙方活命饮加减，外敷芙蓉膏，治疗两周，颈部肿物逐渐增大，故前来我院门诊。

诊查：患部肿物，漫肿平塌，皮色如常，按之微硬微痛不热，有7cm×7cm小肿块，伴有牙关微紧、张口不便、颈部转动欠灵活，饮食二便正常。脉象和缓，舌苔薄白。

辨证：由于使用寒凉药物所致的痰瘀互结之阴证。

治法：温阳散寒，化痰散结。

处方：麻黄3g　肉桂6g　熟地黄30g　鹿角10g　白芷10g　乳没各10g　夏枯草15g　僵蚕10g　3剂

外贴阴证膏。

复诊：7月26日。药后颈部肿物缩小三分之一，张口及颈部活动较灵活。脉弦缓，舌苔薄黄。综合其症，已见由阴转阳之兆，温热药石可再投，改用疏肝化痰、活血祛瘀法。

处方：柴胡10g　赤芍10g　当归10g　乳没各10g　白芷10g　皂刺10g　蜈蚣1条　僵蚕10g

外敷药同前。服上方药10剂而肿物消失。

[**按语**] 颈部急性淋巴结炎，中医称为颈痈，多因感受风热、内夹痰浊，或毒邪旁窜所致，病属阴证。治本例开始使用大剂量青霉素，导致慢性迁延性炎症，而请他院诊治又误断为阳证，投以银花、连翘、蒲公英等寒凉药物，犯了以凉治寒之戒。尤其局部应用清热凉血的芙蓉膏，更为不妥。血得寒则凝，致使颈部肿块难以消散。

《理瀹骈文》中说："外治之理，即内治之理，外用之药即内治之药，所异者法耳。"《张氏医通》中进一步明确指出："疮疡敷药，当分阴阳虚实，而外治之法不可概用寒凉之药。"说明外敷消散药物，也应辨证施治。本例系用寒凉药物所致的阴证。"寒者热之"，故以麻黄、肉桂开腠理、解寒凝；熟地黄滋阴；鹿角助阳，合白芷辛温、芳香上达；乳没等活血化瘀，消肿止痛；夏枯草化痰散结；僵蚕祛风疗张口不便。药后脉转弦缓，舌苔由薄白转薄黄等现象，均为由阴转阳之兆；且颈部为少阳经循行部位，恐过用温热之药而引动肝胆之火，故去麻、桂之辛温，熟地之滋腻，鹿角之助阳，加赤芍、当归加强活血化瘀之力；柴胡、蜈蚣入肝经以解郁散结。张锡纯谓：蜈蚣"走窜之力最速，内而脏腑，外而经络，凡气血凝聚之处皆能开之。……凡一切疮疡皆能用之。"笔者临床体会，用之得当，确有解毒消肿之功。阴证膏具有温经通络、化痰散结、活血化瘀之效，用于阴证肿疡，其效甚佳。由于辨证正确，用药恰当，所以颈部肿块很快消失。由此可知外科临床辨阴证、阳证的重要性。正如《疡科心得集》中所说：疡科"总以虚实阴阳寒热分别，临证者务以意会之，审辨明确，然后用药始无所失"。本例第二次误治的原因，主要是辨证不确，阴证误作阳证处理。

十六、清热生津、温脾止泻治愈胆结石术后高热一例

韩某，男，50岁。

初诊：1984年7月26日。

主诉及病史：患者因腹痛、身热、发黄而住某医院，入院后确诊为胆结石而行手术治疗。术后高热，白血球总数两万多，考虑感染而使用抗生素、输液等治疗两周，高热不退。近四天来又发生腹泻，请本院中医会诊，用葛根芩连汤加藿香、佩兰等治疗无效。后请余会诊。

诊查：发热微汗，每日体温在38～41℃之间；下利清水，日夜20～30次，味不甚臭，无腹痛及肛门灼热感；尿黄量少，口渴不喜凉饮，不思饮食，疲乏少力。脉弦数，舌质红赤，苔黄黑糙厚无津。

辨证：湿热之邪化燥伤津，木邪克土，脾阳受损所致。

治法：清热生津，佐以温脾止泻，寒热并施，标本兼顾。

处方：柴胡10g　黄芩10g　大青叶15g　金石斛10g　天花粉10g　鲜芦根30g　西洋参10g(另煎代茶饮)　干姜10g　2剂

复诊：7月28日。药后身热腹泻均减，舌已有津而不燥。继服原方药2剂，身热渐退，体温降至37～38℃之间，腹泻减至日夜七八次。舌苔转为薄黄。惟纳食不佳。以原方加太子参12g、橘叶10g、砂仁4g(后下)。

三诊：8月2日。服上方药2剂后，热退泻止，惟仍不思饮食。脉细数，舌质淡红，苔薄黄。继以健脾开胃法。

处方：太子参15g　橘叶10g　砂仁4g(后下)　黄精10g　淮山药10g　麦冬10g　荷叶10g　炒谷芽10g　玉竹10g

5剂后胃纳转佳而获痊愈。

［按语］本例病情复杂，高热、腹泻，前医认为表证未解，邪热入脾作泻，而用葛根芩连加味治疗，药后反而腹泻、舌燥更甚。这是因为苦寒直折，既能化燥伤津，又能损伤脾阳而致腹泻加重。究其因，高热、舌燥无津，为湿热之邪化燥伤津，故以柴胡、黄芩、大青叶以清肝胆之热，平燎原之势；西洋参、芦根、花粉、石斛以清热生津、沃焦救焚；甘苦合化为阴，清热滋液以生津。因木邪克土，脾阳受损，升降失常，则下利无度；其泻下物不甚臭，肛门无灼热感，知其不属热泻而为寒所致，故以干姜温中止泻，同时借其辛热燥烈之味，以监寒凉药物之性。最后以健脾开胃之法而获痊愈。

十七、温经散寒、养血通脉法治疗肢端冷痛验案二例

例一　温经散寒、活血化瘀案。

张某，女，25岁。

初诊：1979年2月8日。

主诉及病史：1月25日夜突感右足发凉，第二天疼痛，3天后趾端逐渐变黑，曾在某医院诊治，诊断为手足发绀症。经用西药治疗无效。

诊查：右足二趾端发黑，疼痛发凉。脉沉缓，舌苔薄白。

辨证：寒邪外袭，气血瘀滞所致。

治法：温经散寒，活血化瘀。

处方：桂枝15g 当归10g 赤芍10g 细辛4g 益母草20g 丹参10g 木通10g 生甘草6g

外贴阴证膏。

共服药12剂，病即痊愈。

例二 温经散寒、活血通脉案。

刘某，女，24岁。

初诊：1974年3月18日。

主诉及病史：自述经常在寒冷环境中工作，1972年冬两手感觉发凉麻木，继而皮色变紫，遇冷加重，得暖则麻木感减轻，曾在某医院诊断为雷诺病。服西药无效。

诊查：两手指皮色红紫，触之发凉。脉沉细，舌苔薄白。

辨证：寒邪外袭，脉络痹阻，气血流通不畅所致。

治法：温经散寒，活血通脉。

处方：当归10g 桂枝15g 白芍10g 细辛4g 木通6g 生甘草6g 附子10g 丹参15g 红花10g

共服上方药二十多剂，病渐瘥，以后未犯。外以辣椒水洗双手，日1次。

［按语］温经散寒、养血通脉法，是以当归四逆汤加减而成。方出张仲景《伤寒论》，由当归、桂枝、芍药、细辛、甘草、通草（今之木通）、大枣组成，有温经散寒、养血通脉之功，用于治疗"手足厥寒、脉微欲绝"之证。笔者基于辨证，灵活加减，治疗手足发绀症、雷诺病、肩关节周围炎、冻疮、荨麻疹等疾病，效果良好。

十八、清热燥湿、凉血升提法治愈内痔嵌顿一例

李某，男，55岁。

初诊：1980年11月3日。

主诉及病史：患痔疮已二十年左右。1954年在某医院做过内痔环切术，六年后又复发。1975年开始大便后内痔脱出，能自行回复，从去年起不能自行还纳，以手托才能回复。这次内痔脱出、便后滴血已三天，肿痛较剧，坐立、行走不便，大便干燥。

诊查：截石位3、7、11点内痔脱出，色紫暗，渗血，肛周水肿。脉弦数，舌苔薄黄。

辨证：湿热下注，气血瘀滞，血热妄行。

治则：清热燥湿，凉血升提，活血化瘀。

处方：槐花炭10g 地榆炭10g 生地黄16g 马尾连10g 枳壳10g 赤芍10g 柴胡6g 升麻6g 4剂

蛤蟆草洗剂（蛤蟆草30g、马齿苋30g、朴硝30g、生大黄15g）煎后熏洗局部，1日2次。

复诊：11月8日。疗后肿痛显减，渗血及便后滴血亦减，大便仍干。脉舌同前。检查：右侧肿消，内痔回复，左侧肿消其半，内痔未回复。治以原方加生大黄6g（后下），外洗药同上。5剂。药后左侧肿痛消失，内痔回复。

［按语］内痔脱出，未能及时回复，色紫暗，肛周水肿疼痛等称为内痔嵌顿。其病因病机为湿热下注、经络阻塞、气血瘀滞。药以马尾连清热燥湿，赤芍活血化瘀；槐花炭、地榆炭、生地黄凉血止血；枳壳理气，气行则血行；柴胡、升麻升提，促使内痔回复。复诊加生大黄通里攻下，又

能解毒化瘀。

熏洗疗法，是治疗痔疮肿痛不可缺少的一种方法。《黄帝内经》中就记载了“邪在表者，渍形以为汗”的外洗法(即用热汤或药物煎洗浸泡)。《外科正宗》痔疮主治方中，有两个方剂用于治疗痔疮肿痛，并提出“先熏后洗”的使用方法，以及用后“诸痔肿痛可消”的疗效记载。笔者根据前人的经验和实践体会，结合痔肿痛的病因病机，制订了蛤蟆草洗剂，通过临床使用，取得了较满意的效果。蛤蟆草味苦性平，《中药大辞典》说它有“祛风湿、解毒”之功。《外科正宗》洗痔枳壳汤(蛤蟆草、枳壳)记载：“治痔疮肿痛，肛门下坠，毋论新久，洗之肿自消”。验之确效。马齿苋性味酸寒。《滇南本草》说它能“疗疮红肿疼痛”。《本草纲目》谓能“散血消肿”。总之它有清热解毒、活血消肿之功。大黄清热解毒、活血通下。朴硝味苦咸性寒。《本草纲目》记载：“朴硝澄下，硝之粗者也，其质重浊……故朴硝止可施于付涂之药”。《医宗金鉴》用朴硝、葱头汤洗涤痔疮，有清热、软坚、消肿之效。据此，蛤蟆草洗方具有清热解毒、活血化瘀、祛湿消肿止痛之功。

蛤蟆草洗剂之所以有疗效，其途径有二：一是借热力之作用，使经络疏通，气血流畅。正如《医宗金鉴》中说：“洗有荡涤之功，涤洗则气血自然流畅。”二是药物的直接作用。二者相辅相成，缺一不可。

十九、养阴补气、化痰散结法治愈肉瘿一例

苏某，女，36岁。

初诊：1990年9月10日。

主诉及病史：甲状腺腺瘤术后3年，现又复发已两个月左右。

诊查：结喉左侧肿物，2cm×2cm×1.5cm，随吞咽活动而上下移动，伴有心悸、出汗、头晕。饮食正常。脉缓，舌苔薄黄。

辨证：气阴两虚，痰湿结于结喉所致。

治则：养阴补气，化痰散结法。

处方：北沙参10g　麦冬10g　生地黄10g　白芍6g　生黄芪12g　炙甘草10g　夏枯草15g　陈皮10g　白术10g　泽泻10g　7剂

二诊：8月20日。药后心悸、头晕、出汗减轻，肿物未见缩小，伴有腹胀。原方加厚朴10g，7剂。

三诊：8月27日。颈部结喉左侧肿物缩小1/3左右，心悸、汗出、头晕继续减轻，腹胀痊愈。原方去厚朴，加海藻10g，服药14剂后肿物消失，心悸、汗出、头晕均愈。又以原方药3剂，以图根治。

处方：沙参10g　麦冬10g　白芍10g　夏枯草15g　陈皮10g　海藻10g　7剂

[按语] 瘿病肿块较局限而柔韧者，称为肉瘿，相当于现代医学的甲状腺腺瘤及甲状腺腺瘤并发甲状腺功能亢进。本例由于气阴两虚，痰湿内蕴，留注于结喉，气血壅滞，聚而成形，发生肉瘿。表阳虚，卫气不固则出汗，药以黄芪益气固表；汗为心液，汗出过多则心阴受损而心悸，以炙甘草益气养心；沙参、麦冬、白芍、生地黄养心阴；陈皮、夏枯草、海藻化痰散结以消肿物。海藻反甘草，但临床使用不但未见发生副作用，相反地能增强消痰散结之功。《医宗金鉴》海藻玉壶汤中也与甘草同用。治疗本证，标本兼顾，辨证用药无误，故较快地治愈，免除了手术之苦。

二十、辨证治疗血栓性静脉炎二例

例一　清热利湿、活血化瘀案。

徐某，男，47 岁。

初诊：1983 年 11 月 11 日。

主诉及病史：近十天来左下肢肿胀，内侧疼痛，活动受限，伴有发热、口渴喜饮、尿黄。

诊查：左下肢浮肿，肤色微红紫，股动脉处压痛(＋)，近侧浅表静脉曲张；与健侧比较，膝上粗 8cm，膝下粗 5cm；双侧腹股沟淋巴结肿大；白细胞计数 14.2×10^9/L；体温 37.8℃。脉数，舌苔黄白而腻。西医诊断为髂股静脉血栓形成。

辨证：湿热下注，络脉瘀滞。

治法：清热利湿，活血化瘀。

处方：蒲公英 15g　紫地丁 15g　萆薢 15g　当归 10g　川芎 10g　牛膝 10g　生苡仁 30g　土茯苓 20g　丹皮 12g　红花 9g

每日 1 剂，并配合抗生素。3 天后热退，半个月后痛减，惟左下肢肿胀未消。脉已和缓，舌苔薄白。此乃热退而湿瘀未尽，停用西药，改用健脾利湿、活血化瘀法。

处方：白术 10g　茯苓 15g　防己 10g　炙黄芪 30g　香附 10g　甘遂 3g　赤小豆 30g　丹参 15g　赤芍 10g

服药 7 剂，肿胀明显消退，可下地行走；服药 14 剂，肿胀基本消失而出院，继以上方配丸药一料，以巩固疗效。

[按语] 下肢浮肿、舌苔黄白而腻，属湿热之象，药以萆薢、生苡仁、土茯苓、蒲公英、地丁清热利湿解毒；疼痛为瘀阻络脉，不通则痛，故以当归、川芎、丹皮、红花活血化瘀以通络脉。热退痛减，腿肿未消，脉缓，苔白，为湿瘀未尽，以白术、茯苓、防己、赤小豆健脾利湿；黄芪、赤芍、丹参益气活血；香附行气，气行则血行；甘遂不但可逐水利尿，而且有活血化瘀之功，配伍以赤小豆可减少其对胃肠之刺激，对急慢性深静脉炎之肿胀，可加强消肿的功用，为笔者常用之药。

例二　王某，男，41 岁。

初诊：1979 年 10 月 5 日。

主诉及病史：左小腿内侧微肿疼痛，行走痛加重，时两个月左右。经治无显效。

诊查：左小腿内侧有 10cm×0.3cm 长的条索状物，肤色微红，压痛微肿。脉数，舌苔黄腻。中医诊断为恶脉。西医诊断为浅静脉炎。

辨证：湿热下注、脉络瘀阻。

治法：化瘀通经，兼清湿热。

处方：黄柏 10g　地龙 10g　银花藤 20g　络石藤 20g　丹参 15g　赤芍 15g　川芎 10g　土鳖虫 10g　牛膝 10g　6 剂

复诊：10 月 21 日。药后肿痛减，脉舌同前。原方去土鳖，加红花 10g，再服药 6 剂，索状物及肿痛基本消失，续予药 3 剂，以资巩固。

[按语] 本例辨证为湿热下注、脉络瘀阻，故以黄柏、地龙清利湿热；银花藤、络石藤清解通络；丹参、赤芍、川芎、土鳖虫活血化瘀；牛膝引药下行。因土鳖虫走窜之力较强，且久服之有恶心之感，故症状减轻后，以红花易之。

血栓性静脉炎有深浅之分，发生于浅静脉的名浅静脉炎，发生于深静脉的名深静脉炎。前者属于中医学之“恶脉”，后者属于“腿肿”范畴。临床实践体会，从证测因，其主要病因为湿热络瘀互阻、筋脉瘀滞不畅。二者治疗同中有异，急性期常用清热解毒、活血利湿法；慢性期为湿瘀未尽，治以活血化瘀、健脾利湿。深静脉炎的慢性期腿肿，消失缓慢，疗程较长。另外，急性期者当辨湿热的轻重，若湿热较轻，可选用苡仁、防己、赤小豆、地龙；若湿热较重者可选用茵陈、黄柏、苦参、虎杖等。若热瘀明显者，可选用赤芍、丹皮、络石藤等味；若无热象者，当归、桃仁、川芎、红花等药为佳；热重者可加紫花地丁、蒲公英、连翘等以清热解毒。总之，只有辨证准确，用药恰当，才能取得满意的疗效。

（施雪兰整理）

［编者评注］施老治疗外科病重视全身整体治疗。如治乳痈、乳岩从肝脾论治；治疗蛇串疮、丹毒、对口疽等，一方面清热解毒，一方面注重扶正托毒，特别是对高热伤阴者，多从滋阴凉血扶助正气。此外，治疗闭塞性血管病则以温经通络、益气活血取得良好效果。运用露蜂房、蜈蚣及阴证膏也有其独到之处。

张志礼医案

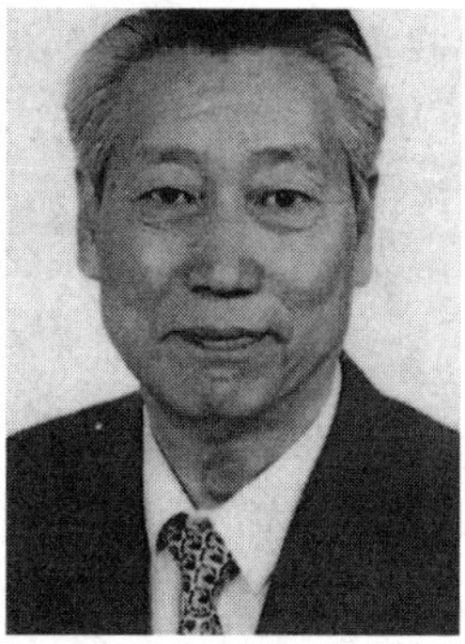

【生平传略】

张志礼，1930 年生，山西原平人，主任医师、研究员。1955 年毕业于西安医科大学医学系，1961 年毕业于北京市西医学习中医研究班，曾长期跟随著名中医、皮外科专家赵炳南教授临床应诊，做其助手二十余年，学术思想上深得赵氏真传。临床擅长中医和中西医结合治疗皮肤疾病，尤其对红斑狼疮、白塞病（狐惑病）、天疱疮、皮肌炎等疑难皮肤病的中西医结合治疗及银屑病（牛皮癣）、湿疹等常见皮肤病的中医治疗有独到之处。理论上有较深造诣，实践上有丰富经验，曾多次获市、局科技成果奖，在继承发扬赵炳南医疗经验方面做出了一定贡献，整理出版了《赵炳南经验集》获全国科学大会奖。先后主编出版的著作还有《简明中医皮肤病学》、《中医性病学》、《实用皮肤科学》、《中西医结合老年皮肤病防治》；参加主编《中医症状鉴别诊断学》皮科部分。数十年来在国内外杂志发表论文近七十篇。首创中医皮肤科，1981 年晋升中西医结合主任医师、研究员，1989 年被北京市卫生局、中医管理局评为临床教学先进工作者，1990 年被北京市人民政府、北京市委授予“有突出贡献的科技专家”称号，为我国著名的具有中医特色的中西医结合皮肤科专家。

曾任北京中医医院皮肤性病科主任，北京市赵炳南皮肤病医疗研究中心主任，北京市中医研究所研究员、研究生导师，中国中西医结合学会皮肤病性病专业委员会总会主任委员，中华医学会皮肤科学会总会副主任委员，中国皮肤性病杂志编委会副主任委员，《中华皮肤科》、《北京中医》、《临床皮肤科》、《皮肤与性病》、《中国医学文摘皮肤病性病分册》、《现代医学进展》等杂志的编委及《中级医刊》编委会常委，还曾担任《中华医学》、《中医》、《中国农村医学》杂志特约审稿人，乡村医生刊授学院顾问。

一、理气、活血、软坚法治愈颜面播散性粟粒性狼疮(流皮漏)一例

赵某，男，34岁。

初诊：1989年12月3日。

主诉及病史：患者两年前始面部眼周出现暗红色小结节，逐渐增多，当地医院诊为“颜面播散性粟粒性狼疮”。曾外用肤轻松等药物及内服雷米封、利福平等一年余无效，且皮疹渐增多，无明显自觉症状。

诊查：双眼睑、眉弓、两眉间及颊部多数散发密集的紫红色粟粒大丘疹，表面光滑，玻片压之不退色且呈苹果酱色，部分丘疹顶端有少量痂皮，皮损中杂有萎缩性小瘢痕。

辨证：气滞血瘀、痰湿瘀阻。

治法：活血化瘀、软坚散结。

处方：当归10g　丹参15g　鸡血藤30g　玫瑰花10g　鸡冠花10g　赤芍10g　连翘10g　夏枯草15g　僵蚕10g　鬼箭羽30g　红花10g　莪术10g

二诊：上方药服14剂，皮疹变软、变淡，部分开始消退。前方加生黄芪10g、党参10g，连服药6周皮疹全消。

［按语］粟粒性狼疮，中医无类似记载，有称为“流皮漏”。本病多因身体虚弱、气血不足、外感毒邪、湿痰凝滞血脉而成。

方中当归、丹参、鸡血藤养血活血；莪术、红花行气活血、通络祛瘀；僵蚕、连翘、夏枯草解毒通络、软坚散结；玫瑰花、鸡冠花活血消斑；更用黄芪、党参益气健脾、扶正祛邪而收全功。

二、凉血解毒法治愈脓疱型银屑病(牛皮癣)一例

李某，男，50岁。

初诊：1989年3月23日。

主诉及病史：患者12年前始出现甲下脓疱，继之四肢间断出现粟粒状脓疱伴脱屑，在当地诊为“脓疱型银屑病”。先后给予地塞米松、氨苯砜、甲砜霉素等治疗，减药时出现高热，脓疱泛发全身，伴昏睡、谵妄、心烦口渴、呕恶消瘦，便干溲黄，全身衰竭，卧床不起，抬来门诊。

诊查：全身皮肤弥漫潮红，有渗出物，轻度肿胀，躯干四肢密布粟粒状脓疱，部分融合成“脓湖”，表面有白色的或淡黄色的皮屑，指(趾)甲大部脱落，毛发稀疏呈束状，体温40℃，白细胞计数20×10^9/L，分类：中性粒细胞0.85。尿糖(＋＋＋)。舌质红绛无苔，有沟状纹，脉弦数。西医诊断为泛发性脓疱型银屑病，红皮症，继发类固醇性糖尿病。

辨证：湿热内蕴、毒热炽盛、气血失和。

治法：清热解毒、利水消肿、凉血护阴。

处方：羚羊角粉0.6g(冲服)　大青叶30g　紫草根15g　土茯苓30g　茜草根15g　败酱草30g　车前子15g　桑白皮15g　薏苡米30g　苦参15g　沙参15g　石斛15g

二诊：服上方药7剂，体温降至37.5℃左右，脓疱减少。续服上方药14剂，精神好转，心烦口渴缓解，尿糖(＋)，四肢红斑肿胀明显减轻。前方去车前子、苦参、土茯苓，加元参15g、地骨皮15g、西洋参5g(另煎饮)。

三诊：服上方药14剂，体温基本正常，精神体力好转，可下床活动，皮疹大部消退，红皮变暗，仅下肢仍间断起脓疱积聚成小片。舌仍呈沟纹状，脉细滑无力，两尺尤甚。激素开始减量，中药拟养阴解毒方为主。

南北沙参30g　石斛10g　元参15g　生地黄15g　生黄芪10g　紫草根15g　茜草根15g　板蓝根30g　大青叶30g　银花15g　蒲公英30g　薏苡米30g　草河车15g　白花蛇舌草30g

续服上方药一个月后，皮疹全消，随访一年未复发。

［按语］脓疱型银屑病(牛皮癣)红皮症是皮科重证，治疗不当可危及患者生命。本例皮疹密集泛发，融合成片，皮肤潮红焮热、脓疱聚集，并伴有发热、谵妄、心烦急、口渴等全身症状。中医认为是湿热蕴久、兼感毒邪、郁火流窜、入于营血、蒸灼肌肤而致毒热炽盛、气血两燔。治宜清热凉血、解毒除湿，重用银花、连翘、蒲公英、败酱草、板蓝根等解毒重剂。患者初诊时虽有一派毒热标象，但又有口干舌燥、心烦谵妄、舌红无苔沟裂等阴血耗伤、毒热伤阴征象，故第一方虽以清热解毒治标为主，同时给予沙参、石斛等品注意凉血护阴。后期毒热虽有缓解，但正气大伤，故加西洋参益气养阴以达扶正固本之效。三诊后虽皮疹已消，但舌象未好转，脉细滑无力，两尺尤甚，乃为久病气阴两伤、余毒未尽，故再以养阴益气、凉血解毒、清利湿热之剂巩固疗效。得以治愈。

方中板蓝根、大青叶、银花、连翘、蒲公英、败酱草清热解毒；生地黄、茅根清热凉血；紫草、茜草凉血活血；羚羊角粉清热解毒、凉血镇惊；薏苡米、苦参、车前子、桑白皮清热除湿、利水消肿；沙参、石斛、元参养阴益气、滋阴降火；西洋参、黄芪补中益气。

三、健脾除湿、益气解毒法治愈红斑性天疱疮一例

李某，女，40岁。

初诊：1982年4月18日。

主诉及病史：3年前开始，前胸出几处红斑，继之水疱、结痂，经久不退。以后陆续在面颊及背部出现类似皮疹，痂脱后底面又生新疱，此伏彼起，迁延不愈。经病理检查确诊为“红斑性天疱疮”。现每日服强的松30mg，新疹不断出现。

诊查：面颊、胸背、腋下、上臂均可见大片糜烂面，周围有红晕，部分覆以油腻性痂皮，偶见易破的松弛性水疱，尼氏征阳性，口腔无疱疹。舌质淡，苔白腻，脉沉细缓。

辨证：脾虚湿盛，兼感毒邪。

治法：健脾益气，除湿解毒。

处方：生黄芪10g　生白术10g　生枳壳10g　生薏苡米30g　川萆薢10g　冬瓜皮15g　茯苓皮15g　车前子15g　泽泻15g　党参15g　白鲜皮30g　苦参15g　板蓝根30g　草河车15g　土茯苓30g　白花蛇舌草30g

二诊：前方药服30剂，病情减轻，未出新疹，痂皮大部脱落，逐渐减少强的松用量，脉沉缓，舌淡苔薄白中心有腻苔。再投以健脾除湿理血之剂，佐以益阴之品。前方去党参、苦参、白鲜皮、土茯苓、板蓝根，加丹参15g、丹皮15g、沙参15g、元参15g、生地黄15g。又服药30剂，皮损全消；续服药三个月，强的松减至每日15mg，病情稳定。

［按语］五脏皆可有虚，其中脾虚和皮肤病关系最为密切。脾气虚则运化失职，水谷精微不能敷布，不能滋养元气，诸病因而内生。脾气虚，运化失职，水湿就会停滞，因此本病又与“湿”有关。外受湿邪，水湿壅盛，反过来又能困脾，脾为湿困久则脾虚。天疱疮水疱缠绵不断

时有渗出物，大片糜烂，迁延不愈。舌淡苔白腻，脉沉细缓，实乃脾虚湿盛，兼感毒邪，湿毒蕴结皮肤所致。故治宜健脾除湿解毒止痒为主方；又因病程缠绵日久，气血耗损，又需益气养血为辅。

方中黄芪、白术、薏苡米、茯苓皮等健脾利湿；生枳壳宽胸理气化湿滞；车前子、冬瓜皮利水消肿；萆薢、泽泻清利湿热；白鲜皮、苦参祛湿疏风止痒；生地黄、丹皮、丹参、元参养阴凉血活血；黄芪、党参、沙参益气养阴，以助正气。

四、滋阴补肾法治愈黄褐斑二例

例一　滋补肝肾、理气活血、中和气血案。

李某，女，40 岁。

初诊：1989 年 5 月 20 日。

主诉及病史：近三年颜面部渐起色素斑，伴五心烦热、夜寐欠安、失眠多梦、月经错后且量少有血块，色暗红。

诊查：两颊部可见境界清楚之淡褐色斑，额、颞部散布小片色素斑呈花纹状，无自觉症状。舌质暗苔白，脉弦缓。

辨证：肝肾阴虚，气滞血瘀，气血失和。

治法：滋补肝肾，理气活血，中和气血。

处方：熟地黄 10g　山茱萸肉 10g　女贞子 30g　旱莲草 15g　当归 10g　白芍 10g　丹皮 15g　白术 10g　茯苓 10g　柴胡 10g　枳壳 10g　丹参 15g　益母草 10g　香附 10g

二诊：服上方药 30 剂，五心烦热、夜寐不宁大有改善，自述口苦咽干，日晒后面部色素加深。前方去茯苓，加青蒿 15g、地骨皮 15g，一个月后黄褐斑色素明显变淡，月经逐渐正常，续服药一个月后黄褐斑基本消退。

例二　滋阴补肾、疏肝理气案。

沈某，女，28 岁。

初诊：1990 年 8 月 14 日。

主诉及病史：患者两个月前面部起色素斑伴急躁心烦、夜寐多梦、月经错后和经血量少，色黑。

诊查：双颊、颧部有境界清楚之淡褐色斑疹，大小约 8cm×6cm，呈蝶翼状对称分布，皮损中夹有少量正常皮色而呈花斑状。舌质淡，苔薄白，脉细微滑。

辨证：肾阴不足，肝郁气滞。

治法：滋阴补肾，疏肝理气。

处方：熟地黄 10g　山茱萸肉 10g　白术 10g　茯苓 10g　丹皮 10g　柴胡 10g　枳壳 10g　香附 10g　女贞子 30g　旱莲草 15g　丹参 15g　鸡血藤 15g　首乌藤 30g　益母草 10g

二诊：服药一个月后复诊，急躁心烦、夜寐多梦明显减轻。再服药一个月后三诊，黄褐斑色素已显著变淡，情绪甚好，月经正常。原方去柴胡、益母草。续服药一个月后黄褐斑基本消退。

［按语］水在人体内升清降浊靠肾阳温煦、蒸化和推动，故曰肾主水、肾主黑。若肾水上泛或水衰火盛，皆可导致肌肤或颜面黧黑。黄褐斑多因肾阴不足、水衰火旺、肾阴不能上承所致，亦可因肝郁气滞、郁久化热、灼伤阴血所致，故从肝肾入手治疗常可奏效。

方中熟地黄、山萸肉、女贞子、旱莲草滋阴补肾；茯苓淡渗利湿以祛肾浊；当归、白芍、丹皮养血凉血敛阴；柴胡、枳壳、陈皮、香附疏肝理气；丹参、益母草活血调经。

五、滋补肝肾法治愈普秃二例

例一　滋补肝肾、养血生发案。

舒某，女，43 岁。

初诊：1991 年 9 月 5 日。

主诉及病史：患者于五个月前曾于染发后感头皮痒，继之呈片状脱落，曾服中西药并外用“生发精”治疗效果不明显，逐渐出现眉毛、体毛脱落。自觉口干、纳差、夜寐欠安、多梦易醒，月经错后。

诊查：头发脱落 3/4，眉毛稀疏，脱发处头皮光亮，其间散在少许毳毛，残存之毛发稍触动即可脱落。舌质淡，苔薄白，脉沉细。

辨证：肝肾不足，血虚脱发。

治法：滋补肝肾，养血生发。

处方：当归 10g　白芍 10g　川芎 10g　首乌藤 30g　熟地黄 10g　女贞子 30g　菟丝子 15g　黑桑椹 15g　黑芝麻 15g　天麻 10g　白术 10g　茯苓 10g　石菖蒲 30g　钩藤 10g　丹参 15g　鸡血藤 30g

二诊：上方药连服一个月后睡眠好转，毛发已不脱落，两颞部有少量淡色毳毛新生，自觉食后胸腹满闷，眉毛再生不明显。原方去鸡血藤、钩藤，加陈皮 10g、枳壳 10g、白芷 10g。续服药两个月，饮食增加，睡眠好，全头毛发均已长出并见黑发，惟两鬓毛发仍发白、稍软，眉毛已基本长齐。

例二　滋补肝肾、养血生发案。

刘某，女，28 岁。

初诊：1988 年 8 月 14 日。

主诉及病史：患者于三个月前突然发现头发呈片状脱落，偶痒，自用鲜姜外擦效果不显，后又外擦“生发水”多种并服中西药物，效果均不明显。现眉毛、睫毛也有脱落，不思饮食，失眠多梦，月经错后。

诊查：头顶、颞、枕部各有多块片状脱发，约占头皮的 2/3，脱发区头皮光亮，部分区域有细软毳毛，眉毛脱光。舌质淡，苔薄白，脉沉缓。

辨证：肝肾不足，血虚脱发。

治法：滋补肝肾，养血生发。

处方：熟地黄 10g　首乌藤 30g　黄芪 15g　当归 10g　川芎 10g　丹参 15g　白芍 10g　女贞子 30g　黑桑椹 30g　黑芝麻 15g　天麻 10g　珍珠母 30g　石菖蒲 30g　钩藤 10g

二诊：服上方药一个月饮食稍增，月经正常，睡眠好转，有少量毳毛新生，未见新的脱发区。服药两个月后毛发大部长出，眉毛亦有生长。服药期间随症加减：心悸时曾加合欢花、合欢皮、五味子、麦冬；纳差腹泻时加厚朴、扁豆。

［**按语**］中医认为精血同源，精血互生，精足则血旺。“发为血之余”，是说毛发的润养来源于血；“发为肾之外候”，则说明发虽由血滋养，但其生机则根源于肾气。总之，毛发生长与脱落、润泽与枯槁，均与肾的精气盛衰和血的盈亏有关。斑秃、全秃、普秃多因精血不足、肝肾虚亏、心肾不交、血虚不能荣养，复因腠理不固，风邪乘虚而入，致使风盛血燥，发失所养所致。故患者多有五心烦热、腰膝酸软、夜寐不安等症状。

本病治则为滋补肝肾、养血填精生发。方中熟地黄、首乌藤、桑椹、女贞子、菟丝子滋补肝肾、添精补髓；当归、白芍、丹参养血活血；天麻、川芎活血祛风；黄芪、白术、茯苓健脾益气，故可获生发之效。

六、健脾益肾、活血通络法治疗皮肌炎二例

例一　健脾益肾，活血通络案。

庞某，女，48岁。

初诊：1990年1月22日。

主诉及病史：八个月前眼周起红斑，全身乏力，肌痛，在外院诊为"皮肌炎"。给予日服强的松60mg治疗，三个月后虽症有减轻，但仍乏力纳差、腰膝酸软，肢体抬举困难，曾在当地服"补肝肾汤药"一个月，厌食等症状加重且口苦恶心，口舌生疮，肌肉疼痛，卧床不起。

诊查：眼睑、额际、头皮呈暗红色水肿性红斑，项背、上臂有类似皮损，四肢肌肉疼痛，肌力下降，活动受限，手足末端发凉呈青紫色。舌淡苔微黄腻，脉沉细。

辨证：脾肾不足，经络阻隔。

治法：健脾益肾，活血通络。

处方：黄芪10g　党参10g　白术10g　茯苓10g　女贞子15g　菟丝子15g　丹参15g　鸡血藤15g　陈皮10g　枳壳10g　桂枝10g　木香6g　草河车15g　白花蛇舌草30g

二诊：服上方药14剂，精神食纳好转，恶心口干缓解，苔薄白。前方加当归10g、秦艽30g，续服并减激素量。一个月后三诊，病情显著减轻，肌痛明显缓解，手能举过肩，激素减至每日15mg维持。继以健脾益肾养血活血法调理。

例二　健脾益肾、双补气血、解毒通络案。

孟某，女，51岁。

初诊：1984年4月4日。

主诉及病史：一年前面部出红斑，稍痒，渐波及胸背，伴肌肉疼痛、活动受限，曾诊为"皮肌炎"。给强的松每日30mg治疗效果不明显。

诊查：颜面潮红，双眼睑肿胀，胸部"V"形区及肩背部散在红斑呈异色征。舌暗苔薄白，脉沉细微数。

辨证：脾肾不足，气血两虚，经络瘀滞。

治法：健脾益肾，双补气血，解毒通络。

处方：黄芪10g　党参10g　黄精10g　熟地黄10g　当归10g　丹参15g　鸡血藤15g　桂枝10g　秦艽15g　木香10g　草河车15g　白花蛇舌草15g

二诊：服上方药14剂，症状减轻，精神、肌力好转。续服药一个月，肌痛明显减轻，面部红斑明显消退，可自理家务。续服药两个月，强的松减至每日15mg维持，继以人参归脾丸、活血消炎丸调理。

［按语］皮肌炎中医称为"肌痹"，多因七情内伤、外受风寒湿三气杂至使气隔血聚、瘀阻经络、郁久化热；或因肾阳虚衰、阴寒偏盛、风寒湿邪侵犯肌肤而致病。《素问·长刺节论》篇曾有"病在肌肤，肌肤尽痛，名曰肌痹，伤于寒湿"之说。本病为自身免疫性疾病，体内阴阳气血失衡、气滞血瘀、毒邪犯脏是根本病因。脾为后天之本，主肌肉；肾为先天之本。例二素体虚衰，脾胃虚寒，某医家虽给予补肝肾之药，但忽略了其病在脾的重要因素，故而取效不显著。笔者

着重健脾益肾，再加活血通络之品，同时佐以桂枝、秦艽温散寒湿，故收到较好效果。

方中黄芪、党参、白术、茯苓健脾益气；熟地黄、当归、女贞子、菟丝子养血益肾；鸡血藤、丹参养血活血通络；更用桂枝、秦艽、木香温散寒湿；陈皮、枳壳疏通气机；此外，此类疾病多与外受毒邪有关，故以草河车、白花蛇舌草解毒，从而收到良好疗效。

七、清热凉血法治愈银屑病（牛皮癣）红皮症一例

马某，男，23岁。

初诊：1988年4月25日。

主诉及病史：一年前始头顶、四肢出现散在红斑，表面有白屑，在当地诊为“银屑病”。外用“自制药膏”后全身皮损广泛潮红肿胀，自觉奇痒，伴大量脱屑。又给强的松每日60mg内服，症状减轻，但减量即复发；又加用硫唑嘌呤、氨甲蝶呤等治疗，停药仍复发。来院时日服强的松45mg，发热、烦躁、大便秘结、小溲短赤、夜寐不宁、小腿浮肿。

诊查：全身皮肤弥漫性潮红，轻度肿胀，表面有白色的或污黄色的皮屑，躯干部可见散在块状银白色多层性鳞屑疹。双手、足、小腿高度肿胀，不能穿鞋。双胫前有手掌大糜烂面，有浆液性渗出物，中心有污黄色痂皮。体温39℃。舌质绛红无苔，脉弦数。

辨证：湿毒内蕴，血热炽盛，气血两燔。

治法：清热凉血、解毒除湿。

处方：紫草15g　茅根30g　生地黄30g　丹皮15g　蒲公英30g　双花30g　板蓝根30g　生栀子10g　生石膏30g　车前草15g　冬瓜皮15g　桑白皮15g　生玳瑁6g(冲)　羚羊角粉0.6g(冲)

二诊：服上方药7剂，后体温降至38℃，皮疹稍淡但痒重、脱屑多，自觉精神抑郁，心悸失眠，下肢浮肿见轻。再给清热凉血、解毒利水之剂，佐以护阴之品；强的松开始减量。继用前方加减：

生玳瑁6g　羚羊角粉0.6g(冲)　生石膏30g　川黄连面6g(冲)　双花30g　蒲公英30g　紫草15g　板蓝根30g　茅根30g　丹皮15g　生地30g　花粉15g　地骨皮15g　冬瓜皮15g　桑白皮15g

三诊：服上方药14剂，体温正常，皮疹变淡，脱屑减少，下肢浮肿消退，精神睡眠好转，已能下地活动。舌红少量薄白苔。前方去生玳瑁、川黄连面、双花、蒲公英、生石膏；加当归10g、白芍10g、首乌藤30g、茯苓10g，强的松减至15mg。

四诊：服上方药一个月，全身皮肤大部转为正常，脱屑已不明显，可见少数点状红色皮疹，搔之可见银白色鳞屑，稍痒。舌红苔薄白，脉弦滑。中药给凉血活血、解毒除湿、养血润肤之品。

处方：紫草15g　茜草15g　茅根30g　生地黄30g　丹皮15g　当归10g　丹参15g　鸡血藤30g　大青叶30g　板蓝根30g　草河车15g　白花蛇舌草30g

激素停服。两周后皮疹基本消退，共住院62天临床痊愈出院。随访六个月未复发。

[按语] 银屑病红皮症，除因本病严重、皮损发展融合而成者外，相当一部分是由于一些内在的或外在的因素所致，如过强的外用药刺激、精神因素、药物过敏、饮酒、热水烫洗、紫外线照射或感染等。患者可出现弥漫性潮红，大量脱屑，并伴发热等全身中毒症状。中医认为是心火炽盛兼感毒邪，郁火流窜，入于营血，蒸灼肌肤而发。治宜清营解毒、凉血护阴。复因久病伤

阴、气血两亏，故热毒标象消除后应及时投以养血益阴润肤之剂，以使疾病很快痊愈。

用药法则，在红皮症早期，全身潮红焮肿，形寒身热，肌肤燥竭，湿从热化，湿热郁火流窜血分，以致血热血燥、皮红而脱屑时，用紫草、茅根、生地黄、丹皮清热凉血；栀子、川黄连、生石膏清三焦实火；同时用双花、蒲公英、板蓝根清热解毒；再加桑白皮、冬瓜皮、车前草利水清热；因热势较重，故用羚羊角粉、玳瑁加强清热之功。后期热势渐退，阴液亏耗，气血两伤，投以当归、白芍、首乌藤、生地黄、丹参、鸡血藤滋阴凉血、养血润肤、活血润燥，以收全功。

八、清脾消导法治愈婴儿湿疹一例

邵某，男，11个月。

初诊：1989年3月27日。

主诉及病史：患儿自幼头顶出红疹，瘙痒，渐扩展到面、颈、胸、腹，糜烂流水，遇热痒甚，烦躁不安。母乳加牛乳喂养，纳可，大便干结，小溲短赤。曾多方诊治，时轻时重，缠绵不愈。

诊查：营养中等，面色潮红，颜面、头皮、颈胸多处粟粒状红色丘疹、丘疱疹，部分融合成片，呈鲜红色糜烂面，渗液较多，部分结有黄色痂皮。舌质红呈地图舌，花剥苔，脉微数。

辨证：脾胃积滞，湿热蕴蒸。

治法：清脾消导，清热除湿。

处方：焦栀子 3g　焦槟榔 3g　焦三仙 10g　生白术 3g　生枳壳 3g　生薏苡米 10g　炒莱菔子 3g　黄芩 3g　马齿苋 15g　白鲜皮 10g

外治：马齿苋、黄柏煎水湿敷；祛湿散、甘草油调糊外搽。

服药3剂后，颜面、头皮渗出停止，皮损干燥，改用黄连膏外搽。再服药3剂，皮损开始消退，痒减轻，大便通畅。又服药3剂，基本痊愈。

［**按语**］见医案之“九”的“按语”。

九、健脾消导法治愈异位性皮炎一例

赵某，女，15岁。

初诊：1991年10月11日。

主诉及病史：患者自幼全身反复起红斑丘疹，痒甚，抓后流黄水，久治不愈。平素体弱，食欲不振，腹胀。

诊查：躯干四肢密布粟粒状淡红色丘疹，肘窝、腘窝处融合成片，眉弓等处皮肤粗糙脱屑，躯干四肢遍布抓痕血痂，部分糜烂，渗出黏液、脓血，有黄痂覆盖。舌体胖嫩，舌质淡，舌边有齿痕，苔白，脉缓。

辨证：脾虚湿滞，肌肤失养。

治法：健脾除湿消导，养血润肤止痒。

处方：炒白术 10g　炒枳壳 10g　炒薏苡米 30g　炒莱菔子 10g　厚朴 10g　白鲜皮 30g　首乌藤 15g　当归 10g　苦参 10g　生地黄 10g　二芍各 10g

外用黄连膏。

二诊：上方药连服14剂，痒感已止，大部分皮疹消退。续服药一个月后，皮肤抓痕糜烂消失，粗糙脱屑减轻，基本痊愈。

[按语]（八、九两案例）婴儿湿疹中医称为“胎癥、奶癣、胎风、胎赤”等，多因胎中遗热遗毒或饮食失调、胃热积滞、脾失健运、湿热蕴蒸、兼感外邪所致。儿童期湿疹多因禀赋不足、脾失健运、湿从内生或蕴久化热，内外之邪郁于肌肤腠理而发病；由于反复发作，缠绵不愈，使脾虚血燥，肌肤失养。异位性皮炎又称遗传过敏性湿疹，是具有遗传倾向的一种过敏性皮肤病，婴儿期与一般婴儿湿疹相似，儿童期多由婴儿湿疹迁延而成，与中医文献记载的“四弯风”相似。

脾胃功能对小儿生长发育十分重要。湿疹患儿多有消化不良。脾胃功能失调是本病的“本”，而湿热之邪则为本病的“标”。根据“脾欲缓，急食甘以缓之；脾苦湿，急食苦以燥之”的理论，采用健脾消导的治则治其本，而以清热除湿之药治其标，这样组方不仅可健脾理气、和胃化滞，而且可清热除湿止痒，标本兼治，消补兼施，故疗效十分满意。儿童湿疹多因久病缠绵而脾虚湿盛、肌肤失养，故在健脾消导基础上辅以养血润肤之品可获效。此外，婴幼儿为纯阳之体，用药切忌过用大热大补之品，以免热其热；久病缠绵、脾胃虚弱之患儿又要切忌大苦大寒之品，以免耗伤胃阴，致使虚其虚。故临床应诊时应谨守病机，各司其属。

方中黄芩、栀子清热除湿，泻三焦实火；马齿苋、苦参、白鲜皮清热除湿；枳壳、白术、厚朴、薏苡米健脾除湿理气；焦三仙、焦槟榔、炒莱菔子健脾消导、和中导滞。对于异位性皮炎，因久病耗伤阴血，故需用当归、首乌藤、生地黄、赤白芍等养血润肤、滋阴凉血之品。

十、活血、解毒、软坚法治愈疣证二例

例一　中和气血、活血解毒、软坚散结案。

王某，女，32岁。

初诊：1986年3月2日。

主诉及病史：近三年颜面、手背、手指散发多数“肉瘊”，诊为“扁平疣”。先后数次外用中西药物及冷冻、激光治疗，效果不显著，部分脱落后又复发。

诊查：双手背、手指、颜面有散发淡褐色的或正常皮色的帽针头大小的扁平丘疹，表面平滑，部分皮疹呈线状排列。舌质淡苔白，脉弦。

辨证：气血失和，腠理不密，外感毒邪。

治法：中和气血，活血解毒，软坚散结。

处方：紫草15g　茜草15g　板蓝根30g　大青叶30g　败酱草30g　马齿苋30g　薏苡米30g　丹参15g　赤芍15g　莪术10g　夏枯草15g　穿山甲10g

日一剂，煎服，并用部分煎液外洗患处。

二诊：上方药连服14剂后，皮损稍红，自觉微痒。再服药14剂，皮损开始脱落，共服药40剂，皮损全部脱落，随访一年未复发。

例二　中和气血、活血解毒、软坚散结案。

张某，男，38岁。

初诊：1990年10月7日。

主诉及病史：两年前颜面起暗褐色扁平丘疹，稍痒，渐增多，在当地诊为“扁平疣”，曾多次用多种中西药物及激光治疗未愈。

诊查：颜面散布多数暗褐色扁平丘疹，表面光滑，双颊部皮损密集成片几乎见不到正常皮肤。舌质暗苔白，脉弦缓。

辨证：气血失和，腠理不密，外感毒邪。

治法：中和气血，活血解毒，软坚散结。

处方：紫草 15g　茜草 15g　板蓝根 30g　大青叶 30g　败酱草 30g　马齿苋 30g　薏苡米 30g　丹参 15g　赤芍 15g　莪术 10g　夏枯草 15g　穿山甲 10g

水煎服，日 1 剂，并用部分煎液外洗患处。

二诊：服上方药 14 剂，皮疹变淡，稍痒。前方去败酱草加三棱 10g，续服药 14 剂，皮疹开始脱落，露出正常皮肤。续服药两个月，皮疹全部消退。

［**按语**］扁平疣为常见病毒感染性皮肤病，与中医文献记载的“疣证”、“扁瘊”相似。此病与机体免疫功能和抵抗力有密切关系。中医认为本病属气血失和、腠理不密、外感毒邪、凝聚肌肤而成，故以中和气血、活血解毒、软坚散结为治则。

方中丹参、赤芍、莪术中和气血；紫草、茜草、大青叶、板蓝根活血解毒；薏苡米、马齿苋除湿解毒；夏枯草、穿山甲软坚散结。另外，现代医学研究紫草、茜草、大青叶、板蓝根、败酱草、马齿苋等药有明显的抗病毒作用，常适用于病毒性感染性皮肤病，效果甚好。

十一、活血化瘀软坚、健脾除湿治愈皮肤肉样瘤病（结节病）二例

例一　健脾除湿、活血软坚散结案。

郭某，男，49 岁。

初诊：1973 年 9 月 13 日。

主诉及病史：全身无定处起小疙瘩近十年。患者 1963 年始发现左耳后及上背部有米粒大小的结节，自觉无特殊不适感，以后皮损缓慢发展，其他部位亦出现类似皮损，曾在上海、北京等地大医院两次做组织病理检查均诊断为“肉样瘤病”，曾用过抗结核药、类固醇皮质激素等药物治疗均无明显效果，皮损一直未消退过，自觉四肢无力。

诊查：患者身体羸瘦，全身各系统检查除肺部有陈旧性结核病灶外均未见异常。躯干四肢皮肤散在高粱粒至黄豆大小的表浅性小结节，质软，皮疹中心有轻度凹陷，表面与皮肤颜色一致，轻度发亮，皮疹分布以四肢伸侧较多。饮食二便正常。舌淡苔白厚腻，脉沉缓。皮损病理检查符合肉样瘤病改变。

辨证：脾虚蕴湿不化，气滞血瘀郁结皮肤。

治法：健脾除湿，活血软坚散结。

处方：白术 10g　茯苓 10g　薏苡米 30g　土茯苓 15g　草薢 15g　丹参 15g　红花 10g　赤芍 15g　鬼箭羽 15g　夏枯草 15g　土贝母 10g　僵蚕 10g

二诊：服上方药 15 剂，病情变化不大，仍感四肢沉重无力。查脉沉细缓，舌淡苔白腻。加莪术 10g，再服药 10 剂。

三诊：皮疹稍变平，部分小皮疹有消退趋势，仍感乏力。查脉沉细缓，舌暗红。前方去草薢、僵蚕，加黄芪 10g、黄精 10g、女贞子 15g、白芍 10g、木香 10g。

四诊：前方药共服 77 剂，皮疹全部消退，又续服前方药，治疗五个月，共服中药百余剂。嘱继续服用散结灵、人参健脾丸调理。1979 年随访患者，一直未复发。

例二　活血化瘀软坚、健脾除湿案。

辛某，男，50 岁。

初诊：1987 年 9 月 12 日。

主诉及病史：3 年前冬天始颈项背部长小疙瘩，自觉微痒，数日后痒感消失，但疙瘩渐增多

并呈小片状或半环形，发展缓慢。近两个月数量增多，手背、肩背、躯干及左股部均有皮疹，无自觉症状。

诊查：全身情况良好，淋巴结不大。项背、肩背、手背及躯干、左股部均可见散发环状的或半环状瓜子大浸润性斑块，中心稍凹陷，表面光泽，触之稍硬，与皮肤颜色一致，境界清楚，皮肤损害组织病理检查符合皮肤肉样瘤改变。脉沉缓，舌淡苔白腻。

辨证：脾虚蕴湿不化，气血瘀结皮肤。

治法：活血化瘀软坚，健脾除湿。

处方：红花 10g　赤芍 15g　鬼箭羽 15g　莪术 10g　丹参 15g　夏枯草 15g　土贝母 10g　白术 10g　茯苓 10g　薏米 15g　土茯苓 30g　黄芪 10g　黄精 10g　枳壳 10g

二诊：服上方药 15 剂，皮损开始变软。续服药至 40 剂，皮损明显变薄变平。服药至 60 剂，皮损大部消退。服药至 70 剂，除腕部有小片皮损稍隆起外，其余皮损均已消退。改服散结灵、活血消炎丸、人参健脾丸调理。3 年后随访，一直未见复发。据诉腕部皮损已于两年前消退。

[按语] 皮肤肉样瘤病又称结节病，是一种皮肤组织的肉芽肿病变，西医对此病无理想疗法，治疗十分困难。此二例患者病程很长，分别经四年、十年的西医治疗未能治愈。其共同特点是皮肤结节性损害，不痛不痒，都有四肢沉重无力、脉沉缓、苔白腻的特点。据此，辨证为脾虚湿盛、气血瘀结，而投以健脾除湿、活血化瘀软坚的药物，均收到了显著的效果。因病情顽固，需服药时间较长，此二例分别服药 77 剂和 102 剂皮疹才大部消退。值得提出的是例一在服药 25 剂后加用益气药黄芪、黄精，效果更为显著；再服药 50 剂皮疹全部消退，而例二开始即加用益气药，也收到了明显疗效，说明治此种病程较长的疾病，不可忽视患者气、血之虚，也就是对于慢性病只有扶正才能祛邪。总之，中医理论和临床实践证明，本病气血瘀滞是“标”，脾虚湿盛才是“本”，治疗中心须标本兼治，才能取效。此外，此病顽固，必须坚持耐心治疗，一般需服药三个月以上才能奏效。

在整个治疗过程中以红花、赤芍、丹参、莪术、鬼箭羽、夏枯草、土贝母活血化瘀软坚治其标；以白术、茯苓、薏苡米、土茯苓健脾除湿治其本；再以黄芪、黄精、白芍、女贞子益气养血滋补肝肾而全其功。同时，在治疗中适当加用枳壳、木香之类以行气活血，才能收到良好的效果。

十二、清热祛风法治愈风热型荨麻疹一例

李某，女，25 岁。

初诊：1981 年 5 月 8 日。

主诉及病史：患者一周前外出旅游，汗出当风，次日自觉皮肤瘙痒，抓后起大片红斑，剧烈瘙痒，越抓越多，数小时后自然消退但不久又起，时起时落、反复不断已 5 天，影响睡眠及工作，自觉精神不振，食纳欠佳，大便已数日未行。

诊查：躯干四肢散发多数大小不等的不整形红色风团，部分融合成片，部分皮肤可见散发抓痕血痂。白细胞总数及粒细胞计数偏高。脉浮滑，舌质淡，红苔薄白。

辨证：内有蕴热，汗出当风，风热相搏发于皮肤。

治法：清热祛风止痒。

处方：马齿苋 30g　白鲜皮 30g　桑白皮 15g　薄荷 3g(后下)　浮萍 10g　蝉衣 6g　防

风 10g　荆芥 10g　地肤子 15g　冬瓜皮 15g　赤芍 10g　生军 6g(后下)

二诊：服上方药 3 剂，大便已通，皮损明显减少。前方去生军，加生地黄 15g，续服药 5 剂而愈。

[按语] 荨麻疹中医称瘔瘰，病因复杂，治疗困难。本例患者发病于春末夏初，内有蕴热，复感外界风热之气，风热之邪郁于腠理不得疏泄而发病。故重用马齿苋、白鲜皮清热除湿散风，表里双解；再用桑白皮、薄荷、浮萍、蝉衣清肌表之热；用防风、荆芥、地肤子去皮里膜外之风，并佐冬瓜皮清热利水消肿，生军泻阳明实热，釜底抽薪而获全功。多年来笔者用此法治疗风热所致荨麻疹，无不生效。

十三、养血疏风、益气固表、温经散寒治愈顽固性荨麻疹一例

陈某，女，34 岁。

初诊：1974 年 11 月。

主诉及病史：患者 8 年前因产后受风而生皮肤瘙痒，经常起大小不等的风团，时隐时现，剧烈瘙痒，日以继夜，多方求医，多年不愈，遇冷更重，已持续 8 年。病魔缠身，寝食俱废，严重时痒不欲生。近年来体质渐弱，时有头昏眼花、畏寒恶风、动则汗出。

诊查：患者形寒怕冷，体质瘦弱，皮肤干燥，四肢及腹部有数片皮疹及榆钱大小红斑，略高出皮面，皮肤划痕征阳性。舌质淡，边有齿痕，苔薄白，脉沉细。

辨证：血虚肌肤失养，腠理不密，外感风寒，留而不去。

治法：养血疏风散寒，益气固表止痒。

处方：当归 10g　熟地黄 10g　白芍 10g　首乌藤 30g　黄芪 15g　白术 10g　防风 10g　浮萍 10g　桂枝 10g　干姜皮 10g　僵蚕 10g　白鲜皮 30g

二诊：上方药服 7 剂后，皮肤瘙痒减轻，续服 7 剂皮疹很少发生，自觉精神好转。再以前方去防风、浮萍，加茯苓 10g、苦参 15g，服药 14 剂而愈，随访两年再未发作。

[按语]《黄帝内经》云："人之所有者血与气耳"。血虚则不能濡养皮毛筋骨肉，气虚则肤腠开，易受外邪侵袭。有相当一部分慢性荨麻疹患者是因气血两虚而为风邪所乘，风邪稽留久而不去则荨麻疹久而不愈。本方药当归养血和血，熟地黄滋阴补血，白芍和营理血，首乌藤补肝益肾养血祛风，四药合用达养血健肤之效；因患者畏寒，动则汗出而中虚卫阳不振，气虚不能卫外，故用黄芪益气固表止汗，白术健脾以资气血之源，又加防风配黄芪使补中有散，祛风邪、固卫阳；再以干姜皮、桂枝通心阳散寒气，使里寒得以温；浮萍散风行水以消肿；僵蚕、白鲜皮祛风止痒。此方可达养血散寒、祛风止痒、益气固表之功效，而使 8 年不愈的顽证得以痊愈。

十四、养血、润燥、祛风法治愈泛发性神经性皮炎一例

吴某，男，64 岁。

初诊：1989 年 10 月 25 日。

主诉及病史：近四年皮肤瘙痒逐年加重，痒无定时，始发于左颈部，渐波及背部，瘙痒无度，经久不愈。近一个月因工作紧张劳累，睡眠不好，皮损渐扩大泛发全身，瘙痒难忍甚至彻夜难眠。

诊查：左颈侧有 8cm×4cm 大片状肥厚皮损，表面粗糙，皮脊皮沟著明，局部色较深并可见散在抓痕血痂。躯干及四肢伸侧多片同样皮损，抓痕血痂明显。舌质淡红，苔白，脉细缓。

辨证：老年患者，素体虚弱，心脾不足，血虚风燥，肌肤失养。

治法：养血润燥，祛风止痒。

处方：当归 10g 川芎 10g 二芍各 10g 首乌藤 30g 鸡血藤 15g 刺蒺藜 30g 红花 10g 苦参 15g 防风 10g 浮萍 10g 白鲜皮 30g 全蝎 6g

外用雄黄解毒散与百部酒混匀外搽。

二诊：服上方药 7 剂，瘙痒明显减轻，惟睡眠仍差。诊查见抓痕明显减少。前方去防风、浮萍，加珍珠母 30g、炒枣仁 15g。

三诊：继服上方药 7 剂，基本不痒，睡眠明显改善。诊查皮肤已无明显抓痕。继服药 14 剂痊愈，随访一年未复发。

[按语] 神经性皮炎中医称为风癣、干癣、摄领疮、牛皮癣等，意指此病干燥不流水，厚者犹如牛项之皮，厚而又坚，因常发于颈侧受衣领摩擦有关，故而得名。中医认为心主神明，心血不足，血虚风燥，肌肤失养，故而用当归、川芎、赤白芍养血润肤；以首乌藤、珍珠母、炒枣仁养血益心安神而止痒；再以鸡血藤、红花养血活血润燥；防风、白鲜皮、浮萍、全蝎驱风润肤止痒。以上诸药共奏养血润肤、祛风止痒之功，故而收到良好效果，使四年不愈之顽疾不足一个月即愈。

十五、除湿解毒、活血化瘀法治愈顽固性臁疮一例

李某，男，40 岁。

初诊：1985 年 10 月。

主诉及病史：3 年前，先由左小腿外侧发生脓疱，后逐渐扩大，湿烂成片，自觉痒痛难忍，以后波及右小腿。皮损时而结痂，时而破溃流水流脓，经久不愈已三年余，曾自用偏方及到医院打针吃药，效果不显，痛苦万分。

诊查：双小腿肿胀糜烂，部分皮损融合成片，其中可见散在的浅溃疡，表面有脓性分泌物，部分结成污黄色厚痂，皮损边缘有明显深红色晕，部分可见小瘢痕，未见窦道。分泌物培养有链球菌、表皮葡萄球菌、四联球菌生长，真菌培养阴性。患者体质瘦弱，面色萎黄，无力，痛苦面容。脉沉细，舌质暗红苔白。

辨证：素有蕴湿，兼感毒邪，日久湿毒凝聚，血脉瘀滞，耗伤气血。

治法：除湿解毒，活血化瘀，益气养血，托里生肌。

处方：土茯苓 30g 炒薏苡米 30g 泽泻 15g 车前子 15g 白鲜皮 30g 败酱草 30g 蒲公英 30g 黄芪 10g 炒白术 10g 丹参 15g 赤芍 15g 木瓜 10g

局部外用氯霉素粉 1g，化毒散（市售）30g，甘草油 100ml，调匀外敷。

二诊：服上方药 10 剂，小腿肿胀明显消退，自觉痛止，皮损部分干燥。前方加生地黄 15g、元参 15g；外用药前方加乳香面 5g、甘石面 5g。

三诊：继服药 10 剂，皮损大部分消失，只残留少数浅在溃疡未愈。前方去蒲公英、败酱草，加当归 10g、皂刺炭 10g；外用药改用化毒散 2g 加入黄连膏混匀外用。继续治疗两周，皮损全部愈合。

[按语] 本病西医诊断为深脓疱病。中医称为臁疮，因发于内外臁处而得名。中医认为是由于素日脾虚蕴湿不化，兼感外界毒邪，湿毒蕴结肌肤而发病。因治疗不当致使湿毒之邪流窜，凝滞血脉久而不去，耗伤阴血。治疗应注意正邪关系，攻伐过胜则正气更伤，邪不得出，腐

肉不去，新肉不生。扶正过胜则又助湿毒化火而加重病情。多年来笔者重用土茯苓、薏苡米、车前子、泽泻除湿解毒散结，利水消肿；用败酱草、蒲公英、白鲜皮除湿清热解毒；黄芪、白术健脾益气扶正以祛邪；丹参、赤芍活血行瘀，助芪、术共成托里生肌之效；更用木瓜除湿引药下行而至病所。由于合理使用扶正与祛邪之剂，故可使消中有补、补中有消，除湿解毒而不伤正，益气托里生肌而不滞邪，使三年沉疾仅治疗月余得以痊愈。

十六、养阴益气、化痰开窍、凉血解毒法治疗红斑狼疮脑病一例

孙某，女，37岁。

初诊：1988年5月13日。

主诉及病史：患者1985年11月始全身关节游走痛，面部起红斑，日晒后加重，伴乏力、脱发。在当地诊为“系统性红斑狼疮”。服强的松每日30～40mg，症状减轻，但减量即加重。一个月前受凉后突发高热，咳嗽咯黏痰，痰不易出，伴胸闷胸痛、头昏头胀痛，双颊出现水肿性红斑，继之昏睡，阵发性抽搐，烦躁不安。收住院治疗。

诊查：神志模糊，时有躁动，寻衣摸床，尿失禁，阵发性抽搐。体温38.6℃，血压97/60mmHg。瞳孔等大，光反射存在；双目向左上斜视，右侧肢体轻瘫，左侧肢体有不自主抽搐，病理反射阳性，双肺底可闻及中水泡音。化验：抗核抗体1∶640，dsDNA 37%，血尿素氮4.82mmol/L，血糖正常。痰培养：假单胞菌生长。心电图示心肌损伤。脑电图重度异常。脉细数无根，舌质红少苔。西医诊断为系统性红斑狼疮、肺部感染、狼疮脑病。

辨证：气阴两伤，毒邪攻心，痰迷心窍。

治法：养阴益气，化痰开窍，凉血解毒。

处方：茅根30g　板蓝根30g　大青叶30g　鱼腥草15g　败酱草30g　蒲公英30g　连翘15g　草河车15g　白花蛇舌草30g　元参15g　花粉15g　西洋参6g(另煎)　蛇胆陈皮末0.5g(冲)

水煎鼻饲。同时给甲基强的松龙1g静脉点滴，日一次，共3天；静脉点滴抗生素及脱水降温等综合治疗及护理。

二诊：3天后意识逐渐恢复，抽搐停止。中药调整为养阴益气活血解毒通络之方。

南北沙参30g　麦冬10g　五味子10g　黄芪15g　白术10g　茯苓10g　丹参15g　鸡血藤15g　钩藤10g　首乌藤30g　板蓝根30g　茅根30g　花粉15g　草河车15g　白花蛇舌草30g

地塞米松15mg静脉点滴，三天后改为强的松60mg口服，并逐渐减量。一个月后神志清楚，能下地活动，仍头昏乏力，有偶发性幻视，神经系统检查无异常发现。脑电图呈重度脑损伤，心电图示心肌损伤。中药加菖蒲、郁金，激素继续减量，共住院61天，出院时无神经精神症状，抗核抗体1∶80，dsDNA(－)，尿(－)，激素日量30mg，继续门诊治疗。四年后随访，服强的松日量15mg及中药可保持病情稳定，无明显临床症状。

[按语] 此病例病情危重。红斑狼疮脑病死亡率很高，合并肺部感染更难治疗，这种病例单纯应用中药或西药治疗均很困难，中西医结合治疗效果较好。应用大剂量激素可使感染加重，不用则狼疮脑病患者九死一生，在此危急状态下笔者根据中医辨证属气阴两伤、毒热炽盛、痰迷心窍，故在扶正祛邪原则指导下主用养阴益气、凉血解毒之剂，同时给予清心开窍之品，配合大剂量激素冲击疗法迅速抑制免疫反应，使病人起死回生得以救治。方中西洋参、南北沙

参、黄芪、麦冬养阴益气；茅根、大青叶、板蓝根、鱼腥草、草河车、败酱草、白花蛇舌草凉血解毒；再加蛇胆陈皮末化痰开窍故而生效。

十七、健脾益肾、温阳利水、活血解毒法治疗红斑狼疮肾炎尿毒症一例

张某，女，19岁。

初诊：1986年8月2日。

主诉及病史：患者半个月前曝晒后高热39.8℃，住某医院检查确诊为"系统性红斑狼疮"。给强的松日量30mg口服，病情迅速恶化，腰痛、全身浮肿、腹水、尿少，伴头昏头痛、烦躁不安、恶心呕吐。化验：尿蛋白(++++)，管型2～5个/HP，红细胞20～25个/HP，抗核抗体1∶1280，dsDNA 34%，血尿素氮38.9mmol/L，诊为"狼疮性肾炎、尿毒症"。给甲基强的松龙每日1g冲击疗法3天，一周后仍无好转，出现昏睡、谵妄症状，病极危，请笔者会诊。

诊查：神志朦胧，一般情况差，全身高度浮肿。舌质干红无苔，脉沉细微数。

辨证：肾气不足，气化失职，脾肾两虚，血脉瘀阻。

治法：健脾益肾，温阳利水，活血解毒。

处方：白人参10g(另煎)　黄芪30g　制附子6g　桂枝10g　冬瓜皮15g　车前子15g　桑白皮15g　女贞子15g　菟丝子15g　山萸肉10g　白术10g　茯苓10g　丹参15g　枳壳10g　草河车15g　白花蛇舌草30g

二诊：服上方药7剂后，尿量大增，全身情况好转，病情转危为安。服上方药30剂后，水肿大消，激素逐渐减量。继续中西医结合治疗，出院时化验尿蛋白(++)、血尿素氮14.3mmol/L，强的松减至日量20mg，病情稳定。继续中西医结合门诊治疗。随访五年余，现服中药及强的松日量5mg，病情稳定，可从事轻体力活动并已结婚。

[按语] 红斑狼疮肾炎，是系统性红斑狼疮患者最多见的损害，治疗困难，是红斑狼疮患者死亡的主要原因之一。此例患者狼疮肾炎病情危重，已发展为尿毒症。中医认为属肾气不足、命门火衰、气化失职，故而水道不通。治法急用人参、黄芪益气；附子、桂枝、冬瓜皮、车前子温阳利水；再用桑白皮开肺利水；同时用女贞子、菟丝子、山萸肉益肾；白术、茯苓健脾；丹参、枳壳活血行气，故能取得起死回生之效。至于草河车、白花蛇舌草乃因该病与毒邪有关，取其解毒之功效。

十八、健脾益肾、清心解毒、活血通络治疗红斑狼疮心包炎一例

牛某，女，28岁。

初诊：1991年3月12日。

主诉及病史：患者1989年7月产后高热住某医院，确诊为"系统性红斑狼疮"，服强的松日量45mg，症状时轻时重。1991年2月突然高热不退，喘憋不得平卧，检查确诊为"心包炎"。加静脉点滴地塞米松，日量10mg，仍低热；胸片示大量心包积液。两周后仍未控制。化验抗核抗体1∶640，dsDNA 38%，白蛋白/球蛋白比值为0.82，血尿素氮9.49mmol/L，尿蛋白(+++)。穿刺心包液为浆液性，培养阴性。诊为"系统性红斑狼疮、心包积液、心力衰竭"。于1991年3月12日请笔者会诊。

诊查：面部及下肢浮肿，半卧位，精神差，自诉胸闷憋气，四肢无力。舌质淡红，苔薄白，脉

沉细数。

辨证：脾肾两虚，毒邪攻心，气血瘀阻。

治法：健脾益肾，清心解毒，活血利水通络。

处方：黄芪 15g　白人参 10g（另煎）　白术 10g　茯苓 15g　女贞子 15g　山萸肉 10g　仙灵脾 10g　莲子心 10g　丹参 15g　枳壳 10g　全瓜蒌 15g　薤白 10g　桑白皮 15g　冬瓜皮 15g　草河车 15g　白花蛇舌草 30g

二诊：服上方药 14 剂，诸症减轻，心包积液减少。继服前方药并减激素量，至服药第 50 天，胸片检查心包积液完全吸收，强的松减至日量 25mg。三个月后复查，患者一般情况好，除自觉下肢无力酸困外，无其他不适。化验：血尿素氮 6.03mmol/L、抗核抗体 1∶160，尿蛋白（++）。胸片检查未见心包积液。强的松日量 10mg，坚持服中药治疗。

［**按语**］红斑狼疮侵犯心脏常引起心肌炎、心包炎、心包积液，治疗亦很困难。中医认为该患者脉沉细数，舌淡苔白，四肢无力，水肿，胸闷憋气，证属脾肾两虚、毒邪攻心、气血瘀阻，故治以健脾益肾、清心解毒、活血利水通络。方中黄芪、白人参、白术、茯苓健脾益气；女贞子、山萸肉、仙灵脾补肾气；莲子心、草河车、白花蛇舌草清心解毒；丹参、枳壳、瓜蒌、薤白活血利气开胸；再以桑白皮、冬瓜皮泻胸中之水，故药到病除，病情好转。

系统性红斑狼疮是一种全身性自身免疫性疾病，可侵犯全身多种脏器，病情复杂，治疗困难。以类固醇激素为主的西药治疗方法，虽可部分控制病情，但长期大剂量用药可引起严重的副反应和并发症，甚至成为主要致死原因。笔者经几十年潜心研究，总结出一整套中西医结合、辨病与辨证结合治疗本病的经验，即在急性期以激素治疗为主，中药为辅；病情控制后，逐渐以中药为主，减少或停用激素，可取得显著的疗效。中医认为本病是由于先天禀赋不足、后天七情内伤，致使人体阴阳气血失调，气血瘀滞，经络阻隔，复因日光曝晒、外感毒邪而发。临床表现虽十分复杂，但“虚”是本病之本，即本病病机是因虚致病，复因病成劳，久治不愈，又使虚劳加重，“虚”始终占主导地位；即使急性期矛盾突出表现为毒热标象，从根本上看还是虚中夹实、标实本虚；久病患者更是虚上加虚。因此，应切记虚是本病之本，始终注重扶正重于祛邪的指导思想。即使在急性期，“急则治其标”，采用清热解毒凉血药，也不要忘记“护阴”；而病情迁延后，无论何种临床证型均应以扶正固本为基本原则。本病临床证型多样，病情复杂，但脾肾不足、阴阳失调是本病的病机核心，临床辨证病型也以脾肾不足型最多见。笔者积几十年临床经验，摸索出以健脾益肾、活血解毒通络为主的药物，如黄芪、太子参、白术、茯苓、女贞子、菟丝子、仙灵脾、丹参、鸡血藤、秦艽、草河车、白花蛇舌草等组成的基础方，然后根据临证加减，采用中西医结合方法，治疗系统性红斑狼疮取得了显著的疗效。

（安家丰　张芃整理）

［**编者评注**］张志礼主任医师是我国著名的具有中医特色的中西医结合皮肤科专家，是我国中西医结合皮科的首创者和开拓者。他长期跟随著名皮外科专家赵炳南老中医临床应诊，其学术思想深得赵氏真传，在中西医结合治疗红斑狼疮、白塞病、天疱疮、皮肌炎等疑难皮肤病和银屑病、湿疹等常见病方面积累了丰富的经验，并总结出一套基本规律，为继承发扬传统中医药和推动中西医结合事业作出了突出贡献。

综观上述医案，可知张志礼主任在皮肤病领域，已总结出一整套完整的成功的经验，辨病与辨证相结合，既采用现代医学的客观检查手段进行诊断，又运用中医的四诊八纲进行辨证分析，分型施治，二者有机结合，把局部微观结构的变化和整个机体机能的改变结合起来，找出客观的规律，从而提高了诊治效果。比如中西医结合治疗全身性红斑狼疮，既应用先进的辅助诊查手段明确诊断，又确认该病的病机核心是“虚证”，辨证施治，扶正祛邪；在急性期或暴发期，仍以肾上腺皮质激素为首选治疗方法，争取时机，改善病情，又在病情控制后及时采用扶正祛邪、益气养阴、活血解毒通络的中药为主要治疗方法，逐步减少或停用激素，着眼于机体整体体质的恢复，减少因使用激素引起的副作用和并发症，这样就充分体现了中西医结合的优越性。

从上述医案中还可看到，他用药精当，不泥于古方，在精详辨证下化裁，结合现代药理知识，重新组合，反复推敲，在选药、用量、配伍上无不认真实践，组方严谨，所以疗效极为显著。

他将中医理论应用于皮肤病的诊断治疗，成功地探讨了中医辨证、气血辨证以及健脾益肾等方法在皮肤病治疗中的应用。例如他关于五脏皆可有虚，脾虚和皮肤病关系最为密切的观点，从健脾益肾入手治疗常见皮肤病，疗效显著；又如他关于“治风先治血，血行风自灭”，在治疗风邪所致的皮肤病时加用活血药，可收全功。他根据常见皮肤病的辨证分析，运用疏风解表止痒法、养血润肤止痒法、清热凉血泻火法、活血化瘀软坚法、温经养血通络法、健脾除湿利水法、补益肝肾法、调和阴阳补益气血法、舒肝理气活血法等治疗皮肤病，总结出许多成功的经验，摸索筛选出有效的方药，疗效卓著，值得学习。

孔光一医案

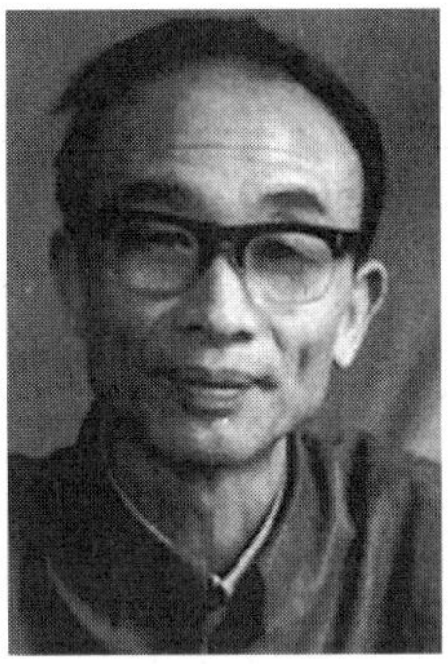

【生平传略】

孔光一，1931年生，江苏省泰兴县人，北京中医学院教授。早年拜师孙瑞夫先生，新中国成立后，又先后入县、地、省级中医进修班和进修学校学习，1958年调北京中医学院任教，现为温病教研室主任，温病学科硕士研究生导师。1989年被评为北京市和全国优秀教师，1987年、1990年连续两届被推选为北京市朝阳区人民代表，1990年被确认为全国具有独到学术经验和技术专业的老中医药专家指导老师。

长期从事中医教学、临床工作，擅长热性病的辨证治疗，在内、儿、妇等各科杂病的诊治方面亦积累了丰富经验，发表过《卫气证治》、《宣肺解毒汤的临床应用》等数篇论文。

一、宣肺解毒汤为主治愈小儿肺热喘咳二例

例一　疏表宣肺、解毒清热案。

蒋某，女，9岁。

初诊：1991年10月8日。

主诉及病史：喘咳5日，因感寒而起。痰多，黏滞不爽，鼻塞少汗，睡眠不安。

诊查：气粗而喘，喉中痰鸣，面颊浮红。右脉浮滑，舌红苔薄。

辨证：肺经郁热，卫表失疏。

治法：疏表宣肺，解毒清热。

处方：前胡10g　杏仁10g　连翘10g　僵蚕10g　桔梗10g　旋覆花10g(包)　黄芩8g　苏子梗各6g　黄柏3g　神曲15g　紫菀10g　牛蒡子8g

二诊：1991年10月15日。服上方药6剂后喘咳减，痰出利。脉细舌红。此为余热未尽。上方去黄柏，加莱菔子8g、生薏苡仁20g。

三诊：1991年11月15日。二诊后服药5剂，喘咳痊愈。昨日气温骤降，不慎又感寒，喘咳复起。再以宣肺解毒汤加忍冬藤15g、浙贝母10g治愈。

[按语] 风热毒邪，多由上受，肺经蕴热，寒邪外束则表闭无汗，即出现喘咳等肺气失于宣

降之表现。宣肺解毒汤由前胡、杏仁、连翘、僵蚕、桔梗、牛蒡子、薄荷、芦根组成，对于肺系郁热毒邪所致的病变，有轻可去实、宣可去壅之功。本例在原方基础上加入黄芩、苏子梗等，加强了清解热毒、宣肺肃气的功效。

例二　宣肺透卫、清解热毒案。

董某，男，2岁。

初诊：1991年10月22日。

主诉及病史：发热咳嗽一周，昨日体温39℃，抽搐一次，少汗，鼻衄两次。

诊查：精神烦躁，咳嗽频作，喉中痰鸣，鼻流清涕而不畅通。舌尖红，手纹青。

辨证：风温犯于肺胃，毒热走络，引发肝风。

治法：宣肺透卫，清解热毒。

处方：前胡8g　桔梗8g　牛蒡子6g　连翘10g　僵蚕8g　芦根15g　荆芥穗6g　忍冬藤20g　豆豉8g　苏子梗各4g　山栀6g　蝉衣5g　神曲15g

二诊：1991年12月10日。服上方药5剂，热退咳止而痉愈。近日不慎感寒，咳嗽又起，微喘。脉数细，苔薄。仍予宣肺解毒汤，加苏子梗、旋覆花、黄柏。

三诊：1991年12月31日。服药5剂喘咳止，近日贪食伤胃，咳又起；大便稀溏，日行两三次。为积食生热，致肺气不和。

处方：神曲10g　莱菔子6g　桔梗8g　连翘10g　前胡8g　杏仁8g　鱼腥草15g　旋覆花8g(包)　苏子梗各4g　黄芩5g　紫菀8g

［按语］肺热闭阻，毒热走络引发动风，宣肺解毒汤中加荆芥、豆豉、山栀、忍冬藤、蝉衣等，加强疏表透热、清解热毒的作用，所以不用凉肝熄风药而风止。

二、清热解毒兼益气阴治愈尿中长期有红细胞一例

韩某，男，13岁。

初诊：1991年9月4日。

主诉及病史：从小学三年级起尿中常有红白细胞，经治疗近两年，白细胞基本消失，但红细胞仍然出现。平时常感冒，感冒之后尿液混浊，红细胞出现，为此很少参加体育活动。患者冬、夏皆很少出汗，经常咽痛。

诊查：身体瘦小，面色不华。舌质红赤，脉细。尿中红细胞3～4个/高倍镜。

辨证：上焦火热灼津，阴虚气弱。

治法：清咽导热解毒，益气养阴。

处方：连翘10g　元参10g　丹皮6g　茅芦根各15g　山药15g　白术10g　制首乌10g　黄柏5g　神曲15g　砂仁6g(后下)　忍冬藤15g

二诊：1991年9月23日。服上方药6剂后，尿液变清，停药一周，未发现红白细胞。咽红，颈淋巴结肿大。

处方：薄荷8g　麦冬20g　僵蚕10g　桔梗10g　牛蒡子10g　半夏10g　元参15g　神曲20g　白术10g　茅芦根各15g　瞿麦10g　仙鹤草20g　炒山栀8g

三诊：1991年10月13日。一周前感冒，咽痛音哑，微咳。查尿中红细胞0～1个/高倍镜。脉浮弦，舌红赤，咽红充血。

处方：荆芥穗6g　薄荷8g(后下)　前胡10g　桔梗10g　元参15g　忍冬藤15g　茅芦

根各15g　小蓟10g　仙鹤草20g　瞿麦10g　神曲15g　黄柏5g　炒山栀6g　僵蚕10g　连翘10g　石韦10g

四诊：1991年11月20日。感冒愈，小便正常。舌红，脉细弦。肺经郁热，内迫营分，顺经下移，阴络受伤。清上及下，所谓源清而流自洁。

处方：桔梗10g　元参15g　射干5g　连翘10g　银花10g　僵蚕10g　萹蓄草15g　仙鹤草20g　旱莲草10g　女贞子10g　山药15g　神曲15g　茅芦根各10g　黄柏10g

服药半月余，自觉体力渐增，尿液亦正常。

［按语］尿液不清，尿中有红细胞，而又经常伴有咽红、咽痛症者，为上焦心肺之热下移之征象，治疗当注重清咽解毒，导热外出。本例儿童体瘦，面色不华，舌红赤而干，又当顾及身体之阴虚气弱，故清热解毒之中又兼益气养阴，体现了上下同治、解毒与益气阴结合的原则。

三、疏风泄热、凉营解毒治愈心悸一例

徐某，男，9岁。

初诊：1991年9月16日。

主诉及病史：2月份患感冒发烧，烧退后至今心悸胸闷不减，西医诊断为病毒性心肌炎。近半年来上呼吸道感染、中耳炎、咽炎经常发作，胃肠消化吸收功能差，腹胀泄泻反复发作。今夏游泳，心悸胸闷症状加重。

诊查：发热汗出，面色暗滞，咽红痰阻。苔薄腻微黄，脉细时有结象。心电图示二度房室传导阻滞、早搏，心肌酶学检查值升高。

辨证：风热上扰，心肺失调。

治法：疏风泄热解毒，利肺和营。

处方：前胡8g　桔梗8g　荆芥穗6g　甘草5g　僵蚕8g　连翘10g　神曲10g　芦根15g　黄柏3g　远志4g　麦冬15g　半夏8g　菊花8g

二诊：1991年9月22日。服前方药5剂，热退食增，仍有心悸汗出，稍活动则更甚。咽红小便黄，两颌下淋巴结肿大触痛。利咽解毒，养心调中。

处方：忍冬藤30g　麦冬20g　半夏10g　桔梗10g　浙贝母10g　陈皮6g　黄柏5g　神曲15g　甘草5g　生牡蛎20g　僵蚕10g　冬桑叶10g　元参10g

三诊：1991年10月11日。前方药服10剂，精神好转，心悸汗出皆减，脉律齐。舌红苔薄黄而腻。化结解毒，以泄肺胃之热。

处方：银花10g　麦冬20g　半夏10g　夏枯草10g　柴胡10g　赤芍10g　浙贝母10g　元参15g　僵蚕10g　射干6g　神曲15g　黄柏5g　桔梗10g

四诊：1991年10月20日。前天开始，胸闷心悸有加重之势，脉结而细。检查面部和前胸部皮肤有红疹出现，色泽红活。舌红苔薄微黄。此为风热逼营，肺胃失调征象，但红疹外现又说明热毒有外达之机，继以疏风凉营解毒。

处方：荆芥穗6g　薄荷6g(后下)　桔梗10g　连翘10g　忍冬藤30g　赤芍10g　丹皮6g　神曲15g　僵蚕10g　蝉衣5g　茅芦根各15g　防风8g

五诊：1991年10月29日。服上方药5剂，疹退，胸闷心悸大减。咽微红，脉细略数，律齐。继以下方和营解毒以撤余邪。

处方:忍冬藤 30g 丹参 10g 赤芍 10g 元参 10g 茅芦根各 15g 僵蚕 10g 连翘 10g 牛蒡子 8g 麦冬 15g 桔梗 10g 神曲 15g 甘草 4g

一个月后家长告之,心肌炎基本痊愈,心电图恢复正常,在家调养。

[**按语**] 病毒性心肌炎患者发病前多有上呼吸道或肠道感染史。外感时邪,化热蕴毒,由表及里损伤心肌,治疗应及时祛邪解毒。本例治疗始终以疏风泄热凉营为主,第四诊时,面、胸部出现红疹,一方面说明营分血络热毒之盛;另一方面也说明邪气有外达之机。其色泽红活,说明胃气不衰,故当抓住时机,因势利导,祛邪外出。本案治疗在疹出后加重了凉营通络解毒之品,疹退之后加入元参、麦冬益心营等调理之品。此外,神曲一味自始至终使用,护胃气又有助于祛邪,是脾胃素弱之人外感的常用药。

四、温经活血治愈不孕一例

赵某,女,28 岁。

初诊:1990 年 8 月 23 日。

主诉及病史:结婚 4 年未孕,月经周期 2/26 天,量少色暗,有血块,经前腰腹痛,大便软。妇科检查子宫及附件未见异常,丈夫检查亦无异常。

诊查:体胖,面部微浮。舌质嫩,色暗红,苔薄微腻,右脉滑,左脉弦。

辨证:肝脾失和,冲任不调。

治法:疏肝健脾,温通脉络。

处方:苍白术各 10g 炒干姜 3g 香附 10g 肉桂 3g 丹皮 6g 当归 10g 茯苓 15g 炒蒲黄 10g 炒灵脂 10g 小茴香 3g 黄柏 3g 益母草 15g 赤白芍各 10g 柴胡 10g

二诊:1990 年 8 月 31 日。月经将至,腹痛便稀。舌红,脉细弦。前方去丹皮、黄柏,加菟丝子。

三诊:1990 年 9 月 10 日。月经 9 月 7 日至,较前腹痛减,但仍量少,两日即尽,大便溏薄,腰酸。继用温经活血、调补冲任之法。

处方:桑寄生 15g 金狗脊 15g 巴戟天 10g 肉桂 3g 黄柏 5g 炮姜 3g 当归 10g 丹皮 10g 白术 10g 神曲 15g 泽兰 10g 枳壳 10g 杜仲 10g 沉香粉 2g(冲)

另乌鸡白凤丸,每早 1 丸;艾附暖宫丸,每晚 1 丸。

四诊:1990 年 10 月 10 日。上方药共服二十余剂,并配合丸药,月经 10 月 4 日至,量多色红活,精神爽快,腰酸亦减。舌尖红,脉细滑。继以温养冲任。

处方:当归 10g 赤白芍各 10g 制首乌 15g 潼白蒺藜各 10g 生熟地黄各 10g 砂仁 10g 炮姜 3g 黄柏 5g 肉桂 3g 白术 10g 茯苓 15g 巴戟天 10g 紫河车 10g 沉香粉 2g(冲)

继服乌鸡白凤丸,早晚各 1 丸。

五诊:1990 年 11 月 20 日。汤药服 15 剂,丸药未断服,11 月 1 日经至,无不适。面色润,带下较前增多。仍以乌鸡白凤丸、艾附暖宫丸早晚分服。

12 月 8 日告知,本次月经未至,尿妊娠试验证实怀孕。

[**按语**] 妇女不孕的原因虽有多端,但总的来说,纯虚者少,气滞、血瘀或湿阻又加冲任亏损者多。此例患者月经量素少,经前腰腹疼痛,为血络不通之表现,必先调和肝脾,方能使气血和调,湿浊外泄。经量增多,经色红活,说明冲任之脉已畅通,此时再行温养冲任,故而血海充实而着胎。

五、清泄少阳法治愈伏暑发热一例

朱某，男，45 岁。

初诊：1990 年 12 月 11 日。

主诉及病史：低热近两个月，寒热往来，发无定时，体温 37～37.6℃。口苦口干不欲食，身困重，小便色黄，大便黏腻。

诊查：精神不振，额部少有汗出，胸腹部热。两脉弦滑，舌苔黄腻。验血、尿常规均无异常。

辨证：伏暑冬发，少阳失和。

治法：清泄少阳，兼祛湿邪。

处方：青蒿 10g　黄芩 10g　连翘 15g　半夏 10g　焦山栀 10g　豆豉 10g　白蔻 6g　滑石 20g　苏梗 10g　竹茹 10g　生薏苡米 30g　晚蚕砂 15g

水煎服，2 日服 3 剂。

二诊：1990 年 12 月 14 日。3 日内服完 5 剂药，苔腻有减，色黄依然，口不苦，舌边尖红，胸腹之热渐轻，体温不超过 37℃。

处方：青蒿 10g　柴胡 10g　黄芩 10g　连翘 15g　焦山栀 10g　豆豉 10g　厚朴 10g　黄连 4g　大腹皮 10g　半夏 10g　竹茹 10g　通草 6g

三诊：1990 年 12 月 18 日。上方药服 4 剂，每次服药后身微有汗，小便色黄如柏汁，大便稍实但量不多。腹部发热未去，脉细弦，苔白腻。此为少阳之热已泄，肠胃之热未尽除。

处方：柴胡 10g　黄芩 10g　半夏 10g　瓜蒌 20g　焦山栀 10g　僵蚕 10g　桔梗 10g　虎杖 20g　焦神曲 15g　连翘 10g　枳壳 10g　竹茹 10g

3 剂后大便通畅，胸腹热除。嘱患者忌食油腻调养。

［按语］伏暑之发，初起都兼有表证，须疏散表邪与清里并施。本例初诊时病期已近两个月，既有少阳三焦痰热证，又有肠道湿热郁阻证，必以疏利和解法治之。第一诊清泄少阳，热退但胸腹灼热仍留，第二诊、第三诊加入厚朴、腹皮、虎杖、瓜蒌等苦降药，使肠胃之湿热积滞得以祛除。此外，伏暑之邪为暑湿胶滞之邪，治疗期间和治疗之后一段时间内，还须谨慎饮食，以防热势复起。

六、祛风胜湿法治愈脱发一例

莫某，男，26 岁。

初诊：1991 年 6 月 19 日。

主诉及病史：脱发严重两月余，头皮痒，皮屑多，睡眠差，思想沉重。

诊查：头发稀疏，顶部所剩无几，且细软无光泽，起头皮屑，面部皮脂溢出。舌红苔薄腻，左脉略细。

辨证：阳明之热夹脾湿，化风上扰，清阳不升。

治法：清热燥湿健脾，升阳散风。

处方：苍白术各 10g　半夏 10g　藿梗 10g　防风 8g　白芷 8g　白蒺藜 15g　赤芍 10g　连翘 10g　蝉衣 6g　生薏苡仁 30g　厚朴 6g　黄柏 6g　茵陈 15g

二诊：1991年6月26日。服上方药6剂后头痒减，头皮屑有减。上方去藿梗、厚朴，加豨莶草15g、制首乌15g。

三诊：1991年11月6日。多次出差，中断治疗数月。近来头皮屑多，头痒，腹胀。脉弦，舌苔白，舌质稍暗。继以升阳化湿为治。

处方：升麻6g　白芷10g　羌活8g　苍术10g　白蒺藜15g　黄柏10g　茵陈20g　半夏10g　白蔻仁10g　大腹皮10g　厚朴10g　茯苓20g　苦参10g

四诊：1991年11月27日。服上方药10剂，症状皆减，未再脱发。上方药照服，另加六味地黄丸，早晚各1丸。

五诊：1992年1月22日。近两个月来，服药效果明显，未再脱发，且新发有生，头顶部短发明显增多，现出光泽。脉弦大，舌尖红，舌苔薄腻微黄。疏风化湿泄热，兼调补肝肾。

处方：羌活8g　白芷10g　白蒺藜15g　连翘15g　黄芩10g　半夏10g　苍术10g　丹皮10g　制首乌15g　知母10g　枳壳10g　白蔻仁8g　赤芍15g　薏苡仁20g

六味地黄丸继服。

[按语] 发之生长，全赖气血荣养。脾湿困阻，则清阳不升；湿邪泛溢巅顶，则发枯毛脱；湿困日久，必致生热，热邪耗津，亦致发脱。本案病人头皮痒，皮屑多，舌红，为胃热脾湿化风之象，方中诸多升阳祛风药，取"风能胜湿"之意，湿祛则热散。六味地黄丸益肝肾，为诸多脱发固本所常用。

七、小陷胸汤合温胆汤化裁治愈精神分裂症一例

徐某，男，26岁。

初诊：1990年11月23日。

主诉及病史：两年前精神受到刺激，记忆力骤减，思绪混乱，怕与人交往，常独坐暗屋数小时不起，不能上班半年余。安定医院诊为精神分裂症。服镇静安眠药半年效不显。现终日不出门，睡眠不宁，大便不畅(家中长者陪伴看病)。

诊查：精神呆钝，面部缺乏表情，低头曲背而坐，问诊困难。面色萎黄，肌肉瘦削。脉弦细，舌红，苔色灰腻。

辨证：痰热内扰，心肾不交。

治法：清化痰热，调剂心肾。

处方：半夏10g　石菖蒲8g　远志6g　郁金10g　胆南星10g　枳壳10g　茯苓20g　柴胡10g　桃仁10g　神曲15g　黄连3g　厚朴6g　砂仁8g(后下)　竹茹10g

二诊：1990年12月20日。上方药服二十余剂，舌苔变薄，大便亦畅，问之能答，但语言缺乏逻辑性。近日背起痒疹。脉弦滑，舌尖略红。此属腑气下行，心火随降，但胆热未清。

处方：柴胡10g　黄芩10g　半夏10g　枳壳10g　瓜蒌20g　石菖蒲10g　赤芍10g　丹皮8g　茯苓20g　竹茹10g　连翘10g　桃仁10g　焦神曲15g　地肤子10g

三诊：1991年1月8日。自己前来挂号治病，言语连续，面部表情自然。精神仍差，思绪混乱，失眠善忘，食欲不佳，便软尿黄。右脉较滑，苔白滑。风痰内动，阳明胃气失和。

处方：柴胡10g　黄芩10g　半夏10g　枳壳12g　焦山楂15g　瓜蒌20g　杏仁10g　黄连3g　苍术10g　茯苓20g　远志6g　甘草6g

四诊：1991年9月3日。上方药服用期间病情基本平稳，先后服药五十余剂，其间曾与别

人发生口角，精神再度受到刺激，数日彻夜未眠，烦闷少语，连续服上方药 7 剂渐复。左脉沉细，舌苔薄腻。已上半日班半个月。除痰热，复心阳。

处方：远志 6g　石菖蒲 8g　半夏 10g　杏桃仁各 10g　甘草 6g　茯苓 20g　炒山栀 8g　陈皮 10g　柴胡 10g　莲子心 8g　夜交藤 20g　小麦 30g　大枣 5 枚　竹茹 10g　生龙牡各 20g

五诊：1991 年 9 月 26 日。精神振作，面现光泽，对答自如，食眠亦可，与一年前判若两人。脉细，苔薄腻。

处方：茯苓 20g　半夏 10g　甘草 6g　肉桂 4g　苏梗 10g　石菖蒲 10g　远志 6g　菟丝子 10g　柴胡 10g　龙胆草 10g　生龙牡各 20g　竹茹 10g　桃仁 10g　柏子仁 10g

嘱国庆节后恢复整日上班，患者欣然应允。

［按语］精神分裂症是一种常见的精神疾病，可出现思维、情感、知觉、行为等方面障碍，属于中医学郁证、脏躁、不寐、健忘、虚损等病证范畴。本例证属肝气抑郁，痰气交阻，治以小陷胸汤合温胆汤为主，解郁化痰，交通心肾，后期又加入育阴清热之甘麦大枣汤、夜交藤、龙胆草、柏子仁等，使心肾水火相济而愈。

八、宣肺利痰、解毒化瘀治疗胸痛胸闷气短一例

郭某，女，54 岁。

初诊：1991 年 12 月 3 日。

主诉及病史：右侧胸水半年，近两个月增长迅速，平均二十天左右抽胸水一次，色淡黄。CT 检查见右肺门软组织肿块，考虑肺癌的可能性大，咳嗽痰不多，胸痛气短而闷，口干而苦，小便短赤，大便不畅，饭后腹胀。

诊查：面色灰暗而滞，精神不振。舌质紫暗，苔白略糙，右脉细滑。查血：血沉 70mm/1h，白细胞计数 11×10^9/L。

辨证：痰瘀阻滞，毒热壅肺。

治法：利气化痰，宣壅通络。

处方：桔梗 15g　冬瓜仁 20g　郁金 10g　旋覆花 10g(包)　苏子梗各 8g　葶苈子 10g　白术 10g　茯苓 20g　生薏仁 30g　白花蛇舌草 20g　黄芩 10g　紫菀 10g　桃仁 10g　前胡 10g

二诊：1991 年 12 月 10 日。服上方药 7 剂后，咳嗽及胸闷短气均减，饮食可，大便畅，小便仍黄短。3 日前抽胸水 250ml，口苦，苔白，脉细数。

上方去苏子梗、前胡、旋覆花，加芦根 20g、杏仁 10g、香附 10g、半夏 10g。

三诊：1992 年 1 月 10 日。上方药服用近一个月，胸闷大减，精神有增，咳嗽止。X 线摄片胸腔积液少量，未再抽水。时心悸头晕，口干苦，尿黄。脉弦细而数，苔薄白。

处方：苏子梗各 10g　郁金 10g　旋覆花 10g(包)　紫菀 10g　百部 10g　黄芩 10g　柴胡 10g　杏桃仁各 10g　白术 15g　茯苓 20g　葶苈子 10g　生薏苡米 30g　白花蛇舌草 30g　桔梗 10g　半夏 10g　黄柏 5g

另犀黄丸，每日 1 次，连服一个月，回家过春节。

［按语］本例胸水，属邪毒壅滞、痰气交结。肺气未得清肃之权，致使中焦不利，水饮内停于胸；病久气阴两伤，已成虚实错杂之证。治疗必先利肺化饮，逐瘀通络，泄热解毒。病在上焦，不宜重浊之药伤下，故以千金苇茎汤为基础行其瘀，化其浊；又加柴胡、郁金、苏子梗、葶苈

子、旋覆花理气疏肝，降气化痰；白花蛇舌草、犀黄丸解毒清热；茯苓、白术益气以护阴。全方药味平和，效力平稳，却在较短时间内使如此重证有良好转机。

九、疏肝、活络、散风治愈顽固性头痛一例

李某，女，40岁。

初诊：1991年11月26日。

主诉及病史：头痛五年余，两侧及顶部明显，每于午后加重，伴有头晕目眩、恶心呕吐。CT检查后拟诊为血管神经性头痛。多方治疗效果甚微。

诊查：面色暗滞，四末不温。舌淡苔薄，脉细弦尺弱。

辨证：风寒滞络，肝血失和。

治法：疏肝活络，化痰散风。

处方：柴胡10g　赤白芍各10g　当归10g　半夏10g　细辛2g　陈皮10g　竹茹10g　天麻8g　僵蚕10g　全蝎3g　茯苓15g　吴茱萸6g　甘草5g

二诊：1991年12月3日。服上方药5剂后头痛若失，仍肢凉、小便黄热。肝脉郁滞，日久化热，并有伤阴耗气之势。以上方为基础佐以清热益气养血药，巩固疗效。

处方：柴胡10g　赤白芍各10g　当归10g　半夏10g　白术10g　吴茱萸6g　甘草6g　竹茹10g　龙胆草6g　全蝎3g　酸枣仁20g　陈皮8g　茯苓20g

［**按语**］本例患者素情志不畅，致使肝郁气滞，脾虚生痰，肝气夹痰上扰清窍则头痛。治当调和肝脾及胆胃，兼以祛风，一旦中的，又及时调补已伤之气阴，收到标本同治之功。

十、疏肝活络兼益脾肾治愈经闭一例

马某，女，45岁。

初诊：1991年12月10日。

主诉及病史：月经三个月未至，心神不宁，头痛头晕，腰背酸重，手指麻木，全身疲软如患大病，便干，口渴欲饮。

诊查：精神烦躁，面色发暗，腹软按之隐痛。舌暗苔薄，脉细弦。

辨证：肝脉失和，脾肾不足。

治法：疏肝活络，兼益脾肾。

处方：当归10g　赤白芍各10g　枳壳10g　白术10g　桃仁10g　桂枝10g　干姜4g　天花粉10g　柴胡10g　仙灵脾10g　淮牛膝10g　郁金10g　甘草6g

二诊：1991年12月20日。服上方药7剂后经至，头痛背痛随减，便畅。经量少色暗，仍头晕，小腹不舒。继以和血养肝，调补脾肾。

处方：丹参20g　当归10g　赤白芍各10g　柴胡10g　枳壳10g　白术10g　茯苓15g　桃仁10g　巴戟天8g　香附10g　焦山楂15g　郁金10g

三诊：1991年12月28日。素经量少，此次经至量亦不多，三日尽。除头晕有时发作外，其他不适感皆失。苔薄，舌边暗紫。转以调补肝脾。

处方：当归10g　赤白芍各10g　川芎5g　桃仁10g　枳壳10g　白术10g　桂枝8g　半夏10g　竹茹10g　茯苓20g　天麻6g　柴胡10g　郁金10g

［**按语**］月经当期不至，主要责之于肝脾肾功能失常。本例患者经闭三个月，全身经脉痹阻、气血不和征象明显，治以疏肝活络为主。柴胡、当归、赤芍、川芎、桃仁、丹参、桂枝为全方基本药，通达肝经血脉；白术、甘草、枳壳、仙灵脾、巴戟天调补脾肾，益经血之源。考虑到患者年近七七，逼近天癸欲竭之岁，此次经闭已是兆头，故当进一步调补肝肾阴血，顺利度过更年期。

（宋乃光整理）

［**编者评注**］孔先生擅长热性病的辨证治疗，兼通内、儿、妇科杂证。治温病有独到的见解，上焦之病主张宣可去壅，轻可去实；中焦之病斡旋升降，顾护胃阴；下焦之病泄热下行，导邪外出，并兼顾上下。病在表者，轻清宣透；在里者凉营解毒；而在半表半里者，又当调和枢机，达邪外透。疗小儿顾护胃气，治妇人重视肝肾、调和冲任，使气血调和，百脉通畅，正胜邪退。

危北海医案

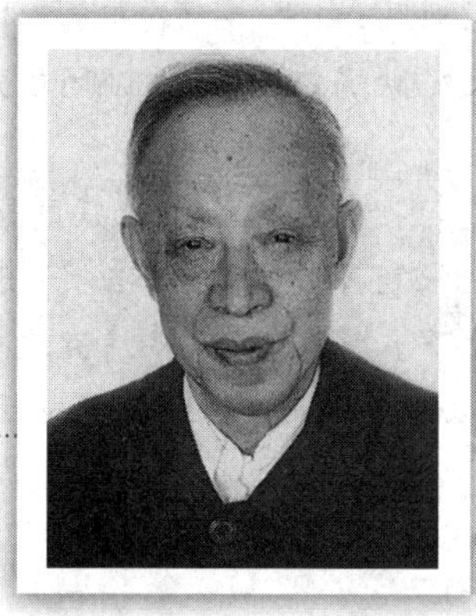

【生平传略】

危北海，男，1934年生，江西省南城县人。北京市中医医院主任医师。曾任北京市中医研究所所长、中国中西医结合学会消化专业委员会主任委员、北京市科学技术协会委员、中国中西医结合学会常务理事副秘书长、北京地区中西医结合学会副理事长、《北京中医杂志》副主编、《中西医结合杂志》编委、中国中西医结合康复医学专业委员会副主任委员。危先生1954年毕业于第七军医大学医疗系，1958年参加北京市第一届西医离职学习中医班，脱产学习中医将近三年，曾获得卫生部授予的学习中医成绩优秀一等奖，被评为全国文教卫生先进代表。1961年被分配至北京中医医院内科，从事中医、中西医结合治疗肝炎、肝硬化及胃肠病的临床研究工作。先后发表学术论文一百多篇。主编《脾胃学说的研究与临床》、《中西医结合消化病学》等。先后获得卫生部科技成果二等奖、北京市科委科技成果二等奖、三等奖共十四项。

一、健脾益气、活血利尿法治愈腹水一例

周某，女，60岁。

初诊：1991年7月23日。

主诉及病史：腹大胀满，胸闷气急月余。

患者六月底因与家人负气而致胸闷胁痛，在外院行B超检查示肝占位性病变，肝硬化，脾大，腹水。西医治疗效果不佳，渐至腹大如鼓，胸闷心慌气急。就诊时患者行走尚需家人搀扶。

诊查：面色晦暗，肢体瘦削，语息低微，纳呆腹胀，大便溏薄，赤缕红斑，右下肢凹陷性水肿，尿量减少。舌体胖大边有齿痕、质暗，苔黄中有裂纹，脉虚涩无力。

辨证：中气虚弱，血水互结。

治法：健脾益气，活血利尿。

处方：黄芪30g　白术15g　茯苓30g　当归15g　赤白芍各15g　丹参30g　猪茯苓15g

泽泻 30g　大腹皮 20g　鳖甲 30g　桂枝 6g　鸡内金 12g　白花蛇舌草 30g　甘草 6g

14 剂，水煎服，1 日 2 次。嘱患者调畅情志，多食清淡之品。

二诊：1991 年 8 月 3 日。患者服上方药后自觉气力大增，胁痛胸闷减轻，饮食增多，睡眠尚可，大便次数减少但仍未成形，下肢仍肿，近日口干苦甚。上方加黄芩 15g，续服 14 剂。

三诊：1991 年 8 月 27 日。精神状态明显好转，并可一人独自就医。大便次数减至每日 1 次，但尚未成形；近日五心烦热、口干苦消退，下肢仍肿。舌脉同前，原方加生地黄 30g、地骨皮 15g，续服 14 剂。

四诊：1991 年 9 月 17 日。患者日前在外院行 B 超示：腹水消失；左肝肿物同前大小相似；右肝硬化；脾形态正常。下肢浮肿业已消失，大便已成形。舌红少苔，脉弦数。病情稳定，续服上方药，以巩固疗效。

［按语］ 肝硬化腹水的治疗颇为棘手，但中医按照辨证论治的原则，精选方药，对消除腹水、改善症状可收到明显效果，部分患者得以带病延年。此例年高体衰，一派气虚血水互结之象。危老师十分推崇脾为后天之本的学说，治疗上重用生芪、茯苓、白术等益气健脾之品，以鼓舞正气，安抚五脏，而使血行水化。活血多用养血活血而不伤正之品如当归、赤白芍、丹参；利尿多用五苓散化裁，其中桂枝必不可少，取其温阳以助血行，化气而畅通水道，惟用量偏小，多在 6～12g；鳖甲软坚散结，鸡内金开胃消食。全方共奏益气健脾、活血利尿之功，药性平和，祛邪而不伤正，以图久病缓攻之效。危老师善于结合现代医学研究成果，根据丹参在人体内外均被证实有明显抗肝维纤化的作用，故重用丹参，充分体现了辨病与辨证相结合的特点。

二、养血益气、润肠通便法治愈习惯性便秘一例

安某，男，46 岁。

初诊：1991 年 12 月 3 日。

主诉及病史：大便溏薄艰涩难行十年余。

患者 15 年前患乙肝，经中西医结合治疗后，一般症状改善，然乙型肝炎表面抗原一直未能转阴。其后大便干结难行，服用果导片及枳实导滞等削伐之品，虽可取效一时，但渐至大便溏薄，三五日一行，努挣乏力，便后疲惫，虽多处求助中西医，疗效难以令人满意。就诊时患者精神尚可，肝区隐痛不适，腹胀满，口苦咽干，小便短少，畏寒腰酸，纳食尚可，眠差。

诊查：舌红苔黄厚，中黑，边有齿痕，脉稍弱。

辨证：气血虚弱，肠失濡润。

治法：养血益气，润肠通便。

处方：当归 20g　赤白芍各 15g　生地黄 15g　川芎 15g　丹参 30g　玄参 15g　黄芪 15g　白术 12g　郁金 12g　黄柏 12g　厚朴 10g　陈皮 12g　何首乌 15g　车前子 10g　甘草 6g

14 剂，水煎服，1 日 2 次，每次 50ml。嘱患者戒烟酒，忌辛辣。

二诊：1991 年 12 月 17 日。患者服上方药后睡眠明显改善，其他症状变化不大，惟口干苦甚，厚苔转薄，劝其守方治疗，上方加丹皮 12g，续服 14 剂。

三诊：1991 年 12 月 31 日。大便近一周已一日一行，业已成形，腹胀痛消失。继按上方配制蜜丸，每丸 9g，日服 2～3 次，每次 1 丸，温水送下，以巩固疗效。随访数年，疗效满意。

[按语] 患者久患肝病而致气血两亏，湿热内结。治疗应虚实兼顾，忌用峻下之品。危老师时时告诫学生：治疗本病，方药对证，更贵在守方，须用一两个月才能收效，急于求成，盲目易方，为治疗本病之大忌。

（以上由谈浪逐整理）

三、健脾益气、化痰祛瘀法治愈瘿瘤一例

李某，女，58岁。

初诊：1991年6月18日。

主诉及病史：头面双眼憋胀、眩晕一周余。

患者于一周前因生气突发头面、双目憋胀，气逆上冲，巅顶麻木有沉重感，眩晕，视物模糊，胸闷，心悸气短，善惊易怒，失眠，畏寒，面白无华，纳差，大便溏泻、日二至三行。颈部双侧稍肿大、按之微痛，咽中不适，口苦。

诊查：舌淡苔薄白，舌边有齿痕，脉沉滑。T_3：4mg/L，T_4：387mmol/L，胃镜示慢性浅表性胃炎。

辨证：心脾两虚，肝郁痰结，瘀血阻络。

治法：健脾益气，疏肝化痰，活血化瘀。

处方：当归20g　赤白芍各15g　川芎30g　丹参30g　郁金15g　黄芩15g　丹皮15g　党参15g　茯苓30g　白术15g　黄芪15g　夏枯草20g　海藻15g　金钱草10g　八月札15g　元胡15g　焦三仙30g　甘草6g

14剂，水煎服，1日2次。

二诊：1991年7月2日。药后仍心悸、失眠、纳差，颈部双侧微痛。但头目发胀、眩晕、胸闷等症减轻，大便溏。舌淡苔薄，脉沉滑。上方加菖蒲15g、枣仁30g、鳖甲15g。继服药14剂。

三诊：1991年7月16日。头面不胀，视物较清，无憋胀感，颈部按之不痛，食欲稍好，但神疲乏力明显，口苦，大便溏薄。舌淡苔薄白，脉沉。上方去金钱草10g，继服药14剂。

四诊：1991年7月30日。诸症消失，神清目明，独自来就诊。劝其守方服药以巩固疗效，继服药14剂。

五诊：1991年8月13日。血液化验示：T_3：2mg/L，T_4：129mmol/L，近半月头目不胀，颈部双侧按之不痛，外形不肿大，精神愉快。舌淡苔薄，脉沉。继服上方药20剂。随访至今，未再复发。

[按语] 本例瘿瘤由痰气郁结、瘀血阻络所致。缠绵日久，正气已虚，表现为心脾两虚，故见心悸、失眠、易惊、纳差等；肝阴不足、肝阳上亢，则头目眩晕、烦躁等。危老师用药注重健脾和胃，以扶后天之本；活血益气，以调和气血。脾健则痰湿自消，气血充足；气血调和则瘀自去。因此用四君子汤健脾益气，鼓舞正气；四物汤活血养血，合以丹参调和气血，共为主药。夏枯草、海藻、鳖甲、八月札疏肝软坚散结为辅。鸡内金消积和胃，甘草调和诸药，充分体现了治本为主、标本同治的学术思想。

（马丽红整理）

[编者评注] 危先生先学西医，后笃信中医，潜心中医研究四十余年，取得了许多可喜成果，尤在脾胃病研究方面成绩卓著。由三则代表性医案可以看出，他重视脾胃后天之本在

人体中的作用，以健脾益气为主线，标本同治，治本为主，冀邪祛正安。即使驱邪亦不忘扶正，活血多用养血活血之丹参、当归、赤白芍等药，理气避用峻下破气之品，病久者守方制丸后攻，这些充分体现了其时时顾护正气的学术思想，故能对臌胀重症、虚人便秘、瘿瘤等顽疾取效于非常。

台湾名医医案

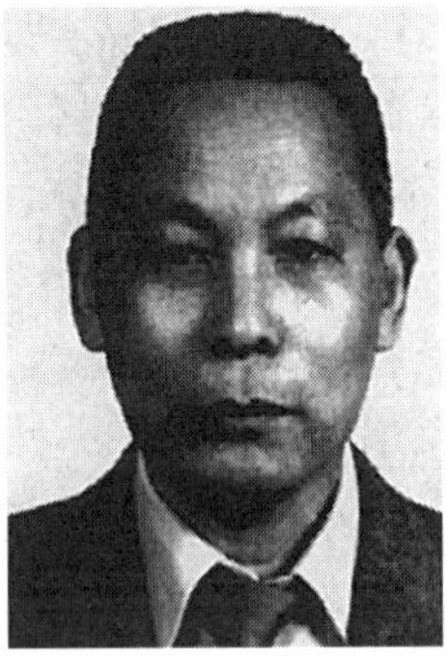

万寿永医案

【生平传略】

万寿永，1924年生，河南光山县人。少年时随兄学医，后又拜家乡陈先生及崔先生学习针灸，走遍各地行医，后寄居台湾。20世纪60年代著有《针灸救生学》和《中医脉诊》等著作多篇，深信中国形象、具象的医理才能改救抽象医药的弊病和盲点，也定会融合抽象医药，创建为世界人类服务的新医学。1990年9月12日曾参加北京首届中国医药文化博览会。

一、健脾肃肺、滋水平肝法兼针刺治愈眼底漏脓视物不见症一例

向某，女，34岁。

初诊：1990年8月25日。

主诉及病史：双目视物不清，渐至失明已3年。

3年前因心情不快，时觉胸闷，两眼模糊，胃口不好，情绪时烦。近半年多来，头痛不宁，双目愈觉视物难明，先右眼看不见物，继之左眼亦然，经数省市医院检查，诊为眼底漏脓症。服用无数中西药物不效，欲行手术治疗更换角膜等。今来求治。患者头、眼、肩部痛胀，四个月前报纸上最大字已看不到，现双目视物不见，仅有微弱光感；胸腹闷胀，整日痛烦，一天食不足一两。语声微缓、促迫不耐，怕声畏繁，精神焦虑，小便频数量极少。月经量少，随下秽浊夹有黑色血块，或两至三个月来潮一次。

诊查：面色淡白萎黄，闭眼目内白珠微有暴突状，目角赤翳，右眼近瞳睛外侧堆有白片云翳。肌肤松弛，清瘦。舌苔薄色灰白。脉左寸沉涩无力，关浮弦滑，按涩，尺沉涩无力；右寸浮长有力，关浮弦啄涩，尺微沉滑无力。

辨证：肺郁脾虚，肾水亏乏，水不涵木。

治法:健脾肃肺,滋水平肝。

处方:枯芩 15g　桑皮 9g　苏子 12g　枳壳 3g　荆芥 6g　防风 6g　蒲公英 15g　木贼 6g　血藤 6g　蔓荆 10g　白芷 6g　细辛 3g　制当归 10g　女贞 15g　阿胶 7g　桃仁 6g　鸡内金 10g　炒槟榔 6g　党参 15g　白术 15g　智仁 10g　制首乌 10g

上方药服用 3 剂,头目胀痛、胸闷、时烦完全缓解,一日进食可达三两,情绪爽快。知患者体力增强,即给予行针刺治疗,乘此时针刺,治效则大。取穴:

两睛明　两丝竹空　足三里　针两睛明透三寸,度可达视神经与血络。针两丝竹空,针斜进五寸,意度达眼珠后视神经;针法是刺透骨肉中深入,行泻针法,不如此不能得见疗效。当时鼓励患者勇敢睁目而视,果然能见什物了。针足三里,一补一泻,调气上升。患者自述针气上升越多,视物即觉清明。只续针两次,视觉全已复原。稍做更方调服二至四周。

六诊:1990 年 10 月 9 日。患者生活不慎,月潮后目视畏光及肠利。双目视力恢复如常,报纸最小字体都能看见,但近日看久了头晕,看电视久了怕光和目涩,稍吃些油腻食物会下利。月水来潮仍有黑色小块,经量较多,小便不再频数,肠利有浆水状,白带下如浊水。精神正常,面色微透光泽,容易疲倦,语声较前有力,喜悦应对,两目视物明亮。左寸沉滑,关弦涩,尺微涩;右寸长涩,关浮弦濇,尺沉滑。属脾肾亏虚。治宜健脾补肾。

处方:党参 15g　白术 15g　炙甘草 6g　茯苓 15g　黄芪 12g　炒扁豆 30g　鸡内金 10g　山药 10g　杜仲 12g　肉蔻 10g　白芍 9g　防风 6g　柴胡 6g　阿胶 7g　丹参 12g　沙蒺藜 15g　何首乌 10g　青葙子 9g　桃仁 6g　荆芥 6g　川芎 6g

[按语] 从初诊、四诊所知,患者面色淡白,气短胸闷,右寸脉浮长有力,为肺气郁结,上蒸不降,使目视模糊,复至肾水亏乏,木不得涵润,经脉阻滞,目不得血故视物不明不见。治疗肺气上结不降,要用黄芩、桑白皮、紫苏子、枳壳散结和降、开胸除烦,使目不受熏蒸。目盲、赤筋、白翳、头目痛胀,用荆芥、防风、蒲公英、木贼、薄荷、蔓荆子、白芷、细辛通目睛血络,消赤缕,退翳,止头目胀痛;制当归、女贞、阿胶滋阴补血;桃仁、荆芥破瘀调经;鸡内金、枳壳、党参、白术、智仁、首乌健脾、调胃、除烦、止频尿;先祛烦闷与增纳食,充沛元气及体力,然后再行针刺。

十二经络都通络到眼目,就像解剖学眼睛有十二条神经一般。《黄帝内经》说目得血能视,人体血液不足故不能视;或有血而经脉不通亦不能视。须知气血不足,刺之效益不张也不能得视。而患者三种原因都具有,所以要先服药补益气血蓄势,而后刺之得气、调气打通经络脉道,血随气源源流布,故未等针出,患者睁目已能见物,继之药物调理,免却了手术治疗之苦。

患者经上述治疗后自已能见物,右关啄脉消失,是其胃气已复、目血已至。缘何前诊服药不利,六诊反肠利?初诊在时为秋,弦脉肝木受金气护制故不利;于今寒露节已过,四季当令,却因脾胃气弱,不能自卫,难任肝木干扰,是谓客主两遭不利,主必不安,所以腹肠泻利,于治法上当补土泻木,调健中宫,故用豆芪六君依脉症调胃健脾,俟中宫健运,诸疾悉除。药用党参、白术、炙甘草、茯苓、黄芪、炒扁豆、鸡内金、山药、杜仲、肉蔻温补脾肾、消食及止带、泻;白芍、防风、柴胡补土泻木;东阿胶、丹参、山药、沙蒺藜、首乌滋阴补肾;青葙子、桃仁、荆芥、川芎清头目和调经。脾胃健运强固,诸症随除。

对患者而言,虽说病愈已获转机,但因中宫虚弱过久,不任四时推移,宜做百日调摄打算,俟泻利止再服用当归、熟地黄、枸杞补而兼有腻性药品,切忌图近功做急速医疗。

二、调胃、温阳、化瘀法治愈周身肌无力症一例

尤某，女，32岁。

初诊：1990年9月12日。

主诉及病史：周身疲乏无力二年零八个月。

患者两年零八个月前患病，疲乏无力，血压低，初以心脏病治疗无效，复经全国多家大医院检查为周身肌无力症。治疗效亦不佳。精神正常，身体丰腴而肌肉松弛，说话条理，当语音收韵时，尾声短缩在喉门似咽。终日疲倦少力，怕冷，容易感冒与受寒，肌肤被撞伤或拧掐马上见到色痕，瘀伤难消，亦曾被撞跌伤，胸胁痞闷，有虚汗，腹胀，腹泻，食约二两。月经量少，偶下黑色血块。

诊查：舌苔薄白，脉左寸微沉软长紧，关按弦弱长涩，尺沉涩无力。右寸微长紧，关弦软长涩，尺沉微长紧，六脉缓无力。脉率不整。

辨证：脾肾阳虚，肝血瘀少。

治法：调胃益气，温补肾阳，活血祛瘀。

处方：黄芪15g　桂枝9g　肉蔻10g　杜仲12g　故纸10g　党参15g　石斛15g　山药12g　陈皮9g　柴胡6g　扁豆30g　丹参15g　阿胶7g　桃仁6g　秦当归10g　荆芥6g　红花3g　川归尾6g　炒枳壳3g　骨碎补30g　炒黄芩6g　制丹皮6g

二诊：9月13日。自述服药后当夜汗止，至来诊不见利泻，胃口大开，精神舒畅，不感觉倦怠，四肢明显能使劲及有力，弦涩脉减少、缓脉已除。嘱患者守方服药，至月底，病况更为好转，告患者宗本方加减服药。

［按语］依据经络生理，脾与胃经脉都从腹前上下行至胸与心经相通，故脾胃虚阳上越致使心悸和怔忡。经查心律不整，实则为脾之大络脉动悸，患者因工作的方便，首先在治疗上用西药抑制了脾胃之阳，复使胃气下陷，病机既经延误，正气大损，随之脾气、肝血两亏，累病久拖不愈成为复杂的脾肾阳虚、胃气虚陷与肝血瘀少之周身肌无力症。但该病复杂，如受伤、肝瘀经病、脾肾虚合心悸证，治本非一方可愈，裁一方非一君药所能见效；使本证得汗止、泻止、阳回、经调、伤瘀使复等，都是治疗之本，立一方兼顾多面，不可稍有偏废。然众本之里、一方药队之中，要以止汗为先和止泻最急，又须知本证止泻不宜收涩方，需以豆、芪、参、药调胃止泻；止汗不宜收敛，宜用治血药如桂枝温补可止；余药仍要并蒂施用，环环入扣，否则，有如金人拐子马并驱方效，一蹄有失，全般无效。

嘱患者守方服药及自行注意加减药味，可服药百日，一来固本筑基，二则务除病根，宜谨慎药养，缓图恢复，忌峻补、图近功，尚须配合时序与生活调摄。假如本证逾时不医，或治之不当，脾肾之阳无复，胃气不升，化源枯竭，肝瘀不解，脉道枯废难通，经筋欠缺濡养，其病变可忧。

三、壮水平肝与育金法治愈肝癌手术后遗症一例

杨某，男，61岁。

初诊：1990年9月13日。

主诉及病史：肺癌手术后半年，咳腥臭血痰。

患者行肺癌切除手术前，X线胸片检查得知，左肺叶有鸡蛋大块形阴影，左胁及乳房侧位生有横长肿块。半年前行肺癌切除术，手术后，左胁及乳房侧位之横生肿块不自觉地自行消失，但术后创口不适。近来X线胸片复查，又见一较长阴影，并咳嗽，咳痰白黏兼有黑痰如血，灰红，味腥气重；左胸胁抽痛，神色委钝，志识尚清明，讲话条理，语中偶尔需要吞咽下才能继续说出话来，口苦，眼涩，每餐食量一小碗，菜蔬吃得多些，大便过软，有时失眠，失眠则情绪不好，早起口干口苦，想饮水解除。

诊查：左寸上沉下滑弦长涩，关微浮滑，按滑涩结，尺长紧涩；右寸上沉下长滑紧，关长涩，按长滑，尺长涩紧。肝区压按痛感反应明显。

辨证：脾肺双虚。

治法：培土生金。

处方：党参30g　白术30g　黄芪15g　霍斛30g　黑仙鹤草9g　茵陈30g　天冬15g　麦冬16g　茯苓15g　白及10g　半夏10g　桂枝9g　当归10g　红花6g　三棱6g　夏枯草10g　骨碎补30g　熟地黄15g　甘草9g　银花30g

患者服药月余，经医院X线检查，图片中明显地见不到创口的痕迹，肺已愈复，其他诸症尽除，但需要做长期服用筑基固本药，永使水润木涵，保有脾土育金。

二诊：1991年1月17日。上次服药病复后与家人游览了祖国的美好河山并去了美国，因走的地方太多，身体劳累，不能遵守时间服用中药，而今疲倦、口苦，胁部左侧抽痛，咳嗽，痰中有血块，经检查，肺片中有模糊影像，肝叶似有鸭蛋形大肿瘤。精神委顿，语声缓慢迫促，夜难入寐，天亮前在口苦目干眼涩下才能入睡，烦闷，怕冷，大便不畅，小便黄少。左寸沉涩，关涩微结，尺沉长弦涩紧，右寸上沉下滑长，关浮弦，紧长涩，按长紧涩，尺长弦紧。

辨证：脾肺俱虚，瘀痰结瘤。

治法：培土生金，消瘤化瘀。

处方：党参30g　白术15g　黄芪15g　麦冬10g　沙参10g　当归10g　红花5g　三棱6g　夏枯草9g　黑仙鹤草20g　花蕊石6g　山芙蓉6g　霍山石斛30g　熟地黄15g　杜仲15g　故纸花15g　桂枝6g　柴胡6g　炒栀子10g　阿胶6g　沙苑蒺藜15g

服本方药至过年前检查，肝肿瘤消除，减去红花、三棱、花蕊石、山芙蓉，加用白及继服至元气恢复。间歇性服药，务使病体基固，可免再患。患者同其家人二次庆幸，再三称要遵守中医治本病和调摄服药的法则。

[按语] 初诊脉象左寸上沉，左胸外侧表部生长横长硬块，是中医心脏水结证象。右寸上脉沉与咳血是为肺痨和积痰证象。此经检查属肺癌，已施用手术切除治疗，但病复患未愈，左关脉浮涩与胁下肤表曾结硬块，硬块属肝区，是证与肝有着关系，但按切时脉结涩，加之穴诊压痛明显，当是肝里生肿瘤症。诊后所得脉症，患者胃气尚存，今因手术后创口难任，元气大伤不复，病情恶化，宜当以中医伤科急治为先，在选药裁方之际，又不能不顾及培土生金、护金抑木，促使心肾交泰，达到水润木涵，使创金复志意生。

本裁方以伤药为前锋，分则言之，方里齐头君药约有四五，同时四五君药又各膺任臣佐，换言之君药又都不是君药，这该怎么说呢？其实裁方药队中，统受茵陈为君。依脉象言，六脉分别有长紧沉脉，需用茵陈化湿；从症象看，脉有痰水，脾胃有痰湿，心肝有风水，创伤后最忌风寒水湿阻滞，对茵陈之选用，因得众需，故被拱为君药。

二诊，愈后服药中断，元气未全恢复，加之旅途劳累，致病机转变，肝经恶化，检查复患肝癌肿瘤。发病后病程进展极快，西医检查该病的经验，自发病见肿瘤之始，大都于半年期便见危险性，肿瘤稍大，危险期会于三个月后出现，本证危险期预估为三个月，故病家求治心迫切。肝痈疡肿瘤癌发病变化急，危险性大，一旦癌瘤爆裂，大量出血之后确难医治，目前西医治疗更觉棘手，若能在病人元气尚存，大肉不陷，血瘤未破裂，当此紧要关头，依脉症用药，或已出血不久，服药恰当，可以挽救八九。方中主味药之运用是仙鹤草，它在药队中做了当家。仙鹤草能敛收血瘤中瘀血成碎血块，经胆管入胃，使之升则吐出，使之降则泻出，已爆裂出的用仙鹤草又能止血。

四、用龙虎斗手法针刺足三里穴治愈表伤寒证一例

郑某，男，22岁。

初诊：1976年5月2日。

主诉及病史：头项疼痛，周身酸痛二日余。

两日前感冒头痛，服用消炎药不效，今日上午去学校上课前再服药之后，头项疼痛加重，连及全身骨头亦酸痛，腹中绞痛，不能站立，自认兼患阑尾炎，而来诊治。

诊查：表情痛苦，坐而头垂难语，偶闻哼痛声，语音难出。左寸滑紧，关长滑紧，尺滑长紧，右寸浮长紧有力，关浮长紧有力，按滑紧，尺浮长紧有力，按长紧有力。

辨证：伤寒表实证兼三阴证。

治法：温表解肌。

取穴：双足三里　双三阴交

手法：取双足三里穴，针刺得气后用龙虎斗手法，顷刻发汗解除表疾。取双三阴交穴，得气后用补法，右针调针头气循腿股内侧沿腹胸上行，亦顷刻缓解腿内侧僵痛与腹里剧痛。

上述手法行针刺先后不到两分钟，痛止病除，20分钟后出针。

［**按语**］病者年轻体格壮实，依据脉证诊查，是为标准、典型的伤寒中表的麻黄汤证，复因一连三日服用寒凉之消炎药，引动表邪入里，而见兼有三阴证。前者头项强痛，脉浮紧有力，正符合仲景的太阳经伤寒证象，惟不同的是右关尺脉沉长滑紧与有力，寒邪入肾见周身筋骨酸痛，入脾腹作剧痛，用药宜服麻黄汤加温里药，故与引邪入里之前治法有所不同，如用麻黄汤温表解肌，加故纸、干姜、细辛温里与祛少阴寒邪和止痛等。但患者体实，可以针刺法代药治疗。凡本证为身体强实的人，针刺要比服药收效快捷，顷刻能解病苦。针书说，补复溜穴，泻合谷穴能发汗，临证用之并不是绝对有效，以事实来说，未若刺两足三里穴行龙虎斗手法，兼能鼓动和充实胃气，发汗快速。所谓龙虎斗手法，得气后先调理胃气，左右升针头，气顺卫气相斗，非世俗与一般书中所述龙虎斗的手法。

当患者发汗之后，表证全去，针刺三阴交穴时，自言说针头气从穴上走，沿腿股内侧进入腹里，腿股内侧的僵硬和腹里的绞痛随之消失，针头气稍感回缩，汗亦止出，里痛表疼悉愈。

台湾四周环海，为亚热带性气候，湿度很大，不似中原与西北燥气和干寒，且人民体质容易漏泻，故患麻黄证伤寒病人特少，有则是万人中得见一二人而已。此后该病者复患伤寒里证兼表证，亦系以针刺法治愈。

又感冒兼有三阴里证和腹绞痛病，很容易被认作是患了盲肠炎，凡患盲肠炎腹痛与三阴证腹痛，宜参阅仲景脉证法鉴别之，既可免医者对病人的误诊，又可免去病人受到不当手术或误医。

本证依据证象辨证，是不折不扣的典型麻黄汤证，假如忽略不从脏腑、八纲、脉象途径辨

证，服用麻黄汤虽可汗出表解，随后会生变证，病情恶化，这原因病本表邪，病者误服用消炎寒性药，复引邪入里，单服麻黄其祸更大。药治与针治法大别。药治不宜发汗，麻黄用有节，错用麻黄素能致病者死亡，故本证病人无咳，麻黄汤里杏仁可减去不用。脾胃脉兼沉紧长有力，宜用理中汤里的干姜。肾命脉兼沉长紧有力，是病居右，故不用附子而用故纸花。左手脉紧，用细辛温少阴，共助麻黄汤散逐表里寒邪，亦能表而出之，可做临证鉴别参考。

五、针刺八法夫妻穴治愈久年伤损疼痛症一例

张某，男，44岁。

初诊：1975年9月10日。

主诉及病史：右侧肩背部砸伤后疼痛27年。

患者1948年秋天驻防镇海，构筑工事，不慎被倒塌的梁柱压住肩背部，当时并不觉有疼痛，但脚被石块砸伤极疼，数月之后痛移至右侧肩胛部，医治二十余年不效。近年来有增没减，欲试用针灸治疗。

诊查：外表无病征可验，语音响亮，有感身体不能从心。六脉滑涩同见，左关尺兼见弦脉。

辨证：瘀血阻络。

治法：活血通络。

取穴：后溪　申脉

手法：后溪穴在手掌握拳时心经线尽头处腕侧高峰处进针。得气推针，针头气沿小肠上行至肩胛区。

申脉穴在脚外踝前一条软筋下，由上斜向下进针，得气推针，针头气上行至胁下再斜上肩胛区，病者感觉到针头气明显地向上推进，当气通达到膏肓区时，疼痛立刻消失。

[按语] 依据中医有关跌打损伤的理论，伤势不论轻重，受伤后气与血会循经窜走，走窜入脏腑之里伤重，走窜肌肉经脉肤表伤轻。今病者久伤痛在右肩胛膏肓区，是伤痛尚在浅表。依五腑滑利脉，病者正气充足，弦涩脉主塞滞，塞滞不去所以疼痛不已。医经说不通则痛，通则不痛。针刺灵龟八法夫妻穴，可以达到通则不痛的疗效。八法夫穴为后溪，通到督脉；妻穴是申脉，通至阳跻脉；两穴又合通目内眦、头、颈项、耳、肩、膊和小肠与膀胱经，及达膏肓肩胛区，膏肓区在督脉旁，正是小肠与膀胱经脉的辖区，调理针头气打通经脉中的郁滞阻碍，使之气通血畅和达到不痛的效果。

病者壮年体实气足，具有智慧，针刺得气快，并能感应到气在体内通过经络的路线，所以取效也捷。再则，病者正气内足，病痛在经脉，用针治要比用药治法快，而且不必再服药做根治。

凡受伤害，人体里的气和血走窜，必会留住在身体最弱处作痛、作酸，或待时生长肿瘤脓疡，甚至藏劫伏祸，当身体健康良好时，病隐而不显，留而不去，人体正气不足虚在表，病伤之气轻，窜流宿在膏肓，正气不足虚在里，病伤之气重，循督脉窜宿入脑门，因而死亡，颅底及上齿上部，会留有红筋线纹。我国古代忤作（法医）验伤，检颅骨视此细红筋线纹的显微，审断伤害的轻或重；如因是伤害促至发为疮疡肿瘤附骨死亡，检视死者内踝骨上可留有凸凹不平的痕迹。依此而言，今天生长肿瘤的人，如果是因于伤害后生长癌瘤死亡的，希望法医和生理解剖学者做参考研究。经过研究证实为是，不仅对癌瘤病因寻得一个途径，凡当人体遇到伤害时，及早做预防治疗，不是可以达到名副其实的防癌作用吗?!

六、针刺通经法治愈车祸手术后遗症一例

张某，女，17岁。

初诊：1976年。

主诉及病史：患者1976年前被出租车撞伤、昏迷，经开颅手术取出颅内瘀血块后清醒过来，但过了不久，说昏迷便昏迷，起初是偶尔发生，后来发生越来越频繁，须等昏迷治好了，才能回医院修补头上手术取下的颅骨，现在家调养。患者头晕胸闷，急躁，发生昏迷之后，对一切事都不知道。

诊查：外表秀丽文静，但呆闷不语或不应呼唤，语声疾厉，不耐烦问，月经下黑红色血块。左寸弦涩，关弦涩，尺弦涩，右寸长滑，关长弦涩，尺涩。

辨证：气滞血瘀，经脉阻滞。

治法：调气活血，化瘀通络。

取穴：足三里　悬钟　阳陵泉　三阴交　内庭　百会　络却

手法：足三里穴先泻后补，其余诸穴均用泻法。

针后尚未出针，伤者清醒，语言复常，自说头脑清明，周身舒畅；出针后行动轻便，欣悦自去。续针两周后，便复学上课了。

二诊：1976年端阳节之前。前证复发而求诊。上诊后患者已复学，在上学搭公车途中，被一位骑脚踏车上学的男生从背后冲撞，并压脚跟而过，但仍能至校上课。自此之后，走路时忽地一只脚跪曲不行，或于课堂上突然呆坐，手中拿的笔随之落下，以上这两种景状，须臾时间又自清醒，问之刚才发生事全不自知，进而呆坐或卧，闭目不醒，喂饭能食，睁目时左眼球内斜。左手弦涩，右手弦长涩。患者大小便经照料可以控制，诊时说话咬字不清，舌亦失灵，昏迷、呆痴，不欲睁眼。证属痰蒙清窍，瘀血阻络。治宜祛风痰，活血化瘀，开窍解语。

取穴：丰隆　合谷　通里　百会　阳陵泉　太冲　睛明　足三里

手法：均用泻法。足三里补泻兼施。

经针之果然目睁和吐出数口黄痰。

[按语] 患者被车撞倒而起病，气随经脉上冲窜头，复随跌倒震荡，血遂瘀滞不行，凝集成块。西医检查是谓血栓压迫了脑神经，中医叫做经脉阻滞。因为昏晕，虽经手术取出瘀血，只为暂时缓解，西医未能顾及到中医所谓的调护元气以及益气活血通瘀；再则受了手术的伤害，更加有损元气，故伤者复见昏迷，日多一日。治疗本病通经透络之稀有药材市价昂贵，使用普通药味又性软，故宜用针刺法打通经络，活血化瘀和调气。取穴足三里调气化瘀，打通诸经脉；取悬钟穴生化精髓护骨；阳陵泉穴布血养筋、通血路；内庭、百会、络却入脑、化瘀活血，通经气达脑；并三阴交穴解昏迷而醒脑和通舌本而能言语，共使经脉通利，诸病悉除。伤者正为青春少女，生理发育旺盛，内里脏腑未曾遭伤，只是在经脉间受了伤害，一旦气通血布，便归复正常。二诊时伤者复原未久，复被撞伤，致复再昏迷，依脉证辨审，弦脉主风，闭目与眼珠内斜均主肝受风，痴呆不语主有痰滞，昏迷为经穴闭塞，滑长脉象主痰湿，涩脉主气血与痰食郁滞，故治疗宜针刺打通经穴，祛风痰，活血化瘀，开窍解语。取丰隆穴配合谷化解风痰与解语；伤者闭目，考虑肝经在足，足必有伤害，故针取太冲穴开目窍。此二法为治本证之首要针法。取通里穴开窍解语与除昏迷；百会穴醒脑开窍与化瘀；取阳陵泉理伤养筋；睛明穴泻针忌补，直透眼球侧里视神经，使之正视；足三里穴补泻兼施，调气，行打通经络手法，气行大小周天，务求逐除车祸伤

害后遗证的后患。经审断正确，针之果然目睁和吐出数口黄痰，否则贻误治机，医之难效。经询问伤者自述，当她被男生脚踏车撞倒，因路为下坡，车轮从她脚上轧过，爬起来脚有疼痛，也受了惊吓，出汗受风，故伤者内积风痰与肝经受风，致闭目、斜视及不语。乘其年少元气有伤未亏，针刺两足三里穴，行补泻升降调气之法，使之周身经脉贯通，大小周天随之流转，能自感受气在经络中循行，可彻底根除车祸后遗症再发。该生自打通经脉之后，在功课学习上益加慧敏，受人施气感应特快，后该生考升中央大学外文系，以优异生毕业。

（张勇整理）

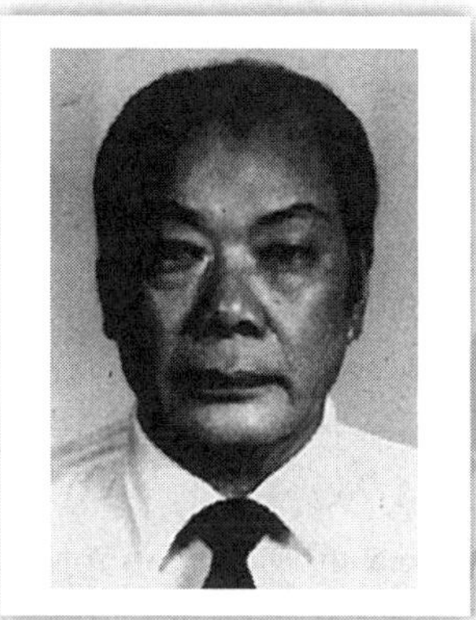

朱训医案

【生平传略】

朱训，别号子兰，湖南省常德县人。20世纪70年代前于台北市开设光华医院，自任院长。嗣后赴欧美大溪地、纽约、柏林以及巴黎大学讲授中医针灸学和《易经》有年。后回台湾居住，为减除院务与管理行政的烦劳，特改设朱训国医诊所，专任诊务及讲授易学。

朱氏少年喜好道学、中医学和《易经》，故走访我国长江和大河南北，居住云贵川陕以及东北各地有年。所从众多硕学，交往尽午城义士，门人有中外人士，遍处国内外，名人极多。

他曾于国内外讲学，阅历广阔，对我国医籍各家都有研究，但对医学独崇《伤寒论》与针灸学，认为自仲景立论始有理、法、诊、方、药并述，以及针灸配合，疗效快捷，有益临证。所以他对此研究特有心得。朱氏复依据易理以证医理，给仲景立论的理、法、诊、脉、方药有漏简和有疑义未说明的，以及关于针灸、脉理的述说、灵龟八法、子午流注、世俗习用讹混而不知的，皆据易理校正。故其临证多效验，诊务忙碌。

朱氏对易学的研究，受仲景《伤寒论》理、法、诊、方、药、脉理、针灸合为一体论述的启示，所以他研究《易经》要总合医、命卦、地理、气象、中外天文学、哲理等。阐述易学的象、理、数，终以数据说为依归，使各家学说归于一。遇某家说法不能归一时，其中必有疑义处，改正出的错处可能是一家，也有是多家，更有的是通家大儒的疏漏。又中国与外国文化思想不同，论易学的人说法往往有出入，朱氏采中西合并研究，惟以理归于一，既可平息争论，更能服人认同。

中华易学会的组成，朱氏是发起人之一，除了诊务和专任该会研究教学、教授外，此数十年中，无日不在研究易医与《易经》。以杖国之年，每天看完病所余下的时间，概为易学制表，撰述忙碌不倦。

朱氏容岁返乡，早在其家乡独资捐建学校一所，又建图书馆、纪念馆和家庙堂，惜乎地偏人才不足，难达兴学愿望，复有意于北京建易学研究馆、上海建世界针灸研究馆。朱氏医论与易学研究撰稿，极盼既具通才又有专才的青年朋友帮助他整理出版，意在能弘扬中国文化于世界。

生脉散加减配合针灸治疗心悸不眠症一例

刘某，女，72岁。

初诊：1990年10月5日。

主诉及病史：心悸、失眠十余年。

于十余年前患心悸症，上楼时感胸部气闷，呼吸气不足，经打针、吃药症状有所缓解，但未能根治，且渐渐加重，每发作时心悸、心跳加快，需立即停下来休息，等其慢慢缓解方可行动。继之又患失眠，在国外多次经西医检查治疗，诊断为心律不整症，医治效果不佳，间也看中医，用中药针灸治疗，疗效亦不彰。今慕名专程回台求治。

诊查：患者心悸，精神容易兴奋和紧张，易疲劳，容易生气，整夜不眠，面容疲惫，语声低微，呼吸微促，左胸口搏动很大，面有红色，耳赤。舌质红，脉左寸浮滑数，关浮兼弦，寸浮滑微弦，右寸浮微滑数，关浮滑，尺浮滑微弦。

辨证：心肾不交、阴虚火旺。

治法：生脉散加减。

处方：人参6g　天冬10g　麦冬10g　五味子3g　远志6g　炒枣仁6g　甘草15g　生熟地黄各15g　珍珠母30g　夜交藤30g　丹参15g

针刺：选心经旺日丁巳时开大陵穴，即10月9日与19日各刺1次，计针2日。

是日服药至第5剂，当晚入睡。为巩固疗效，服药至19日再针大陵1次，心悸、失眠痊愈。

[按语] 此证心悸不眠，久经西法治疗不愈，虽亦间服中药，但因量少难以应证。患者自述精神容易兴奋，也容易紧张和疲倦，在兴奋与疲倦之中都不能入睡，此种状态都呈现在浮弦脉象中。要知该病起因，兹依四诊所知，此心悸不眠症，起先为脾阴虚而脾阳旺，因脾胃和心经相交于心下，故脾胃有病，心下动悸、面赤，继之肾水匮乏；而肾阳虚旺，火不潜下而上越，所以耳见赤色。肾合脾不交兼之肝乏水生，肝阳上亢于心，故症在心而见心悸不眠。实为脾、肾、肝虚阳上亢传心作病，而且心气虚太盛，阳不易下潜。是证属气化病，西法难找到形质体病征，惟有用中医四诊法和经络原理可做断证和说明。因脾胃虚阳从经脉中传入心为心悸，用生脉散如人参、二冬、五味、生脉止心悸；用甘草的甘味补脾而泻心，亦可平复心律不整；肾水缺乏，用生地黄壮水；用远志合丹参入心补血宁心；肾水少，致肝心失养，而心肝二经容易兴奋，用珍珠母潜沉心肝二经的浮阳；炒枣仁敛肝补阴；夜交藤共诸药以治彻夜不眠症。该证浮阳现上，针大陵得气后要沉针稍待，然后浮针而泻，此法得自真传，否则虽待时而刺，恐难助效。再则，如不服药，单凭针刺亦不能建功，必须药针共济以除病。嘱患者病愈后，当服补益剂百日治其虚劳，不然一旦失于调摄，其证随发。患者欣然，喜诺从之。

（张勇整理）

[编者评注] 上述二位台湾中医师之医案，大多针药并施，缓图施以药治，急则采用针刺，取穴及针刺手法亦有其独到之处。

修养斋医案

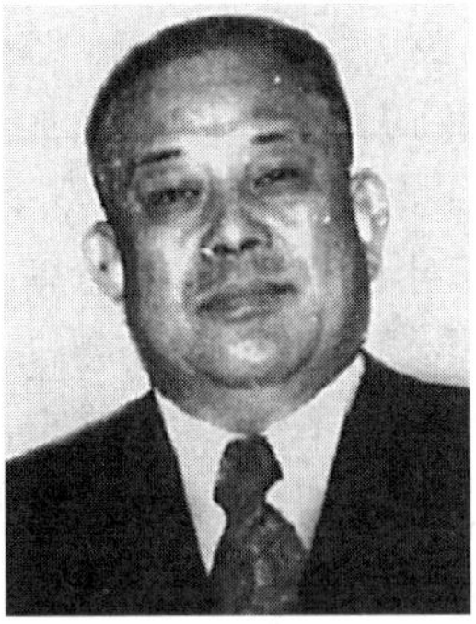

【生平传略】

修养斋，1892年生于河北省武清县医学世家，擅长家传治疗妇儿痘疹与外伤医术，复从师北平名医王锡福研究伤寒内科，继之拜苑春英习针灸三年多，在北平行医以善于针灸医术而名闻遐迩。

1948年秋，随叔父举家迁台湾，开设诊所于台北。到台湾不久，他应考试院考试，及格证书为中检字第一号，由此便知修氏在医术上的地位了。当时教育部长张晓峰博士，学者立委覃勤，诗画、医兼国术家郑曼青先生，儒医陈九如等倡议，由教育部创办中国国医针灸讲习班，修氏任班主，计开班多期，奠立了台湾中医基础。自张氏卸任后，原定畴办世界针灸大学，聘修氏为针灸系主任，后来覃氏创办中国医药学院，修氏襄赞极多。

自中国针灸传扬于海外欧美各国，修氏受聘两度赴美，曾在中国针灸中心及白怡儿医疗中心应诊与讲学，并受邀请赴联合国卫生组织部讲演与示范针灸治疗术，使各国代表对中国针灸疗效有深度的认识和了解。

修氏对中国医学各科诊治都有独到功夫，且善于脉理与望诊，故对施药用针治病多效验，尤以针灸术被誉为泰斗。他常说学医首先要会看病和救人生命，研究它就该精益求精，务求致用，不可执著尽信书本所言，传授要教人家真东西，否则自误害人，贻害子孙，所以修氏敢言是与非，无形中有益学医者和病人。

他著有《修氏针灸全书》、《针灸古法精义》、《古法针灸手法》等书。修氏在台四十余年，于教学传授医术针灸，以及太极拳，不遗余力，中外学者逾万人，其在20世纪60年代前，便有苏联与北欧人踵门来学习及求治疗者，故称他桃李满天下是名副其实的。

修氏曾应任考试院中医考试委员、文化学院针灸系主任，美国加州针灸学会顾问。日本裕仁天皇为感谢修氏针灸医术对日本人民的贡献，颁赠给第三号荣誉奖状（颁发给对人类有贡献者），以及日本仰慕汉医学家，曾把修氏医学、著作、诊断、医疗、针灸效用、制印专辑特刊报道于世界。

血府逐瘀汤加减治疗腰椎外伤术后瘫痪症一例

白某,女,37岁。

初诊:1970年初夏。

主诉及病史:腰椎枪弹伤术后双下肢瘫痪6年。

诊查:患者6年前打猎时,被枪弹误中腰部,经使用打石膏,消炎药、激素等治疗,仍不能行走,病情日渐加重,经检查为受伤腰椎骨质增生压迫神经所致,遂行手术治疗,但术后造成双下肢瘫痪,多方治疗效果不佳:六年来全靠坐轮椅行动。今慕名专程由美前来求治。诊见:腰脊僵硬,不能弯曲、站立,两腿脚微有瘦削状,不能行走。精神尚可,语声清晰,腰脊酸痛,偶时生烦,饮食尚正常。脉左寸涩、关长涩、尺弦涩,右寸长涩、关滑涩、尺浮滑弦,舌正常。

辨证:瘀血内停,肾精亏虚。

治法:活血祛瘀,补肾生髓。

处方:当归12g　生熟地各15g　杜仲10g　骨碎补30g　鹿角6g　白芍10g　川芎10g　柴胡7g　防风7g　甘草12g　黄芪12g　党参12g　桃仁6g　红花5g　枳壳6g　牛膝6g

针刺阳陵、绝骨、八髎、三阴交、足三里等穴,两侧更替。

服用本方与针刺之后,腰脊酸痛已除,随之腰肢僵硬松活,可以弯腰与站立,故坚守此方,遇有临时他症则予以加减用药。共计先后医治七个月,获得髓增骨长之效,能站立短行,可以使用拐杖行走。

[按语] 凡为筋骨受伤,中医药治疗的方法是骨伤宜治肾,补益肾血,使之生精生髓,骨得以再生和复元;伤筋要治肝,活血通瘀,肝受血而藏,筋获濡养而能收到骨生筋续迅速愈复的疗效。腰为肾之府,为命门所在,亦即元气、元阳寄藏之处。此例腰部先受枪弹击伤,继因手术治疗造成经络筋脉损害,历时多年。气脉瘀滞不通、气血耗伤,参照证候与脉象,为肾水精血呈露匮乏,又致肝受失养,故两尺脉见弦,宜用生熟地、当归、杜仲、骨碎补、鹿角、芍药、川芎补血生髓。弦脉主风,用防风、柴胡、白芍搜风敛肝。涩脉见,气血郁瘀,用甘草、黄芪、党参益气;用桃仁、红花、枳壳、牛膝破瘀活血和通络。病在腰腿,故用牛膝作使药。腰腿在下,久病须防胸头血瘀,用川芎兼可防除隐患。又配合针刺阳陵等穴补肾强筋,疏通经络,取得了较好的疗效。

(张勇整理)

[编者评注] 修养斋先生祖籍河北,中年移居台湾行医,两度赴美对中医传扬海外曾起积极作用。本案以王清任血府逐瘀汤及针灸治疗腰椎外伤手术后瘫痪符合中医传统理论,虽只一例,亦可见修氏医疗经验之一斑。

康良石医案

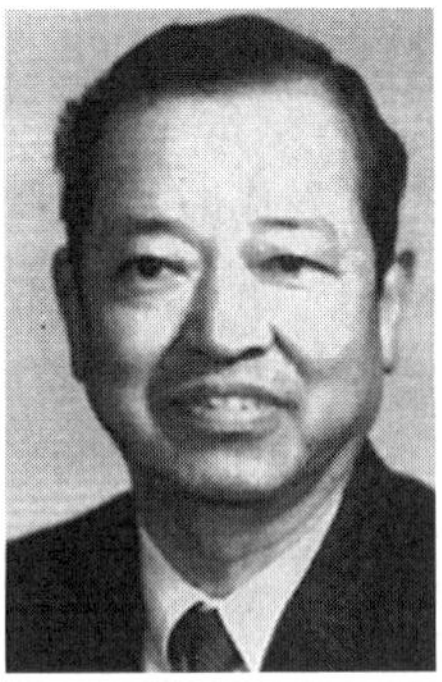

【生平传略】

康良石，名仲承，号寿人，1919年生，祖籍福建永春，世居厦门，主任医师、教授。曾任厦门市中医学会理事长、中医进修院院长。福建省政协委员。

家传十世行医，自幼苦读岐黄经典，跟祖随父案旁受业，皆得世家精萃，是以学成悬壶未几，则以接手的数例疑难病案一一破的刃解而名声鹊起。至20世纪50年代末，在肝病治疗方面已成公推"圣手"，常被邀请去各地会诊治病，屡试屡胜，声誉日臻。从60年代初在医院兴办中医肝科病房、门诊，向肝脏九病攻关，且与国内诸多医圣携手，中西医结合研究呼吸系统疾病，医术和理论水平造诣精深。撰有"乙型肝炎辨证论治"等九十多篇论文，编著有《肝炎辨证施治》、《中国传统老年医学文献精华》、《中国传统养生精萃》等著作，先后有"中药紫珠治肝硬化食道静脉曲张破裂出血"等七项研究成果荣获科技进步奖。

他富有临床和教学经验，每年除了给国内的年轻中医授课外，还为来自欧、美、东南亚各国的中医讲学。1991年以来，又被列入全国五百名名老中医之一，接受国家"二部一局"下达的培养中医新一代高层次专业人才的任务。耄耋之年，接受国家外派和海外邀请，七次出国到菲岛、印尼、加拿大等地治病、讲学，弘扬了中华传统中医中药，为祖国争得了荣誉。

一、祛风通络、散结消肿治愈偏头痛（枕叶肿瘤）一例

蔡某，女，52岁。

初诊：1990年4月13日。

主诉及病史：右偏头痛已三月余，病初起多日一发，痛处范围较小，继而每日或隔日一发，逐渐弥漫至半边头痛，时间延长，剧则掣痛不已，右眼作胀，痛时眼冒金花，视物不清，恶心呕吐。间歇时仍感头重，伴疲乏、纳呆、喜卧、手足麻木。前年断经，既往无脑外伤及头痛史。

诊查：精神倦怠，面色苍白，右眼泡肿，睁眼无力，眼动较钝。舌质晦暗，苔白厚腻，脉细弦。脑 CT 检查提示枕叶肿瘤不能排除，建议手术治疗。

辨证：风扰清宫，脉络瘀阻。

治法：祛风通络，散结消肿。

处方：白花蛇 10g　咸全蝎 3g　香白芷 5g　酒川芎 5g　粉葛根 10g　川藁本 5g　川羌活 5g　苍耳子 10g　牡荆根 12g　蔓荆子 10g

煎服，每日一剂。发作时可加服一剂。

二诊：4 月 20 日。右偏头痛减轻，间歇时间较长，恶心呕吐减轻，纳食增加。舌苔略见浅薄，脉尚细弦。续守上法，处方同上，每日一剂。

三诊：5 月 13 日。偏头痛及头痛发作等诸症明显减轻，右眼尚紧张，眦赤，目珠涩，口干咽燥，眼泡尚肿。舌苔转糙，舌质晦红。考虑再加清火、消痰、软坚之品。

处方：原方去蔓荆子，加夏枯草 15g、漂海藻 12g、漂昆布 12g。

四诊：5 月 31 日。近半月来偏头痛未见发作，右眼诸状逐渐改善，食睡尚佳，但时觉头晕。舌质晦暗，苔转薄润，脉细弦。拟加补益肝肾之剂。

处方：

(1)原方加山茱萸 10g。先每日服 1 剂，后 2～3 日服 1 剂。

(2)甘枸杞 15g、熟地黄 15g、淡全蝎 3g、活甲鱼 1 只。

开水炖服，每周 1～2 次。

1991 年 9 月 20 日。随访一年多来，病情稳定，偏头痛未见发作，眠、食正常，可理家务。目前四诊随访，每周服药 1 剂。观其右眼正常。舌色淡红，苔薄白，脉细弦。

[按语] 偏头痛，常见者为风火或痰火上扰清空。本例初诊，面色苍白，四肢不温，舌质晦暗，苔白厚腻，脉细弦，未见火象，直至采用辛温为主祛风通络之剂治疗匝月，痛势缓解，病情好转，方露痰火之候。是否此为肿瘤导致偏头痛之临床特点有待研究。又考全蝎、白花蛇等，不仅祛风通络善治头痛，而且药理主治脑肿瘤、神经系统肿瘤。而后无论清火、消痰，或补益肝肾，皆取实验能控制肿瘤之夏枯草、昆布、海藻、山茱萸，故能生效。

二、滋养肝肾、养阴清热法治子痫一例

陈某，女，31 岁。

初诊：1975 年 4 月 9 日。

主诉及病史：妊娠初期，外感高热，热退后十余日全身无力，精神恍惚，两目直视，眉额间肌肤瞤动，肩胛抽掣，手足搐搦，继而昏睡，睡时打鼾历数少时方醒，醒后自觉头痛、头晕，其时作时止迄今已三个多月。最近发作愈频，经治未见效验。

诊查：神思困倦，面色㿠白。舌质胖而淡红，苔薄白而少津，脉细两尺弱。

辨证：营血不足，生热动风。

治法：滋养肝肾，养阴清热。

处方：菟丝子 10g　川杜仲 10g　漂白术 10g　生白芍 12g　条子芩 6g　夜交藤 15g　白

茯苓 10g　绿心豆 15g　制黄精 10g　麦门冬 10g　东阿胶 6g(另烊化)

煎服,每日 1 剂。

二诊:5 月 10 日。经药 4 剂,未再发作,精神日益转佳,观察匡月,未见反复。望舌尚胖而淡红,脉两尺有力。续守上法。

处方:原方加熟地黄 10g。

[按语] 子痫是妊娠危重证候,有因肾阴素虚、肝阳亢、阴虚阳亢、动火动风而病势较急者,多见面色潮红、舌淡红、脉弦数,常发于怀孕六七个月之后,治宜镇肝熄风、清心泻火;有因营血不足、血虚生热生风而病势较缓者,多见面色皖白、舌淡红、脉细弱,可发于妊娠之时;或见于产褥之后者,则须滋补肝肾、养阴清热。本例为营血不足之证,辨证施治而瘥。

三、熄风潜阳、利湿清热治愈眩晕(高血压合并慢性肝炎)一例

陈某,男,52 岁。

初诊:1975 年 1 月 3 日。

主诉及病史:血压偏高已十余年。前年肝炎反复活动至今。住某医院八个月,入院后,确诊为原发性高血压 2 级,慢性肝炎。近期眩晕,头重脚轻,睡眠欠佳,疲乏无力,胸闷气憋,两胁胀痛,脘腹痞满,小便短赤,大便不爽。

诊查:舌嫩、质红、颤动,苔黄腻。右胁下积块,有触痛。脉弦滑,右偏大,下肢轻度浮肿。血压持续在 120～130/100～110mmHg 之间,血脂偏高,肝功能中度损害。

辨证:风阳内动,气滞血瘀,湿热蕴积。

治法:利湿清热,熄风潜阳。

处方:

(1)茵陈 120g、瘦兔肉 120g,同炖服,每周服 2 剂。

(2)钩藤 18g　首乌 15g　山楂 30g　丹参 24g　毛冬青 60g　石决明 24g　桑椹子 15g　葛根 15g　大黄 6g　郁金 6g　鸡肸花 30g　三七粉 1.5g(另冲)

煎服,每周 4 剂。

二诊:1 月 14 日。眩晕、头重脚轻、胸闷胁痛、疲乏无力等症明显减轻,睡眠转好,尚脘腹痞满,二便不畅。舌嫩质红,苔退薄黄,脉弦。右胁积块化软,触痛减轻,血压回降(128/88mmHg)。

处方:同上(1)、(2)去毛冬青,加山药 20g、淮牛膝 15g。

三诊:2 月 5 日。眩晕未见反复,乏力、胸闷、胁痛基本消失,小便清长,大便通畅。舌质偏红,苔薄白,脉弦缓。右胁积块稳定不变,触痛不明显。血压稳定在 128～132/84～90mmHg 之间,肝功能复查基本正常。

处方:停第(1)方。第(2)方再去大黄续服。

至 5 月 31 日,患者临床症状未见反复,右胁积块稳定,血压保持于 130～142/84～86mmHg 之间,停药出院。

[按语] 眩晕血压高,根据中医理论,多因机体阴阳平衡失调所致,常见阳亢或阴虚互为因果,甚则阴伤及阳,而见阳虚。本例曾经中药治以平肝熄风、活血化瘀,未见效果。分析其病情,虽高血压十余年,但合并慢性肝炎,结合舌苔黄腻、脉弦滑和脘腹痞满、小便短赤、大便不爽等症状,考虑系肝气久郁、肝胃不和、运化失职、湿热蕴积未清,故采用重剂量茵陈,佐以性味甘咸、微寒、有滋阴补肝、润肠养胃作用的瘦兔肉兼利湿清热、保肝和胃,配合熄风潜阳方剂,既能

清蕴积之湿热，使之邪有出路，又滋阴潜阳以达平肝熄风之目的，其效则显。

四、平肝明目、清利湿热为主缓解暴盲、痿证一例

黄某，女，34岁。

初诊：1989年11月8日。

主诉及病史：5月底起发热、头痛、头晕、恶心、额汗出，两眼视力丧失，纳呆，肤痒，胸以下至脚底麻木，两手足痿软无力，小便无力、癃涩，大便干结难下，月经失调。经检查，确诊为多发性硬化症、视神经脊髓炎。近周来复患感冒发热。

诊查：面赤神烦，额汗出，形态虚胖，外眼无特殊。唇舌偏红，舌苔黄厚。胸以下知觉迟钝，两手不能握，两足不能立、更不能步。脉弦滑数。

辨证：肝肾亏虚，肝火上炎，湿热浸淫，风热外感。

治法：先清热解毒、平肝明目，以疏散风热外邪。

处方：

(1)红浮萍10g　蝉蜕衣10g　金银花10g　升连翘10g　天花粉10g　牛蒡子10g　粉葛根10g　荆芥穗3g　软防风3g　生白芍12g　白蒺藜10g　粉甘草3g　羚羊角2g(磨汁后入)

煎服，每日1剂。

(2)紫雪丹6g，每日2次，早晚开水送下。

二诊：11月13日。药后热解，额汗减少，余症仍然。唇舌淡红，苔黄厚腻，脉弦滑。风热外感虽解，尚有肝火上炎、湿热浸淫。治法改用平肝明目、清利湿热，兼化瘀通络、滋养肝肾。

处方：

(1)羚羊角1g磨汁，水样珍珠粉1g，每日2次，早晚服。

(2)石决明30g　千里光10g　生白芍15g　生地黄15g　麦门冬15g　金蝉蜕10g　干地龙10g　宣木瓜10g　一条根10g　淮牛膝10g　徐长卿10g　威灵仙12g　粉甘草3g　三七粉2g(另冲)　炒草决明粉20g(布包后入)

煎服，每日1剂。

三诊：1990年1月21日。服药两月余，纳食正常，左眼可见模糊指影，时模时明，时尚反复出现眼珠灼痛，痒而多泪，胸以下麻木略有减轻，久卧后则较重。肤痒减轻，时或转筋，手指尚不能握，有人在旁扶持走路有进步，步后脚掣痛。二便较畅。舌苔白厚，脉弦略滑。续守上法。

处方：

(1)续服二诊(1)方药。

(2)同二诊方(2)，去三七粉、一条根、徐长卿、千里光，加甘枸杞12g、杭菊花10g、忍冬藤30g，先每日1剂，后二三日1剂。

四诊：10月4日信诊。至5月份停药，至今食眠正常，麻木、转筋明显减轻，能自主行动，但觉无力，手指略能握，会帮做家务，但觉肌肤时刺时如虫行，左眼尚模糊不清。请当地中医师诊查，望舌偏红、苔白、脉弦滑。考虑乃肝肾亏虚，治当滋养肝肾、益精明目。

处方：

(1)冬虫夏草6g、甘枸杞15g、干鲍鱼15g，开水炖汤，代肴，每周两三剂。

(2)鲜胡萝卜酌量绞汁，每次一小杯，代为饮料。

五诊：1991年9月19日。自用药膳后，视力明显进步，余无特殊不适，体重增加，食睡如

常，麻木、转筋基本消失，能自行步行，二便通畅，月经正常，帮做家务兼督促侄儿功课。观其精神体力充沛，舌淡红，苔薄白，脉弦细。胸以下肌肤触觉尚略钝于胸以上肌肤，已明显见效。

[按语] 多发性硬化症、视神经脊髓炎，乃少见难愈之疾。本例由发热而致暴盲，辨为热灼阴津、阴虚火旺、上蒙清窍；从苔黄厚腻、皮肤热痒、小便无力癃涩、大便干结难解，审为湿热互结，浸淫筋脉、下注二阴；目为肝窍，肾主二阴，病由肝肾亏虚所致，故其既盲且痿。是以先清热解毒、平肝明目，从速疏解热邪，避免阴津重伤。热解之后，平肝明目，必须养阴抑阳、滋阴以降上扰清窍之火，拯救受灼之阴津，使暴盲获得好转；而清利湿热兼活血化瘀、祛风通络法，有利于迅速解开浸淫于筋脉与下注前后二阴之湿热，以疗麻木、转筋、手足无力之痿证。痿先缓解，盲尚未明，则取滋补肝肾、益精明目的甘杞、虫草及血肉有情的海味鲍鱼作为药膳；兼配对治眼病和视力有益的胡萝卜绞汁代为饮料，使视力进一步改善。

五、祛风除湿、通络泄浊法治愈风湿赤眼一例

王某，男，40岁。

初诊：1989年4月2日。

主诉及病史：两眼红肿热痛已一个多月，猝起于右眼，迅而传及左眼。病初白睛红赤，痛痒多泪，羞明难开，渐而泡浮睛肿、头重、头痛、身重困倦、食欲不振、睡眠欠佳。经内服外治清热泻火、抗菌消炎3剂未能消退。既往有风湿性关节炎病史。

诊查：泡眼肿胀，开睑乏力，两眼角溃破，眼眵白黏，白睛红赤、浮肿高且于黑睛。舌质淡红，舌苔腻浊，脉弦滑。

辨证：风湿化热，浊气上泛。

治法：祛风除湿，通络泄浊。

处方：

(1)内服方：威灵仙20g、鲜鸡蛋1枚，二味同煎，加入老酒少许，温服，每日1剂。

(2)外用：生地黄切薄片，浸人乳贴眼外，每日一两次。

二诊：4月5日。两眼灼热痒痛减轻，白睛红赤浮肿略消。舌苔腻浊退薄，脉尚弦滑。续用上法。

三诊：4月7日。两眼灼热痒痛日趋向愈，羞明、多泪明显减轻，头重、头痛、身困、纳呆、不寐悉皆消失。观其白睛红肿基本消退，泡睑肿消，溃破点尚留痕迹。舌苔退薄，脉弦缓。续守上法。

处方：

(1)内服方同4月2日方。

(2)外用药改为人乳点眼，每日3次。

四诊：4月10日。症无特殊，舌淡红，苔薄腻，脉弦缓。续守上法。嘱续内服药数剂，以巩固疗效。

[按语] 赤眼之疾，因外感风热及染时气邪毒者多，因风湿化热所引起者少。本例从病延月余，曾经清热泻火、抗菌消炎治而未效，及其赤眼乃痛痒交作、开睑乏力、泡睑肿胀、头重身困、舌质淡红、舌苔腻浊而辨为风湿化热、浊气上泛。内用祛风除湿、通络止痛的威灵仙一味，和性味甘平、解毒、明目除障的鸡蛋，并以少量走一身之表、行气和血的老酒作为药引；外取疗目疾赤痛的人乳，合凉血解毒的生地贴眼，三日见效，一旬收功。

六、和胃降逆、清化热痰治愈呃逆一例

王某，男，78岁。

初诊：1991年4月1日。

主诉及病史：初由感冒引起发热、微恶风寒、头痛、咳嗽痰黄黏稠、口渴咽痛、胸膈痞闷而气促、小便短赤、大便干结。虽有汗出而热不解，咳嗽日渐加剧，脓痰更黏，迁延6天，热仍未解尽，且并发呃逆，日夜持续不断，已经两天，多方处治未见缓解。

诊查：神烦面赤，呃逆不已，声尚响亮，频咳气促，呼吸不利。唇舌偏红，舌苔黄厚而干，脉弦滑数。

辨证：热邪伤津，肺胃失降。

治法：和胃降逆，清化热痰。

处方：鱼腥草20g　蒲公英10g　金银花10g　升连翘10g　蒸百部6g　代赭石10g　旋覆花10g　枇杷叶10g　北沙参15g　麦门冬10g　瓜蒌实10g　生竹茹10g　化橘皮6g　姜柿蒂10g

煎分数次频服，每日1～2剂。

二诊：4月3日。呃逆次数逐渐减少，间歇时间延长，胸膈痞闷减轻，咳嗽气短改善，热解汗出，神烦面赤转好。舌尚偏红，苔黄厚转润。续守上法，处方、服法同前。

三诊：4月5日。热解、呃逆已停，咳嗽减轻，痰黄白相兼而易咯出，二便通畅。舌尚偏红，苔退薄尚腻，脉尚弦滑。法续清化热痰，兼和胃气，巩固疗效。

处方：

(1)鱼腥草20g　蒲公英10g　金银花10g　升连翘10g　蒸百部6g　枇杷叶10g　北沙参15g　麦门冬10g　瓜蒌实10g　生竹茹10g　化橘皮10g　煮半夏10g

(2)三蛇胆陈皮末，每次1支，每日2次，早晚服。

[按语] 呃逆辨证，重在掌握虚实、分辨寒热。本例虽年事较高，发热经周未能尽解，呃逆持续不断两天，家属担忧系元气衰败。但从呃逆初起、呃声响亮且连续发作，舌红苔黄，脉弦滑数而辨，属热，属实，乃肺胃阴津受痰热耗伤，肺胃失于濡润，气机不得顺降，宜和胃降逆、清化热痰，投药中的，故2剂而效，4剂而呃逆停。

七、理气清热、养阴和络治愈胁痛（慢性迁延型肝炎）一例

林某，男，35岁。

初诊：1975年4月10日。

主诉及病史：右胁灼痛，疲乏无力，食欲减退，口干咽燥，小便短赤，已七个多月。于1974年12月21日住入某医院，确诊为无黄疸型肝炎。经保肝疗法及应用清利湿热之剂，病势仍迁延不解。

诊查：面色苍黄，舌质深红，苔白厚腻，脉细弦数。肝脏触诊于右胁1.5cm处可扪及，边缘薄锐，质中等，有扣触痛；脾未扪及。肝功能检查：麝香草酚絮状试验（＋＋＋），硫酸锌浊度试验18U，麝香草酚浊度试验16U，谷丙转氨酶365U/L（正常值110U/L）。临床诊断为慢性迁延型病毒性肝炎。

辨证：气郁化热，肝阴受损。

治法：理气清热，养阴和络。

处方：藿香 5g　枳实 5g　茵陈 12g　茯苓 10g　白术 10g　车前子 10g　丹皮 6g　焦栀 6g　石斛 12g　白芍 10g　甘草 3g

煎服，每日 1 剂。

二诊：5 月 10 日。药后上述症状明显减轻，小便尚赤。苔白厚，脉弦细数。肝功能复查：麝香草酚絮状试验(＋＋)，硫酸锌浊度试验 13U，麝香草酚浊度试验 10U，谷丙转氨酶 57U/L。

处方：原方加女贞子 10g、丹参 12g，续服。

三诊：6 月 10 日。自觉症状基本消失，神色转佳，惟清晨小便色尚黄。舌质淡红，苔薄白，脉细弦。肝于右肋下刚触及，脾未扪及。肝功能复查：麝香草酚絮状试验(＋)，硫酸锌浊度试验 10U，麝香草酚浊度试验 5U，谷丙转氨酶 67U/L。续服原方药巩固疗效。

［按语］中医认为，肝居胁下，其经脉布于两胁，对于胁痛一证，有按肝气郁结论治者，有按瘀血停着论治者，有按肝阴不足论治者。本例从右胁灼痛、小便短赤、脉细弦带数、舌质深红、苔白厚腻而辨，虽同是病情延久、气病及血，其中又因热邪逗留、烧灼肝阴，非单用疏肝理气、利湿清热所能奏效，须据症配合养阴和络方可收功。

八、决三焦、化瘀浊治愈多兼症之臌胀一例

陈某，男，77 岁。

初诊：1987 年 7 月 10 日。

主诉及病史：5 月初旬出现纳食减少、食后腹胀、易怒心烦、口干口苦、胸胁痞满、小便短少、大便不爽等症状，继而腹日胀大，初起大而不坚，益渐膨急，下肢随之日肿。近又增咳嗽、气短、喜半卧位，时尿癃涩数。经中西医结合治疗两个月，臌胀未能消除。以往曾患中风后遗症已 15 载。

诊查：面色晦暗，唇色紫褐，语言不利。舌尖边偏红，夹有紫斑，苔白厚腻。脉沉细弦。腹大膨急(脐围 107cm)，腹壁静脉显露，脐略突起，背部平坦。右下肢水肿较明显，右半身不遂，右手臂肌肉萎缩。肝脾扪及未满意。血压 190/100mmHg，肝功能检查明显损害，白蛋白/球蛋白比值 10.71∶1，谷丙转氨酶 150U/L(正常值 35U/L)，胆固醇 2.86mmol/L。肾功能轻度损害，空腹血糖 9.99mmol/L，尿糖(＋＋～＋＋＋)，CT 诊断为肝硬化伴腹水、脑血栓形成后遗症、高血压、糖尿病、前列腺肥大。

辨证：脾肾本虚，痰瘀久阻，湿热蕴结，水浊停聚。

治法：决三焦，化瘀浊。

处方：半边莲 30g　玉米须 30g　地胆草 30g　猫须草 30g　小蓟 15g　茯苓皮 30g　桑白皮 10g　葶苈子 20g　栀子根 30g　广郁金 10g　炒枳实 5g　川厚朴 6g　春砂仁 5g　佛手柑 10g　灵芝草 15g　三七粉 2g　琥珀粉 2g

后两味另冲，煎服，每日 1 剂。

二诊：7 月 20 日。腹胀已有减轻，小便增长，咳嗽气短好转，已能平卧，脐围回缩至 106cm，右足水肿也见减轻。舌苔厚腻略见退薄，余如初诊，继守上法、方药。

三诊：7 月 30 日。腹大膨急转软，胀满日减，脐围回至 104cm，纳食见增，小便尚长，咳嗽气短已控，肠鸣多矢气，大便较畅。舌苔薄腻尚偏厚，舌尖边偏红夹紫斑，脉沉细弦。血压 180/95mmHg。继守上法，酌加益气生津、健脾之品。

处方：原方减葶苈子至10g，茯苓皮改换茯苓15g，加莱菔子10g、洋参粉2g(另冲)。

四诊：8月10日。腹胀大有好转，脐围回缩至101cm，腹壁静脉未见显露，脐突恢复正常，下肢水肿回消，面色转清朗，唇色转清。舌质红尚夹紫斑，苔薄白腻。血压尚时有偏高，肝功能好转，白蛋白/球蛋白比值1∶1，肾功能基本正常，空腹血糖8.32mmol/L，尿糖(+～++)。继守上法，加重益气生津、健脾和胃之剂。

处方：原方去葶苈子、莱菔子，再加炒白术10g、鸡内金10g、洋参粉加至3g(另冲)。

五诊：9月10日。臌胀已愈，脐围98cm。CT提示腹水消失，食睡恢复正常，二便正常。时易怒心烦、咳嗽痰白、小便涩数，神色尚清。舌淡红，苔薄腻，脉细弦。右肋下未扪及肝，脾刚触及。血压尚时有偏高，肝肾功能基本正常，白蛋白/球蛋白比值1.19∶1，谷丙转氨酶正常，胆固醇3.9mmol/L，空腹血糖7.22mmol/L。继续服药巩固疗效。

处方：原方再去枳实、川厚朴、半边莲、琥珀粉，加金霍斛8g、干蔗鸡7个，头3天1剂，后7天1剂。

1989年5月10日随访，患者症无特殊，惟时易怒心烦、咳嗽痰白、小便涩数。舌淡红、紫斑淡化，苔薄白，脉细。肝肾功能正常，血压稳定，空腹血糖在5.72～6.11mmol/L之间，尿糖(—)。要求续行巩固。

处方：金霍斛10g　广郁金6g　玉米须15g　淮山药15g　灵芝草10g　杭白芍10g　鸡内金10g　栀子根15g　干蔗鸡7个　炙甘草3g

煎服，3～7天1剂。

医嘱：咳嗽痰白时，可加用川贝母5g、北沙参15g、四陈皮6g；小便涩数时可加用猫须草15g、地胆草10g、石韦草10g。

四年后随访，症无特殊，气色佳良，舌脉如常，血压稳定，肝功能无异常，空腹血糖正常，尿糖(—)。

［按语］本例年近八十又多兼症，经治疗向愈，且经四年随访病情稳定，实属罕见。个人体会，遵照中医治则施治，可能是关键，主要掌握三项要领：其一，急则治其标。本例初诊时，从其易怒心烦、口干口苦、小便短赤、大便不爽、舌尖边偏红、苔白厚腻而辨，乃湿热蕴结、水浊停聚之证。尽管脾肾本虚，但既不温补，又不攻伐，先利水以消胀，上则泻肺通调水道，中则健脾运化水湿，下则利膀胱化气行水，通泄三焦之湿热，消除裹腹水之水浊。且方剂七分利水、三分行气化瘀，避免气滞水停，血瘀水留，愈欲其利愈不利之弊。其二，兼症则兼治。患者又有中风后遗症、高血压、糖尿病诸多兼症，方则采取双重作用之药以兼治。如佐三七、琥珀、郁金，既活血行水，又兼化阻滞络道之痰瘀；并用灵芝、桑白、小蓟保肝利水兼降压；又选玉米须、栀子根清利湿热兼降血糖，以达本证疗而兼症也治之目的。其三，标本兼顾。臌胀之特点为虚中夹实，常见本虚短期难以恢复，标实一时不易祛除，先期治实为主，在多数利水、行气、化瘀药中以一味灵芝滋养强壮、顾虚为辅；当臌胀日见消退，则陆续增加益气生津、健脾和胃、滋养肝肾之品，以至以扶正培本为主，而行气、活血、疏通三焦水道的栀子根等祛邪药仍须为辅，以为善后收功。

九、化瘀行水、补益扶正治愈臌胀(肝硬化可疑癌变)一例

曾某，女，60岁。

初诊：1990年9月16日。

主诉及病史：半月前先觉午后脘腹饱胀、下肢困重、小便短少，继而腹渐大且胀满益甚，两

足水肿，伴纳谷欠香、睡眠欠佳、饥时脘中不舒而乏力得食则缓。既往患肝炎病史多年，且有十二指肠溃疡、静脉瘤、胡桃过敏史。

诊查：神思困倦，形态消瘦，面部虚浮，颜色苍黄晦暗。舌淡红夹瘀斑，苔厚腻，脉沉细弦。胸前有蜘蛛痣，红手掌，腹部膨隆，腹壁静脉显露。肝脾未满意扪及，两足水肿。肝功能：麝香草酚絮状试验（＋＋＋）、硫酸锌浊度试验 30U、麝香草酚浊度试验 18U，白蛋白/球蛋白比值 0.75：1，甲胎蛋白定量 1.12g/L。CT 肝检，提示肝硬化伴腹水、胆结石。

辨证：正气虚损，瘀浊互结，毒蕴隧道、水裹腹中。

治法：先拟化瘀行水，后并补益扶正。

处方：

（1）汤剂：

三七粉 2g　琥珀粉 2g　珍珠粉 2g（三味分冲）　半边莲 15g　广郁金 6g　延胡索 6g　九节茶 15g　菝葜根 10g　灵芝草 10g　仙鹤草 15g　春砂仁 5g　制黄精 10g　玉米须 15g　薏苡仁 15g　茯苓皮 15g　生白芍 10g　化橘皮 10g

煎服，每日 1 剂。

（2）片剂：猴菇菌片、藿香正气片，每次各 4 片，每日 3 次，饭后服。

二诊：9 月 26 日。纳谷见香，饥时脘中不舒而乏力明显减轻，小便略增，膨胀仍然。又时见咳嗽、气短，舌脉如恒，考虑为水邪上干。仍以化浊行水为主，改用泻肺理气以行水之品。

处方：

（1）汤剂：原方减菝葜根、仙鹤草、黄精、薏苡仁、茯苓皮，加葶苈子 3g、莱菔子 12g、桑白皮 10g、川厚朴 6g、凤凰衣 10g、菜豆壳 10g。

（2）片剂续用。早晚加服三蛇胆陈皮末各 1 支。

三诊：10 月 11 日。咳嗽控制，气短减轻，饮食如常，小便增多，入暮尚觉轻度胀满，时有齿衄。察其腹大化软，两足水肿回消，舌体齿痕明显，脉沉重按无力，肝功能复检有所改善，甲胎蛋白回降至小于 200mg/L，白蛋白/球蛋白比值尚倒置。X 线胸片提示胸腔无积液，拟在化瘀逐水基础上酌增补益扶正及止血之药。

处方：

（1）汤剂：减琥珀粉、葶苈子、桑白皮、延胡索，再加洋参粉 2g、白茯苓 10g、金霍斛 5g、紫珠草 10g、仙鹤草 15g。

（2）片剂续用。

四诊：10 月 21 日。齿衄停止，腹胀明显消减，睡食正常。神色好转，舌质瘀斑转淡，腹水已消，两足未再浮肿，脉沉细。甲胎蛋白仍在正常范围。续用益气扶正合化瘀行水法。

处方：

（1）汤剂：原方减珍珠粉、莱菔子，加鸡内金 10g、宣木瓜 10g。煎服。先每日 1 剂，后隔日 1 剂。

（2）片剂：续用。

1991 年 7 月 26 日随访，患者自觉无特殊症状，纳食增加，偶有不寐少寐，腹水未见反复，甲胎蛋白复查时偏高、时正常，CT 肝检提示肝未见明显变化。

治法：偏重补益扶正。

处方：原方减洋参粉、紫珠、莱菔子、凤凰衣、菜豆壳、川厚朴、白芍、橘皮、玉米须、木瓜、鸡内金，加生晒参 5g、山茱萸 10g、天门冬 10g、炙龟版 15g、结猪苓 15g、漂白术 10g、薏苡仁 30g、半枝莲15g,金霍斛加至10g,白茯苓加至30g。

[**按语**] 患者半月之间,臌胀形成,先胀于内而后肿于外,证多属实。其腹壁静脉显露,胸前呈现蜘蛛痣,面色晦暗,舌夹瘀斑,征为瘀血湿浊互结,水裹腹中,停聚肌肤,然其神思困倦,脉沉细重按无力,为实中有虚。先取化瘀逐水之品以治其实,当衰其大半之际再补益培本兼顾其虚,治法得当,腹水消除,肿胀得愈。临证选药亦具特色,如九节茶、菝葜、郁金功能化瘀,又具抑制癌细胞、防治肝癌的作用;半枝莲、猪苓、半边莲、仙鹤草有行水、止血之效,也可广泛用于防治各种肿瘤;生晒参、灵芝草、白术、薏苡仁、龟版、天冬、山茱,均是既可滋养强壮、保肝、增加免疫力,又能抗癌的扶正药。九个月后随访,虽甲胎蛋白时有偏高,但臌胀无复发,可疑癌变也未见进一步恶化,此与选药可能有密切关系。

十、解毒、化瘀、培本法控制多兼证之肝癌一例

陈某,女,58岁。

初诊:1989年5月9日。

主诉及病史:右胁隐痛已一月有余,纳谷欠香,脘腹痞满,疲乏无力,睡眠欠佳。既往有眩晕、消渴及痹证病史。

诊查:面色晦暗,精神抑郁,眦赤。舌偏红,苔黄腻,脉弦滑。肝大界位于第5肋间,右胁下可扪及癥积,质地较硬而表面不平,经CT检查肝脏,提示右叶巨块型肿瘤。血压180/90mmHg,肝功能检查无特殊,空腹血糖8.33mmol/L,尿酸487.9μmol/L。已确诊为原发性肝癌,并高血压、糖尿病、风湿性关节炎。

辨证:肝阳上亢,肺胃津燥,热毒重沓,痰凝血瘀。

处方:

(1)片仔黄0.6g,每日2次。

(2)熊胆0.3g,每日1次。

(3)九节茶10g　半边莲10g　凤凰衣10g　半枝莲10g　莱豆壳10g　蛇舌草10g　仙鹤草10g　栀子根10g　元胡索10g　山茱萸6g　广郁金6g　金石斛10g　炙龟版12g　川厚朴5g

煎服,每日1剂。

二诊:9月15日。右胁隐痛、脘腹痞满有所减轻,余症同前。舌尚偏红,苔黄腻,脉弦滑。右胁下癥积仍可扪及。血压在160～170/85～90mmHg之间,空腹血糖在7.77～8.33mmol/L之间。CT复查,右叶肝肿瘤未再增扩。续守上法。

处方:(1)、(2)方同5月9日。(3)方同5月9日,再加生晒参2g、北黄芪6g。服法同上。

三诊:1990年4月30日。右胁隐痛进一步减轻,脘腹痞满基本消失,体力好转,眩晕项强改善,但尚口渴喜饮,又见消谷善饥、小便增多、大便干结。舌质红,苔薄黄少津,脉细弦。右胁下癥积稳定不变。血压在160～170/85～90mmHg之间,空腹血糖升至11.1～12.2mmol/L,尿酸75mg/L。CT复查:右叶肝肿瘤未见增扩。辨证乃热毒重灼阴津,内热消渴加重,上法酌加生津润燥之品。

处方:

(1)片仔黄0.6g,改为每日一次。

(2)方同1989年5月9日。

(3)方同 1989 年 5 月 9 日。去菜豆壳、川厚朴、凤凰衣，加淮山药 15g、天花粉 10g、北沙参 15g。先每日 1 剂，后隔日 1 剂。

四诊：9 月 19 日。自觉无特殊症状，舌质偏红，苔薄黄，脉细弦。血压尚稳定，空腹血糖回降在 6.66～7.77mmol/L 之间，尿酸 386.8μmol/L，CT 复查：右叶肝肿瘤有所缩小。续守上法。

处方：

(1)熊胆 0.3g，每日 1 剂。

(2)方同 4 月 30 日，改为 3 日服一剂。

五诊：1991 年 1 月 26 日。近午后眩晕、耳鸣、头痛、项强加重；右胁隐痛、筋脉拘急、骨节酸痛，活动后加剧，睡眠欠佳。观其面赤，唇舌红、苔黄腻，脉弦紧。右胁下癥积稳定不变。血压 180/110mmHg(自服罗布麻片未得回降)，尿酸上升至 476/μmol/L。考虑久病肝肾阴血亏虚、阴虚阳亢、血虚生风。上法加重平肝潜阳、祛风通络之品。

处方：炙龟版 15g　晚蚕沙 12g　夏枯草 10g　威灵仙 15g　元胡索 10g　九节茶 24g　半枝莲 21g　菝葜 15g　蛇舌草 21g　制黄精 10g　生白芍 12g　仙鹤草 21g　栀子根 21g　生苡米 30g　山茱萸 12g　天门冬 10g　生晒参 3g(另炖)　双钩藤 15g(后入)

煎服，先每日 1 剂，后隔日 1 剂。

六诊：4 月 7 日。眩晕、头痛诸症状明显改善，食睡尚好，骨节疼痛、筋脉拘急显著减轻。舌尚偏红，苔黄，脉细弦。血压稳定，尿酸 380.8μmol/L，血糖 5.55～6.38μmol/L 之间。CT 复查，肝肿瘤进一步缩小。续守上法。

处方：方同 1 月 26 日，先隔日 1 剂，后 3 日 1 剂。

函诊：11 月 10 日。近症无特殊，血压、空腹血糖及尿酸稳定正常。嘱方同 1 月 26 日续 3 日 1 剂。

[按语] 本例既有痰凝血瘀形成之右胁癥积，又有热毒内盛炽盛阴液、肺胃津燥之消渴，具有肝肾阴血亏虚、肝阳上亢之眩晕及血虚生风阻滞经络之痹证。对此多兼证肝癌患者，法取解毒、化瘀、培本为主，药选既能清热、活血、扶正者，又具抑制肿瘤双重作用者。当消渴加重时，加生津润燥之品；当眩晕、痹证明显时，则增平肝潜阳、祛风通络之药。治疗癌症，是当前医学界尚待解决的课题，本例能控制两年半，癥积未见增扩而有所缩小，病情稳定，可能与治法、选药较为合理有关。

（康俊杰　康素琼整理）

[编者评注] 本例身罹原发性肝癌、高血压、糖尿病及风湿性关节炎多种疾病，且已年过半百，用中医药保守治疗肝癌，延长生存期已非易事，更何况诸病夹杂，经治不仅肝癌经 CT 复查有所缩小，且高血压、糖尿病等也均已控制平稳，足见康老妙手回春之术的高明。综观本案的诊治过程，康老始终把握“整体观念”及“辨证论治”的原则，虽患者首诊以肝癌求治，三诊、四诊又分别以糖尿病、高血压之症明显，康老随症应变，全面照顾，且所选药物又含有一药多用、一箭双雕之意，治之收效。由此可领悟老中医在把握治则、遣方择药中之宝贵经验。

林庆祥医案

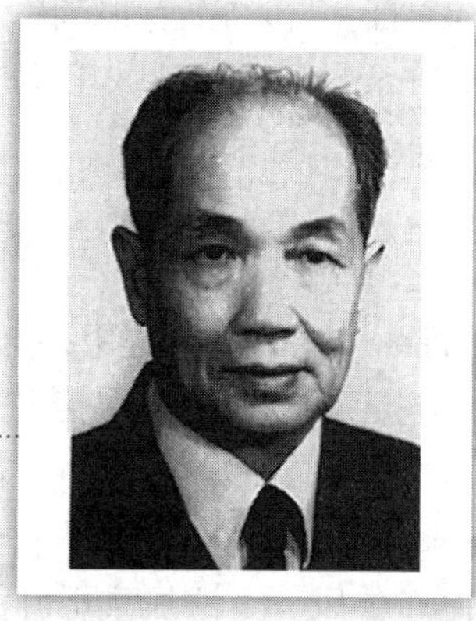

【生平传略】

林庆祥，字瑞友，生于1920年，福建安溪县人，厦门市中医院内科主任医师。其家五代业医，幼承庭训，颖悟好学。十五岁求学于厦门国医专门学校，孜孜四载，系统熟读《黄帝内经》等经典著作，对张仲景的著述体味尤深，释义入微。后世医家则得益于李东垣、叶天士、王清任等诸家学说，广撷博采，自有天成，于是医道日进。1938年避难香港，入香港华南国医学院研读，1941年港地又沦敌手，辍学，随父林孝德应诊，研习难症辨证施治，岐黄之术大有长进。1945年自操医业，悬壶港厦，已几十载。

解放后，支援闽西革命老区医疗工作达6年。1958年调厦门中医学院任教，后转市中医院主持内科医务工作，开展"攻治肝硬化腹水"、"治疗胆囊炎胆石症"、"胃脘痛分型论治"、"止血灵治疗便血"以及"萎缩性胃炎临床观察"等科研项目。1958年与林孝德研究中草药鬼针草治疗阑尾炎，疗效显著。1980年参加省市慢性气管炎协作组，对慢支中医分型进行研究并获全国科学大会二等奖。

林老曾任厦门中医学会副理事长，厦门中西医结合研究会顾问，厦门市政协四、五、六届委员、常委，福建中华医学会理事，福建中医学会理事等职。1958年与盛国荣教授共同为厦门大学海外教育学院（原华侨函授部）开创对外中医内科、针灸科的函授教学工作。1991年受聘为国家级中医药专家。

林老擅治肝硬化腹水、胆囊炎胆石症、胃脘痛、萎缩性胃炎、慢性结肠炎以及各种杂病。根据闽厦地处东南，气候温暖潮湿，脾胃得病、郁热夹湿例过其半，开创苦辛坚胃法治之颇有良效，临床常用加味苏连汤则其例也。著有《林孝德疔疮辑要》、《金匮要略浅注》校注本以及《林孝德临证验案》等，并撰写医案论文及临床总结三十余篇。

一、加味苏连汤治疗胃脘痛(慢性胃炎)一例

庞某,男,41 岁。

初诊:1991 年 12 月 23 日。

主诉及病史:胃脘闷痛十年,加剧一个月。

反复胃脘闷痛,寒冷则甚,食难用饱,便溏不爽,神疲乏力。12 月 20 日胃镜示:慢性浅表萎缩性胃炎。病检(胃窦):慢性中度萎缩性胃炎,部分腺体轻度不典型增生伴肠化。HP(+)。

诊查:舌质淡晦,苔薄,腻而黄,脉细弦。

辨证:湿热内蕴,脾胃亏虚,久病入络。

治法:清化湿热,温中补虚,理气通络。

处方:苏叶 9g　黄连 4.5g　甘松 6g　两面针 12g　鸡内金 9g　莪术 9g　附子 9g　延胡 9g　砂仁 6g　全蝎 4.5g

上方药日 1 剂,连服 2 周,脘痛渐减,大便转实。再服药 2 周诸恙已除,但觉神倦。舌质淡,苔白,脉细。湿热渐化,气血通畅,中虚未复,续以加味苏连汤(上方前 6 味)合黄芪建中汤调治 2 周。1992 年 2 月 10 日胃镜复查:慢性浅表萎缩性胃炎。病检:慢性轻度萎缩性胃炎,部分上皮肠化。HP(—)。

[按语] 加味苏连汤由苏叶黄连汤加莪术、甘松、两面针、鸡内金而成,为林老治疗胃脘痛特别是慢性胃炎的基本方。林老认为,脾主运化、胃主受纳,易成湿浊之患;禀性敦厚与肝相邻每有乘逆之灾;且闽厦气候温暖潮湿,天人相应,故胃之为病,郁热夹湿者居多。“湿淫于内,治以苦热”,“火郁发之”,“腑宜通即是补”,遂创立苦辛坚胃法治疗胃脘痛,自拟加味苏连汤。其中,苏叶黄连汤出自清・薛生白《湿热病篇》,具有辛开苦降清热化湿之功,甘松助苏叶斡旋气机,两面针佐黄连消炎止痛,鸡内金消导健胃,莪术和营活血。药仅六味,苦辛坚胃,清热化浊,理气活血,对慢性胃炎胃脘疼痛最为相宜。我们从 1991 年 8 月—1992 年 2 月以此方为底治疗经胃镜确诊的慢性胃炎 36 例。其中男性 27 例,女性 9 例;年龄最大 71 岁,最小 23 岁;病程最长者 23 年,最短者 3 个月。湿盛苔浊者合藿朴夏苓汤;气滞痛甚者加金铃子散;久痛入络者加全蝎;中阳不足者加附子、细辛;气虚里急者合黄芪建中汤;胃阴不足者合芍药甘草益胃汤;以胀为主者加佛手、藿香、橘叶;泛酸者加吴茱萸、牡蛎、海螵蛸;胆胃同病、脘痛连胁者合四逆加虎杖、大黄。疗程 4～8 周。36 例临床症状脘痛、饱胀消失者 24 例,占 66.6%;减轻者 8 例,占 22.2%,总有效率为 88.8%。胃镜复查 10 例,好转 6 例。上述事实提示,加味苏连汤治疗慢性胃炎确有佳效。

二、凉膈散治愈高热、顽固性呃逆一例

李某,男,61 岁。

初诊:1991 年 12 月 12 日。

主诉及病史:咳喘发热两周,伴呃逆腹胀 6 天。

素患咳喘,病史 10 年。1991 年 12 月 6 日因淋雨后咳喘发热,一周后入院。胸片示:“慢支肺气肿、右下肺炎。”予青霉素钾、氨苄西林静脉滴注高热不退,咳喘胸痛,更伴便秘腹胀、呃

逆频作。配合 1∶2∶3 灌肠，症仍不减，遂邀林老会诊。症见壮热不退(体温 38.5～40℃)，咳喘痰黄，呃逆频响，纳呆厌食，腹胀便秘，但头汗出，面色少华，精神委靡。

诊查：舌质红，苔黄厚腻、中部焦褐，脉细数带滑象。

辨证：肺热壅盛，腑失通降。

治法：泻热通腑。

处方：生栀子 10g　生大黄 10g(后下)　芒硝 10g(冲服)　薄荷 3g　黄芩 10g　连翘 15g　淡竹叶 10g　甘草 3g

水 600ml 煎至 400ml，分 3 服，1 剂。

二诊：12 月 13 日。遵医嘱。日泻黄色稀水便七次，是夜热势顿减(39.5℃降至 38℃)，呃逆亦缓，但觉神倦腹胀纳差。舌质红，苔黄腻，脉细带数。无形热邪易泻，有形湿浊难化。中焦湿蕴热伏，虽虚羸疲惫不可言补，仍以清化为治，苏连藿朴夏苓汤化裁。

处方：苏叶 6g　黄连 5g　朴花 10g　藿梗 5g　半夏 9g　茯苓 20g　马蹄金 10g　滑石 18g　内金 20g　甘草 3g　日 1 剂

三诊：12 月 16 日。药服 3 剂，腹胀已除，咳嗽减轻，静息不喘，纳食渐增，仍诉倦怠。舌偏红，苔薄腻，脉细带数。肺经余邪未尽，元气虚疲待复，攻补兼施两和肺胃。

处方：太子参 24g　麦门冬 15g　五味子 6g　桑白皮 12g　淮山药 15g　枇杷叶 9g　川贝母 6g　鸡内金 9g　粉甘草 3g

日 1 剂。1 周后精神振复，康安如常。

［按语］本例为右下肺炎并反应性膈肌痉挛而致高热、咳喘、呃逆。西医治疗一周少效。林老按湿温病辨证，治分三步：一剂凉膈散泻热通腑，宣上彻下，上焦得通而热自退，胃气因和而呃逆除。再以苏连藿朴夏苓汤清热于湿中，渗湿于热下，使两不相搏则势孤矣。虽虚疲衰竭，不妄投补而免助贼为患、死灰复燃。最后用生脉泻白二散清解余热，益气生津而恙除功收。一清二化三调和为林老治疗湿温病热重于湿的基本程序，深得天士、孟英之学，实堪效法。

三、活血通络治疗小脑萎缩一例

陈某，女，50 岁。

初诊：1991 年 8 月 21 日。

主诉及病史：眩晕舌謇，步履蹒跚两年。

自 1989 年 5 月起渐觉头晕，舌謇语涩，行走不稳乃至书写困难，不能持针缝补。6 月 4 日住院。6 月 10 日头部 CT 拟“小脑萎缩”。历经益气养血、柔肝熄风、补肾填精诸法治疗少效，8 月 21 日请林老会诊。

诊查：见患者面色少华，呆滞迟钝。舌质淡晦，苔薄白，舌下青筋Ⅲ度，脉沉细涩。

辨证：肝肾不足，髓海空虚。

治法：补肾填精。

处方：炮附子 10g　熟地黄 15g　鹿角胶 10g(烊化)　山茱肉 10g　枸杞子 10g　生黄芪 20g　赤芍药 9g　明天麻 9g　全当归 10g　石决明 30g　蒲姜头 15g

二诊：9 月 24 日。药服一个月，诸恙不瘥。考叶氏有“久病入络”之说，王清任创少腹逐瘀汤治“活人死脑袋”，今仿以治之。

处方：茴香 4.5g　蒲黄 9g（布包）　五灵脂 9g　延胡索 9g　没药 5g　川芎 6g　当归 9g　赤芍 9g　桃仁 9g　生地黄 15g　黄芪 20g　防风 6g

日 1 剂，连服 2 个月，眩晕已除，步履稳实，精神转佳。门诊续治以巩固善后。

［按语］脑为髓海，由肝肾所主。眩晕、足痿、舌謇、脉细责之肝肾是为常法。久治不效令人罔然。林老对疑难顽证每崇叶氏"经主气、络主血、久病成瘀"之论，结合舌下青筋异常，投以活血通络方药而屡获卓效。盖阳气主温煦，阴血主濡润，借脉道以滋养五脏。脉道瘀滞，五脏无以温润，则病作矣。活血而络通，气血阴精得以上承，髓海有以充养，故补肾少效而化瘀建功。古云：不知规矩不能成方圆，不知灵变无以至通达。知常达变，非智者不可为也。

四、温阳化浊、活血通络法治疗 Schmidt 综合征一例

陈某，女，66 岁。

初诊：1991 年 8 月 28 日。

主诉及病史：多发性结节，颜面黧黑，消渴 24 年。

患者于 1967 年因右颌下肿块就诊上海肿瘤医院。经病理切片诊为"网状细胞肉瘤"，行切除术及放射治疗。此后二十余年先后出现子宫、卵巢、乳腺、甲状腺等处有蚕豆至鹅蛋大肿块。1969—1991 年共行外科切除术十次，病检均为纤维组织。临床伴见颜面灰暗、多汗色黑、头晕困倦、多饮多尿、体肿形寒。长期内分泌专科诊疗，拟"多发性内分泌腺瘤并 Schmidt 综合征"。予口服甲状腺片及甘草流浸膏。

诊查：血皮质醇（8AM）：364.3nmol/L；尿 17-羟皮质类固醇 10.5pmol/24h，17-生酮类固醇 16.7pmol/24h；三碘甲状腺原氨酸（T_3），甲状腺素（T_4）58.1nmol/L，甲状腺球蛋白（TG）126/L，（TM）139/L；血糖 6.5mmol/L。因症状改善欠著转诊中医。刻下症如前述，目眶黧黑，肤色灰暗，面部、手掌散在粟粒样赘生物。舌质晦边瘀苔白，脉细涩尺弱。

辨证：脾肾阳虚，湿浊不化，痰瘀郁结。

治法：温阳化浊、活血通络。

处方：附子 9g　黄芪 15g　萆薢 15g　野葡萄藤 20g　黄柏 9g　苍术 9g　薏苡仁 30g　丹参 15g　赤芍 9g　莪术 9g　忍冬藤 15g

日 1 剂，服 1 周。

二诊：9 月 5 日。形肿消退，困怠减轻，余症仍旧。湿浊渐化，阳气未复，上方去黄柏加桂枝尖 9g。

三诊：9 月 20 日。续服药 2 周，黑汗告止，肤色浅褪，消渴亦除，皮肤赘生物渐自脱落。但诉头晕目涩，夜寐欠佳。舌晦苔白，脉沉细。标实十去六七，本虚之复需渐。仿景岳右归饮温肾填精。

炮附子 10g　桂枝 10g　杜仲 15g　山茱萸 10g　熟地黄 15g　枸杞 12g　鹿角胶 10g（烊化）　黄芪 15g　茯苓 20g　丹参 15g　炙甘草 5g

守法调治两个月，体实神爽，肤色除目眶灰滞外基本如常。复查血皮质醇 455.4nmol/L；时尿 17-羟皮质类固醇 187.7μmol/24h，17-酮类固醇 19.1μmol/24h；三碘甲状腺原氨酸（T_3）0.22pmol/L，甲状腺素（T_4）7.74nmol/L；血糖 5.8mmol/L。

［按语］本例兼见甲状腺、肾上腺皮质功能减退、糖尿病三组综合征，现代医学称之为 Schmidt 综合征。在中医学中它应属于汗证、消渴、虚劳范畴。病程二十余年，虚实寒热错杂。

林老治分标本，先以温阳化浊活血通络。盖不温肾阳阴霾难散，不化其浊脾肾受遏，温化并用则相辅相成。再佐活血以通其道，俾标实消匿后就恒以补虚，右归饮为底补肾填精、兴奋垂体-甲状腺-肾上腺轴，使坎离之火蒸腾，生命机能焕发，五脏得到温养，痰湿无以复生。二十余年顽疾，经三个月辨治诸恙减除，实验室指标恢复正常，体现了林老精确的辨证思路和娴熟的论治技巧。方中野葡萄藤、菝葜二味为林老祖传验方，常用于治疗湿阻瘀滞诸症，认为其不但能化湿祛浊、通经活络，而且兼有补益肝肾的作用，用于臌胀、面斑、肾病水肿等每获卓效。

五、温阳利水法治疗绝经后水肿三例

例一　温散水饮、水湿蠲痹案。

曾某，女，45岁。

初诊：1991年12月6日。

主诉及病史：反复水肿一年。

患者自1990年底天癸告绝后渐觉形体日胖，时见颜面下肢浮肿，困怠神倦，关节重着酸痛。

诊查：舌质淡红苔白，脉细尺弱。肝肾功能、尿常规正常。

辨证：脾肾两虚，水湿浸渍。

治法：温散水饮，化湿蠲痹。

处方：麻黄6g　制附子9g　细辛4.5g　黄芪15g　桂枝9g　茯苓20g　炒白术10g　猪苓12g　泽泻10g　炙甘草3g　生姜2片

二诊：12月13日。服上方药4剂后，渐觉体轻神爽，水肿减退，但关节重痛不已。前方易白术为苍术10g，去猪苓加防己15g。

续服药2周，水肿、困倦、关节酸重悉除，嘱以济生肾气丸早晚服6g善后巩固。

例二　温阳化湿案。

陈某，女，50岁。

初诊：1991年10月4日。

主诉及病史：反复水肿5年，伴头晕、头痛两个月。

患者于五年前绝经后逐渐出现颜面足背浮肿，周身困重，伴头晕头痛、胸闷心悸、腹胀便溏、腰酸腿软、尿短而浊。舌晦苔腻，脉细弦。门诊以防己黄芪汤合苓桂术甘汤治疗近旬不效，拟“水肿”收住内科。

辨证：脾肾阳虚，湿浊迷蒙。

治法：温阳化湿。

处方：肉桂粉4.5g(冲服)　制附子12g　山茱萸9g　女贞子12g　淮山药15g　白茯苓20g　泽泻10g　车前子10g(包)　炒杜仲10g　天麻12g　干姜4.5g

日1剂。3剂后大便转实，续服药7剂，困肿、胸闷、头晕、头痛相继减除，但觉精神不振。嘱以有情之品补之，晨晚送服金匮肾气丸善后。

例三　林某，女，46岁。

初诊：1992年3月2日。

主诉及病史：浮肿、头晕、潮热、自汗三个月。

患者1991年底地道不通后渐见周身壅胀困重，甚则下肢水肿，伴头晕心悸，时发潮热汗出。舌质淡红苔白，脉沉细。

辨证:阴阳两虚,水饮内停。

治则:温阳利水,佐以固阴。

处方:制附子9g 白术9g 白芍12g 茯苓20g 生姜2片(后下) 益母草20g 女贞子15g 旱莲草15g 泽泻30g

二诊:3月8日。上方药连服1周,水肿消退,眩晕心悸减轻,仍觉潮热汗出。舌晦红,苔白,脉沉细。法转补肾滋阴、燮理阴阳为治。

知母9g 黄柏6g 仙茅9g 仙灵脾9g 巴戟天9g 鳖甲9g 龟版胶9g(烊化) 茯苓20g 泽泻15g 益母草15g

日1剂,调服2周诸恙悉除。

［按语］瘗胀困肿为妇女绝经后综合征之常见症状,与内分泌功能紊乱相关。《黄帝内经》云:"女子……二七而天癸至……月事以时下……七七任脉虚,太冲脉衰少,天癸竭,地道不通。"又云:"诸湿肿满皆属于脾。"故绝经后水肿,每多责之脾肾;又因湿属阴邪,得阳始化,故林老对绝经后水肿恒以温补肾阳法为主治之。本文三例均应手肿消,但又同中有异:例一水湿浸渍肌腠关节,症见肿满困怠、关节酸痛,故以麻黄附子细辛汤、五苓散、防己黄芪汤三方化裁,温散水饮,化湿蠲痹。例二水肿五年,阳虚水泛湿浊迷蒙三焦,则以济生肾气汤为主,益火之源,以消阴翳。例三阴阳俱虚水饮内停,水肿晕悸与潮热汗出并见,治应阴阳双补以平为期。先以真武、泽泻汤温阳化水佐二至滋阴配阳,水湿渐化后再以二仙汤加鳖甲、龟版燮理阴阳,佐茯苓、泽泻、益母草渗利余湿,调治三周诸恙悉除。提示绝经后综合征的诊治应以补肾为核心,以阴阳为根本。

六、口服灌肠并用治疗慢性结肠炎一例

方某,男,46岁。

初诊:1992年2月26日。

主诉及病史:左腹疼痛,伴便中夹有黏液血丝数年。

患者近十年来反复左腹疼痛,时上时下,反复发作,呈隐痛状。大便日二三行,夹有黏液血丝。历经中西医治疗,均未见显效。曾于本市某医院行纤维结肠镜检查,示"左半结肠黏膜慢性炎症"。刻下左下腹痛,大便日二行,呈黏液血便或如胶冻,色泽鲜红。

诊查:腰酸、神疲乏力,尿频。舌晦,苔薄黄,脉弦。

辨证:湿热蕴结,久病伤络。

治法:清热化湿,理气止血。

处方:

(1)野麻草20g 木棉花15g 土茯苓15g 白头翁20g 川黄连6g 吴茱萸6g 黑地榆12g 赤石脂15g 生白芍15g 生甘草3g

水煎内服,5剂。

(2)金笑梅60g、锡类散1瓶,水浓煎保留灌肠,每日1次(以上为一日量)。

二诊:3月4日。服药及灌肠均5次,药后大便清爽,日二三行,仍有黏液,血丝已无;左下腹痛,舌晦苔白,脉细弦。

处方:

(1)野麻草30g 白头翁20g 川黄柏9g 绵茵陈15g 当归身5g 生白芍12g 生地榆15g 罂粟壳9g 甘草5g

水煎内服，5剂。

(2)金笑梅100g、锡类散1瓶，浓煎灌肠，5剂。

三诊：3月11日。保留灌肠10天，自觉症状明显减轻，大便日一行，黏血已无。腹痛缓。舌淡晦，苔白，左脉细弦，右脉沉细。

处方：

(1)野麻草30g　白头翁20g　川黄柏10g　木棉花15g　当归身5g　生地榆15g　罂粟壳9g　木香6g　炒枳壳9g　生甘草3g

内服，5剂。

(2)金笑梅100g、锡类散1瓶，浓煎灌肠，5剂。

上方药再予5日量以巩固疗效。

［按语］本例病程长，历经中西医治疗。中医采用清热解毒、化湿理气、健脾固涩等法治理四个多月，不见起色。林老考虑到口服中药效果不著，乃中下焦邪气壅盛之故，遂决定在口服药同时给予保留灌肠。金笑梅性味苦寒，功能清热解毒、凉血散瘀，为内外科较好的消炎药。配合锡类散收敛消炎解毒。病人又能主动配合，药液能在肠中保留一夜，故效果较佳。

七、蒿芩清胆汤治疗多年低热一例

林某，男，77岁。

初诊：1991年11月25日。

主诉及病史：经常性低热四五年。

体温常在37.3～38.9℃之间，经多方治疗无效。本月曾服头孢菌素、酚氨咖敏片，并肌肉注射链霉素等药，低热可稍退，但只要停服扑感敏则低热又再起。曾服用滋阴中药也无效。

诊查：体温37.9℃，气促而喘，形寒短气，易倦嗜睡，纳呆脘痞，涎多色白。舌体胖厚尖瘦，色晦，苔白厚糙，脉弱时现代象。血白细胞及其分类无异常。

辨证：少阳郁抑，痰湿遏阻，气机不畅，邪热难化。

治法：清透少阳郁热，蠲除湿邪痹阻。

处方：香青蒿9g　枯黄芩9g　法半夏9g　盐陈皮6g　藿香梗6g　白豆蔻6g　胡黄连6g　飞滑石18g　白茯苓15g　生甘草3g　4剂

二诊：1991年12月2日。药后低热已退，每日最高体温不超过37.2℃，仍诉痰多色白，夜间自汗，神疲，溲浊。苔厚稍退。

香青蒿9g　枯黄芩9g　法半夏9g　盐陈皮6g　胡黄连6g　飞滑石18g　白茯苓15g　生甘草3g　荷叶9g　地骨皮9g　生黄芪15g　5剂

三诊：1991年12月7日。体温在36～37.2℃之间，痰量明显减少，自汗亦减，溲浊未复。舌晦，苔白，脉沉细。

太子参15g　醋鳖甲15g　白茯苓15g　紫丹参15g　香青蒿9g　寸麦冬9g　嫩白薇9g　玉米须12g　牡丹皮6g　法半夏6g　五味子5g

上方药共服9剂以巩固疗效。后病人来诉自此低热未再复起，余症俱失。

［按语］患者发热多年，当属中医内伤发热范畴。林老认为，形寒发热、热重寒轻、痰涎多、易倦嗜睡、纳呆，乃湿郁化热、湿热郁阻少阳之象，且年事较高，气血亏虚，发热数年，阴津暗耗，久病多虚。故拟蒿芩清胆汤意，适入藿梗、豆蔻以透少阳之郁热，并治痰湿内阻。药后气机通

畅，遏邪得解，热清痰化，证减大半，再予清化、滋阴益气之药，病终获愈。

八、温阳、通络、活血法治疗硬皮病一例

郭某，男，36岁。

初诊：1991年11月23日。

主诉及病史：四肢远端痹痛僵硬一年。

患者一年来四肢末端痹痛僵硬，进行性加剧，曾住本市某医院，经活检诊为硬皮病，住院期间用过肾上腺皮质激素、雷公藤多苷片、丹参液静脉滴注等，效果甚微。患者要求出院改用中药治疗。

诊查：四肢远端，特别是趾（指）关节僵硬痹痛，活动明显受限，并可见红斑。舌淡红，苔薄白，脉弦带涩。

辨证：阳气亏虚，寒凝气滞。

治法：温阳散寒，活血通络。

处方：炮附子 9g　炒白术 9g　京三棱 9g　蓬莪术 9g　野葡萄藤 30g　紫丹参 15g　茯苓 15g　杭白芍 15g　生甘草 3g　4剂

二诊：11月27日。四肢痹痛稍减，僵硬明显减轻。前方加蕲蛇 9g，7剂。

三诊：12月4日。关节疼痛基本缓解，僵硬感大部分已除。

蕲蛇 10g　炮附子 10g　全当归 10g　野葡萄藤 30g　紫丹参 15g　赤芍药 12g　熟地黄 12g　川红花 6g　酒川芎 6g　5剂

四诊：12月8日。僵硬已除，痹痛十去其九。化验复查已恢复正常。

蕲蛇肉 10g　炮附子 10g　全当归 10g　野葡萄藤 30g　赤芍药 12g　川红花 6g　酒川芎 6g　细辛 5g　生黄芪 20g

以上方药多剂以巩固疗效。

［按语］硬皮病一症，属中医顽痹范畴，不论中医或西医，皆视为痼疾，治疗不易奏效。林老认为本病阳气亏虚为本。虚则寒凝气滞，导致血脉枯涩，经络不通，凝聚成肿，肿则为标。今仿仲景真武汤意，增入活血通络之品，集辛热雄健之气，起推陈出新之主导作用，辅蕲蛇以外达皮肤、内通经络，起活血通络之效。阳气生，血脉行，阴寒散，痛痹除，更入野葡萄藤以增通络解毒之力，其效更捷。临床疑难诸证，贵在辨证得当，立法有序，遣方用药丝丝入扣，任何顽疾都可治愈。

（陈国良　吴国莹整理）

［编者评注］林庆祥先生承五世家传，加之自幼颖悟好学，成为福建名医，擅治消化系统疑难杂症。对于常见病慢性胃炎，根据东南地域温暖潮湿的气候特点，创苦辛坚胃治法，用加味苏连汤治疗，常收显效。治疗慢性结肠炎，口服用药和灌肠结合，尤其是应用金笑梅一味地方草药，清热凉血散瘀，效果良好。

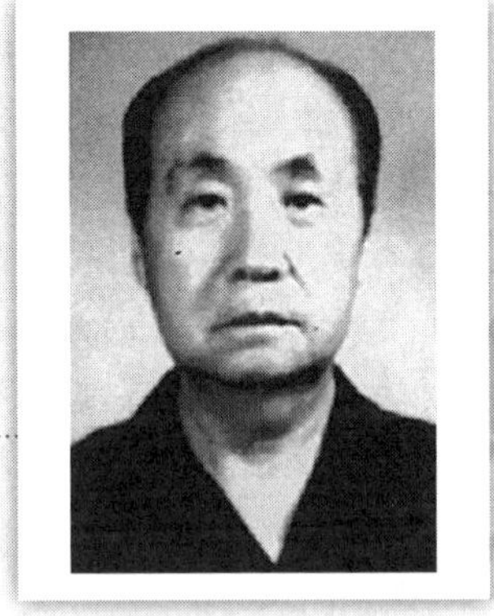

彭静山医案

【生平传略】

彭静山，男，1909年生于辽宁省开原县。16岁学医，先后受教于“神针”唐云阁，以及一代名医马二琴先生，后又在满洲医科大学进修西医一年。22岁悬壶，在沈阳积盛和大药房坐堂行医。精通内、外、妇、儿、针灸等科，行医六十余年。学术本于《黄帝内经》，治病针药并用。

1951年受中国医科大学之聘，在第一附属医院开展针灸门诊，开西医院使用针灸之先河。1952年全国推广针灸之初，针灸书皆为文言，彭氏遂用白话写了《简易针灸疗法》，在上海出版，对初期推广针灸起到普及作用。此书1971年再版，行销于东南亚各国。

彭老历任中国医科大学讲师，辽宁中医学院针灸教研室主任暨附属医院副院长，辽宁省暨沈阳市政协委员，辽宁省中医和针灸学会理事，沈阳市中医学会副理事长，中华医学会辽宁省分会针灸组组长。

1961年来，出版《简易针灸疗法》、《妇科病中药疗法》、《针灸秘验》、《经络功法》、《眼针疗法》等中医药针灸书籍十四种，发表医药论文九十篇。发明“眼针疗法”以眼针治中风闻名国内外。两度应邀访日讲学，载誉而归。1990年“眼穴经验”获国家中医药管理局科技进步二等奖。

曾任中国针灸专家讲师团顾问、辽宁中医学院教授、北京中医学院名誉教授、辽宁省特种针法研究会会长。爱好文学，喜吟诗舞剑。

一、益火之源法治愈儿童尿床一例

罗某，女，9岁。

初诊：1980年5月3日。

主诉及病史（其母代诉）：从婴儿时即尿床，成为习惯，每夜尿一两次，呼之不醒，服药无效，患儿自己也觉得害羞。

诊查：面色略黑，舌无苔，言语行动无异常，脉来两尺迟而无力。小腹反射力甚微。

辨证：面略黑，两尺脉无力，小腹反射力微，皆肾阳虚也。“肾开窍于二阴”导致尿床无已。

治法：益火之源，以消阴翳法。

处方：甘草 30g　干姜 60g

水煎服，早晚各服一茶杯。

二诊：服药后，当夜尿两次，次夜只尿一次。切脉两尺稍有力，仍按前方服药 3 剂。

三诊：已愈。仍按前方服药 3 剂，以求巩固。

[按语] 婴儿在襁褓时，多任其自尿，尿布勤换而已。至七八个月时即应按时唤醒，一夜约两三次，父母甚劳，而婴儿养成习惯，不醒不尿。如听之任之，习以为常，使输尿管在睡中失约束之力，尿床不已，有至二十多岁尚尿床者。治疗之法，以《黄帝内经》“益火之源，以消阴翳”法。初期配以即时唤醒，效果更佳。数十年来计治疗 54 例，4 例无效，皆年龄过大者。仲景甘草干姜汤治小便数，见《勿药室方》：“遗尿小便数者，与此方，有奇效。”但须用量加大，其效方著。药味不苦，儿童亦乐于服用。

二、围魏救赵法治愈膀胱咳一例

刘某，女，45 岁。

初诊：1978 年 5 月 16 日。

主诉及病史：过去患过肾炎、肝炎，已愈。一年前劳动搬石头，努力过度，尿即涌出。从此每当咳嗽，应声尿出，冷天易发，逐渐加重，现在热天亦发作。此次犯病已一月又半，经治不愈，苦恼万分。

诊查：面色淡黑，微有浮肿，舌质润，微有浅黑薄苔。脉来沉而无力，右寸、尺尤为明显。

辨证：有肾炎病史，肾病累及膀胱，又因努力而迫使尿出，是其明证也。

治法：益火之源法，投以甘草干姜汤而加大分量。

处方：甘草 50g　干姜 80g

水煎服，1 日 3 次，每次服一饭碗。

二诊：服药有效，但不能完全控制，每咳时有尿涌出，但尿量渐少。诊其脉象视其面色仍然淡黑。按十二经色，淡黑属膀胱。经云：“咳不已膀胱受之，咳则遗溺，”此则属于膀胱咳也。益火之源未能消其阴翳，则以围魏救赵之法治其膀胱。用仲景茯苓甘草汤加羌活而引药力上行。

处方：茯苓 50g　桂枝 30g　生姜 30g　甘草 50g　羌活 10g

水煎服，1 日 3 次，每次一饭碗。

三诊：服药 3 剂，咳嗽时仅有极少量尿液遗出。

又投以前方药 3 剂。

四诊：痊愈。再服药 3 剂，以巩固疗效。

[按语] 用药如用兵。此“围魏救赵”之法，先施以甘草干姜汤，益火之源，未能大效，制其猖獗之势，当溯本求源，治其膀胱，使膀胱功能恢复正常，则咳而尿不溢出矣。

此症多为女子，但因羞涩而不言，医生自不知之，故此类医案较少。

三、消灭隐患法治愈肾炎蛋白尿二例

例一 张某，男，21岁。

初诊：1980年10月5日。

主诉及病史：今年4月份忽觉面部发紧，腰酸痛，尿频。经医生检查尿常规，蛋白(＋)时或(＋＋＋)，蛋白多则症状明显，久治不愈。

诊查：神疲，面色微黑，颏部更为明显。脉来沉细，尺脉无力。尿常规：蛋白(＋＋＋)。

辨证：面色、脉象均为肾病。理化检查：蛋白尿常在增减，但不能消除，因肾的功能未得恢复，正气不足，使阴得乘阳而蛋白尿常常出现。

治法：用仲景当归芍药散。

处方：当归18g 芎䓖9g 白芍药30g 茯苓18g 白术12g 泽泻9g

水煎服，1日2次，每服200ml。

共服药10剂，蛋白尿消失，一切症状消失。

例二 李某，男，46岁。

主诉及病史：一年前患肾盂肾炎，腰疼，浮肿，尿频，尿道痛。经中西药治疗，用过“四大素”，大多数症状消失，惟蛋白尿始终存在，经常检验，最少为(＋)。

四诊无何异常，服用当归芍药散10剂，检验尿常规，尿中蛋白已消失。

［**按语**］当归芍药散，仲景用治妇人怀妊腹中㽲(绞)痛者也。人患肾炎或肾盂肾炎日久则肾气大虚，虚则补之，以归芍养血，苓术归脾，泽泻泻其有余之积水，芎䓖畅其欲遂之血气，去瘀生新，则肾功能恢复，蛋白尿自消矣。

《孙子兵法·形篇》：“故举秋毫不为多力，见日月不为明目，闻雷霆不为聪耳。”这是有形可见、有声可闻的事物。而隐患则不为人所见所闻，易于忽略，消除隐患是治病的主要方法之一，在辨证施治中占有重要地位。

四、假途灭虢法治愈严重偏头痛一例

欧阳某，男，40岁。

初诊：1985年3月8日。

主诉及病史：平素无病，于前日因怒气导致左侧偏头痛，痛不可忍，服药未效而来求治。

诊查：身强体壮，面色微青，舌苔黄厚，脉来沉数有力。痛苦呻吟。

辨证：怒气伤肝。肝主左侧疾病，肝与胆相表里，肝脉至第6肋间隙的期门而止，胆脉则起于目外眦旁的瞳子髎。怒气伤肝，影响其表里的胆经而发作头痛。

治法：止痛以针灸为速。局部取穴针其太阳、头维未效；临近取穴针丝竹空、毫厘无功。思其病因在肝，而痛发于胆，针痛点及邻近穴无效；当针胆经的原穴，丘墟在外踝前下方，为胆经第40号穴。据有关资料报道：在对胆总管引流者进行胆道造影时，发现针丘墟30分钟后，胆总管出现明显的规律性收缩，蠕动明显增强。而胆经的经络循行是从头走足，针其原穴丘墟，施行提插泻法，患者感到酸麻由穴处直向上行而至于头，头痛立止，遂愈。

［**按语**］近年以来，国际有“中医热”和“针灸热”。由于中药来源的限制，“针灸热”更为蓬勃发展。因此，引用一些针灸医案以充实中医的特色。

五、以镒称铢法治愈乳腺增生一例

池某，女，25岁。

初诊：1983年6月9日。

主诉及病史：左乳房上部生一硬块，逐渐增大，并感觉身体衰弱，食少，倦怠，消瘦。

诊查：精神疲倦，面色萎黄，形体瘦削，有气无力。舌边有齿痕宛然。舌质干无苔，脉沉而迟，左关独有弦象。视其乳房较小，左乳头上二寸许有硬结，推之不移，肿块直径为4cm×5cm，重压不甚痛。

辨证：乳房属于肝、胃、脾三经循行所经，而以肝为主。肝主筋，忧思愤怒则伤肝，肝通于乳房。脾胃主于消化吸收。肝、脾、胃皆病则营养不良、精神疲惫而且形成乳房硬结，肝郁之明征也。

治法：针灸截根疗法。其量穴法用卷尺一个，裸上半身。以卷尺由左乳头横量至右乳头，松开右乳头上的卷尺，按住左乳头处的卷尺并上引由颈绕过前胸，将右侧下垂的卷尺下放至右乳头为度。然后将两乳头之卷尺比齐，再从颈前绕至后背，两侧卷尺下端即是穴。与膀胱经第一行同宽，约在肝俞附近，有的偏上，有的偏下，因人而异。

针法：用直径1mm三寸针，由穴处左手拇、食二指捏起皮肉，右手持针沿皮向脊椎以10°角刺入，留针20分钟，隔三天一次。

经截根疗法后，乳房上的肿块日渐其小，针七次时肿块似有似无。针十次以后，乳房的肿块已扪不到，身体逐渐强壮，饮食量增多，睡眠安稳，面色红润，神采奕奕，与未针治时判若两人，欢喜而去。

［按语］截根疗法，使用多年，适应证很多，对瘰疬、疖肿、乳腺增生、痤疮、荨麻疹、遍身瘙痒等均有特效。医案体例只提出重点示范，无需统计数字，故略。此法甚效。以重比轻，《孙子兵法·形篇》谓胜兵为“以镒称铢”，即以重比轻之义。用以形容这种治法的奇效。

六、升阳益胃法治愈拒食症一例

王某，男，13岁。

初诊：1978年9月20日。

主诉及病史(其母代诉)：40天前，在学校操场，同学戏以拳击其脑，突然惊吓，从此不食。已经过几个医院的中西医各种方法治疗，仍然粒米不进。40天来靠喝糖水维持生命。

诊查：瞑目卧床，形容消瘦，体温甚低，四末寒彻，不能说话。脉来沉细，右关尤为明显。腹诊视其腹部下陷，腹皮无反射，直肠亦无燥粪。其母拿出许多医院的理化检查资料，均无异常。

辨证：四末寒澈，形容消瘦，病在脾胃阳虚。右关脉沉细，是其征候。腹部下陷，胃肠功能消减，乃胃阳虚证。

治法：挽救后天之源，升其胃阳之用。投以李垣升阳益胃汤。

处方：党参15g　白术15g　生黄芪15g　黄连5g　半夏10g　炙甘草15g　陈皮10g　茯苓10g　泽泻9g　防风5g　羌活5g　独活5g　柴胡9g　白芍12g　生姜3片　大枣7枚

水煎服，一日应服多次，每隔四小时服半茶杯。

二诊：四肢渐温，眼球能动。脉右关渐较有神。服药 4 剂时即能喝稀粥，逐渐可慢慢走路，精神逐渐充沛。服药 4 剂痊愈，且较病前食量增加，身体健壮。

［按语］《黄帝内经》云："脾胃者仓廪之官，五味出焉。"胃主纳谷，脾主消谷，为周身营养的根源。故金元四大家之李东垣注重脾胃。胃阳虚则不思饮食，面色无华，形容消瘦，左关沉细，四末寒彻。盖胃主纳谷，阳虚则失其功能，营养不足而成拒食症。中医的精髓在于辨证施治，升阳益胃所以奏效也。

七、通因通用治愈经漏一例

张某，女，26 岁。

初诊：1980 年 7 月 9 日。

主诉及病史：17 岁初见月经，头一两年经期不准。近半年来月经时常来潮，持续时间不定，血色微紫，服药不效。

诊查：身体强壮，面色微赤。舌苔淡黄，六脉沉而有力，声音响亮。腹部反射力强，拒按。

辨证：四诊合参，属于血瘀经漏。"冲为血海，任主胞胎"。《内经》云："任脉通，太冲脉盛，月事以时下。"此证经漏半年，理应补之，但服过补血调经药甚多而漏下如故，属于实证，不宜用补法。

治法：通因通用为治血瘀及一切郁证之不二法门。盖血瘀为病，瘀血不去，新血不生，通经化瘀、祛除瘀血则新血自生而月经自调。

处方：当归 30g　生地黄 20g　桃仁 10g　红花 10g　赤芍 15g　川芎 10g　丹参 25g

水煎服，计服上方药 10 剂而月经正常矣。

［按语］"通可行滞"乃七方十剂之法则，通其瘀滞，去其郁血，则新血自生。"通因通用"为治血瘀经漏的不二法门。此类病例甚多，不胜枚举，录此一例，以见一斑。

八、补可扶弱治月经闭止一例

盖某，女，19 岁。

初诊：1982 年 3 月 5 日。

主诉及病史：月经已七个月未见，服过不少药，通经活血，调气化郁，均不生效。

诊查：形态较弱，面色微黄。舌无苔，舌边微有齿痕，六脉沉细。腹诊：小腹无反射力。自觉倦怠。

辨证：四诊均属虚象，询其月经初潮为十八岁。少女行经，忽然闭止，乃因气血尚未充足，谓之"避年"。虽属经闭，不可用通经活血之药，破血药更不应使用。

治法：补气养血，待其气血充盈而月经自通矣。

处方：当归 20g　熟地黄 20g　赤芍 10g　川芎 7g　党参 15g　丹参 30g

水煎服。根据过去月经来潮的时间，每月服药 3 剂。连续 3 个月，月经乃见，并且血色正常。精神充沛，面色红润，从此痊愈。

［按语］妇女月经病为妇科最常见疾病。月经正常是妇女身体健康的信号，故名月信。如天癸失信，赶前错后，或经漏经崩，或月经不行，当察其寒热虚实。属于实证血瘀者，虽经漏亦可活血化瘀，通因通用；属于虚证血亏者，虽经闭亦应补，可扶弱而补足气血，其经自行。圆机

活法、辨证施治，为中医治病的准则。此类病例甚多，不暇枚举。

九、针灸并用治愈严重噎膈一例

翟某，男，47岁。

初诊：1988年9月10日。

主诉及病史：由于生气而患噎膈。钡透食道狭窄，未见其他异常。经治不效，食物不能咽下，仅靠鼻饲牛奶维持生命。

诊查：形瘦面黄，精神不振。鼻孔尚带有鼻饲管。六脉无力，两寸及左关尤甚。

辨证：因气怒导致噎膈。怒则伤肝，肝气郁结，伤及脾土；怒气上壅，导致食道狭窄而不能吞咽食物。

治法：据云已服多种药物未效，遂用针灸治疗。用眼针疗法，以直径0.34mm、长度15mm的不锈钢针，针两眼上焦区。

按操作常规，沿皮横刺，深至皮下结缔组织，留针10分钟。

二诊：略觉松爽，但仍不能咽食物。

三诊：如上述。乃针上焦区后加以艾条灸膻中穴。

四诊：大效。

五诊：可咽稀粥。

六诊：已去鼻饲管，可以吃半流食。于是带了47天的鼻饲管，竟得去掉，从而痊愈。

[按语] 针灸可以配合药物治疗。眼针是新兴的一种微针疗法，能治多种疾病，效果迅速。此例用眼针双上焦区，可以治胸膈以上胸、背、心、肺、气管、头面五官和上肢疾病。此例用眼针上焦区配以艾灸膻中穴而愈，针灸并用，得以收功。所治噎膈病不少，或针或药，惟此例效果最速。

十、眼针疗法治愈遗精带血一例

宋某，男，23岁。

初诊：1975年6月16日。

主诉及病史：1974年5月患肾盂肾炎，尿血，腰痛不已。于两个月前发生遗精，每隔三四天一次。所遗精液，先出白色，以后混杂红色。周身疲乏无力，腰痛更甚，头目眩晕，久治不愈。

诊查：神情萧索，面色无光、微黑。舌质淡嫩无苔，脉来沉细，两尺无根。尿常规化验正常。观眼识病，肾区有改变，血络柔弱，颜色鲜红。

辨证：从神色表现，患者对自己的疾病有悲观失望情绪。脉诊及眼区情况显示，病源在肾。疲倦腰痛，伤于元阳；遗精带血，伤于元阴。脉来沉细，两尺无力，肾气肾水、阴阳俱亏。检验正常，肾盂肾炎的病势已渐恢复。观眼识病，肾区血络柔弱，属于虚证，颜色鲜红，遗精带血之病不久。

治法：针刺双眼肾区，用补法。眼周眶区十三穴，肾区在上眶边缘外3/4，距眶缘2mm，常规针刺留针10分钟。

二诊：6月17日。因为15日遗精一次，16日针后无何感觉，仍然腰痛。用眼针疗法刺双肾区。

三诊:6 月 18 日。腰痛已止,亦未遗精,刺双肾区。

四诊:6 月 20 日。一直未遗精,腰痛极轻微。仍刺双肾区。

五诊:6 月 23 日。未遗精,腰亦未痛,只有早起跑步运动时腰脊微痛。诊其尺脉来去有神,观眼侧肾区血络转为淡红。仍刺双侧肾区。

六诊:6 月 24 日。从治疗以来,遗精已不复发,腰亦不痛。仍刺双肾区。

七诊:6 月 28 日。一切症状消失。望其精神活泼,面色微黄而隐露光泽。六脉沉缓,来去有神。观眼识病,肾区血络转为淡黄,已经痊愈。患者高兴地说:"好了!今天是最后一次治疗,准备回单位上班工作。"

[按语] 此例系肾盂肾炎后遗症,导致肾气(元阳)、肾水(元阴)两亏。肾虚不摄,发生遗精带血,病程年余,肾虚益重。"肾藏精与志",故志气颓唐,神情淡漠。肾盂肾炎之血与精混,见之可畏,增其疑惧,缠绵不愈。眼针肾区穴,始终不换穴,可改变肾之功能,竟获痊愈。

[编者评注] 彭老临床针药并施,擅用仲景方,药少而力专。他尤长于眼科,案中治疗噎膈、血精,均有很好的疗效。他著有《眼针疗法》、《针刺眼周围穴位》等,并获得国家中医药管理局科技进步二等奖。

贲子明医案

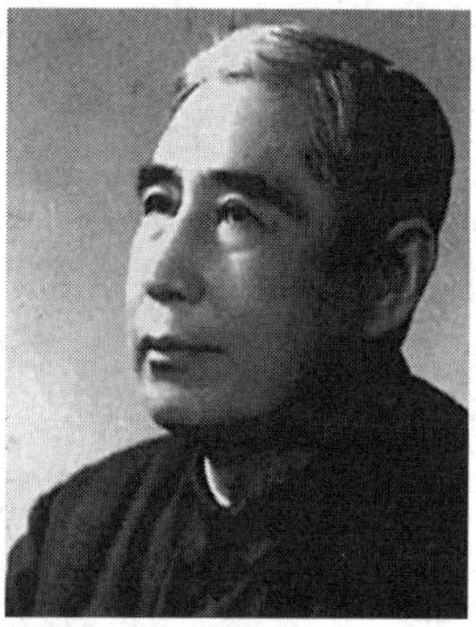

【生平传略】

贲子明,1913年出生于河北省抚宁县,教授,主任中医师。自幼秉承家学,勤奋攻读。稍长,随祖父泽昆公行医乡里。1936年悬壶于大连。1957年应聘于大连市医学专科学校工作,任中医教研室主任、附属医院中医科主任。1979年加入中国共产党。1982年调入大连市友谊医院工作,任中医科主任,兼任辽宁省中医学会理事、辽宁省中医妇科学会理事、大连市中医学会副理事长、大连市政协委员、大连市振兴中医委员会副主任等职。

贲氏临床、教学七十余年,医术精湛,早年擅治妇科病,被誉为辽宁省妇科专家。晚年潜心老年病学研究。在学术上主张治病重脾胃以养元气,益元气固肾培本,多滋阴清降邪火,以调为治,攻而勿伐,补而勿腻,温而勿燥,清而勿凉,通瘀取和化,行气取条达,协调脏腑,以求阴阳之平衡。

主要著有《中医基础与临床讲义》、《中医妇科学讲义》、《贲子明医案百例》及《哮喘证治》、《崩漏辨治》、《不孕症256例临床治疗总结》等。

一、宣肺疏表、利湿清热法治愈湿温一例

袁某,女,15岁。

初诊:1979年8月10日。

主诉及病史:发热9天,伴有恶寒、头重如裹、午后身热,其势不扬,胸闷气短,呕逆纳呆,口干不欲饮,神昏嗜睡,便干尿少。于8月6日入院,西医诊断为乙型脑炎。

诊查:热性病容,精神委靡。舌淡苔黄白而腻,脉象濡数。

辨证:湿温初起,湿重于热。

治法:宣肺疏表,利湿清热。

处方:薏苡仁20g　炒杏仁7.5g　白蔻仁7.5g　藿香10g　姜半夏7.5g　竹叶10g　滑石10g　通草5g

3剂，水煎服。

二诊：恶寒发热已解，头重呕逆亦减。前方去藿香，加白术15g、茯苓15g。3剂。

三诊：头痛头重基本消失，呕逆减轻，但时感胸闷气短。前方去竹叶、通草、滑石，加苏梗，陈皮各10g，连服药3剂而愈。

［按语］本例西医诊断为乙型脑炎。《温病条辨》云："头痛恶寒身重疼痛，舌白不渴，胸闷不饥，午后身热，状若阴虚，病难速已，名曰湿温。"病发夏秋季节病在太阳，邪从热化，湿热互结，湿重于热，故生是证。拟用三仁汤加味，以分清上、中、下三焦之湿。加藿香以宣化疏表，故进药三剂表解而热除。然湿邪滞塞中宫，故去藿香而加白术、茯苓以健运脾机，利水从下焦而去。后去竹叶、滑石、通草而加苏梗、陈皮，意在宽胸理气以化湿。故前后进药九剂，表里两解，诸症自瘥。

（祝石　贲士东整理）

二、滋阴熄风、活血通络法治愈中风先兆症一例

连某，女，40岁。

初诊：1980年11月4日。

主诉及病史：素患高血压、动脉硬化症十数年。近6天来渐觉右半身麻木，眩晕加重，伴有心烦、失眠、耳鸣。

诊查：血压190/120mmHg，精神苦闷，右侧肢体活动迟缓，动则欲扑，扶可行走。舌强语謇，舌体正常，质红无苔，脉沉弦稍数。

辨证：阴虚阳亢，肝风欲动，呈现中风先兆之证。

治法：滋阴潜阳，平肝熄风，佐以活血通络。

处方：生地黄20g　女贞子15g　钩藤25g　珍珠母25g　白芍15g　地龙15g　桑枝15g
3剂

二诊：药后肢体麻木、眩晕减轻，精神畅快，可自行来诊，但觉纳呆。守方加生楂30g，水煎继服。

三诊：连服药20剂后，血压150/80mmHg，面色渐润，语言流畅，眩晕已止，肢麻消失，食量大增，夜可安眠。惟右侧肢体软而无力。舌淡红，苔薄白，脉沉弦无力。此乃肝阳已平、肝风自熄，而气血未复、络脉瘀滞。仿补阳还五汤加味以益气血、通经络。

处方：黄芪100g　当归15g　赤芍15g　牛膝25g　地龙15g　桑枝15g　川芎15g
红花15g　桃仁10g　水煎，6剂。

四诊：药后右侧肢体活动有力，然时感右下肢疼痛。上方加鸡血藤25g，水煎，6剂。

五诊：药后下肢疼痛消失，又感右上肢疼痛。守方继服药6剂。

六诊：药后上肢疼痛亦消失，查右侧肢体肌力完全恢复，活动自由。

［按语］李中梓在《证治汇补》中指出："平人手指麻木，不时眩晕，乃中风先兆。"经云"诸风掉眩，皆属于肝。"水不涵木，则肝风内动；水不制火，则心阳独亢，以致肢体麻、头眩晕、舌强语謇，故治宜滋肾水、抑心火以潜肝阳，肝阳平熄则经络通、肝风熄。方中生地黄、女贞子以养肝阴；白芍敛阴潜阳；钩藤、珍珠母平肝熄风；地龙、桑枝活血通络；诸药合用，共奏滋阴潜阳、平肝熄风之功。治疗及时，患者免于中风之苦。然本例气血虚弱、经络瘀滞，故又拟《医林改错》之补阳还五汤加味，以养气血、通经络；其肢体出现疼痛，说明瘀滞之经络未通，加鸡血藤以助补

阳还五汤之力。《本草纲目拾遗》曰："鸡血藤治老人气血虚弱、手足麻木、瘫痪等症"，临床屡用，其效确卓。

（祝石　贲月荣整理）

三、平肝潜阳、疏肝泄火法治愈头痛一例

黄某，女，57岁。

初诊：1980年11月10日。

主诉及病史：头痛两月余。9月23日因高热、头痛，在某医院诊为病毒性脑炎。住院二十多天，发热头痛减轻。近日因郁怒头痛加剧，心烦不宁，夜不能寐，咽干口苦。

诊查：面色红赤，舌红苔黄，脉弦有力。

辨证：肝热亢盛之头痛。

治法：平肝潜阳，疏肝泄火。

处方：石决明30g　钩藤15g　珍珠母25g　牛膝15g　山楂25g　黄芩15g　羚羊角丝2g(单包先煎)　6剂

二诊：药后头痛消失，精神愉快，饮食睡眠如常。为巩固疗效，守方再进药3剂。

［按语］本病属西医的病毒性脑炎后遗症，一般较难治愈，证候虚实错杂。肝热上冲则面赤口苦且头痛，阴虚阳旺则心神不宁、夜寐不安亦头痛。方中石决明、钩藤、珍珠母平肝潜阳；山楂、牛膝引血下行；羚羊角、黄芩清肝泄热而止头痛。诸药合用共奏平肝潜阳、泄肝清热之功，六剂而收到满意疗效。

（祝石　贲月荣整理）

四、温通胸阳、化痰通脉法治愈胸痹一例

王某，男，56岁。

初诊：1981年11月20日。

主诉及病史：阵发性心痛3年。曾在市某医院诊为冠心病、高血压、动脉硬化症。近日心痛频发，胸闷气短，头冷汗出，用硝酸甘油片未能缓解。

诊查：病体肥胖，面色苍白，精神委靡。舌质暗淡有瘀斑，苔白滑，脉濡缓而结代。血压190/120mmHg，胆固醇7.28mmol/L，心电图提示为窦性心动过缓、冠状动脉供血不足、不完全右束支传导阻滞。胸透：左心一、二弓增大。眼底检查：有动脉硬化改变。西医诊断为：①心绞痛；②高血压所致的冠心病(高冠心病)；③动脉硬化症。

辨证：痰浊瘀滞，胸阳痹阻。

治法：温通胸阳，化痰通脉。

处方：瓜蒌50g　薤白15g　半夏15g　桂枝10g　丹参30g　川芎15g　枳壳15g　橘红25g

6剂，水煎服。

二诊：药后心痛次数减少，胸闷气短亦减轻。效不更方，继服上方药。

三诊：连续服药一个月，心痛气短消失，精神转佳。脉沉细。心电图复查正常。

［按语］本例素体多痰，阻碍气机，故胸闷气短。苔白滑、脉濡数为痰浊之征。舌暗有瘀

斑,是心脉瘀阻之象。心脉不通则心痛频发。方中瓜蒌、薤白、桂枝以温通胸阳;半夏、橘红以化痰降浊;丹参、川芎活血化瘀以通心脉;枳壳理气;诸药合之,使痰浊得化,胸阳温通,胸痹自愈。

(贲月荣　祝石整理)

五、辨证治愈咳喘二例

例一　清肺化痰、止咳定喘案。

生某,女,46岁。

初诊:1980年11月15日。

主诉及病史:10年前因产期受寒,顿生喘咳,反复发作,逐年加重。近四天因天气寒冷,咳嗽加剧,喘促气短,咽干口渴,咯黄色黏块痰。曾肌肉注射青、链霉素不效,来中医门诊治疗。

诊查:面目虚浮,两颧潮赤,口唇青紫。舌绛红,脉弦数。听诊:两肺满布干鸣音,未闻及湿性啰音。胸透:两肺纹理增强。白细胞总数加分类:白细胞总数14.2×10^9/L,分类:中性粒细胞0.80,淋巴细胞0.20。

辨证:外感风寒,化热入肺。

治法:清肺化痰,止咳定喘。

处方:麻黄7.5g　炒杏仁15g　生石膏30g　橘红25g　生柏叶15g　海浮石15g　甘草15g

3剂,水煎服。

二诊:药后咳喘减轻,痰黄白而黏、量多、易咯出。舌红绛苔薄,脉弦稍数。守方继服药。

三诊:连服药15剂后,咳止喘停。舌红苔白,脉沉弦。胸透、血象化验均正常。已上班工作。嘱慎过劳、避风寒。

例二　清燥润肺、豁痰化饮案。

史某,女,25岁。

初诊:1980年11月5日。

主诉及病史:咳喘20年之久。始于麻疹合并肺炎失治。继之咳喘时发而多次住院,终未痊愈。近因外感风寒,咳喘加剧,顿嗽少痰,咽干口渴,胸闷气短,不能平卧。

诊查:面色潮红,口唇紫绀。舌绛赤,苔黄而燥,脉弦小数。听诊两肺满布干性啰音。胸透:两肺纹理增强,透亮度增高。

辨证:痰饮内蓄,复感燥邪。

治法:先以清燥润肺法,后拟豁痰化饮法。

处方:沙参15g　麦冬15g　生石膏20g　炒杏仁15g　阿胶15g(冲)　火麻仁15g　瓜蒌20g　桔梗15g　炙杷叶15g　桑叶10g　甘草15g

3剂,水煎服。

二诊:药后咳喘减轻,夜可平卧,但仍咽干口渴,痰黏稠量少。上方加黄芩15g,生石膏加至30g,水煎,继服药6剂。

三诊:咳喘大减,咯痰较畅,咽干口渴亦解。守方继服药6剂。

四诊:药后咳嗽已止,喘息未能平复,痰色白,量有所增多。再以小青龙汤加减以豁痰化饮。

处方:炙麻黄7.5g　干姜7.5g　桂枝10g　白芍15g　细辛4g　半夏7.5g　五味子15g

甘草 7.5g

3 剂，水煎服。

五诊：药后痰量大减，喘息亦平，诸症消失。为巩固疗效，守方再进药 3 剂。

［按语］贲老在“哮喘论治”中指出该病由外感六淫、内伤生冷、辛辣厚味等因，使肺失宣降、脾失运化、肾不纳气而致。临床从病因分析，划分九个类型，分别辨证论治。

例一方取麻杏石甘汤，系《伤寒论》方，有清肺定喘之功，为历代医家所常用。加橘红祛痰止咳；海浮石清金降火，化上焦之老痰；生柏叶清肺而定喘；七药合用，共奏清肺化痰、止咳定喘之功。此为贲老多年临证之经验。

例二患者年龄虽轻，然病程较长，素有痰饮内伏，复感温燥，耗伤肺阴，故干咳少痰、咽干口渴、喘不得卧；按急则治其标，缓则治其本的原则，先用清燥救肺汤加减，以清肺润燥。十二剂药后，燥邪清解，肺阴渐复，而伏饮又起，故用小青龙汤加减，豁痰化饮以治其本，六剂饮除而喘平。《金匮要略》中“病有痼疾卒病，当先治其卒病，后治其痼疾”，是其义也。

六、辨证治愈水肿二例

例一　温补脾肾，化气行水案。

方某，女，50 岁。

初诊：1980 年 11 月 7 日。

主诉及病史：多次反复水肿九年余，虽经多法治疗，均未痊愈。近日尿量减少，全身水肿加重，畏寒肢冷，恶心少食。

诊查：面色虚浮无华，舌淡胖有齿痕，苔白而厚滑，脉沉细无力。尿蛋白(＋＋＋＋)。

辨证：脾肾阳虚，水湿停聚。

治法：温补脾肾，化气行水。

处方：炙附子 7.5g　干姜 7.5g　白术 20g　大腹皮 15g　益母草 25g　炙甘草 7.5g　3 剂

二诊：药后尿量大增，水肿基本消失。守方再进药 3 剂。

三诊：因过劳复使尿量减少(24 小时 500ml 以下)，全身水肿复增。守前方，益母草增至 40g，加桂枝 7.5g。6 剂，水煎服。

四诊：化验尿蛋白(＋＋＋)。守方加赤小豆 30g，益母草加至 50g。6 剂，水煎服。

五诊：水肿消尽，饮食复常，二便自调，尿蛋白(＋)。守方再进药 6 剂。

六诊：面色转润，精神复常，尿蛋白(－)。嘱服金匮肾气丸半个月，以巩固疗效。至今水肿未见再发。

例二　回阳救逆案。

刘某，男，32 岁。

初诊：1975 年 9 月 18 日。

主诉及病史：水肿 4 年，反复发作。近日水肿加重，畏寒肢冷，腰背酸痛，恶心厌食，泄泻尿少。西医诊为肾功能衰竭、尿毒症。

诊查：面色灰白而浮肿，表情淡漠。舌质淡胖，苔白厚而滑，脉沉缓无力。

辨证：肾阳虚衰，浊气上逆。

治法：回阳救逆。

处方：人参 15g　附子 7.5g　桂枝 7.5g　白芍 15g　苓皮 50g　干姜 10g　冬瓜皮 50g

炙甘草 10g

6 剂，水煎服。

二诊：药后尿量大增，水肿渐消，恶心厌食已除，但泄泻未止。守方加白术 25g、大腹皮 15g。

6 剂，水煎服。

三诊：药后诸症皆除。嘱用金匮肾气丸药与汤药交替服用一年。观察多年，水肿痊愈。

［按语］贲老在六七十年的临床实践中，本《黄帝内经》之旨，师仲景之法，开鬼门用越婢汤；洁净府用五苓散、五皮饮；去菀陈莝用实脾饮、已椒苈黄汤；临床多重视气化。例一用真武汤温补脾肾，化气行水，加益母草、赤小豆以固肾培本，使尿中蛋白消失，水肿自愈。此乃贲老治水肿、消蛋白之经验也。

肾病晚期患者，肾功能衰竭、氮质滞留，出现尿毒症。贲老用真武汤以回阳降浊，用黄连温胆汤以和胃降浊，用枳实导滞丸以通府泄浊，常取得满意疗效。例二用真武加参附汤以救肾中之真阳，更加冬瓜皮、茯苓皮、大腹皮以利水消肿，故阳复而阴翳自除，用金匮肾气汤、丸交替使用，以善其后。

七、养阴清热、化瘀利水法治愈血淋一例

刘某，男，21 岁。

初诊：1980 年 12 月 25 日。

主诉及病史：尿血、尿痛、水肿 3 天，入院检查尿常规，蛋白(＋＋)，红细胞$(10\sim15)\times10^6$/L，诊为急性肾小球肾炎。对症抗炎脱敏治疗一个月不效，请贲老会诊。

诊查：面色潮红，眼睑微肿，舌红绛，苔薄黄，脉细数。

辨证：水热互结，内热伤阴。

治法：养阴清热，化瘀利水。

处方：猪苓 7.5g　茯苓 15g　泽泻 7.5g　阿胶 10g(冲)　白茅根 25g　赤小豆 15g　滑石 15g　冬葵子 15g　甘草 10g

3 剂，水煎服。

二诊：药后尿痛已止，口渴减轻，但水肿未减。病情虽有好转，惟火热尚炽，阴虚未复，故加重养阴清热之品，白茅根加至 30g，冬葵子加至 20g，赤小豆加至 35g，再加坤草 30g。3 剂，水煎服。

三诊：药后尿量大增，水肿消退，尿常规蛋白(—)，红细胞(—)。为巩固疗效，守方再进药 3 剂，后痊愈出院。

［按语］本例为下焦虚热，内热伤阴，水湿不化，结于膀胱。《伤寒论》云："渴欲饮水小便不利者，猪苓汤主之。"方中猪苓、茯苓、泽泻三药相伍，能渗上中下三焦之湿，滑石能渗湿中之热，阿胶佐之以存阴，再加白茅根、赤小豆、坤草凉血化瘀而固本。故进药三剂而邪热清、痛淋止，六剂而湿浊去、水肿消；九剂而阴液复，诸症均解。

八、健脾益肾法治愈膏淋一例

李某，女，25 岁。

初诊:1982年5月30日。

主诉及病史:尿液混浊如膏两年多。1980年春入某医院诊为急性肾小球肾炎。经对症抗炎脱敏治疗,一度好转出院。近半月来常觉头昏腰酸,倦怠乏力,食纳欠佳,大便时溏,尿液混浊如膏,多次尿常规检查,尿蛋白持续在(++++)。

诊查:面色㿠白而浮肿,舌质淡胖有齿痕,苔白腻,脉沉无力。

辨证:脾肾阳虚,固摄失司。

治法:健脾益肾。

处方:山药30g　白术20g　茯苓15g　泽泻15g　赤小豆20g　牛膝15g　生楂25g　益母草25g

9剂,水煎服。

二诊:药后头昏倦怠明显减轻,尿蛋白(++)。守方益母草加至50g,赤小豆加至35g。

三诊:守方连服药21剂,自觉症状消失,尿常规正常。嘱原方药连服18剂,以巩固疗效。随访一年未复发。

[按语] 贲老认为蛋白尿属膏淋范畴,是精微下注之意,其因在肾在脾。盖肾主藏精,肾阳不足,封藏失司,则精微外泄;脾主运化而升清,脾阳不足,统摄无权,则精微下注。故主张健脾益肾之法以治之,意在恢复脾肾固摄封藏之权。临床用此益肾汤加坤草、赤小豆,观察二百余例,总有效率达90%以上。

九、清热利湿、通淋排石法治愈石淋一例

贾某,男,49岁。

初诊:1983年1月24日。

主诉及病史:左腰阵发性疼痛四个月,市内各家医院检查,确诊为左肾盂积水、输尿管结石。近又发绞痛,尿频量少。

诊查:面色虚浮,舌淡胖有齿痕,苔黄腻,脉弦滑小数。

辨证:湿热积结。

治法:清热利湿,通淋排石。

处方:金钱草50g　海金沙15g　滑石15g　瞿麦15g　云茯苓15g　猪苓15g　泽泻15g　甘草7.5g

3剂,水煎服。

二诊:药后痛减,但少腹有下坠感,尿少黄赤。效不更方,继服上方药3剂。

三诊:告之排出结石五块,最大1.5cm×0.5cm×0.5cm,少腹及腰痛尽消。X线摄片:肾盂积水消失。

[按语] 石淋为现代医学之泌尿系结石,本例排出结石之大、数量之多,临床较为少见。贲师结合多年经验,选用清热利湿排石之剂,收到显著效果。方中滑石、瞿麦清利湿热;云苓、猪茯苓、泽泻利水通淋;金钱草、海金沙利水排石;甘草缓急止痛,故药进六剂而湿热清解,结石排出,痛淋即止。

(祝石　贲月荣整理)

十、清热、利湿、化浊法治愈久痢一例

吕某，男，50岁。

初诊：1980年11月24日。

主诉及病史：下痢四年，常因饮冷受寒而复发。近感脘闷腹胀，便带脓血，里急后重。

诊查：面色红赤，舌质绛，苔黄腻，脉弦滑。

辨证：湿浊化热，阻滞大肠。

治法：清热利湿化浊。

处方：藿香15g　川厚朴15g　云茯苓15g　白芍25g　陈皮15g　杏仁15g　滑石15g　黄连7.5g

3剂，水煎服。

二诊：药后脘闷腹痛大减，便中脓血消失。守方继服药3剂。

三诊：药后脘胀腹痛已止，里急后重消失，大便转干且日行一次。为巩固疗效，守方再进药6剂。

[按语] 此例为秽湿浊气化热，阻滞大肠。《温病条辨》云"秽湿着里，舌黄脘闷，气机不宣，久则酿热，加减正气散主之。"藿香正气散本为芳香化浊之剂，今加减之，是为苦辛散寒之用。原方去紫苏、白芷，乃因无需发表；去桔梗因症在中焦，不必提上焦之气。方中藿香芳香化浊；川厚朴、陈皮、云茯苓利湿除胀；杏仁利肺与大肠之气，此乃吴氏加减正气散之义也。今贲师本此，更加黄芩之苦寒以厚肠止痢，白芍敛阴而止痛，故收效颇佳。

（周宝琴　祝石整理）

十一、行气化瘀法治愈经闭一例

齐某，女，23岁。

初诊：1980年12月19日。

主诉及病史：月经三个月未行。16岁初潮。末次月经8月26日，量少，色紫黑，一天净；伴有胸胁满闷，少腹不适。

诊查：面色青暗，舌质红有瘀斑，脉沉滑有力。

辨证：气滞血瘀。

治法：行气化瘀。

处方：当归15g　川芎15g　赤芍15g　熟地黄15g　桃仁10g　红花10g　牛膝25g　枳壳15g　香附15g　柴胡10g　甘草7.5g

3剂，水煎服。

二诊：药后满闷减轻。守方继服药6剂。

三诊：服药9剂，今月经已行两日，量少，色紫黑有血块，少腹胀痛。上方加元胡15g，继服3剂。

四诊：月经已净两天，诸症消失。

[按语] 本例闭经伴胸胁满闷，乃肝郁气滞，气滞则血瘀，胞脉闭阻，故少腹胀痛，月经不行。乃选用血府逐瘀汤以行气化瘀。原方去桔梗防其升提，加香附、元胡以增行气化瘀止痛之

力。药进三剂而痛减,又进九剂经行而愈。

(周宝琴　贲士东整理)

十二、疏肝泄热、活血化瘀法治愈逆经一例

李某,女,38岁。

初诊:1980年11月7日。

主诉及病史:经期衄血3年。17岁患逆经已治愈,23岁结婚,顺生二胎健在。近三年逆经又发,经量少,色紫黑有块,伴有衄血、头昏胀、心烦而惊悸。

诊查:面色红赤,舌绛紫,舌苔黄,脉弦小数。

辨证:气滞血瘀,化热上逆。

治法:疏肝泄热,活血化瘀。

处方:当归20g　白芍15g　柴胡10g　丹皮15g　生地黄15g　桃仁7.5g　红花7.5g　牛膝15g　枳壳15g　甘草7.5g

3剂,水煎服。

每月经前服药3剂。

二诊:上方药连服三个月,头昏心烦消失,经色转红,血块减少,但经期仍有少量衄血。舌红苔薄,脉弦小滑。郁热虽减,但瘀血未尽,重拟活血化瘀之方,以引血下行。

处方:当归50g　赤芍15g　生地黄30g　牛膝20g　生赭石40g

水煎服,3剂。

三诊:又服药三个月,经行正常,衄血亦止。停药观察半年未再复发。

[按语] 逆经,现代医学有子宫内膜移位之说。今贲老辨为气滞血瘀,久而化热,上逆妄行。其瘀为本,其热为标。故首拟丹栀逍遥散合桃红四物汤,以疏肝泄热,活血化瘀,标本兼顾,治标为先。待郁热清解,重拟活血化瘀引血下行,以治其本。故先后进药十八剂,收到满意效果。

(祝石　袁洪亮整理)

十三、辨证治愈崩漏四例

例一　疏肝泄热案。

初诊:1984年5月11日。

主诉及病史:阴道流血月余。初因郁怒,闭经两个月。于4月8日突然阴道流血,量多,色紫黑有块。一度服药血止,后又继续流血,少腹及两胁胀痛,心烦少寐,入院治疗。

诊查,面色青黄,舌红苔黄,脉弦数。妇科检查:阴道有少量紫黑色血液,宫颈轻度着色,左侧附件增厚,无明显压痛,余正常。蛙试(一)。

辨证:肝郁化热。

治法:疏肝泄热。

处方:丹皮15g　山栀15g　当归25g　白芍20g　焦术15g　茯苓15g　柴胡15g　香附15g　青皮15g　甘草10g

3剂,水煎服。

二诊:药后胸胁痛减,但阴道流血同前。守方加棕炭 50g、地榆炭 30g,水煎,继服药 6 剂。

三诊:药后血止,3 天后痊愈出院。

随访半年,月经正常。

例二　清热凉血案。

陶某,女,35 岁。

初诊:1974 年 4 月 30 日。

主诉及病史:阴道流血两个月,于 2 月 28 日因经期过劳,经血淋漓不断,量时多时少,色鲜红,有紫色小块;少腹疼痛,以右侧为重。入院治疗。

诊查:面色红赤,口唇焦灼,身热烦躁。舌红苔黄,脉滑数。妇科检查:阴道有鲜红色血液,宫颈Ⅰ度糜烂,子宫前屈,右侧附件增厚,压痛明显。蛙试(一)。

辨证:胞宫积热。

治法:清热凉血。

处方:当归 25g　川芎 10g　白芍 20g　生地黄 15g　知母 15g　黄柏 15g　地榆炭 30g　三七粉 5g(冲)

3 剂,水煎服。

二诊:药后阴道流血减少,然自觉微恶寒,身热。脉浮数。前方加双花 25g 连翘 15g,水煎,继服。

三诊:服 6 剂药后,发热已解,阴道流血停止。但右下腹仍痛。前方去双花、连翘、三七,加川楝子 15g、炙没药 10g。

四诊:连服药 12 剂,腹痛消失,病愈出院。

例三　养阴清热案。

李某,女,22 岁。

初诊:1980 年 12 月 26 日。

主诉及病史:月经两个月未停,量时多时少,色红有块,伴五心烦热。

诊查:两颧潮红,舌红无苔,脉细数。

辨证:阴虚血热。

治法:养阴清热。

处方:龟版 25g　生地黄 15g　女贞子 15g　炒杜仲 15g　黄柏 15g　黄芩 15g　白芍 15g　川续断 15g　当归 15g　棕炭 25g　甘草 10g

3 剂,水煎服。

二诊:药后月经量减,五心烦热已解。守方继服药。

三诊:药后月经止,诸症基本消失。守方去棕炭,继服药 6 剂,以巩固疗效。观察两个月,经期准,行经五天,自然经止。

例四　健脾益气案。

陈某,女,28 岁。

初诊:1974 年 4 月 9 日。

主诉及病史:两个月前不慎摔倒,月经一直未止,时多时少,时断时续,色红无块,伴头晕、心悸、胸闷、气短。

诊查:面色萎黄,语音低微。舌淡红,苔白,脉沉无力。

辨证:心脾两虚。

治法：健脾益气。

处方：人参 15g　黄芪 25g　白术 20g　元肉 15g　当归 25g　木香 10g　云茯苓 15g　远志 15g　炒枣仁 25g　炙甘草 10g　三七粉 5g(冲)

水煎服。

连服药 5 剂，阴道流血已止，去三七粉，继服药 6 剂，心悸气短减轻，又服药 18 剂，自觉症状消失。

[按语] 贲师在《崩漏论治》一文中指出，其治疗原则是：固本、澄源、塞流。临床分为肝郁化热、胞宫积热、阴虚血热、心脾两虚四个类型加以论治。临床观察 240 例，总有效率达 98.6%。

例一为肝郁化热，迫血妄行，故阴道流血不止；热扰神明，则心烦少寐；肝郁气结，则胸胁胀痛；气滞血瘀，则少腹疼痛而月经有块。方用丹栀逍遥散以疏肝泄热，加青皮、香附以行气止痛，加棕炭、地榆炭以止血，合之使肝疏热泄、瘀行血止，故服药九剂而收良效。

例二为胞宫积热，损伤冲任，胞脉瘀阻，化热妄行。方用知柏四物汤以清热凉血，加地榆炭、三七粉以止血。服药九剂血止而愈。治疗中因复感外邪，故加双花、连翘以清热解表，待表证清解后，又加川楝子、炙没药行气化瘀以止痛。

例三为阴虚血热，冲任虚损，用固经汤加减。方中龟版、女贞子以滋阴，杜仲、川续断以补肾固冲，生地黄以凉血，白芍以敛阴，当归调补冲任之虚损，黄芩清血中之热，黄柏引虚火下行，棕炭以止血，甘草调和诸药；诸药合之共奏养阴清热止血之功，标本兼治，肾阴得复，虚火归源，血不妄行，崩漏自止。

例四为心脾两虚，脾失统摄之权，故经血淋漓不断，心悸气短。今贲师用归脾汤加减，使心主血、脾统血之力恢复，则崩漏自止。

（贲月荣　贲士东整理）

十四、温经散寒、行气化瘀法治愈不孕症一例

白某，女，27 岁。

初诊：1980 年 10 月 5 日。

主诉及病史：婚后 3 年未孕。20 岁曾患崩漏，已治愈。月经按期，$15\frac{28\sim30}{4\sim6}$。23 岁结婚，婚后月经三五个月一行。

诊查：面色淡暗，舌淡胖有瘀斑，苔白，脉沉迟。妇科检查：宫体略小，Ⅲ度后倾。

辨证：寒凝气滞血瘀。

治法：温经散寒，行气化瘀。

处方：当归 15g　川芎 15g　赤芍 15g　炮姜 5g　官桂 5g　元胡 15g　小茴香 5g　炙没药 10g　生蒲黄 15g　五灵脂 15g　炒杜仲 15g

黄酒一盅为引，3 剂，水煎服。

二诊：服上方药 12 剂，月经已行，量中等，色紫黑有块，4 天净。守方继服药 6 剂。

三诊：11 月 16 日月经按期来潮，量中等，色红无块，4 天净。嘱以后经前服上方药 3 剂，连服药三个月。1981 年 4 月告知怀孕，后顺生一女。

[按语] 本例因久病，崩漏虽止，然胞宫寒凝气滞血瘀未除，故月经不调而不孕育。方中蒲

黄、灵脂、川芎、没药、元胡活血化瘀；当归、赤芍补血行血；因血得温则行，故用小茴香、官桂、炮姜以温经行气散寒；加杜仲强腰以固冲任。正如《素问·阴阳应象大论》所谓"疏其血气，令其条达，而致和平。"故温经以散寒，气行则瘀消，月经自调，终成育珠之效。

（贲月荣　袁洪亮整理）

十五、益气健脾、温阳利水法治愈子肿一例

王某，女，28岁。

初诊：1977年11月16日。

主诉及病史：妊娠七个月，水肿两天。始于颜面，次及全身，伴腰酸，尿少，入院治疗。

诊查：妊娠七个月体形，面色淡黄，精神疲惫，呼吸困难；全身水肿，下肢尤甚，皮薄而亮，按之凹陷不起；食欲不振，小便短少。舌淡体胖，苔白润，脉沉滑无力。

辨证：脾阳不振，水湿泛滥。

治法：益气健脾，温阳利水。

处方：黄芪50g　云茯苓50g　白术30g　防己15g　桂枝7.5g　砂仁7.5g　木香7.5g　桑皮15g　大腹皮15g　生姜3片　大枣5枚

3剂，水煎服。

二诊：药后水肿大减，守方继服药3剂。

三诊：水肿消退，四肢倦怠，用八珍汤调养。

于1987年1月24日，正产一子，母子平安。

［按语］ 贲师认为治疗妊娠子肿，从脾、肺、肾三脏着手，应以益气健脾、温阳行水为主。方中黄芪、云茯苓、白术、防己、桂枝益气利水，以杀其势；砂仁、木香调脾行气兼安胎；桑皮泻肺以清源，大腹皮行气宽肠以利水；姜、枣益脾温中，调和诸药。诸药合之则益气健脾温阳行水之功倍，故先后用药六剂水肿消退，后以八珍汤益气养血以善其后。

（周宝琴　袁洪亮整理）

［编者评注］ 子肿是水肿的特殊形式，也是临床常见的病证，若用一般淡渗利湿、通利小便之法，则有滑胎流产之虞。故贲老主用温阳益气之法，以健脾运，不利尿而消水肿。本方系黄芪防己汤与香砂六君子汤之化裁，主用黄芪以益气温阳，又用香、砂燥湿醒脾，三药又具安胎之效，实乃药简而效宏，一箭双雕，药不杂投，足见择药之深思熟虑及巧妙布局。

黑龙江名医医案

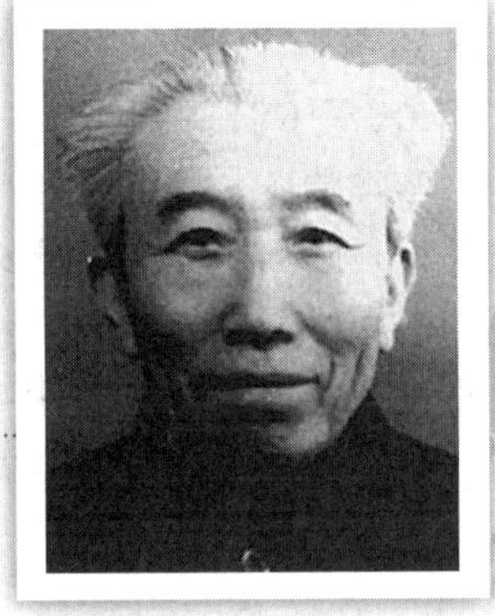

陈景河医案

【生平传略】

陈景河，1917年生，主任医师，男，汉族，辽宁锦县人。幼年于私塾读书学文，长而随岳父贺绍武学习中医，学业有成。出师后，悬壶于嫩水之滨，后复求学于黑龙江省中医药讲习所深造，1941年取得中医师资格。解放后，1958年在北京中医学院中医教学研究班肄业。历任齐齐哈尔市联合中医院院长，市中医院副院长、院长、名誉院长，黑龙江中医学院兼职教授，省中医学会顾问，市中医学会理事长，以及省、市人民代表，政协齐齐哈尔市副主席，九三学社中央委员、省委副主任、市委主任委员等职，1979年加入中国共产党。

陈老注重医学研究，治学严谨，熟读医籍经典著作，博采众家之长。擅治内科病，对肝病、肾病、脾胃病、痹证、疑难杂病有独到见解，治疗妇、儿、外科疾病具有丰富经验。临证细致，四诊合参，详察病情，深究病源，由表及里，去伪存真，大胆取舍，果断用药，用药简练，每中肯綮，力挽沉疴。重视医学实践和总结。在治疗肝炎方面，主张以排除肝家病毒为主，有热清热，有湿祛湿，湿热并重则蠲而除之；对肾炎及尿毒症的治则，是以利水为主，兼扶肾阳，使三焦气化机能旺盛，水道通利。不论疾病变化如何，总以法随证立，方从法投，谨守病机，效不更方；或灵活辨证，不泥于一方一法，针对病之寒热虚实，而取药之温清补泻，升降适度。如治痢疾之初有表证者，多以逆流挽舟法投人参败毒散；治月经期头痛欲裂者，以舒肝活血为法；治温热感冒者，用以同气相求之辛温药；治白血病则用扶阳育阴、活血化瘀之法。

著有《医疗心得集》，历年在全国各级医学刊物上发表论文四十余篇，其中《活血化瘀治疗发作性睡病》一文发表于国外，并获省优秀论文三等奖、市科技成果三等奖。“微机模拟陈景河诊疗肝病的研究”和

"中风预测及预防性治疗"两项科学研究成果分获黑龙江省中医管理局科技进步二、三等奖。另有两项科学研究课题("中风防治片的临床实验研究","中医药治疗白血病临床观察")也已结题。

一、辛温逐饮法(自拟青龙柏枣汤)治愈慢性支气管哮喘一例

徐某,女,30岁。

初诊:1987年10月6日。

主诉及病史:咳嗽喘息8年。近两年冬夏皆喘,经常感冒。

诊查:形容憔悴,神识清楚,咳喘痰多,泡沫样痰,动作时张口哮喘。舌苔白浊,脉弦有力。呼吸23次/分。

辨证:久病咳喘兼外感,为寒邪束肺,肺失肃降,水津不布,饮邪留滞,故痰涎多,气道瘀阻,并久咳伤肺,肺络宣降失调,胸中大气斡旋之力为邪所干。

治法:辛温逐饮,宣肺降逆。

处方:麻黄6g　桂枝10g　白芍40g　干姜10g　甘草10g　细辛10g　半夏10g　五味子10g　侧柏叶50g　大枣7枚

水煎服,1日2次,投6剂。

二诊:11月8日。服上方药1剂大效,6剂已不咳喘。时逢余公出,自按上方连服药30剂,症状全消。近一个月亦不患感冒。精神旺盛,无咳喘及呼吸气促征,饮食、二便如常,动作如常人,无不良反应,只体力衰弱。舌苔薄白,脉象弦缓。因久病咳喘,肺气耗伤,症虽消失,元气未复。扶正培本,巩固疗效。

处方:生山药50g　侧柏叶50g　百合30g　冬花20g　紫菀10g　桂枝10g　五味子10g　细辛10g　干姜10g　白芍30g　甘草10g

水煎服,日2次,嘱服20剂后复查。

三诊:12月1日。服药后,体力恢复,始终未患感冒。为防止复发,要求巩固,遂告以服百合固金丸及都气丸二药,早晚服之。三个月后停药。追访3年未复发。

[按语] 慢性支气管哮喘,多属难医顽证,余用此方治愈四例,年龄皆在50岁以下,病程不超10年,未累及其他器官同病,故治愈后未再复发。本例患者哮喘八年,经常感冒,为风寒之邪束肺,从阴化寒,证属阴水,导致肺气不宣;肃降失权,水之上源气化不能敷布,水津留滞,故痰多瘀阻肺络。用青龙治寒邪,佐姜桂而消阴水,以小量之麻桂宣通肺络以解外寒,半夏逐痰饮、降肺中逆气而止咳,一宣一降,肺气通调,胸中大气得以斡旋;细辛性温,散肺中之逆气,助半夏除不尽之饮邪,五味收敛耗散之肺气,得白芍益彰其效,一散一收,益增肺气开合举降之用;方中甘草调和诸药,取甘能生津,防饮祛而生燥;配以大量侧柏叶,清热化痰,止咳平喘,解肺中逆气所致之血瘀咳喘;辅以大枣补脾生津,助甘草养肺气之化源,肺气足,水津四布,五经并行,其哮喘平矣。二三诊均以扶正培本、补脾养肺之药为主,以善其后,病告痊愈。本方用于其他之咳喘重证(慢性咳喘属寒饮者),疗效皆显著,但细辛用量必打破"不过钱"之说。

二、温经活络法(自拟温经活络饮)治愈两足灼热症一例

王某,男,35岁。

初诊:1964年10月30日。

主诉及病史:两足灼热4年。寒冬夜卧,足必伸被外,在被内热不可忍,夏日每天足必放冷水内浸泡数次方可。经各医院诊断不明,治之不效。

诊查:神色形态正常,全身及神经系统无异常所见。舌苔薄白,舌下静脉瘀努,脉象沉缓。饮食、二便如常。两足扪之无热感,皮温如常人。

辨证:病在服兵役期间,冬日渡河后发生,足为寒湿所伤,湿滞血脉,血脉湮瘀,以致阴凝,格阳于外,故两足灼热不已。

治法:温经活络,调和阴阳。

处方:白芷10g　细辛10g　附子10g　牛膝15g　蜈蚣1条　吴茱萸5g　乳香15g　没药15g　生地黄25g

水煎服,日2次,投3剂。

二诊:11月2日。服上方药3剂后,两足灼热感消失。神色形态如常,无其他异常所见。舌苔薄白,脉象和缓。服药后,寒邪得化,血脉通调,阴阳和谐,病已消失。病家要求再用药巩固疗效。余曰:中病即已。两年后追访未复发。

[按语] 两足灼热重症,临床不常见。从其病因为冬日渡河涉水所得,脉象沉缓,断为寒湿伤络;舌下静脉瘀努,为血脉停瘀。故用温经活络法,驱散阴凝,经络通畅,而瘀化浊消。方中白芷,气温力厚,其香能驱散寒湿,其润能和利血脉;得细辛祛风散寒,行水开窍;吴茱萸温经以散阴凝;佐附子散诸疾沉寒痼冷,治阴盛格阳;用蜈蚣通络走窜;乳香、没药活血化瘀,凡气血凝聚皆能开之。惟以生地黄取反佐之义,并制温经燥热之药伤阴。药用三剂,温化阴凝,血脉通畅,俾阴能养阳、阳使阴守,灼热平矣。

三、清热生津法(自拟润喉汤)治愈咽干病一例

傅某,男,46岁。

初诊:1986年3月30日。

主诉及病史:嗓子干,连及胸内发干,有时嗓子隐痛,夜间重。经各医院诊为慢性咽炎,治疗不效。

诊查:咽峡红,乏津,舌质红而燥,表面有散在纵裂,舌苔无,脉弦有力。说话语音不爽。其他无异常所见。

辨证:咽喉为气道之门,咽干系内热熏蒸所致。脉弦有力,舌质红,为少阳三焦、肝、肾、心经郁热,引五志之火浮游于上,故咽干连及胸内。不清热难平五志之火,不生津难引阴精奉上化液以润喉。

治法:清热生津,养阴润喉。

处方:山豆根15g　玄参15g　金果榄10g　生地黄25g　天花粉50g　寸冬30g　盐黄柏15g　柴胡20g　白芍20g　射干10g

水煎服,日2次,投3剂。

服上方药3剂,咽干基本消失。咽峡、舌质红消退。舌纵裂依然如故。嘱仍守原方治疗,

投药3剂。半年后追访，病已痊愈，并又介绍一名患咽干病者，基本用此方药治愈。

［按语］咽干病（慢性咽炎），用润喉汤（自拟方）治愈三例，皆经某些地方医院治疗不效者。其中二例病程是一年以上，一例病程三年以上。前二例一例服药六剂，一例女性服药二十四剂；一例病程长，又经用偏方花椒水洗头足月余，经治百日方愈。可见病因、病程不同，其产生内热咽干是一致的，故用此方药——清热解毒，降阴经火逆，如山豆根入心肺，全果榄入脾肾，柴胡入肝胆，以清五志之火；一滋阴润喉，调阴微阳盛，如生地、玄参、盐黄柏补阴润燥、上奉津液，下安肾火；一清气生津，滋上源之水，如花粉、寸冬润肺清气，制燥热伤津；独以白芍养血，收飞越之阳归根于阴。其咽痛重者加延胡索10g；内热盛者加虎杖20g、寒水石20g。

四、壮阳利水法（真武汤加味）治愈肉瞤症一例

韩某，女，47岁。

初诊：1986年7月10日。

主诉及病史：10年前发生全身肌肉不定位的跳动，时发时止，渐至腹内蠕动，心内憺憺大动，逐年加重；始则几日有数次跳动，近五六年天天发作，背如负冰，心里发凉，胸内郁闷，食欲不佳，二便如常，睡眠尚好，月经正常。经各地医院治疗不效，诊为神经官能症、植物神经紊乱等。

诊查：形体瘦弱，表情苦闷，四肢欠温，动作如常，颜面黄黑。舌质淡红，苔白滑，脉沉缓。心肺正常，腹部柔软，其他检查无异常所见。

辨证：脾肾阳虚，三焦失运，气不蒸化，水之清浊升降失司，内蕴串络，留于肌肉则瞤，伏于背如冰，停于心而憺憺大动。

治法：壮阳利水，温补脾肾。

处方：白术50g　茯苓50g　白芍50g　附子15g　干姜10g　党参20g　枳实10g　龙骨20g　牡蛎20g　蜈蚣1条

水煎服，日2次，投6剂。

二诊：7月18日。服前方药6剂，肌肉跳动减轻，背如负冰已消失。精神愉快，脉象沉缓，舌苔薄白。阳气来复，脾之枢机运转得制，肾之利水机能旺盛，三焦气化升腾，水道疏通，故病转轻。仍守原方继投药6剂。

三诊：7月25日。服药后，心动感大减轻，肌肉跳动消失，食欲增进，精神良好，脉象和缓。病已大好，只心动未已，按前方减蜈蚣，继投药6剂。只心动未痊，嘱守原方加磁石30g，投药6剂。

四诊：自觉症状消失，因病十年之久，为巩固疗效，嘱继服前方药12剂，以善其后。五个月后追访，无任何不良反应。

［按语］肉瞤症，背若负冰，病10年，如此之重者为少见。各医院诊为神经官能症、植物神经紊乱。治疗不效者，缘此病乃水气所为。水气为病，种类庞多，肉瞤症只其一也。因水发源于脾，周布四脏，并行五经，内养脏腑，外滋百骸，一旦三焦失运，脾不制，肾不主，皆发水病。余用真武汤加党参、枳实、龙骨、牡蛎、蜈蚣得以痊愈。重在温补脾肾之阳，如参、附、姜壮脾肾之元阳，则水有所主制；苓术健脾渗湿，于制水中寓利水之道；白芍、龙、牡既有利水之效，又有收敛阳气附于阴之功；用枳实行气行水，蜈蚣串通经络，俾诸药共奏气化生津，使水无蓄藏之路；后加磁石入心肾，能收散失之神，故心动得痊矣。

五、补肾宁心法(桑螵蛸散加味)治愈夜尿、尿数(遗尿)症一例

王某,女,19 岁。

初诊:1948 年 8 月 1 日。

主诉及病史:幼年夜尿、尿数,渐至白日有尿憋不住,甚至遗尿。家贫无力治疗,19 岁结婚,洞房之夜尿被褥,经常被打骂受气。娘家不忍,领来诊治。

诊查:形体瘦弱,神识清楚,表情苦闷。舌苔薄白,脉象弦缓无力。其他无异常所见。

辨证:尿不禁者,多缘心肾之气不足也。肾司二阴,主水,必赖心阳下煦水土,水火既济,产生气化,津液有藏有制。今心肾之气不足、州都之官制约失权,故津液藏而不制,昼则有尿知而不禁,夜则不知而遗尿。

治法:补肾宁心,育阴济阳。

处方:桑螵蛸 50g　党参 35g　云茯苓 30g　煅龙骨 20g　龟版 50g　石菖蒲 25g　蜜远志 15g　当归 20g　附子 10g　益智仁 15g

水煎服,日 2 次,投 6 剂。

8 月 10 日送信来,云病已好。因家贫未再用药。半年后追访,仍然良好。后用此方治愈三十余例。

[按语] 夜尿、尿数症,必须夜则尿床,昼则尿数或不禁,若昼无不禁,尿不数,纯系贪睡、致梦而尿之,不属于病态,应勿药。凡年长昼则尿数,稍迟则遗沥不禁,夜尿床,检查无其他致病之因者,多属心肾虚弱,用此方治疗 30 例,其效颇佳。桑螵蛸散方,出自《本草衍义》,余加附子、益智仁助方中诸药,补心肾之阳,启肾司阴之权,膀胱气化约束有节制矣。

六、疏肝和胃法(自拟舒肝和胃汤)治愈肝郁性胃病一例

吴某,男,45 岁。

初诊:1991 年 8 月 16 日。

主诉及病史:胁及胃脘胀痛、纳呆 5 年。近两年并发心悸气短、乏力、失眠多梦,且逐渐加重。既往迭进养心安神、健脾和胃药物,症状毫无改善。经友人介绍,邀予诊治。

诊查:表情抑郁,时作太息。上腹部略膨满,无包块,稍有压痛。心肺正常,肝脾未触及。舌苔白浊,舌质色略紫,舌下静脉郁努。经某医院胃镜检查,提示慢性胃炎。

辨证:该患者素有怒郁,致肝失条达,横伐脾胃,脾胃受损,运化失常,不但气满胁腹胀,纳呆不已,而且匮乏气血生化之源,诱发心悸、气短、乏力、失眠、多梦,诸虚证见矣。木邪本为实证,由肝气郁滞,久而失治,导致实中夹虚。

治法:疏肝和胃,补虚解郁。

处方:柴胡 25g　白芍 50g　香附 10g　香橼 20g　甘草 10g　砂仁 10g　神曲 20g　莱菔子 30g　丹参 30g　党参 20g　当归 15g

水煎服,1 日 2 次,投 6 剂。

二诊:1991 年 8 月 21 日。服药后胃脘痛减轻,食欲增进。仍按前方投药 6 剂。

三诊、四诊:守前方,投药 12 剂。

五诊:9 月 11 日。胃脘胁胀痛大减,睡眠转佳。表情愉快,精神旺盛。舌紫色减退,舌下

静脉郁努消退大半，脉象弦缓。肝郁已解而血瘀未散、虚弱未复。仍遵前方，重在补虚。

处方：柴胡 15g　白芍 40g　香附 10g　香橼 20g　甘草 10g　砂仁 5g　神曲 15g　党参 25g　黄芪 15g　当归 15g　夜交藤 35g　丹参 15g

水煎服，1 日 2 次，投药 6 剂。

六诊：9 月 18 日。诸症悉除，惟身乏力，时心悸气短。精神良好。舌苔薄白，舌下静脉微现郁努，脉弦无力。据脉象弦而无力、身体乏力、偶有心悸气短之症，纯系病后脾胃虚弱。经云："损其脾胃，调其饮食，适其寒温"则已。故仍应进补药，以补虚健脾和胃为主，稍佐疏解气机。健脾和胃、疏解气机。

处方：党参 30g　黄芪 25g　白术 15g　当归 15g　白芍 35g　柴胡 15g　山药 20g　神曲 20g　川芎 15g

水煎服，1 日 2 次，投药 6 剂。

［**按语**］所谓肝郁性胃病（自拟病名）是胃病之由肝郁所致者。如仲师云："见肝之病，知肝传脾当先实脾"。脾不受制，何病之有？今由肝郁日久，乘胜伐脾，脾胃受制而发病，其临床表现既有肝郁之证，又患胃疾。余所谓肝郁性胃病之肝郁，必须是由情志不遂导致肝郁者，后影响脾胃而发病，方可定为肝郁性胃病。该病临床比较多见，约占胃病的 50%。男女比例 1∶3。其主症为两胁胀，胸满闷，善太息，以致胃脘胀痛、纳呆、时呃逆，脉多见弦缓、弦细或弦滑等。为此余拟治该病之主方为：柴胡、白芍、香附、香橼、甘草、莱菔子、神曲、砂仁、青皮等。据病情随症加减变通，治近百余例，鲜有不效者。方中柴胡苦寒平肝之刚燥，可条达肝气；白芍、甘草酸甘化阴以养肝体。并收敛肝胆横越之气；香附、香橼气香善串，微苦能降，微甘能和，故能解木土之郁，祛胀而消满，理气而和中；并取香橼与砂仁的微辛和解苦寒之气，不卑不亢共奏平肝和胃之效；佐青皮疏通肝胆气逆，治胸胁胃脘疼痛；神曲、莱菔子用于胃纳呆滞、中焦气满、脘腹胀痛之疾。诸药合用，理气解郁，健胃和中，由肝郁所致之胃病可迅速得平。肝为刚脏，其性燥，辛温药当慎用之。本方中之辛温药与苦寒药同用，取其性归和平。在用药上根据病情的不同、病程的长短而灵活加减。案中所举之病例，系实中夹虚证，为久患肝郁性胃病之重证，故用舒肝和胃法，加补虚化瘀之药，得告痊愈。

七、补益肝肾、活血通络法（自拟治痹方）治愈慢性风湿性关节炎一例

李某，男，35 岁。

初诊：1983 年 8 月 10 日。

主诉及病史：10 年前患周身关节痛，肌肉酸楚，四肢活动痛重，翻身困难，两腿发凉有冒风之感。饮食、二便如常。经各医院诊治不效，诊断为慢性风湿性关节炎。化验抗"O"500U。

诊查：表情抑郁，体瘦弱，四肢活动迟钝（怕痛），关节无肿胀、摸之有痛感，胸及腰椎按之皆有压痛。舌苔薄白，舌质淡红，边缘有齿痕，脉象沉缓。心肺正常，腹部柔软。

辨证：该患者初病本不难治，由于失治形成痼疾，内伤肝肾，外伤筋骨，发为寒湿痹证，以致周身关节痛不已。况寒湿伤阳，卫阳不固，故有怕风、冒风之感。

治法：补益肝肾，活血通络。

处方：鸡血藤 50g　何首乌 50g　菟丝子 30g　仙灵脾 20g　独摇草 15g　千年健 20g　钻地风 20g　嫩桂枝 10g　北防风 10g　炮甲珠 10g　云茯苓 30g　川牛膝 10g

水煎服，1日2次，投药6剂。

二诊、三诊：守前方，投药12剂。

四诊：1983年8月30日。服药18剂后，症状均有改善，痛减轻，活动轻便，惟冒凉风不减。仍按前方加党参20g、附子20g以温阳益气。水煎服，1日2次，投药6剂。

五诊：9月8日。关节、肌肉酸痛尽除，惟四肢活动有发僵感。

诊查：表情愉快，四肢活动无异常。舌苔薄白，脉沉缓。

辨证：症悉除，因多年痼疾，正气一时难复，仍守前方投药12剂，以善其后。

［按语］久病风寒湿邪入侵筋骨，伤及肝肾，非补益肝肾不能拔病邪之根，不活血通络，焉能祛风除湿以散寒邪。方中何首乌、菟丝子、仙灵脾、千年健、牛膝既有补益肝肾、强筋壮骨之用，又能拨风寒湿痹伏于筋骨之邪；伍以活血通络之鸡血藤、桂枝、独摇草、甲珠、地风宣通经络，驱隐匿之邪，并除肢节间痰凝血滞，攻克冷痛拘挛麻木；为蠲湿浊不化，配以茯苓渗湿利水，益脾和胃；病在上部，用桂枝温经通脉，俾卫和则表密，配以防风胜湿止痛，杜外邪之再侵；病在下部佐牛膝，直达病所，祛寒湿痿痹。用此方药除风寒湿痹共七十例，均建功取效。然个体有差异，需随症化裁用药，如伴发热者，重用柴胡、黄芩；肌肉串痛者，加海风藤；心脏有杂音发为心痹者，重用附子、玉竹；若只心悸（无杂音）者，加龙骨、磁石；若筋挛肢体痛甚者，加全蝎、蜈蚣、乌蛇等，取虫蚁搜剔而收意想之效，若发热、舌苔黄燥、脉大有力者，加生地黄、虎杖；舌苔白腻湿邪盛者，重加薏苡米；纳呆不欲食者，加神曲、茯苓。余用此方采用辛温之药，温阳而不致助火，扶正而邪却，能除风寒湿之阴邪。正如经云：无阳则阴无以生，无阴则阳无以化。故治风湿痛，不本阳为阴根、不补益肝肾、活血通络，则无以治矣。但热痹不宜用此方。

八、利水化瘀、扶助肾阳法（自拟肾炎水肿方）治愈水肿（肾病综合征）一例

王某，男，15岁。

初诊：1982年8月3日。

主诉及病史：半年前患肾炎，全身浮肿，尿少，不能食，恶心。经某医院治疗不效，复转其他医院诊为肾病综合征，经用环磷酰胺、强的松等药物不效反加剧。经介绍邀余诊治。

诊查：全身高度浮肿，尿量极少，24小时留尿约500ml。恶心不欲食，腰酸痛，面色㿠白，呈贫血容貌。舌苔白浊，脉细涩，舌下静脉郁努，头面四肢浮肿。尿常规：蛋白（＋＋＋＋），红细胞满视野、白细胞5～6个，颗粒管形1～2个，尿素氮22.8mmol/L，血胆固醇6.16mmol/L，血浆蛋白45mg/L，白蛋白25mg/L，球蛋白20mg/L，血色素80g/L。

辨证：脾肾阳虚。脾虚则土不制水，致水蓄于内，泛于周身，故身重浮肿。肾虚则气不化水。因气为水之母，母弱气不行则水亦停，致三焦水道不通，水气上冲于胃故呕恶不已，不能食。况腰为肾之府，肾虚则水精不化，封藏不用，失精血同化之源，故贫血而腰酸痛。

治法：急以利水、化瘀育阳。

处方：萹蓄50g　瞿麦20g　坤草50g　红花5g　大黄3g　仙灵脾30g　菟丝子30g　虎杖15g

水煎服，1日2次，投药6剂。

二诊：8月16日。服上方药6剂，无明显进退。神色形态脉象同前。嘱守前方治疗，投药6剂。

三诊、四诊：病情好转，尿量增多，浮肿见消。仍守原方，继服药12剂。

五诊：9月7日。药后尿量大增，浮肿消半，恶心已除，惟有心烦，大便两日一行。

六诊至九诊：守前方服药24剂。

十诊：10月5日。尿量增至日十余次，浮肿大消，无心烦，腰酸痛减轻，食量日增。精神好转，表情愉快，脉沉缓无力。病情大好，惟久病阳虚，生化之源不足，守原方加补虚之药党参20g、黄芪20g，水煎服，1日2次，投药6剂。

十一诊至十四诊：浮肿基本消失，继投药7剂。

十五诊：1983年1月18日。病已全好，询问是否再服药，经化验，尿常规阴性，尿素氮3.21mmol/L，胆固醇1.74mmol/L，血浆蛋白65mg/L，白蛋白40mg/L，球蛋白25mg/L，血压恢复正常。为巩固疗效，前方药继投10剂，以善其后。后随访未复发，已上大学读书。

［**按语**］水肿病因可谓数端，终致肺脾肾三脏水液宣化输布功能失调，导致水湿潴留，泛溢周身为病。然本例水肿由外感引起，初为三焦气化不利，水气外泛皮肤作肿，导致脾肾阳虚，气不化水，水蓄于内；水为阴邪，反损阳气，阳气日虚，水气日增，肿日甚一日。故治水肿必急以利水，重在用萹蓄、瞿麦、虎杖、大黄清热利水解毒；助以坤草、红花活血祛瘀，化滞通经，有去腐生新之效；辅以仙灵脾、菟丝子、黄芪补肾壮阳、除湿，补益气化之源；肾气充足则水湿能化，脾阳旺盛，运化畅通，水精得布；肺为水之上源，得母气供养而宣降水精于各脏腑之间，则三焦水道通利，水肿自然消退。用此法重在急以利水，不利水则水毒无有出路；不化瘀通络，水阻之气不通；不扶阳，气化无以生；此正是利水不伤阴，化瘀以通阴阳之路，扶阳救正气之来复，调动整体功能恢复。余用此法治愈水肿（肾病综合征）多例，包括扫描检查提示为肾功严重损伤者。

九、活血化瘀、升阳降浊法（自拟化瘀止痛方）治愈瘀血头痛一例

李某，男，39岁。

初诊：1996年4月20日。

主诉及病史：头痛8年。满头皆痛，两太阳穴处痛重，每月发作两三次，每次约七八日。近两年加剧，无日不痛，时有阵发性如针刺样痛，重时头昏、心烦、爱生气。饮食一般，二便正常。经各地医院治疗不效，诊为血管神经性头痛，靠服止痛药维持。近来止痛药已无效，经介绍来院诊治。

诊查：面色晦暗，表情抑郁，苦痛容貌，舌苔薄白，边缘有瘀斑，舌下静脉郁努，脉细涩，心肺肝脾未见异常。

辨证：头痛八年治而不效者，缘于血瘀头部络脉，络脉通调不畅，故曰“痛者不通”是也。据其脉细涩，血脉无充盈之力，其人无虚象，为血气瘀结所致；舌有瘀斑，舌下静脉瘀努，为湿浊瘀滞不通之征；遇生气或感风寒而痛重者，为气滞血瘀，不耐内外因之激惹，使血行受阻，其痛难忍，故诊为血瘀性头痛。

治法：活血化瘀，升阳降浊。

处方：川芎50g　丹参20g　没药20g　乳香10g　羌活10g　防风10g　白芷10g　薄荷10g　当归20g

水煎服，1日2次，投药6剂。

二诊：4月25日。服药后，头痛减轻，有头清眼亮感，无针刺样痛。仍用前方投药6剂。

三诊、四诊、五诊：日渐大减轻，均守原方服药。

六诊:5月20日。头痛已愈,无任何自我感觉,辞行回家上班工作。经随访多年,已不患感冒,终未复发。

[按语] 血瘀性头痛致病之因很多,如气滞、痰湿、寒伤血脉、热病伤津等等,皆可导致血瘀。虽致病之因不同,而发血瘀则同。治疗时必须以活血化瘀为主,舒解血分气机为辅,兼以伏主求因,加减治之,鲜有不效者。本方重用川芎,既化血分气滞,又增强行血之力,血活络通,其痛必减;协乳香、没药、丹参、当归、白芷起活血化瘀、芳香化浊作用,以通受阻之络;参以羌活、防风合诸药上举诸阳,下降阴浊,又可防外邪干扰清空之窍。如为风寒着于筋骨血脉之头痛,宜加细辛、全蝎;热邪伤津者,宜加生地黄滋阴清热;痰湿者,加半夏、竹沥、白术;气血虚而痛者,在补虚药中应加陈皮疏解气机;血虚者,川芎量宜减,以防行血之力过当。药中肯綮而屡效,但头部严重外伤所致血瘀头痛服之效微。

十、活血化瘀、温通经脉法(自拟温通止痛汤)治愈胸腹剧痛症一例

王某,男,51岁。

初诊:1991年11月22日。

主诉及病史:一个月前突发胸腹剧痛,阵发性发作,日发数次,每次发作从心窝连及腹部,痛难忍受,手脚发凉,有欲死之想法。经某医院以急腹症待查收住院24天,经各种检查未发现异常,诊断不明。用各种镇痛药不效,后用从德国进口药封闭亦不效。既往患有饭后脘腹胀痛病,但服心口痛药即缓解。食欲一般,二便如常。性格急躁,爱生气,自觉本病由生气后所得。

诊查:表情苦闷,形体消瘦,面色黄白。舌苔白浊而燥,舌下静脉细而努,脉弦缓。心肺未见异常,肝脾未触及,脘腹平软,按之压痛(+),下肢无浮肿。

辨证:该患者自觉由恼怒之后所得,显系肝气横逆。肝之经贯膈布胁,过腹环阴器,怒则肝气横逆经脉,又兼饮食生冷,寒发于内,两郁交迫,凝泣脉道,致使气逆血瘀而发血瘀性胸腹疼痛。其痛剧烈者,为寒气袭于经脉,不得出也。

治法:活血化瘀,温通经脉。

处方:党参15g　当归20g　川芎50g　全蝎10g　蜈蚣1条　降香10g　香橼15g　白芍50g　桂枝10g　甘草15g

水煎服,1日2次,药6剂。

二诊:11月29日。服药后胸及腹部疼痛减轻大半,虽痛亦能忍受,饭后脘腹部胀痛,余无不适,表情愉快。舌苔白浊,脉弦缓,脘腹部压之微痛。内寒温化,经脉通调,其痛虽大减而逆气未全消,况饭后脘腹仍胀痛,胃寒尚存。守前方加肉豆蔻20g,投药6剂。

三诊:12月5日。胸腹不痛,病已痊愈,饮食正常。惟恐再发,要求用药巩固,勉为继用前方药2剂,理其善后。

[按语] 该患者胸腹剧痛之病,经现代医学各种检查而未能确诊。余认为患者素日性急善怒,为肝气横逆,发于中则胸满胁痛;因肝之经贯膈布胁,过腹环阴器,故痛由胸连腹;又兼内寒犯血,脉道凝泣而发本病。故治以活血化瘀,温通经脉。药取当归、川芎活血养血,理血分之气滞;得蜈蚣走通络,使血脉通畅,血行瘀化;用香橼理气舒郁,平肝之气逆,经云"木郁则达之";白芍、甘草养肝体以缓肝急,疏其曲直之性;助以党参补气,以防行气之过,并助行气之力达到气帅血行;欲使瘀化浊消而止痛,伍以桂枝温经宣通络脉,外和营卫,内通经络,驱散寒邪;全蝎

入肝熄风，通络止痛；佐以降香，其香辛散，温通行滞，治胸胁满痛，同诸药又能荡涤寒邪。此法此方治此病，一鼓而下，诸症平矣。

十一、通气法(通气散加味)治愈神经性耳聋一例

范某，男，48岁。

初诊：1978年7月3日。

主诉及病史：两个月前突然两耳失聪。平时耳内有刮风之声响，约一个月后两耳全聋。经某医院五官科诊为神经性耳聋，排除他因，并无其他所见，治疗不效。既往有头痛、头昏及高血压病史。慕名来诊。

诊查：神志正常，表情焦急，问话时病人因两耳全聋，以手示意大声回答。舌苔薄白，脉象弦缓有力，心肺正常。其他无异常。

辨证：该患者平素头痛，有高血压病史，其脉弦缓有力，乃肝阳上亢，为阴衰不能养阳。初为肝风动，耳内先响；后为火郁于上，闭塞肾之精气上归于耳，故先响而后聋矣。

治法：通气平肝，滋阴泻火。

处方：柴胡25g　香附20g　川芎35g　红花5g　黄柏20g　枳壳20g

水煎服，1日2次，投药10剂。

二诊：7月13日。服药后耳鸣减，大便干，头痛头昏同前。耳鸣有所减轻，耳仍失聪，脉同前，仍按前方投药12剂。

三诊：7月25日。服上方药12剂后，耳内刮风声已大减，但仍时时作响；耳初有听力，耳内有痒感。表情愉快，问话耳有听力，因耳内响，头不清爽，听话不大清楚。脉弦缓，不似前之有力。耳气已通，肝火初降，而肝风未平，兼有湿浊之气犯清空之窍，故耳仍时时作响，头不清爽。同前法加祛湿之药苍术25g、羌活5g，减红花。投药12剂。

因服药继续大见好转，自按此方服药，共进药48剂，耳聋痊愈，听力正常，欣喜来院检查，已痊愈。

[按语] 耳聋病，又名耳闭、聋聩，有先天、后天之分。后天耳聋之因有二，一为外感，一为内伤。暴聋多实，久聋多虚。实者由风热、风寒、肝火等引起；虚者为气虚、血虚居多。本例耳聋属暴聋，为肝火杂以湿气，致耳窍闭塞不通。用通气散加味治疗，既疏肝气亦散肝风，配以滋阴降火之品，使肝肾之气相通，取柴胡、香附、川芎三药，疏通肝气，理血中之气滞；助以少量红花养荣血以益肝，同枳壳增强理气行血之力；为平逆肝火，又以黄柏泻肝火滋肾阴，使阴能养阳，制肝阳之上升，此即取乙癸同源之义。守此方连进药二十余剂，耳窍已通，但头不清爽，耳内还时时作响，有痒感，此肝风夹湿气未平，复以前方减红花，加苍术、羌活散风燥湿。方书曰：肝主风，风能生火，治肝不治风，非其治也。故散肝之风，亦即泻肝之火。共服药48剂，耳聋痊愈，肝阳已平，头已不痛，斯证平矣。

十二、削坚扶正法(自拟柴胡消痞饮)治疗肝囊肿显效一例

张某，女，55岁。

初诊：1970年3月5日。

主诉及病史：自1965年秋患发冷发烧到医院诊治，初诊为肝炎，治疗一程不效。1969年

去哈尔滨某医院诊为肝结核，复治一程又不效。后去津、京各医院，均诊为肝囊肿，住院治疗六个月，无进步，乃返齐。复发冷发烧，腹胀难忍，即来中医院求余诊治。

诊查：发冷发烧体温 40℃，腹胀大，尤其是右侧腹胀而坚硬；颜面红，性急善怒，不欲食，尿少而赤，大便二日一行。神志尚清，呼吸气粗，心肺正常。肝大，胁下至脐部；脾大 5cm，下肢无浮肿，四肢活动自如但无力，皮肤干燥，舌苔黄燥，质赤，脉弦数有力。

辨证：该患者肝脾巨大，病多年而积癥成矣。经曰：肝之积为肥气，脾之积为痞气，乃土德不振，木气不荣。今厥阴病一阳动则发寒热，其发热甚，腹胀亦甚，此少阳转枢拒邪外出而不得，故寒热不退。太阴卑监，湿土不化，腹胀益甚。尤是高热伤津，而火热为毒，形与气皆损矣。

治法：清热解毒，削坚扶正。

处方：柴胡 50g　黄芩 50g　党参 50g　三棱 10g　文术 10g　海藻 10g　败酱草 10g　重楼 15g

水煎服，1 日 2 次，投药 3 剂。

二诊：3 月 18 日。服 3 剂药后，发冷大减，自按前方购药服 10 剂，腹胀亦减，而来复诊。发冷发烧已退，腹胀大减，但肝脾仍大，无腹水。精神良好，表情愉快，语音有力。舌苔微黄，脉象弦缓有力。自己能下地行走。

辨证：肝脾之积不减者，积郁不消之故也。服此方药有效，仍守原方加甲珠 9g、当归 15g，嘱须长时间服药。后不再来院诊治。

于 1981 年 2 月 4 日来院找余诊治，询其经过，言在 1970 年服余之方药三个月，自觉症状消失，以为痊愈。于 1974 年又突发中风，左半身瘫痪，动作艰难，近一个月又觉腹胀、气短、不得卧，复发寒热往来。神志清晰，面色晦暗，左半身不遂，步履艰难，腹胀满如鼓；发烧，体温 38℃，体消瘦；肝大，上界五肋间，下界至脐，触之无痛；脾大 3cm。肝脾之积复发者，系前病未能根治，中道患中风，性急燥、爱生气，兼正气虚导致复发，烧退时腹胀如气吹感。仍处以前法前方服药，经两月间，诸症消退，但肝脾仍大，因无所苦，不再服药。半年后追访，一切良好，认定是显效。

［按语］ 此患为肝脾之积，其中可能包括肝囊肿。但脾之积，现代医家未说是囊肿，余以积癥治之，症状均得消失。积癥成因，为气、血、痰、食、水等。得诱因所感，易发此证。本患者素日性急善怒，损伤肝气，致气滞血瘀，气不散则肿，血聚则成疮，或兼停痰、停水、停食等因素，久则变成癥瘕、积聚。余拟柴胡消痞饮，系专治此证而设，该患者两次服之皆有效，症状很快消失，惟肝、脾之大无明显大减，故定为显效。组方之义，针对此病特点，即每次发作必发烧、发冷，热愈甚，腹胀愈大。方中柴胡疏木气，使邪热得从外宣；黄芩清火，使邪热得从内撤；尤其久病气虚，用党参补生发之气，抗御邪气发展；三棱、莪术削坚积，化瘀滞，开胃进食；用败酱草、重楼助柴芩清热解毒，并祛瘀消肿、除肝家之积热；后加甲珠、当归者，因甲珠性善走串，能破瘀消癥，归肝经直达病所；当归养血荣肝，防阴血少而肝不滋。后以此方稍加减治愈一例肾囊肿。

十三、清肝镇逆法（自拟清肝镇逆汤）治愈突眼症一例

董某，女，37 岁。

初诊：1982 年 12 月 14 日。

主诉及病史：左眼球鼓起外突已八个月余。初突时，未介意。后发觉左眼球突出，于本地医院检查，诊断不明。去哈尔滨几处医院检查，均诊断不明，按甲状腺治几日，反觉严重。又去

北京几大医院，经多方检查，不能确诊(检查资料从略)，回齐后来齐市中医院，求余诊治。询其病史：于八个月前闻母死讯，暴哭一夜，次日即觉左眼不适，不过几日发觉左眼外突，初未以为然，后外突明显增大，闭目不适，方到处诊治，眼球底部均未查出问题，因诊断不明，也未给予治疗。食欲一般，二便如常。

诊查：左眼外突，眼裂增宽，表情抑郁。舌苔白浊，脉弦缓。

辨证：由于暴哭，悲痛过急，气逆伤肝，冲动五志之火，火日炎上，循经犯目，而肝开窍于目。何以左眼外突？方书有曰：左肝之说，即肝之经气在左，故五志之火夹肝气循经犯于左目，乃左眼外突。

治法：清肝镇逆，疏解气机。

处方：草决明25g　龙胆草15g　栀子10g　谷精草20g　代赭石20g　川芎15g　柴胡30g　白芍35g

水煎服，1日2次，投药6剂。

二诊：1983年1月28日。服6剂药后，自觉眼突有所减轻，自按方购药继服二十余剂，左眼外突逐渐好转。眼球似有缩小，但不十分明显。脉症同前，仍守方加黄柏30g、青皮25g、石决明15g、大黄3g，水煎服，1日2次，投6剂。

三诊：4月1日。二诊后，服药好转，仍自按方购药服之，大为好转，来院复诊。眼球外突明显好转，眼裂缩小，脉同前。仍嘱服原方药6剂。

四诊：4月6日。自述眼球不外突，视物清亮。

左眼球已不外突，已告痊愈。

［按语］一只眼外突，眼裂明显增宽，经眼科大医院各种检查未能确诊，无法治疗，确为一少见之病。拟此方为清肝镇逆、疏解气机，而治验。是方药先清肝火，疏解气机，以柴胡、栀子、龙胆草、草决明、川芎、谷精草、代赭石等大队清肝经火逆、理气散郁、镇潜熄肝风之品，而木郁则达之；辅以白芍一味敛肝阳之妄动，养肝之体，肝气平，五志之火无干扰而自平矣。张子和曰：眼无火不自病，眼球之外突，当亦在其中矣。先后服药近百剂，基本按此方稍有加减。因肝火之盛，乃加大黄、黄柏、石决明、青皮等理气清肝泻火之品，以解除病象之苦耳。此即治上泻下，利以速，不利以缓也。

十四、疏风通络法(自拟补肾驱风汤)治愈类风痿一例

孙某，男，41岁。

初诊：1980年1月4日。

主诉及病史：1956年发病。夏季某日乘凉睡于檐下，醒后手足麻木，行路困难，24小时后全身瘫软，不能活动。到医院检查，称为低钾症。投钾剂后缓解，后经数家医院检查，均诊为低钾所致之周期麻痹症。口服钾剂可能缓解，但时常犯，曾住院三次。到1979年发作更频，全身瘫痪不能动，平时筋骨痛，每日口服钾9g不能止，来中医院就诊于余，并携完整的检查记录。

诊查：神志清楚，有焦虑之情，言语清晰，尚能自行走路，但两腿呈无力状态，稍有蹒跚。两手尚有一定握力。舌苔薄白，脉象沉滑。

辨证：四肢瘫软，初无痛当合痿证。痿证种类很多，本例因风而得，当诊为风痿。《灵枢经·邪气脏腑病形》称："微缓为风痿，四肢不用……若无病。"但来诊时又有筋骨痛，当属久病邪侵于肝肾。

治法:疏风通络,补肾升木。

处方:何首乌 50g　薏苡米 15g　菟丝子 20g　陈皮 100g　千年健 30g　地枫 30g　赤芍 30g　蜈蚣 2 条

水煎服,1 日 2 次,投药 3 剂。嘱服中药期间停用钾剂。

二诊:1 月 7 日。服药 1 剂时无改变;服药 2 剂则筋骨痛减轻;服药 3 剂后全身有力。又守原方投药 3 剂。

三诊:1 月 10 日。服药 3 剂后,未见继续好转。走路平稳、有力,脉同前,仍守原方投药 3 剂。

以后定期来诊,逐渐好转,未用钾剂,于 8 月 19 日诊后,共用药 240 剂,方略加减,病已痊愈,后随访多年,再未发作。

[按语] 本患者初病时为风痿,久治不效,邪气内侵发为筋骨痛,是由痿转为痹证矣。风痿为四肢不用,当与中风痱类似,而中风痱患者,四肢不痛,而本患者由四肢不用而发痛,当区分之。故余诊为类风痿,拟补肾驱风汤,因该患者病得于风,内侵筋骨,伤及肝肾,故治以补肾之阴精,阴精足化血养肝,惟何首乌独擅其功;补肾之阳,阳气旺,可驱散阴凝,抗邪外出,以菟丝子能尽角逐之力,此从肾之阴阳合传而两得其功;但类风痿必驱之于风者,有千年健、地枫、赤芍、蜈蚣集驱风于活血通络之中,使血活风自灭矣;于诸药中配以大量陈皮,小量之薏苡米,重在健脾和胃,乃培土升木,俾土德振而肝木荣;肝主筋,而筋得润,筋自和矣。使患者二十多年之痼疾,服 240 剂药而治愈,可谓为病家尽绵薄之力矣。

十五、清气解热法(自拟解热饮)治愈无名热(或低热)一例

牛某,男,20 岁。

初诊:1982 年 9 月 10 日。

主诉及病史:三个月前患发冷发热,以感冒接受治疗,不但不效,反而经常发热不退。经几处医院诊治不效,定为无名热。体温经常在 38℃左右,重时 39℃以上;身乏力,不欲食,二便正常。

诊查:神志清晰,身无汗,面色微红,体温 37.5℃。舌苔白浊中心微黄,乏津,脉象弦急有力。心肺正常,腹部柔软,无包块,肝脾未触及,无其他异常所见。

辨证:发热症,多因外邪内侵、留恋气分不解,经用各种解热药及抗生素而不效者,为用解热药汗出伤津,正气亦虚,卫阳不固,邪气仍留守气分,故发热不已。

治法:清气解热,扶正祛邪。

处方:沙参 50g　柴胡 50g　黄芩 50g　虎杖 20g　薄荷 10g　生石膏 30g　芦根 10g　丝瓜络 5g

水煎服,1 日 2 次,投药 6 剂。

二诊:9 月 17 日。服药 3 剂,发热见退,投药后,已不发烧,但不欲食。余无不适。表情愉快,舌苔薄白,脉弦缓,身已不热。嘱仍服前方药加神曲 10g,投药 3 剂。药后来告病已好,三个月后随访,始终未发热发冷。

[按语] 无名热一症,为现代医学所定之病名。中医认为发热症多为外邪内侵,留恋卫、气、营、血之层次深浅不同,兼个体差异而有所区分而已。本例发热是邪气居于气分,虽经长时间治疗不效,病邪未再深入,故拟清气解热药取效甚捷。方中以沙参补肺气、养阴扶正;经曰:正气存内,邪不可干,以柴胡驱半表之邪从外解;以黄芩清半里之邪从内消;辅以薄荷、芦根清

气分之热，并助邪从外出；以生石膏解肌热；虎杖防营分之伏热，又解诸热毒；以少许丝瓜络通络行气，合诸药使内外之邪热可一鼓而下。予曾用此方稍有加减治愈无名热二十余例。

［编者评注］陈老医案列举治法及方剂治疗遗尿、胃痛、痹证、肾炎、头痛等病证，少则十余例，多则百例，疗效甚佳。其治则是在把握基本病机基础上确定的。所谓基本病机是指本病较为常见类型的病机，然后确定通用方，随症加减，是很宝贵的经验。

甘肃名医医案

李子质医案

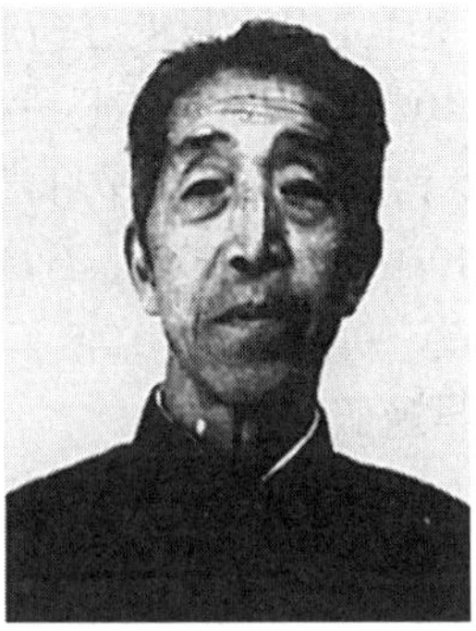

【生平传略】

李子质，男，甘肃省宁县人，1907年2月26日生。毕业于北平华北国医学院。其间投师于施今墨先生。中医内科主任医师。解放前创办兰州中医学校，解放后创建甘肃省中医进修学校（后改为甘肃省中医学校）。从事中医事业六十余年。历任甘肃省卫生厅中医科员、兰州中医学校教务主任、甘肃省中医学会副会长、兰州市中医药学会荣誉理事长。于1990年7月被国家中医药管理局认定并批准为全国五百名中医药专家之一。

李老精于《易经》、《黄帝内经》、“运气学说”。被誉为中医“活字典”。著有“关于心肾相交、水火既济问题的讨论”、“对命门的探讨”、“论春夏养阳，秋冬养阴”、“肾命的关系及其临床所见”等论文多篇。主编有《中医医论·医案·医方选》，翻译有《血痹与黄芪桂枝五物汤》、《妇科针刺治疗》等专著。

一、标本并治治愈中风抽搐一例

高某，男，56岁。

初诊：1991年9月2日。

主诉及病史：8月16日感冒后，上肢抽搐，已发作三次。目前头晕头痛，舌强，舌根向后紧缩，语言不利；身重，尤以左侧为重；喉干痒疼痛，肩肘疼重，食欲不佳，小便黄，大便正常。

诊查：苔微黄，脉弦细。

辨证：外感风邪引起肝风内动，风热熏蒸于清道，风火夹痰上下窜走。

治法：疏表解热、通经活络，方用舒经汤加味。

处方：黄芪15g　当归10g　片姜黄10g　赤芍10g　羌活10g　防风6g　银花10g

大青叶 15g　板蓝根 15g　薄荷 6g　射干 10g　麦冬 10g　天麻 15g　桑寄生 15g

4 剂，水煎，早晚服。

二诊：9 月 6 日。自述服上药后抽搐已止，头痛已解，头晕、肩肘疼痛转轻，舌强缓解，咽干咽痛、咳嗽、牙龈肿痛。舌脉同前。此为阴虚阳亢，故治以清胃滋阴，投玉女煎加味。

处方：生地黄 10g　牛膝 10g　生石膏 15g　知母 6g　麦冬 10g　桔梗 10g　射干 10g　板蓝根 15g　白前 10g　紫菀 10g　浙贝 10g　杏仁 10g

3 剂，水煎，早晚服。

三诊：9 月 13 日。自述服上方药后，咽痛、牙龈肿痛均解。舌根抽掣已止，但说话还欠灵活。血压偏高(140/100mmHg)，心慌，睡眠欠佳。苔白腻，脉滑。阳热虽有所降，但阴阳尚未能平调，故用天麻钩藤饮加减以平肝潜阳、滋养肾阴。

处方：天麻 10g　钩藤 10g　石决明 10g　山栀 10g　黄芩 5g　夜交藤 10g　杜仲 10g　牛膝 10g　益母草 30g　茯神 10g　桑寄生 15g　浙贝母 10g

6 剂，水煎，早晚服。

四诊：9 月 20 日。自述服上药后，舌强转轻，语言清晰，行动如常，惟觉胃胀有痰，乃以苓桂术甘汤合二陈汤善后。

[按语] 本例年过半百，体质已亏，从辨证而论，其舌强紧缩、咽干、语謇、脉来弦细，乃是一派肝肾阴虚之象；今罹外感，引起肝风内动而致抽搐；且阴虚有内热之潜在因素，风火相煽而致窜走。初诊有外感之象，权先疏表，二诊后已现阴虚之质，改用玉女煎，但虚火尚未平熄，故三诊用天麻钩藤饮进治，前后历时二旬，四度更方，充分体现了辨证论治之精萃，也是李老慧眼识证、投药中的之效验。

二、滋阴清热、补心安神法治愈不寐症一例

朱某，女，40 岁。

初诊：1991 年 8 月 26 日。

主诉及病史：不寐已有半年余。入寐困难。睡后须臾即醒，有时整夜不寐。伴体倦、耳鸣、手足心热、心悸而烦、口干、神昏健忘。

诊查：舌红，脉细。

辨证：肾水不足，难于上奉于心；虚火上扰，神不守舍。

治法：滋阴清热，养心安神，方用天王补心丹加味。

处方：柏仁 10g　天冬 10g　麦冬 10g　生地黄 10g　当归 10g　元参 10g　党参 10g　丹参 10g　枣仁 15g　远志 10g　菖蒲 6g　砂仁 10g　麦芽 10g　五味子 6g　4 剂

水煎，早晚服。

二诊：8 月 30 日。药后心烦、口干、手足心热明显减轻，但不寐无显著改善，耳鸣、神疲并见。此乃肝血不足、心肾不交、虚热扰神，应重镇安神，养肝血、滋肾水，心、肾、肝并治。

处方：首乌 30g　磁石 30g　枣仁 30g　丹参 30g　黄精 15g　知母 15g　当归 15g　合欢花 15g　远志 10g　菖蒲 10g　龙牡各 24g　五味子 10g　4 剂

水煎，早晚服。

三诊：9 月 6 日。服上方药后，夜已能入睡，但出汗后再不得卧，头晕。舌微红，脉细。治遵前法，方用一贯煎合珍珠母丸。

处方:熟地黄 10g　沙参 10g　麦冬 15g　枸杞子 10g　当归 10g　川楝子 6g　磁石 18g　枣仁 18g　珍珠母 18g　远志 15g　菖蒲 10g　生龙牡各 30g　知母 10g　黄柏 6g　神曲 10g　5 剂

煎服法同上。

四诊:夜寐已基本好转,他症均已大减,近日来胸微闷,痰稠黏。舌红,脉细。当滋阴、安神、祛痰。方用温胆汤合黄连阿胶鸡子黄汤,生脉散收功。

[按语] 不寐之症,病因众多。患者既有入寐困难,又有睡后须臾即醒之症。入寐艰难者常责之营血不足,不能奉养心神;须臾即醒者多见于心肾不交或血虚肝旺,由此可见病人虽失眠一症而病涉心、肝、肾、脾诸脏。但李老抓住其肾水不足之本质,随其证情之些微变化而辨证加减,使肾水上济心阴,营血荣养心神,虚火得以宁熄,夜寝得安,他症也随之大减而愈。此实为在辨证中抓住主要矛盾方面之典范也。

三、通阳泄浊法治愈胸痹一例

马某,男,19 岁。

初诊:1991 年 12 月 23 日。

主诉及病史:胸闷、胸痛已半月。胸痛彻背,心悸气短,梦多失眠,精神委靡,咳唾有痰。

诊查:苔微腻,脉细弱。

辨证:痰浊痹阻胸阳,血脉阻滞不通。

治法:通阳泄浊,行气活血。方用栝蒌薤白半夏汤加味。

处方:瓜蒌 18g　薤白 15g　半夏 10g　丹参 10g　党参 10g　远志 10g　枣仁 18g　川楝子 18g　郁金 10g　鳖甲 10g　桃仁 10g　红花 6g　4 剂

水煎,早晚服。

二诊:12 月 27 日。服上方药后胸疼等症均有减轻。仍以前方加行气活血药治之。

处方:瓜蒌 18g　半夏 10g　薤白 15g　桂枝 10g　积壳 6g　厚朴 10g　川芎 10g　赤芍 10g　红花 6g　丹参 10g　降香 6g　3 剂

水煎,早晚服。

三诊:1992 年元月 6 日。胸疼大减,他症趋愈,精神好转,惟有口干。再用栝蒌薤白半夏汤合生脉散加味以巩固其后。

处方:栝蒌 18g　薤白 15g　半夏 10g　沙参 15g　麦冬 12g　五味子 6g　丹参 10g　党参 10g　远志 10g　枣仁 18g　茯苓 10g　川楝子 6g　神曲 10g　4 剂

水煎,早晚服。后愈。

[按语] 本例是为胸痹。胸痹一般多见血瘀脉痹之象。本例初诊症见咳唾有痰、苔呈微腻,均示痹浊壅塞之兆,故用栝蒌薤白半夏汤,以瓜蒌、薤白宣痹通阳,又以半夏、远志化痰通络;二诊后痰浊之象已减,故专主行气活血,使胸阳得展、心血调畅,胸闷、胸痛之症遂除。

四、温运中焦治愈咽痒咳嗽一例

高某,女,36 岁。

初诊:1991 年 11 月 4 日。

主诉及病史：咳嗽、咽痒4年。每年秋始冬至，易于外感，背冷恶风，咽痒，咳嗽不止，气短，入夜加重，痰少，畏生冷饮食，二便尚调。

诊查：舌淡胖，边有齿痕，脉细而沉。

辨证：中焦阳虚，虚寒咳嗽。

治法：温中除寒，清咽利膈。方用理中汤合元参升麻汤加减。

处方：元参15g　升麻15g　甘草15g　荆芥6g　党参30g　白术10g　干姜10g　肉桂10g　5剂

水煎，早晚服。

二诊：11月10日。畏寒大减，咽痒、咳嗽稍轻，舌、脉余症同前。前方除去荆芥，合生脉散，肉桂减为6g。4剂，煎服法同上。

三诊：11月14日。背已不冷，咽痒大减，咳嗽时有，脉已不细沉，舌同前。效不更方。6剂，煎服法同上。

四诊：11月22日。咳嗽已平，咽时有微痒，再未感冒。舌质仍胖，脉缓。方用补中益气汤合保元汤，加服蛤蚧大补丸、大补脾肾之阳，外护卫气，巩固疗效。

［按语］咽痒咳嗽之症多见于外感之后，邪气郁遏于喉而致痒，故咳非因肺气不宣而咳，是因咳致痒，痒止则咳平，治宜重在止痒，非在宁嗽。但根本在中焦阳虚，外卫不固，治病当求其本，故本案遵“五脏六腑皆令人咳”之理，以温建中焦、补益卫气为主，兼以清热疏风止痒为辅，故使多年沉疴，不逾月而愈。

五、调气化瘀治愈胃脘疼痛一例

左某，男，21岁。

初诊：1991年11月8日。

主诉及病史：胃脘疼痛已有半个月。胃脘隐痛，胀满较甚，喜暖喜按，神疲无力，不欲饮食，时有嗳气。曾服西药无效，特来就诊。

诊查：舌苔薄白，脉象沉弦。

辨证：中焦虚寒，脾阳衰败，失于运化。

治法：温脾健胃，益气止痛。方以香砂六君子汤加味。

处方：党参10g　白术10g　云茯苓10g　半夏10g　陈皮6g　木香5g　砂仁6g　元胡6g　乌药10g　甘草6g　3剂

水煎，早晚服。

二诊：11月11日。自述服上方药后，胃脘胀满微减，但疼痛仍旧。详审疼状，其隐疼之中且有针刺样痛状。再查舌脉，见舌质暗紫，脉沉弦而涩。乃知此不但气滞，且血亦瘀甚，当理气化瘀，双管齐下，方以丹参饮加味。

处方：丹参15g　檀香5g　砂仁6g　元胡10g　川楝子6g　佛手10g　藿香10g　紫苏10g　枳壳6g　厚朴10g　鸡内金15g　木香5g　香附10g　5剂

水煎，早晚服。

三诊：11月22日。胃疼愈，食欲转好。舌苔薄白，质微红，脉缓弱。大病已去，乃以参苓白术散温胃健脾而收功。

［按语］胃脘疼痛临床常见，药投香砂六君亦为常法。本案中焦虚寒，初诊何以投香砂六

君不效？李老再审证情，追讯症状，详细问诊，再查舌脉，悟其血瘀之病理，从气血双顾，一药而愈。由此可窥知辨证之要谛，临床学员随诊时，常先自问诊，撰写病案，而师长常常补充问诊，或细辨苔脉，即旨在寻觅其微妙之差别，抓住要害。当深悟本案之精萃即在于此。

六、甘温除热治愈低热不退症一例

王某，男，36岁。

初诊：1991年9月13日。

主诉及病史：发热半个月。半个月来体温一直在38℃左右徘徊，伴心烦、汗出、少气懒言、微咳痰黏，已一月有余。因服西药无效，特来求治。

诊查：舌淡，脉虚微数。

辨证：素日肺脾虚弱，气血不足，虚阳外浮，故身热、心烦、汗出。此为劳伤虚损、元气不足之证。

治法：甘温除热，利肺止咳。用加味补中益气汤。

处方：白术10g　陈皮6g　升麻3g　柴胡5g　当归10g　黄芪18g　甘草6g　党参10g　桔梗10g　浙贝母10g　杏仁10g　生姜3片　大枣4个　4剂

水煎，早晚服。

二诊：9月20日。自述服上方药后热退，体温已趋正常，烦解，咳减，惟仍自汗、舌淡、脉虚。再进补中益气汤合桂枝汤，在升阳益气之中增加调和营卫之品，以全其功。

［按语］低热绵延不退，常是正虚之由，但其中又有阴虚、阳虚之别。本例低热，伴有心烦、汗出，貌似阴虚发热之烦躁、潮热、盗汗，但查其苔脉，舌淡无华，脉虚微数，无明显阴虚之兆，惟此脉数又貌似阴虚之弦细数脉，但其脉力虚弱，可知是阳虚之虚数脉象，且症见少气懒言，更佐证其阳虚之质。然病者咳有黏痰，是否系外有痰湿而致蕴热所致？但观其舌无黄苔腻之苔，脉无滑数之象，故痰黏乃是病理产物，而非病邪，盖脾为生痰之源，脾阳不健，水湿运化不及，乃致聚成痰饮，上贮于肺而致咳嗽，也是阳虚之征兆，故用甘温除热之法，药证合拍。一诊之辅以止咳化痰之品，二诊之纳调和营卫之剂，皆更助其温阳之力，且对症下药，故药到病除。

七、化气行水、利湿通窍法治愈肾结石一例

郎某，男，55岁。

初诊：1991年9月16日。

主诉及病史：小便不利已有一月余。小便时阻塞难通。尿如细线，滴沥不尽，伴尿道疼痛、小腹胀疼。尿或清或黄，口微渴，倦怠，行走有飘浮之感。

诊查：苔微黄，脉沉。外院B超检查，诊断为肾结石。

辨证：乃膀胱气化不足，水蓄膀胱。

治法：五苓散合六一散加化气行水通窍之品。

处方：桂枝10g　云茯苓10g　猪茯苓10g　泽泻10g　白术10g　滑石10g　陈皮10g　木香5g　玉片6g　车前草24g　甘草3g　4剂

水煎两次，和，早晚服。

二诊：9月23日。药后小便排出两粒黄色砂石，尿较前通利，但尚觉头晕，腰酸困，身畏

冷，小便时仍感无力，舌淡脉细。乃肾虚火衰之象，予济生肾气汤加黄芪、党参，以温补肾阳，兼利小便，标本并治。

处方：山药 15g　山萸肉 10g　熟地黄 12g　云苓 10g　泽泻 10g　丹皮 6g　肉桂 3g　附子 5g　牛膝 10g　黄芪 30g　党参 15g　车前草 24g　4 剂

开水煎两次，和，早晚服。

三诊：服上方药后，又排石两颗，大如绿豆，小便通畅有力，小腹仍有时胀疼，余症均减。

四诊：1992 年元月 13 日。患者自述，自服药后，小便畅利，再无疼感及无力的现象。

［按语］本例临床证属癃闭，乃赖其小便涓滴不利之症而定。但究其病机，则属石淋，盖因结石阻塞通道而致不畅，然深究其成石之病因乃是气虚。肾之气化不利，水结而化为石，故主以补肾行气、利水通窍为治。本案并未采用金钱草、海金沙等排石之剂，然从本论治亦排石而愈，也是“治病必求其本”经旨之应验。

八、清热解毒法治愈蛇丹一例

崔某，男，65 岁。

初诊：1992 年 2 月 10 日。

主诉及病史：一周前左胸突起水疱，蔓延至胁背，灼热刺疼难忍，服用他药均未见效。

诊查：左胸、胁、背有簇状色红绿豆大小水疱，成一带状，疱液混浊，与血痂混同。舌质红，脉弦有力。

辨证：疱发春季，证为肝火亢盛、湿热内蕴而致的蛇丹。

治法：清热泻火，凉血解毒，自拟金牛解毒汤。

处方：金钱草 60g　荆芥 10g　黄连 30g　赤芍 10g　牛蒡子 10g　黄芩 6g　丹皮 10g　银花 15g　蒲公英 15g　连翘 12g　蚤休 10g　甘草 6g　4 剂

水煎两次，和，分早晚服。

外治：海金沙 30g，用清油调和，涂敷患处。

二诊：2 月 14 日。疱疹开始干缩，皮色转正，疼痛大减，仍口苦。舌红，脉弦。药证合拍，病情向愈，上方合四物汤养血凉血以变通。

处方：金钱草 30g　荆芥 10g　黄连 3g　赤芍 10g　牛蒡子 10g　黄芩 5g　连翘 10g　生地黄 12g　当归 10g　川芎 10g　薏苡米 15g　黄柏 5g　柴胡 10g　栀子 10g　甘草 6g　3 剂

服法同上，外治同上，药后痊愈。

［按语］本例是为带状疱疹，中医称之为“蛇丹”，乃取其带状似蛇，色红似丹之意。究其病机，乃是肝郁气滞，郁而化火，故病现于胸胁；肝木乘土，脾失健运，蕴湿与肝火搏结而成疱疹。今疱疹混浊不清，显系热重于湿，故主以清热泻火为治。金牛解毒汤乃李老自拟之方，具清热泻火、凉血解毒之功，治之合拍，湿热除，热毒解，疱疹干缩；后期用养血活血之法，使血脉调畅，则湿热余毒无留邪之处存身，或寓有防止复发之意。

九、和解法治愈眩晕症一例

李某，女，38 岁。

初诊：1991 年 10 月 21 日。

主诉及病史：头晕已近十天。前曾感冒，寒热虽愈，但觉脘腹胀满，气上冲胸，头晕眼花，呕吐黄水，纳差，口苦。

诊查：苔薄，脉平。

辨证：初为少阳之证，今少阳之邪未解，又遭寒邪犯胃，以致中焦停水，胆胃合邪。

治法：和解少阳，温化水饮，方用小柴胡合苓桂术甘汤加味。

处方：柴胡 18g　半夏 15g　党参 10g　黄芩 6g　云茯苓 10g　桂枝 10g　白术 10g　枳壳 6g　厚朴 10g　陈皮 10g　砂仁 6g　甘草 6g　大枣 4 枚　4 剂

水煎两次，和，分早晚服。

二诊：10 月 25 日。服上方药后，除饮食无味、胃脘微胀外，余症悉除。给以五味异功散合苓桂术甘汤，温中和胃，以善其后。

［按语］眩晕一症初见于《黄帝内经》。《伤寒论》中虽无有专论，但有“目眩”、“头眩”、“振振欲擗地”等摘述。今患者头晕已有 10 天，但初为少阳之疾，寒热往来之症已罢，但口苦、呕吐、不欲饮食等少阳之症依存，可见少阳之邪未解，现又觉脘腹胀满，显系寒邪犯胃，胃阳愈虚，以致中焦停水、胆胃合病，水气上逆，攻冲于上而致眩晕，故既用小柴胡汤治少阳之眩晕，又合苓桂术甘汤以消痰饮之眩晕，两方合参，眩晕蠲除。惟中焦阳气不足，故胃脘微胀，纳谷欠香，以五味异功散温中和胃，兼苓桂术甘温化痰饮，以除病根而康复。

十、活血通脉等治愈颈动脉狭窄所引起的眩晕症一例

李某，男，53 岁。

初诊：1991 年 9 月 13 日。

主诉及病史：头晕眼花一年有余。有时自觉天旋地转，兼见头痛，平卧减轻，动则加重。伴精神委靡，嗜睡，口干，心烦，纳差腹胀，外院诊断为颈动脉狭窄。

诊查：舌质淡，脉沉细。

辨证：阳气升腾无力，精血不能上荣于脑，故眩晕。

治法：养血安神，补气通脉。用桂枝茯苓丸、黄芪桂枝五物汤及当归补血汤合方加味。

处方：桂枝 10g　赤芍 10g　云茯苓 10g　丹皮 10g　桃仁 10g　丹参 15g　黄芪 30g　当归 10g　沙参 15g　鹿胶 10g(烊)　麦冬 10g　4 剂

水煎两次，和，早晚服。

二诊：9 月 16 日。药后头晕减轻，嗜睡、口干心烦均有好转，但尚感腹胀纳差。舌淡，苔黄白微腻，脉细而濡。中焦湿邪未除，养血通脉之中佐以化湿健脾之品。方用当归补血汤、桂枝茯苓丸合平胃散加减。

处方：苍术 10g　厚朴 10g　陈皮 6g　菖蒲 6g　藿香 10g　紫苏 10g　黄芪 18g　当归 10g　桂枝 10g　茯苓 10g　丹皮 6g　桃仁 10g　赤芍 10g　甘草 6g　4 剂

煎服法同上。

三诊：9 月 20 日。服上方药头晕而疼大有好转，现已敢独自行动，惟上楼时还有眩晕现象。时有恶心，口多痰涎。苔薄白，脉细。乃脾不散津，聚为痰浊，上逆致眩，以香砂六君合不换金正气散，启动中焦，升清降浊。

处方：党参 10g　白术 10g　茯苓 10g　甘草 6g　香附 6g　砂仁 6g　木香 5g　陈皮 10g　半夏 10g　藿香 10g　厚朴 10g　3 剂

煎服法同上。

四诊：经用上方药后，眩晕基本控制，午后头脑尤感清晰。恶心、痰涎大减。继用补脾益气、燥湿化痰之半夏白术天麻汤及肾着汤加味以善其后。

处方：半夏 10g　天麻 10g　白术 10g　党参 10g　黄芪 15g　陈皮 6g　黄柏 6g　干姜 3g　云茯苓 10g　泽泻 10g　麦芽 10g　苍术 10g　神曲 10g　3 剂

服法同上。追访愈。

[按语] 颈动脉狭窄所致的眩晕，为临床顽症。该案系风、火、瘀血之实，同精亏血损不能上荣于脑并见。故初诊用疏风、散热、活血之桂枝茯苓丸合当归补血汤加沙参、麦冬、鹿胶之品，大补精血，各症大有好转。继而因痰湿郁而未去，故以黄芪桂枝五物汤合平胃散健脾燥湿。三诊因患者中焦素虚、痰湿易生，治疾求本，用香砂六君合不换金正气散，启动中焦而建功。该案方虽三易，但恪守中焦以培气血生化之源，鼓舞阳气升腾上荣于脑，实为治本之大法。

（以上由赵文鼎　李泉云整理）

[编者评注] 本例为颈动脉狭窄致使脑供血不足而发眩晕，从中医而论，其心血不能上荣于脑，乃是心气不足。盖气为血帅，气虚则无以运血。然本案之颈动脉狭窄，乃是阻其气血上荣之基因，从中医而论乃是痰瘀之象，患者嗜睡、苔腻亦为痰浊之提示，故治疗当顾其痰瘀气血诸方，一诊既以黄芪桂枝五物汤与当归补血汤合力以补气通脉行血，又以桂枝茯苓丸活血化瘀，主以补气通脉。二诊又添平胃散化痰导滞，对气虚、血瘀、痰滞全面兼顾，故头晕大有好转，后再以香砂六君等善后。惜本案颈动脉狭窄之诊断依据，脉案中未有详述，瘥后亦未再做颈动脉造影，不免使本案之可信度有所逊色。

内蒙古名医医案

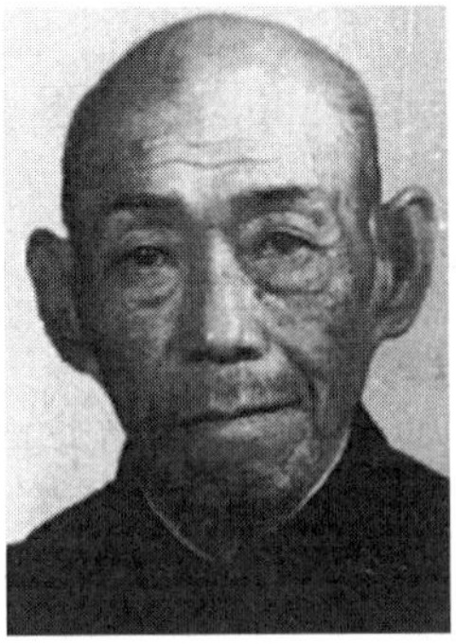

张斌医案

【生平传略】

张斌，字宪章，1917 年 10 月出生于前绥远省（现内蒙古）托克托县，从小家传中医，虽毕业于省中山学院师范班，但弃教学医，随叔父襄诊。于 1940 年悬壶行医。1952 年后入托县城关联合诊所任所长兼全县联合诊所委员会主任委员。1956 年参加内蒙古中蒙医研究所工作，1958 年入内蒙古医学院中医系任中医教授及主任医师。学术思想一贯重视气化学说，主要著述有《伤寒理法析》（1987 年内蒙古人民出版社出版）。发表学术论文十余篇。临床精于内、儿科兼及妇、外杂病，诊治疗效甚高，主要取决于辨证详审，处方发药有则。

一、甘露饮治愈上消中消证一例

贾某，男，67 岁。

初诊：1991 年 6 月 19 日。

主诉及病史：口渴，饥饿，全身乏力已半年余。半年来口燥津少，但喜热恶凉，头昏发困。大便偏干，尿量时多时少，夜尿每晚 1～4 次。口渴、饥饿以夜间为重。掌心微热。咳嗽痰少。

诊查：尺肤粗糙，指甲色暗。舌嫩红，苔白中裂，脉沉小而数。

辨证：阴液亏耗，肺肾两虚，胃气偏旺。但有阴损及阳之象。

治法：益气生津，润肺清胃，首当育阴。

处方：天麦冬各 12g　生熟地黄各 15g　石斛 15g　玉竹 12g　竹叶 9g　炙杷叶 15g　茵陈 12g　黄芩 12g　枳壳 12g　郁李仁 15g　黑芝麻 15g　杏仁 12g　芦根 30g　甘草 6g

水煎服，6 剂。停服各种西药。

二诊：1991 年 6 月 26 日。药后全身乏力消除，精神好转。饥饿感已无，大便干燥减轻，尿量较前稍多。近日微有汗出，全身较前湿润，掌心不热。眼睑微红，有时尚感口干。舌红苔少而剥，有裂纹；脉沉数，左小右大。属阴虚血分有热。

处方：生熟地黄各 15g　天麦冬各 15g　石斛 15g　玉竹 15g　黄芪 18g　葛根 12g　花粉 12g　麻仁 15g　郁李仁 15g　茜草 12g　丹皮 9g　焦栀子 9g　乌梅 9g　桔梗 9g　枳壳 12g　生山药 18g

水煎服，6 剂。

三诊：1991 年 7 月 3 日。精神良好，有时嗜睡，视力模糊。大便正常，小便较前量少。晨起咽部有燥痰难咯，口有甜味，饮水则润。舌质嫩红，苔白中厚根腻，裂纹多。脉沉稍数。治以生津养液，兼清肝明目。

处方：生熟地黄各 15g　天麦冬各 12g　炙杷叶 15g　黄芩 12g　枳壳 12g　茵陈 15g　桔梗 9g　杏仁 12g　青葙子 9g　石决明 18g　谷精草 15g　密蒙花 12g　夜明沙 9g　蝉衣 9g　柴胡 15g　甘草 6g

水煎服，6 剂。

四诊：1991 年 7 月 10 日。诸症皆除，舌微红，脉仍数。本人欲服成药巩固。以滋补肝肾调治。

处方：杞菊地黄丸 20 丸，每日 2 次，每次 1 丸。麦味地黄丸 20 丸，每日 2 次，每次 1 丸。

［按语］本证虽属消渴病，但诸症并不悉俱，仅上中二消而已。依甘露饮加减施治，取得疗效。此法在糖尿病中期患者中屡试不爽。至于后期患者视力模糊不清，乃血热伤肝，且液多反聚，脾湿不化所致，观苔白中厚根腻、口有甜味可证。故兼清肝明目为治，后随访病愈。最后应患者要求，服成药巩固疗效之法，亦不外滋养肝肾、益阴生津而已。

二、疏肝和胃、养阴生津法治愈肝旺脾虚纳呆证一例

张某，女，57 岁。

初诊：1990 年 6 月 29 日。

主诉及病史：纳呆已两年，并无饥饿感，稍多食则停滞不消。时心悸，出冷汗，大便干燥。口苦咽干，喜饮水。下肢发凉。

诊查：面色晦暗，眼睑色淡。舌淡苔薄白中裂，脉浮弦，左细右大。

辨证：肝移邪于脾胃，木旺土衰为病。

治法：疏肝和胃，养阴生津。

处方：柴胡 15g　白芍 12g　陈皮 12g　枳壳 12g　郁金 12g　川楝子 12g(碎)　麦冬 12g　沙参 12g　丹参 15g　香附 9g　竹叶 9g　元参 12g　芦根 30g　花粉 12g　甘草 6g

水煎服，6 剂。

二诊：1990 年 7 月 13 日。药后食欲增加，口干口苦减轻。自诉服药期间舌色转红，舌面湿润，二便较前通畅。舌淡苔白腻，舌苔增厚，中有裂纹，脉弦稍数。按上方加减，去芦根、花粉、竹叶、元参、香附，加竹茹 12g、茵陈 15g、石斛 12g、淮牛膝 12g、炒杜仲 15g、川续断 12g。6 剂后纳谷佳良，诸病痊愈。

［按语］本例纳呆，前医曾以脾气虚弱论治无效。其所以无效，并非脾气不虚，实乃病出有因，系肝旺乘脾，以致痰浊停蓄中焦不降之故。因之以泄肝安脾、降逆和胃，且辅以资肾固本而收功。

三、宣痹、疏风、清化痰热法治愈外感风寒喉痹证一例

吴某，女，34岁。

初诊：1991年1月11日。

主诉及病史：喉头憋闷，已近半年。伴胸闷憋胀、声音嘶哑。有时咯出青色痰，质稠黏。西医曾诊为喉炎。饮食、二便正常。小腹冷胀，月经量少。

诊查：舌淡，苔少而燥，脉细数。

辨证：肺阴不足，外感风寒，郁而化热，发为喉痹。

治法：宣痹、疏风、清化痰热。

处方：射干12g　桔梗9g　甘草9g　元参12g　木蝴蝶15g　桑叶12g　荆芥穗9g　白芥子9g　苍耳子9g　川贝母12g　牡蛎18g(先煎)　炒杏仁12g(碎)　僵蚕9g　五倍子12g

水煎服，6剂。告愈，随访未发。

［按语］本病人外感风寒，所以成为喉痹，实由于肺阴亏虚，痰浊停滞，化热阻塞肺窍所致。故下焦虽寒，见经血衰少，但上焦却热，痰热成实，因而急则治其标，使本病得愈。

四、疏肝顺气化癥法治愈经前乳痛痃癖症一例

梁某，女，36岁。

初诊：1990年5月7日。

主诉及病史：头昏乏力自汗三个月有余。三个月来头目空痛，胃脘连及右胁下痛，不能受压。伴恶心、食欲不振、口苦、喜饮。大便三五日一行。月经后期四五日。经前左侧乳房憋胀疼痛，扪有肿块，按之疼痛。

诊查：舌质偏淡，苔白厚腻。脉沉弦小数。

辨证：肝郁气滞，气郁化火，痰血瘀阻。

治法：疏肝顺气化癥。

处方：柴胡15g　白芍12g　黄芩9g　半夏12g　郁金12g　花粉12g　川楝子9g(碎)　木香9g　元胡9g　桃仁12g　三棱9g(醋炒)　莪术9g(醋炒)　郁李仁15g　炮山甲12g　夏枯草30g　甘草6g

水煎服，6剂而愈。

［按语］弦、沉、小脉，多为气滞、血郁、痰凝之象，故气有怫郁，则百病纷生。况妇女乳房本属阳明、厥阴，因而气滞则肝郁，遂有肝胃不和而产生痃癖乳痛之症。方中柴胡、黄芩、半夏、郁金等药合用，疏肝利胆，再加行瘀通络之品，以宣通上下、和畅气机，则气顺癥消而乳痛自解。

五、养阴潜阳兼清化湿热法治愈阴虚浊带证一例

张某，女，30岁。

初诊：1989年8月11日。

主诉及病史：头晕、心悸三个月余。食欲时好时差，口干不欲饮，耳如蝉鸣。尿频，带黄白相间，量多味臭。

诊查：舌淡苔白，脉沉弱。

辨证：肝肾阴虚，湿滞于下，郁而化热，阳浮于上。

治法：养阴潜阳兼清化湿热。

处方：生熟地黄各12g　山药12g　山萸肉12g　茯苓9g　丹皮9g　泽泻9g　益母草15g　牡蛎18g(先煎)　草河车30g　萆薢15g　石菖蒲9g　丹参15g　黄柏12g　莲子心9g　肉桂6g　磁石30g(先煎)　女贞子30g　薏苡仁15g　土茯苓30g　车前子9g(包煎)

水煎服，6剂。

二诊：1989年8月18日。饮食二便正常。已不心慌，白带减少。仍有轻微头晕，右耳仍鸣响，口干，胸闷。月经后期十日。舌质微暗苔少，脉沉小。

处方：萆薢12g　银花15g　薏苡仁12g　黄柏12g　土茯苓30g　车前子12g(包煎)　泽泻12g　丹皮12g　当归15g　赤芍12g　川芎9g　白术9g　益母草15g

继服药6剂，诸症悉平。

[按语] 本证为脾肾两虚，水湿停蓄，化热伤阴，而成浊带，应为本虚标实之证，因此必须标本兼顾、清养并用，兼通调经血为治。

六、滋养肝阴、凉血降逆法治愈行经吐血症一例

郭某，女，24岁。

初诊：1990年4月20日。

主诉及病史：行经时吐血，已有半年。每逢经前期，时感咽喉憋胀，胸部胀闷。月经期有畏寒感。经量多时并发吐血，每次约吐五六口，吐后舒畅。经期尚信，每前期三五日。食欲佳，不喜饮。二便正常。

诊查：舌体胖大，舌苔薄黄微腻。脉沉数而弱。

辨证：肝阴亏损，血热气滞，上逆肺胃。

治法：滋养肝阴，凉血降逆。

处方：生地黄18g　沙参12g　麦冬12g　元参12g　枸杞12g　川楝子9g　焦栀子9g　丹皮9g　郁金12g　白芍12g　牡蛎18g(先煎)　炙鳖甲24g(先煎)　白茅根30g　藕节12g　竹叶9g　丹参15g　益母草15g　甘草6g

水煎服，6剂。

二诊：1990年5月18日。服上方药正值行经期，但欲吐血而未吐出。经行四日已尽，经色正常，但有血块，腹痛。口干喜饮，咳痰，咽痛，自觉咽部有物堵塞。食欲可，二便正常。舌色偏暗，质胖，苔薄白。脉沉数，左弱右强。仍为血虚气滞。

处方：生地黄24g　元参12g　川贝母12g　牡蛎18g(先煎)　麦冬12g　花粉12g　桔梗9g　竹茹12g　枳壳12g　栀子9g　丹皮9g　白芍12g　益母草30g　陈皮12g　丹参15g　甘草9g

水煎服，6剂，痊愈。

[按语] 本证之成，实由肝阴亏损，气滞血热，化火上犯，血随气升，逆于肺胃所致，故经行前期量多而又咳吐痰血为病。

七、滋肾、平肝、养心兼以宣散风热法治愈阴虚风热喉痛证一例

薛某，男，42岁。

初诊：1991年7月3日。

主诉及病史：全身乏力，喉痛五年余，近日加重。过去曾喜饮水，但近日不欲饮。痰量少，色白易咯。食欲尚佳。大便不畅，但不干燥，小便色黄红。头右侧从颞部至眼目、鼻腔、耳部有痛感，右耳孔痛甚。耳鸣声小，动则鸣甚，听觉正常。

诊查：舌质偏淡，苔薄白中裂，舌尖偏红。脉沉弱。

辨证：劳损过度，心肝肾阴虚损，复夹上感。

治法：滋肾、平肝、养心，兼以宣散风热。

处方：生熟地黄各12g　山药12g　山萸肉12g　茯苓9g　泽泻9g　丹皮9g　莲子心9g　车前子9g(包煎)　木蝴蝶15g　射干12g　桔梗9g　甘草9g　元参12g　牛蒡子9g　柴胡15g　黄芩12g　半夏9g　花粉12g　竹叶9g　灯心3g

水煎服，6剂，喉痛痊愈，随访至今未发。

［按语］肾脉循喉咙，心脉夹咽，肝经中见少阳火化。已经阴虚，复经外感，即成为风热上郁，故而症见喉头、眼、鼻、右耳及颞部疼痛。结合舌脉，自当滋肾、平肝、养心兼宣散风热，其证当愈。

八、滋肾养阴、平肝熄风法治愈小儿阴伤眩晕证一例

胡某，男，11岁。

初诊：1991年3月15日。

主诉及病史：头晕两年余，近一个月加重。每遇头晕时，喜闭目静养，无恶心呕吐现象。大便干燥，小便色黄，睡眠不稳，喜凉恶热。眼睑色淡。

诊查：舌尖嫩红，苔前剥后白，脉弦芤而数。

辨证：肾阴亏耗，水不涵木，虚风内动。

治法：滋肾养阴，平肝熄风。

处方：生地黄18g　山药9g　山萸肉9g　茯苓6g　泽泻6g　丹皮6g　天麻12g　钩藤12g　地龙9g　元参9g　丹参12g　麦冬12g　牡蛎18g(先煎)　磁石24g(先煎)　炙鳖甲18g(先煎)　炙龟版18g(先煎)

水煎服，6剂。

二诊：1991年3月29日。服上方药前3剂时头仍晕，停药四五日，服后3剂药则头晕消除。但睡眠仍不好，转侧不宁。食欲尚好，二便正常。掌心微热。舌体微瘦，舌尖嫩红，苔白而少。脉数，左寸稍大。证属心肾不交(心阴不足，水不济火)。

处方：远志9g　石菖蒲9g　龙骨18g(先煎)　炙龟版24g(先煎)　熟地黄24g　山药12g　山萸肉12g　茯苓9g　泽泻9g　丹皮9g　五味子12g　麦冬12g　磁石30g(先煎)　女贞子30g　旱莲草15g　竹叶9g　甘草6g

水煎服，6剂。

三诊：1991年4月12日。服上方药睡眠较前好转，但不安定。头晕已愈，饮食二便均正

常。精神尚好。舌嫩尖红，苔白渐增，脉沉细弱。仍为心肾不交，中气转盛之象。

处方：远志 9g　石菖蒲 9g　龙骨 18g(先煎)　炙龟版 24g(先煎)　熟地黄 24g　山药 12g　山萸肉 12g　茯苓 9g　泽泻 9g　丹皮 9g　五味子 12g　麦冬 12g　磁石 30g(先煎)　女贞子 30g　旱莲草 15g　竹叶 9g　甘草 6g

继服药 6 剂，告愈，随访未复发。

[按语] 小儿患此症甚少见，大多为先天不足，衣被较厚，经常汗出，以致心液肾阴两亏所致。

九、消疳润燥、清热解毒法治愈小儿疳热乳蛾证一例

吴某，男，8 岁。

初诊：1991 年 1 月 18 日。

主诉及病史：纳呆近 3 年。平素食少，大便干燥。扁桃腺经常发炎，伴发高烧，且干咳无痰。

诊查：舌色微暗，质嫩苔少，根白微厚，脉数。

辨证：食积伤脾，脾虚热盛，成为脾疳类证。

治法：消疳润燥，清热解毒。

处方：神曲 9g　炒麦芽 9g　川黄连 6g　胡连 6g　麻仁 12g　白芍 9g　杏仁 9g　枳实 6g　厚朴 6g　川军 3g　郁李仁 9g　甘草 3g　银花 9g　连翘 6g　柴胡 6g

水煎服，6 剂，诸症皆除。

[按语] 小儿脾胃本弱，健运不良，加之食积碍胃，热盛伤阴，化火成毒，故发此证。

十、化痰消食、清热宣肺法治愈小儿气厥证一例

王某，男，1 岁。

初诊：1991 年 10 月 11 日。

主诉及病史：啼哭时出气无回声，因而痉厥，发病近一个月。

诊查：形体消瘦，面色红白不定。指纹青紫，纹头入掌向外。唇口发绀，哭声嘶哑。便出粘秽。

辨证：痰食郁热壅滞，阻塞清窍。

治法：化痰消食，清热宣肺。

处方：炒神曲 6g　炒麦芽 6g　川黄连 2g　胆南星 3g　半夏 3g　橘红 3g　炒杏仁 3g(碎)　枳实 3g　瓜蒌 9g　黄芩 3g　茯苓 3g　桔梗 3g　甘草 2g　鸡内金 6g　生姜 1 小片

纱布包水煎服，3 剂而愈，随访至今未复发。

[按语] 小儿乳食不节，食积生痰，痰郁化热，正虚邪实，上壅为病。

（聂耀整理）

[编者评注] 小儿气厥常在啼哭之时发生。盖肺主气，司气之宣肃，啼哭之际，气机逆乱致使阴阳气不相顺接，发为气厥。待其肺气调顺之后，则痉厥自缓。然患儿一个月来屡屡发生，必有其内在因素，观患儿虽形体消瘦，但指纹青紫，唇口发绀，有血瘀之象，其便出粘秽，则示有痰浊内蕴，考血瘀、痰浊对肺气宣降之影响，痰浊尤甚于血瘀，且小儿常乳食失节，食积生痰，故治从消食化痰以除其根，未投菖蒲、郁金、犀角(现已禁用)、牛黄等开窍之药，其气厥也除，此也是“治病必求于本”之要义。

王荫卿医案

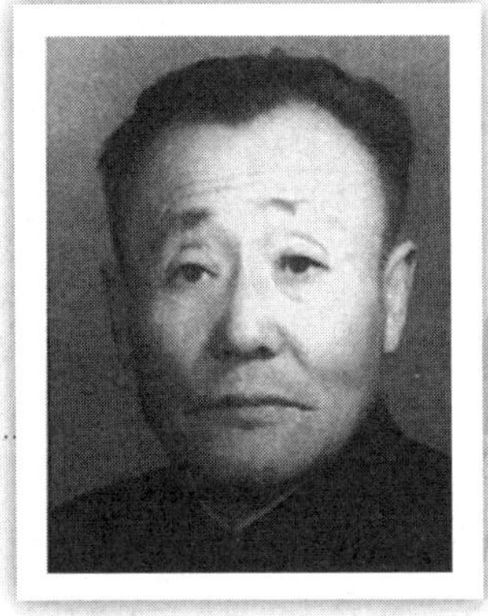

【生平传略】

王荫卿，1918年生，辽宁省建昌县人，内蒙古自治区巴彦淖尔盟医院中医主任医师。

王老1934年随外祖父学医，深得其真传。1939年悬壶行医，1949年参加工作，历任阿拉善自治州卫生处中医顾问，卫生工作者协会主任，巴彦淖尔盟中蒙医研究所负责人，中华全国中医学会巴盟分会副理事长，巴盟科协常务理事，中华全国中医学会内蒙古分会理事，内蒙古政协第四、五届委员，巴盟政协四、五、六、七届常务委员。

王老从事中医临床半个多世纪，积累了丰富的医疗经验。其学术思想渊源于《素》、《灵》、《伤寒》、《金匮》，且对金、元、明、清历代医学经典均有深入研究。他博取各家之长，灵活应用于临床实践，逐步形成了自己的医疗风格和学术思想，注重理论联系实际，提出“方从法出，药随病发”，在治疗中注重维护胃气，强调“平调阴阳，培补脾胃”。他擅长治疗冠心病、肝炎、肺结核等内科疑难病证，对妇科疾病也有较深的研究。对妇女经、带、胎、产诸症的治疗亦有独到之处。著有《王荫卿医案选》一书，撰写的《中医对冠心病的辨证施治》、《中风的辨证论治》、《中医治疗肺结核的经验》等多篇论文刊载于《巴盟医药》和《内蒙古医药》杂志上。

一、滋肾、调肝、益气法治愈胸痹一例

马某，男，48岁。

初诊：1988年5月12日。

主诉及病史：胸闷隐痛一年余，未经检查医治。1987年11月突发心肌梗死，经住院治疗四个月，病情缓解稳定而出院。近一个月来频发心绞痛，头晕，气短，心烦难寐，时有彻夜不眠，心情不安，心绞痛时每含硝酸甘油可缓解，但不能根除，并用中蒙药治疗，效果不显。

诊查：形体肥胖，面色晦滞不华。舌质红，苔净，脉象沉细弦。

辨证：肝肾阴亏，心肝失养，脉络闭阻。

治法:滋肾调肝,益气养心安神。

处方:党参 15g　麦冬 15g　五味子 9g　枣仁 15g　知母 15g　茯神 15g　川芎 9g　丹参 15g　檀香 16g　甘草 6g

二诊:1988 年 5 月 15 日。服上方药 3 剂后,睡眠好转,头晕、气短、心烦减轻,仍胸痛,舌脉同前,守原方增强药力。

处方:党参 15g　五味子 9g　麦冬 15g　枣仁 15g　何首乌 15g　川芎 9g　山萸肉 10g　丹参 20g　檀香 9g　黄精 10g　茯神 15g

三诊:1988 年 5 月 21 日。服上方药 6 剂。近一周来胸痛减轻,睡眠好,头晕、心悸、气短减轻。舌质红,无苔,脉象沉细。守原方出入。

处方:党参 15g　麦冬 15g　五味子 9g　丹参 20g　檀香 9g　甘草 6g　山萸肉 10g　首乌 15g　枸杞子 15g　黄精 20g　川芎 9g　茯神 15g

四诊:1988 年 5 月 27 日。心脏较稳定,睡眠好,胸痛渐止。仍守上方去茯神、川芎,加沙苑子、石菖蒲、柏子仁等出入继服药 30 剂,胸痛已止,头晕、心悸、气短等症悉除。改制丸药徐服,巩固疗效。

处方:红参 60g　丹参 60g　麦冬 30g　五味子 30g　山萸肉 60g　何首乌 60g　枸杞子 60g　黄精 60g　沙苑子 60g　当归 30g　川芎 30g　生熟地黄各 30g　白芍 60g　阿胶 60g　元肉 60g　柏子仁 60g　枣仁 60g　石菖蒲 30g　远志 30g　茯神 60g　炙甘草 30g

共研为细末,炼蜜为丸,每丸重 10g,早晚各服 1 丸,温开水送服。服用丸药年余(共配制 4 料),心绞痛迄未发作,随访两年余,健康良好,已恢复工作。

[按语]本例为心肌梗死后的心绞痛,属内伤虚损,其病机为肝肾阴虚、心肝失养,化裁生脉散、酸枣仁汤益气养心安神,调理心肝,加檀香、丹参以沟通气血,心烦不寐有显著好转。二、三、四诊加山萸、枸杞子、何首乌、黄精、沙苑子、远志、柏子仁等以滋肾养肝益心,病情有显著好转。其病情稳定后,改制丸剂徐服巩固,以滋肾养肝,益气和血安神为法,心、肝、肾三脏并治,而侧重补肾,通过补肾以养肝,调肝以益心,使心脏气血流畅、机能恢复,心绞痛迄未发作而康复。

二、滋阴、清热、解毒法治愈肺痨三例

例一　清热解毒、育阴止血案。

冠某,男,39 岁。

初诊:1962 年 8 月 10 日。

主诉及病史:患浸润性肺结核一年多,曾住某医院经西医抗结核治疗三个多月,好转出院后,时好时坏,因用链霉素过敏,请中医治疗。望其形体消瘦,面乏淖泽,胸背痛,咳嗽,吐痰带血,盗汗潮热,困倦乏力,食欲不振。

诊查:舌红,苔薄黄,脉弦数。

辨证:阴虚肺热伤络。

治法:清热解毒,育阴止血。

处方:马齿苋 12g　茺蔚子 12g　白茅根 12g　忍冬藤 12g　连翘 12g　侧柏炭 15g　蒲公英 12g　紫石英 12g　瞿麦 12g　酒军 2g　藕节 30g　甘草 6g

二诊:8 月 27 日。服上方药 15 剂后,潮热盗汗、咯血止,咳嗽减轻。仍以原方去侧柏炭、藕节、马齿苋,加木通 3g、百部 9g 继服之。

三诊：9 月 19 日。前方药继服 21 剂后，诸症大减，食纳增，精神佳，遂配制丸药服之。

处方：北沙参 60g　熟地黄 30g　生地黄 30g　天冬 30g　麦冬 30g　川贝母 60g　阿胶 60g　紫石英 30g　炙龟版 90g　炙鳖甲 60g　生龙骨 30g　生牡蛎 30g　炙百部 90g　酒军 15g　白及 30g

上药共研细面，炼蜜为丸，每丸重 9g，早晚各 1 丸，白开水送服。服丸药三个月，诸症尽消，胸片查肺结核已钙化，随访至今未复发。

例二　清热解毒、养阴肃肺案。

鲍某，女，46 岁。

初诊：1971 年 4 月 12 日。

主诉及病史：患浸润型肺结核四年余，合并有肺气肿，时重时轻，常用抗结核药物治疗，效果不显，始终未得治愈。近半月来复又加重，延余商治。察其形体消瘦，面皖白，两颧潮红，恶寒发热、咳嗽、气急、痰黄、自汗，倦怠嗜卧，口干。

诊查：舌质红，苔薄黄，脉象细数无力。

辨证：阴虚火旺，痰热阻肺，肃降无权。

治法：清热解毒，养阴肃肺。

处方：瞿麦 10g　芜蔚子 10g　茅根 10g　双花 10g　连翘 10g　柴胡 12g　蒲公英 10g　紫石英 10g　木通 3g　酒军 2g　百部 3g

二诊：4 月 25 日。服前方药 6 剂，寒热消退，诸症悉减。仍用前方去柴胡、百部加马齿苋 10g，继续服之。

三诊：5 月 11 日。上方药又进服 15 剂，诸症大减，食纳增加，精神转佳。乃病势得到控制，遂改服丸药缓图根治。

处方：北沙参 60g　生地黄 30g　熟地黄 30g　天冬 30g　麦冬 30g　川贝母 60g　阿胶 30g　紫石英 30g　炙龟版 30g　炙鳖甲 60g　生龙骨 30g　生牡蛎 30g　炙百部 90g　酒军 15g　白及 30g

上药 15 味磨为细面，炼蜜为丸，每丸重 9g，早晚空心各服 1 丸，白开水送服。经服丸药 2 料，历时五个多月，诸症悉除，体力精神恢复，胸片查肺结核已钙化，经随访十多年未复发。

例三　育阴清热解毒案。

王某，男，51 岁。

初诊：1979 年 11 月 3 日。

主诉及病史：患浸润型肺结核，右肺上叶有空洞已六年。曾多次住院治疗未得治愈。在家休养中因发热咯血，来门诊治疗。形体消瘦，面色皖白，两颧潮红，咯血，痰黄，胸背痛，气短，自汗，午后潮热。

诊查：体温 37.3℃。舌质红，苔净，脉虚数无力。

辨证：阳虚火旺，肺热伤络。

治法：育阴清热解毒。

处方（汤剂）：瞿麦 10g　芜蔚子 10g　酒军 2g　双花 10g　茅根 10g　连翘 15g　紫石英 15g　蒲公英 15g　木通 3g　甘草 6g

处方（散剂）：生龙骨 60g　生牡蛎 60g　生三七 30g　生鸡内金 60g　生白及 30g　生百部 30g

共研为细末，早晚各服 3g。

二诊：11 月 28 日。服前方煎剂和散剂 15 天，咯血已止，咳嗽、胸痛减轻，热退，体温 36.4℃，精神转佳，食纳大增，脉和缓。改配丸药服之。

处方：北沙参 60g　生地黄 30g　熟地黄 30g　天冬 30g　麦冬 30g　阿胶 30g　川贝母 90g　炙百部 90g　炙龟版 90g　炙鳖甲 60g　紫石英 30g　酒军 15g　生龙骨 30g　生牡蛎 30g　白及 60g　黄蜡 60g

上药 16 味共为细面，炼蜜和黄蜡化合为丸，每丸重 9g，早晚各服 1 丸，白开水送服。服丸药 3 料，治疗八个多月，诸症尽除，经透视拍片肺结核钙化，空洞闭合，获痊愈。

[按语] 肺结核属中医肺痨病。王老在其几十年临床实践中，对肺结核的治疗摸索出一定经验，应用于临床效果很好。尤其对那些对西药产生耐药性的病人用中药都取得了满意的疗效。王老认为本病出现的骨蒸潮热、盗汗、咳唾痰血、乏力纳差等，大都为阴虚内热、热毒内蕴引起。治疗则是益阴清热解毒，用泄利之品以开热毒去路，基本方为：瞿麦 10g、茺蔚子 10g、白茅根 10g、双花 10g、蒲公英 15g、紫石英 15g、连翘 15g、酒军 2g、木通 3g、甘草 6g。

该方清热解毒，凉血利肺通便，使热从小便而出。瞿麦，《神农本草经》说它“主浸淫疥疮疽痔，杀虫”。茅根，《神农本草经》说它“主寒热鼠瘘”。紫石英降逆气，止咳。据现代医学研究资料，紫石英含钙量高达 51%，可促进肺部病灶钙化。酒军引热下行，双花、公英清热解毒。此外，按现代药理研究资料，百部、双花、连翘具有较强的抗结核杆菌作用。木通清心而导热从小便出。王老认为此方为治标之剂，不能久用，一般用 10 剂～20 剂即能将结核中毒症状基本控制，控制后则改为治本之丸药，治本总旨是滋阴补精血以养肺肾，兼清虚热，并入龙牡、紫石英等促其钙化，其基本方如下：

北沙参 40g　熟地黄 30g　生地黄 30g　天冬 30g　川贝母 60g　阿胶 30g　紫石英 30g　炙龟版 30g　炙鳖甲 60g　生龙骨 30g　生牡蛎 30g　炙百部 30g　酒军 15g　白及 30g

如无其他情况，可续服直到痊愈为止。该方曾经巴彦淖尔盟医药公司制药厂，做成丸药，命名“肺宁”，用治肺结核都收到满意疗效。此三例为典型病例，举出供参考。

三、益气健脾法治愈经闭一例

胡某，女，23 岁。

初诊：1982 年 3 月 19 日。

主诉及病史：闭经已七个月，于去年 7 月 25 日末次行经，当时正在参加基建劳动，未得休息，月经于 13 日后始净，从此以后月经停止不行。逐渐形体消瘦，倦怠无力，心悸气短，食欲不振，时有胃痛，当时未有治疗，仍参加劳动。询知曾服通经破血药七十余剂，不但月经仍未通，而且脾胃有伤，食纳大减，时发恶心、胃脘痛，每天只能进食二三两，倦怠乏力，皮肉消脱，肌肤甲错，经医治无效，始来我处求诊。

诊查：切其脉沉细兼涩，重按则无，唇舌淡红，少津，苔净，面色皖白，肉脱皮瘪，语声低微，几如风消，似近虚劳，精华消磨殆尽，殊难着手为治。《金匮要略·血痹虚劳病脉证并治》中，仲师主小建中阴阳形气俱不足者调之以甘药；叶氏治月事不来，见症胃弱，以扶持中土，望其加谷为急务；均当遵仿之，先治以益气建中、扶脾和胃。

辨证：脾胃虚弱。

治法：益气建中，扶脾和胃。

处方：党参 15g　白术 10g　云茯苓 10g　陈皮 6g　鸡内金 9g　白芍 15g　白蔻 6g　佛手 10g　炙甘草 6g

二诊：3 月 21 日。服前方药共 12 剂后，纳谷略增，疼痛消失，面色稍红润，但仍倦怠乏力，不能安寐。仍以原方去白芍、白蔻、佛手加当归 12g、炙黄芪 15g、枣仁 12g 以养血安神。

三诊：4 月 12 日。继服上方药 21 剂，症象大见好转，食纳大增，形体丰满，面色红润，能安寐，倦怠乏力消失，精神佳。脉弦缓，带有滞涩。小腹胀痛，有似月经欲行之象，但尚未通。改仿张锡纯理冲汤意加减，以益气血、健胃、通经达络。

处方：党参 15g　白术 10g　生黄芪 20g　山药 20g　当归 12g　三棱 9g　莪术 9g　鸡内金 9g　泽兰叶 15g　炙甘草 6g

四诊：4 月 21 日。服上方药 9 剂，4 月 19 日月经来潮，今已两天，正当行经，尚有小腹疼痛，少有血块，月经色量皆正。7 个月经闭，于今已愈，身体轻松，诸症悉除。乃以原方去三棱、莪术、泽兰叶，加白芍 15g、柴胡 5g、元胡 9g 以理气和营。

[按语] 本例因经期过劳损伤冲任，以致血少而闭。他医不知，妄用攻伐之药，损伤脾胃，甚至皮肉消脱，血亏气少。月经来潮源于气血之充，气血生化于脾胃。王老取仲景治虚劳阴阳俱不足，取之于中，以甘药调之之法，先从脾胃着手，用四君子汤为主合芍药散，又以醒脾、开胃、消食的陈皮、鸡内金、白蔻、佛手组方。三诊见脾胃已健，故加入养血破血之品。四诊月经即来潮。治血虚经闭，王老不用益气补血之品，而是以健中之药资其化源。此即所谓欲荣其上必灌其根，欲建其流必滋其源之理。从此例可看出王老用古人之法而不泥古人之方。

四、清热利湿法治愈肾结石一例

杜某，女，37 岁。

初诊：1979 年 4 月 30 日。

主诉及病史：腰部剧痛，伴尿频、低热 6 小时。患者于 10 年前开始头痛，血压高数月，血压为150～130/100mmHg，治疗后正常。继而发现腰痛尿频，化验尿中有蛋白、脓细胞，即诊为“肾盂肾炎”。治疗一月余症状缓解，尿化验恢复正常。但十年来经常反复出现浮肿。于 1977 年 9 月又发生腰痛、尿频。查尿仍有上述变化，经连续六次细菌培养均为白色葡萄球菌感染，经住院治疗数日缓解出院。于昨日下午一时许突然发生肾区绞痛、发热，痛向臀部及左下腹部放射，持续三小时左右，痛时出汗，伴有尿频等症，以“肾盂肾炎”、“肾绞痛”收入院，检查血压 180/80mmHg；肾区叩击痛(＋)；肾盂造影：右肾及左肾均有绿豆到黄豆大小的结石。诊为“肾结石”、“肾绞痛”、“慢性肾盂肾炎”。入院后以庆大霉素加氯霉素、红霉素等治疗 16 天，疼痛未能缓解，遂请中医会诊。望其面色灰白，自述腰部疼痛剧烈，呈阵发性绞痛，每日四五次，持续 15～30 分钟，小便频，色赤，大便干。

诊查：舌质淡红，苔薄白，脉沉弦兼涩滞。

辨证：肾阴虚损，湿热郁阻。

治法：清热渗湿，通络止痛。

方药：金钱草 30g　石韦 15g　海金沙 12g　滑石 12g　杜仲 12g　阿胶 29g　猪苓 9g　云茯苓 15g　泽泻 15g　车前子 15g(包煎)　甘草 6g

二诊：7 月 24 日。服药 6 剂后，腰痛仍未缓解，头晕乏力。守上方加金钱草用量至 250g，加当归 12g、木香 6g。

三诊：7月30日。继服上方药6剂后，于昨日晨起腰痛剧烈，痛时难忍，出冷汗，午时小便即排出黄豆大结石一块，于下午至今晨腰痛仍未减，仍以上方药继服。

四诊：8月7日。服上方药6剂后，在四天前下午腰部剧烈疼痛后，于夜间小便又排出小米粒大小结石一块，腰痛仍未减轻。舌质淡红，苔净，脉沉弱滞涩。仍宗上方加减。

处方：金钱草150g　石韦15g　海金沙15g　车前子30g(包煎)　杜仲15g　牛膝9g　木香6g　猪苓9g　泽泻15g　滑石12g　阿胶12g(烊化)　当归12g　甘草6g

五诊：8月13日。服上方药6剂后，于9日和12日两天在腰部疼痛后，分别在尿中排出如小米粒大小结石一块，从此腰痛减轻，痛的次数亦减少。仍以上方去猪苓、牛膝，加党参15g。

六诊：8月20日。又服上方加减6剂药后，于17日下午又排出砂粒大小结石五块，质疏松，腰痛逐渐减轻，但感全身乏力。舌质淡红，无苔，脉沉弦。仍服上方药6剂，腰痛等症悉除，于27日出院。嘱出院后继服金匮肾气丸，以巩固疗效。

[按语]《医宗必读》谓"尿中之砂，如汤瓶在火中，底结白碱也。"此病因于湿热，肾、膀胱气化不利，砂石阻于尿道。王老用金钱草、海金沙、鸡内金、石韦通利尿道而化结石。"其在下者引而竭之。"本例肾阴虚而湿热郁阻见尿血，故又主以猪苓汤，育阴而利湿，通利而不伤阴。王老治泌尿系结石，金钱草用量特大，本例用至250g。

五、胃苓汤加减治愈臌胀一例

刘某，女，52岁。

初诊：1962年8月5日。

主诉及病史：患肝硬化一年余。1961年12月曾因肝硬化腹水而住县某医院治疗月余，腹水消后回家休养。复于1962年7月初又有腹水发生，再次住院治疗二十余日，疗效不显，院方嘱其回家休息。出院后未行特殊治疗，病情增剧，延余治疗。出院后化验血红蛋白104g/L，白蛋白18g/L，球蛋白46.8g/L，脑磷脂胆固醇絮状试验(＋＋＋)，麝香草酚浊度试验20U，麝香草酚絮状试验(＋＋)。

诊查：形体消瘦，面色晦暗，神清，腹胀如鼓，下肢轻度凹陷性浮肿。问其尿短赤，气短，右胁痛，肝脾未触及。舌质红，苔白，脉细弦。

辨证：肝郁脾虚，水湿内停。

治法：疏肝健脾，利水消肿。

处方：苍术9g　川厚朴9g　泽泻15g　陈皮9g　三棱9g　郁金30g　猪苓10g　车前子30g(包煎)　茯苓20g

二诊：8月9日。服上方4剂后，尿量增多腹水减少，下肢轻度浮肿，脉沉弦缓。昨日发生鼻衄。原方苍术改为白术，加藕节30g、大腹皮15g，继服药10剂后，腹水尽消，下肢浮肿消失，精神转佳，食欲大增，改服疏肝解郁之逍遥散加减治之。

处方：柴胡9g　当归12g　白术9g　云茯苓15g　郁金30g　牡蛎30g　鳖甲30g　红花6g　黄连3g　吴茱萸3g　甘草6g　白芍15g

三诊：8月27日。服上方药18剂，肝功能化验：麝香草酚絮状试验(＋)，麝香草酚浊度试验9U，白蛋白40g/L，球蛋白23g/L。诸症消除，无其他不适，已能参加劳动，随访数年未复发。

[按语] 用胃苓汤化裁加三棱、莪术治本例臌胀，活血祛瘀，健脾燥湿，化气利水，虚实兼顾，用药32剂而腹水消失，诸症缓解。实证已尽后改为逍遥散加减，着手于虚，重以调理肝脾。王老治肝腹水，郁金用量特大，甚则用至30g，用之灵验，腹水很快消失。王老体会，此药有逐水软坚之功，祛邪而不伤正。

六、辨证治愈痛经一例

韦某，女，20岁。

初诊：1973年12月14日。

主诉及病史：痛经一年余。患者14岁月经初潮，一向正常，去年着雨后，每经来腹痛、腰痛、背酸困。近三个月来，月经来潮时腹痛加剧，经量少，色紫暗，痛甚则冷汗出，甚则四肢抽搐。

诊查：面色灰白，畏寒肢冷。舌质淡，苔白腻，脉沉紧。

辨证：寒客冲任，气滞血瘀。

治法：行气活血，温经散寒。

处方：当归10g　白芍15g　香附9g　台乌9g　元胡9g　吴茱萸6g　红花6g　巴戟天9g　焦艾叶15g　炙甘草6g

二诊：12月17日。服上方药3剂，腹痛大减，未发抽搐等症。仍宗原方再服药3剂。

三诊：12月20日。月经于昨日来潮，量较多，色正常，小腹微胀痛。乃寒凝祛而气血和，仍以原方治之，以巩固疗效。

[按语] 冒雨涉水，受凉感寒，寒凝气滞于冲任而致血瘀，经水不能畅流之痛经，用乌药汤行气止痛，加温经散寒的吴茱萸、巴戟天、焦艾叶，佐行气活血药元胡、红花，使寒散气行瘀消，则痛经自除。

七、宣肺清热法治愈小儿肺炎一例

张某，男，1岁半。

初诊：1982年5月6日。

主诉及病史（其母代诉）：发热，体温39.5℃，咳嗽3天。在本院儿科诊为肺炎，当时收其住院治疗，但患儿家长不愿住院而在门诊注射青链霉素，治疗3天无效，始就诊于余。发烧已4天，高烧不退，周身无汗，咳喘气促。

诊查：鼻翼扇动，面色白，唇淡红。脉浮数，指纹青紫，舌质淡红，苔黄腻。

辨证：风热郁肺，肺卫失宣，表邪未解。

治法：清宣透表，祛邪外出。

处方：薄荷3g　豆豉9g　杏仁2g　前胡6g　荆芥穗5g　栀子6g　板蓝根12g　甘草3g

二诊：5月8日。药后汗出热解，咳喘鼻扇略减。脉沉数，苔黄腻渐退。此表邪已解，肺胃热郁。再拟宣肺清热和胃。

处方：桑叶5g　杏仁9g　黄芩5g　前胡6g　杷叶6g　麦冬6g　麦芽6g　甘草6g

三诊：5月11日。服上方药后热退，咳喘止，脉和缓，舌苔薄。但喉间似有痰鸣音，此风热虽解，肺胃未和，乃改以二陈汤加麦芽、莱菔子2剂而愈。

[按语] 本例肺炎先以西药治疗，不效而改服中药。风热侵袭，邪闭肺卫，故见高烧而全身无汗；咳喘气促，鼻扇，由于卫气郁闭，肺失宣降，热邪内蕴阳气不达，故见面色㿠白，唇淡红。此儿病虽已四日，但表邪未解，当务之急是宣肺透表，使热邪有外达之机，故用薄荷、荆芥、豆豉共奏解表宣肺之功；山栀、板蓝根、甘草清热解毒；前胡、杏仁开宣肺气，降喘逆。药后汗出，此表邪得解，故热退咳喘略平，脉转沉数，表解而里热尚存，故二诊时去辛散之品，加清肺热之桑叶、黄芩、杷叶，同时加入养阴润肺之麦冬。三诊热已去，喉中尚存痰鸣音，用二陈加麦芽、莱菔子以健脾和胃，以绝生痰之源。

八、止嗽散加减治愈小儿百日咳三例

例一　清热化痰、宣肺利气案。

鲍某，女，4 岁。

初诊：1972 年 3 月 5 日。

主诉及病史：阵咳频作十余日，近日加剧。在本院儿科诊为百日咳。始则呕吐，咳后可听到吼声，喉中痰鸣，精神欠佳，食纳大减。

诊查：面色灰白，眼睑浮肿。舌质红，苔白微黄，指纹红紫。

辨证：痰热互结，阻滞肺络。

治法：清热化痰，宣肺利气。

处方：百部 6g　白前 9g　何首乌 15g　双花 10g　连翘 4g　车前子 9g　黄芩 5g　甘草 5g

二诊：3 月 8 日。上方药服 3 剂，阵咳次数减少，顿咳减短，痰热已渐化，诸症减轻。继宗原方去黄芩、双花、连翘、车前子，加贝母 5g、杏仁 3g。服药 8 剂，痰热尽除而愈。

例二　清热解毒，宣肺豁痰案。

姚某，男，3 岁。

初诊：1982 年 4 月 15 日。

主诉及病史：患感冒后继发阵咳频作二十余日。本院儿科诊为百日咳，经治无效。顿咳气呛，咳后有吼声，夜间阵咳频作，睡卧不安，每咳则呕吐痰涎及食物。

诊查：面色不华，颜面浮肿，神倦。舌质深红，苔薄白微黄，舌尖有瘀点，指纹青紫。

辨证：痰热阻络，肺气不宣。

治法：清热解毒，宣肺豁痰。

处方：百部 6g　白前 6g　银花 9g　连翘 6g　前胡 6g　车前子 9g　黄芩 5g　甘草 9g　何首乌 15g

二诊：4 月 19 日。服上方药 3 剂，效果不显，呛咳如前。仍宗原方继服药 6 剂。

三诊：4 月 24 日。顿咳大减，阵咳次数、时间大为减少，纳增，精神转佳。再以原方去黄芩、双花、连翘、车前子，加鸡内金 6g、陈皮 5g 以健脾。又服药 6 剂而愈。

例三　清肺化痰，肃降肺气案。

王某，女，5 岁。

初诊：1982 年 4 月 6 日。

主诉及病史：恶寒发热咳嗽已 3 周。经治寒热已退，咳嗽加剧，阵咳频频，咳剧则呕，喉间痰鸣，日轻夜重。经本院儿科诊为百日咳。阵咳发作频繁，每小时咳三四次。食纳减，大便干，三日一行。

诊查：面色皖白，精神欠佳，小便黄少，舌质红，苔黄腻，脉滑数。

辨证：肺气上逆，痰阻肺络，清肃失职。

治法：清肺化痰，肃降肺气。

处方：炙百部 9g　前胡 9g　白前 9g　车前子 6g　瓜蒌 30g　银花 12g　何首乌 15g　连翘 9g　甘草 5g

二诊：4 月 12 日。上方药服 6 剂，脉转缓滑，大便通润，舌苔已退净，阵咳大减。此系痰热渐化，肺气渐降。仍以原方去瓜蒌、银花、连翘、车前子，加贝母 6g、橘红 6g、焦楂 10g，继服药 9 剂而愈。

［按语］王老治小儿百日咳常用百部、白前、何首乌、银花、连翘、车前子、黄芩、甘草。此方是他多年观察的经验方，从止嗽散变化而来，用于临床疗效很好。王老认为此病肝经郁热，气火上逆，影响肺系。用银花、连翘清肝肺之热，同时以攻时邪病毒；首乌养肝肺之阴，车前子导热下行并止咳；白前、甘草止咳化痰。若脾胃素虚者，加入鸡内金、陈皮、楂曲。

九、益气固冲法治愈产后血崩一例

陈某，女，22 岁。

初诊：1950 年 10 月 15 日。

主诉及病史：产后 25 天恶露不绝，突然大量出血一天，血量甚多，夹有血块，伴头晕心悸、气短、疲乏倦怠，腰腿酸痛、喜暖喜按。

诊查：形体消瘦，颜面灰白，语音低微。口唇舌质淡，苔薄白，脉沉细弱。

辨证：冲任虚损，八脉不固。

治法：益气固冲。

处方：人参 15g　白术 9g　熟地炭 15g　白芍 15g　阿胶 9g(烊化)　焦地榆 15g　焦芥穗 15g　姜炭 3g　炙甘草 3g

二诊：10 月 17 日。服上方药 3 剂后血止，精神较好。仍以上方去人参、荆芥穗、地榆，加党参 15g、当归 9g、黄芪 15g，服药 4 剂，诸症得除，身健向安。

［按语］产妇体虚，产时损伤冲任，失血伤气，以致八脉不固，恶露不绝，暴崩下血，其形欲脱。无形之气首当急固，以“塞流”为务，用人参至 15g，意在补气以固脱；用熟地炭、焦地榆、焦芥穗、阿胶补血止血；白术补脾助人参益气；白芍敛阴以调冲任；炙甘草、姜炭温中止血以达阴阳同调之目的。三剂药后见崩止，故去止血药，改人参为党参，加补气药黄芪，佐少量当归补血活血，以防补之太过而留瘀滞之弊。服药 4 剂而诸症顿除。

十、辨证治愈中风二例

例一　辛凉开窍、豁痰熄风案。

李某，男，74 岁。

初诊：1980 年 5 月 4 日。

主诉及病史：右半身活动不灵，伴有呕吐 15 小时。既往有鼻衄病史十余年，冠心病四年。于入院前一天晚 7 时，不能迈步，右上肢活动力弱，右下肢活动不灵，伴频繁呕吐。5 日上午 8

时许深睡，有鼾声，右半侧肢体偏瘫，右鼻唇沟变浅。诊为脑出血、冠心病。

诊查：血压170～110mmHg，体温35.8℃，心电图提示房颤，不完全右束支传导阻滞。脑脊液呈新鲜均匀血性。昏厥，呼之不应，面赤气粗，口干，有鼾声，痰鸣，右半身偏瘫不用。舌质红绛，苔黄腻，脉弦数兼结代。

辨证：痰火上逆，蒙蔽神明。

治法：辛凉开窍，豁痰熄风。

处方：石决明20g　白芍15g　菊花10g　天竺黄10g　石菖蒲9g　郁金9g　竹沥30g

另：安宫牛黄丸2粒（分吞），胃管鼻饲。

二诊：5月8日。服上方药3剂，血压150/80mmHg，神志已清，能示意，尚可进流食，仍不能言语，右半身偏瘫不用，咳嗽痰多。舌质红绛，苔黄腻，脉弦结代。风阳渐息，痰浊渐化，但气阴两伤，心气亏虚，继以益心气、和营血、豁痰通络治之。

处方：党参15g　麦冬12g　五味子6g　丹参20g　菖蒲6g　远志9g　竹沥30g　人参再造丸1粒（2次分吞）

服上方药21剂，症情好转，右下肢能活动，自己能坐立，能说简单话，病情稳定，出院回家疗养。

例二　镇敛浮阳、平肝熄风案。

段某，女，45岁。

初诊：1977年7月4日。

主诉及病史：言语不清，右半身偏瘫一天。患者于1974年生产后发现高血压，血压常波动于220～180/140～120mmHg，时常头痛头晕，右侧肢体麻木。此次入院前患感冒发烧，继之右半身偏瘫，言语不清。经查：血压180/130mmHg，神志尚清，右侧肢体活动受限，眼底视网膜动脉硬化，脑脊液正常。诊为脑血栓形成。入院后经输液、口服降压药，并用中药治疗。

诊查：颜面潮红，头晕头痛，神志清，右半身不遂，舌謇，语言不利。舌质红，苔黄腻，脉弦劲。

辨证：肝阳上亢，风痰阻络。

治法：镇敛浮阳，平肝熄风。

处方：百合15g　白薇12g　紫石英20g　寒水石20g　石膏20g　牡蛎20g　石决明20g　生军5g　竹沥30g

二诊：7月8日。上方药服6剂，头痛头晕大减，语言已清，右侧上下肢稍能活动。苔黄腻已退，脉弦数有力，仍宗上方去石膏、紫石英、大黄，加僵蚕10g、全蝎5g、生地黄20g。

三诊：7月19日。上方加减服药18剂，血压160/110mmHg，头晕头痛消失，能扶床下地活动，但右手活动不灵，仍不能握物。患者要求回家疗养，遂出院并配丸药，共服3料。

患者于1978年3月来门诊，半身不遂基本消除，且能做家务劳动。

［按语］例一属中脏闭证，肝阳暴张，引痰火瘀血上蒙清窍。正如晚清医家张伯龙所言："凡猝倒昏瞀，痰气上壅之中风，皆由肝火上亢，化风煽动，激起气血并走于上，直冲犯脑，震扰神经而为昏不识人。"王老用化痰熄风汤药送服安宫牛黄丸，以开窍醒神，三天后神渐清。由于患者年高体弱，心肾功能不足，脉显结代，用生脉散加化痰开窍之竹沥、菖蒲、远志送服人参再造丸，扶正祛邪，使病人转危为安。例二肝阳素亢，又因外风引动内风，气火上浮，内风夹痰热上阻廉泉，故舌謇、语言不利。治用镇敛浮阳、摄纳潜降、平肝熄风之法，方从《金匮要略》风引汤、百合地黄汤和《本事方》白薇汤化裁而来。方中百合收敛浮阳而宁心神，白薇凉血热、平上

冲之气血，牡蛎、石决明平肝潜阳，生军引血下行兼通腑气，寒水石、紫石英、石膏重镇其逆，竹沥化痰开窍。二诊后加入虫类走窜通络，行血祛风，病乃得治。

[编者评注] 王荫卿老先生是内蒙古自治区的著名老中医，从事中医临床工作已逾半个世纪，积累了丰富的临床经验。尤其在内科疑难病的治疗上，颇具特色。王老应用疏肝健脾利水消肿法治疗臌胀时，重视气血相关理论，尤善用郁金化瘀理气。同时注意扶正与祛邪的关系，益气健脾以固其本，化瘀利水以治其标。因此，临床取得了较好的效果。

河南名医医案

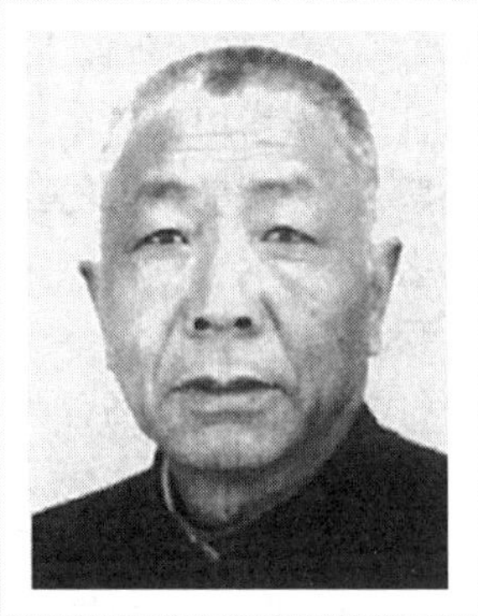

万庆林医案

【生平传略】

万庆林，1928年生，河南省商丘县人，副主任中医师，曾任商丘市中医院院长。自幼随伯父学医，得其真传。1950年在豫东悬壶，1955年加入地区主办的中医进修班学习。1957年调入市人民医院中医科从事医疗科研代教工作。曾任市人民医院副院长，市中医研究所所长。1983年被省工会授予技术革新能手并被市科协命名为优秀科技工作者。1989年又被省中医管理局评为名老中医。

临床精于治疗内科疾病。对胸痹、心悸等心病有独特见解。对儿科疾患的治疗万老以望诊为主，观形神，视动态，察面色，审苗窍，看舌苔，验指纹，然以看舌苔为主。万老先后发表论文二十余篇。

在改革中药剂型方面，万老力求创新，如研制了生脉饮口服液、通脉胶囊、砂沉胶囊、慢咽冲剂、眠尔乐、三甲散、消导散、清热散等；同时在继承蜜煎导法的基础上，吸取现代静脉滴注给药法，研制了中药直肠点滴疗法，获地区成果二等奖。并与北京东直门医院协作，由全国著名中医学家董建华教授主持研制“829”静脉液和“口服液”，通过临床观察，对暑泄、暑痢和热病伤阴的口干、口渴有一定的疗效，获得阶段性的成果。

一、仙方活命饮加减治愈肝痈二例

例一　清热解毒、活血散结、透脓排毒案。

汤某，女，17岁。

初诊：1988年9月24日。

主诉及病史：据述五年前曾患肝脓疡住本院外科手术引流，术后恢复良好。近一个月来，持续发烧，体温 38.5～39℃，右上腹疼痛，已住外科病房五天，症状不减，邀余会诊。

诊查：身热无恶寒，右上腹啄痛，精神疲倦，食纳差，足部浮肿，二便正常。舌苔薄黄，脉象洪数。

辨证：热毒壅聚，气滞血瘀，腐败成脓。

治法：清热解毒，活瘀散结，透脓排毒。

处方：金银花 30g　连翘 30g　蒲公英 15g　大贝母 10g　花粉 15g　当归 10g　赤芍 10g　丹皮 10g　黄芪 10g　炮山甲 5g　皂刺 5g　香附 10g　陈皮 10g

二诊：服药 4 剂　身热已退，啄痛减轻大半，饮食渐增，精神转振。守方再进药 4 剂。

三、四、五诊：以上方增损善后调理 3 周，痊愈出院。

例二　清热解毒、活瘀散结、托里排脓案。

陈某，男，10 岁。

初诊：1990 年 5 月 20 日。

主诉及病史（代述）：因肝脓疡曾两次手术，术中脓液不多，伴有硬结；术后引流物色红黄，脓液少，低烧 38℃左右。

诊查：低烧，食纳不香，二便正常，舌苔略厚，脉象滑数。

辨证：毒热结聚，气滞血瘀，腐败成脓。

治法：清热解毒，活瘀散结，托里排脓。

处方：金银花 15g　连翘 15g　当归 9g　赤芍 6g　花粉 10g　大贝母 10g　蒲公英 10g　黄芪 10g　皂刺 3g　炮山甲 3g　陈皮 7g　枳壳 5g

4 剂，1 日 1 剂。

二诊：上方药服至 10 剂，食纳香，低烧消退，引流管拔掉。以上方略作增损，观察 10 天，B 超复查正常，痊愈出院。

[按语]“痈”的含义是气血为毒邪壅塞不通的意思，有内痈与外痈之分。外痈发于体表，内痈发于脏腑。此两例均属内痈。例一以发烧右上腹啄痛为主，辨为热毒壅聚、气滞血瘀，呈腐败脓溃之势，故重用银花、连翘、公英清热解毒；当归、赤芍、丹皮活血散瘀；配伍香附、陈皮行气以助活血之力；贝母、花粉清热散结软坚；山甲、皂刺溃坚透脓，黄芪托毒。诸药协同，具有清热解毒、活血散结、透脓排毒之功。例二两次施术引流，一直低烧不退，显系毒邪留恋未解，故选用仙方活命饮加减，均获得显著疗效。

二、辨证治愈重症呕吐三例

例一　补气健脾、温中降逆案。

单某，女，78 岁。

初诊：1990 年 6 月 27 日。

主诉及病史：行右乳腺癌根除术后半个月，伤口愈合良好，惟有干哕、呕吐、不欲进食等症状。

诊查：干哕呕吐，吐物为少量黏沫和清水，无臭气。矢气不爽，腹不痛，小便浅黄，面色枯黄乏泽，精神疲惫。舌净无苔，舌体胖嫩，质淡红，脉沉细弱。

辨证：高龄术后，气血未复，脾气虚衰，胃逆失降。

治法：补气健脾，温中降逆。

处方：高丽参片 8g　白术 6g　云茯苓 15g　炙甘草 5g　陈皮 7g　砂仁 5g　川厚朴 5g

大白 5g　木香 3g　生姜 3 片　3 剂

二诊：据家属告之，第一剂药后 2 小时，泻稀便带有大小不等块状屎，泻后顿感舒适。服第 3 剂药后，未再腹泻、呕吐，脘痞消失，知饥欲食。继守上方去大白，加炒麦芽 10g，3 剂。

三诊：精神已振，食量转增，又服药 3 剂，痊愈出院。

［按语］本例呕吐物为黏沫和清水，无臭气，舌体胖嫩，脉沉细弱，辨为虚寒型重证呕吐，方选异功散佐砂仁、生姜补中温通，理气降逆；木香用量之小，取其醒脾健胃；合川厚朴、大白以和腑气。方药和合，以助脾升胃降之功。

例二　扶中助运、并调升降案。

张某，男，13 岁。

初诊：1981 年 9 月 23 日。

主诉及病史（其父代诉）：以外伤性肠穿孔、弥漫性腹膜炎收院治疗。经两次手术，伤口愈合良好，25 天来始终不能进食，食则呕吐。

诊查：精神疲倦，形体消瘦，肌肤枯槁。20 多天来，汤水纳而即吐，吐物为黄水黏液，无气臭；大便日二三次，呈黏液状。腐苔花剥，舌质淡红，脉沉细弱。

辨证：中气衰竭，无力纳运，升降失司。

治法：扶中助运，并调升降。

处方：高丽参 8g（另煎）　焦术 6g　云茯苓 10g　半夏 6g　炙甘草 5g　砂仁 3g　陈皮 5g　木香 2g　生姜 2 片

2 剂，浓煎频服。

二诊：服药 2 剂，精神转好，进少量稀汤未吐，上方药继服 3 剂。

三诊：精神已振，中气渐复，腐苔已化，能进软流食。效不更方，原方药 3 剂。

四诊：食量增进，腐苔已退，能下床活动。拟上方去高丽参换太子参，加炒麦芽 10g，调理二十多天，痊愈出院，嘱其饮食调养。

［按语］本例辨证以排泄物为主，参合色脉舌候，辨为中气衰竭、化源将绝。所选方药适宜，其效显著。

例三　健脾养阴、润肠通便案。

夏李氏，女，70 岁。

初诊：1990 年 11 月 26 日。

主诉及病史：胆总管切开取石，术后伤口愈合良好，今已 13 天，干呕，嘈杂，胃中烧灼感不能进食，应邀会诊。

诊查：精神不振，面色枯暗。舌红无苔乏津，脉象沉细弱。

辨证：气阴两伤，腑浊上逆。

治法：健脾养阴，润肠通便。

处方：山药 30g　生地黄 10g　当归 10g　大芸 10g　石斛 10g　上油桂 1g　升麻 1g　沉香 5g（后下）　生大黄 3g　芒硝 5g（冲）

2 剂，浓煎频服。

二诊：药后大便增多，初干后软；胃满好转，能进流食，但烧灼感尚存在，精神转振。脉仍沉细而弱，舌质红无津无苔。虽腑实通、浊气降，但气阴未能来复，胃气不和，法拟益气养阴和胃。

处方：西洋参 10g（另煎）　黄芪 10g　麦冬 12g　山药 15g　石斛 10g　知母 10g　砂仁 5g　白蔻 6g　陈皮 9g　木香 2g

3剂,1日1剂。

三诊:精神已振,烧灼感缓解大半,能进软流食。舌有津液,脉沉细而缓。上方药再进3剂,1日1剂。

四诊:食纳转增,大便正常。舌生薄苔,质淡红,脉沉缓而弱。要求带药出院,嘱其饮食调养。

[按语] 本例属气阴两伤、腑实不降、浊气上逆,法用健脾养阴、润肠通便,意在缓急而固本。药后大便初干后软,知其为虚秘而不是实热便秘。二诊根据胃脘烧灼感尚存、舌质红,无津无苔,拟益气养阴和胃法,方药适宜,故取效显著,可见治病求本的重要性。

三、通腑导滞、理气降逆法治愈"肠结证"一例

张某,女,30岁。

初诊:1990年12月12日。

主诉及病史:两年前曾做两次妇科手术。此次因贪食凉物,夜间发生腹痛、干哕,凌晨就诊,以"粘连性肠梗阻"收入院治疗,经三天输抗生素等治疗效果不显,不宜再施行手术治疗,邀余会诊。

诊查:精神疲倦,脐周围阵发性绞痛,按之加重;干哕,呕吐,下腹部胀满,无矢气,无大便,昨日灌肠见小屎块两枚,腹仍绞痛阵作。舌苔白质红,脉沉弦而弱。

辨证:寒凝气滞之肠结证。

治法:温通理气活血,缓急止痛。

处方:白芍 20g　炙甘草 5g　当归 12g　玄胡 10g　川楝子 6g　三七 3g　大芸 10g　上油桂 2g　青皮 10g　川厚朴 5g　沉香 6g(后下)　白蔻 10g

3剂,鼻饲,两天服完,头两煎分4次服,每4小时一次。

二诊:药后腹绞痛消失,仍无矢气,未大便,按脐左傍局限性痛,精神好转。据腑气未通,拟上方减青皮、大芸,加槟榔 5g、番泻叶 5g。3剂,1日1剂,口服。

三诊:药后虽大便四次,但水多屎少,矢气一次。于昨夜腹痛又起,呕吐加剧,吐物色黄,自感粪臭气并带有块状物如枣核大。脉象滑数,舌苔中厚黄、边薄。此系有形之积未除,阻塞肠道,浊物腐秽上逆,病情加重。法拟通腑导滞、理气降逆。

处方:生大黄 9g　甘草 5g　川厚朴 10g　沉香 5g(后下)　白芍 15g　大白 6g　青竹茹 15g　砂仁 5g　白蔻 10g　陈皮 10g　油桂 2g

2剂,早晚各服1次,鼻饲。

四诊:药后下栗状屎四枚,有矢气不爽,呕吐消失。守方继进药2剂,1日1剂,口服。

五诊:药后又下栗状屎两枚,矢气爽,痛、呕消失,能进软流食,因家事,带药出院。嘱注意饮食调养。其母代诉,药后获满意控制。

[按语] 本例因贪食凉物引起,一二诊用缓急止痛、理气活血之法,症状虽然缓解,但疾病癥结未除,腹痛、呕吐又复加剧。三诊再次审证求因,辨为有形之积未除,阻塞肠道,浊物腐秽之气上逆,法拟通腑导滞、理气降逆,药后下燥屎六枚,诸症悉平。可知有形之积非下不可。

四、加味生化汤治愈产后高热一例

李某,女,22岁。

初诊:1990年3月25日。

主诉及病史：据述足月顺产今已七天。恶寒发热，身痛，朝轻暮重，历时四天，经抗生素及对症处理，高烧仍持续在38.5～40℃之间。应邀会诊。

诊查：身热，微恶寒，体温38℃，头胸微汗，热甚头轰胀痛，不渴，骨节酸沉，脘痞不欲食，干哕，恶露持续夹有血块，色暗，下腹隐痛与阵痛交作。脉沉细弦，舌苔白根部略厚，质暗红。

辨证：产后瘀滞腹痛，兼有新感。

治法：祛瘀生新，佐以疏邪解表。

处方：当归12g　川芎5g　炮姜炭3g　桃仁6g　红花5g　炙甘草5g　川羌3g　砂仁3g　荆芥穗3g　陈皮5g　益母草12g

2剂，1日1剂，水煎服。

二诊：药后骨节酸沉消失，汗出减少，下腹阵痛缓解；惟恶露持续，色鲜量少，体温持续在38℃左右。依上方再进药2剂，1日1剂。

三诊：体温正常，诸症消失，恶露仍有少量色鲜，腹不痛。上方减川羌活、荆芥穗，加洋参5g。要求出院带药，嘱其饮食调理，慎风寒。

［按语］新产之妇，百脉皆虚，薄受风寒之邪，蕴郁肌腠，内与恶露瘀滞搏结，新血难复，故方用生化汤祛瘀生新为主，配伍荆芥穗、川羌活疏邪解表，佐以砂仁、陈皮温中理气和胃，服药4剂，诸症消失，病告痊愈。

五、清热解毒、活血散结治愈蛤蟆瘟一例

李某，女，9岁。

初诊：1991年元月23日。

主诉及病史（其母代述）：发热，微恶寒，痄腮3天，经输液和服药治疗，效果不显，体温仍38.5～39℃，遂来诊治。

诊查：症见两腮肿大，左轻右重，按之硬痛；轻度干哕。舌苔薄白干，质红，脉滑数。

辨证：时疫温毒外袭，毒邪郁阻少阳经脉，发为痄腮。

治法：清热解毒，活血散结。

处方：银花10g　连翘10g　当归尾6g　赤芍6g　蒲公英10g　板蓝根10g　桃仁3g　红花3g　薄荷5g　大贝母6g　甘草3g　生大黄3g

3剂，每剂两煎，2天服完，每6小时服1次。

二诊：热退，肿消大半，干哕止。上方药3剂，1日1剂，病告痊愈。

［按语］蛤蟆瘟俗称痄腮。本例温毒结于少阳之经，故重用银花、连翘、薄荷、板蓝根、蒲公英清解、清散，配伍当归尾、赤芍、桃仁、红花活血散结，薄荷与大黄同用，一升一降，故疗效显著。

［编者评注］万庆林先生行医数十年，对内、儿科疾病较为擅长。治疗心血管疾病积累了丰富的经验，对小儿疾病的诊断也创制了观形神、视动态、察面色、审苗窍、看舌苔、验指纹等一整套方法，故能准确地判断病情、合理用药而获良效。万老于中药剂型的改进方面也进行了大胆尝试，并取得一定成绩。

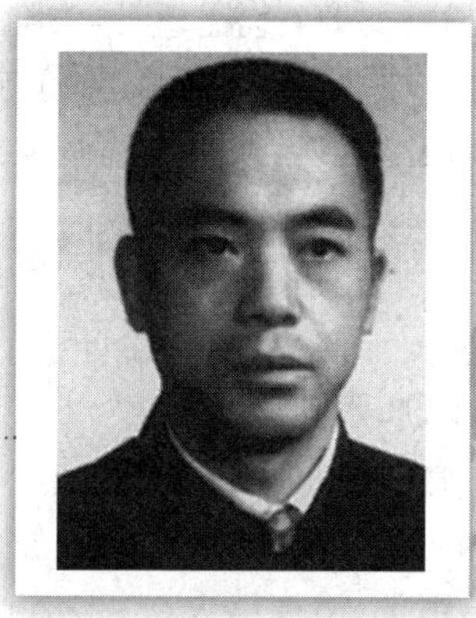

姚昌礼医案

【生平传略】

姚昌礼，1938年生，河南省宁陵县人，副主任医师、副教授。出身于中医世家，自幼受家庭熏陶，酷爱医学。1961年河南中医带徒班毕业，随当地名老中医韩传修先生学医和襄诊八年。20世纪70年代又从师于著名中医专家董建华教授学习两年余，颇得董氏真谛。临床四十余年，在中医理论方面造诣较深，专长内科，尤擅长肝病和糖尿病的论治，在豫、鲁、苏、皖等地颇具影响，起沉疴不胜枚举。学术上善于探讨专病专方，师古而不泥古。他主持研制的“蛇参乙肝口服液”，使乙肝表面抗原阴转率达53.3%；自拟“克糖平胶囊”治疗2型糖尿病总有效率达90%，获1992年商丘地区科技成果二等奖、河南省科技成果三等奖及国际少林武术节优秀展品奖。曾在省级以上刊物发表学术论文二十余篇，是商丘地区专业技术拔尖人才。1986年获全国卫生文明先进工作者称号，1989年获河南省劳动模范称号，1991年获河南省优秀共产党员称号，1992年被国家授予“中国改革功勋”勋章。

历任宁陵县中医院内科主任、业务院长、县政协委员。现任宁陵县中医院院长、县政协常委、中华全国中医学会商丘分会常务理事、宁陵县医药卫生学会副会长、《商丘医药》杂志编辑、商丘地区医药卫生科技成果评审委员会委员、商丘地区职称晋升评审委员会委员。

一、辨证治疗肝昏迷三例

例一　通腑泻热、涤痰开窍、平肝熄风案。

赵某，男，33岁。

初诊：1986年2月17日。

主诉及病史：据述目黄、身黄伴恶心呕吐3天，在某医院治疗，以突然昏迷而转入商丘某医院，经四天抢救，病情加重，嘱其返里准备后事。特邀余诊之。

诊查：面色熏黄如有积垢，气息若无，状如亡人，神志深度昏迷。以筷撬口，见舌红绛，苔黑厚干腻稍有芒刺。脉伏极筋骨似有若无。腹胀且硬，遍身黄染，巩膜深黄，大便七日未下，小便黄而量少。

辨证：腑气不通，湿浊弥漫，痰热浊邪蒙闭清窍。

治法：通腑泻热，涤痰开窍，平肝熄风。

处方：茵陈 30g　栀子 12g　大黄 12g　芒硝 7g　天竺黄 12g　石菖蒲 10g　胆南星 10g　羚羊角粉 3g　甘草 5g　1 剂

安宫牛黄丸，每次 1 丸，4 小时 1 次，温开水化开服。配合 10%葡萄糖液、谷氨酸钠静脉滴注。

二诊：晚上 8 时许服药后，至夜半零时大便泻下，为干黑便夹有黑黏冻，量特多，腥臭难闻。翌晨狂躁谵妄，叫骂不休，遂收入住院治疗。查肝功：黄疸指数 105U，胆红素 179.6μmol/L，凡登白试验直接反应立即阳性，间接强阳性；总蛋白质 66g/L，血清白蛋白 36g/L，球蛋白30g/L；脑磷脂(＋＋＋)，麝香草酚浊度 12U，硫酸锌浊度 20U，高胱氨酸(＋)，谷丙转氨酶 315U/L，乙肝表面抗原阴性。B 超：肝实质弥漫性损伤，脾稍大。病有转机，守前方去芒硝加黄连 10g、黄芩 12g、钩藤 12g、生白芍 15g。

安宫牛黄丸 6 小时 1 次。

三诊：上方药连服 3 剂，共服安宫牛黄丸 14 粒，神志转清，并思饮食。嗣后用清热化湿、育阴柔肝之剂治疗二十余日出院。坚持门诊治疗，三个月后复查肝功正常。B 超：肝实质轻度损伤。半年再次复查 B 超：肝、胆、脾、胰、肾无异常。现已六年，随访体质健壮，并喜得一子。

例二　滋水熄风，化痰开窍，通腑导热案。

秦某，男，56 岁。

初诊：1990 年 8 月 11 日。

主诉及病史：患肝硬化 6 年，合并腹水月余，经某医院利尿后致昏迷、躁动谵妄、语无伦次、两手扑翼样震颤；大便 5 日未下，小便短赤，量极少。腹水缓解四天后又现，腹胀大如鼓，收住我院 5 天，曾用肝脑清、肝安干糖浆、乙酰谷酰胺等治疗，证不减，特邀余会诊。

诊查：面黄目陷，形瘦骨立，腹大如鼓且硬，腹壁静脉迂曲怒张；唇燥舌红绛如剥柿，质有裂纹，无苔乏津；脉弦细数。肝功：黄疸指数 20U，凡登白试验直接反应立即阳性，间接阳性；胆红素 123.1μmol/L，总蛋白 70g/L，清白蛋白 32g/L，球蛋白 38g/L，脑磷脂(＋)，麝香草酚浊度 4U，硫酸锌浊度 10U，高胱氨酸(＋)，谷丙转氨酶＜35U/L，乙肝表面抗原阴性，胎甲蛋白阴性。B 超示：肝硬化腹水，胆囊水肿，脾大，双肾实质损伤稍重。

辨证：肝肾阴虚，痰火蒙闭清窍，三焦枯滞郁阻。

治法：滋阴生津，涤痰开窍，通腑导热，平肝熄风。

处方：北沙参 15g　麦冬 12g　五味子 12g　生地黄 15g　胆南星 10g　天竺黄 12g　石菖蒲 10g　大黄 7g　大腹皮 15g　羚羊角粉 3g　钩藤 12g　甘草 5g

安宫牛黄丸，每次 1 粒，日服 2 次。

10%葡萄糖配乙酰谷酰胺、谷氨酸钾、能量合剂及低分子右旋糖酐等交替静脉滴注。

二诊：8 月 15 日。上方药治疗 3 天后，大便已下，神志转清，但极感疲倦，语音低微，腹胀益甚，小便短少。舌质稍润，暗紫有瘀斑，脉象同前。治以养阴、化瘀、行水。

处方：太子参 15g　麦冬 12g　五味子 12g　石斛 15g　广郁金 12g　丹皮 12g　大腹皮 30g　茯苓皮 30g　泽泻 15g　猪苓 20g　冬瓜皮 30g　丹参 15g　水蛭 3g　槟榔 12g　川厚朴 10g

三诊：8月20日。上方药服5剂，小便增多，大便通畅，腹胀顿减，面有喜色，能坐起自行吃饭。后以益护肝阴、活血通络、理气行水为法，以上方为基础出入，服药三月余，诸症消失。肝功能：总蛋白60g/L，白蛋白32g/L，球蛋白28g/L，余均正常。B超：肝实质损伤稍重，能从事轻度家务活动。

例三　通腑利湿，化痰开窍，清热熄风案。

姜某，女，7岁。

初诊：1990年10月8日。

主诉及病史（其母代诉）：发现肝硬变年余，合并肾病三个月，曾在商丘、郑州等医院治疗，效果不佳，转入我院。经中西医结合治疗月余，水肿、腹胀减轻，病情稳定。五天前因感冒而发热，烦躁不安，体温39℃，继之语无伦次，神昏谵语，不认亲疏，哭闹不停，腹痛不止，喊叫口渴而给水又不喝。经用肝脑清、乙酰谷酰胺、安宫牛黄丸等治疗无起色，特邀余会诊。

诊查：面黄浮，周身轻度浮肿，腹部胀大扪之较软，有时两手扑翼样震颤。舌淡红，苔黄褐厚腻，脉细数。大便四日未下，小便黄量少。血生化检查：黄疸指数15U，胆红素20.5μmol/L，白蛋白20g/L，球蛋白39g/L，脑磷脂（＋），麝香草酚浊度10U，硫酸锌浊度12U，高胱氨酸（＋＋），谷丙转氨酶＜35U/L，乙肝表面抗原1∶32。二氧化碳结合力20.3mmol/L，尿素氮11.5mmol/L。

辨证：阳明里热炽盛，湿热弥漫，热极动风。

治法：通腑泻热熄风，利湿化痰开窍。

处方：茵陈20g　大黄9g　枳实10g　厚朴6g　块滑石10g　胆南星6g　天竺黄9g　石菖蒲6g　生白芍15g　川黄连10g　羚羊角粉2g　钩藤10g　夜交藤15g　甘草5g

二诊：进药1剂，热退大便通，翌日晨患儿由躁渐静，神志清醒。守方大黄减为5g。

三诊：10月11日。患儿已能下地玩耍，索要食品吃。仍轻度浮肿，腹稍胀大。舌淡红，苔黄稍腻，脉细滑小数。拟健脾利水，消胀理气，活血柔肝。

处方：茵陈15g　白术10g　茯苓皮20g　泽泻12g　猪苓15g　冬瓜皮30g　大腹皮10g　防己6g　炒莱菔子10g　虎杖9g　广郁金6g　丹参10g　炙鳖甲9g　甘草3g

上方加减，计服药96剂，诸症消失。

［按语］肝昏迷是由于氨及其他有毒物质的中毒，抑制了大脑边缘系统而产生一系列中枢神经系统的综合征，是肝脏疾病的并发症，多属危候。例一患者起病较急，从一系列症状看当属肝昏迷之闭证。综观脉症为腑气不通，湿热弥漫，痰热浊邪上泛蒙蔽清窍，用大黄、芒硝通腑泻热；胆南星、天竺黄、石菖蒲涤痰开窍；羚羊角为血肉有情之品，平熄肝风，清热解毒专入心、肝二经，力大而效宏。又辅以安宫牛黄丸清热开窍，豁痰解毒，可谓药少力专而收奇功。例二为肝腹水，由于峻剂利下，肝肾阴竭而导致昏迷。某些医者，为缓解患者胀急之苦，往往妄投峻剂利尿或攻下，虽取决于一时，却造成大量蛋白流失和电解质紊乱，极易诱发肝昏迷，此医者不可不慎也。例三患儿素体湿邪内蕴，复感外邪入里化热，湿热搏结，腑气不通，阳明热盛，热灼津为痰，痰热上扰心神而发本病。药用小承气通腑泻热，乃釜底抽薪之意；再伍以平肝熄风、化痰开窍、清热利湿之品，虽病情错综复杂，然能抓其要领，即可获得满意疗效。我们通过临床体会，肝昏迷当分闭证与脱证。闭证多为痰热内闭，湿热蒙蔽，肝风内动，乃是痰、湿、热、瘀胶结郁阻所致，治疗宜泻、宜通、宜开、宜宣、宜化，且忌妄补资壅。脱证多为气阴两竭，其病机或为失血过多、气随血脱，或为泄泻频作、脾气败绝，或为败水久居、土败木贼、脏气内竭，或为峻利峻下而致肝肾阴竭。其治疗当以养阴益气、救逆固脱为法；证见气随血脱、阳气外越者，宜用独

参汤;偏于气脱者,宜用高丽参、五味子、附片、龙骨、牡蛎、山药、炙甘草等;偏于阴脱者,宜用西洋参、麦冬、五味子、杞果、生地、龟版胶等。然经验所见,凡闭证若治之得当、不失时机,虽险可救;而脱证往往一脱即厥,预后极为不良。

二、育阴消水饮治疗肝硬化腹水三例

例一　滋阴养液、健脾利水、行气消胀案。

吴某,男,45岁。

初诊:1986年4月18日。

主诉及病史:罹肝病数年,一年前曾发生腹水,经中西医多方治疗,腹水消退,病情得以控制。一个月前因过度劳累,致腹胀又作,小便逐渐减少,迭更数医罔效而来就诊。

诊查:面色灰暗不泽,形瘦,颈、胸有蜘蛛痣数枚,腹大如鼓,皮急光亮,青筋暴露,伴口干欲饮、纳少便溏、身倦乏力、头晕齿衄、两目干涩。小便量少,每日约400ml。舌红绛苔少乏津,脉细弦。肝功能:白蛋白21g/L,球蛋白38g/L,麝香草酚浊度8U,硫酸锌浊度20U,高胱氨酸(++),谷丙转氨酶85U/L,黄疸指数18U。B超提示:肝实质弥漫性损伤并大量腹水,脾肿大。

辨证:肝肾阴虚,气滞水停。

治法:滋阴养液,健脾利水,行气消胀。

处方:北沙参15g　枸杞子12g　广郁金10g　泽泻15g　猪苓20g　五味子10g　麦冬10g　阿胶12g　陈皮10g　炒莱菔子12g　虎杖10g　白术12g　大腹皮30g　茯苓皮30g　冬瓜皮30g　甘草6g　冻葫芦瓢30g

二诊:服上方药5剂,尿量增至每日800ml,腹胀稍减,仍纳少。上方加丝瓜络30g、麦芽15g、石斛15g。

三诊:服上方药30剂后,腹水消退,诸症均减。去冬瓜皮、葫芦瓢、陈皮,加黄芪15g、黄精12g、生地黄12g、白蔻仁5g。隔日1剂,调理2个月,诸症悉除。肝功能、B超检查均基本正常,随访逾年,未见复发。

例二　益阴健脾利水、行气化瘀消胀案。

于某,男,49岁。

初诊:1975年3月12日。

主诉及病史:发现慢性肝炎九年,素常服些保肝药物,近三个月过度疲劳,复又外感发热,继之逐渐腹胀、纳呆、口干口臭、牙龈出血、身倦乏力,经中西医治疗罔效。现腹胀大,纳后尤甚,小便量少色黄,大便溏薄日行三四次,倦卧于床。

诊查:面黄体瘦,面颊有蟹纹,胸前及颈项手背有蜘蛛痣数枚,肝掌,腹大如箕,脐突按之较硬,腹壁静脉迂曲怒张,腹围118cm,巩膜微黄,舌暗红,苔微黄乏津,舌下静脉色紫怒张,脉沉弦细。肝功能:黄疸指数12U,麝香草酚浊度18U,硫酸锌浊度20U,总蛋白64g/L,白蛋白28g/L,球蛋白36g/L,谷丙转氨酶<35U/L,乙肝表面抗原1∶16,胎甲蛋白阴性。B超:肝实质弥漫性损伤,大量腹水,脾大。

辨证:阴津不足,气行不畅,血瘀水停。

治法:益阴健脾利水,行气化瘀消胀。

处方:北沙参15g　麦冬10g　五味子12g　大腹皮30g　炒莱菔子12g　虎杖12g

广郁金15g　丹参15g　水蛭6g　茯苓皮30g　泽泻15g　猪苓30g　淮牛膝15g　青木香10g　香附12g　甘草5g

另加服自制中成药腹水胶囊Ⅰ号，每次6粒，一日3次。

二诊：3月24日。服上方药12剂后，小便明显增多，腹胀减轻，口不干，纳食稍增，但大便日行五六次。虑其脾虚湿重，守方去大腹皮、虎杖，加白术12g、薏苡仁30g。腹水胶囊Ⅰ号，每次5粒，早、午饭后服。

三诊：4月3日。服上方药10剂，腹胀锐减，小便渐增，大便日行三四次成形，病情稳定，守方继进药10剂。

四诊：4月13日。大便日行两次，小便量明显增多（一天约2500ml），腹胀顿减，腹围88cm，舌偏红，苔薄较润，脉弦细滑，齿龈渗血较少，肝脾肿大质硬。拟益气养阴、活血软坚法。

处方：生口芪15g　北沙参15g　五味子10g　当归10g　阿胶珠12g　牡蛎30g　炙鳖甲15g　丹参15g　白芍30g　焦三仙各12g　陈皮6g　炙甘草6g

守方出入，治疗三个月后复查，面色较润泽，形体渐丰，监床症状消失，能从事家务活动。肝功能：黄疸指数5U，总蛋白72g/L，白蛋白44g/L，球蛋白28g/L，麝香草酚浊度8U，高胱氨酸（－），谷丙转氨酶＜35U/L。B超：肝实质损伤稍重，脾稍大。将上方加减改为9剂，以资巩固疗效。

例三　益阴利水、通腑散积、软坚化瘀案。

谷某，男，51岁。

初诊：1989年9月11日。

主诉及病史：原患慢性乙型肝炎十余年，转入肝硬化三年余，曾两次出现腹水。此次出现腹水月余，曾住某医院经中西医治疗，效欠佳，特来本院就诊。

诊查：面色如赭，形瘦骨立，腹胀大光亮，绷急坚硬，只能平卧不能坐立，表情痛苦呻吟不止，腹围120cm，纳谷极少，唇燥，牙龈有血迹；小便量少，一日约300ml；大便如鸭粪，日行五六次，便意不尽，重坠滞下。舌红绛质裂乏津无苔，舌下静脉增粗，色紫怒张，脉弦细。肝功能：黄疸指数14U，总蛋白56g/L，清蛋白22g/L，球蛋白34g/L，脑磷脂（＋＋＋），麝香草酚浊度22U，硫酸锌浊度18U，高胱氨酸（＋＋＋），谷丙转氨酶＜35U/L，乙肝表面抗原1∶128。B超：肝硬化并大量腹水，胆囊炎，脾极大。

辨证：久病阴虚，湿郁气积，血瘀水停。

治法：益阴利水，通腑散积，软坚化瘀。

处方：北沙参15g　麦冬12g　五味子10g　炒二丑10g　香附15g　五灵脂12g　甘遂5g　大白12g　大腹皮30g　冬瓜皮30g　茯苓皮30g　沉香5g　青木香10g　水蛭6g　炙鳖甲15g　丹参15g

另服腹水胶囊Ⅱ号，每次6粒，1日3次。

二诊：9月16日。上方药服5剂，矢气频转，腹胀减轻，面有喜色，小便稍增，大便量较前增多。舌脉同前。守方继进药5剂，仍配服腹水胶囊Ⅱ号。

三诊：9月21日。小便日渐增多，一日约800ml，大便同前。已显效中鹄，效不更方，续服药10剂。

四诊：10月1日。服药至10剂，小便日约1500ml，大便畅快，仍感口干，牙龈渗血。舌红乏津少苔，脉细弦。虑其肝肾阴虚，湿邪已减，不宜过度克伐，改为益气养血、行气利水、活血化瘀。

处方:北沙参 15g　杞果 12g　生地黄 12g　麦冬 10g　五味子 12g　石斛 15g　大腹皮 20g　虎杖 10g　茯苓皮 30g　泽泻 12g　猪苓 20g　冬瓜皮 30g　丹参 30g　青木香 10g　炙甘草 6g

停服腹水胶囊。

五诊:10 月 11 日。上方药服 10 剂,腹胀大减,腹围 92cm,小便量一日约 2000ml,大便溏薄,日行 3 次。舌红欠润,牙龈仍有渗血。守方去虎杖,加茜草炭 10g、小蓟 15g、山药 30g、茅根 30g,12 剂。

六诊:10 月 24 日。腹水消失,腹胀已平,纳增,腹围 88cm,精神及面色明显好转,牙龈出血亦减少,小便量一天约 2500ml,大便成形,日行两次。肝功能:黄疸指数 6U,总蛋白 64g/L,白蛋白 38g/L,球蛋白 26g/L,脑磷脂(+),麝香草酚浊度 8U,谷丙转氨酶<35U/L,乙肝表面抗原 1∶16。B 超:肝实质弥漫性损伤,脾稍大。因经济窘迫,要求带药出院,坚持门诊治疗,半年后随访,情况良好,未再出现腹水。

[按语] 肝硬化腹水,是肝病的后期阶段,病程较长,缠绵难愈,故极易损耗阴液。肝肾同源,肝阴不足,累及肾阴;又肝之为病最易传脾,致脾失健运,水湿内停,充斥腹中,阻滞气机,发为臌胀。余自拟育阴消水饮,选滋养肺肾之阴的北沙参、五味子、麦冬、阿胶、枸杞子,再配以大腹皮、茯苓皮、猪苓、泽泻、薏苡仁、冬瓜皮、葫芦健脾利水;白术、山药健益脾气;陈皮、郁金理气疏肝;炒莱菔子既可消积又可理气,虎杖引湿下行。方药共奏滋养肝肾,健脾利水,行气消胀之功,使利水不伤阴,滋阴而不碍湿,药中肯綮,如鼓应桴。

三、利湿和解法治愈肝硬化持续高热一例

王某,男,41 岁。

初诊:1989 年 9 月 21 日。

主诉及病史:患慢性肝炎 7 年,前年 B 超检查发现肝硬变。现高热持续四十余天(体温 39～41℃),曾在某医院住院二十余日,仍发热不减,遂转我院治疗。

诊查:面容憔悴,心烦不安,发热,体温 39.6℃,无汗,恶寒轻发热重,口苦,胁下胀满而痛,纳呆,小便黄,大便先干后溏,日行一次,巩膜微黄染。舌边尖红赤,苔黄干腻,脉弦细数。肝功能:黄疸指数 15U,总蛋白 66g/L,清蛋白 33g/L,球蛋白 33g/L,脑磷脂(++),麝香草酚浊度 20U,硫酸锌浊度 18U,高胱氨酸(+),谷丙转氨酶 270U/L,乙肝表面抗原阴性。B 超:肝实质弥漫性损伤、脾大、胆囊炎(与肝有关)。

辨证:湿热久恋,热达膜原,少阳枢机不利。

治法:清热利湿,和解少阳。

处方:柴胡 12g　黄芩 12g　青蒿 15g　茵陈 30g　炙鳖甲 12g　常山 10g　槟榔 10g　乌梅 15g　连翘 12g　白薇 15g　飞滑石 15g　白蔻仁 10g　甘草 5g

二诊:9 月 30 日。服上方药 3 剂,身热已退,汗出涔涔,精神好转,惟脘闷腹胀,口苦口臭,不思饮食。守方去乌梅、常山,加川黄连 10g、大黄 5g、竹茹 12g。

三诊:10 月 3 日。诸症悉减,守方再进药 3 剂。

四诊:10 月 6 日。初诊之诸候消失,有时腹胀不适,两胁下隐隐作痛,舌稍红,苔薄黄稍腻,脉弦细。改为清热利湿,活血化瘀,疏肝理气法。

处方：茵陈 20g　柴胡 10g　赤白芍各 12g　丹参 15g　广郁金 12g　炙鳖甲 12g　牡蛎 15g　枳壳 10g　川楝子 12g　石斛 12g　竹茹 12g

五诊：10 月 18 日。服药 12 剂，腹胀消失，纳香，惟右胁下有时隐痛不适，小便时黄时清，大便调，舌稍红，苔薄少，脉弦细滑。病情稳定，肝功能、血象均正常，要求带药出院。

[按语]《内经》云：“体若燔炭，汗出而散。”今患者高热四十余天，多方求治，发热不止，盖热与湿合，如油入面，难分难解，而致缠绵不愈。湿热相结，内达膜原，少阳枢机郁阻不利而现诸症。治以清热利湿，药用茵陈、青蒿、连翘等；和解少阳、效达膜原，选用柴胡、黄芩、常山、槟榔等；热盛伤阴，故用乌梅、炙鳖甲、白薇以滋阴清热；枳壳、白蔻、甘草化湿和中，以杜湿源，诸药配合，恰投病机而奏良效。

四、通腑利尿、活血化瘀法治疗多囊肾一例

王某，女，42 岁。

初诊：1973 年 9 月 2 日。

主诉及病史：去年 4 月因尿血到医院检查，经触诊发现右胁下有一拳头大小之肿块，建议到上级医院确诊。曾先后到郑州、上海、北京等大医院检查，被确诊为多囊肾。经中西医治疗效果不佳，上海某医院一位医生预言，患者最多能活五年，病人知情后思想压力很大，病情日渐加重，卧床不起，故特求余诊治。

诊查：面色萎黄，精神不振，常感胸脘闷胀不适，气短，头晕头痛，寐差多噩梦，腰痛腰酸，纳谷极少，小便淡黄，有时尿血，大便秘结，两日一行。舌红绛质暗，苔灰黄厚腻而满布，脉弦细滑，尺脉沉。尿常规：红细胞（＋＋＋），白细胞（＋＋＋），上皮细胞（＋＋）。B 超：多囊肾，右侧最大的一个约 7.8cm×4.6cm，左侧 3 个。心电图：心肌呈缺血型改变。血压 150/110mmHg。

辨证：湿热蕴结，三焦壅滞，瘀阻血脉。

治法：清利湿热，通腑导滞，活血通脉。

处方：卷柏 15g　徐长卿 15g　猪苓 20g　云茯苓 12g　泽泻 12g　滑石 15g　大黄 9g　枳实 12g　川厚朴 10g　丹参 30g　桃仁 12g　红花 10g　甘草 5g

二诊：9 月 14 日。服上方药 12 剂，尿血已止，大便通畅，纳增，惟小便黄，口苦口干，头晕，胸闷，腰痛腰酸，胁下不适。上方去枳实、厚朴、滑石，加北杜仲 15g、全瓜蒌 30g、淮牛膝 15g、石斛 12g、川芎 10g，大黄易大黄炭 6g。

三诊：9 月 26 日。寐佳，头晕止，胸闷亦显著好转，小便转清，纳颇香，口中和。舌稍红，苔薄微黄，脉象同前。尿常规：红细胞（－），白细胞（＋），上皮细胞少许。血压 130/90mmHg。超声波：右侧最大之囊包为 6.5cm×3.6cm，已明显缩小。因其事业心较强，要求上班工作，嗣后以上方为基础加减治疗一年余，服药约 380 剂，临床症状消失，囊包较前明显缩小，各种检查结果均在正常范围内，健如常人。

[按语] 多囊肾是一种先天性肾脏发育畸形，常为多发性，累及双侧肾脏，甚至伴有其他脏器囊性畸形，非药物所能治疗，如无症状亦无需治疗。该患者并有高血压、冠心病，综合脉症，属湿热蕴结，三焦壅滞，瘀阻血脉，药用卷柏、徐长卿、猪苓、泽泻、云苓、滑石等清热利湿；大黄、枳实、厚朴泻腑导滞，通利并用，使湿热之邪从二便而去；丹参、桃仁、川芎、红花活血化瘀，通脉活络。配伍严谨，收到满意疗效。凡遇错综复杂之病变，若能提纲挈领，抓住主要矛盾的实质，

其他则可迎刃而解。

五、健脾补肾法治愈牙龈生毛一例

吕某,男,6岁。

初诊:1980年10月22日。

主诉及病史(其父代诉):平素体质差,近两个月身倦懒玩,食欲不振,面色渐黄。于本月9日发现其牙缝里长有绒毛,日渐增长,经他医诊治,言其未曾见过此病不予治疗,故来求余诊治。

诊查:面黄肌瘦,形疲神倦,头发焦黄,纳差,二便尚调,眼睑稍白。舌淡质嫩,边有齿痕,苔薄白,脉细弱。血常规:血红蛋白90g/L,红细胞3.8×10^{12}/L,白细胞8.0×10^{9}/L;分类:中性粒细胞0.6,嗜酸性粒细胞0.03。

辨证:脾胃虚弱,肾精不足。

治法:健脾益胃,补肾填精。

处方:党参10g　白术10g　茯苓10g　炙甘草3g　陈皮6g　清半夏6g　砂仁5g　炒麦芽12g　神曲10g

二诊:10月31日。服上方药9剂,纳谷大增,精神好转。改为补肾填精益髓,佐以健脾和胃。

处方:熟地黄12g　山萸肉10g　丹皮9g　山药15g　云苓10g　泽泻10g　骨碎补10g　何首乌10g　上肉桂3g　砂仁3g　鲜生姜3片

三诊:11月21日。上方药服至21剂,牙龈绒毛脱落,面色较前红润,无明显不适,血常规正常。

[按语] 该患儿牙龈生毛,古今医案未见记载,实属罕见。余曾发函求教于董建华老师,根据董老建议,先予健脾和胃之剂,后再补肾填精。脾胃为后天之本,气血生化之源;肾为先天之本,主骨生髓,患儿素体先天禀赋不足,复加后天失养。一诊用香砂六君子汤加减,健脾益胃调理后天,以增强生化之源。二诊用六味地黄汤加辛温生发之品,以补肾益髓,使脾胃健、肾精充而病理之绒毛脱落,诸症获愈。

六、自拟克糖平胶囊治疗糖尿病二例

例一　益气养阴、活血通脉案。

李某,男,57岁。

初诊:1988年10月5日。

主诉及病史:患糖尿病15年,原在控制饮食的情况下,服用甲苯磺丁脲(D860)、降糖灵、优降糖等药,血糖与尿糖尚能控制在6.0～6.5mmol/L和±～++之间。但近半年病情加重,身倦乏力,头晕气短,四肢麻木,胸闷不适,口渴欲饮,小便增多,夜溲4～7次,大便秘,但稍有不慎即便溏,甚至泄泻无度。曾服达美康、克尿糖、克糖利等进口西药亦罔效。

诊查:形瘦,面枯不荣,舌暗淡边有齿痕,苔薄少,脉弦细数。空腹血糖15.5mmol/L,尿糖(++++),尿比重1.030,酮体阴性,胆固醇10.9mmol/L,β脂蛋白8.3mmol/L。心电图:心肌呈缺血型改变。血压105/75mmHg。

辨证:气阴两虚,血瘀脉络。

治法:益气养阴,活血通脉。

处方：由柳白皮、生黄芪、高丽参、冬虫夏草、黄精、生地黄、苍术、花粉、丹参、水蛭、三七、五倍子等二十余味组成。通过浓缩及提取有效成分等现代工艺加工制成胶囊。

服法：每次8粒，1日3次，饭前服，1个月为1疗程。

二诊：服上方药一个月后，诸症消失，面色较前润泽。舌转淡红，脉细弦。空腹血糖5.8mmol/L，尿糖（±），胆固醇7.6mmol/L，β脂蛋白5.9mmol/L，心电图：正常。血压130/96mmHg。嘱其服上方药维持量，每次5粒，日服3次。

例二　益气养阴、化瘀通脉案。

刘某，男，42岁。

初诊：1990年8月8日。

主诉及病史：一年前，每于劳累后即口渴、多饮，未曾治疗。近两个月加重，口渴多饮，日夜饮普通暖水瓶五六瓶水，多尿，约两小时一次，夜间尤频，夜尿最多达十余次，色白清长；消谷善饥，有吃不饱之感；日渐消瘦，两个月体重减20kg。神疲乏力，腰膝酸软，有时肢麻，大便秘结。曾服消渴丸、降糖灵、D860等药物，症状无明显改善而来诊。

诊查：面憔不泽，皮肤粗糙。舌质暗红稍紫，苔薄黄乏津，脉弦数。空腹血糖17.5mmol/L，尿糖（＋＋＋＋），尿比重1.036，酮体阴性，胆固醇12.5mmol/L，β脂蛋白8.3mmol/L。

辨证：初为燥热耗津，继之气阴两伤，久之入络致瘀。

治法：益气养阴，化瘀通脉。

处方：克糖平胶囊，一次8丸，日服3次。

二诊：9月9日。服药一个月，诸症若失。空腹血糖6.6mmol/L，尿糖（－），临床治愈。嘱其服克糖平维持量，每次5粒，日服3次。

[按语] 糖尿病属中医学消渴病范畴，是一种病程长、病理变化复杂、并发症较多的慢性进行性加重的终身性疾病。其病变不仅在肺、胃、肾，发展后期常累及心、脑、肝、脾甚至全身之筋脉、骨骼、皮肤、肌肉等。目前对此病的治疗，特别是对合并症的防治，现代医学颇感棘手。中医对该病多是在传统三消辨证的基础上进行论治，然而其分型愈演愈复杂，目前已达百余型之多，极难掌握。我们根据多年的临床经验体会，糖尿病人多数都有神倦、舌质淡暗、口渴多饮多尿的症状。因此，凡糖尿病，无论属哪种证型，大多数皆不同程度地存在着脾肾气虚夹瘀的现象，本着这一原则，我们打破了三消分治的传统方法，针对非胰岛素依赖型或合并轻度并发症者，筛选出柳白皮合剂（克糖平胶囊）。方中柳白皮味苦性寒，功擅通利三焦，清热而不伤胃，宣达而不损阴，有降低胆固醇、血脂和血糖的作用。2型糖尿病病人，多身体肥胖，常见三焦壅郁之象，病情发展虽多脾肾气虚，然燥热伤阴是其最初之病理，故选用本品为主药，切合病机。又据《中药大辞典》记载，此药对治疗冠心病有显著疗效，能很好地改善血液循环功能，而糖尿病人又多有瘀血机理，故该药用于改善血液循环、减低血黏度，对防治糖尿病之合并症大有裨益。黄芪、高丽参、冬虫夏草等能健脾益气，益肺肾而护阴；杞果、黄精等能补肾填精，养肝明目，固肾气而摄小便；花粉、生地等具有滋水生津之功，且能清肾中浮火而固元气，除胃中虚热而解烦渴；五倍子、乌梅酸甘化阴，生津敛汗；丹参、水蛭等功专活血化瘀，通脉活络。诸药合用，共奏健脾益气、滋补肝肾、养阴清热、活血化瘀、疏通脉络之功，从而使阴平阳秘、气血通畅，人体之神经、体液、激素分泌得到调整，有利于恢复胰岛β细胞释放胰岛素，增长全身各个组织对糖的摄取、贮存和利用，达到降血糖、消尿糖治疗糖尿病主症之目的。同时通过活血化瘀药降低血液黏稠度，改善微循环，对其合并症亦有较好的防治功能。

七、加味归脾汤治愈十二指肠溃疡一例

李某，男，47岁。

初诊：1978年11月16日。

主诉及病史：有胃脘痛病史三年余，时轻时重，延绵至今。近月余病重，曾在某医院诊为十二指肠球部溃疡。用西药甲氰咪胍等治疗罔效，特要求服中药治疗。

诊查：面黄形瘦，上脘偏右疼痛，每于饥饿或饱食后痛甚，有规律性的午后加重，体纳差，泛酸嘈杂，有时恶心呕吐，寐不实多梦，精神倦怠。舌质淡，苔薄白，脉沉细。X线钡剂透视：十二指肠球部直接征象有龛影，间接征象可见激惹。

辨证：心脾失调，气血两虚，中州虚寒。

治法：健脾益气，养血安神，温中散寒。

处方：当归12g　党参10g　生口芪12g　白术10g　茯神12g　桂圆肉12g　熟枣仁12g　炙远志6g　广木香10g　炙甘草6g　石菖蒲10g　高良姜5g　香附12g　乌贼骨30g　白芍15g

二诊：11月22日。上方药服6剂，胃脘痛止，但纳食不香，泛酸嘈杂。守方加煅瓦楞30g、砂仁5g。

三诊：12月4日。服药12剂，精神好转，寐可，纳增，泛酸嘈杂消失。以此方为基础加减治疗三月余，共计服药96剂，临床症状消失。X线钡剂检查两次，龛影和间接征象消失，病愈后随访未复发。

［按语］现代医学认为，本病的发生与精神因素密切相关，长期的精神刺激或紧张，使迷走神经兴奋性增强，胃酸及胃蛋白酶分泌增加，消化自身十二指肠黏膜而致本病。这与中医学思虑过度而伤心脾的观点相一致，故治疗本病可按心脾失调、气血两虚论治，运用归脾汤加味切合病机。方中茯神、枣仁、远志、菖蒲宁心安神，醒脾和胃，可降低迷走神经的兴奋性；参、芪、归、术、龙眼肉补气养血，改善肠道血液循环，可加速溃疡愈合；良、附、甘草温中理气止痛；乌贼骨、白芍收敛制酸缓痛。诸药合用，对溃疡起治疗和调节作用。通过临床观察，与甲氰咪胍相比，加味归脾汤具有效率高、疗效巩固、无副作用等优点，余近年用此方治疗十二指肠溃疡60例，有效率达100%，治愈率达79.2%。

八、和解少阳、清利湿热治愈肠伤寒一例

董某，男，39岁。

初诊：1989年9月2日。

主诉及病史：患者劳累后露宿，次晨即感恶寒发热，头身疼痛，周身不适，遂在本村医疗所按感冒治疗，效欠佳，迁延十余日，赴某医院化验白细胞计数、分类，其总数及分类计数均低于正常值，嗜酸性粒细胞计数为"0"，肥达试验(＋)，诊为肠伤寒，用西药氯霉素、氨苄西林等治疗半月余，收效甚微。

诊查：寒热往来，汗出不畅，身倦乏力，精神倦怠，表情淡漠，脘痞纳呆，口苦口干不欲饮，大便稀薄不爽，小便浅黄。舌质红，苔黄腻，脉濡缓。

辨证：湿热阻遏，枢机不利。

治法：清利湿热，和解少阳。

处方：柴胡 10g　黄芩 10g　清半夏 10g　党参 10g　甘草 3g　川厚朴 10g　杏仁 10g　蔻仁 10g　薏苡仁 12g　滑石 12g　青蒿 12g　连翘 12g　竹叶 10g　生姜 3 片　大枣 3 枚

二诊：9 月 5 日。服上方药 3 剂，寒热减，周身舒适，纳谷有增。予上方加减，共进药十余剂，病告痊愈。

［按语］湿温患者常可见到不同程度的寒热往来或身热不扬，头重如裹，周身酸困，神疲纳呆，脘闷呕恶，舌红苔薄黄或厚腻，脉濡缓或兼滑象。临症将小柴胡汤与三仁汤化裁运用，效果明显。若热重湿轻或但热不寒者，重用黄芩、连翘，再加黄连、栀子清热之品；湿重热轻，症见身热不扬、头身困重、脘腹痞满者，可重用三仁及滑石，以利湿化浊，宣畅气机，再加菖蒲、藿香芳香化湿；若寒热往来明显者，可重用柴胡、青蒿再加草果仁以利枢机；若病程日久，阴津被伤，症见口渴唇燥，苔黄干者，可加石斛、花粉以滋阴生津，但须减去半夏、厚朴之温燥。本病之关键在于湿热阻遏气机，少阳枢机不利，故治当和解少阳、清利湿热为法。方用小柴胡畅达少阳之气机，以除往来之寒热；三仁汤清利气分之湿热，以祛痞呆之证候，二方合用恰投病机。

九、防己地黄汤加减治疗精神性神经官能症一例

马某，女，34 岁。

初诊：1984 年 5 月 2 日。

主诉及病史：患者素有神经衰弱，月前因与人争吵遂哭笑无常，昼夜不寐，头痛头晕，周身疼痛，曾在当地卫生院肌肉注射安定针，口服氯丙嗪片无效来诊。

诊查：精神抑郁，目光呆滞，白睛布满红丝，大便四天未行，口干欲饮，舌红苔黄厚，脉弦数。

辨证：肝郁化火，心阴内耗，阴阳失调，神不守舍。

治法：滋阴降火，养心安神，通调阴阳。

处方：汉防己 10g　桂枝 10g　防风 10g　生地黄 15g　独活 10g　珍珠母 30g　白芍 15g　合欢花 15g　生百合 30g　钩藤 15g　紫石英 15g　夜交藤 15g　炙甘草 6g　大黄 9g　青皮 6g　4 剂

二诊：上方药服 1 剂，大便通畅；服药 2 剂，哭笑止；4 剂药尽而诸症悉减。为巩固疗效，守方大黄减至 6g，续服药 5 剂告愈。后以天王补心丹调理月余，随访多年未见复发。

［按语］精神性神经官能症属于“不寐”、“郁证”、“脏躁”等范畴，多因思虑抑郁伤及心肝，日久心血被耗，肝阴不足，肝阳上扰，阴阳失调，神不守舍而诸症丛生。正如《景岳全书·不寐》中“真阴精血不足，阴阳不交而神不安其室耳”之说。防己地黄汤出自《金匮要略》，历代医籍注解颇少，临床运用亦鲜见。防己、生地黄、防风、桂枝、甘草诸药配伍，共奏滋阴柔肝、养血安神、疏郁散结之功，用于治疗精神性疾病疗效颇佳。本例方中加紫石英、珍珠母、百合、夜交藤等以潜阳安神；青皮、合欢花以疏气解郁；桂枝、独活配伍通调阴阳，有清散疏解之功。独活一味，近代药理研究表明，它有镇静安神之效。诸药合用，颇中病机，收效良好。

十、活血化瘀法治疗肠风下血一例

韩某，男，45 岁。

初诊：1987 年 12 月 17 日。

主诉及病史：大便下血半年余。初病在当地卫生院按痢疾治疗无效，复改中医治疗，曾投药三十余剂仍无效。便血日益加重，赴某医院诊治，因粪便呈扁平状而疑为直肠癌，于今求余诊治。

诊查：面色萎黄，身倦神疲，大便下血，量多色鲜红，每日三五次，矢气较多，但无腹痛后重。舌暗红，苔薄微黄，脉弦滑。大便常规未发现阿米巴及脓球。

辨证：肠道瘀郁，迫血下行。

治法：活血化瘀，清肠止血。

处方：当归60g　桃仁15g　赤芍30g　红花15g　丝瓜络60g　椿根白皮30g　生姜10g　明流酒30ml(米酒)　红糖30g

前7味加水1200ml，文火煎约40分钟，再加入明流酒续煎5分钟即行滤出，再兑入红糖溶化即成，晚上温服一半，次晨空腹再服另一半。

二诊：上方药进1剂，下血减半，待3剂药尽，下血全止，且大便形状亦复原，精神较佳。为巩固疗效，守方再投药3剂，并以八珍丸善调其后。半年后随访，患者健康，病未再发。

［**按语**］《证治要诀》云："血清而色鲜者为肠风……"肠风下血，其血多在粪后或纯下鲜血，便前矢气多，便血量较大，肛门无肿痛，无腹痛后重，自觉痛苦不甚，全身症状不太明显。若出血时间过长，则可见血虚气弱之象。其病因以风邪为要，风夹热郁，伤及肠络，血不循经而下溢。方中丝瓜络清肠祛风解毒；当归活血、养血去瘀而不伤正；桃仁、红花、赤芍等活血化瘀，引血归经，并寓有"治风先治血，血行风自灭"之意；生姜、红糖、明流酒调和脾胃，以促气血生化之源；椿根白皮清热燥湿，涩肠而止血。诸药共奏活血、养血、祛风、止血之功。此乃师承验方，余运用三十余年，只要辨证确切，均可一剂中的。

十一、辨证治愈泄泻四例

例一　渗湿健脾案。

王某，女，42岁。

初诊：1982年10月21日。

主诉及病史：素来体魄不健，适逢家造新居，熬心操劳，食眠节外，便下溏粪。因家务甚忙，病延旬日未医，至溏者以泄，卧榻不起，他医治疗月余无效，方至我处就医。

诊查：面容浮然，双目无彩，食谷完泄，日十余次，空腹尚适，一食即利，气短乏力，骨骼若空。舌淡苔白腻，脉濡滑。

辨证：脾虚湿困，运化失司。

治法：渗湿健脾，益气和中。

处方：苍白术各12g　山药15g　薏苡仁15g　茯苓12g　泽泻12g　猪苓10g　破故纸12g　莲子15g　诃子皮12g　陈皮10g　炙甘草5g　车前子30g(包煎)

二诊：服上方药3剂，大便次数明显减少。中鹄不更方，续服上方药5剂，恙瘥大半。再服药3剂，将息善后，告愈。

例二　抑肝扶脾案。

张某，女，35岁。

初诊：1983年4月8日。

主诉及病史：家分宅基不均，其嫂骂门，备受委屈，当晚腹中作痛，肠鸣辘辘，泄泻迫急。现已十余日，服西药罔效来诊。

诊查：胁下胀满不适，腹痛肠鸣，日泻十余次，为稀溏便夹有少量黏冻。舌淡微红，苔薄白，脉弦小数。

辨证：肝郁脾虚，木旺乘土。

治法：疏肝健脾，扶土达本。

处方：柴胡 10g　防风 10g　白术 10g　白芍 12g　陈皮 10g　山药 15g　云苓 12g　扁豆 12g　故纸 12g　诃子皮 10g　泽泻 10g　车前子 15g　广木香 10g　川楝子 6g　甘草 5g

二诊：服上方药 3 剂，泄泻次数明显减少，但仍有腹痛肠鸣。守方加苍术 10g、香橼皮 10g，服药 5 剂后诸恙皆瘥。

例三　养胃润脾案。

冀某，男，67 岁。

初诊：1983 年 2 月 13 日。

主诉及病史：去年腊月生日庆寿，多啖炙炒，运化不及，遂病泄泻，已迭更数医，屡治无效。泻下频频，日甚一日，家人恐慌，延余就治。

诊查：形瘦神疲，频频去圊，日十数次，泻下量少，为稀薄脓样便。伴口渴多饮但量少，腹饥欲食而不能食，口唇乏津，面红如樱。舌红少苔，脉濡细数。

辨证：脾胃阴虚，虚热内生。

治法：养胃润脾，清热止泻。

处方：粉葛根 12g　乌梅肉 15g　山药 15g　白术 12g　云茯苓 12g　扁豆 12g　田大芸 10g　太子参 10g　诃子皮 12g　车前子 30g　石斛 10g　黄芪 10g　炙甘草 5g　黄连 9g

二诊：5 剂药服尽，更衣次减，纳食觉香。又守方加减服药 15 剂，泻止能纳，诸症荡然。

例四　温肾健脾案。

许某，男，46 岁。

初诊：1982 年 12 月 9 日。

主诉及病史：五更泄泻延至数月，迭经医治，终无起色。每于寅晨之时，脐痛作泄若溺，俟鸣声数响，其泄方止，更衣之后粪门坠胀。

诊查：形寒腰冷，脐围腹痛，便稀夹有多量黏冻。舌淡苔少，脉沉细。

辨证：脾虚不运，肾阳虚衰。

治法：温肾补脾，固肠收涩。

处方：故纸 15g　吴茱萸 3g　煨肉蔻 5g　五味子 10g　附片 5g　白术 12g　姜炭 3g　川椒 10g　赤石脂 15g　党参 10g　炒米壳 5g　炙甘草 5g

复诊：药进 5 剂，形体温和，诸症好转。守方加减服药三十余剂，晨睡安然，顽疾尽除。

［按语］治泄法众，必辨证求因而立之。经云“伏其所主，先其所因”是也。泄泻分外感与内伤。外感括有湿、寒、热、暑作祟，概与湿邪最关。《沈氏尊生书》云：“湿兼风者飧泄也，湿兼热者下肠垢也，湿兼寒者鸭溏也，湿兼虚者虚泄也”，其理甚昭。内伤者，浅伤脾，深及肾，枢在肝，而其病变中心乃以脾（胃）为主。盖湿盛最易困脾，肝郁最易乘脾，伤食最易损脾，肾寒最易侮脾，是泄泻无不由于脾也。脾气虚则时溏时泄，脾阴虚则泄频量少，脾阳虚则洞泻不止，脾（中）气陷则不禁脱肛。正如《景岳全书·泄泻》所云“泄泻之本无不由于脾胃”。故本病之特点是湿阻为主因，脾病为要变。所以上四例之立法有渗湿健脾、抑肝扶脾、养胃润脾和温肾补脾

之分，但均以治脾为要点。

（陈秀玲　姚伟　刘芳林　姚超整理）

［**编者评注**］姚大夫治疗肝脏病经验颇丰，肝性昏迷、肝硬化腹水、乙型肝炎均为目前难治性疾病。他通过大量的临床实践，取得了可喜的经验。治疗特点是标本兼顾，急则治其标，时时顾护其本，使邪祛而正渐复，取得良好的疗效。

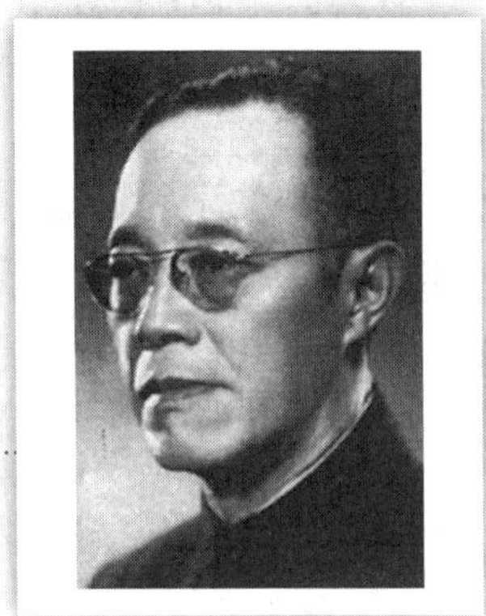

戴丽三医案

【生平传略】

戴丽三(1901—1968年),字曦,云南省昆明市人,1915年省中毕业。为继承家学,随父戴显臣习医,1918年考取中医师,悬壶昆明,中医临床各科俱有特长,尤擅内妇科,临床屡起疑难重证,在云南省人民群众中声誉大起,系云南四大名医之首。戴氏对中医经典及历代医案多有研究,尤尊仲景,源于《伤寒论》,又广于《伤寒论》,师古不泥古,其论著《中医学辨证原理》一书,展示了其毕生钻研仲景学的精深心得,师承仲景而能勇于创新。《戴丽三医疗经验整理研究》、《戴丽三临证验方集》两书收录其所创制的经验方,是其临证实践的心得及学术思想的体现。其50年的医疗实践以及高尚的医德,终能独树一帜,自成一家,成为云南中医学术流派之一。

新中国成立后,1950年6月应邀参加在北京举行的第一届全国卫生工作会议,同年8月入云南省卫生厅总门诊部中医内科工作,是云南省中医参加政府工作的第一人。1955年任云南省卫生厅副厅长,中华医学会云南分会副会长,中华医学会云南中医学会会长,全国血防科研委员会委员,九三学社昆明分社委员,云南省一、二、三届人民代表,云南省政协一、二、三届委员至卒年。

主要论文有《中医学辨证原理》、《阴阳五行之研究》、《伤寒论的科学性》、《诊断篇》。

为继承其宝贵经验,经其传人整理出版《戴丽三医疗经验整理研究》、《戴丽三临证验方集》。

一、扶阳抑阴法治愈肾虚全身浮肿一例

孙某,男,8岁。

主诉及病史:全身浮肿已三个月,尤以面目及四肢为甚。曾服五苓散、五皮饮等药及西药利尿药未效,转余会诊。

诊查:面色青兼晦暗,四肢不温,口不渴,精神委顿,面目浮肿较四肢严重。舌白滑,脉沉细。

辨证:元阴衰惫,脾肾两虚。

治法:扶阳抑阴,温肾行水。

处方:附片60g　茯苓15g　干姜15g　炙甘草6g

二诊:上方药服3剂,肿势递减,小便虽有量仍少。继用理中汤加附片温肾理中,扶助元阳。

处方:附片60g　潞党参15g　白术9g　炙甘草6g

三诊:服药3剂,肿势大减,小便较前量增多。用白通汤,重用姜附,交通阴阳,宣达气机。

处方:附片90g　干姜24g　葱白3个

四诊:上方药服2剂,小便通畅尿量多,肿势全消而愈。

[按语] 此证患者全身浮肿,元阳衰惫,脾肾两虚,故不可徒事利尿而舍本逐末。四肢浮肿属正气大虚,气化功能衰惫,急当温扶元阳,增强气化功能。张景岳云:"温补即所以化气,气化而愈者,愈出自然。"不利尿而尿自通,不消肿而肿自退。

二、健脾润肺降逆法治干咳浮肿一例

马某,女,50岁。

主诉及病史:患干咳无痰,面足浮肿,反复发作多年。近经西医诊断为支气管扩张并肺心病,屡用中西药治疗,效不显,转余就诊。

诊查:咳嗽气喘,面足浮肿,气短乏力,心悸失眠,食欲不振,小便短少。舌暗淡,苔薄白。切其脉,三五不整,重按无力。

辨证:脾虚肺燥,由于脾虚湿滞,土不生金,肺失滋润,以致干咳日久不止。脾虚化源不足,肺气虚损,清肃失司,不能通调水道,致浮肿尿少。母病不能荫子。肾水不升,则心火不降,心肾不交,以致心悸失眠。肺主气,脾益气,肺脾两虚,则气短乏力。脾虚运化不及,故食欲不振。

治法:扶脾燥湿,兼润肺降逆,用八珍散化裁。

处方:淮山药15g　芡实15g　莲肉9g　生苡仁9g　沙参15g　茯苓15g　陈皮6g　桔梗6g　百部9g　苏子9g　炙冬花9g　白粉15g

二诊:上方药服3剂,咳嗽、面足浮肿减,但心悸眠差尚存。药已中病,仍以前法加减。

处方:淮山药15g　芡实15g　生苡仁9g　茯苓15g　广百合9g　川贝母9g　柏子仁9g

三诊:上方药服3剂,睡眠好转,精神渐好,惟面足浮肿未全消。用张锡纯升陷汤加味。

处方:北口芪15g　潞党参15g　淮山药15g　山萸肉9g　升麻6g　炒柴胡6g　桔梗6g　知母6g

四诊:上方药连服5剂,浮肿全消,尚有时微咳,用炮姜甘草汤加味。

处方：炮姜 15g　甘草 6g　五味子 6g　苏子 9g　炙冬花 9g　白蜜 1 匙调入

五诊：上方药服 2 剂，咳即全止。为巩固疗效，用升陷汤加龙骨、牡蛎、牛蒡、杭芍、法半夏、苏子，连服 5 剂，诸症解，浮肿、咳嗽、心悸、失眠消失，病情控制。

［按语］脾失运化，水谷精微之气由脾上输于肺以充养全身，故脾肺两者关系至为重要。临床常见脾气不足、肺气虚弱的脾肺两虚证。本例在脾虚湿滞的情况下，不仅肺气虚且兼肺燥干咳；湿与燥成为一大矛盾，因而在用药上燥脾湿则肺燥增，润肺燥则脾湿盛，故用八珍散加清润益气之品，既健脾燥湿，又润肺降逆，使药扣病机，两全兼顾，药虽平淡，但疗效显著。

三、温经解表法治愈太阳少阴两感证一例

李某，女，18 岁。

主诉及病史：受寒后发热四十余日不退，曾服中西药，症情如故，前来就诊。

诊查：症见胸满，食少，日晡发热，恶寒蜷卧，不思水饮，二便自利，面色晦暗而黑。舌润滑，脉沉细如丝。查阅所服中药处方，有按阳虚治者，曾用四逆汤、白通汤；有按阴虚治者，曾用青蒿、地骨皮、鳖甲之类及甘露饮等，均无效。

辨证：按脉症分析显系不足之阴证，滋阴固非所宜，但为何用扶阳之四逆、白通亦无效？此症之散热，系太阳气机被寒邪郁闭，未能及时解散，寒邪入里，真阳失运，此为伤寒太阳、少阴两感之重证。四逆汤虽能扶阳，但不能驱邪外出；白通汤亦交阴阳之方，但所交系心肾之阴阳，不能交表里之阴阳，故无效。

治法：温经解表，用《伤寒论》麻黄附子细辛汤，交表里之阴阳。

处方：黑附片 60g　麻绒 6g　北细辛 3g

二诊：服药 1 剂，发热竟退，余症亦减。宜扶阳抑阴，交通心肾阴阳，处以下二方：

第一方，四逆汤：黑附片 60g　干姜 12g　甘草 6g

第二方，白通汤：黑附片 60g　干姜 12g　葱白 3 个

上二方药交叉各服 3 剂后，精神大佳，饮食增进而愈。

［按语］《黄帝内经》谓："其两感于寒而病者，必不免于死。"（《素问·热论》）所谓"两感"，指阳经与阴经同时感受寒邪而致病，亦有表里同病之意。在《内经》时代，尚无完善治法，故列为"死证"。至仲景时代，则发展了《内经》理论，丰富了临床治疗方法，这是一大进步。《伤寒论》就说："少阴病，始得之，反发热，脉沉者，麻黄附子细辛汤主之"。发热为太阳经感受寒邪，脉沉为少阴阳气不足，两感证也，故创麻黄附子细辛汤，交表里之阴阳，温经散寒，扶正祛邪，使邪去而正不伤，扶正而不碍邪。药仅三味，配伍周详，效果很好。

本例即典型之两感证，若不急扶少阴之阳，开太阳气机，则两感之邪难有出路，颇不易治。兹用麻黄附子细辛汤，实属有是症、立是法、用是方，故危重之症亦愈。寄语学者：凡治外感诸证，必须熟悉六经错综复杂变化之机制，则病情自无遁形，而施治始可中的。

四、温经散寒法治愈中耳炎一例

童某，男，5 岁。

代诉及病史：左耳流脓，且发高热，体温 39.7℃，西医诊断为中耳炎。曾用青霉素等药，发热未减，流脓依然，延余诊治。

诊查:症见左耳中有清稀脓液渗出,精神委顿,有“但欲寐”之势。二便通畅。舌质青滑,苔薄白,脉沉细。

辨证:四诊合参,断为寒邪入于少阴肾经。肾开窍于耳,经气相通,今寒邪侵入肾经。滞于耳窍,故现上述诸症。

治法:先宜温经散寒,鼓邪外出。方用《伤寒论》麻黄附子细辛汤。

处方:附片 30g　麻黄 6g　细辛 3g

二诊:服上方药 1 剂后,发热即退,体温正常。患儿面色唇口转红,脓液转稠,脉转弦数,舌质转红。病已由寒化热,所谓“阴证转阳”,其病易治。宜用清肝降火之剂,乃予龙胆泻肝汤加减。

处方:龙胆草 5g　栀子 3g　黄芩 6g　车前子 6g　柴胡 6g　生地黄 15g　泽泻 6g

服药 3 剂后,耳中流脓渐止而愈。

[按语] 此证治愈之关键在于认清“阳气重于阴气”、“体功重于病邪”之理。凡遇寒邪抑遏,宜先予温经散寒之剂,待阴证转阳,方可施以清凉之剂,自易见效。若不知此理,初诊即以寒凉泻火,则寒邪凝滞,变生他证,病难速愈。

本例因系小儿,生机旺盛,易虚易实,故一剂温扶之药即见转阳。若系成人或久病者,虽数剂温扶,亦难有此明显转机。临证之际,宜注意患者年龄、体质、病程新久及服药情况。证变药变,一切均从患者客观实际出发,力避主观武断。只有这样,才能收到预期的效果。

五、救逆法治愈寒入厥阴一例

杨某,女,15 岁。

主诉及病史:病已一周。初病发热呕吐,泻利,头痛,恶寒,曾先后延医诊治无效。

诊查:现呕逆不止,腹痛硬满,面赤,烦躁。仍感头痛,恶寒,手足僵冷。查其以前所服诸方药,均以小柴胡汤为基础,甚至加三棱、莪术等攻伐之品,服后月经适来,病更加剧。察其脉细而欲绝,舌淡紫。

辨证:与上述病情合参,此乃寒入厥阴,其病在肝。肝与胆相表里,肝寒而气郁不升,则影响于胆,气逆不降,故呕逆不止。厥阴为风木之脏,木郁克土,故腹痛硬满;寒入于阴,则阳浮于上,故面赤。吐泻后,阳气与津液俱伤,心肾不交,水火离隔,故烦躁。厥阴外证未解,故头痛、恶寒。肝脾不和,阳气不能达于四肢,故手足僵冷。小柴胡汤乃和解少阳之方,其所以误者,因惑于发热、呕吐,未注意尚有太阳表证之头痛、恶寒、阳明之下利也。若当时投以葛根汤,两解太阳、阳明之邪,则其病早愈。由于越经用药,引邪深入,柴、芩皆清泻肝胆之品,反复用之,攻伐无过,以致病情加剧。幸患者年轻,生机旺盛,正气尚能支持,急投以《伤寒论》当归四逆加吴茱萸生姜汤加味。

处方:当归 12g　桂枝 9g　炒杭芍 12g　炒吴萸 6g　细辛 2g　通草 6g　炒小茴香 6g　砂仁 6g　川黄连 3g　炙甘草 6g　烧生姜 3 片　大枣 3 个

二诊:上方药服后,次日来诊,呕逆全止,肢已转温,面赤、烦躁、腹痛均减。续处以吴萸四逆汤。

处方:黑附片 60g　炒吴萸 9g　干姜 12g　炙甘草 6g

此方药本可先用,其所以不先用者,在于本病患者既经误治克伐,不但厥阴外证未解,且使肝血为寒所凝而不能畅运,故先予当归四逆汤温经达表,以作响导;继用吴萸四逆汤温中扶阳,驱除浊阴。如此施治，始可引邪向外一举而平。故服第二方药后，诸症悉除，且满身出现红斑，此病邪由里达表，已收预期之效。乃因势利导，以四逆汤振奋阳气，驱邪外散，遂告痊愈。

[**按语**]《伤寒论·辨厥阴病脉证并治》云："手足厥寒，脉细欲绝者，当归四逆汤主之。"又云："若其人内有久寒者，宜当归四逆加吴茱萸生姜汤。"此二条指出厥阴病的治疗途径之一。本例由误治而导致寒入厥阴，因证候与《伤寒》所述相符，故用之有桴鼓之应。厥阴为肝木所主，肝主藏血，脉细欲绝为厥阴病血虚之候。血虚者当以补血行血为主。正如尤在泾所说"欲续其脉，必益其血，欲益其血，必温其经"。然因过用寒凉及攻伐之品，不仅血虚，真阳亦有亏损，故益血温经之后，又用吴萸四逆汤扶阳温中而散寒。因病证如此，故用药亦不得不如此。

六、泻火救阴法治愈真热假寒证一例

杨某，女，30岁。

主诉及病史：初患上腹疼痛，发高热，大便秘结。病已四日。曾用灌肠法通便，反致腹痛、吐泻、手足厥冷、烦躁不安、面青、脉微。经服大剂附子理中汤（重用附子），服后病情加剧，乃邀余往诊。

诊查：症见面青，神烦，肢冷，吐泻发热，口唇焦躁。舌呈紫色，脉象闭伏。细审之，手背虽冷但手心灼热，加以烦渴引冷，口臭气粗，舌唇焦紫等症状，并非阳气不足，实为邪热有余之象。若属真寒，必现手心手背两面俱冷，岂有手心独热之理，这是辨证的关键所在。脉虽不显，由于热邪闭伏于里，阳盛格阴，阳气不能达于四末，故见肢冷脉闭。综上判断，确系真热假寒，阳极似阴，即《内经》所谓"热深厥深"，实属有余之热证，用附子理中汤而病情反剧者，缘犯"实实"之戒，以阳药治阳证，热势愈减，重热则寒，物极必反，故外现阴寒之假象。

辨证：热邪内闭，阳盛格阴。

治法：急泻其火以救其阴。

处方：第一方，地浆水适量，绿豆30g。

第二方，葛根黄芩黄连汤。

粉葛15g　炒黄芩9g　云黄连6g　甘草6g

二诊：上方药各服1剂，四肢厥回，热退，腹痛大减，呕吐均止。面已不青，六脉显现，口臭气粗，烦渴饮冷，此时真热之象已逐渐外呈，宜清肺胃之热而保津。

处方：生扁豆9g　薏苡仁9g　淡豆豉6g　焦栀子6g　黄芩9g　陈木瓜6g　枇杷叶9g　厚朴6g　陈皮6g　石斛9g　鲜竹叶9g

三诊：上方药服1剂，气分热势仍张，里热过重，改用散表攻里之剂，用三黄石膏汤。

处方：黄连6g　黄芩9g　黄柏9g　麻黄6g　栀子6g　生石膏30g　淡豆豉6g　生姜3片　绿茶叶9g　大枣3个

四诊：药服1剂，气分热势减，胃浊不降，大便秘结，腹胀气粗，苔黄燥，脉滑数有力。证转阳明腑实，下证已具，宜釜底抽薪，用《伤寒论》大承气汤。

处方：大黄9g　厚朴9g　元明粉9g　枳实9g

五诊：服药1剂，大便下，里热除，病势大减。宜继续清理肠胃湿热，养阴生津以善其后，方用甘露饮。

处方：生地黄15g　熟地黄15g　天冬9g　麦冬9g　石斛9g　黄芩6g　茵陈9g　枳壳6g　炙枇杷叶9g　甘草5g

药服2剂，诸症消失，其病遂愈。

［按语］真热假寒之证，本可现厥。仲景云：“厥深者热亦深，厥微者热亦微。”治本证抓住手心灼热，结合口唇焦燥、舌紫、烦渴饮冷、口臭气粗等真热现象，不为面清、肢冷、吐泻、脉伏等“寒象”所惑，仍按真热治之。用地浆水绿豆，先夺腹内炽热之势，同时用葛根芩连汤解肌透热，引内伏之热邪外出。药后，内热外现，真相毕露，假寒尽除。继以清热生津之品扶持正气，俟攻下条件成熟，以大承气汤一扫热邪而诸症悉解。诚如唐容川治伏火之厥谓：“先宜治其伏火，使火得发，转厥为热，次乃更清其热，斯可愈尔”。

七、水纳元阳法治愈戴阳证一例

施某，女，17岁。

主诉及病史：发热持续不退已一周，经某医院治疗未效，曾服葛根芩连汤、银翘散和白通汤等，薄热日增，邀余会诊。

诊查：症见高热，全身冷汗不止，声低息短，四肢逆冷，面赤如朱，身重难以转侧，二便如常。左脉沉细，右脉浮大无根，舌青滑，不思饮。细审此证之发，实乃元阳外越所致。

辨证：阴寒过盛，虚阳上越之假热证，因误用寒凉之剂，故病势日益增剧。

治法：交通阴阳，收纳元气，用《伤寒论》白通汤。

处方：附片60g　干姜12g　葱白3个

二诊：上方药服1剂，病如故，疗效不显，是由于阴寒格拒过盛，药不能直达病所。应从阴引阳，本着“甚者从之”、“热因寒用”的治则，于原方加猪胆汁数滴，童便一杯。服后热竟全退，冷汗亦止，面赤身热大为减轻，惟四肢尚冷。继以《伤寒论》干姜附子汤峻扶元阳，交通上下。

处方：附片60g、干姜15g，服后诸症悉愈。

［按语］“戴阳证”最易与实热证混淆，若只见高热而不细加审究，极易误治。但病既真假相混，必有其本质可寻。如冷汗不止，声低气短，肢冷，脉浮大无根，即其内寒本质所在，薄热面赤非其本也，乃急用白通汤回阳收纳。后于原方中加苦寒之品反佐，服之果验，如改弦易辙，则病终难愈。

八、温肝舒郁法治愈经漏并血尿一例

王某，女，40岁。

主诉及病史：胁腹疼痛，经漏淋漓不止，继而并发尿血，溺时尿道灼热疼痛，病已二月余，曾服导赤散、清心莲子饮等药十余剂未效，转请余往诊。

诊查：按其脉，弦而涩；视其舌，青而滑；询问生育史，年已四十而无嗣，近半年来每逢经期即感两胁引腹部剧痛。经期或先或后已五年余。

辨证：患者为求得子，求而不得，抑郁伤肝，肝藏血，肝气郁结夹瘀，气血失调，此其病之主因。

治法：疏肝解郁，调理冲任。

处方：白茯苓15g　炒泽泻6g　桂枝10g　炒杭芍10g　炙香附9g　砂仁6g　郁金6g　青皮9g　玄胡索9g　川楝子6g　甘草梢5g

二诊：上方药服2剂，诸症均有减轻。方既已效，仍用原方加减。

处方：白茯苓 15g　炒泽泻 6g　桂枝 9g　炒杭芍 9g　上阿胶 9g　焦栀仁 6g　生地黄 12g　浙寸冬 9g　生草梢 4g　粉丹皮 6g　血余炭 1 束

三诊：上方药服 3 剂后，尿血全止，月经调畅，两胁及腹部疼痛止。嘱原方药再服 2 剂，次年受孕而举一子。

［**按语**］此例治愈，全在“辨证求因，审因论治”。患者年已 40 而无子，忧虑可知；求子不得，肝气日郁，气血自然瘀阻，冲任失调，故经漏淋漓，瘀血下注，渗入膀胱，必然尿血；肝血不藏，遂使血不归经。治以疏肝解郁、调理冲任，肝气得疏，淋漓可止，肝气不陷，血自归经，尿血可愈。

九、清暑利湿、温阳化气治愈癃闭一例

邵某，男，40 余岁。

主诉及病史：患痔疮多年，经数次手术割治未愈，翌年春再次复发，下血不止，入昆明某医院再次手术，术后数月，随即并发尿路感染，小便不通。胸腹胀痛，每天均须导尿。因感痛苦不堪，请余诊治。

诊查：面垢发热，自汗，懒言，身重而痛，小便不通，卧床不起已二十余日。脉濡细，苔白腻。

辨证：暑湿内蕴，膀胱气化不利，证属癃闭。

治法：清暑利湿，理气除满。

处方：炒苍术 9g　炒厚朴 9g　广陈皮 6g　扁豆 9g　六一散 9g　甘草梢 5g

二诊：上方药服 1 剂，发热退其半，身痛全止，面垢渐退，腻苔渐消，小便略通。再踵前方意，加通阳化气之品。

处方：用大橘皮汤化裁。

六一散 9g　炒泽泻 9g　炒白术 9g　茯苓 15g　猪苓 9g　桂枝 9g　干姜 9g　广木香 3g　广陈皮 6g　扁豆 9g　槟榔 6g

三诊：上方药服 2 剂，热全退，小便畅通，因病久体弱，精神疲倦，饮食欠佳。脉弱无力，舌苔薄白，以调理脾胃为主。

处方：六君子汤益气健脾。

潞党参 15g　炒白术 12g　法半夏 9g　炙甘草 6g　陈皮 6g　茯苓 15g　烧姜 5g　大枣 3 个

四诊：上方药服 3 剂，精神好转，食欲增进。为根治其癃闭，用萆薢分清饮化裁为治。

处方：北口芪 15g　白术 12g　升麻 6g　焦黄柏 6g　萆薢 9g　橘核 6g　茯苓 15g　莲子 9g　石菖蒲 3g　车前子 9g　甘草梢 5g　淡竹叶 9g　灯心 1 束

五诊：上方药服 2 剂，证痊愈，为大扶脾阳有助利水，上方白术加至 30g，并嘱兼服桂附八味丸调治。

［**按语**］癃闭一证，有虚有实，其要不外水道气机阻滞。本例由暑湿内蕴，膀胱气化不利引起，初期亦实证也。《素问·至真要大论》曰：“必伏其所主，而先其所因”。审证求因，病既由暑湿引起，解暑即治癃闭，扶正亦可驱邪外出。最后专治下焦，加重白术以健中，用升麻、黄芪以举上。本中医视人体为上下联系、内外相通的统一整体。最忌头痛医头之形而上学观点。

十、育阴潜阳法治愈牙宣一例

左某，男，30余岁。

主诉及病史：患牙龈出血不止已月余，曾服西药治疗未效。

诊查：诊其脉，芤大而空；舌紫红无苔，面色㿠白。二便正常，余无所苦。

辨证：肝肾阴亏，肾失潜纳，阴火上腾。

治法：育肝肾已亏之阴，潜上浮之相火。

处方：白洋参 6g　石决明 9g　茜草 6g　阿胶 9g　炙龟版 15g　牡蛎 24g　蒲黄 6g(醋炒)　玄参 15g　麦冬 19g　炒杭芍 9g　炙甘草 6g　淮牛膝 6g　藕节 6g

二诊：上方药服1剂，牙龈出血止其半，嘱原方药再服3剂。

三诊：3剂药服完，血全止，继以封髓丹善后告愈。

处方：焦黄柏 9g　砂仁 6g　甘草 6g

3剂病痊愈。

[按语] 此证病机在于肝肾阴亏、肾失潜纳，故不用六味地黄丸之类滋肾柔肝。六味丸只有育阴之功，而乏潜阳之功。患者由于阴亏，相火浮越，血不归经，治疗必须育阴潜阳并举，庶可达血能归经而血自止之效。

十一、峻扶元阳法治愈失血后阳虚寒战一例

吴某，男，74岁。

代诉及病史：头顶部外伤流血过多，进入昏迷，且见寒战不止，历时二日。

诊查：脉沉微，舌质淡青滑，神识不清。

辨证：寒气入侵，阳气困顿，心窍不宣之阴寒重证。

治法：扶元阳，驱寒邪，温暖血脉。

处方：《伤寒论》干姜附子汤。

附片 120g　干姜 30g

二诊：药服1剂，寒战止。原方药再服1剂，神识清醒。因患者年迈，元阳本虚，非大剂连服，不能尽其功。

三诊：继以附子汤、四逆汤调理旬日，病体逐渐平复。

[按语] 此证寒战、神识昏迷，系气随血耗、阴寒凝闭、阳气不足所致。丹溪《丹溪心法》云："气有余便是火，不足者是气虚。"治疗关键是用大剂量干姜附子汤，温下焦元阳，培中土之生机，振奋全身气机，故寒战止而神智得以恢复。

十二、辨证治愈阴寒浮肿、烦喘一例

王某，女，70岁。

主诉及病史：全身浮肿，薄热，身痛，喘息，烦躁，胸闷胀，大便秘结，病已一周，经治未效，延余往诊。

诊查：面青无神，舌白滑，脉弦滑。询其起病之因，初因风寒侵袭，兼有积滞，胸闷较重，大

便秘结已 4 日。

辨证:风寒内遏,表邪未除,肠胃积滞,阻遏气机,阴霾满布。

治法:解表宣肺,兼调营卫,先用麻桂各半汤加味。

处方:麻绒 6g　杏仁 9g　桂枝 9g　杭芍 9g　苏叶 6g　防风 9g　独活 6g　甘草 6g　生姜 3 片　大枣 3 枚

二诊:药服 1 剂,薄热身痛减,表邪渐解,但胸闷胀如故。此里气未和,积滞未消,宜表里两解,兼消积化滞。用自拟方藿香桂枝汤加减。

处方:藿香 6g　神曲 9g　枳实 6g　法半夏 9g　焦山楂 15g　苏叶 6g　白芷 6g　桂枝 6g　杭芍 9g　甘草 6g　生姜 3 片　大枣 2 枚

三诊:上方药服 1 剂,胸闷胀减轻,喘息亦减,惟大便多日不通。以面青无神、舌白滑之象观之,此因年高,阳气不足,阴寒凝结。宜温壮阳气,单刀直入,交通上下,使陷者得升,浊者自降。方用《伤寒论》干姜附子汤。

处方:黑附片 60g　干姜 15g

四诊:上方药服 1 剂,大便通,烦喘止,惟吐酸频作。由于阴邪太甚,服阳药而离照当空,坚冰见融之佳象。今大便虽通,而肿势未全消。此脾肾阳虚、阴寒尚盛。宜温阳祛寒,健脾利水,继用白通汤、真武汤各 3 剂后,浊阴化而水归壑,肿胀全消而身轻健,病愈。

[按语]“先表后里”,是《伤寒论》重要治则之一,临证时必须牢记。本案既有脾肾阳虚,又有风寒外束,且有肠胃积滞。根据《伤寒论》“太阳病,头痛发热,身疼腰痛,骨节疼痛,恶风无汗而喘者,麻黄汤主之”,及“太阳与阳明合病,喘而胸满者,不可下,宜麻黄汤”,说明表里并见时,不可用下,应以解表为主。先用麻桂各半加味,使病邪得以外出后,用藿香桂枝汤表里两解,兼化积滞;继用干姜附子汤、白通汤、真武汤温壮阳气,解除阴寒凝结,健脾利水,而肿胀全消。

(戴慧芬整理)

[编者评注] 戴老擅用大剂附子、干姜等温里之剂,药味少而量大力专,多获奇效。缘于辨证精当,阴阳寒热明辨,故用药不惑,简而专。如例三、例四、例五均以四逆、白通取效,而例六则以舌唇焦紫、手心灼热、烦渴引冷、口臭气粗为真热之象,不为面青、肢冷假寒之象所惑,用地浆水、绿豆及葛根芩连汤一剂即见明显效果。

江西名医医案

洪广祥医案

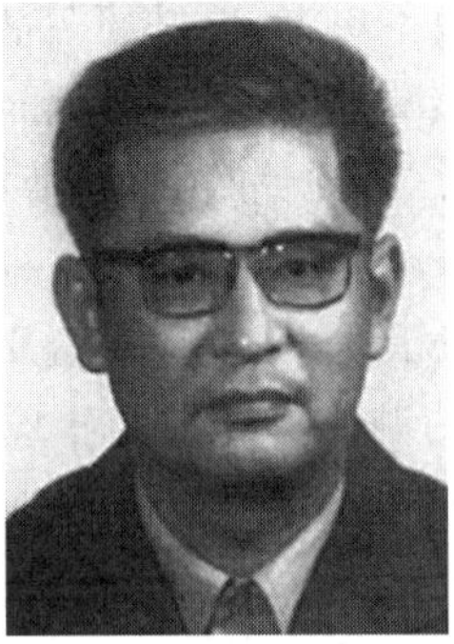

【生平传略】

洪广祥，生于1938年12月8日，江西省婺源县人，主任医师。少年时代从江西省婺源县何子明、潘希璜先生学医，后就读于江西省中医进修学校，毕业后一直从事科研、临床和教学工作。先后担任江西中医学院副院长、党委书记，兼任《江西中医药》杂志主编、中华全国中医内科学会第二届委员会委员、肺系病专业委员会副主任委员、江西中医学会副理事长、内科学会主任委员、江西省中医药专家委员会副主任委员、江西省新药审评委员会委员等职。1991年经中华人民共和国国务院批准享受政府特殊津贴。

洪氏长期致力于肺系病证的临床研究，率先倡导"痰瘀伏肺为哮喘反复发作的夙根"和"治痰治瘀以治气为先"、"治肺不远温"等新见解，并创制了"定喘宁"、"咳喘固本冲剂"、"复方参蛤片"等治疗慢支肺新药，畅销海内外。主要论著有《哮证治疗之我见》、《中医药治疗晚期原发性肺癌的体会》、《肺脓疡证治》等。曾先后应韩国药理学会、欧洲中医师公会的邀请参加国际学术会议和出国讲学。

一、辨证治愈哮喘七例

例一　散寒平喘案。

裘某，女，23岁。

初诊：1991年7月23日。

主诉及病史：1990年4月因感冒发生哮喘，后经常发作，且渐次加重，每次发作前有鼻痒、喉痒或阵发性呛咳，随即出现哮喘，常服氨茶碱、激素等药，亦不能完全控制。此次6月5日发病至今未能缓解，夜间尤甚，不能平卧。

诊查：阵发性呛咳，吐白黏痰，咳甚则哮喘，喉间吼鸣，肢末不温，二便正常。舌质红暗，苔薄黄腻，脉弦滑。两肺听诊有哮鸣音。

辨证：寒饮伏肺，肺失宣降。

治法：温肺散寒，宣降肺气。

处方：生麻黄 10g　干姜 6g　细辛 3g　紫菀 10g　款冬花 10g　法半夏 10g　葶苈子 15g　青、陈皮各 10g　牡荆子 15g　7 剂

二诊：服药第 1 剂，呛咳明显减轻，次日未发哮喘，且已停服西药，夜能平卧。舌质暗红，苔薄黄，脉细滑。效不更方，再进药 7 剂。

三诊：药后咳喘控制，服第 4 剂时又因感冒而诱发哮喘，程度较前轻，未服西药，仅服上方药约半小时缓解。舌质偏暗红，苔薄黄，脉弦滑。此寒去欲解也。后以温补肺阳之剂调理，哮喘半年未发。

［按语］ 本案于夏季发病，咳喘月余，但痰色仍白，足证其为寒饮内伏之寒哮。且因呛咳特甚，因咳至喘，是为肺气不能宣达而上逆，故用麻黄、干姜、细辛温散寒饮，宣达肺气；法半夏温肺除痰降逆；款冬花、紫菀温肺止咳而利肺气；葶苈子、青陈皮、牡荆子利气平喘。虽病发于夏季，且有舌质红暗、苔薄黄微腻等热象，但洪老认为"治肺不远温"，慎用寒凉而贵灵动，故取效甚捷。

例二　温阳平喘案。

王某，女，38 岁。

初诊：1990 年 12 月 4 日。

主诉及病史：20 年前因受寒而发哮喘，后每年春、夏、秋之交发作，近四五年来症状明显加重。常用速喘宁、舒喘宁气雾剂以取暂时之效，停药即发。今年 9 月初感寒哮喘复发，经中西药治疗症状稍有控制。近月来，哮喘常在夜间发作，不能平卧，背部冰冷，怯寒，易感冒，大便偏干。

诊查：口唇暗，舌质暗淡，苔白腻，脉细弦滑重按无力。两肺听诊有哮鸣音。

辨证：阳气虚弱，痰瘀伏肺。

治法：温补阳气，涤痰散瘀。

处方：生黄芪 15g　熟附子 10g　仙茅 10g　仙灵脾 10g　葶苈子 15g　青皮 10g　生大黄 10g　牡荆子 15g　卫矛 15g　槟榔 10g　7 剂

二诊：服药第 2 剂哮喘渐平，未服西药，夜能平卧，大便稀、每日四五次，背仍恶寒，腻苔减少，脉同前。遂于方中去大黄、牡荆子、卫矛、槟榔，加苓桂术甘汤续服。

处方：生黄芪 15g　熟附子 10g　仙茅 10g　仙灵脾 10g　葶苈子 15g　青皮 10g　茯苓 15g　桂枝 10g　白术 10g　炙甘草 6g

三诊：服药后哮喘控制，诸症悉减，背恶寒已除。此乃阳气已复，续予温阳以散痰瘀治之，配合复方参蛤片 4 片，1 日 2 次，以巩固疗效，哮喘一年未发。

［按语］ 本案病机为阳气虚弱、痰瘀伏肺，属虚中夹实之证，故予温阳以散痰瘀，服药两周，证渐平复，改温补肺肾为主，缓收其功。本病患者阳虚之因除为先天禀赋不足外，还与"痰瘀"阴邪易伤阳气和哮喘反复发作重伤阳气有关。阳气不足，无力温散痰瘀，故临床除有背恶寒、怯寒等阳虚见症外，还可见口唇暗、舌暗、苔腻、脉滑等痰瘀见症，治疗应在温补阳气的基础上以散痰瘀，故收效颇捷。

例三　泻肺治哮案。

吴某，男，29 岁。

主诉及病史：自3岁患哮喘，每于夏季发作，近两年明显加重，发作无定时，常服西药以缓解症状。近一周来哮喘持续，迄今未解，倚息不得卧，喉间痰鸣，咳痰黏稠，口干苦而黏，大便结如羊粪。

诊查：口唇发绀，舌质暗红，苔薄黄腻，脉弦滑。两肺听诊哮鸣音。

辨证：痰瘀伏肺，气道壅塞。

治法：泻肺除壅、涤痰祛瘀、利气平喘。

处方：蠲哮汤（洪氏经验方）加减。

葶苈子15g　小青皮15g　陈皮15g　槟榔10g　牡荆子15g　卫矛10g　生大黄10g　7剂

二诊：服药第2剂哮喘缓解，夜能平卧，停服西药；大便稀，每日三四次，口唇转红，腻苔减少。续用原方再进药7剂，以巩固疗效。

三诊：哮喘由每天发作变为一周仅发一次，且程度较前减轻，服上方药半小时后缓解；大便稀呈糊状，每日3～6次。再以原方续服药7剂，哮喘控制，诸症悉减，但鼻塞不闻香臭，后用宣鼻窍、扶正固本方药调理3个月，哮喘半年未发。

［按语］蠲哮汤是针对"痰瘀伏肺"为哮证反复发作的夙根这个病理观、并根据《内经》"肺苦气上逆，急食苦以泻之"的理论而创制的。方中葶苈子、青陈皮、槟榔、牡荆子性味均苦以泻肺除壅，俾气顺则痰降，气行则痰消。肺与大肠相表里，肺气壅滞而致腑气不通，以致浊气不降而上逆，又加重肺之壅滞，而使哮喘难以缓解，故方中伍大黄以通腑气，腑气通则肺气自降。卫矛味苦，活血祛瘀，且具有抗过敏作用，与逐瘀除壅之大黄相配，更能增强行瘀之力。哮喘之作，多为外感诱发，伍生姜既可外散表寒，又可内散水饮，且能防葶苈子、大黄苦寒伤胃之弊。全方以苦降疏利气机为其大法，以泻肺除壅、涤痰祛瘀、利气平喘为其主要功效。

治疗哮喘控制症状不难，其难在断根，本方既可控制症状，又可清除痰瘀夙根，服后解稀糊状便，说明邪有去路，痰瘀渐得蠲除。经验证明，苦降疏利气机以除痰瘀夙根的方法比宣肺平喘的效果好。

例四　护卫治喘案。

沈某，男，9岁。

初诊：1991年11月12日。

主诉及病史：一岁患哮喘，此后每因气候骤变或受寒后易诱发，发作前常有鼻痒、鼻塞、喉间痰鸣等先兆症状，经常服用氯苯那敏（扑尔敏）、氨茶碱、激素等药。一周前因感寒而诱发哮喘至今未解，夜间加重。

诊查：鼻痒、鼻塞流清涕、打喷嚏。舌质偏红暗，苔黄，脉细滑。

辨证：风犯肺窍，营卫不和。

治法：祛风通窍，调和营卫。护卫汤（洪氏经验方）加减。

处方：北防风15g　路路通30g　卫矛15g　桂枝10g　白芍10g　生姜3片　红枣6枚　炙甘草10g　7剂

二诊：服药显效，夜间哮喘明显减轻，鼻腔症状得以改善。原方再加辛夷花10g、苍耳子10g，以加强宣通鼻窍之功。

三诊：药后哮喘、鼻腔症状控制，近日气候骤变寒冷，亦未发哮喘。续用护卫汤巩固疗效，哮喘四个月未发。

［按语］护卫汤是针对风邪侵犯肺窍、营卫不和这个病机而创制的。鼻痒、鼻塞流清涕、打

喷嚏等症，是诱发哮喘的一个重要因素，这些因素大多数与中医所说的“风”有关。风邪四时均可致病，它具有善行数变、动摇不定之特点，故用卫矛、路路通、防风祛风通窍，桂枝汤以和营护卫，不杂一味平喘之药，并贯彻于治疗始终，哮喘、鼻腔疾患均获治愈。

例五　涤散结痰治喘案。

王某，女，41岁。

初诊：1991年4月16日。

主诉及病史：患者缘于10年前无明显诱因而发哮喘，此后受寒或闻煤气、油漆等异味易发。1986年以来，哮喘明显加重，长期依赖激素（强的松30mg/d）、氯喘片（5片/日）维持日常生活，甚则加用舒喘宁气雾剂，可收一时之效，停药发作更甚。

诊查：哮喘以夜间加重，痰难咯出，咯吐粉条状胶质黏痰，痰出喘减，大便偏干。舌质暗，舌体胖大，苔白略腻，脉沉弦滑数。两肺听诊哮鸣音。

辨证：顽痰胶固于肺，气道壅塞。

治法：涤顽痰，散结痰，利气平喘。四石饮加味。

处方：青礞石20g　鹅管石20g　海浮石20g　海蛤壳15g　昆布15g　海藻15g　葶苈子15g　槟榔10g　生大黄10g　7剂

二诊：服药后痰易咳出，呈生粉状，但哮喘仍有发作，其程度较前减轻。激素及氯喘片渐减。大便每日一两次，成形。舌质偏红暗，苔薄白，脉同前。两肺听诊哮鸣音已少。续用上方加胆南星6g、水蛭6g，加强涤痰祛瘀之功。再进药7剂。

三诊：哮喘已平5天，昨天气候突变，又出现胸闷喘促、大便偏干。舌质红暗，苔薄，脉细滑数。哮鸣音（＋～＋＋）。续用原方出入。

处方：青礞石20g　海浮石20g　鹅管石20g　海蛤壳15g　昆布15g　海藻15g　玄明粉10g（溶化分冲）　生大黄10g（后下）　葶苈子15g　7剂

四诊：服药后自觉舒适；大便稀，每日2～4次；感胸部憋闷，但哮喘未发作。舌质暗红改善，苔两侧白黄腻，脉细滑。哮鸣音偶闻。续以原方加减调服，服药两月余，停服西药激素、氯喘片。哮喘控制。

［按语］四石饮（由青礞石、鹅管石、海浮石、海蛤壳组成）是针对顽痰胶固于肺、气道壅塞这个病机而创制的。哮喘日久，由于痰瘀久伏，郁积不散，沉滞于肺络而成顽痰、结痰。顽痰胶固于肺，致使气道壅塞，肺失肃降，故哮喘持续难解。临床以咯出粉条状、胶黏痰为快，痰出喘减为主要特征。本案以四石饮涤顽痰，加昆布、海藻味咸消痰散结；伍大黄利腑气、降肺气，且能活血化瘀；芒硝咸寒软坚以软散结痰，与大黄相配，泻下作用更为峻猛。患者药后腑气通畅，瘀塞症状明显改善，痰易咳出，药中病机，哮喘控制。芒硝一味不可久服，以免损伤脾胃，如出现胃肠反应，如恶心、食欲下降等症，应即停药，可加生黄芪、熟附子减轻胃肠道反应，且能温补气阳。

例六　利窍治喘案。

舒某，女，19岁。

初诊：1990年10月30日。

主诉及病史：1987年无明显诱因发生哮喘。此后反复发作，每次发作前有鼻痒、喷嚏频作，随即发生哮喘，以夜间尤甚，不能平卧，服氨茶碱、强的松等药可暂时缓解，停药即发。

诊查：鼻痒、喷嚏频作，随即发生哮喘，夜间尤甚。二便正常。舌质偏红，苔薄黄，脉细弦滑数。两肺听诊哮鸣音（＋），既往有过敏性鼻炎史。

辨证：肺窍失宣，气机不畅。

治法：宣通肺窍，利气平喘。

处方：生麻黄 10g　辛夷花 10g　苍耳子 10g　细辛 3g　路路通 30g　卫矛 10g　防风 10g　葶苈子 15g　小青皮 15g　陈皮 15g　牡荆子 15g　槟榔 10g　7 剂

二诊：服上方药第 1 剂显效，3 剂哮喘基本控制。仅感夜间有轻微胸部憋闷，但哮喘未发。咳痰色白黏，易咳出，二便正常。舌质暗红，苔薄黄，脉细滑。两肺哮鸣音（一）。效不更方，原方药再进 7 剂。

三诊：服上方药第四剂时因受寒而诱发哮喘，但程度较前明显减轻，未服西药，半小时后自行缓解。胸闷，咳嗽吐白黏痰，量多，咽痒，二便正常。舌质偏红暗，苔薄白，脉滑。两肺哮鸣音（＋）。暂以温散肺寒、祛痰利气以平喘。

处方：生麻黄 10g　干姜 6g　细辛 3g　紫菀 10g　款冬花 10g　法半夏 10g　牡荆子 15g　矮地茶 15g　前胡 10g　甘草 10g　7 剂

四诊：服药第二剂哮喘缓解，且症状明显减轻。续用宣通肺窍、利气平喘法治疗，服药三十余剂，哮喘控制。后以温补肺阳、固护卫阳之剂调服年余，哮喘未发。

［按语］支气管哮喘患者多有鼻窍不利之症。“肺开窍于鼻”，鼻窍不利常是诱发哮喘发作的一个重要因素，故利鼻窍是预防和治疗哮喘的一种重要方法。鼻窍不利不单纯与风有关，还与鼻腔的宿疾有关。故利鼻窍可以宣畅肺气，因而有利于缓解哮喘。常用生麻黄、辛夷花、苍耳子、细辛、路路通、防风宣通鼻窍。鼻塞严重、分泌物多者，加川芎、白芷；鼻黏膜慢性增生者，则应加用活血软坚的药物，如桃仁、红花、鳖甲、牡蛎；鼻流黄涕者，可加蒲公英、连翘、鱼腥草、黄芩等以清泻肺热。临床可随症选用，疗效甚佳。

例七　温督散寒治喘案。

徐某，女，32 岁。

初诊：1991 年 4 月 18 日。

主诉及病史：自 1984 年产后感寒而发哮喘，此后每年冬季易发。近年来病情加重，常 3～7 天发作一次，用氨茶碱不能缓解，口服强的松或静脉注射地塞米松，可收暂时之效。近两日无明显诱因出现哮喘，持续不解，服中西药效果不显，门诊以“哮喘持续状态”收住院治疗。入院后经西药抗感染、解痉、给氧等对症处理，哮喘未见明显缓解。

诊查：体温 36℃，呼吸 30 次/分，脉搏 110 次/分，血压 75/53mmHg。急性痛苦病容，端坐呼吸，口唇发绀，两肺听诊满布哮鸣音及少许湿性啰音。中医诊查所见：气喘不能平卧，汗出，张口抬肩，喉间痰鸣如锯，咳嗽痰白而稀、量多，口唇指甲青紫，鼻头冰冷，肢末不温，下肢畏寒特甚，无发热。舌质偏红暗而嫩，苔薄白，脉细弦数。

辨证：阳气虚衰，寒痰郁遏。

治法：温阳散寒，宣降肺气。阳和汤。

处方：生麻黄 10g　肉桂 10g　炮姜 6g　白芥子 10g　鹿角胶 10g（烊化）　熟地黄 15g　7 剂

二诊：药服第一剂哮喘渐解，余症减轻，但痰不易咯出。舌润，苔白滑，脉细。两肺听诊哮鸣音（＋～＋＋），原方加皂荚 6g、法半夏 15g、细辛 5g、白术 15g，7 剂。

三诊：服药十余剂，哮喘控制，哮鸣音（±）。续用上方服药半个月，病情稳定出院。

［按语］本案为阳气虚衰、痰瘀郁遏、气道壅塞所致。由于阳气虚衰，无力驱寒散瘀，致使痰瘀交结阻塞气道，故哮喘持续不解。心肺阳气虚衰者，多见背畏寒特甚如例二；肾阳虚衰者，

下肢畏寒特甚，故本例以阳和汤变通治疗，取其温阳散寒通滞之功。方中肉桂、炮姜温肺散寒，鹿角胶温督脉，熟地黄补肾，麻黄、白芥子助姜桂散肺中之寒凝且宣降肺气，加用千缗汤（牙皂、细辛、法半夏）以增强涤痰之功，加白术以杜生痰之源。

二、清肝泻肺为主治愈支气管扩张并咯血一例

钱某，女，51岁。

初诊：1990年4月3日。

主诉及病史：1987年因情绪激动后引起咯血，在某医院诊断为支气管扩张症。此后每年春季易发，曾服中西药效果不显。近年来咯血频发，无季节性。十天前因情绪激动后又引起咯血，一日约咯血二十余口，经西药抗炎止血后，咯血不止，伴咳痰不畅，面赤，心烦易怒，耳鸣，夜寐欠安，胸闷，气短，口干欲饮，口苦，饮食乏味，大便干结。

诊查：口唇红，舌质红暗，苔黄腻，脉弦滑数。

辨证：肝火犯肺，痰热郁遏，损伤肺络。

治法：清肝泻肺，清化痰热，佐以化瘀止血。

处方：净青黛6g（布包） 海蛤壳20g 黄芩10g 生栀子10g 桑白皮10g 瓜蒌皮15g 浙贝母10g 生地黄15g 丹皮10g 花蕊石15g 生蒲黄10g（布包） 生甘草6g 7剂

二诊：服药第二剂咳血渐少，服药7剂咳血止，睡眠改善，心烦咳嗽等症减轻，仍感胸前区游走性疼痛，口干欲饮。舌质暗红，苔薄黄腻而少津。续用上方出入。

处方：净青黛6g（布包） 生栀子10g 黄芩10g 海蛤壳10g 桑白皮10g 瓜蒌皮15g 浙贝母10g 生地黄15g 丹皮10g 孩儿参15g 北沙参15g 百合15g 7剂

三诊：病情稳定，诸症悉减，后以参苓白术散、玉屏风散、生脉散、血府逐瘀汤加减调治，咯血一年半未发。

［按语］本案病机为肝火犯肺，痰热郁遏，损伤肺络。治疗急性发作应重在清肝泻肺，所谓“治火即是治血”，澄本清源以治其本。

支扩咯血患者每见面赤、颧红、颊赤或唇舌俱赤、心烦胁满、目赤、便结、口苦等症。中医认为治肝火，投黛蛤散每收佳效。此种“肝火”不能简单对应于肺部感染，因为抗感染无效时，泻肝法更显其长，这正是中医整体调节的优势。

三、五积散治愈高热一例

袁某，男，20岁。

初诊：1983年1月27日。

主诉及病史：1982年12月26日为庆祝生日而聚餐，后发热，继而腹泻、呕吐，经治疗后约五天吐泻停止，转为午后或傍晚发热，体温高至39～40℃，伴面红目赤，约持续一小时体温略有下降，至晚上11～12时汗出热退。曾在门诊用抗生素、抗病毒、解热等药及配合输液治疗效果不显。近一周来全天发热，体温仍以午后为甚，伴轻微干咳，门诊以“发热待查”收入中医科治疗。

诊查：身热（T：38.2℃），畏寒，热时无汗，汗出热退，头晕口干欲呕，大便偏干，神疲乏力，胃纳尚可，咽痒，干咳少痰，咳引胸痛，语声较浊。舌质偏红，苔薄黄略腻，脉弦数略浮。体格检

查除体温升高外，无异常发现，门诊查白细胞 $5.2\times10^{9}/L$，嗜伊红细胞计数 0，大小便常规、血培养、肥达反应均正常。

辨证：寒热郁于少阳，肺气不畅。

治法：和解少阳为主，佐以宣畅肺气。

处方：柴胡 24g　黄芩 10g　法半夏 10g　太子参 30g　甘草 3g　大枣 6 枚　桔梗 8g　杏仁 10g　橘络 3g

二诊：服药当日下午体温 39.2℃，药后未出汗，自诉身体烘热，察其面红目赤。服药 4 剂，疗效不显，发热持续，药后汗出热减，继而复热，伴鼻塞、口干、干咳无痰，语音较浊，不畏寒，无身痛，胃纳可，二便正常。舌质淡红，苔白微腻，脉浮弦数。考虑寒湿之邪郁遏肺卫，试用五积散解表达里。

处方：当归 6g　川芎 6g　白芍 6g　苍术 10g　陈皮 10g　厚朴 10g　枳壳 10g　茯苓 15g　法半夏 10g　麻黄 6g　白芷 10g　干姜 8g　桂枝 6g　甘草 6g　7 剂

每日 1 剂，水煎服。

三诊：服第一剂药后体温渐降（最高体温 38.7℃），服药 7 剂后体温趋向正常（37.2℃）。因临近春节，患者回家心切，要求出院服药（五积散原方）。经随访，出院后体温完全正常，症状消失。

［按语］五积散方出《太平惠民和剂局方》，原意用治调中顺气，除风冷，化痰饮。本案得之于伤食之后，吐泄愈而热久不退，表散之剂久用不效，因此推及其必有积滞阻遏于中，致使外感之寒湿难以透达，故以五积散解表达里，使积滞消，寒湿去，肺卫得以宣畅，故不治发热而发热自愈。

四、龙胆泻肝汤治愈斑秃一例

蔡某，女，20 岁。

初诊：1977 年 3 月 14 日。

主诉及病史：两年前突然发生脱发，以头顶部较显著，常在梳发、洗发或搔头皮时脱发更甚，脱发严重时，颜面、皮肤萎黄，饮食不振，精神倦怠；脱发较轻时，上述症状好转。遍尝益气养血、滋补肝肾、养血祛风之剂，以及口服西药胱氨酸、维生素，局部涂搽生姜等，均未见明显效果。但平素饮食亦差，且口苦、口干，晨起口黏；小便短赤，有时伴灼热感。

诊查：外观头顶部毛发极为稀少，病损处皮肤光亮，无瘢痕及鳞屑，发根疏松，易将毛发拔出。舌质淡红，苔黄厚腻，脉弦近数。

辨证：湿热内困脾胃，气血生化之源不足。

治法：清热利湿。

处方：龙胆草 6g　生栀子 9g　黄芩 9g　生地黄 12g　车前草 15g　泽泻 9g　木通 6g　甘草 3g　当归 9g　柴胡 9g　萆薢 12g　赤小豆 15g　10 剂

二诊：药后黄腻苔已除，脉弦细转为细软，饮食增进，口不苦不干，小便已清，病损区布满短嫩发，梳发时极少脱发。拟改用参苓白术散善后。后经随访疗效巩固，未再出现脱发。

［按语］本案为湿热上蒸所致斑秃。由于患者平素脾胃虚弱，湿热内生，上蒸巅顶，毛发失于荣养而脱落，故先治以龙胆泻肝汤，待湿热去，气血生化之源充足，以荣毛发，则发自长。后以参苓白术散杜生湿之源，故取效甚佳。可见临证治疗斑秃，不可拘于滋养肝肾、养血祛风、益

气生血等成法，应辨证求因，才能收到满意的效果。

五、黄连解毒汤加味治愈低温败血症一例

朱某，女，5岁。

初诊：1980年2月6日。

主诉及病史：1980年2月6日，因重度烧伤（烧伤总面积27%，Ⅱ度深7%，Ⅲ度20%）合并休克入本院烧伤科。入院后经西医抢救休克纠正；因创面严重感染，引起烧伤感染败血症，多次血培养均为阳性结果（金黄色葡萄球菌、溶血性链球菌等）。3月8日体温骤降（37℃以下），伴神志不清，四肢抽搐，血压升高。3月15日体温不升（35℃以下），呼吸困难，被迫行气管切开术，术后自主呼吸停止，采用呼吸机维持呼吸，并持续给氧。专科诊断为：低温败血症、中毒性脑病。经西药抗感染、对症及支持疗法，病情未见改善，于1980年3月17日邀请洪师会诊。

诊查：体温不升，四肢厥冷，神志昏迷，血压升高160/120mmHg，四肢抽搐，角弓反张，横目斜视，牙关紧闭，呼吸急促，喉间痰鸣，小便赤少（导尿），大便色深而量少，口唇暗，舌质红暗，舌苔被牛乳及药物污染，脉沉细数。创面感染严重，植入皮片大部分未成活。白细胞 $20.4\times10^9/L$；分类：中性粒细胞0.74，嗜酸性粒细胞0.26，中毒性粒细胞0.10。

辨证：火毒内闭，热深厥深。

治法：泻火凉血，解毒开闭。

处方：川黄连10g　黄芩10g　生栀子10g　生大黄10g（后下）　连翘15g　银花15g　丹皮10g　紫草10g　赤芍15g　生地黄15g　石菖蒲15g　郁金10g　6剂

日服药2剂，每6小时服药1次，每次100ml鼻饲；另服安宫牛黄散1支（分2次服）。

二诊：大便次数增多，最多每日达九次，每次量约100g，呈酱褐色。尿量每日2000ml以上，体温回升（37.4℃），血压降至正常100～116/60～70mmHg，抽搐停止，病情大有好转。仍以上方再服药3剂，改用每日1剂，服法同前。

三诊：火毒内闭证候明显改善，体温血压正常。已停止使用机械呼吸机，自主呼吸良好，处于醒状昏迷，会眨眼，痛觉、触觉仍较迟钝，喉间痰鸣；大便每日三五次，粪色转黄。舌质偏红，苔薄，脉细数。白细胞 $8.5\times10^9/L$；分类：中性粒细胞0.74，中毒性粒细胞0.06。拟继续泻火解毒，酌加豁痰开窍之品，以促神志恢复。

处方：川黄连6g　黄芩10g　生大黄10g（后下）　石菖蒲15g　郁金15g　远志6g　胆南星6g　天竺黄10g　白僵蚕10g

四诊：上方药服用十余剂，并配合西药对症及支持疗法，患者神志完全清醒，呼吸、体温、血压恢复正常，血培养无细菌生长，血象正常，未见中毒性粒细胞。经再次植皮手术，创面愈合良好，最后痊愈出院。

［按语］本案为热厥证，是因火毒内闭所致，用黄连解毒汤泻火解毒，凉血开闭，药后腑气得通，火毒之邪有去路，故神识渐清，四肢转温，体温回升，抽搐停止。药证相合，故效如桴鼓。

本例病势急且重，上述病机及辨证施治，简而不繁，惟难在临证始能求得其因。抓住其主要证候，耐心细致地诊查病情，准确运用中医的基本理论，是迅速治愈本病之关键。

六、麻黄连轺赤小豆汤加味治愈斑疹一例

朱某，女，39岁。

初诊：1986年1月31日。

主诉及病史：半月前无明显诱因出现大腿内侧及后臀部红斑，瘙痒，伴发热，关节疼痛，经某医院门诊中西药治疗效果不明显而入院治疗。入院后查血沉47mm/1h，血小板62.3×10^9/L，血常规、抗核抗体、肝功能均正常。经管医师按风湿热痹治疗，除服用燥湿清热、活血通络中药外，并加用青霉素肌肉注射及口服强的松等西药，症状无明显改善，且体温在39～40℃之间，改用凉血清热燥湿方药（犀角地黄汤），配合氨苄青霉素、庆大霉素、强的松等药，体温虽退，但斑疹更甚，并波及全身。于1986年2月21日邀请洪师会诊。

诊查：颈、胸、背、腹、大腿及上肢均见斑疹成片，焮热，瘙痒，得温更甚，伴心烦、胸闷、气憋、咳嗽、口干、口黏，饮水不多，胃纳差，大便正常，小便赤。舌质红略暗，苔黄腻，舌根部呈褐色腻苔，脉细滑数。

辨证：斑疹（湿热内蕴血分）。

治法：透湿泄热，佐以凉血解毒。

处方：生麻黄10g　连翘15g　赤小豆20g　杏仁10g　桑白皮10g　白鲜皮15g　地肤子15g　枳实30g　丹皮10g　赤芍10g　紫草15g

每日1剂，水煎服。

二诊：服药4剂，斑疹基本消退，体温37℃，按原方再服药10剂。

三诊：斑疹完全消退，夜间皮肤瘙痒明显。原方去丹皮、赤芍，改生地黄30g，连服药5剂，痊愈出院。

[按语] 本案病机为湿热内蕴血分，熏蒸血络，外溢肌肤而致斑疹。前此之治疗忽视透达湿热、宣通上焦，而一味燥湿凉血清热，致使湿愈遏而热愈伏。洪老治以麻黄连轺赤小豆汤，宣通上焦肺气而使湿邪外透，热邪得以外泄，略加丹皮、紫草、赤芍以清其血络，于清灵透达之中获捷效，说明前人治疗湿温着重透达宣畅的原则是确有指导意义的。

（赵风达整理）

[编者评注] 洪广祥教授在肺系病证的临床研究上颇有建树，具有独特的治疗经验，疗效卓著。洪老认为痰瘀伏肺是哮喘发作的夙根，治疗时重视化痰结、祛瘀血，并以调气为先。洪老治喘用药偏温，以助痰化瘀散，故有“治肺不远温”之说。在临证中不固守一方，而是根据证候的不同，谨守病机，据证立法。如在所收集的病案中有散寒平喘、温阳平喘、护卫平喘、利气平喘及化痰散结等多种治法，而且自拟蠲哮汤、护卫汤等经验方治疗哮喘等病证均获良效，值得进一步研究与推广。

广西名医医案

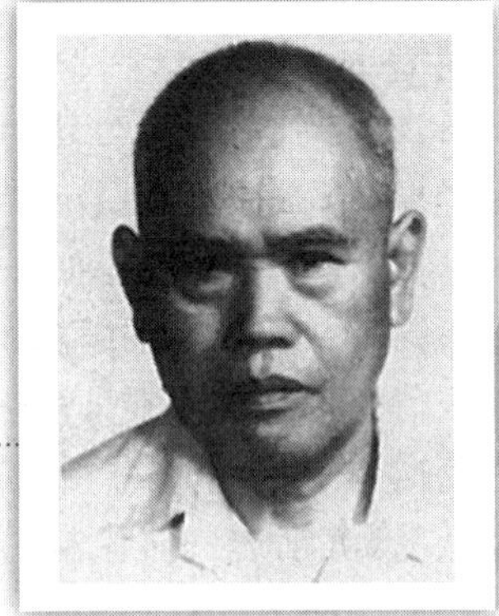

班秀文医案

【生平传略】

班秀文，男，壮族，1920年出生于广西隆安县。七岁随家迁居平果县。中医教授，全国著名中医妇科专家。1940年于广西省立南宁医药研究所本科毕业。从事中医临床、教学、科研工作半个多世纪。班氏治学严谨，学验俱丰，擅长内、妇、儿科，对妇科造诣尤深。他的学术思想渊源《灵》、《素》，私淑仲景，博采历代诸家之长，融会贯通，敢于创新；临证用药，强调辨证论治，以人为主，要人、地、时并重；治内、儿科疾病用药多从脾胃着眼，善用甘平或甘温之品；治妇女病用药特别重视"有余于气，不足于血"的生理特点，多从调理肝脾肾入手，善用花类药。因其医术精湛，医德高尚，曾应邀到广州、武汉、太原、芜湖等地专题讲学，深受听众的好评；为澳大利亚、泰国进修生讲授中医妇科课程，得到国外学生的赞扬。1989年被评为自治区和全国优秀教师。

曾任果德县中医师公会理事长，广西壮族自治区政协委员，中华医史学会理事，广西科协常委，广西医药卫生委员会委员，广西高教学会理事，广西妇科委员会主任委员，广西中医学院壮医研究室主任，金匮、医史、各家学说等教研室主任，南宁市中医学会理事长，南宁市城北区人民代表，六届全国人大代表。现任中华全国中医学会理事、妇科委员会委员，广西中医学会副会长，广西医史学会主任，广西科协学术工作委员会委员，广西少数民族医药协会副会长，南宁市中医学会名誉理事长，《广西中医药》主编。

主要论著有《班秀文妇科医论医案选》、《妇科奇难病论治》。主编《中医基础理论》、《妇科讲义》、《中医妇科发展史》等。参编《伤寒论教学参考资料》、《金匮要略教学参考资料》、《温病学教学参考资料》等。在国内外多家杂志上发表论文五十余篇。其中《论六经辨证在妇科病中的运用》在日本东洋学术出版社出版;《试论妇女痛证的病因病机和治疗》选录在台湾《华佗医药》中。

一、温肾养肝、健脾益气法治愈贫血一例

罗某,女,40岁。

初诊:1975年2月1日。

主诉及病史:1961年以来,经行超前一周到12天,量多,色紫红有块。月经来潮前一周,两乳胀疼,直至经净始消。现经期第四天,头晕,心悸,肢体乏力。平时精神疲惫,少气乏力,心慌,嗜睡,腰酸重坠。在原单位做过血象检查,红、白细胞偏少,血小板偏低。曾长期服用中西药补血剂(药名不详)治疗,效果不满意。近日特由柳州到南宁某医院检查,初步诊断为:①白血球减少症(原因待查);②再生不良性贫血。

诊查:面色苍白少华,略呈虚浮,精神委靡,气少畏寒,四肢不温,口唇、指甲淡白。舌苔薄白而滑,舌质淡嫩,脉沉细迟。血象检查结果:血色素42g/L,红血球0.22×10^{12}/L,白血球2.6×10^{9}/L,血小板70×10^{9}/L。

辨证:脾肾气虚,肝失生发,血源不足。

治法:温肾养肝,健脾益气。

处方:菟丝子12g　川枸杞子9g　覆盆子9g　当归身6g　杭白芍15g　潞党参12g　炒白术9g　鹿角霜12g　北柴胡2g　炙甘草6g

每天水煎服1剂,连服3剂。

二诊:2月5日。经血已净,精神好转。药已对证,仍守前法出入。

处方:菟丝子12g　川枸杞子9g　覆盆子9g　当归身9g　杭白芍15g　潞党参12g　炒白术9g　仙灵脾9g　茺蔚子9g　蛇床子3g　北柴胡2g

水煎服3剂,以培其本。

三诊:2月14日。四肢转温,腰痛亦轻,胃纳,大小便正常。脉沉细,苔薄白。但晨起略有头晕之感。药虽符证,但恐温药过用伤血,改用甘柔之剂,以矫其偏弊。

处方:首乌藤18g　川枸杞子9g　覆盆子9g　五味子6g　杭白芍15g　莲子肉12g　北沙参9g　旱莲草15g　淮山药15g　北柴胡2g　生甘草3g

每天水煎服1剂,连服3剂。

四诊:2月20日。头晕、腰痛消失,能食能睡。脉舌如常。血象检查结果:血色素80g/L,红血球3.92×10^{12}/L,血小板120×10^{9}/L,白血球4.6×10^{9}/L。药既合拍,固守上方,减去旱莲草、北沙参等阴柔之品,加甘温以益肾生血之黄精15g、红枣10g。每天水煎服1剂,连服3剂。

五诊:2月25日。已无自觉症状。脉细滑,舌苔正常。要求服药,以善其后。乃专用双补气血之剂。

处方:当归身9g　川芎5g　白芍9g　熟地黄15g　党参15g　白术9g　云茯苓9g　红枣10g　炙甘草6g

每天水煎服1剂,连服3剂。

六诊:2月28日。上方药服第一剂之后,月经即按期来潮,色红,量一般,无不适感。脉细

滑,舌苔正常。仍以温肾养肝、健脾益气之法为治,以固本培元。

处方:菟丝子 12g　覆盆子 9g　川枸杞子 9g　潞党参 15g　炒白术 9g　当归身 9g　杭白芍 15g　益母草 9g　鹿角霜 15g

每天水煎服 1 剂,连服 3 剂。

本次经行,色量正常,四天干净,全过程精神舒适,睡眠、饮食、大小便正常。

[按语] 贫血是现代医学的病名,属中医学血虚、虚劳的范畴。其致病的原因,虽然是多方面的,但均与五脏的功能失常有关,其中尤与肝、脾、肾三脏的关系密切。本例患者已属“六七”之年,长期月经超前、量多、头晕心悸、少气乏力、面色苍白少华,显系脾肾不足、肝失生发所致。盖肾藏精而主骨生髓,为气血之根本。经者血也,血乃精之属,精足髓充,既可化生血液,更能加强肾主蛰封藏的功能,使经血按期而行,开源节流,两收其效,故以菟丝子、覆盆子、仙灵脾之甘温酸以温肾养肝、填精生髓;脾主运化而为气血之源,故以参、术、草、枣健脾益气,促进血源旺盛;肝藏血而主生发,有生血气之功能,故以归、芍、柴补肝生血。用药过程,治本为主,兼以治标,补而不腻,温而不燥,阴阳和调,生机蓬勃,血液得以速生,故早日康复。

(班兆根整理)

二、釜底抽薪法治愈经行口糜一例

韦某,女,32 岁。

初诊:1990 年 8 月 3 日。

主诉及病史:月经前后口腔溃疡反复发作两年余。既往月事尚规则。两年前无明显诱因每于经前一周左右出现口腔溃疡,溃疡从单个逐渐发展为多个,迁延至经后四五天方愈;下月经水将行,口腔溃疡复作,如此循环往复。曾多方求治,仅取效于一时,甚或此伏彼起。就诊之时正值经前,口腔溃疡复发,局部涩痛,进食尤甚,痛苦难言,大便干结,小溲色黄。

诊查:形体消瘦,表情痛苦,上腭、口唇内侧、舌尖部有大小不一的溃疡点,有的融合成片。唇舌红,苔薄黄腻,脉沉细。

辨证:肝肾阴虚,虚火夹热毒循经上炎,熏蒸而口糜。

治法:养阴清热,泻火解毒。

处方:

(1)大生地黄 15g　大麦冬 10g　粉丹皮 10g　老紫草 10g　金银花 10g　野菊花 10g　蒲公英 10g　连翘 10g　生大黄 3g(后下)　生甘草 10g　4 剂

(2)青黛粉 15g,开水调,外涂患处。

二诊:8 月 9 日。药后感觉良好,口腔溃疡明显减轻,点状溃疡基本消失,大便通畅。热邪渐去,阴易亏而难复,守原方去生军、野菊花、蒲公英,加北沙参、当归、白芍滋养肺肾,调理冲任,3 剂后口腔溃疡消失。此后每于经前均自按方取药煎服,随访口腔溃疡半年未发。

[按语]《灵枢经·五音五味》云:“冲脉任脉,皆起于胞中……别而络唇口”。经行前后,火热之邪循冲脉上炎,熏蒸上窍,发为口糜,故治当养阴、清热、降火三法并行。方中重用生地黄、麦冬甘寒滋肾养阴,壮水制火,以固其本;银花、连翘、野菊花、蒲公英清上焦热毒以治其标;佐以丹皮、紫草直达血海凉血固冲,凉血而不留瘀;热灼津伤,腑道不通,故用生军通腑泻热,导热下行,使邪有出路;外用青黛凉血解毒。如此釜底抽薪,上下分消,自无火邪熏蒸为患。继以补益肺肾,调理冲任以善后,热清阴复,冲任调和,口糜得愈。

三、益气健脾、化痰通络法治愈月经过少一例

张某，女，33岁。

初诊：1990年8月7日。

主诉及病史：月经量少10年。14岁月经初潮，周期尚规则，但经量偏少。近10年来无明显诱因出现月经错后，经量渐少，色淡，有时点滴即净，不用垫纸，无腹痛及其他不适。现为经后一天。

诊查：B超检查示子宫偏小，双侧卵巢增大（多囊卵巢?）。形体略丰，面色稍苍白。舌淡红，苔薄白，脉沉细。

辨证：气虚痰湿瘀阻胞络，经行不畅。

治法：益气健脾，养血化瘀，祛痰通络。

处方：潞党参15g　冬白术10g　云茯苓10g　益母草10g　北黄芪20g　泽兰叶10g　大红枣10g　生牡蛎20g（打，先煎）　刘寄奴10g　14剂

二诊：11月6日。服上方药后，九、十月经行量增，但比正常偏少，经行小腹胀痛。舌质淡，苔薄白，脉虚细。痰瘀渐化，瘀阻初通，再拟渗湿化痰，行气活血通络。

处方：土茯苓20g　生牡蛎30g（打，先煎）　刘寄奴10g　紫丹参15g　泽兰叶10g　赤芍药10g　凌霄花10g　浙贝母6g　白芥子6g　威灵仙10g　制香附6g　7剂

三诊：11月13日。服上方药2剂时，阴道有质稀似水样分泌物流下，现无不适。舌淡红，苔薄白，脉细缓。痰湿已化，瘀阻渐通，守方再进。

处方：上方去白芥子，加北芪20g以扶正。

四诊：11月27日。经行第三天，量较多，色泽俱佳，经前小腹隐痛。脉细，苔薄白，舌如平。拟补益肝肾，养血调经。

处方：鸡血藤20g　紫丹参15g　当归身10g　川芎片10g　白芍药6g　大熟地黄15g　川续断10g　益母草10g　黄花倒水莲20g　柴胡3g

此后嘱其每届经前服药巩固治疗，随访三个月其月经色、泽、量均正常。

［按语］形体肥胖，乃气虚痰湿之体。《万氏女科·经水多少》云："肥人经水来少者，责其痰凝经隧，用二陈加芎归汤主之。"本案是从脾肾论治为主。盖肾主水，脾主湿，脾为生痰之源，痰湿内阻与肾之开阖不利、脾之运化失职有关。脾虚失运，痰湿内生，阻滞胞络则经血运行不畅，血量涩少。故初诊用四君去草加北芪益气健脾杜其痰源，佐以生牡蛎、刘寄奴、泽兰化瘀散结、活血通络；坤草、红枣祛瘀生新，补血养血，共奏益气健脾、养血祛瘀通络之功。二诊瘀血欲化，痰湿凝滞，经隧不畅，治以淡渗利湿、化痰通络之品，佐以香附疏肝理气，调畅气机，从肝治脾。四诊痰瘀已化，经隧渐通，则用补益肝肾、养血调经之剂善后调理。全案先补，后攻，继调，在疏通的基础上寓补于攻，处方用药丝丝入扣，使经来有源，通而不涩。

四、补肾养血法治愈闭经一例

梁某，女，26岁。

初诊：1990年7月19日。

主诉及病史：月经不调11年，闭经三个月。15岁月经初潮时即出现经行不规则，时而按月而至，时而隔四五个月一行；每于闭经之时须肌肉注射黄体酮月经始行。经量偏多，色暗红，

夹少量血块。末次行经为 1990 年 4 月中旬，迄今经水未行。夜寐欠佳，寐则多梦，纳食尚可；大便干，两三日一行。

诊查：形体瘦弱，面色略苍白，面颊部有散发性痤疮，腹无按痛。舌质淡，苔薄白，脉沉细。

辨证：肝肾不足，冲任失调，胞络闭阻。

治法：补肾养血，调理冲任，活血调经。

处方：鸡血藤 20g　紫丹参 15g　大熟地黄 15g　川续断 10g　当归身 10g　川芎片 6g　白芍药 10g　益母草 10g　路路通 10g　合欢花 6g　炙甘草 6g

二诊：1991 年 2 月 8 日。诉服上方药 4 剂后月经即行，后因工作繁忙，出差外地，无暇服药，但此后经水均如期而至，诸恙平复。

[按语]《傅青主女科》有“经水出诸肾”，“肾水本虚，何能盈满而化经水外泄”之说。本案乃先天肾气不足，冲任失调所致。初潮即出现月经不调，甚或闭止不行，先天肾气不足，天癸不能如期泌至，太冲脉虚可知；阴血不足、心神失养则夜寐欠安。舌淡、脉细乃阴血不足之象。故治以补肾养血、调理冲任之法。方中重用熟地黄、川续断补肾益精、壮水以滋经源；肝主血海，月经按时而至有赖于肝的应时疏泄，故不仅以当归、白芍、丹参入肝养血补血，又配用合欢花以舒调肝气；肝肾充足、精血相生，则血海满盈，经水恢复有望。然血虚多滞，胞络隧道失其滑利通畅，故用血藤、川芎直达冲任，以养血活血而行血中之气；路路通、益母草活血通络，涤畅冲任；炙甘草甘润补脾，调和诸药。全方有滋肾益精、养血调经、启闭通行之功，冲任精血满盈，月事自能按时而下。其立法处方之妙，妙在补中有行，行中有补，动静结合，寓通于补，药证合拍，故仅用药 4 剂而疗效卓著。

五、二陈汤加味治愈肥胖闭经一例

刘某，女，37 岁。

初诊：1990 年 5 月 14 日。

主诉及病史：月经延后，继而闭经两年余。1979 年 6 月放环，1986 年起月经量多，行经期延长；1987 年 11 月取环，自取环后月经延后，或两月一行，继而闭经，须注射黄体酮月经方行。今年 2 月 13 日注射黄体酮后经行，三四月停药闭经，5 月 7 日起注射黄体酮共 3 支，迄今经水未潮。夜寐梦多，近两天来咳嗽有痰，咽喉微痛。

诊查：形体肥胖，舌淡苔薄白，脉沉细。

辨证：痰湿壅阻胞宫，冲任不利，胞脉不通。

治法：燥湿祛痰。

处方：制半夏 10g　陈皮 6g　云茯苓 20g　当归 10g　赤芍 10g　远志 5g　藿香 10g　鸡血藤 20g　丹参 20g　炙甘草 6g　3 剂

二诊：5 月 20 日。服药后第二天月经来潮，量中等，色鲜红，有血块，少腹部胀痛，今日经水未净。寐差噩梦多。舌淡苔薄白，脉沉细。仍守前法。

处方：制半夏 10g　陈皮 6g　云茯苓 20g　当归 10g　白芍 10g　川续断 10g　坤草 10g　藿香 6g　远志 5g　合欢花 6g　炙甘草 6g　3 剂

三诊：6 月 12 日。月经于 5 月 21 日干净，除夜间噩梦多外，余无不适。舌淡苔薄白，脉虚细。治以前法化裁。

处方：制半夏 10g　陈皮 6g　云茯苓 20g　鸡血藤 20g　丹参 15g　当归 10g　川芎 10g

白芍 10g　泽泻 10g　荆芥 5g(后下)　远志 6g　炙甘草 5g　7 剂

四诊:6 月 22 日。经水未行,舌淡苔薄白,脉细。守原方去白芍、荆芥,加赤芍 10g、制附子 10g(先煎),7 剂。

五诊:6 月 29 日。经水未行,苔薄白,脉细缓。继用前法,佐以通行。守上方加穿破石 20g、炒穿山甲 12g,7 剂。

六诊:7 月 6 日。药已,7 月 4 日月经来潮,量中等,色暗红,腰部微痛。舌淡苔薄白,脉细缓。现值经期,改用养血活血、补肾调经法。

处方:鸡血藤 20g　丹参 15g　当归 10g　川芎 10g　白芍 10g　熟地黄 10g　川续断 10g　坤草 10g　红花 3g　炙甘草 5g　3 剂

此后继续调治,间断服药五个月,以二陈汤燥湿化痰,加味异功散健脾益气,附子、肉桂温通经脉等,从 1990 年 7 月至今半年余,月经基本按期来潮。

[**按语**] 闭经发生的原因虽然多种多样,但总的来说,主要是有余和不足两个方面。治疗闭经,虚者宜补,实者宜通。本例形体肥胖而月经不行,属实证之闭经。中医学认为,肥胖之体往往多痰多湿,痰湿阻滞下焦,气血不畅,冲任壅塞,胞脉闭而经不能行。正如《女科切要》所说"肥白妇人,经闭而不通者,必是湿痰与脂膜壅塞之故也"。班老治疗本案从痰湿着眼,以二陈汤为主方,方中制半夏燥湿化痰,痰湿除而脾自能健;陈皮理气燥湿,气顺则痰湿能除;茯苓利水渗湿,俾湿去而脾旺,痰无由生;加藿香芳香行散,增强化湿之力;再用当归、赤芍、鸡血藤、丹参养血活血通经,使痰湿得化,经脉通利,故效如桴鼓。《金匮要略》指出:"病痰饮者,当以温药和之"。痰湿乃黏腻重浊之阴邪,非温化不能为功,治疗过程中用附子、肉桂等辛温扶阳,温通经脉,并以异功散健脾益气,治其生痰之源。阳气旺盛,脾气健运,痰无由生,是为通中兼补、标本同治之法。

(卢慧玲整理)

六、清热利湿、解毒化瘀法治愈带下一例

陆某,女,29 岁。

初诊:1990 年 10 月 3 日。

主诉及病史:带下量多两年余。于两年前出现带下量多,色黄白相兼,时为赤白带下,臭秽难闻,伴腰酸腹痛。1990 年 6 月妇科检查为宫颈Ⅱ度糜烂,触之出血,于宫颈后唇可见一 4cm×3cm×3cm 囊性肿物。经宫颈冰冻治疗及切除肿物,现妇科检查宫颈仍为Ⅱ度糜烂。带下量多,色黄白相兼,质稠,偶见赤白带下,臭秽,腰酸。

诊查:面色淡黄少华,舌淡红,苔薄白,脉缓。

辨证:湿热下注,瘀阻下焦,胞门受损。

治法:清热利湿,解毒化瘀。

处方:鸡血藤 20g　土茯苓 20g　紫丹参 15g　全当归 10g　赤芍药 10g　生薏苡仁 15g　建泽泻 10g　益母草 10g　忍冬藤 20g　生甘草 6g　7 剂

药后赤带消失,带下量减,色白无臭。守上方合异功散加减进退,调治两月余,带下正常。

[**按语**]《先醒斋医学广笔记》中曰:"带下如浓泔而臭秽特甚者,湿热甚也。"本案为湿热蕴滞下焦,郁久化火,胞门脉络受损所致。由于湿与热结,胶结难解,故方中重用土茯苓、薏苡仁淡渗利湿;泽泻清泄湿浊,渗湿于热下,使热无所依;湿为阴邪,其性重浊黏腻,最易阻遏病机,

以致阳气不伸，血行不畅，由湿而瘀，故用鸡血藤、当归、坤草补血活血化瘀，且能助忍冬藤通脉解毒。湿瘀久郁，化热生火，灼伤胞络致赤白带下，故用赤芍、丹参凉血活血。甘草解毒调和诸药。全方以甘、辛、苦为主，寒温并用，共奏清热利湿、解毒化瘀之功，体现了通因通用、扶正祛邪之法。

七、调补肝脾肾法治愈不孕症一例

徐某，女，24岁。

初诊：1988年11月7日。

主诉及病史：婚后三年不孕。于1986年结婚，婚前人流一次，迄今未孕。经行超前，量多色红，经行约十天方净。平素阴道胀痛，性交时尤剧，大便干结难行。刻诊为经行第二天，量多色红。

诊查：妇检子宫偏小，余无特殊。舌尖红，苔薄白，脉虚弦。

辨证：肝肾不足，阴虚血热，不能摄精成孕。

治法：调补肝肾，益气养阴。

处方：菟丝子15g　肉苁蓉15g　女贞子10g　茺蔚子10g　太子参15g　麦门冬10g　川续断10g　淮牛膝6g　黑玄参15g

二诊：1989年4月9日。初诊服上方药7剂后，经行7日即净。继后停经，胸闷欲呕，经某医院妇产科检查诊为早孕。后因起居不慎而致流产并行清宫术。术后阴道流血19天至今未净，量少，色黑，伴小腹坠胀作痛，夜难入寐，梦多，神情抑郁。舌质淡，苔薄白，脉细弦。证属肝肾不足、开合失职。堕胎之后，瘀血内阻，新血难安。暂予养血活血、祛瘀生新之法。

处方：全当归10g　川芎片6g　白芍药10g　大熟地黄15g　泽兰叶10g　桃仁泥6g　益母草10g　桑寄生15g　炙甘草6g

三诊：1990年5月25日。上药3剂后恶露干净。避孕1年，现有生育要求，两天前做输卵管通水术示双侧输卵管不通。现小腹灼痛，腰胀作痛，纳少便溏，带下量多。舌质稍暗，苔薄白，脉细弦。证属肝肾亏损，脾虚湿郁，郁久化火，灼伤胞络。拟肝脾肾并治，养血消瘀，化湿止带为法。

处方：全当归10g　赤芍药10g　川芎片10g　建泽泻10g　土茯苓30g　冬白术10g　旱莲草20g　败酱草20g　桑寄生15g　川续断10g　生甘草5g

四诊：1990年6月8日。上方药连进7剂后小腹灼痛消失。前日阴道有少量暗黑色分泌物流出，今日已净。腰仍酸胀，目胀，两乳外上缘结块，触之疼痛。舌淡红，苔薄白，脉细弦。肾虚肝郁，木郁化火，炼液为痰，痰瘀互结成癥，治以疏肝解郁、软坚散结。

处方：软柴胡6g　白芍药10g　全当归10g　冬白术10g　云茯苓10g　薄荷6g（后下）　夏枯草10g　川郁金10g　瓜蒌壳10g　黄精15g

五诊：1990年9月7日。药后除晨起腰酸外，余无所苦。舌淡红，苔薄白，脉细缓。拟补益肝肾、调理冲任法。

处方：当归身10g　白芍药10g　大熟地15g　淮山药10g　山萸肉6g　粉丹皮10g　菟丝子20g　川枸杞子10g　合欢花6g

守上法加减出入调理半年，月经正常，腹痛腰痛消失，于1990年10月25日再次怀孕。

［按语］肾藏精而主生殖，胞宫系于肾；肝主血，主生发，为女子之先天，故不孕多责之肝

肾。本案证情复杂，虚实相兼，病变累及肝脾肾三脏。但班老始终抓住肝肾不足这一根本，临证灵活化裁，标本兼顾。初为肝肾亏虚，阴虚血热，冲任失养，故治以补益肝肾、养阴调经之剂。由于辨证精确，方药中的，奏效甚捷。继因不慎堕胎，肝肾亏损，脾失健运，湿浊不化，湿郁化火，灼伤胞络，故治当肝脾肾同治，但始终以治本为主，酌用调疏、清解之品以治其标，使肾阴充足、脾气健运、肝气调疏、湿化瘀消、胞络通畅、月事循常，自能孕育。

八、攻补兼施法治愈不孕症一例

李某，女，34岁。

初诊：1988年9月30日。

主诉及病史：结婚3年，双方共同生活，迄今未孕。月经周期基本正常，色量一般，偶或夹血块，末次行经9月28日。曾经中西医治疗效果不满意。

诊查：1988年5月10日B超检查示子宫前位，大小形态正常，子宫内膜稍增厚，右侧卵巢4.4cm×2.7cm，内见多个小卵泡。紧贴卵巢下方，探及5.6cm×5.2cm×4.6cm无回声区。左侧卵巢未见异常。印象：右侧卵巢囊肿。子宫、输卵管造影未见异常。舌淡，苔薄白，脉弦细、有间歇。

辨证：脾肾亏虚，胞脉瘀滞。

治法：补肾健脾，化瘀通脉。

处方：鸡血藤20g　丹参15g　莪术6g　凌霄花10g　北黄芪20g　当归10g　菟丝子15g　路路通10g　首乌15g　淫羊藿15g　党参15g

二诊：1989年1月13日。上方药服25剂，末次月经1988年12月14日。近日阴道点滴排出咖啡色分泌物，自觉无不适。舌淡，苔薄白，脉沉细。拟用益气摄血之法。

处方：党参15g　云茯苓10g　白术10g　仙鹤草10g　北黄芪20g　荆芥炭6g　桑螵蛸10g　阿胶10g(烊化)　金樱子10g　炙甘草6g　3剂

三诊：1989年4月6日。服上方药后，出血已止，现已孕四月余。一周来咳嗽有痰，色白质稠黏，以夜咳为剧，剧时欲呕；面痒，大便干结，溺黄。脉细滑，舌苔如平。拟止咳化痰、养阴润肺治其标。

处方：北沙参10g　麦冬10g　前胡10g　杏仁10g　紫菀10g　川贝母粉6g(冲服)　龙利叶10g　丝瓜络10g　杷叶10g　桔梗3g　甘草3g

患者1989年11月15日来信告知，已于1989年9月21日产一女婴。

[按语] 本病例属“全无子”。班老认为“全无子”多属元阳不足，禀赋本虚。患者本虚标实，虚实错杂，肾虚元阳不足，阳虚气弱，难以摄精成孕；又兼脾虚不健，气血化源不足，气虚运血无力，血行不畅，瘀滞胞脉，两精不能相搏，以致不孕。治疗之法，宜标本同治，攻补兼施。方用菟丝子、淫羊藿温肾培阳，以固根本；党参、北黄芪健脾补后天；首乌、当归补益精血；鸡血藤、丹参养血活血；莪术、凌霄花、路路通活血祛瘀、消癥通脉。全方补肾健脾，化瘀通脉，故服药后患者即能受孕。在早孕期间出现胎漏征兆，是由于正气未复，脾虚不能固胎所致，复用益气摄血法补气安胎，终使正复而胎固，胎儿足月娩出。

患者宿有癥瘕疾(右侧卵巢囊肿)。《医宗金鉴》指出：“因宿血积于胞中，新血不能成孕”，此为难以受孕的原因。班老巧用攻补兼施之法，使邪去正复，安然受孕，可见其功底之深矣。

九、温肾暖宫法治愈原发性不孕一例

李某，女，29岁。

初诊：1989年11月28日。

主诉及病史：结婚4年未孕。结婚四年来，有生育要求，夫妻共同生活，性生活正常，未行避孕，至今未孕。14岁月经来潮，月经周期一向不调，先后无定期。结婚以来，经期多错后，小腹部常冷痛。数月来性欲低下，同房时无快感，性交后腰痛、乏力。末次月经11月20日。

诊查：舌淡，苔薄白，脉细无力。经某医院病理检查，诊断为“卵巢功能不良”。

辨证：肝肾两虚，宫寒不孕。

治法：养血疏肝，温肾暖宫。

处方：当归10g　川芎6g　白芍10g　熟地黄15g　艾叶10g　小茴香5g　肉苁蓉15g　香附6g　仙灵脾15g　肉桂5g(后下)　炙甘草6g

水煎服，每日1剂，连服4剂。

二诊：12月1日。药后腹部冷痛消失，精神转佳，性感较好，同房时初步有快感。舌淡苔薄白，脉细。上方去肉桂加锁阳15g。水煎服，每日1剂，连服7剂。

三诊：12月9日。上方药服后，病情继续好转，守方出入。

处方：熟地黄15g　艾叶10g　小茴香5g　肉苁蓉15g　仙灵脾15g　锁阳15g　党参15g　当归10g　川芎6g　白芍6g　炙甘草6g

水煎服，每日1剂，连服4剂。

自此之后，诸症消失。守方加减服药三十余剂。1990年4月15日停经五十余天，并有身倦、乏力、恶心等早孕反应。到某医院进行早孕测检，血人绒毛膜促性腺激素示为早孕。

［**按语**］患者结婚4年不孕，性欲低下，经病理检验诊断为“卵巢功能不足”。中医认为胞宫是孕育胎儿的重要器官。胞宫系于肾，经源于肾，女子以血为本，肝为妇人之先天。故受孕嗣子与胞宫、肾、肝、冲、任等脏腑、经络之功能正常与否有密切的关系。肾藏精主蛰，肝藏血主疏泄，只有肾气充盛，肝气充足，天癸充盈，冲任通盛，才能经期按时来潮，精充血足而子嗣。本例患者自行经始，经期一贯不准，先后不定，说明素体肾虚。婚后久未受孕，情绪紧张，郁久及肝，肝病则气机不和，易致脏腑功能失调。肾为作强之官，肝为罢极之本，肝肾不足，则性欲低下，同房无快感，且交后不耐疲劳，见腰痛、乏力。肾精肝血不足，不能正常藏泄，故卵巢功能不良。又肝肾内寄相火，久病则下元火衰，故腹部冷痛。治病求本。方中当归、熟地黄、川芎、白芍养血；香附、小茴香暖肝行气；肉苁蓉、仙灵脾、艾叶、肉桂暖宫温肾；炙甘草调和诸药。肝血肾精得复，阴充阳和，先天充足，故经调而嗣子。

十、脾肾并补治愈滑胎一例

韦某，女，24岁。

初诊：1988年11月29日。

主诉及病史：结婚两年余，自然流产3次。患者1985年结婚，婚后曾先后三次自然流产。第一次流产为受孕三月余，第二次为受孕五月余，第三次于今年7月份，受孕六月余而殒。除第一次流产时感腰腹胀痛剧烈外，其余两次堕时无特殊感觉。平时大便干结，三四日一行，尤其是孕期便结更甚。经行周期正常，色量一般，末次月经 11 月 18～23 日。

诊查：子宫前位，小鸭蛋大，附件无异常发现。舌淡苔薄白，脉沉细。

辨证：肾虚脾弱，胎元不固。

治法：脾肾同治，先后天并补。

处方一：党参 15g　云茯苓 6g　炒白术 6g　当归身 10g　炙黄芪 20g　熟地黄 15g　白芍 6g　丹参 15g　柏子仁 10g　柴胡 3g　桑寄生 15g　炙甘草 5g　3 剂

处方二：菟丝子 15g　川枸杞子 10g　女贞子 10g　覆盆子 10g　川杜仲 15g　仙灵脾 15g　当归身 6g　何首乌 15g　红枣 10g　3 剂

一、二方药交替服用。

二诊：1989 年 6 月 23 日。患者来信告知，上两方药交替服用六个月，现已怀孕一月余。继守前法。

处方一：党参 15g　炒白术 10g　云茯苓 10g　陈皮 3g　炙黄芪 20g　淮山药 10g　桑寄生 15g　炙甘草 5g　3 剂

处方二：菟丝子 15g　川枸杞子 10g　女贞子 10g　覆盆子 10g　川续断 10g　川杜仲 15g　补骨脂 10g　红枣 10g　3 剂

一、二方药交替服用。

三诊：10 月 4 日。患者丈夫出差来邕宁，告知其妻受孕已六月余，现无不适，要求继续保胎治疗。仍守脾肾并补之法。

处方：党参 20g　白术 15g　炙黄芪 20g　桑寄生 15g　川续断 10g　川杜仲 10g　菟丝子 15g　黄芩 6g　砂仁 2g

水煎服，隔日服 1 剂。

1990 年 2 月患者来信告知，已于 1989 年 12 月 29 日足月顺产一女婴。

[按语] 脾以升为健，肾以藏为和。本案患者两年来自然流产三次，足见其脾肾两亏，以致不固而屡孕屡堕。对于滑胎的治疗，班老认为要分未孕和已孕两个阶段进行论治，且孕前的治疗是最根本的，使之肾气充、脾气旺、气血旺盛之时再行摄精受孕，则孕而能荫养，载藏牢固，可以足月顺产。故在孕前予以脾肾同治、先后天并补，采用补肾健脾交替轮换的方法，以党参、北黄芪、云茯苓、白术健脾益气；菟丝子、川枸杞子、女贞子、覆盆子、川杜仲、仙灵脾、何首乌补肾益精。盖肾藏精以系胞，为封藏之本，先天之根，补肾实为固胎之本；脾司运化而主后天，扶脾则能益气血之源，本固血足，则利于养胎。通过“预培其源”，调治半年，复孕后仍宗脾肾并补之法安胎防漏，坚持服药超过以往堕胎月份，则胎元巩固，疗效遂愿。

十一、自拟养血通脉汤治愈输卵管不通一例

韦某，女，25 岁。

初诊：1990 年 7 月 24 日。

主诉及病史：1988 年因宫外孕做手术后，迄今未再受孕。月经周期基本正常，但量少，色暗红，经行小腹疼痛。末次行经为 7 月 14 日。

诊查：在某妇幼保健院行输卵管通液术，示输卵管不通。舌质淡，苔薄白，脉沉细。

辨证：肝郁血虚，气滞血瘀，胞脉不通。

治法：养血活血，疏肝理气，祛瘀通脉。以自拟养血通脉汤加味治之。

处方：当归 10g　川芎 10g　赤芍 10g　桃仁 10g　红花 6g　鸡血藤 20g　丹参 15g　香附 10g　皂角刺 10g　穿山甲粉 5g(冲服)　路路通 10g　合欢花 10g　3 剂

二诊：7 月 28 日。上方药服 3 剂，无何不适。舌淡苔薄白，脉沉细。仍守养血通脉之法，上方去合欢花，加穿破石 20g。

三诊：8 月 17 日。上方加减服药 14 剂，于 8 月 10 日经行，三天经净，量少、色暗红。现无不适。舌淡红，苔薄白，脉沉细。因月经刚净，暂用养血和血、补肾通脉之法。

处方：当归 10g　川芎 6g　白芍 10g　熟地黄 10g　鸡血藤 20g　丹参 15g　川续断 10g　益母草 15g　穿破石 20g　路路通 10g　炙甘草 6g　7 剂

四诊：8 月 24 日。服上方药后，无何不适，舌脉如前。仍宗养血活血、祛瘀通脉之法，再进养血通脉汤。

处方：当归 10g　川芎 10g　赤芍 10g　桃仁 10g　红花 6g　鸡血藤 20g　丹参 15g　香附 10g　皂角刺 10g　穿山甲粉 5g(冲服)　路路通 10g　7 剂

五诊：8 月 31 日。药已，无何不适。舌淡红，苔薄白，脉细数。守上方加地龙 10g。

六诊：11 月 9 日。上方药服 7 剂后自行停药，10 月 8 日在市某医院行输卵管通液术，示输卵管已通畅。10 月 30 日经行，色量正常，经中无不适。舌淡红，苔薄白，脉细弦。予以益气养血、温肾通脉之法以善后。

处方：当归 10g　熟地黄 15g　白芍 10g　党参 10g　白术 10g　菟丝子 15g　覆盆子 10g　枸杞子 10g　路路通 10g　红花 2g　仙茅 10g　紫石英 20g　7 剂

［**按语**］输卵管不通为现代医学的病名，在中医学文献中虽无专门的记载，但据其临床症状表现，散见于中医古籍之无子、断绪、癥瘕、月经不调、带下等篇章中。输卵管不通是引起不孕的主要原因之一。本例宫外孕术后两年未孕，乃由于术后败血内留、瘀滞胞脉，影响肝经之气机，肝气郁滞又加重血瘀，故月经量少色暗而有经行腹痛。班老认为：对输卵管不通的治疗，要辨证与辨病相结合，针对其"不通"的病理，在辨证基础上配合活血通络、软坚散结之法，临床常用鸡血藤、当归、川芎、丹参、路路通、穿山甲、香附、穿破石、刘寄奴、夏枯草、猫爪草等通行之品，并自拟养血通脉汤治疗输卵管不通属于血虚血瘀、胞脉不通之证。方中以桃红四物汤养血活血，去熟地黄以防其滋腻之性；再加鸡血藤增强养血活血之力，丹参活血祛瘀，香附疏肝理气；气行则血能行，皂角刺、路路通有活血通络的作用；穿山甲乃血肉有情之品，有活血通经脉之功，《本草从新》言其"善窜，专能行散，通经络，达病所"，通行之力甚佳，用穿山甲粉冲服，力专效宏，又可节约药源。全方攻补兼施，祛邪而不伤正，只要辨证准确，则疗效显著。

十二、养血活血、化瘀通络法治愈癥瘕一例

周某，女，34 岁。

初诊：1990 年 8 月 21 日。

主诉及病史：继发性不孕 6 年。于 1984 年结婚，同年人流一次后一直未孕。1990 年 5 月因停经一月余，下腹痛伴阴道流血，拟诊"宫外孕"住某院治疗，经用氟尿嘧啶保守治疗三个疗程后复查胚胎仍存活并继续增大，遂行手术治疗。术中发现左侧输卵管壶腹部妊娠，即行左侧输卵管部分切除术。探查发现右侧输卵管因长期发炎而肿胀增粗、屈曲、硬化，伞端凹陷，呈腊肠样改变，欲将其一并切除，因虑其尚无子嗣，遂予保留。术后告知患者：右输卵管已丧失功能，无法治疗。出院后患者抱一线希望慕名求治。刻诊月经尚规则，色量一般，经中除腰胀微

痛外，无其他不适。

诊查：形体消瘦，面色苍白，表情抑郁，舌质淡，尖有瘀点，苔薄白，脉虚细弦。

辨证：肝郁气滞，血瘀成癥，瘀阻胞脉。

治法：养血活血，化瘀通络。

处方：桃仁泥 10g　藏红花 3g　全当归 10g　川芎片 10g　赤芍药 10g　鸡血藤 20g　紫丹参 15g　穿破石 20g　路路通 10g　皂角刺 10g　制香附 6g

二诊：10 月 26 日。药后自觉右少腹有胀感。舌质淡，尖有瘀点，苔薄白，脉沉细。药至病所，效不更方。守方加走窜通络之品。

处方：鸡血藤 20g　丹参 15g　全当归 10g　藏红花 3g　赤芍药 10g　川牛膝 10g　泽兰叶 10g　路路通 10g　甘松 10g　柴胡 6g　穿山甲粉 5g(冲)

三诊：11 月 9 日。每于药后右下腹隐痛发作数分钟后自行缓解，现仍隐隐作痛。舌淡红，苔薄白，脉细缓。此属走窜之品直达血分，正邪相搏。仍守化瘀通络之法，但防止走窜动血伤正，加用调和肝脾、益气扶正之品，以冀全功。

处方：北黄芪 20g　穿破石 20g　全当归 10g　白芍药 10g　川芎片 10g　云茯苓 10g　建泽泻 10g　冬白术 10g　路路通 10g　赤芍药 10g　蓬莪术 10g　山甲粉 5g(冲)

此后即以上述方药加减出入，每日 1 剂，水煎服，共服药九十余剂。1991 年 1 月 23 日月经净后行子宫输卵管碘油造影，原手术主刀医生及妇科主任亲自参加并和放射科医生一道读片研究，发现患者右输卵管扭曲、肿胀、闭阻现象已消失，其外形及内部结构已基本恢复正常。碘油造影结果示右侧输卵管通畅。

［按语］本案初为人流术后肝肾受损，邪毒乘虚内入，滞于少腹，气阻血瘀，胞脉阻滞，久积成癥。复因手术耗血伤阴，正气已虚。究其成因乃肝肾虚损、肝郁气滞所致，治宜攻补兼施，选方用药以和为贵，化瘀而不伤正。初诊以桃红四物去熟地黄以活血化瘀，理血分之瘀滞；香附调气疏肝，治肝气之郁结，气行则血行；然肝乃藏血之脏，体阴而用阳，若专事活血不养血，恐阴分受伤，故用鸡血藤、丹参养血调肝，庶活血而无耗血之虑，理气而无伤阴之弊；佐以穿破石、皂角刺、路路通疏通脉络以消癥；又因病久入络，恐草木金石难于消散，故二诊又配入味咸性窜之穿山甲，借其走窜之性引活血药直袪络中之瘀血，且粉剂更易吸收，达软坚散结之功。三诊加用调理肝脾、益气扶正之品，意在固本为主，兼调血脉，寓通于补。如此调理数月，终使瘀祛癥消、胞脉通畅。

十三、养血散结法治愈子宫内膜息肉一例

王某，女，44 岁。

初诊：1990 年 9 月 26 日。

主诉及病史：月经量增多年余，加重 4 个月。自去年 6 月份以来月经量增多，伴经行腹痛。近 4 个月来病情加重。每次行经淋漓不净，约流血 25～30 天不等。末次月经为 9 月 10 日，至今已 16 天，仍流血不止。经血色暗，夹少量血块。伴见腹痛、头晕、心烦、失眠、纳呆。

诊查：脉细滑略数，舌尖红，苔白厚。妇科检查：宫颈口有 2cm×3cm 暗红色菜花状肿物堵塞。病理检验未发现癌细胞，诊断为子宫内膜息肉。

辨证：痰瘀内结，冲任损伤，胞宫失藏。

治法：养血行瘀，散结清热。

处方：生牡蛎30g（先煎） 玄参15g 浙贝母10g 淮山药15g 鸡血藤20g 益母草10g 小蓟10g 黄芩6g 甘草5g

3剂，水煎服。

二诊：9月30日。药后阴道流血减少，色淡红，伴身倦头晕、牙龈疼痛。脉细数，苔厚淡黄。守上方去小蓟，加旱莲草20g、生军炭6g、炒山楂10g，4剂，水煎服。

三诊：10月4日。服上方药1剂后，阴道流血止。现带下色黄，量较多。身倦神差，皮肤瘙痒，夜寐多梦。脉弦细，舌红，苔厚色白略黄。

处方：苍术10g 黄柏10g 北黄芪30g 玄参10g 白术10g 党参15g 坤草10g 炙甘草5g

4剂，水煎服。

服上方药后精神转佳，皮肤痒止。后以初诊之处方与异功散加鸡血藤、丹参、素馨花、陈皮、炒山楂、益母草等药加减调治之，服药四十余剂。11月份起，月经周期、经量、经色均正常。1991年2月9日妇科复查：子宫内膜息肉已消失。

[按语] 子宫内膜息肉属中医癥瘕范围，一般认为多为痰结、血瘀、气滞所致。子宫又称胞宫，属奇恒之腑，职司藏泻，为行使月经、孕育胎儿的主要器官。本例患者因子宫本脏之病变，使藏泻功能失职，故经水淋漓不断，崩漏不止。治病必求其本。故以养血清热、化痰散瘀之剂调治。方中鸡血藤、益母草养血通络，使瘀血得行；牡蛎、浙贝母软坚化瘀，使息肉得消；淮山药健脾；玄参、黄芩、小蓟清热止血，血止瘀散，甘草调和诸药，共奏养血化瘀、软坚散结之功，使息肉在平调气血之中得以消除。

十四、滋阴柔肝法治愈产后自汗一例

梁某，女，27岁。

初诊：1990年12月11日。

主诉及病史：产后自汗盗汗半年余。1990年6月因妊娠高血压早产，产后出现盗汗、自汗。动则气喘，汗出涔涔；夜寐欠佳，寤则汗湿更衣；伴腰酸，晨起两手关节及下肢麻痛。曾在某院屡服中药效果不显，遂慕名求治。

诊查：形体适中，面色㿠白。舌淡红，苔薄白，脉虚细。

辨证：肝肾阴虚，虚火上炎，迫津外泄。

治法：补益肝肾，养阴敛汗。

处方：当归身10g 白芍药10g 大熟地黄15g 淮山药10g 五味子6g 地骨皮10g 粉丹皮10g 北沙参10g 麦门冬10g 建泽泻10g

二诊：12月18日。服上方药7剂后，腰酸、盗汗消失，手指关节麻痛减轻。但每于清晨4～6时则烘热汗出，其汗以前胸、背部为主，伴气喘、两大腿外侧麻木。舌淡红，苔薄黄稍干，脉沉细。药虽初效，阴气未复；寅卯为木火当令，故又汗出气喘。转用养血柔肝、收敛固涩法。

处方：杭白芍30g 何首乌30g 淮山药15g 芡实10g 金樱子10g 炙甘草10g

三诊：1991年元月8日。服上方药7剂后，气喘稍减，余症依然。证情徘徊，阴血初复，虚火未清。守原方去炙甘草之温补，加龙胆草6g以折之，生甘草6g以缓之。

3剂后复诊，诉药后晨起烘热、汗出立止，诸症若失。药证相合，效如桴鼓。继以归芍地黄、一贯煎加减调理善后。

［按语］自古以来，治自汗扶阳、治盗汗益阴多得心应手，药到病除，而本案却以养阴柔肝收功实属罕见。本案起因产后亡血伤津，加之早产儿殒，神伤气郁，五志过极，致使肝肾阴亏，龙雷火起。木火刑金，迫液外泄，故上则气喘汗出，血不荣肝，筋骨失养，下则肢体麻木，证属肝肾阴虚、郁火内伏。故一诊首拟壮水制火、滋阴潜阳之剂，药后虚火渐平，诸症皆减，惟晨起仍定时烘热汗出。考肝气旺于平旦，寅卯之时乃足少阳胆经当令，真阴虽复而未固，肝胆郁火未清。故三诊仅在原方基础上少佐一味龙胆草，直折肝胆火邪，使之阴阳调和，竟收全功。缘阴难成而易亏，故继予养阴柔润之品善后调理，杜其反复。由此可见班老功高一筹，立法处方独具匠心。

（李莉整理）

十五、补血化瘀法治愈产后病三例

例一　补血化瘀案。

黄某，女，34岁。

初诊：1984年11月20日。

主诉及病史：产后5天，小腹绵绵而痛，按之不减；恶露量少，色淡红，间夹小块；腰酸膝软，肢体乏力，胃纳不振，大小便一般。

诊查：精神委靡，面色苍白。脉象虚细，舌苔薄白，舌质淡嫩。

辨证：新产血虚，瘀血残留，以虚为主。

治法：补血化瘀。

处方：当归身20g　川芎10g　炮姜炭3g　桃仁3g　益母草15g　川续断15g　川杜仲15g　炙甘草6g

每日清水煎服1剂，连服3剂。

二诊：1984年11月24日。上方药服后，腹痛消失，胃纳转佳。药能对症，守方再服药3剂，旋以饮食调养而善其后。

［按语］新产之后，小腹绵绵而痛，此属产后血虚、筋脉失养之征。但由于恶露未止，离经之血未净，败血残留，故按之小腹疼痛不减；其余腰膝酸软、肢体乏力、脉象虚细等，均是产后不足之征，故重用当归身以补血活血，濡养筋脉；川杜仲、川续断补肾壮腰，舒筋活络；川芎、桃仁、益母草化瘀导滞；姜炭、炙甘草以和中温阳。全方补中有行，补血不忘瘀，故药到病除。

例二　活血化瘀、导滞通行案。

李某，女，30岁。

初诊：1984年12月15日。

主诉及病史：分娩第十三天，小腹胀痛剧烈，痛过于胀，按之则痛剧；恶露量少，色暗，夹小块；脘腹胀闷，胃纳不香，大便已三天不行，小便正常。

诊查：脉象沉紧，舌苔薄白，舌质边尖有瘀点。按压小腹疼痛加剧。

辨证：瘀血停滞，经脉不利。

治法：活血化瘀，导滞通行。

处方：当归身20g　川芎10g　桃仁5g　红花3g　蒲黄5g　五灵脂10g　熟军5g

每日清水煎服1剂，连服3剂。

二诊:1984 年 12 月 18 日。药已,大便得通,恶露块下,腹痛减轻,脉象沉实。仍守上方出入以根治。

处方:当归身 20g　川芎 10g　桃仁 3g　红花 3g　川续断 10g　川杜仲 15g　益母草 15g　炙甘草 6g

每日清水煎服 1 剂,连服 3 剂。

三诊:1984 年 12 月 22 日。药后恶露干净,小腹疼痛消失。脉症俱平,不须服药,嘱遵《内经》"谷肉果菜,食养尽之"。

[按语] 产后恶露不畅,大便干结,小腹胀痛剧烈,此属瘀积为病,故以川芎、红花、桃仁、熟军、失笑散活血化瘀,导滞通降以止痛;但产后阴血耗损,故仍重用当归身以补血,祛瘀之中不忘补,从而收到祛邪扶正之功。

例三　益气补血,佐以化瘀案。

农某,女,32 岁。

初诊:1983 年 10 月 3 日。

主诉及病史:分娩第一胎,因宫缩乏力,产程过长,为防意外,乃进行剖腹产。术后迄今月余,恶露不止,色淡,质稀,无臭,量时多时少,活动则量多;腰腹胀坠,神倦乏力,胃纳不振,大小便一般。

诊查:脉象沉而细弱,舌苔薄白,舌质淡。面色㿠白,精神委靡。

辨证:产后气血两虚,血不归经。

治法:益气补血,佐以化瘀。

处方:党参 20g　炙北黄芪 20g　当归身 20g　川芎 5g　桃仁 3g　益母草 10g　蒲黄炭 2g　川续断 10g　川杜仲 15g　炙甘草 6g

每日清水煎服 1 剂,连服 3 剂。

[按语] 剖腹产月余,恶露不止,色淡质稀,量时多时少,腰脊及小腹胀坠,脉沉细弱,舌质淡等,此属剖腹产后气血亏虚之征,故用党参、北黄芪益气升阳;当归身、川芎补血活血,为气血双补之剂。但防其剖腹产后离经之血为瘀,故仍用川续断、川杜仲补肾壮腰,舒筋活络;佐以益母草、桃仁、蒲黄炭化瘀导滞,行血归经。在益气补血之中,佐以化瘀导滞之品,既治其本,又防其后贻之患,药三剂而恶露止。旋用补中益气汤、人参养荣汤加减出入调补而巩固疗效。

(班兆槟整理)

十六、养血通络法治愈经行身痛一例

兰某,女,30 岁,已婚。

初诊:1990 年 8 月 30 日。

主诉及病史:经行身痛一年,加重三个月。一年来每至经行则头身作痛,性急易怒,乳房胀痛。近三个月来症状加重,常因头痛而不能上班。经水色暗夹块,月经周期尚准。现经水将至,头痛甚,全身酸痛,腰胀难忍,性急易怒,两乳房胀痛,尿黄,大便正常。

诊查:脉弦细,舌淡红,苔薄黄。

辨证:肝郁气逆,气虚经阻。

治法:养血通络,疏肝理气。

处方:鸡血藤 20g　川芎 6g　丹参 15g　当归身 10g　白芍 10g　熟地黄 15g　坤草 10g

柴胡 4g 瓜蒌壳 10g 枳壳 6g 小茴香 5g

水煎服，每日 1 剂，连服 3 剂。

二诊：9 月 3 日。药已，头痛、身痛明显减轻。昨日经水来潮，经水色暗，夹少量血块，腰略胀痛。

处方：鸡血藤 20g 川芎 6g 丹参 15g 当归身 10g 白芍 10g 熟地黄 15g 坤草 10g 川续断 10g 甘草 6g

4 剂，水煎服，每日服 1 剂。

上方药服后自觉良好，心烦易怒减轻。以后每次经水来潮前服第一方药周余，连服三个月，半年追访效果巩固。

[按语] 经行身痛，当分清内伤或外感。本例患者无恶风、鼻塞、脉浮等表证，故应从内伤治之。经行之前冲任通盛，血聚于下而虚于上，气血不调，肝易郁，气易逆。本例患者一年来经行头身作痛，性急易怒，乳房胀痛，月经色暗，属肝郁气滞、血行不畅所致。肝藏血，主疏泄，肝经络阴器达巅顶，肝之疏泄失常，血之濡养失司，可致全身经络不通而头痛身痛、性急易怒、乳房胀痛等经前诸症。方中当归、白芍、熟地黄、川芎养血行血，为治血病之通剂；丹参、血藤补血活血，通络化瘀；益母草行血调经；柴胡疏调肝气；瓜蒌壳、枳壳宽胸舒气；小茴香暖肝，调肝之中寓行气养血通络之理，故能数剂奏效。

十七、温补气血法治愈四年白浊一例

王某，男，26 岁，未婚。

初诊：1989 年 12 月 1 日。

主诉及病史：小便白浊、遗精四年。四年来小便常有白浊物排出，多在小便后出现，无痛感；伴见梦遗，每月遗精 7～10 次不等。腰酸膝软，头晕纳减，记忆力减退，自觉乏力、困倦，面色㿠白。

诊查：舌淡苔薄白，脉虚细。

辨证：气血亏虚，精关不固。

治法：温补气血，固肾摄精。

处方：党参 15g 茯苓 10g 白术 10g 当归身 10g 白芍 6g 熟地黄 15g 桑螵蛸 10g 五味子 6g 益智仁 10g 陈皮 3g 肉桂 3g 炙甘草 6g

水煎服，每日 1 剂，连服 3 剂。

二诊：12 月 5 日。药已，头晕减轻，白浊减少，精神较好。上方去熟地黄加萸肉 10g，4 剂，水煎服。

患者以上方加减连服药三十余剂，小便白浊消失，梦遗减少至每月三四次，精神较佳，记忆力恢复。一年后追访疗效巩固。

[按语] 小便白浊，古人多责于体虚。如《诸病源候论·虚劳小便白浊候》认为："胞冷肾损，故小便白而浊也。"本例患者遗精年久，久病必虚，肾虚不能摄纳，故梦遗屡作，白浊随小便而出。气血亏虚则身倦乏力，头晕纳减；元气亏虚故不耐疲劳，记忆减退，腰酸膝软。方中炙甘草、党参、白术、茯苓健脾益气，使气足得以摄精；当归身、白芍、熟地黄养血补血，使血旺得以载气，气血充足得以生精；陈皮行气，使补中有行，补而不腻；桑螵蛸、五味子、益智仁补肾温涩；更用辛甘温之肉桂温补经脉，引火归原；气得温则振，血得温则生，气血温通，顽证得复，故顽疾乃愈。

十八、清宫解毒饮治愈急性宫颈炎一例

李某，女，30岁，已婚。

初诊：1990年6月10日。

主诉及病史：发烧，带下黄臭一周。半月前刮宫（人流）。一周来发烧（体温37～38℃），带下量多、色黄、质稠、味臭，腰腹部隐痛。

诊查：妇检见子宫颈充血、水肿，且有压痛，子宫颈口附有脓性分泌物。诊断为急性子宫颈炎。舌红苔黄，脉细数。

辨证：胞络伤损，湿热郁积。

治法：清热解毒，利湿通络。

处方：土茯苓20g　鸡血藤20g　忍冬藤20g　薏苡仁20g　丹参15g　车前草10g　益母草10g　马鞭草20g　地丁草15g　败酱草20g　甘草6g

水煎服，每日1剂，连服4剂。

二诊：6月15日。药已，发热退，带下量明显减少，但仍黄臭。精神较好。舌红苔薄黄，脉细数。恐苦寒过用，上方去地丁，水煎服，每日1剂，连服7剂。

上方加减连服药14剂后，带下量已正常，不黄无臭，自觉良好。妇科检查：子宫颈充血、水肿消失，子宫颈周围已无脓性分泌物。

［**按语**］急性子宫颈炎多为月经用纸不洁、流产、分娩和手术时细菌感染所致，发病较急，症状较重，属中医带下病范畴。带下，治法虽多，其治则总以湿、热、瘀为着眼点。本例患者因人流后湿热毒邪乘虚而入，蕴结胞宫，致冲任损伤难复，湿热与瘀血相结，故发烧、带下量多黄臭。治疗以清热解毒、利湿通络为主。方中土茯苓利湿除秽，解毒杀虫为主药；车前草、薏苡仁利湿治带；地丁、败酱清热解毒；忍冬藤、马鞭草通络清热；鸡血藤、益母草补血活血，补中有行，养血通络，利尿行湿；丹参一味功同四物，能补能行；鸡血藤、益母草同用则补血化瘀功效益彰；甘草调和诸药，又能解毒，全方合用，有清有养，有补有行，利湿通络，除秽解毒，冲任得复，故收效显著。

十九、调养肝肾法治愈更年期综合征一例

王某，女，51岁。

初诊：1989年8月20日。

主诉及病史：经行紊乱，心烦失眠一年。一年来经行紊乱，经期提前延后不定，经量多少不一，经色暗，夹少量血块。伴见心烦失眠、头痛、性急易怒。经将行则上述症状加重。某医院诊为更年期综合征。纳食不香，时有肢节烦痛，大便干结，尿黄。

诊查：舌质淡，苔薄白，脉虚细。

辨证：肾气衰弱，冲任亏虚。

治法：调养肝肾，滋阴制火。

处方：菟丝子9g　覆盆子9g　当归9g　枸杞子9g　白芍9g　麦冬12g　玄参15g　党参12g　淮山药15g　甘草6g　夜交藤15g

水煎服，每日1剂，连服4剂。

二诊：8月25日。药已，心烦失眠减轻，头痛略减，纳食转佳。守上方去玄参，加川芎6g。每日1剂，水煎服，连服3剂。

三诊：9月18日。上方加减连服7剂，诸症明显减轻。9月10～15日经水来潮，色较鲜，量一般，自觉良好。要求继续服药。

处方：菟丝子9g　当归9g　白芍9g　覆盆子9g　枸杞子9g　鸡血藤15g　肉苁蓉15g　白术9g　党参15g

3剂，水煎服。

上方加减调治两个月后，月经停止，诸症不发；观察半年，疗效巩固。

［按语］患者已逾“七七”之年，肾气衰弱，冲任亏虚，故经水不能依时而下。阴阳不调，营血不足，虚火内动，故经将行则心烦失眠，头痛加重。相火煽动，灼伤阴血，肢节失养故烦痛。肾为元阴元阳之根，气血之始，肾气充沛则脏腑协调，气血冲和，胞宫能藏，经水按期而至。方中菟丝子、覆盆子、枸杞子补肾；当归、白芍调养肝肾，共培元气之根本；麦冬、玄参养阴制水，以防阴血之灼伤；党参、淮山药、甘草补气健脾，从后天以养先天；夜交藤通络安神，共奏调养肝肾之功。

二十、养阴疏肝法治愈经前脏躁一例

李某，女，29岁，未婚。

初诊：1989年7月8日。

主诉及病史：经前烦躁、失眠、头痛10年，加重两年。1979年因高考落榜而开始夜难入寐，心烦，逐渐加重，并随月经周期周而复始出现，多于经前一周加重，经行后减轻。近两年来，谋事不遂，懊恼异常，经前烦躁，失眠更甚。病剧时日彻夜不眠，性急易怒。月经周期基本正常，经色较暗，经前乳房胀痛。末次月经6月18日。今经水将潮，心烦、失眠加重，伴见头痛、口苦口干、饮水不多、似热非热。大便秘结，尿黄。

诊查：脉弦细，苔厚略黄，舌尖边红。

辨证：肝阴不足，肝阳偏亢，虚火内动，神不守舍。

治法：滋阴宁神，调养肝气。

处方：大枣20g　浮小麦30g　百合20g　生谷芽20g　夜交藤15g　菖蒲6g　远志3g　白芍6g　茯苓10g　柴胡4g　甘草9g

水煎服，每日1剂，连服5剂。

二诊：7月18日。上方药连服5剂后，烦躁、乳房胀痛减轻，寐纳俱佳。昨日月经行，经量、经色均正常。脉细数，舌红苔薄白。

处方：淮山药15g　茯苓10g　白芍10g　党参15g　益母草15g　鸡血藤20g　柴胡4g　熟地黄15g　甘草6g

水煎服，每日1剂，连服5剂。

以后患者持本方药每经水前后调服一周，观察一年，疗效巩固。

［按语］肝为妇人之先天，主谋虑，司疏泄，主藏血，喜条达。肝阴易亏，肝阳易亢。本例患者情志不遂致肝气失调、虚火内动，故心烦失眠。又因调养不当，思虑过度，致阴血暗耗，五脏失养。经将到时，血聚于下，相火内动，肝阳易升，上扰神明，故烦躁、失眠以经前为甚；经行之后，气火得泄，故经行后烦躁均减，夜能入寐。肝为将军之官，治以柔养为主，用滋阴宁神、调养

肝气之法治之。方中百合滋肺之阴;浮小麦、茯苓、夜交藤养心宁神;大枣、甘草、白芍缓肝之急;生谷芽健脾开胃;菖蒲、远志、柴胡调舒肝气。全方宗甘润之旨,有滋阴安神、养阴舒肝之功,故能奏效。二诊时以调理气血、肝脾并治为法,是遵叶天士"治用,治体,治阳明"之旨,脾健肝和,疗效巩固。

(钟以林整理)

[编者评注] 班老治疗妇人不孕重脾肾,善调肝,兼活血,取得良好效果。班老认为肾为先天之本,脾为后天之本,脾气不足则胎气不固,肾虚则精亏,胎失所养。肝血亦为孕胎之必需,肝气则为血行之动力。肝血虚则孕胎无力,肝气郁则血瘀胞络瘀滞。因此,抓住肝、脾、肾及气血的相互关系,有所侧重,疑难病证也能迎刃而解。

解放军名医医案

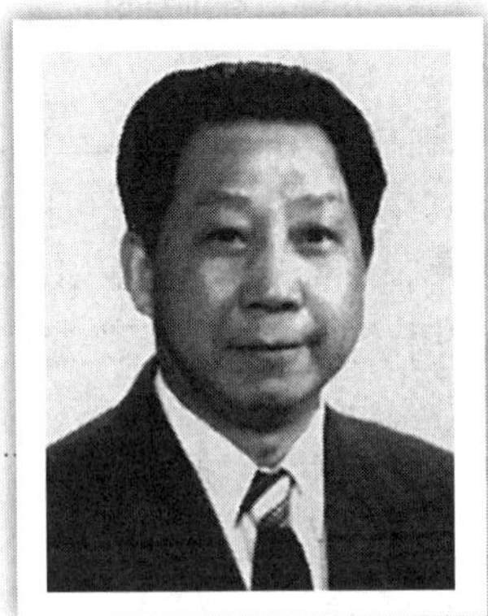

汪承柏医案

【生平传略】

汪承柏，男，1926年10月生。汉族，湖南人。大学本科医疗系毕业后在三〇二医院任职。1960年开始从事病毒性肝炎临床诊治工作。1986年任主任医师，1988年任解放军进修学院传染病中心教授，带教硕士研究生。被指定为全国五百名有专长的中医，中西医结合导师之一。历任全国中西医结合研究会理事、肝炎专业委员会第一副主任委员；全军中医学会常务理事、内科专业委员会副主任委员；四家传染病院技术顾问。自1984年起承担国家科委、国家中医药管理局“中医中药治疗病毒性肝炎”，军内“中西医结合治疗慢性重型肝炎”等重点研究项目。共获部队科技进步奖十项，发表论文五十余篇，参加九次国际肝炎学术会议。专长于应用中医中药治疗各型重度黄疸（胆红素＞171μmol/L）肝炎、慢性重型肝炎及肝硬化。

一、破血行气、凉血解毒法治愈急性肝炎严重肝内胆汁郁积一例

焦某，男，28岁。

初诊：1987年6月5日。

主诉及病史：皮肤黄染五月余。于1986年12月中下旬发热，热退后出现尿黄、大便呈灰白色，厌油腻，但无纳差、恶心、呕吐，亦无明显疲乏感，后逐渐出现皮肤瘙痒，曾用联苯双酯、短程肾上腺皮质激素（两次），黄疸仍逐渐上升。至1987年3月初查丙氨酸转换酶（ALT）正常，血清胆红素（BiL血清直接胆红素/总胆红素）367.7/581μmol/L，乙型肝炎表面抗原阴性。于1987年3月12日住本院。查体：皮肤巩膜重度黄染，四肢皮肤多处抓痕及结痂，无肝掌、蜘蛛痣；心肺正常。肝肋下2.5cm，剑突下6.0cm，质地中等，无明显触、叩痛；脾肋下3.0cm，质地

中等，无触、叩痛。查血：血清胆红素（BiL 血清直接胆红素/总胆红素）393/660μmol/L，丙氨酸转换酶（ALT）正常，总蛋白/白蛋白 7.2/3.2，凝血酶原时间/活动度 12 秒/100%，碱性磷酸酶 439U（正常 40～170U），γ-转肽酶 14U（正常 15～30U），总胆固醇 3.3mmol/L，胆固醇酯 0.47mmol/L，脂蛋白 0.2g/L 以下，四次乙肝病毒标记物、抗-HAVIgM 均阴性。四次 B 超肝内、外胆管无扩张。

入院后第一次肝活检（1987 年 3 月 14 日）：可见完整小叶结构，部分肝细胞排列拥挤，部分肝细胞嗜酸性变，可见肝细胞郁胆及多个小胆栓，汇管区有少量炎细胞浸润及少量纤维组织增生。病理诊断：急性轻型肝炎。

给予凉血活血中药治疗 65 天，BiL（血清直接胆红素/总胆红素）仅降至 374/609μmol/L。于 1987 年 5 月 19 日改服去氢氢化可的松（简称激素）60mg/d，一周后 BiL 降至 241/374μmol/L，遂将激素减量，至 6 月 5 日停用，但 BiL（血清直接胆红素/总胆红素）又回升至 287/446μmol/L，改服中药。

西医诊断：急性肝炎肝内胆汁郁积症。

中医症见：一般情况好，纳可，不渴不欲饮，尿黄而自利，便调色黄，皮肤瘙痒。舌质暗，苔白，脉细弦。

辨证：血瘀气滞，热郁营血。

治法：破血行气，凉血解毒。

处方：三棱 15g　莪术 15g　赤芍 60g　茜草 30g　秦艽 30g　川芎 15g　豨莶 30g　葛根 30g　大黄 10g（后下）

每日 1 剂，煎服。

二诊：1987 年 7 月 9 日。药后皮肤瘙痒消失，BiL（血清直接胆红素/总胆红素）99/181μmol/L，因结合性 BiL 占总 BiL 比例＜60%，故原方加桃仁 15g、红花 15g。

三诊：1987 年 8 月 25 日。自述无不适。查血：BiL、ALT 均正常，续服原方药巩固疗效。

二次肝活检（1987 年 9 月 2 日）结果：小叶结构正常，肝束拥挤，肝窦闭锁，肝细胞退行性变较前明显减轻，部分区域可见轻度脂肪变性，肝细胞中可见灶性坏死及炎细胞浸润，枯否细胞反应较明显。

四诊：1987 年 9 月 21 日。

查血：BiL、ALT 正常，总蛋白/白蛋白：67/38，总胆固醇 4.08mmol/L，胆固醇酯 2.7mmol/L。带前方出院继续服药巩固疗效。因系山西籍未随访。

［按语］本例黄疸进行性加深，重度黄疸（BiL＞171μmol/L）持续时间长达五月余，皮肤明显瘙痒，肝活检示急性肝炎肝内胆汁郁积，显系热邪入血导致严重肝气郁滞、气血不行，非破血行气之辈难以使瘀滞之血得行。故用三棱、莪术以破血行气，配以川芎、赤芍、葛根、茜草、秦艽、大黄等凉血解毒，以逐瘀热之血而利于退黄；为提高结合性胆红素/总胆红素比例而加桃仁、红花，黄疸迅速消退。实践证明，本例曾单用凉血活血中药及激素未能奏效，而用本法后 BiL 进行性下降，揭示对病久黄深者，破血行气药物不失为治黄之一举。

（贺江平整理）

二、凉血活血、清热泻火、养血祛风、舒筋止痛法治愈重度黄疸肝炎合并身痒、瘀斑、关节痛一例

张某，女，26岁。

初诊：1981年12月9日。

主诉及病史：乏力、纳差、呕吐、尿黄二十余天。

1981年10月20日始觉乏力、纳差、厌油，每天呕吐数次，尿色深黄似浓茶，大便灰白，经他人发现眼黄。全身皮肤瘙痒，鼻衄。11月15日在本院查血：丙氨酸转换酶(ALT)＞2000U/L(正常＜130U/L)，血清胆红素(BiL)122.23μmol/L(正常＜17.1μmol/L)收住院。查体：血压130/90mmHg；皮肤巩膜中度黄染，双下肢有可凹性水肿及散在瘀斑；肝肋下4cm，质软，有明显叩击痛；脾未触及。化验：ALT 824U/L，BiL(血清直接胆红素/总胆红素)147.1/188.95μmol/L，凝血酶原时间(PT)/活动度(PA)12秒/100%，5′-核苷酸酶12U，γ-转肽酶23U，碱性磷酸酶3.18卜氏单位，总胆固醇/胆固醇酯180/60mg%(住院期间最高245mg%)，血沉9mm/1h，乙型肝炎表面肝原1∶16，乙型肝炎病毒核心抗体1∶1000。瘀斑部位活检未发现免疫复合物。肝活检：肝索排列整齐，肝窦狭窄，肝细胞浆疏松，偶见气球样变，枯否细胞增生，有灶性坏死，淋巴细胞浸润，可见散在毛细胆管胆栓形成及肝细胞内郁胆现象。病理诊断：急性肝炎严重肝内胆汁郁积。

西医诊断：急性乙型病毒性肝炎肝内胆汁郁积合并肝外表现——皮下瘀斑、关节痛。经用6511合剂(由夏枯草、板蓝根、龙胆草等清热解毒中药组成)口服、6912注射液(由黄连、黄芩、黄柏等苦寒药组成)静脉滴注、肾上腺皮质激素口服等治疗，黄疸明显加深(BiL 389.9μmol/L)、皮肤严重瘙痒并有抓痕及血痂，瘀斑增多而要求会诊。

中医症见：恶心呕吐，身痒夜不得眠，小便色深黄而自利，大便成形而灰白，渴喜热饮，面目俱黄，皮肤多处抓破并有血痂，臀部以下密布大片瘀斑。舌苔黄而不腻，舌质紫暗有瘀点瘀斑，脉弦。停用原法治疗，改服中药。

辨证：瘀热发黄，火盛动血，血虚生风。

治法：凉血活血，清热泻火，养血祛风。

处方：赤芍60g　葛根30g　生地黄18g　丹参30g　茵陈15g　黄芩15g　丹皮15g　川芎15g　防风15g　红花15g　生军15g(后下)　白鲜皮15g

二诊：1981年12月15日。服上方药2剂后，大便转黄，身痒减轻，瘀斑减少，但仍然出现一两个细小瘀斑。因呕吐(可能与骤停肾上腺皮质激素有关)而停服中药一天，大便又转为灰白，BiL升至608.76μmol/L。舌脉同前。调整处方如下：

半夏15g　瓜蒌30g　车前草15g　赤芍80g　尾连15g　益母草15g　葛根30g　川芎15g　地肤子15g　丹皮15g　防风15g　白茅根18g

三诊：1981年12月22日。服上方药4剂，身痒减轻，无恶心呕吐，纳可，瘀斑消失，大便色黄，日行三次；右手指关节疼痛，活动加重，但无红肿。BiL降至401.85μmol/L，续用原方药。

四诊：1982年1月7日。轻度瘙痒，便不成形，不渴不饮，周身大小关节对称性疼痛，局部皮肤粗糙、麻木，西医专科会诊认为系肝炎所致之过敏性关节炎。苔白腻，舌质暗，脉弦。BiL 42.75μmol/L。加用舒筋止痛药，调整处方如下：

秦艽15g　赤芍60g　姜半夏15g　升麻15g　葛根30g　焦三仙18g　黄芩15g　丹参15g　豨莶草15g　白芍18g　川芎15g　生甘草6g

五诊：1982年2月6日。关节痛消失，ALT正常，BiL 36.8μmol/L，乙型肝炎表面抗原（一），乙型肝炎病毒核心抗体1∶10。因急事出院，继续服原方药一个月，随访一年半，病情无反复，健康状况良好。

[按语] 本例根据临床、生化指标、乙肝病毒标记物、肝活检可以确诊。其特殊之处在于重度黄疸合并皮肤瘀斑、关节痛。黄疸之成因为湿热，病位在肝脾。诚如《四圣心源》中所说："其病起于湿土，而成于风木。"然仲景曰："诸黄虽多湿热，经脉久病，不无瘀血阻滞也。"可见本例之病因病机为瘀热发黄。血瘀血热多有肝郁。《谦斋医学讲稿》中指出："凡肝脏郁热，亦多暗伤营血"，故本例因血虚生风而身痒。古代医家认为黄疸合并出血系因"脾胃火热，热伤于心，心主血，热气盛，故发黄而动血"。所以，在黄疸加重同时出现皮肤大片瘀斑。患者先有蓄热，热为所郁，气不得通，故病程后期出现关节疼痛、皮肤麻木。综观其全过程系热邪所致。其始在气，继则及血，故血瘀血热发黄为主症，续发身痒瘀斑、痹证，故以赤芍、白茅根、葛根、丹皮等凉血活血退黄；大黄、黄芩清脾胃火热止血；丹参、生地、防风、白鲜皮养血祛风止痒；后期加用秦艽、豨莶、白芍、甘草舒筋通络止痛，共治疗两月余，除有残留黄疸外，余症均消失。

三、三仁汤治愈慢性活动性肝炎重度黄疸一例

汪某，男，32岁。

初诊：1991年8月29日。

主诉及病史：乏力、纳差、恶心、腹胀三年余，加重伴尿黄一个月。

1988年5月，劳累后出现乏力、纳差、恶心，查丙氨酸转换酶（ALT）500U/L（正常<30U/L）、乙型肝炎表面抗原阳性。在某医院诊断为"乙型肝炎"。应用强力宁静脉滴注及护肝药物治疗月余，肝功正常而出院。1989年6月、1990年5月曾两次病情反复，均住院治疗而使病情好转。1991年6月因工作劳累症状加重，于1991年7月25日而入我院。查体：皮肤未见黄染、蜘蛛痣，有肝掌，心、肺、腹均未发现异常，肝区有叩击痛。化验：ALT 257U/L、血清总胆红素/直接胆红素（BiL）17/11μmol/L（正常<17.1μmol/L）、乙型肝炎表面抗原66.4、乙型肝炎表面抗体、乙型肝炎核心抗原（一）、乙型肝炎e抗体6.1、乙型肝炎核心抗体抑制率99%、乙型肝炎核心抗原/免疫球蛋白M 4.7、抗-HBcIgM（一）、抗-HAVIgM（一）。B超：肝脏大小正常，回声浓密、均匀。心电图：正常；胸部透视：正常。肝穿组织病理检查示：肝细胞肿胀、排列拥挤，有气球样变及中度脂肪变性、血窦闭锁、小叶内散在点、灶状坏死、汇管区轻度扩大，有炎细胞浸润，碎片样坏死。

西医诊断：慢性乙型活动型肝炎。

经西药物治疗一个月，黄疸进行性加深，改服中药。

中医症见：频繁作呕但未吐，胸闷明显，胃脘胀满、纳差、口黏，小便深黄而不利，皮肤、巩膜黄染明显。舌质红，苔薄黄，脉弦。胃脘部有震水声。ALT 487U/L、BiL（血清直接胆红素/总胆红素）247/395μmol/L。

辨证：湿邪弥散三焦。

治法：宣畅三焦。

处方：茵陈 15g　黄芩 15g　杏仁 15g　蔻仁 15g　薏苡仁 30g　葛根 30g　川厚朴 15g　滑石 30g　木通 15g　半夏 15g　竹叶 15g　赤芍 30g

每日 1 剂，煎服。

二诊：1991 年 9 月 19 日。药后纳差、恶心、干呕好转，巩膜中度黄染，胃脘部有震水声。查血：ALT 92U/L、BiL（血清直接胆红素/总胆红素）91/119μmol/L。续服原方中药。

三诊：1991 年 10 月 30 日。恶心、乏力、腹胀均已消失，饮食、睡眠正常。查血：ALT 30U/L，BiL 27/43μmol/L，续服中药。

四诊：1991 年 11 月 12 日。无明显自觉症状，胃脘震水声消失。舌质红，苔薄黄，脉弦。查血：ALT 30⁻，BiL 6⁻，观察四个月，余均为正常。

［按语］本例系慢性活动型肝炎，病程已三年，病久脾虚。此次发病于长夏季节，湿热之邪弥散三焦，曾用中西医药物治疗，黄疸加深；改用三仁汤加减，以杏仁开宣肺气，蔻仁宣畅中焦，薏苡仁利下焦之湿；半夏、川厚朴苦辛温理气燥湿；竹叶轻清清热；木通淡渗利湿；黄芩、茵陈清热利湿；赤芍活血凉血以助退黄；综观全方，可轻开上焦、健运中焦、淡渗下焦，使湿邪易祛，BiL（血清直接胆红素/总胆红素）由 247/395μmol/L 降至正常，ALT 由 487U 降至正常。观察数月未见反复，已回原单位工作。

（李树清整理）

四、化湿活血、养阴降酶治愈慢性乙型活动性肝炎一例

霍某，男，30 岁。

初诊：1983 年 10 月 10 日。

主诉及病史：转氨酶反复波动近三年。

1981 年 12 月 15 日发现丙氨酸转换酶（ALT）97U/L（正常＜40U/L），乙型肝炎表面抗原 1∶256，乙型肝炎 e 抗原（＋），半月后，ALT 升至 200U/L 以上，同时出现纳差、腹胀、口苦、恶心、便干、尿黄、肝区痛。曾用多种中西药物治疗，但 ALT 波动在 46～200U/L 之间。1983 年 4 月开始服降酶灵，7 月 ALT 正常，但症状仍未缓解。因停服五味子制剂 ALT 升高，于同年 10 月 5 日入我院。

诊查：皮肤巩膜未见黄染，右侧面部可见一蜘蛛痣，心肺阴性，肝脾未触及，肝区有明显叩击痛。化验：ALT 213U/L（正常＜130U/L），黄疸指数（Ⅱ）6U 以下，白蛋白（A）/球蛋白（G）43.0/15.5，凝血酶原时间（PT）/活动度（PA）13 秒/100％，蛋白电泳白蛋白 58.1％，γ-球蛋白 25.6％，HBsAg 1∶256，抗-HBc 1∶10 000，HBeAg（－），抗-HBe（－），免疫复合物测定 0.075/450nmo·D。肝活检：部分肝束排列紊乱，肝窦闭塞，肝细胞可见明显胞浆疏松，偶见嗜酸小体，肝组织中可见明显灶性坏死、片状坏死或桥型坏死，汇管区可见明显小叶周边炎及碎屑样坏死，枯否细胞增生较明显。病理诊断：慢性活动性肝炎（中）。

西医诊断：慢性乙型活动性肝炎。

中医症见：夜寐多梦，晨起口苦，口淡无味，食后脘腹胀满，胁肋部酸困，两下肢酸沉，偶有肌肉跳痛，性急易怒，眶周酸困色黑，双眼干涩，便干尿黄，胃脘有震水音，渴喜热饮。舌苔黄白腻而厚，脉弦滑。

辨证：脾虚湿困，阴虚血瘀。

治法：化湿活血（因湿困与阴虚矛盾，故先化湿）。

处方：桂枝 12g　茯苓 30g　葛根 30g　升麻 6g　菖蒲 15g　香橼 15g　蒲黄 15g　五灵脂 15g　生山楂 30g　茅根 15g　生石膏 30g(先煎)　白芍 30g

二诊：1983 年 10 月 18 日。服上方药 8 剂，口微苦，右胁痛，夜寐多梦。舌净无苔，脉细弦。ALT 238U/L。调整处方如下：

(1)桂枝 12g　茯苓 30g　蒲黄 15g　五灵脂 15g　黄芩 15g　乌梅 30g　白芍 30g　葛根 30g　升麻 30g　生石膏 30g(先煎)　黄芪 18g　生山楂 30g　茅根 15g　牛膝 18g　珍珠母 30g

(2)水牛角粉　1.5g×12　1.5g　2 次/日

三七片　5 片×12　5 片　2 次/日

三诊：1983 年 11 月 3 日。服上方药 14 剂，自述腰膝酸软，略有口苦，便干，纳佳。ALT 309U/L，TTT 16U。原方去黄芩、桂枝、珍珠母、白芍，加旱莲草 15g、枸杞 15g、女贞 15g、虎杖 30g。共服 12 剂。

四诊：1983 年 11 月 18 日。自述胃脘胀满，乏力，泛酸嗳气，上腹压之隐痛，腰膝酸软，两肘关节酸痛，便干，晨起口苦，泛酸口淡，夜寐不实多梦。舌无苔，有瘀点。ALT 364U/L，A/G 为 39.8/33.5。调整处方如下：

(1)党参 15g　茯苓 30g　当归 15g　川芎 12g　瓜蒌 18g　枸杞 15g　桑寄生 15g　尾连 15g　吴茱萸 6g　乌梅 30g　牛膝 18g　白芍 30g　莱菔子 30g　乳没各 6g　虎杖 30g

(2)三七片　5 片　2 次/日

水牛角粉　1.5g　2 次/日

五诊：1984 年 1 月 6 日。服上方药 18 剂，自述胃脘隐痛，便干，呃逆，口咽干燥，夜寐不实。舌红无苔，脉细弦。ALT 766U/L，A/G 为 38.8/34.0。调整处方如下：

(1)乌梅 30g　白芍 30g　元参 15g　枸杞 15g　旱莲草 15g　牛膝 15g　虎杖 30g　丹参 15g　生石膏 30g(先煎)　代赭石 30g　莱菔子 30g

(2)三七片　5 片　2 次/日

(3)水牛角粉　1.5g　2 次/日

六诊：1984 年 3 月 9 日。共服上方药 36 剂，连续两次复查 ALT＜130U/L，A/G 为 45.0/20.4，抗-HBc 由 1∶1 000 000 降至 1∶1000，抗-HBcIgM 阴性。

[按语] 本例系湿困兼阴虚，证型矛盾。祛湿虽可伤阴，但因湿邪黏腻难祛，过早养阴又可滞邪，故分为两个阶段治疗。

第一阶段(1983 年 10 月～1984 年 1 月)：以桂枝、茯苓、葛根、升麻、菖蒲、香橼、蒲黄、五灵脂、生山楂、茅根、瓜蒌、生石膏等药温化水湿为主，药后两个月，胃脘震水声消失，苔净，为第二阶段治疗打下了基础。

第二阶段(1984 年 1 月 6 日～3 月 15 日)：重在养阴降酶，药用白芍、元参、沙参、枸杞、旱莲草、乌梅、牛膝、虎杖、丹参、生石膏、代赭石、莱菔子。ALT 第 8 周降至正常，抗-HBc 滴度随着 ALT 下降而下降，至出院时降至 1∶1000(其中抗-HBcIgM 为阴性)。

通过本例治疗体会到，湿困阴虚并存，且湿困较重，应先祛湿后滋阴。于第一阶段 ALT 未降，但湿邪一祛，为滋阴奠定了基础，在用滋阴药后 ALT 很快降至正常。本例为应用中医中药治疗有矛盾证型的疾病提供了经验。

五、益气养阴、凉血解毒治愈慢性乙型迁延性肝炎一例

赫某，男，23岁。

初诊：1977年2月10日。

主诉及病史：近十余年来常感疲劳，经常发烧，1974年5月曾查丙氨酸转换酶（ALT）135U/L（正常＜130U/L），一次正常后未再检查。1976年10月又低烧两周，伴恶心、厌油、纳差、乏力、目黄、腹胀，查ALT＞500U/L。11月17日在本院查ALT 1255U/L，血清总胆红素（T·BiL）/直接胆红素（D·BiL）31.64/14.54收住院。

诊查：巩膜可疑黄染，心肺阴性；肝于肋下1.0cm，剑下2.5cm，质软；脾未触及。化验：ALT 417U，麝香草酚浊度试验（TTT）16U，T·BiL/D·BiL 28.22/17.1，血清白蛋白（A）/球蛋白（G）为42.5/21.5，凝血酶原时间（PT）/活动度（PA）19秒/61.1%，蛋白电泳白蛋白46.25%，γ-球蛋白28.11%，HBsAg 1∶1024。因ALT稳定在400U/L左右达三个月之久、偶有残留黄疸，要求改用中药治疗。

西医诊断：慢性乙型迁延性肝炎。

中医症见：疲乏无力，不思饮食，小便清长，大便先干后溏，无明显腹胀，嗳气与虚恭甚多，肢凉，脚心热，平素怕冷，上午困倦，入晚寐差，面部痤疮甚多，有蜘蛛痣，无肝掌。薄白苔、水滑，脉弦数，重按无力。面色青黄。

辨证：气阴两虚，血分热毒。

治法：益气养阴，凉血解毒。

方药：党参15g　茯苓30g　当归12g　川芎12g　葛根15g　枸杞15g　败酱30g　苦参9g　桑寄生15g　升麻9g

二诊：1977年2月23日。服上方药12剂，自述胁肋有时刺痛，有时为牵引痛，入晚为甚；不思食，食后脘腹不胀，尿黄，口苦咽干；便成形，日行一两次。脉弦，重按无力，舌苔根部黄腻。查血ALT 1580U/L，TTT 20U以上，T·BiL 39.33μmol/L。

处方调整如下：

党参15g　茯苓15g　当归9g　川芎12g　柴胡9g　青黛9g　陈皮12g　葛根12g　茵陈30g　败酱15g　香橼12g

三诊：1977年3月2日。服上方药6剂，自觉近日较前有力，肝区痛减，纳可。肝功：ALT 1310U/L，TTT＞20U，T·BiL/D·BiL为34.2/19.67，HBsAg阴性。原方去柴胡，加桑寄生15g。

四诊：1977年3月29日。服上方药24剂，查ALT 130U/L以下，TTT＞20U，黄疸指数（Ⅱ）＜6U，HBsAg阴性。继服上方药。

五诊：1977年4月12日。又服上方药18剂，稍感乏力，脉虚大，重按无力。查ALT＜130U/L，TTT＞20U，Ⅱ＜6U，HBsAg阴性。ALT已多次复查正常，为降TTT，调整处方如下：

党参12g　茯苓12g　当归12g　川芎12g　赤芍9g　桑寄生12g　茜草12g　豨莶9g　桃仁9g　红花9g

六诊：1977年4月20日。无自觉症状。舌尖红，有瘀点，脉浮大，重按无力。原方去赤芍，加丹参12g、丹皮12g。

七诊：1977 年 4 月 27 日。自觉症状不明显。查血 ALT<130U/L，TTT 14U。续用原方加苦参 9g，以抑制反应性炎症。

八诊：1977 年 6 月 7 日。服上方药 36 剂，肝功已全部正常，自觉症状明显好转。服中药共 4 个月，HBsAg 已连续 4 次阴性。续服原方药巩固。

［按语］本例系慢性乙型迁延性肝炎，HBsAg 呈高滴度，中医辨证为气阴两虚，提示有细胞免疫功能低下。治疗宜提高细胞免疫功能，因有血瘀见症，并为抑制 β 细胞功能，故加用当归、川芎，用葛根、升麻、败酱及当归、苦参清血分热毒。在服药前，汪老师告诉病人：服本方药两周 ALT 可明显升高，约八周降至正常，HBsAg 可转阴，并获得彻底治愈。服药第二周 ALT 升至 1570U/L，七周复常，HBsAg 转阴，经改方 TTT 降至 7U。随访 13 个月连续查 13 次 HBsAg 均为阴性，生化指标均正常。患者两年后结婚，健康情况良好。汪老师用此思路治疗慢性乙型迁延性肝炎近百例，80％获同样疗效。

六、温化水湿、益气活血法治愈慢性乙型活动性肝炎一例

杨某，男，15 岁。

初诊：1982 年 12 月 23 日。

主诉及病史：转氨酶反复异常九月余，乏力、纳差、肝区痛四个月。

1982 年 3 月因接触“急黄肝”而查肝功能发现丙氨酸转换酶（ALT）900U/L，曾住本院治疗五个月，给予 6511 合剂（由夏枯草、龙胆草、金钱草、板蓝根、金银花组成）、丹参注射液、灵芝干糖浆等，ALT 150U/L（正常<130U/L）出院。以后虽用多种药物，但 ALT 反复波动在 160～2000U/L，且查 HBsAg 1∶128，HBeAg 阳性，抗-HBc 1∶1000。于 1982 年 12 月 5 日 ALT 200U/L 以上再次入住。

诊查：皮肤巩膜无黄染，未见蜘蛛痣，心肺阴性，肝肋下 1.5cm，剑下约 3.0cm，边钝质中，有明显触叩痛；脾肋下可触及，质软，无触叩痛，无移动性浊音。化验：麝香草酚浊度试验（TTT）11U，ALT 720U/L，黄疸指数（Ⅱ）正常，血清白蛋白（A）/球蛋白（G）为 39.7/20.3，凝血酶原时间（PT）/活动度（PA）15 秒/68.3％，蛋白电泳白蛋白 64.1％，γ-球蛋白 18.8％，HBsAg>1∶256，抗-HBc 1∶10 000，HBe 阳性，抗-HBe 阴性。肝活检：部分肝束排列尚整齐，肝窦明显狭窄，胞浆疏松，嗜酸小体多见，有灶性、片状及桥型坏死，汇管区明显炎性细胞浸润及小叶周边炎，枯否细胞较明显。病理诊断为慢性活动性肝炎（较重）。

西医诊断：慢性乙型活动性肝炎。

中医症见：乏力胁痛，多梦纳差，渴喜热饮，喜唾涎沫，胃脘有震水声，舌下静脉怒张，舌体胖有瘀点，舌苔黄腻，脉弦滑。

辨证：脾虚血瘀。

治法：温化水湿，益气活血。

方药：桂枝 15g　茯苓 3g　全瓜蒌 18g　半夏 15g　黄芪 18g　白茅根 15g　蒲黄 15g　连翘 15g　五灵脂 15g　生薏苡仁 30g　陈皮 15g

二诊：1983 年 1 月 13 日。服上方药 18 剂，自述双下肢感酸沉，渴不欲饮，苔腻。查 TTT 13U，ALT 850U/L。原方去蒲黄、五灵脂、瓜蒌、黄芪，加升麻 6g、党参 15g、当归 15g、川芎 15g，6 剂。

三诊：1983 年 1 月 20 日。无自觉症状，仍有胃脘震水声。舌苔腻微黄，脉弦滑。查 TTT

8U，ALT 829U/L。调整处方如下：

桂枝 15g　茯苓 30g　白茅根 15g　陈皮 15g　半夏 15g　野菊花 15g　党参 15g　当归 15g　川芎 15g　升麻 6g　苦参 15g　葛根 30g　虎杖 30g　香橼 15g

四诊：1983 年 1 月 27 日。服上方药 6 剂后，口中生疮，便干。苔黄腻，脉弦，右侧重按无力。查 TTT 12U，ALT 155U/L，HBsAg 阴性，抗-HBc 1∶1000。原方去升麻、川芎、香橼，加牛膝 15g、黄芩 15g、生石膏 30g(先煎)。

五诊：1983 年 2 月 3 日。服上方药 6 剂，口疮已愈；便干，2～3 天 1 次；疲劳已消。舌中央有一线黄腻苔，脉弦。查 TTT 13U，ALT 491U/L。原方去野菊花，加瓜蒌 18g。

六诊：1983 年 2 月 24 日。服上方药 24 剂，无自觉症状。查 TTT 12U，ALT 155U/L，HBsAg 阴性，抗-HBc 1∶1000，继服上方药。

七诊：1983 年 3 月 9 日。再服上方药 12 剂，胃脘震水声消失，无自觉症状。舌苔仍黄腻，脉弦滑。TTT 9U，ALT＜130U/L。带原方出院，继续治疗。

出院后每月复查，至 1983 年 8 月 HBsAg、HBeAg、抗-HBc 均转阴，迄今健康状况良好。

［按语］本例根据临床、生化、病毒标志物及肝活检可确诊为慢性乙型活动性肝炎。证型虚实夹杂，针对其有心下停饮而用桂枝、茯苓；心下停饮系脾气虚所致，故以黄芪(后改用党参)补气，佐以陈皮、薏苡仁、连翘、茅根祛湿；因久病血瘀，以五灵脂、川芎、葛根活血；瘀久暗伤营血故而化热，以当归补血，虎杖、野菊花、升麻清热。提示对慢性乙型活动性肝炎应用中医中药治疗，只要辨证准确，用药恰当，不仅可获得近期治愈，而且远期效果也很好。

（李筠整理）

七、温阳化湿、凉血活血法治愈慢性乙型重型肝炎一例

温某，男，50 岁。

初诊：1989 年 10 月 23 日。

主诉及病史：乏力、恶心，黄疸进行性加重半年。

患者于 1989 年 3 月 21 日开始乏力、胸闷、头晕，半月后发现尿黄似浓茶，纳少、恶心、厌油，但未吐，无皮肤瘙痒。4 月 6 日在外院查丙氨酸转换酶(ALT)800U/L，黄疸指数 15U，于 1989 年 4 月 7 日以“急性黄疸型肝炎”收入院。

诊查：皮肤巩膜轻度黄染，无肝掌及蜘蛛痣，心肺正常，肝脾肋下未触及，移动性浊音阴性，双下肢无水肿。查血：ALT 500U/L 以上，血清胆红素[BiL(血清直接胆红素/总胆红素)]108/147μmol/L，总蛋白/白蛋白为 64/40，抗-HBsN/S 3.7，HBsAg/IgMS/N 3.6，其余乙肝病毒标志物阴性，抗-HAVIgM 阴性，凝血酶原时间/凝血酶原活动度(PT/PA)14 秒/71.7%。

入院后迭经中西药物治疗，BiL(血清直接胆红素/总胆红素)逐渐降至 174/203μmol/L，但于 7 月 10 日 BiL 又升至 197/248μmol/L，于 7 月 13 日开始加用小剂量肾上腺皮质激素(简称激素)治疗，38 天后 BiL 降至 51/65μmol/L，随后又逐渐上升，大便颜色变浅，至 9 月 11 日 BiL(血清直接胆红素/总胆红素) 272/354μmol/L，加用门冬氨酸钾镁注射液静脉点滴治疗 28 天，但黄疸仍在加深，10 月 4 日(血清直接胆红素/总胆红素)升至 418/613μmol/L，并出现腹水。再加用 FDP(1,6-二磷酸果糖)注射液，但 BiL(血清直接胆红素/总胆红素)升至 365/639μmol/L，PT/PA 20.5 秒/36.4%，以“慢性重型肝炎”转入我科。

西医诊断：慢性乙型重型肝炎。

中医症见：疲乏无力，食而无味，轻度厌油，食后脘胀，渴喜热饮，便干色黄，后重下坠，小便色深黄而自利（服用少量利尿剂），形寒肢冷，皮肤瘙痒，月圆脸，色晦暗，有肝掌但无蜘蛛痣，胃脘有震水声，腹部胀满（中等量腹水），双下肢有可凹性水肿。舌体胖而有齿痕，舌质紫暗，苔黄厚腻，舌下脉增粗延长，脉弦滑。

辨证：脾肾阳虚，血瘀血热。

治法：温阳化湿，凉血活血。

方药：葛根 30g　升麻 6g　炮附子 6g　木香 9g　川芎 15g　炙黄芪 30g　茜草 30g　豨莶 30g　白茅根 15g　黄芩 15g　桂枝 15g　全瓜蒌 30g

停用原有治疗方法，辅以支持疗法（凝血酶原复合物 1 瓶/次，冰冻血浆 200ml/次，每周各 3 次）。

二诊：1989 年 10 月 26 日。服用上方药 3 剂，大便色黄，日行两次，后重下坠感消失，形寒肢冷减轻，足心微汗，仍有腹胀，胃脘震水声不明显。舌质紫暗，苔黄厚腻。BiL（血清直接胆红素/总胆红素）224/441μmol/L，ALT 162U/L，PT/PA 20 秒/48.9%，原方去升麻、木香，加生石膏 30g、秦艽 30g。

三诊：1989 年 11 月 2 日。食欲好转，食量增加，食之有味，大便干结。BiL（血清直接胆红素/总胆红素）143/200μmol/L，ALT 105U/L，守原方。用番泻叶泡水代茶饮。

四诊：1989 年 11 月 16 日。轻度疲乏，微觉身寒，轻微脘胀，BiL（血清直接胆红素/总胆红素）110/158μmol/L，ALT 71U/L，原方加莱菔子 30g、焦三仙各 15g，炮附子加至 9g。

五诊：1989 年 11 月 23 日。自我感觉良好，腹水消退，纳食不多。舌淡无苔。BiL（血清直接胆红素/总胆红素）65/87μmol/L，ALT 54U/L，原方加沙参 15g、玉竹 15g。

六诊：1989 年 12 月 21 日。无明显自觉症状，BiL 45/54μmol/L，ALT 47U/L，续用原方药。1989 年 12 月 5 日肝活检结果：肝脏正常结构破坏，肝细胞体积变大，呈气球样变，中度郁胆，可见广泛的灶性坏死，纤维塌陷，局部形成完整的纤维隔，汇管区扩大，大量炎细胞浸润，纤维及小胆管增生，有假小叶形成。病理诊断：慢性活动性肝炎（重），肝炎后肝硬化。

七诊：1990 年 1 月 5 日。自述无不适，BiL（血清直接胆红素/总胆红素）34/54μmol/L，ALT 34U/L，原方去沙参，改丹参 30g。

八诊：1990 年 1 月 13 日。自述无不适，BiL（血清直接胆红素/总胆红素）26/42μmol/L，ALT 34U/L，PT/PA 14.5 秒/65.5%，带中药方出院继续治疗。

出院后随访年余，BiL 正常，偶有 ALT 轻度升高，但健康状况良好。

[按语] 本例以“急黄肝”入院，BiL 进行性加深，经多种治疗，BiL 虽一度下降，但因停滞而加用激素，BiL 逐渐下降。激素减量后，BiL（血清直接胆红素/总胆红素）迅速回升，最高时达 365/639μmol/L，PA 由正常降至 40%以下，并出现腹水，由肝内胆汁郁积逐渐演变为慢性重型肝炎。

初诊时属脾肾阳虚，究其原因可能有二。其一，住院后一直口服或静脉点滴大量苦寒之品，导致脾虚；其二，服用激素。现代医学已证明，激素虽属助阳之辈，但停用或减量之后则可导致阳虚。患者急性起病，感受湿热之邪，其始在气，继则入血。张仲景曰：“诸黄虽多湿热，经脉久病，不无瘀血阻滞也”，加之瘀久化热，故有血瘀血热。

方用炮附子、桂枝温阳通阳；黄芪、茯苓益气健脾祛湿；辅以赤芍、葛根、茜草凉血活血；佐以瓜蒌疏肝、黄芩清热，药后诸症渐消，黄疸递降，PA 复常。

本例肝活检证实为慢活肝、肝硬化。因此提示其入院时即为慢性肝炎。治疗慢性肝炎宜甘寒而不宜苦寒，以免伤阴耗气。激素虽为治疗肝内胆汁郁积的常用之品，但有效率不高，且停用之后诸多反跳。温阳药物能提高肾上腺皮质分泌功能，可防止停激素的病情反复，且有助于恢复激素所致的免疫抑制。这一治法已用于临床日久，均获显效，可谓是解决停激素后反跳之创举。

八、扶正固本、活血化湿法治愈慢性乙型重型肝炎伴长期发热一例

孙某，男，28岁。

初诊：1990年12月29日。

主诉及病史：肝功能异常一年半，乏力、纳差，尿黄四个半月。

患者缘于1989年5月开始恶心、呕吐、腹泻。当时在工厂医院查丙氨酸转换酶(ALT) 500U/L以上(正常值＜100U/L)。服中药一个月，ALT正常。同年12月ALT又升至500U/L以上，住该院肌注肝炎灵两个月ALT复常。1990年6～8月份再次住该院期间，每月查血ALT均＞500U/L，HBsAg(＋)。同年9月上旬出现尿黄、血清胆红素(BiL)51.3μmol/L，至9月24日升至410.4μmol/L，给予6912注射液(由黄连、黄芩、黄柏、栀子等组成)、丹参注射液、人血白蛋白、血浆等治疗，但全身及消化道症状加重，于1990年9月28日住我院。

诊查：慢性肝病面容、皮肤巩膜重度黄染，无肝掌、蜘蛛痣，头、心、肺未发现异常，肝脾肋缘下未触及，无腹水征，未引出病理反射。

查血：BiL(血清直接胆红素/总胆红素)290/449μmol/L，ALT＞500U/L(正常值＜30U/L)，总蛋白/白蛋白(T/A)67/40，凝血酶原时间/凝血酶原活动度(PT/PA)22秒/39.8%；HBsAg(S/N)67.2，抗-HBs(－)，HBeAg(－)，抗-HBe(－)，抗-HBc抑制率99%，抗-HBcIgM(S/N)7.5，抗-HAV IgM(－)。周围血象：白细胞总数3×10^9/L[入院后一直稳定在(1.7～3.4)×10^9/L]，中性多形核0.53(住院期间最高0.64)，嗜酸性粒细胞0.02～0.10。尿、便常规无异常。B超提示：肝实质弥漫性损害。心电图及多次胸部X线摄片未发现异常。咽拭子培养、血培养均无致病菌生长。多次查血沉正常。

10月中旬，全身皮肤出现充血性皮疹，以躯干为主，两周左右消退，但以后又间断性出现。10月上旬出现腹水及双下肢可凹性水肿。经多种中西药物治疗，因BiL(血清直接胆红素/总胆红素)253/399μmol/L、ALT 51U/L，T/A 62/37，PT/PA 42秒/15.9%，每日午后发热(体温37.5～38℃)而要求会诊。

西医诊断：慢性乙型重型肝炎、肝硬化。

中医症见：午后低热，发热前微恶寒，但无寒战，热退微汗出，寐可多梦，精神委靡，神志清楚，乏力自汗，纳少便溏(日行两三次)，小便自利，五心烦热。舌净质暗红，有瘀斑瘀点，舌下静脉增粗延长，脉细数。胃脘有震水声，双下肢有可凹性水肿，腹水征阳性(中等量)。

辨证：正气虚损，血瘀湿困。

治法：扶正固本，活血化湿。

处方：黄芪30g　桂枝15g　茯苓30g　茜草30g　秦艽20g　丹参30g　葛根30g　丹皮15g　地骨皮15g　生石膏30g(先煎)

每日1剂，煎服。

除同时静脉滴注人血白蛋白10g/次(每周3次)外，停用其他治疗方法。

二诊：1991年1月3日。每日午后体温37.5～37.9℃，自述胃脘胀满，便干，余症同前。BiL(血清直接胆红素/总胆红素)169/286μmol/L，ALT 30U/L，T/A 66/38，PT/PA 36.5秒/19.1%。原方加莱菔子30g、全瓜蒌30g。

三诊：1991年1月14日。午后体温37℃，BiL(血清直接胆红素/总胆红素)110/180μmol/L，ALT 37U/L，T/A为60/30，PT/PA为23.5秒/35.9%。再以原方药进治。

四诊：1991年1月28日。近两周来体温37～37.5℃，自我感觉良好，腹水及下肢水肿消失，BiL(血清直接胆红素/总胆红素)52/87μmol/L，ALT 37U/L，T/A为62/40，PT/PA 21.5秒/41.4%。原方去地骨皮，加焦三仙各15g，桂枝改为20g。

五诊：1991年3月17日。自3月1日以后除偶有低热(体温37.5℃)外，体温大都正常，自我感觉良好。BiL 65/40μmol/L，ALT 30U/L，PT/PA为18.5秒/54%。原方药进治。

六诊：1991年4月9日。纳佳，便调。自述无不适。BiL(血清直接胆红素/总胆红素)28/49μmol/L，ALT 30U/L，T/A为65/39，PT/PA为14.5秒/90.5%。原方药续服。

1991年4月14日出院，一年后复查各项生化指标全部正常，HBsAg(+)，HBeAg(-)，抗-HBe(+)，抗-HBc(+)。

[按语] 本例西医诊断为慢性乙型重型肝炎。慢性乙型重型肝炎患者的病死率高达85%～100%。本例基本治愈，并存活近一年。该患者之特点为长期潮热，用抗生素及多种药物治疗，体温、黄疸均不退，且凝血机制极差(通常PA<20%则很少存活)，更增加了治疗难度。根据中医辨证为正气虚损、血瘀湿困。《丹溪心法》中云："阴虚发热，四物汤加炒黄柏……兼气虚加人参、黄芪……"本例实为气阴两虚，兼血瘀湿困。瘀血内停，积而化热；痰湿中阻，阻碍气机升降；或痰湿久郁，化热伤阴而致潮热不退，故治宜扶正以补气阴，活血化湿以退潮热。方中黄芪、茯苓益气，桂枝温化水湿，丹参、地骨皮、丹皮凉血滋阴，秦艽、茜草、葛根、生石膏清热。药后体温渐退，BiL值逐渐下降，凝血机制亦见改善，最后基本治愈出院，出院后继续治疗，保持良好健康状况。

九、温补脾肾、养阴活血法治愈长期服用激素的慢性乙型肝炎伴肝硬化一例

马某，男，45岁。

初诊：1975年11月15日。

主诉及病史：罹慢性肝炎已14年，长期服用激素，近6年不能戒断。

患者1961年因肝功能异常，以无黄疸肝炎住院。1964年肝活检诊断为慢性迁延型肝炎。1966年及1967年又两次住院。1970年4月第四次住院，经用多种中西药物治疗，血清总胆红素(BiL)渐上升，至6月23日高达324μmol/L，遂开始用中等剂量肾上腺皮质激素(简称激素)治疗；随着黄疸消退，将激素逐渐减量，至7月30日停完，1971年6月出院。出院后丙氨酸转换酶(ALT)一直不正常。1971年8月ALT 2070U/L(正常<100U/L)，第五次住院治疗六个月，ALT复常出院。1972年5月ALT又开始波动，自服小剂量激素(3～5mg/d)。1973年5月ALT 4140U/L，BiL 46μmol/L，第六次住院，将激素加至10mg/d，同年7月30日出院。其后用小剂量激素维持，每当减至2.5mg/d以下，则出现乏力等症状及ALT升高。1975年11月中旬，口服激素5mg/d，要求以中药替代激素。查体：心、肺、腹均无异常发现。HBsAg阳

性，其他生化指标正常。

西医诊断：慢性乙型活动性肝炎。

中医症见：口苦口黏，渴喜热饮，形寒肢冷，腰膝酸痛，夜寐不实，食后脘胀，便溏，大便日行两三次，小便清长，夜尿每晚三五次。舌有瘀点，苔黄厚腻，舌下脉增粗延长，脉沉细。

辨证：脾肾阳虚，阴虚血瘀。

治法：温补脾肾，养阴活血。

处方：葛根 30g　川芎 15g　炮附子 12g　牛膝 15g　当归 15g　肉苁蓉 15g　熟地黄 15g　女贞 15g　肉桂粉 3g(冲服)　枣仁 15g　黄芩 15g　生石膏 30g(先煎)

嘱服上方药后，自第二个月开始将激素减量，每个月减一次量，第一次为单日 5mg/d，双日 2.5mg/d；第二次日服 2.5mg；第三次隔日服 2.5mg；第四次每周服 2.5mg；第五次（即药后第六个月）减完。中药服一年。自服中药后，前述症状逐渐减轻乃至消失，未出现 ALT 波动。1976 年 7 月因地震停服中药，自我感觉良好，ALT 正常，同年 10 月开始上班。

二诊：1979 年 4 月中旬。停用激素后，患者用多种方法自我调整，如间断输人血白蛋白，食用大蒜预防感染等，始终保持良好健康状况，ALT 及其他生化指标正常。1979 年 4 月因过劳，ALT 1700U/L，HBsAg(－)，抗-HBs(＋)。症见胃脘胀满，纳少恶心，口黏口苦，便调尿少，失眠多梦。舌苔黄腻，脉弦滑。乃肝肾阴虚，脾虚血瘀。治以滋补肝肾，健脾活血。

处方：茯苓 30g　薏苡仁 30g　生山楂 30g　陈皮 15g　茅根 15g　珍珠母 15g　白芍 15g　枸杞 15g　生石膏 30g(先煎)

未用激素，服上方药两个月 ALT 正常。患者病久，曾先后发生低钾血症、肾小管性酸中毒，均经对症治疗纠正。至今仍服用钙、钾、碳酸氢钠等药物，但 ALT 始终正常。

［按语］本例为慢性乙型活动性肝炎，曾检出过抗-HBs 阳性，当时不能查特异性免疫复合物，但根据其病情反复波动，对激素反应敏感，考虑为免疫复合物导致的肝损害。患者于 1970 年 6 月开始用激素，其后用小剂量维持，稍一减量则出现症状及 ALT 升高，可见其对激素有依赖性。动物实验证明，激素可导致脾肾阳虚。本例也证属脾肾阳虚，故用炮附子、肉桂粉、肉苁蓉温阳。由于久病血瘀，以川芎等活血，以熟地黄、女贞等滋阴。本例自发病至停用激素，病程十余年，服激素五年余。服中药期间缓慢递减乃至停用激素。如此长期应用激素虽属罕见，但应用中药使激素停完，而且病情稳定，最终完全恢复健康，不失为成功案例。

十、疏肝活血、温经散寒法治愈慢性乙型活动性肝炎伴早期肝硬化一例

张某，女，29 岁。

初诊：1988 年 7 月 21 日。

主诉及病史：发现 HBsAg 阳性已三年，肝功能间断异常两年。

患者于 1985 年 5 月婚前检查，发现 HBsAg、HBeAg、抗-HBc 三项阳性。1986 年 7 月查血：ALT 220U/L(正常＜130U/L)，一年后 ALT 为 360U/L，用联苯双酯，ALT 曾一度正常，但联苯双酯减量后 ALT 又上升。1988 年 7 月 6 日住院。

查体：除皮肤有蜘蛛痣外，头面、心肺均未发现异常，肝在肋缘下及剑突下均未触及。查血 ALT 118U/L(正常＜30U/L)，麝香草酚浊度试验(TTT)＞20U，胆红素(BiL)39.33μmol/L(正常＜17.1μmol/L)，白蛋白/球蛋白(A/G)为 37/39；周围血白血球 3.0×10^9/L；分类：中性

多形核 0.60；血小板 89×10^9/L，凝血酶原时间（PT）/活动度（PA）为 14.5 秒/74.8%，抗-HAV IgM（－）、HBsAg/IgM（－），抗-HBcIgM 5.4，HBsAg N/S 12.2，HBeAg（－），抗-HBe N/S 3.7，抗-HBc 抑制率 93%，抗-HBs（－），蛋白电泳白蛋白 59%，γ-球蛋白 24.3%。肝活检：可见完整肝小叶结构，肝细胞排列较拥挤，部分肝窦闭塞，肝细胞大部分肿胀，气球样变性，可见点状、碎屑样及桥形坏死，纤维组织增生，形成纤维隔，并有假小叶形成，部分肝细胞呈毛玻璃样改变，汇管区中度扩大，有中等量炎性细胞浸润。病理诊断为：慢性活动性肝炎伴早期肝硬化。

西医诊断：慢性乙型活动性肝炎，早期肝硬化。

中医症见：纳可，乏力，肩背酸痛，双下肢酸软，少腹怕冷，胸闷，性急易怒，眼干涩，经期缩短，经血色黑有血块、无痛经。舌红有瘀点，脉弦。

辨证：肝郁血瘀，寒凝肝脉。

治法：疏肝活血，温经散寒。

处方：瓜蒌 30g　香附 30g　羌活 15g　杏仁 15g　炮姜 15g　牛膝 20g　山楂 30g　葛根 30g　乌梅 30g

二诊：1988 年 8 月 12 日。服上方药 18 剂，自觉症状消失，ALT 37U/L，TTT＞20U，A/G 为 2.8/3.9，黄疸指数 6U 以下。因 A/G 倒置，加用三七粉、水牛角粉各 1.5g，2 次/d。

三诊：1988 年 10 月 13 日。服上方药 84 剂，自述无不适，ALT 已正常两个月，TTT 16U，A/G 为 34/39。因 TTT 及 A/G 异常调整处方如下：

豨莶 20g　茜草 20g　秦艽 20g　山楂 30g　葛根 30g　陈皮 15g

四诊：1988 年 12 月 16 日。无自觉症状，ALT＜30U/L，TTT 11U，A/G 为 4.1/2.8。

处方：泽泻 60g　杏仁 15g　羌活 15g　豨莶 20g　茜草 20g　秦艽 20g　萆薢 20g　山楂 30g　葛根 30g

1988 年 12 月 1 日行第二次肝活检：肝小叶结构完整，肝细胞排列拥挤，部分肝细胞肿胀，可见空泡变性，部分小叶界板破坏，可见点状碎屑样及半桥形坏死，有轻度炎性细胞浸润及纤维组织增生。病理诊断：慢性活动性肝炎轻型伴肝纤维组织增生。

五诊：1988 年 12 月 30 日。无自觉症状，ALT 正常，A/G 为 41/28，TTT 11U，蛋白电泳白蛋白 60%，γ-球蛋白 20.2%，HBsAgN/S 3.8，抗-HBeS/N 4.0，抗-HBc 抑制率 99%。出院调理。

出院后因劳累，ALT 曾轻度升高，再服原方药一个月降至正常。至 1992 年未再反复。

［按语］ 本例根据乙肝病毒标记物、ALT、TTT、A/G 及肝活检结果可确诊为慢性乙型活动性肝炎，早期肝硬化。中医辨证，据患者性急易怒，胸闷，月经血色黑有血块，有蜘蛛痣，舌质有瘀点等肝郁血瘀症状，双眼干涩，两膝酸软等肝阴虚证，以及少腹怕冷之寒凝肝脉之象（足厥阴肝经起于大指丛毛之际……过阴器，抵少腹），故可辨证为肝郁血瘀、寒凝肝脉。方中香附、瓜蒌疏肝；因有肝阴不足，故未用柴胡，而用炮姜温经散寒；牛膝养阴；葛根、山楂活血；因其有肩背痛，用杏仁宣肺（背为胸腑，脏病治腑）；羌活辛温，散寒止痛，横行肩背；且因患者以 ALT 升高为主，故以瓜蒌、生山楂、葛根、乌梅、牛膝降酶；其后加用水牛角、三七粉调整蛋白。ALT 正常后，针对球蛋白高，TTT 强阳性，改用豨莶、茜草、秦艽降低球蛋白及 TTT。出院后因劳累和终止治疗病情有反复，再服原方药又复常，并未再出现病情波动。本例系根据辨证及生化指标用药。按通常习惯对肝硬化应用大量活血化瘀及攻破之剂，本例所用之药均较柔和，共治疗五月余，不仅生化指标全部复常，肝组织亦有明显改善。

十一、益气养阴、活血解毒法治愈晚期肝硬化合并内毒素血症、严重凝血机制障碍一例

王某，男，15岁。

初诊：1984年6月8日。

主诉及病史：乏力、恶心年余，下肢水肿月余。

患者缘于1983年4月开始恶心、纳差、厌油、乏力、尿黄如浓茶。当时查血：ALT 644U/L（正常<130U/L），胆红素（BiL）74.66μmol/L，在本市某医院用益肝灵等药物治疗一个月，黄疸消退，但ALT仍高达628U/L。其后继续治疗。同年6月复查ALT波动于500～700U/L，加用降酶灵等药物，均未降至正常，HBsAg（+），以慢性活动性肝炎收住院，服用联苯双酯半年，ALT下降为180U/L出院。1984年4月中旬出现双下肢水肿，5月出现黄疸，于1984年6月8日又入住我院。

查体：血压100/60mmHg，神志清、合作。皮肤无黄染，有蜘蛛痣，肝掌、痤疮、全身皮肤散在出血点，双下肢有瘀斑；巩膜黄染，心肺无异常体征，腹部饱满，腹水征阳性（中等量腹水），肝脾触诊不满意，肝区有叩击痛。

化验：白血球计数2.8×10^9/L；分类：中性粒细胞0.61，淋巴细胞0.36，单核细胞0.02，嗜酸性粒细胞0.01；血小板计数42×10^9/L，血色素70g/L，红血球计数1.79×10^{12}/L；尿：白血球3～4个/高倍视野，红血球0～1/高倍；血清总Bil 85nmol/L、ALT 130U/L、白蛋白/球蛋白（A/G）26/24、凝血酶原时间（PT）/凝血酶原活动度（PA）33秒/15.6%，甲脂蛋白1∶100（+）；蛋白电泳：白蛋白53.6%、γ-球蛋白30.8%；血沉16mm/1h，HBsAg 1∶64、抗-HBs（－），抗-HBc抑制率91%，抗-HBc IgM 4.5、HBeAg（+）、抗-HBe（－）、鲎试验1小时（±）、4小时（+++）、对照（－）。

西医诊断：慢性乙型活动性肝炎、失代偿性肝硬化、内毒素血症。

中医症见：头晕、乏力、右下肢麻木、渴不欲饮、午后发烧（体温38℃左右）、下肢重度可凹性水肿、腹部膨隆、前胸及面部有痤疮。舌体胖有齿痕，舌质红有龟裂，薄白苔，脉小而弦。

辨证：气阴两虚，血瘀热毒。

治法：益气养阴，活血解毒。

处方：赤芍30g　葛根30g　白茅根30g　双花30g　连翘30g　仙鹤草15g　丹皮15g　茜草15g　当归15g　升麻6g　泽泻60g　炙黄芪30g

三七粉1.5g，水牛角粉1.5g，每日早晚各冲服1次。

同时并用双氢克尿噻25mg，每日1次，螺内酯20mg，每日1次，血浆、鲜血、白蛋白静脉点滴。

二诊：1984年6月18日。每天下午体温持续37.5～38℃，相隔4～8天高烧一次，体温高达40℃，用庆大霉素24万U/d，共八天，未影响体温。下肢水肿消失，口腔有血腥味，余症同前。查血BiL 159.03μmol/L，ALT 216U/L，A/G为25/34.6，PT/PA为33秒/15.6%，7月3日为50秒/10%。原方药续服。

三诊：1984年9月27日。每天下午仍有低烧（体温37.5～38℃），但9月1日后未再高烧。脉弦数，舌红有龟裂，苔微黄。查血BiL 94.09μmol/L、ALT 334U/L、PT/PA为31秒/23.7%、A/G为23.8/31.6、鲎试验（+）、24小时血内毒素定量>10μg%。停止输血（共输血

1000ml)及血浆，每周静脉输入白蛋白10g，加用黄连素保留灌肠。

处方调整如下：

赤芍80g 蒲公英15g 生山楂30g 三棱15g 莪术15g 炙黄芪15g 苦参15g 葛根30g 穿山甲15g 双花15g 连翘15g 炙龟版15g 生地黄15g 牛膝15g 炙鳖甲15g

每日1剂，煎服。

四诊：1985年4月18日。三诊后一直服用上方药，低烧至1985年1月开始下降恢复正常，无自觉不适。查血 BiL 39.3μmol/L、ALT 正常、A/G 为 32.7/18.5，PT/PA 为 24秒/28.1%。

调整处方：

赤芍30g 葛根30g 生山楂30g 三棱15g 莪术15g 炙黄芪15g 升麻30g 牛膝15g 穿山甲15g 龟版15g

每日1剂，煎服。

五诊：1985年8月4日。自述无不适。查血：BiL 42.7μmol/L、ALT、AST 均正常，A/G 为33.8/25.5、PT/PA 为24秒/28.1%、HBsAg 1∶64、HBeAg(－)、抗-HBc 抑制率99%、抗-HBc IgM(－)、血色素10.4g/mm^3、白血球计数29×10^9/L。

带原方出院服药至1985年12月，各项生化指标全部正常，制成丸剂服用两年，随访至1992年元月健康情况一直良好。

［**按语**］本例系在失代偿性肝硬化基础上发生内毒素血症。后者引起长期低烧及间歇性高烧，抗生素治疗无效。内毒素可损伤血管内壁，导致血小板聚集，发生弥漫性血管内凝血而消耗凝血因子。故凝血机制严重障碍，PA 最低为10%。西医西药治疗无效。采用输白蛋白、黄连素保留灌肠同时，内服中药效果较好。

肝硬化腹水属中医臌胀范畴，其病因病机极为复杂。喻嘉言在《医门法律》中概括为：水裹、气结、血瘀。本例为水臌，其原发病为黄疸型肝炎，病因为湿热，由于失治，日久伤脾，中气亏耗，斡旋无力，故水湿停滞，肝气失于疏泄，遂使气血瘀滞、脉络瘀阻而有严重血瘀。故本例病机关键在肝、脾、肾机能发生障碍，肝气瘀结、血瘀水积。

对水臌的治疗，当辨清虚实。本例虽年轻，但气通壅滞、积劳中衰而有气虚，加之热毒炽盛(内毒素血症)，致长期发烧而伤津；又有皮下出血、瘀斑，此系热入营分、暗伤阴血。

根据以上病因病机及辨证，当以益气养阴、活血解毒为治。方中赤芍、葛根、丹皮为凉血活血之品；三棱、莪术为活血破血之辈，与穿山甲配伍治疗癥瘕积聚疗效较好；龟版、鳖甲、当归等滋养阴血。《本草求真》中载，黄芪为补气诸药之最；《日华子本草》中云："黄芪助气壮筋骨长肉补血"。现代医学研究资料证明黄芪有抗感染、调控免疫功能、促进吞噬细胞功能等作用。双花、连翘、升麻、茜草有清热解毒之功，泽泻、茅根利水湿。同时，方中又有软坚散结、活血化瘀之品共同作用，从而达到调整脏腑功能、清除内毒素的目的，故能改善凝血机制、恢复肝功能且远期效果较好。

十二、温通心阳、活血利湿法治愈慢性乙型重症肝炎合并预激综合征(B型)一例

徐某，男，47岁。

初诊：1989年11月23日。

主诉及病史：乏力、腹胀、尿黄八月余，反复胸闷心悸半年。

1985年体检发现HBsAg阳性，肝功正常，曾用“朝阳丹”、“灭澳灵”等药物治疗。1989年2月自觉乏力，腹胀，尿黄，身黄，皮肤瘙痒。同年3月18日住本院，诊断为“慢性活动性肝炎伴肝硬化（失代偿）”、“心律失常（预激综合征）”。经中西药物治疗后病情好转于8月5日出院。10月10日因黄染加深、疲乏、纳差、腹胀、心悸频繁发作而再住本院。

诊查：全身皮肤巩膜明显黄染，未见肝掌、蜘蛛痣；心肺正常，腹软；在肋下2cm可触及肝脏，质硬有触痛，肝区有叩击痛；脾未及，腹水征阳性。化验：ALT 308U/L、血清总胆红素（BiL）（血清直接胆红素/总胆红素）172/293μmol/L、血清总蛋白/白蛋白（T/A）67/33、凝血酶原时间/凝血酶原活动度（PT/PA）为20.5秒/30.2%，经用维生素K_1治疗一周未提高。HBsAg N/S 10.4、抗-HBs（－）、HBeAg 3.8、抗-HBe（－）、抗-HBc抑制率99%、抗-HBc IgM 3.3、HBsAg/IgM 4.1；心电图检查：正常。B超示：肝硬化。

西医诊断：①慢性乙型重症肝炎；②预激综合征（B型）。

入院后经对症治疗后仍频繁发作心悸，心率180次/分，每1～2天发作一次，每次发作持续时间半小时左右，应用维拉帕米（异搏定）、中药等治疗，心动过速仍时有发作。专科医师会诊建议用胺碘酮治疗，因该药对肝脏有损害未予采用，故用中药治疗。

中医症见：纳可，食后轻度腹胀，口不苦不渴，不欲饮，形寒肢冷；大便色黄、量少而干，每日三次；尿少色黄而自利；乏力明显，胃脘无震水声。舌质暗，苔黄腻，舌下脉粗延长，脉弦，细数，100～140次/分（发作时），脉律整。

辨证：心阳不振，血瘀湿困。

治法：温通心阳，活血利湿。

处方：茯苓30g　桂枝15g　炙甘草15g　葛根30g　丹皮20g　生黄芪30g　茜草30g　小蓟30g　炮附子9g　赤芍60g　瓜蒌30g　仙鹤草30g　生石膏30g

每日1剂，煎服。每周静滴人血白蛋白20g。

二诊：1989年12月14日。服上方药20剂后，形寒肢冷消失，心悸未再发作，但乏力、腹胀，尿黄减轻。查血：BiL（血清直接胆红素/总胆红素）54/93μmol/L、ALT 41U/L、PT/PA为16秒/50%，续用原方。

三诊：1990年1月19日。乏力、腹胀、尿黄、目黄明显减轻，心律齐整，偶有鼻衄。查血：BiL 69/42μmol/L、ALT 40 U/L、PT/PA为17.5秒/60.3%、T/A为74/36。上方附子改为6g。

四诊：1990年3月6日。服药至今心悸未再发作。查血：BiL（血清直接胆红素/总胆红素）36/52μmol/L、ALT 31U/L、PT/PA为18秒/56.9%，出院，继续门诊治疗。随访一年，肝功能稳定，心律失常得到完全控制。

［按语］本例系慢性乙型重症肝炎伴B型预激综合征。传统理论认为：黄疸病因为湿热。本例病程已三年，导致心、脾、肾虚损，故脾肾之阳不足，加之病邪缠绵深入营血，全身既有心阳不振，又有痰湿瘀阻，故以炮附子、桂枝温通心阳；黄芪、茯苓补气健脾以祛湿；赤芍、茜草、丹皮、小蓟、仙鹤草凉血活血以退黄疸；炙甘草补益心脾，瓜蒌宽胸理气、润肠通便。本例患者应用中药调治三月余，BiL由入院时（血清直接胆红素/总胆红素）172/293μmol/L降至36/52μmol/L；PT/PA为20.5秒/30.2%恢复至18.0秒/56.9%，服药后心律失常未再复发。

本例为慢性重症肝炎合并预激综合征，二者均为难治之症，采用中药治疗皆获治愈。由此说明中医中药调治全身机能具有独特之功效。

（李树清整理）

十三、化瘀清热醒神、温化健脾疏肝治愈失代偿性肝硬化肝性脑病一例

孙某，男，50 岁。

初诊：1991 年 9 月 27 日。

主诉及病史：乏力、腹胀、尿少半年余，意识障碍两周。

1990 年底，出现乏力、腹胀、尿少，在当地医院查血：ALT 150U/L、HBsAg 阳性。应用胰高血糖素、胰岛素、肝细胞生长素、强力宁等治疗，症状未缓解。近两周出现意识障碍，应用六合氨基酸 250ml，每日静脉滴注 1 次，精神状况未好转，于 1991 年 9 月 19 日入本院。

诊查：神志淡漠，反应迟钝，答非所问，记忆力、计算力下降；皮肤、巩膜轻度黄染，有蜘蛛痣及肝掌。心肺正常，腹软，肝脾肋下未触及，腹水征阳性，有扑翼样震颤。化验：ALT 80U/L、血清总蛋白/白蛋白（T/A）为 72/30、血清总胆红素/直接胆红素 51/30μmol/L、血氨 120μmol/L（正常＜56μmol/L）、凝血酶原时间/凝血酶原活动度（PT/PA）19 秒/46.6%、HBsAg N/S 27.2、抗-HBc 抑制率 99%、HBeAg（－）、抗-HBe S/N 3.8、抗-HBc IgM 2.6、抗 HBs 阴性、HBsAg/IgM 阴性。胸透正常，心电图大致正常；B 超：肝缩小，回声增强，不均匀呈小结状，肝内管道减少，肝前腹水 21mm、脾脏增大，脾肋间厚 52mm；胃肠钡餐透视：食道下段静脉曲张。

西医诊断：慢性乙型活动型肝炎后失代偿肝硬化，肝性脑病Ⅲ～Ⅳ度。

中医症见：健忘，记忆力、计算力下降，回答问题不切题，面色晦暗，渴不欲饮，纳可，轻度乏力，尿少；皮肤、巩膜轻度黄染，可见朱砂掌，蟹爪纹。舌质红，舌下静脉怒张，苔白腻，胃脘部有震水声，脉弦。

辨证：瘀热犯心，脾虚湿困。

治法：化瘀清热醒神，温化健脾疏肝。

处方：赤芍 60g　丹参 30g　野菊花 60g　葛根 30g　茅根 15g　生山楂 30g　川芎 15g　桂枝 15g　炙黄芪 30g　茯苓 30g　泽泻 60g　全瓜蒌 30g

三七片 5 片，3 次/日，水牛角粉 1.5g，2 次/日。

服药期间每日静脉点滴六合氨基酸 250ml，每周静脉点滴人血白蛋白 20g。

二诊：1991 年 10 月 11 日。服上方药后，意识日渐清楚，计算力、记忆力已恢复，能正确回答问题。仅轻度思睡及乏力。查血氨 50μmol/L。原方加菖蒲 15g、远志 15g、仙鹤草 30g。

三诊：1991 年 10 月 18 日。服上方药后，精神状态明显好转，乏力减轻，复查 BIA 54μmol/L。续用原方药。

四诊：1991 年 12 月 28 日。前述症状消失。B 超复查：腹水少量。BiL（血清直接胆红素/总胆红素）22/51μmol/L，血氨 67μmol/L、ALT 21U/L。于 12 月 30 日出院，继续门诊治疗。随访至今病情稳定，肝性脑病未复发。

［按语］ 本例系慢性肝炎失代偿性肝硬化合并肝性脑病。在院外经多种药物治疗，症状渐见加重。转本院后，除保持六合氨基酸静脉点滴外，以中药治疗为主。患者久病血瘀，瘀而化热，热邪干扰心包。《灵枢·邪客》云："心者，五脏六腑之大主也……邪弗能客也，客之则伤心。"由于热邪伤心，故有健忘等一系列症状。采用赤芍、丹参、葛根、川芎、茅根、野菊花、三七、水牛角、生山楂凉血活血清热，热祛则神清；又患者久病脾虚，心下有停饮，故以黄芪益气健脾，苓、桂以温化停湿，佐以泽泻利湿，全瓜蒌疏肝。服药 14 剂诸症消失，血氨复常。

十四、健脾理气、降脂祛湿法治愈重度脂肪肝一例

王某，男，50岁。

初诊：1990年8月24日。

主诉及病史：乏力，纳差，厌油，腹胀两月余。

1990年6月10日起自觉乏力、纳差、厌油、腹胀。6月25日查肝功能丙氨酸转换酶(ALT)105U/L(正常＜40U/L)，HBsAg及HBeAg阳性，在当地治疗一个月后复查ALT 130U/L，于8月9日入我院。

诊查：一般状况好，身高1.72m，体重85kg，体胖，皮肤巩膜无黄染，无肝掌、蜘蛛痣，心、肺、肝、脾无异常发现。化验：ALT 48U/L，总/白蛋白69/40，BiL(血清直接胆红素/总胆红素)12/34μmol/L，抗-HBs N/S 7.2，余乙肝病毒标记物均为阴性，总胆固醇(TC)4.53mmol/L(正常2.8～6.0mmol/L)，甘油三酯(TG)5.08mmol/L(正常0.23～1.24mmol/L)。1990年8月17日肝活检，光镜下示：小叶结构完整，轻度炎细胞浸润及点状坏死，脂肪变性的肝细胞占肝细胞总数的70%～75%。

西医诊断：①重度脂肪肝；②慢性乙型轻型肝炎。

中医症见：纳佳乏力，渴喜热饮，双目干涩，二便调，体胖，胃脘有震水声。舌质暗，有齿痕，苔薄白，舌下脉增粗延长，脉沉。

辨证：脾失健运，痰浊内聚。

治法：补脾益气，化痰降脂。

处方：陈皮15g　半夏15g　生山楂30g　茵陈60g　泽泻60g　补骨脂30g　川芎15g　生军10g　炙黄芪15g　丹参30g

每日1剂，煎服。

服中药同时，适当加强活动及控制饮食，未用任何降脂药。

二诊：1990年11月26日。初诊后每周复诊一次，药后第一周BiL降至正常，第六周ALT正常，TC 3.37mmol/L，TG 0.56mmol/L。治疗三个月再次肝活检：可见完整小叶结构，未见炎细胞浸润及灶性坏死，肝细胞脂肪浸润消失，肝组织基本正常。

1990年11月29日出院，体重69kg，带原方药回单位继续巩固治疗。

[按语] 患者体重85kg，超过标准体重18%，TG明显升高，肝脏病理脂肪变性的肝细胞占肝细胞总数的70%～75%，加之抗-HBs阳性，ALT及BiL高于正常，故可确诊为：①重度脂肪肝；②慢性乙型轻型肝炎。

肥胖者多痰湿。脾为生痰之源，患者因脾虚而失健运，水谷精微不能正常输布，饮食不归正化，精从浊化，凝聚成痰，变生浊质，故血中脂质升高及肝细胞中脂肪浸润。

“善治痰者，不治痰而治气”，气顺则痰消。故以黄芪补气，川芎(血中气药)行气；二陈汤中之陈皮、半夏理气化痰，四药为伍，相得益彰。现代医学研究资料证明，补骨脂、生山楂、茵陈、泽泻有明显的降脂作用，佐以大黄清泻痰浊之化热，丹参防祛湿之伤阴。服药后ALT、BiL、TG相继复常，体重下降16kg，肝组织中脂肪浸润基本消失。

本例若不查血脂及行肝活检，按肝炎论治，疗效可能不佳。本例提示，运用中医宏观辨证与现代医学指标微观辨证相结合是取得疗效的关键。

(贺江平整理)

十五、温阳利水、益气固肾治愈肾病综合征一例

郝某，男，48岁。

初诊：1978年11月8日。

主诉及病史：全身浮肿、蛋白尿半年。

患者于1978年5月发现全身水肿，查尿蛋白"强阳性"，以"肾炎"住某医院。用环磷酰胺、强的松和中药治疗，症状略有缓解，但停用强的松即出现病情反复，再次加服强的松40mg/d无效，遂来京求治。

诊查：血压130/90mmHg，脉搏、体温正常，面部、球结膜及下肢严重可凹性水肿，心、肺、腹部无阳性体征。化验：血总胆固醇9.07mmol/L，血浆蛋白/球蛋白为22.1/19.6，尿蛋白定性(＋＋＋)～(＋＋＋＋)。

西医诊断：肾病综合征。

中医症见：自汗气短，形寒肢冷，头身沉重，全身水肿，寐差，小便清长，夜尿频数(5～6次/晚)，昼夜尿量2000ml左右；下肢水肿，按之没指；腹水征阳性，腹围94.5cm，体重78kg。舌质淡，苔黄腻，脉沉细。

辨证：阳虚水泛，肾气不固。

治法：温阳利水，益气固肾。

处方：炮附子10g　茯苓30g　山药30g　肉桂粉3g(冲服)　川芎15g　芡实20g　炙黄芪30g　当归15g　升麻6g　黄芩10g

每日1剂，煎服。

服上方药同时将强的松递减，11月15日减为30mg/d，11月24日减至20mg/d。

二诊：1978年11月14日。服上方药5剂，尿量每天增至3600～4900ml，水肿明显减轻，体重下降至71kg，腹围88.5cm，纳可，睡眠明显好转，形寒肢冷减轻。舌尖微红，脉沉细。

原方调整如下，炮附子改用12g，肉桂粉改用5g(冲服)。

三诊：1978年11月22日。气短及下肢水肿消失，但仍有头沉，精神好，纳佳，尿量2000ml/d。夜尿1～2次/晚。苔白腻，脉平。查：血浆蛋白/球蛋白32.2/16.0，尿蛋白微量。体重70kg，腹围86cm。

调整处方：

炮附子15g　茯苓30g　牛膝30g　肉桂粉6g(冲服)　山药30g　川芎10g　炙黄芪30g　芡实20g　当归15g　生山楂30g　红花9g　黄芩18g

四诊：1978年12月6日。精神好，较兴奋，睡眠欠佳，口苦，尿量少，下肢轻度水肿。舌苔厚腻，舌质红。尿蛋白(＋＋)～(＋＋＋＋)。此因突然停服强的松，病情出现反复，重新加用强的松40mg/d，并调整处方：

炮附子15g　桂枝15g　茯苓30g　炙黄芪30g　泽泻15g　莲须15g　淮山药30g　当归15g　川芎10g

五诊：1978年12月26日。自我感觉良好，舌脉正常，水肿消失。查血：白/球蛋白41.1/26.0，尿蛋白阴性。炮附子改为20.0g，余药同前。

嘱患者出院后将强的松量递减，半年内停完，继续服中药，书信联系调整处方。保持三年联系，尿蛋白始终阴性，未再出现水肿，健康情况良好。

［**按语**］本例严重水肿、腹水，尿蛋白（＋＋＋＋），血胆固醇明显升高，严重低蛋白血症，经用常规中西药物治疗未奏效，改用中医中药治疗。古今治疗本病多用河车大造丸、金匮肾气丸。汪老治疗本病从中西医病因病机入手另辟蹊径。本病属水肿范畴。凡水肿之证，乃肺、脾、肾三脏相关之病，而水为至阴，故其本在肾。人体水液之气化、输布，系由肾阳之蒸腾、推动而成。若肾阳虚则水泛而致周身水肿。《景岳全书》中将"温补脾肾"列为治水肿之"正法"。本例患者既有形寒肢冷，又有水肿，故属阳虚水泛，以炮附子、肉桂粉温阳。

从现代医学病理生理分析，本例之严重水肿系从尿中排泄大量蛋白，致使血浆蛋白丢失、胶体渗透压下降。要消除水肿，当提高血浆胶体渗透压。而提高血浆胶体渗透压之关键在于控制尿蛋白的丢失。中医理论认为，尿中出现有形成分，系因肾气不固。要消除尿蛋白，必须固肾。因此，采用莲须、芡实、山药之辈固肾以保留蛋白。然肾气不固，实为气虚所致，故当益气。《经验百方》中载：黄芪、茯苓有利湿益气作用。佐以升麻，升发阳气。综上所述，药后取效迅速，水肿消退，尿蛋白转阴，血浆白蛋白由22.1g/L升至41.1g/L。因其取效神速，骤停长期服用的强的松，导致死灰复燃；重用强的松之后，缓慢停服，以中药巩固疗效，长达三年未出现病情反复。通过本例应从《格致余论》中吸取"此病……根深矣，势笃矣，欲求速效，自求祸耳"之教训。

［**编者评注**］汪承柏系中医肝病专家，历来承担国家级及军内有关中西医结合治疗肝炎的科研项目。在此选录的医案中，除一例肾病综合征外，其余均为肝炎、肝硬化、脂肪肝之验案。综观这十余例医案，各案在介绍汪老治疗肝炎方面均有所侧重，从急性黄疸性肝炎，直至肝硬化腹水、肝昏迷及并发预激综合征均有报道，由此也可窥知汪老治疗各类肝炎经验之丰富。在此当深悟汪老治疗肝炎之技巧，其不拘泥于一方一药、"对号入座"，而是充分运用中医辨证论治的特长，尤其是紧密结合西医的病理报告、化验检查结果，将辨病与辨证有机地结合起来，有的放矢地选用中医治法、药物，力挽沉疴，妙手回春。诸如治疗黄疸，汪老不囿于清化湿热之法，从湿热、瘀血、阴虚等多方面阐发病机。如例一病久黄深者，用三棱、莪术破血行血之辈以消黄；对例八阴虚发黄者，以丹皮、地骨皮等凉血滋阴而退黄。又如对肝硬化的治疗，临床常习用活血化瘀及攻破之剂，但汪老在例十的治疗中所用药物均较柔和，也使肝组织之病理改变有明显改善。至于降酶，西医常用激素，但激素降酶，一是激素不能戒断，停药后常有反跳现象，二是激素有其明显之副作用，由此临床既欲使用，但又感棘手，汪老对此则胸有成竹，不仅掌握了中药降酶的措施技巧，而且还对撤减激素、防止转氨酶反跳，摸索出运用温阳药的规律，发现温阳药不仅能提高肾上腺皮质分泌功能，可防止停用激素的病情反复，而且有助于恢复激素所导致的免疫抑制，这无疑是对中医理论的阐发。本集所收集的仅是汪老众多验案中之几例，但若能从中深深领会汪老辨证用药的要义，则可学习和掌握治疗肝病的真谛。

赵冠英医案

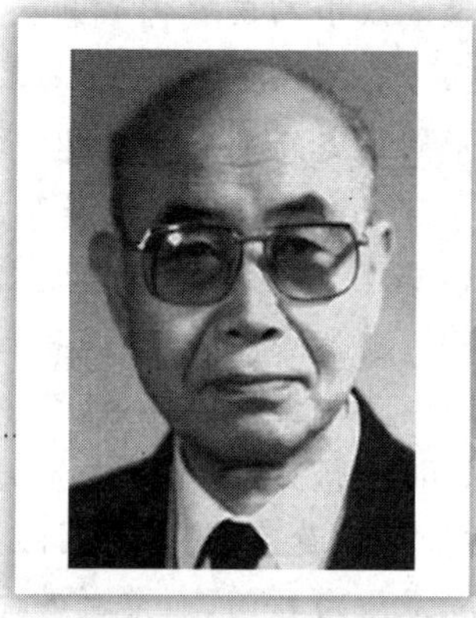

【生平传略】

赵冠英，1926年生，男，汉族，河北省安国县人。幼承家训，矢志岐黄，以救众生。1946年毕业于白求恩医科学校，1964年又毕业于北京中医学院中医系。中国人民解放军总医院中医主任医师、教授，曾兼任解放军中医学会会长、中西医结合学会常务理事、中华中医内科学会理事、国家科学技术进步奖总后勤部评审委员会委员、《人民军医》杂志编委等十余个职务。赵老不但具有良好的中西医系统的理论知识，而且现已具有五十多年的临床实践经验，并得到过全国多位中医名家的指导。赵老治学严谨，刻苦钻研，既精研岐黄仲景之理，又不断融会新知，做到遵古而不泥古，用今而不盲从；既博览群书，芟除芜杂，发挥己见，独树一格，又勇于临床探索，善于不断总结研究和创新。精于中医内、外、妇、儿诸科，尤擅长心、脑血管疾病和老年病的防治，近年来获得解放军医学科学进步奖多项。参加编写《中国传统老年医学文献精华》、《老年心脏病学》等专著四部，撰写《活血化瘀治疗法则的基本理论及临床应用》等论著六十余篇。

一、辨证治疗心动悸、脉结代五例

例一　温阳益气，活血化瘀案。

张某，男，62岁。

初诊：1973年8月12日。

主诉及病史：高血压、冠心病十余年。患者1972年患高血压、冠心病，后因阵发性房颤住院。入院后经有关科室会诊及心电图检查，提示心动过缓，31～60次/分和阵发性心律不齐（在1分钟内有房颤、房扑、房性早搏和窦性心律交替出现）。确诊为高血压、冠心病、病态窦房结综合征。

诊查：心悸气短，胸闷乏力，头晕目眩。舌质暗红，苔薄白，脉弦结迟，脉率48次/分。

辨证：心阳虚衰，血瘀气滞。

治法：温阳益气，活血化瘀。

处方：人参叶 10g　黄芪 15g　熟附片 9g　炙麻黄 9g　补骨脂 10g　桂枝 10g　炙甘草 9g　赤芍 15g　红花 10g　川芎 15g　丹参 15g　三七片 6 片(冲服)

二诊：进上方药 6 剂，诸症好转，而后随症略有加减，经四周治疗，心率保持在 50～70 次/分之间。心律齐，自感良好，又巩固治疗两周出院。门诊随诊半年，病情稳定，坚持日常工作。

例二　温阳益气，复脉安神案。

史某，男，50 岁。

初诊：1973 年 2 月 15 日。

主诉及病史：患高血压 13 年，冠心病八年，室性期前收缩一年余。近因室性期前收缩发作频繁而入院诊治。查血压 150/90mmHg。血脂正常。心电图示慢性冠状动脉供血不足(ST-T)、左心室高电压、心动过缓伴室性期前收缩时呈二、三联律。

诊查：胸闷憋气，心悸气短，寐差多梦，纳可，便调。舌质暗，苔薄白，脉弦结代。

辨证：胸阳痹阻，心气不匀，血脉不畅。

治法：温阳益气，复脉安神。方宗复脉汤合麻黄附子细辛汤变通。

处方：太子参 15g　麦冬 10g　五味子 9g　桂枝 10g　仙灵脾 10g　炙麻黄 10g　甘草 9g　丹参 15g　石菖蒲 15g　酸枣仁 15g　川芎 10g　三七片 6 片(冲服)

二诊：上方略有随症加减变化连服药 14 剂。心率增至 60 次/分以上，心律齐，自无明显所苦而出院。门诊随诊一年，病未复发，全日工作。

例三　益气活血，强心安神案。

李某，男，58 岁。

初诊：1975 年 6 月 9 日。

主诉及病史：发现期前收缩十余载，近日发作频繁，伴心悸汗出急诊入院。入院后查血压 130/90mmHg，心率 67 次/分，每分钟有期前收缩 8～12 次，其他未发现阳性体征。心电图示：多发性期前收缩呈二、三联律。诊断为冠心病伴多发性期前收缩。先后用苯妥英钠(大仑丁)、吲哚洛尔(心得乐)、地高辛、奎尼丁、平脉合剂等药物治疗，均无明显效果，遂改中医诊治。

诊查：心悸气短，胸闷憋气，活动后气喘，寐况时好时坏，二便尚调。舌暗淡，苔薄白，脉细弱兼有结代频见。

辨证：心气不足，血脉瘀滞。

治法：益气活血，强心安神。

处方：党参 15g　麦冬 10g　五味子 9g　桂枝 9g　白术 10g　丹参 15g　当归 10g　川芎 10g　制首乌 15g　炙甘草 9g　炒枣仁 15g

另鲜万年青 30g，煎水 100ml，3 次分服。

二诊：服上方药后心悸、胸闷好转，寐况较实。舌脉如上。宗前方随症略事加减，共服药 36 剂，心律恢复正常、心电图正常范围而出院。门诊随诊两月有余，三次复查心电图均为窦性心律，正常心电图，自无明显不适，赴原籍工作。追访三年，心律一直正常。

例四　益气养血，通脉安神案。

伊某，男，58 岁。

初诊：1974 年 4 月 3 日。

主诉及病史：患者自 1974 年始，经常感心悸、胸闷、憋气，间断服硝酸甘油等药治疗。1974 年 6 月 2 日因心悸、胸闷、憋气加重、频发期前收缩住院诊治。

诊查：入院后查血压 110/60mmHg，心率 60 次/分，期前收缩 15～16 次/分钟。心电图示:室性期前收缩呈二、三联律,T波低平。血脂正常。临床诊断为"冠心病、心绞痛、阵发性房颤。"给予长效硝酸甘油、654-2等扩冠及解痉剂治疗,均无明显疗效,故停用西药请中医会诊,以观察中药之效果。患者自感胸闷憋气,时有刺痛,心悸气短,寐况不实。舌暗淡,苔薄白,脉弦结代。

辨证:心气不足,血脉不畅。

治法:益气养血,通脉安神。

处方:党参15g　桂枝9g　炙甘草9g　丹参15g　郁金15g　石菖蒲24g　赤芍15g　百合15g　红花10g　麦冬10g　当归10g　鸡血藤15g　川芎15g　三七粉1.8g(冲服)　琥珀粉2g(冲服)

二诊:服药1剂即见显效,患者心悸宁、胸闷憋气减轻,期前收缩减少。舌质暗淡,苔薄白,脉弦结。效不更方,随症略做变动。治疗六周复查两次心电图,心律均齐,T波增高,自觉诸症消失而出院。门诊随诊观察两年,心律齐,无明显不适,坚持正常工作。

例五　益气养阴,宁心安神案。

王某,男,65岁。

初诊:1981年3月22日。

主诉及病史:周身乏力,伴心前区不适半天,急诊入院。入院查体温36.5℃,血压130/80mmHg,心率74次/分;心电图报告:冠状动脉供血不足、完全性左束支传导阻滞。给服双嘧达莫(潘生丁)、芦丁、复方硝酸甘油、低分子右旋糖酐250ml加维生素C 1.0g静脉点滴。经治疗症状未见明显改善,请中医诊治。

诊查:心悸乏力,胸闷气促,夜寐不安,胃纳尚好,二便尚可。舌暗淡体胖,苔薄少苔,脉沉细弦,结代频见。

辨证:气阴两虚,气血不畅。

治法:益气养阴,活血安神。

处方:太子参15g　麦冬10g　五味子9g　甘草6g　玉竹15g　桂枝10g　丹参15g　赤芍15g　石菖蒲15g　黄芪15g　百合15g　珍珠母30g

二诊:上方药连服6剂,即感心胸舒适,寐况好转。心电图检查:窦性心律,正常心电图,心律匀齐。而后又巩固治疗四周,临床治愈出院。

[按语] 中医学认为"心为阳中之太阳"、"在行为火"、"主动"。心脏的生理功能是首主阳气,次主血脉藏神。气血的关系是"气为血帅,气行血行,气滞血瘀"。根据中医理论,要想保证心脏有节律地跳动,必须依赖心阳充足、心气匀调。由此可见,用温阳益气、活血安神法治疗心血管疾病所致之心律不齐尤为重要。

上述五例病案均系中医所谓的心动悸、脉结代,与现代医学有共同点,亦有不同之处,共同点是均因患有冠心病所致,不同之处是:例一为病窦房结综合征;例二为室性期前收缩;例三为多发性期前收缩;例四为阵发性房颤;例五为完全性左束支传导阻滞;而中医认为它们不外乎由于胸阳痹阻、气失宣通、心气亏虚、血流不畅、心失血养等因素所致。而心阳虚、心气不匀、脉络瘀阻是导致心动悸、脉结代的原因,乃是辨证施治的重点。故遵"同病异治,异病同治"的治则,五例病例均在温阳益气、活血安神前提下,据证情变化立法遣药略有变通,使上述心血管危重病案转危为安,收到妙手回春之效。处方中常用熟附片、桂枝、仙灵脾、补骨脂等温心肾之阳气;人参(党参)、黄芪、白术、炙甘草等补气强心;麦冬、玉竹等滋养心阴;丹参、赤芍、川芎、当归、石菖蒲、三七等活血化瘀;炒枣仁、百合、五味子、珍珠母等养心安神。药味虽然只有二十余味，但只要辨证准确，配伍得当，就能发挥药到病愈之效，即古人所云“药贵合宜，法当应变”之理。

二、温补脾肾法治愈泄泻一例

王某，男，82岁。

初诊：1981年11月11日。

主诉及病史：腹泻日十余次。患者年高体虚，久病缠身，宿患慢性气管炎、肺气肿。近日因外感并发肺炎。因应用多种抗生素，肺炎得以控制，但腹泻不止。西医诊为菌种失调。

诊查：大便日行十余次，如稀水样，伴少量黏液、腹胀、肠鸣辘辘，口淡乏味，神疲乏力，少气懒言，形寒肢冷。大便细菌培养，进行菌群分析，大肠杆菌30%～40%，肠球菌25%～30%，产气杆菌20%～25%。舌质稍暗，苔薄白，脉沉细。

辨证：脾肾阳虚、温煦乏力、寒从内生、固涩无权而致泄泻。

治法：温补脾肾。方宗附子理中汤合四神丸增损；并考虑泻下有日，气散不收，统摄无能，佐以涩肠之品。

处方：生晒参6g(另煎兑服)　党参10g　炒白术10g　云茯苓10g　肉豆蔻9g　炮姜3g　炙甘草9g　莲子肉10g　淮山药12g　煨葛根10g　川附子6g　补骨脂10g　诃子肉3g

二诊：上方药服2剂，腹泻已止，日行一次，但大便仍稍溏。体力有增，胃纳好转。舌苔薄白，脉细弱。治效不更方，续进药2剂，大便已调，成形软便，日行一次；诸症已解，精神、食纳正常。查大便常规及培养均在正常范围。病告痊愈。

［按语］本案患者年高病久，新病痼疾兼有，且反复发作，长期交替使用多种抗生素，致使肠道菌种失调，大便腹泻日十余次等症状。中医学虽无此病名，但从临床表现属泄泻中的“飧泄”、“濡泄”范围。根据《内经》“脾病者，虚则腹满，肠鸣，飧泄不化”。叶天士谓：“久泻必从脾肾主治”的理论。本案辨证立足于脾肾，主要矛盾在脾肾阳气虚衰，故治法施用温补脾肾。方中生晒参、党参、白术、茯苓、山药、莲子肉、炙甘草温中健脾固其本，以复脾之阳气；附子、炮姜、补骨脂、肉豆蔻补命门火以温阳；诃子肉酸敛以固涩；葛根鼓舞胃气以升脾气，脾肾阳气来复，则元气得固，胃气升腾则泄泻可止。由于辨证准确，用药贴切，仅服药4剂而奏效。

三、补肾健脾、温阳利水法治愈水肿一例

华某，女，47岁。

初诊：1985年3月10日。

主诉及病史：周身浮肿，时轻时重，病程三载有余，近半年来加重。曾在我院内科多次查小便常规属正常范围，亦未发现明显的器质性病变。患者要求转中医门诊治疗。

诊查：周身浮肿，以两下肢为甚，按之如泥，腰酸腿软，形寒肢冷，溲少便溏，口干不欲饮，间有月经后错，已有三个月经水未至。舌胖质淡，苔薄白而润滑，脉沉滑。

辨证：脾肾两虚，水湿停聚。

治法：补肾健脾，温阳利水。方用真武汤合防己黄芪汤加减。

处方：熟附子10g　白术12g　猪苓20g　茯苓20g　黄芪20g　桂枝10g　泽泻12g　汉防己20g　淮牛膝10g　车前子15g(包煎)　益母草20g

二诊：进上方药 6 剂，腰痛便溏大减，浮肿十去其六，惟月经仍未行。舌苔薄白，脉细滑。治宗前法，增活血调经之剂，更方再服药。

处方：熟附子 10g　桂枝 10g　白术 12g　茯苓 15g　黄芪 20g　泽泻 15g　当归 10g　川芎 10g　赤芍 10g　白芍 10g　益母草 20g　汉防己 10g　仙灵脾 12g

三诊：连进前方药 12 剂，肿消经行，月经量可，色正，大便调畅。更用肾气丸、乌鸡白凤丸善后。

［按语］脾肾为人体水液运行主要之脏器。《内经》云："诸湿肿满，皆属于脾。"脾虚则水液不能运化，停滞不行而为肿。《诸病源候论》云："水病者，由脾肾俱虚故也，肾虚不能宣通水气，脾虚又不能制水，故水气盈溢，渗液皮肤，流遍四肢，所以通身肿也。"喻嘉言说："肾司开合，肾气从阳则开，阳太盛则关门大开，水直下而消，肾气从阴则阖，阴太盛则关门常阖，水道不通而肿。"肾气虚则开阖不利，膀胱气化失常，水湿停滞则发水肿。水为阴邪，得阳气则化，治法当温振脾肾之阳气为主，即所谓"益火之源，以消阴翳"的治法。方中附子、桂枝、干姜温补阳气；黄芪、白术补气健脾；茯苓、车前子、泽泻、汉防己利水消肿；牛膝引药下行，活血调经；赤芍、当归、川芎、益母草活血通经；仙灵脾调补冲任，诸药合用，始为温阳利水，后与活血调经两法并施，则肿消经行，而获显效。

四、健脾养心、益气养血法治愈血亏一例

徐某，女，62 岁。

初诊：1978 年 11 月 5 日。

主诉及病史：头昏、心悸、健忘三年余，加重一个月。在当地医院诊断为"缺铁性贫血"。曾用西药硫酸亚铁及维生素 C 和维生素 B_{12} 注射液，中成药全鹿丸等治疗，均未见效，专程来京诊治。

诊查：见其面色苍白不泽，皮肤毛发干燥，指甲平、粗糙，心悸气短，体瘦乏力，头昏寐差，腹胀嗳气，纳少便溏。实验室检查：血色素 75g/L，红细胞计数 3.68×10^{12}/L，白细胞计数 4.35×10^{9}/L，血压 100/60mmHg。舌质淡，苔薄白，脉沉细无力。

辨证：心脾两虚，气血双亏。

治法：健脾养心，益气养血。方归脾汤化裁。

处方：炙黄芪 30g　党参 15g　炒白术 12g　茯苓 10g　旋覆花 9g(包煎)　代赭石 10g(先煎)　炒当归 10g　炙甘草 6g　大枣 8 枚　枸杞子 10g　龙眼肉 9g　广木香 3g

二诊：服上方药 6 剂，诸症有减，心悸较宁，头昏乏力好转，大便转调。舌脉如上。初见小效，效不更方，原方药 6 剂。

三诊：连服药 12 剂，体力大增，面色转红润光泽，胃纳、寐况、二便均转正常。舌淡红，苔薄白，脉细。复查血象，血色素 120g/L。此为气血渐复、病况趋愈之象。为巩固疗效，再予人参归脾丸以善其后。

［按语］现代医学之缺铁性贫血病，根据临床表现与中医的"血虚"、"血脱"等证相似。早在《内经》中就有"血脱者色白，天然不泽，其脉空虚，此其候也"的记载。贫血的病因多为饮食不调、劳倦内伤、失血过多或病后体虚、血液耗损或血液生化之源不充而致气血两亏，进而涉及心脾等脏。该病的治疗，血亏者多以补血法治之。但气与血可相互资生。中医有"气之与血，异名同类"、"气为血帅，血为气母"、"气能生血"的理论。故欲补血，当以补气为先，欲补气必须健脾为要。方中重用黄芪与四君、大枣之甘温，意在健脾补气；当归、枸杞子、龙眼肉补血养心，

少佐广木香、旋覆花、代赭石舒心脾、降逆而行气，又可防补而壅滞。诸药合用，共奏健脾养心、补气养血之功，宗法守方服药仅 18 剂而获阳生阴长、脾健心强、气血复原、诸症消失、血象正常、病告痊愈之效。

五、小柴胡合白虎汤加减治愈高热一例

张某，男，72 岁。

初诊：1983 年 10 月 15 日。

主诉及病史：恶寒、发热两天，急诊入院。两天前外出受凉，而后恶寒发热，头项强痛，神疲懒言，口淡乏味，纳谷不香，大便稀溏，鼻不堵，不咳。

诊查：测体温 39.5℃，血压 150/90mmHg；白血球 5×10^9/L；白血球分类：中性粒细胞 0.52；巩膜无黄染，心肺未发现阳性体征，诊断为“病毒性感冒”。经输液及对症治疗十余日，高烧不退，故请中医急会诊。观病人精神委靡，自述气短乏力、口苦胁满、口淡纳呆。舌淡红，苔薄白，脉弦数。

辨证：风热感冒。

治法：清热解表。

处方：柴胡 15g　黄芩 15g　生石膏 30g(先煎)　知母 15g　葛根 15g　菊花 15g　板蓝根 30g　人参 6g(另煎兑服)　半夏 9g　甘草 6g　生三仙各 9g

二诊：服前方药一剂病减，2 剂体温正常，后又调治三天出院。

[按语] 本案西医诊断为病毒性感冒。感冒为临床常见病之一，多由风邪病毒侵袭而致。根据脉症，临床将其分为风寒、风热、暑湿和少阳四型，此案脉症合参，乃属风热兼少阳证，故用白虎汤清卫分之热，小柴胡汤和解少阳之热。方中重用柴胡、生石膏清热降温；黄芩、板蓝根清热解毒；菊花、葛根辛凉解表；生三仙、甘草以和胃；患者年高体弱，故用人参以扶正祛邪。因辨证准确，方药对症，主药集中，故收速效。

六、补肾活血、强筋续骨法治愈截骨术后不愈合一例

宋某，女，13 岁。

初诊：1986 年 5 月 10 日。

主诉及病史：右胫骨下段成形术后不愈合三月余。患儿幼年患小儿麻痹，后遗留右足内翻、下垂畸形，于 1985 年 12 月 20 日入院行右胫骨下段截骨延长手术，术后采用骨固定架固定，四个月后 X 线拍片证明右胫骨下段截骨处有空隙，无连续性骨痂生长，两断骨骨质有硬化，诊断为右胫骨下段成形术后不愈合。改用石膏固定加电刺激，治疗两月余，X 线拍片检查折骨仍未愈合，请中医治疗。

诊查：诊见右胫骨下段手术部位轻度肿胀，局部且有压痛。舌质淡红，苔薄白，脉沉细。

辨证：患儿先天不足，后天失养，加之手术损筋伤骨，伤及气血，导致肾虚血瘀之证。

治法：补肾活血，强筋续骨。

处方：黄芪 15g　当归 10g　丹参 15g　丹皮 9g　穿山甲 15g　骨碎补 10g　狗脊 10g　川续断 9g　枸杞子 12g　鹿角胶 9g(烊化冲服)　自然铜 6g　桑寄生 15g　甘草 5g

二诊：药后精神、食纳均好转，局部肿胀及疼痛减轻。舌苔薄白，脉细。根据慢性病缓之调

之和宗法宗方的治疗原则，故原方药连服四周，诸症已消，纳可，便调，X线拍片复查报告折骨断面愈合，自己拄拐杖走出医院。

［按语］补肾活血法治疗骨折，是习古参今、结合中医理论和多年的临床经验创立的一种行之有效的治则。经过多年临床实践，屡治屡效。中医学认为：人为有机整体，内外相关。肾主骨，肝主筋，肝肾精气能充养筋骨。肝肾精气的盛衰，关系到筋骨的生长和衰退。故损骨必伤筋，筋伤能损骨；伤筋动骨，必损及肝肾之精气。结合本案患者年仅十三岁，素体肾气未足，加之两岁患小儿麻痹，使肾气不能得后天之养，致肾气更虚，精气不足，而致术后断骨不愈合。治疗当从肝肾气血入手，故施用补肾活血强筋续骨之大法，选用骨碎补、川续断、狗脊、枸杞子、鹿角胶补肾益精；当归、丹参、穿山甲、丹皮活血化瘀；自然铜散瘀止痛、接骨续筋；黄芪补气，配当归可大补气血。诸药合而用之，补肾养肝，益气活血，活血通脉，以达续筋接骨之目的，而收到满意疗效。

（吴正军整理）

七、益气养血、化瘀通脉法治愈真心痛（心肌梗死恢复期）一例

梁某，男，56岁。

初诊：1973年3月23日。

主诉及病史：系急性前壁心肌梗死患者，经抢救治疗四周，病情虽趋稳定，但因心绞痛每周都发作四五次，且伴发胸闷气短、心悸头晕、周身乏力，活动为甚，要求服中药治疗。

诊查：舌质暗淡，苔薄白，脉细涩。血压110/78mmHg，心率64次/分，心律齐，心音低弱。心电图检查：急性前壁心肌梗死衍变过程。总胆固醇5.08mmol/L，β-脂蛋白5.3g/L。

辨证：气血两虚，心脉瘀阻。

治法：益气养血，化瘀通脉。

处方：黄芪15g　党参10g　麦冬12g　红花6g　赤芍15g　当归16g　丹参15g　川芎10g　元胡10g　三七粉1.5g(分冲)　6剂

二诊：服上方药6剂后，心绞痛一周发作两次，时间短且轻，但胸闷气短、心悸头晕不减。舌脉同前。此乃心气虚损未复，宜增强温心阳之药，以调和气血。上方加熟附片10g，进药10剂。

三诊：心绞痛未作，活动后仍感胸闷气短。心悸头晕、乏力等减轻，自诉口干心烦。此系阴阳两虚。于上方加百合15g、玉竹12g，再进药10剂。

四诊：诸症皆消。舌质暗红，苔薄白，脉细涩。守效不更方之义，前方药连服两个月。心电图恢复正常，临床治愈出院。

以上方加减，门诊随诊治疗一年余，于1974年6月恢复正常工作。

［按语］心肌梗死相当于中医学的“真心痛”，属危重病，古有夕发旦死、旦发夕死之论述。究其病因，多由素患胸痹心痛，当突受七情内伤，或六淫外袭，致心脉阻滞而发。《灵枢·经脉》篇云：“手少阴气绝，则脉不通，脉不通则血不流。”本例患者辨其脉症，属心气虚衰，血瘀脉阻，阴阳两虚。故治以温阳益气，活血通脉，调理阴阳。方药以黄芪、党参补心气不足；当归、丹参养血补虚；熟附片温通心阳；麦冬、百合、玉竹滋养心阴；红花、赤芍、三七、川芎、元胡活血化瘀通脉。因辨病辨证和病因病机相结合，用药对症，故能很快使胸痛渐瘥，诸恙屏退。

八、调理阴阳、益气活血法治愈真心痛(急性心肌梗死)一例

曹某,男,63岁。

初诊:1974年11月5日。

主诉及病史:入院诊断为"急性前间壁心肌梗死及下壁损伤"。症见:胸痛彻背,气短心悸,面色苍白,大汗淋漓,口唇发紫,恶心呕吐,四末不温。

诊查:血压120/80mmHg。舌质淡苔白,脉结代无力。频发室性期前收缩。

辨证:心阳虚脱,血瘀痰阻。

治法:大补元气,固脱生津。

处方:人参15g,煎汁分数次饮服,3剂。

二诊:胸痛大减,汗已止,口唇转红,四末转温,呕吐亦止;时有恶心、心悸气短、可进流食。舌淡苔白,脉细涩。心中阳气有来复之机,但气虚血瘀痰阻之象尚在,故拟温阳益气、活血化瘀、化湿和胃法。

处方:人参8g　熟附片9g　丹参15g　当归9g　石菖蒲15g　玄胡9g　陈皮9g　鸡内金9g　三七粉1.5g(分冲)　10剂

三诊:药后胸痛偶作,且伴心悸气短。恶心已消失,食纳尚可。舌淡红,苔薄白,脉细涩。虽心阳得以温煦,但心阴尚虚,故治宜调理阴阳,益气活血。

处方:人参8g　黄芪15g　黄精15g　丹参15g　麦冬15g　玉竹12g　山楂9g　赤芍15g　川芎9g　红花9g　三七粉1.5g(分冲)

四诊:上方药服用三周,患者已能下床活动,一般无明显自觉症状,但活动量加大或纳食过饱可诱发胸前隐痛。舌淡红,苔薄白,脉沉细。此时阴阳得复、气血已充,法宜益气通脉、活血化瘀。

处方:黄芪15g　黄精15g　当归10g　川芎15g　赤芍15g　郁金9g　丹参15g　红花10g　莪术15g　山楂9g　降香9g　三七粉1.5g(分冲)

上方药服用一个月,病愈出院。

[按语]《难经·六十难》云:"其五脏气相干,名厥心痛。其痛甚,但在心,手足青者,即名真心痛。其真心痛者,旦发夕死,夕发旦死。"急性心肌梗死与真心痛的脉症描述颇为相似。临证危急时,多数患者先有厥证出现,稍有延迟即危及生命。本例患者初期心阳虚脱之象已显,急煎独参汤频频饮服,以救心阳之虚竭。三日后,当汗止神清、肢温脉复之后,继以益气活血之剂调理阴阳、化瘀通脉调治,直至获愈。根据急性心肌梗死病因病机,结合临床脉症及多年临床经验,可将其分为三期:第一周为危重期,病机呈心阳虚损,当以温阳养心,佐以和胃通脉。第二~三周,为衍变期,病机是气血两虚、阴阳失调,主以益气养血、调理阴阳为法。第四~六周为恢复期,病机是气虚血瘀、心脉瘀阻,主以益气活血、化瘀通脉之法。依据此法,救治一百多例急性心肌梗死患者,均取得了良好的疗效。

九、宣痹通阳、活血化瘀法治愈胸痹心痛(冠心病)一例

王某,男,54岁。

初诊:1973年6月25日。

主诉及病史：胸前痛、胸闷一年余，每在活动或紧张时发作，每次发作约数秒至十余分钟，含硝酸甘油可缓解。近三个月来发作胸痛胸闷加剧，出现胸骨柄后绞痛，伴大汗淋漓、呼吸困难。曾先后两次住院，诊断为“冠心病心绞痛”。此次又因出现上述症状于1973年6月21日住院。

诊查：形体肥胖，神疲懒言，手足不温，动则气短，心悸不宁，夜不安寐。舌质暗淡，舌苔白，脉弦滑。血压120/80mmHg，心率70次/分，心律齐，心音弱。心电图检查：ST段Ⅳ、aVF上升，aVL、V下降，T波倒置。

辨证：胸阳痹阻，心脉瘀滞。

治法：宣痹通阳，活血化瘀。

处方：瓜蒌30g　桂枝10g　赤芍15g　红花12g　丹参30g　党参12g　郁金9g　元胡9g　石菖蒲15g　三七粉1.5g(分冲)　5剂

二诊：服上方药5剂，胸前痛锐减，大汗已止。但胸闷、肢冷、心悸不寐及舌脉未变。此阳气未复，气血鼓动无力之故，重以温阳通痹之剂，加熟附片12g。再进药10剂。

三诊：药后心绞痛偶作，手足转温。仍自感神疲乏力，大便偏干。舌质暗，苔薄白，脉细涩。此为心肾阳虚之候。上方再加仙灵脾8g、肉苁蓉15g，连续进药20剂。

四诊：体力渐复，大便已调。胸痛未作，仍时有心悸胸闷。舌脉同前。阳气已复，但血脉未通，加川芎15g、炒枣仁15g。又进药20剂。

五诊：诸症俱愈，只在活动多时偶有胸闷，心悸减，寐稍差，食纳佳，二便调。舌质暗，苔薄白，脉细涩。拟温阳益气、活血化瘀，佐以养心安神法。

处方：熟附片6g　桂枝6g　赤芍15g　当归15g　川芎15g　丹参15g　石菖蒲15g　党参12g　茯苓15g　炒枣仁15g　麦冬15g　百合15g　三七粉1.5g(分冲)

上方药服用三个月，症状消失，心电图大致正常。

[**按语**] 胸痹心痛多发于中老年人，以脏腑虚损、阴阳气血失调为本，以六淫七情之气滞、血瘀、痰浊、寒凝等造成脉络痹阻不通为标，故本病为本虚而标实之证。临证时辨清标本至为重要，不但要针对标实除病邪，而最根本的是应当调治本虚。一般治标宜通，治本宜补。当心绞痛发作之时，急治其标，多用通法；待病情平稳，缓则治其本，应用补法为主，兼顾其标。本例患者因阴寒之邪上乘胸阳之虚，引起心脉瘀阻而致病，体现了邪实正虚的发病机理。寒者温之，瘀者行之，治疗时必须两者兼顾。因此在其心绞痛发作时，先以宣痹通阳、活血化瘀法治其标。方中瓜蒌、桂枝、熟附片温通心阳；仙灵脾、肉苁蓉温补肾阳；党参养心气；赤芍、红花、丹参、石菖蒲、三七、川芎活血化瘀。当其胸前痛缓解时，以补虚为主，佐以活血化瘀之品。方中熟附片、桂枝、党参、茯苓温阳益气；麦冬、百合、炒枣仁养心安神；赤芍、当归、川芎、丹参、石菖蒲、三七活血化瘀。诸药配伍，宣通而不伤其正，温补而不敛其邪，正是通补结合，扬长避短，取得满意疗效。

十、归脾汤合犀角地黄汤化裁治愈肌衄(过敏性紫癜)一例

张某，男，18岁。

初诊：1978年4月12日。

主诉及病史：因四肢出现紫红点伴发热三天而入院。患者于三天前发现双下肢轻度浮肿，并有散在大小不等的紫红点，不痛不痒，以后逐渐增多，并延及到上肢，且伴发热咽痛、口干心

烦、头晕乏力。西医诊断为“过敏性紫癜”。

诊查:体温38℃,咽部充血,双眼结膜轻度充血;四肢伸侧面皮肤有密集的丘疹样出血点,色紫红,压之不退色。舌质淡,苔薄白,脉细滑数。化验检查:血小板计数250×10^9/L,出凝血时间各1分钟,纤维蛋白原0.19g,凝血酶原时间13秒。

辨证:脾虚失统,血热妄行。

治法:健脾养阴,凉血止血。

处方:归脾汤合犀角地黄汤化裁。

黄芪15g　茯苓15g　水牛角9g　当归9g　生地黄12g　炙甘草6g　丹皮9g　紫草12g　仙鹤草15g　旱莲草12g　炒枣仁15g　5剂

二诊:服上方药5剂,皮肤斑点色暗淡,未发现新的出血点,身热已退,咽痛、口干、心烦皆轻,下肢浮肿减,仍感头晕乏力。舌淡苔薄白,脉细。因热清则血安,但脾气尚未充,故于上方加白术15g以健脾益气,三七粉1.5g化瘀退斑,再进药5剂。

三诊:紫斑点消退,略遗有色素沉着斑,咽红目赤已愈,体力恢复如常。以益气养阴和血之法,继续服药5剂,巩固前效,五日后痊愈出院。

[按语] 紫癜一症,中医学称“肌衄”、“紫癜风”、“发斑”等。根据临床辨证可分为热证、虚证两类。热证多因血热逼血妄行,络伤血溢而发;虚证多为脾虚不能统血,血不归经所致。然而,临证常见气虚血热错综复杂之证。《景岳全书》云:“凡治血证,须知其要。而血动之由,惟火与气耳。故察火者,但察其有火无火;察气者,但察其气虚气实,知此四者,而得其所以,则治血之法无余义矣。”因此,对紫癜的辨证治疗,审其气血之虚实是关键之所在。本例患者下肢浮肿、头晕乏力、舌淡脉细为脾气不足;而斑点紫红、身热心烦、咽痛目赤为一派血热之象。故以益气摄血、凉血止血、养阴清热标本兼治。药用黄芪、茯苓、白术、甘草健脾益气,使血得统摄而治其本;用旱莲草、水牛角、生地黄、丹皮、仙鹤草、紫草滋阴降火、凉血止血治其标;佐以当归、三七养血活血化瘀,促进紫癜之吸收。根据“气为血帅”、“阳生阴长”、“气血互生”的理论,在益气时加少量养血活血药物,取其养血祛瘀生新之义,从而达到既止血又生血的目的。

十一、健脾益肾、补气养血法治愈血证(再生障碍性贫血)一例

傅某,男,11岁。

初诊:1966年5月25日。

主诉及病史:发现全身出血点三天入院。入院时两下肢、臀部、背部及眼睑周围有散在的出血点,球结膜片状出血,硬腭和咽后壁点状出血。经骨髓象检查,诊断为“再生障碍性贫血”。给予输血及激素等治疗两个半月,出血症状减轻,但血常规检查无明显改善,故请中医会诊。

诊查:体丰面圆,面色萎黄无华,口唇色淡,神疲乏力,周身毛发增多,皮肤可见散在的出血点及瘀斑。舌质淡,苔薄白,脉细尺弱。骨髓象:骨髓增生减低,粒红比例降低。血常规:血色素62g/L,红细胞计数1.66×10^{12}/L,白细胞计数3.2×10^9/L,血小板计数66×10^9/L。

辨证:脾肾两虚,气血亏损。

治法:健脾益肾,补气养血。

处方:黄芪15g　党参15g　鹿角9g　龟版9g　当归12g　枸杞子15g　女贞子15g

补骨脂 9g　鸡血藤 12g　仙鹤草 15g　仙灵脾 6g　7 剂

二诊：服上方药 7 剂，皮肤未见新的出血点，余症如前。脾肾俱虚，一时不易就复。拟原法加菟丝子 10g、金樱子 10g，进 7 剂。

三诊：神疲乏力减轻，皮肤瘀斑色淡。舌脉无变化。以上方加阿胶 15g（烊化），加强补血之力。

四诊：上方药服用 20 剂，面唇渐转红润，精神亦见振作，皮肤瘀斑消退。舌质淡红，苔薄白，脉沉细。可见气血有内振之势，脾肾亦得恢复之机。

原方药连续服用五周，全身未再发生血衄斑疹。血常规：血色素 96g/L，红细胞计数 3.12×10^{12}/L，白细胞计数 3.8×10^{9}/L，血小板计数 81×10^{9}/L，于 8 月 4 日出院。

[按语] 再生障碍性贫血是骨髓造血功能障碍性疾病，中医学归属于“血证”、“虚劳”范畴。其病机多为脾肾双亏。因肾藏精，主骨生髓；脾主运化水谷精微而化生气血，故治疗必须脾肾兼顾。当以《黄帝内经》“损者益之”、“劳者温之”为大法。本例患儿主要以脾肾先后天两虚为本，气血不足为标，故拟健脾益肾为主、补气养血为辅之法。方中以黄芪、党参健脾益气，以资生化气血之源；龟版、枸杞子、女贞子、菟丝子滋肾填精，补髓生血；鹿角（镑）、仙灵脾、补骨脂、金樱子温补肾阳，以生气血；当归、鸡血藤、阿胶、仙鹤草养血止血，使阳生阴长，气血渐充。正如《景岳全书》所云“善补阳者，必于阴中求阳，则阳得阴助而生化无穷；善补阴者，必于阳中求阴，则阴得阳生而泉源不竭”。本方在补肾时兼顾阴阳，使阴阳互根，源源不断，鼓舞脾肾正气，生化气血。因此，患儿药后诸症皆轻，并经三个月治疗而痊愈，再未复发。

十二、健脾益肾、温阳利水法治愈水肿（肾病综合征）一例

杨某，男，8 岁。

初诊：1975 年 9 月 7 日。

主诉及病史：病儿被诊为“肾病综合征”，入院已二十余日，经用螺内酯、双氢克尿噻及皮质激素等药物治疗效果不显。乃邀余诊治。现症：面色㿠白，面目两足浮肿，脘腹胀满，纳食欠佳，小便量少，大便溏薄，日二三行。

诊查：足胫按之凹陷，腹大如鼓，腹围从入院 65cm 增至 67.5cm。舌质淡红，舌苔薄白，脉滑尺弱。尿常规：蛋白（＋＋＋），颗粒管型（0～1），红细胞（0～1）。

辨证：脾肾阳虚，水邪泛滥。

治法：健脾益肾，温阳利水。

处方：黄芪 20g　泽泻 12g　云苓皮 15g　白术 9g　山药 12g　熟附片 6g　陈皮 9g　姜皮 9g　冬瓜皮 15g　赤小豆 15g　白茅根 12g　山萸肉 10g　5 剂

二诊：服上方药 5 剂，小便量逐渐增多，大便溏日一行，面目浮肿消退，腹胀渐轻，纳食尚可，仅见足背轻度浮肿。舌淡苔薄，脉沉细。脾肾得温煦而散布精微，湿浊已渐趋融化。守方再进药 5 剂。

三诊：腹水已退，腹围恢复正常，足背浮肿亦消，纳食佳，二便调，舌脉同前。因水湿之邪已尽，法拟健脾益肾以治其本。

处方：黄芪 12g　党参 9g　熟附片 6g　茯苓 9g　白术 9g　金樱子 9g　芡实 9g　泽泻 9g　白茅根 12g　枸杞子 9g　山萸肉 9g　女贞子 9g　7 剂

四诊：病儿精神好，无何自觉症状，舌脉正常。10 月 21 日尿常规检查正常，带药 7 剂

出院。

[按语] 肾病综合征以高度水肿为主要表现。巢元方谓:“水病者,因脾肾俱虚故也,肾虚不能宣通水气,脾虚又不能制水,故水气盈溢,渗溢皮肤,流遍四肢,所以通身肿也。”因此,水肿的形成与脾肾虚衰有密切关系。据病儿脉证辨为脾肾阳虚、水湿内停而致水肿,故侧重于脾肾同治,益气温阳。方中重用附片,金樱子、山萸肉、枸杞子、黄芪、白术,使脾气及肾阳得复,而达到水消肿退之目的;配以云苓皮、赤小豆、山药、陈皮、姜皮、冬瓜皮健脾利水;泽泻、白茅根通利水道而祛湿邪。诸药配伍,既祛有形之水,也化无形之湿,使水肿得以消除而无反复之后患。因此,病儿仅服药 5 剂即取大效,10 剂而愈;再进药 7 剂而出院。正所谓治病求本,方法效验,一劳而永逸。

十三、四神丸合补中益气汤化裁治愈泄泻(肠功能紊乱)一例

武某,女,35 岁。

初诊:1982 年 6 月 17 日。

主诉及病史:腹泻时轻时重,久治不愈两年余。曾于门诊诊为“肠功能紊乱”。近月来病情加重,稍感脐周隐痛不适即泻,泻后舒适。每日晨起至上午 10 时腹泻 3～6 次,多时一日十余次,大便稀带少量黏液,伴腹胀肠鸣、不思饮食、疲乏无力、头晕心悸。入院后给予黄连素、碱式碳酸铋、0.5%普鲁卡因保留灌肠等治疗均无效,邀余诊治。

诊查:面色萎黄,怯寒倦怠,四末不温。舌边齿痕,舌质淡,苔薄白,脉濡软乏力。腹软,脐周轻度压痛,肠鸣音活跃。化验检查:大便常规及培养均为阴性。全胃肠道钡餐透照未见异常。

辨证:脾肾阳虚,中气下陷。

治法:温肾固涩,升阳健脾。

处方:四神丸合补中益气汤化裁。

党参 15g 白术 15g 熟附片 9g 茯苓 15g 山药 15g 补骨脂 9g 升麻 6g 乌药 9g 肉豆蔻 6g 五味子 6g 罂粟壳 6g 甘草 6g 7 剂

二诊:服上方药 7 剂,腹泻减至每日两三次,大便中黏液基本消失,畏寒渐轻。仍感倦怠无力,头晕心悸,时有腹胀肠鸣。舌脉同前。此时肾阳已有内充之机,脾阳亦始上升之象,再守上方继续服药。

三诊:连进上方药 14 剂,大便转为每日一行,惟尚溏薄,自觉头晕神疲乏力,余症皆消。舌淡红,苔薄白,脉细。又进原方药 10 剂,痊愈出院。

[按语]《景岳全书》云:“泄泻之本,无不由于脾胃”;“肾为胃关,开窍于二阴,所以二便之开闭,皆肾脏之所主”。本例患者虽诊为肠功能紊乱,但因为泄泻经久不愈,中气渐虚而下陷,故泻不易止,泻不止则中气愈虚。中阳式微,寒从中生,阴寒下沉而伤及肾,脾肾阳虚,或为脾肾虚泻。因此选四神丸合补中益气汤治之。方中党参、白术、茯苓、甘草、山药健脾益气;佐升麻以升清阳;熟附片、补骨脂、肉豆蔻温补肾阳;佐五味子、乌药、罂粟壳涩肠固脱。综上治宜温补肾阳,使肾气足,开合有权,并能温煦中焦;健脾升阳,使中阳复,则水湿运化,清浊攸分;再兼以固涩而泄泻自止。正是温补命门以生土,暖脾固肠以止泻。

(张京整理)

十四、益气固本、活血化瘀法治愈肺间质炎间质纤维化症一例

朱某，男，66岁。

初诊：1984年6月5日。

主诉及病史：刺激性干咳两周，发烧一天。

因慢性支气管炎，并右下肺支气管周围炎急诊入院。经用抗生素及化痰止咳药物、超声雾化吸入等治疗，体温虽下降，但干咳症仍未得到控制，并出现气急、剧烈频咳、痰黏咳吐不爽，指趾紫绀，血气分析示动脉血氧分压较低，胸片示两肺感染继续加重，经专家会诊为肺间质炎，并有肺间质纤维化、呼吸衰竭。行气管切开术，并应用呼吸机，以抗生素与大剂量激素治疗，鼻饲进食。

诊查：体温仍为39℃，脉搏98次/分，呼吸28次/分，血压100/70mmHg。神志清醒，喘促不宁，胸腹部潮润微汗。血常规：白细胞计数13.7×10^9/L；分类：中性粒细胞0.90、淋巴细胞0.10。血气分析：酸碱度7.426，二氧化碳分压40mmHg，碱储1.5mmol/L，氧分压66mmHg。脉弦滑数，舌质暗紫，舌苔中部灰黑而腻。

辨证：正虚邪实，痰阻肺络。

治法：扶正祛邪，化痰通络。

处方：野山人参10g　苏叶3g（后下）　杏仁10g　石菖蒲15g　炒苏子10g　知母10g　生石膏30g（先下）　炒莱菔子10g　紫菀15g　枇杷叶15g　冬虫夏草10g　生牡蛎30g　浙贝母9g　瓜蒌15g　生甘草5g

上方加减服药一个月，呼吸困难明显减轻，于7月20日拔除鼻管，自己进食。7月29日停用呼吸机，继续服用中药，同时给予吸氧、抗生素及激素治疗。由于呼吸衰竭已经纠正，炎症进入缓解期，改用益气活血补肾治本佐以清肺化痰。

处方：西洋参6g　生晒参4.5g　冬虫夏草9g　黄芪30g　丹参15g　丹皮15g　赤芍10g　玄参12g　牡蛎12g　象贝母3g　天竺黄9g　瓜蒌9g　化橘红12g　紫菀15g　枇杷叶15g　杏仁6g

上方随症加减，服药至9月19日，病情稳定，拔除气管套管，继续服用此方药调治三个月于1985年12月30日出院。停用抗生素，激素减至12.5～20mg/d，只服中药，每日一剂。

出院后多次复查病情稳定，每日坚持行走5～10km左右而无心慌气促，从每日24小时吸氧减少至每日仅吸氧30分钟，有时不吸氧亦无呼吸困难或缺氧症状。生活规律已接近常人状态。有关化验检查均已恢复正常。肺活量已达到3150ml，血氧分析已达该年龄组的正常范围。胸片检查病变已基本恢复到1983年水平，间质纤维化病变明显好转。为巩固疗效继续服用益气活血，润肺软坚药。

处方：西洋参8g　冬虫夏草9g　生黄芪30g　丹参15g　生牡蛎12g（先下）　象贝母9g　陈皮9g　紫菀9g　炒白术8g　沙参15g　茯苓15g　鸡血藤15g　杏仁9g　赤芍12g　石菖蒲15g

每日1剂，服药两年，一直坚持正常工作。

［按语］间质性肺纤维化在国外已成为比较常见的呼吸病。在国内，由于诊断水平的提高，发病率逐渐增高。此病病因复杂，是一种比较危重的呼吸系统疾病，其临床表现为咳嗽、咳

痰、呼吸喘促，动则气急。目前尚无有效治疗方法，只有激素似可阻止病变发展。

中医对此病的认识和治疗尚未见专章论述，只是散在于“痰饮”、“咳证”、“肺胀”等篇中。

赵冠英教授根据中医“肺主气，主呼吸”，“肾为气之根，主纳气”和“在肺为实，在肾为虚”的理论，结合本病的病理变化和临床表现，认为本病病位在肺、肾。其主要病机是体虚邪盛，痰浊瘀血阻塞肺络，肺失肃降所致。肺失宣发肃降气机壅滞上逆而为频咳；肾精虚少，不足以涵阳，阴虚阳亢，灼伤肺津，肺气燥而咳嗽不止；肾气不足，不能纳藏肺吸入之气则呼吸浅表，动则加剧。而外邪内犯、肺失肃降致使邪痰瘀血阻塞肺道是引起呼吸困难的主要病因。本病按中医理论进行辨证施治，坚持守法长期服药，使肺功能明显恢复、病变消除。赵教授根据这一成功尝试，提出对肺间质纤维化的治疗可遵循如下法则：

(1)益气固本：本病多由体弱气虚，咳嗽年深日久，耗气伤津，肾元本虚，积渐而成。因此，肺肾气虚是本病发生发展的重要原因。采用益气固本乃治本之法。另外气虚痰凝影响血液运行，出现痰瘀胶结不解，而用益气固本法配合化痰消瘀，则气行血亦活，气顺痰易消，可加快痰消瘀散，助气血畅行，肺络宣通。同时益气固本法可提高机体的免疫功能，增强体质。此患者服用中药后，不仅肺功能好转，全身的机能状态也趋于好转，抗病能力逐渐增强。其他系统的多种慢性病均处于稳定状态。这对加速肺功能好转起了促进作用。

(2)活血化瘀：间质性肺纤维化，其病理特点为肺实质细胞损伤，间质内胶原组织紊乱，纤维组织增生性变化。患者虽然没有典型的瘀血表现，但微观的病理变化可视为肺络损伤。中医认为“久病入络即瘀血”，故采用活血化瘀大法。为避免损伤正气，而用养血活血药，既可扶正，又可祛瘀，以缓和持久的药效逐渐恢复肺络损伤。临床实践早已证明，活血化瘀药可使增生性病变减轻或消退。近年动物试验证明，活血化瘀药有改善和治疗肺纤维化病变的作用。赵教授的临床实践进一步证明这一理论的正确可行。

(3)守法常服：因肺间质纤维化是较难恢复的病理改变，故采用守法长期服药的治则。法随证变。在呼吸衰竭期正虚邪盛，采用扶正祛邪、化瘀通络法，使气固阳复、痰消血行、气道通畅，使呼吸衰竭很快得以纠正。缓解期，以扶正固本、活血化瘀为主改善肺部的血液循环，增加气体交换，以促进肺间质纤维化的好转。《医宗必读》指出：“治实者攻之即效，无所难也。治虚者补之未必即效，须悠久成功”。采用证不变法亦不变、守法常服的法则是治疗慢性病的有效方法。

十五、理气活血、解毒缓急法治愈老年肠腑气滞一例

陈某，男，73岁。

初诊：1987年3月31日。

主诉及病史：腹痛便秘已19天。患结肠多发性息肉四年余，1987年3月31日入院治疗。既往患有冠心病、慢性浅表性萎缩性胃炎及慢性支气管炎、阻塞性肺气肿等多种疾病。于6月9日在全麻下行结肠部分切除术。术后一般情况尚好。6月18日出现腹胀、腹痛、嗳气，并逐渐加重，且发展为腹部持续阵发性绞痛，腹痛时有肠型，肠鸣音活跃。6月24日腹平片示右上腹有胀气、肠曲及液面。碘水小肠造影见小肠有造影剂，无狭窄、扩张，右上肠胀气，肠曲未见造影剂进入。术后19天无自动排便，只在用液体石蜡和灌肠时有少量大便排出。血常规：白细胞计数 $9.5\times10^9/L$；分类：中性粒细胞0.82。诊断为中段横结肠不全梗阻。经西医对症处理症状不缓解。于6月26日急邀赵老会诊。

诊查：体温37.5℃，肌肤潮热，腹痛时作，双眉紧锁，腹胀嗳气，禁食，便闭。脉细弦，舌质暗红苔白。

辨证：肠腑气滞，血瘀痹阻。

治法：理气活血，解毒缓急。

处方：杭白芍15g　炙甘草6g　焦槟榔10g　枳壳10g　川厚朴9g　双花15g　蒲公英15g　桃仁9g　红花9g　党参15g　乌药9g

1剂，浓煎100ml，分3次服。

二诊：服上方药后，两日大便四次，均为溏便。腹胀、腹痛减轻，进流食后仍有嗳气。脉弦细数，苔白。原方加广木香6g，2剂，煎服法同前。

三诊：体温正常，大便通调，但仍为溏便，腹胀已消，精神好，能进流食。惟时感腹部轻微隐痛。脉细弦，苔白。此瘀散气行，邪退正虚，宜加强健脾理气活血消导之品，扶正祛邪。

处方：党参15g　白术15g　云茯苓15g　炙甘草6g　广木香9g　川厚朴9g　枳壳9g　蒲公英15g　栀子8g　台乌药9g　生三仙各9g　鸡内金9g

以此方加减用药调治半个月，腹痛消失，饮食二便如常，痊愈出院。

［按语］此病例西医认为系手术吻合口处炎症充血痉挛而致横结肠不完全梗阻。中医认为系手术后气滞血瘀、肠道瘀阻、水湿内停、郁而化热，继而引起胃肠运化传导功能失常所致。此证虽为急证，切不可一见梗阻即用通里攻下之法，因老年人肠梗阻多为正虚邪实，当分清梗阻的病因及程度，以明邪气的性质和轻重，再细辨脏腑气血津液的虚实，以察正气的强弱，而分别施以通里攻下、益气养阴、理气活血、解毒缓急、健脾行气等攻补兼施之法。

本病例虽有肌肤潮热、腹胀腹痛、嗳气便闭等肠道梗阻之症，但其脉细弦、舌质暗红、苔白，脉症合参，乃属气血两虚、气机不畅、血脉瘀滞之证，故用行气活血之法。采用理气活血、解毒缓急之法以治其标，继用益气健脾、活血消导之法以善后治本，使气行瘀散、热退肠通，升降机能恢复而痊愈。

十六、益气养阴、通里攻下法治愈老年阳明腑实一例

李某，男，83岁。

初诊：1987年2月28日。

主诉及病史：神昏、便秘三日。患者素患冠心病、慢性支气管炎、肺气肿、糖尿病。于1978年2月28日不慎摔伤腰部急诊入院。经检查确诊为第一腰椎压缩性骨折。治疗过程中出现便秘及精神症状。西医曾予番泻叶、麻仁润肠丸、开塞露及灌肠法均不见效，并出现幻听幻视，心率120次/分，血压180/90mmHg。心电图示胸前导联缺血，两背部可闻及中小水泡音及痰鸣，腹部膨隆，叩之鼓音。诊断为骨折致肠麻痹，急邀赵老会诊。

诊查：精神时清时昏，且见循衣摸床，腹胀如鼓，心悸气短，大便三日未解。脉弦结，舌苔黄少津。

辨证：气阴两虚，阳明腑实。

治法：益气养阴，通里攻下。

处方：黄芪20g　白术30g　当归20g　川厚朴10g　枳实9g　酒军8g　桃仁9g　玄参20g　火麻仁30g　杏仁9g　元明粉15g　焦槟榔9g　1剂

服药一煎，大便通畅，神志转清，呼之能应，腹胀消失，血压150/84mmHg，心率90次/分。

脉细弦，舌苔薄。继以益气健脾、生津养阴之法调治而愈。

[按语] 因肠为“传化之腑”，“以通为用”，其生理特点为“泻而不藏”、“动而不静”、“降而不升”，气机运行其间，以通降下行为顺。老年人因肺脾两虚、中气不足，加之饮食质精少渣，喜静懒动，肠道转化功能减弱。如遇饮食不当、七情刺激及意外创伤极易形成大便秘结，临证不必拘泥于古人禁用攻伐之论，硝黄攻下之剂仍可大胆应用。但因老年人脏腑气血津液皆虚，要慎重选方配伍，以防伤正。对本病例，赵老将益气养阴与通里攻下法同用，益气、健脾、滋阴、养血、润肠药与清热、通里、攻下药相配伍，以达补气行滞而无破气之虞，清热攻下而无伤阴之弊。每遇老年便秘，赵老多重用白术30g，因白术健脾益气且具有双向调节作用，小量可治脾虚泄泻，大量可补益中气消胀除满通便。老年便秘重用白术多获良效。

（张秀勤整理）

[编者评注] 赵老治疗老年泄泻、便秘颇有成效。二案均为七旬以上高龄，正气不足，宿疾累累，虚实夹杂。治疗腹泻一案以温补脾肾佐以收涩，很快收到效果。治疗老年便秘，往往棘手于正虚邪实，赵老或以理气活血为主，取得良效，再以扶正收功；或以攻补兼施，急则以承气合滋阴健脾，使邪退正安。重用白术30g用于老年便秘的经验，值得研究。

病名病证索引

B

白疕(银屑病) 503
白疕风 594
白塞病 502
白塞综合征 517
斑毒 98
斑秃 761
斑疹 763
半侧面部自汗证 456
膀胱咳 666
暴发性耳聋 158
暴聋 233
暴盲、痿证 648
暴喑不语(癔病性失语) 32
背热胃凉 310
奔豚 593
奔豚气 116
贲门癌 488
崩漏 171,680
崩漏不止 278
崩漏及不孕症 367
崩漏证 546
鼻衄 239
鼻咽癌 25
鼻渊 74
闭经 210,550,768
闭经不孕症 365
闭塞性脉管炎 574
痹淋并见伤及心肾证 259
痹证 125,351,470
扁平疣 262
便秘 337,89,69
便血证 52
表伤寒证 637
病窦综合征 412
病毒性心肌炎 167
病态窦房结综合征 209
不排卵不孕症 556
不月 382
不孕 622
不孕症 14,354,772

C

蚕蚀性角膜溃疡 195
产后病 778
产后高热 728
产后关节痛 347
产后漏血证 283
产后身痛 392
产后血崩 721
产后自汗 777
长期低热 99
长期服用激素的慢性乙型肝炎伴肝硬化 796
肠风下血 740
肠结证 728
肠伤寒 739
肠系膜上动脉综合征 254
肠痈 71
肠痈化脓证 282
车祸手术后遗症 639
迟脉症 380
持续高热 301
尺骨近端骨折合并桡骨头脱位 465
虫积腹痛重症 561
传染性单核细胞增多症 170
喘咳 219
喘证 419,494,89
春温痰火发狂证 282
寸白虫证 568
痤疮 28

D

搭背　400
大渴引饮　429
大衄　507
带下　770
带状疱疹　454
带状疱疹后遗神经痛　401
戴阳证　750
丹毒高热　587
胆道蛔虫症急性发作　523
胆结石术后高热　597
胆石症　446
蛋白尿　235
倒经　371
盗汗　457
登革热　13
低热　174,300
低热不退症　703
低温败血症　762
癫痫　139,140
癫狂　237
癫证　173
疔疮走黄证　287
毒性甲状腺功能亢进　145
对口疽　588
顿咳(百日咳)　182
顿咳　97
多发性肋骨骨折合并胸肋关节脱位　468
多兼证之肝癌　654
多兼症之臌胀　651
多囊肾　736
多年低热　662
多年漏经症　288

E

鹅掌风　207
呃逆　223,650
儿童尿床　665
耳鸣　443
耳鸣耳聋　218
耳衄　238

F

发热　303,511
反胃呕吐　183
反应性精神病　164
泛发性神经性皮炎　504,613
肥胖闭经　769
肺癌　147
肺间质炎间质纤维化症　818
肺痨　714
肺心病　421
肺心心衰症　116
肺炎发热百日　16
痱证　51
风痨　422
风热型荨麻疹　612
风湿病　161
风湿赤眼　649
风湿热　150,157
风湿性心肌炎　169
风水(肾炎)　537
风水证　184
风瘫瘖瘫　375
风温喘咳　227
风温证　50
风虚脏躁　334
胕肿多寐　328
伏暑发热　623
匐行性角膜溃疡　196
妇人崩漏　445
妇人产后奔豚证　289
复合骨折昏迷、黄疸　522
腹水　628
腹水症　61
腹痛　225
腹痛下利　339
腹胀温毒　231
腹胀泄泻　135

G

干咳浮肿　746
肝癌手术后遗症　635

肝风上扰 352
肝昏迷 730
肝厥脏躁重证 567
肝囊肿 694
肝旺脾虚纳呆证 708
肝性腹胀(脂肪肝) 540
肝性腹胀 540
肝硬化 17,531
肝硬化持续高热 735
肝硬化腹水 128,573,733
肝痈 725
肝郁性胃病 689
肝郁胸痹(更年期综合征) 384
高热 190,349,811
高热、顽固性呃逆 657
高热昏迷 406
高血压 143
高血压性肾病合并氮质血症 6
高血压眩晕 12
膏淋 677
蛤蟆瘟 729
更年期胸痹 172
更年期综合征 171,781
功能失调性子宫出血 548
肱骨外科颈骨折 464
股骨干骨折 466
股骨肿瘤 67
骨痹 348
臌胀(肝硬化可疑癌变) 652
臌胀 108,539,718
臌胀合并胃脘痛 109
瓜藤缠(结节红斑) 504
冠心病 205
冠心病心律失常 543
冠状动脉粥样硬化性心脏病 271
过敏性哮喘 446
过敏性紫癜 152,571

H

寒入厥阴 748
寒疝 340
寒湿困阳感冒不解 291
寒湿内结 135
汗证 336
红斑狼疮脑病 615
红斑狼疮肾炎尿毒症 616
红斑狼疮心包炎 616
红斑性天疱疮 604
红皮病 501
狐惑病 509
狐疝 330
滑胎 180,773
环跳疽 500
幻听 443
黄带下 261
黄疸 103
黄疸合并淋证 105
黄褐斑 605
蛔虫腹痛伴发瘾疹 255
蛔虫及兼症 254
火郁胃痛 229

J

肌衄(过敏性紫癜) 814
肌衄(血小板减少性紫癜) 450
积滞 273
急黄昏迷 169
急惊风 92
急性鼻渊 22
急性发热 300
急性肝炎严重肝内胆汁郁积 785
急性宫颈炎 781
急性粒细胞性白血病长期发热 245
急性肾小球肾炎 208
急性视神经乳头炎 197
急性视网膜色素上皮炎 199
急性外耳道炎 205
脊髓空洞症 477,509
脊柱裂 472
继发性不孕 389
结肠炎 204
结核性腹膜炎 450
结核性胸膜炎 206
结节性红斑 402
截骨术后不愈合 811
经闭 626,679,716

经漏 669
经漏并血尿 750
经脉痰阻、阳微肢厥 43
经期抽搐 266
经前乳痛痃癖症 709
经前脏躁 782
经行口糜 767
经行如崩 266
经行身痛 779
经行头痛 553
经行吐衄 391
经行泄泻久治不愈 388
惊汗脏躁 334
惊泻 333
精神分裂症 142,203,204,624
精神性神经官能症 740
精浊 589
颈动脉狭窄所引起的眩晕症 705
颈疽 596
胫腓骨骨折 467
久不欲食 234
久喘 295
久咳 294,494
久痢 679
久年伤损疼痛症 638
久疟证 286
久泻 352
久虚咳血 493
拒食症 668
绝经后子宫出血 357
绝经前后诸症 389,394

K

咳喘 130,675
咳喘证 307
咳嗽 180,274,454,517
咳血 72
克隆病 428
口疮 298,483
口糜龈烂 72
狂躁证 538
狂证 319
溃疡性结肠炎 53

L

阑尾炎 55
劳淋 168
痨瘵 296
痨瘵继发类风证 251
老妇"羸状" 307
老年肠腑气滞 819
老年皮肤瘙痒症 70
老年乳衄 155
老年性泄泻 206
老年阳明腑实 820
类风湿关节炎 126,150,156
类风湿脊柱炎 157
类风痿 696
类中风 279
历节风 472
痢证 239
链霉素中毒症 458
两足灼热症 687
淋证 248,327
流行性胸痛 168
流行性乙型脑炎 275,276,277
流行性乙型脑炎后遗症 277
癃闭 751
绿脓杆菌感染 581
瘰疬 589,66

M

马脾风(麻后肺炎) 15
慢性乙型活动性肝炎 789
慢惊风 93
慢性风湿性关节炎 690
慢性腹泻 61
慢性肝病 33
慢性活动性肝炎重度黄疸 788
慢性结肠炎 309,661
慢性结肠炎及肠系膜肿块 154
慢性口腔炎 144
慢性痢疾 275
慢性盆腔炎 453
慢性气管炎 492

慢性乳腺炎 400
慢性肾功能衰竭 79
慢性肾功能衰竭氮质血症 172
慢性肾炎 83,84,85,86,87
慢性肾炎合并尿毒症 122
慢性肾炎尿毒症昏迷 81
慢性肾炎水与血结 3
慢性肾盂肾炎 386
慢性湿寒性盆腔炎症 369
慢性虚性鼻病 23
慢性乙型活动性肝炎 792
慢性乙型活动性肝炎伴早期肝硬化 797
慢性乙型迁延性肝炎 791
慢性乙型重型肝炎 793
慢性乙型重型肝炎伴长期发热 795
慢性乙型重症肝炎合并预激综合征(B型) 800
慢性支气管哮喘 686
梅核气 430
面肌瞤动 358
面肌痉挛 444
面三角区红斑 144
面神经麻痹 143,360
面瘫 34
木舌 91

N

男性不育症 557
男子不育症 382
脑疽 499
脑瘤引起闭经 393
脑栓塞 120
脑损伤后遗症 141
脑外伤后遗症 473
脑外伤性癫痫 458
脑炎后遗症 141
内膜异位症不孕 366
内痔嵌顿 598
逆经 680
逆经病 163
尿崩症 324
尿闭 57
尿毒症 414,429
尿路感染 80
尿中长期有红细胞 620
脓疱型银屑病(牛皮癣) 603
女童性早熟症 359
女性不孕症 555
衄血 246

O

呕吐型痫证 100

P

痞瘤(荨麻疹) 460
盆腔炎症 369
皮痹 445
皮肤病(湿疹) 153
皮肤肉样瘤病(结节病) 611
皮肌炎 607
偏头痛(蝶腭神经痛) 530
偏头痛(血管性头痛) 32
偏头痛(枕叶肿瘤) 645
偏头痛 133
贫血 766
普秃 606

Q

奇痒 187
气功走火 332
气随血脱 230
气血两虚、疮疡不愈 45
气郁结胸证 560
气郁食滞哕证 289
气滞腹痛证 284
迁延性肝炎 532
荨麻疹 513
前列腺炎 489
蜣螂蛀 398
青春期功血 547

R

桡骨头骨折 465
热痹 525

热病后期眼球震颤、全身瘫痪 10
热病神昏发厥证 285
热病阳明经证 287
热入血室 134
热痿 11
妊娠恶阻 238,370
肉瘿 599
肉瞤症 688
乳蛾 94
乳糜尿 119,513
乳糜泻 165
乳癖 262,397
乳头流血症 118
乳腺癌 149
乳腺增生 148,668
乳岩 584
乳痈 396,585,586

S

Schmidt 综合征 659
腮腺炎并发睾丸炎 69
三叉神经痛 55,530
三期脱疽 399
散发性脑炎 118
疝气 75
伤风汗多阳虚证 281
上消化道出血 405
上消中消证 707
少精不育症 557
少阳腑证 192
蛇串疮 586
蛇丹 704
蛇头疔 591
神经性耳聋 694
神经性呕吐 132
肾病综合征 28,804
肾结石 703,717
肾虚全身浮肿 746
肾炎蛋白尿 667
肾子疽 403
生理性黄疸兼肺炎 279
声带息肉 21
失代偿性肝硬化肝性脑病 802
失眠症 538
失血后阳虚寒战 752
湿毒头肿 564,565
湿热痹痛 535
湿热痹痛重证 566
湿热蕴脾、浸淫疮 38
湿温(邪留三焦) 133
湿温 102,672
湿温病 178
湿温化燥证 288
十二指肠溃疡 572,739
石淋(肾结石) 185
石淋 64,576,678
石淋证 256
食痫 97
食积发热 511,60
视神经视网膜炎 199
视神经萎缩 198
视网膜静脉周围炎 197
视网膜静脉阻塞 200
嗜酸性粒细胞增多症 461
手术后腹胀 167
输卵管不通 774
输卵管不通症 516
术后呃逆 575
水疝 95
水肿(肾病综合征) 691,816
水肿 111,491,809
四年白浊 780
损伤性小便失禁 240
缩阴症 124
锁骨骨折 463

T

胎疸 96
太阳少阴两感证 747
太阳头痛(枕大神经痛) 30
痰气结核 193
痰热蒙闭、瘖痱瞀瘈 46
痰热逆脑、头眩难眠 45
痰湿型咳嗽 292
痰饮 66
痰郁证 115

糖尿病(消渴) 442
糖尿病 737
瞳孔缺损(虹膜睫状体炎) 188
痛痹 524
痛痹证 49
痛经 59,554,719
头顶刺痛 344
头风 31
头风重证 283
头痛 214,423,674
头晕 514
突眼症 695
癞疝(急性睾丸炎) 451
腿股风 349
脱发 623
脱疽 53,498,591

W

外感风寒喉痹证 709
外伤头痛 536
外伤性截瘫 486
外伤性头痛眩晕 459
外阴溃疡 392
顽痹 260,347
顽固哮喘 122
顽固性呃逆 305
顽固性腹泻 68
顽固性口臭 308
顽固性臁疮 614
顽固性脑鸣 343
顽固性呕吐 230
顽固性偏头痛 215,350
顽固性荨麻疹 361,613
顽固性神经衰弱症 305
顽固性头痛 626
顽固性心动过速 124
晚期恶性肿瘤 246
晚期肝硬化合并内毒素血症、严重凝血机制障碍 799
尪痹(类风湿关节炎) 526,527
卫阳不固多汗 39
胃癌 177
胃痛 224,330
胃痛便黑症 252
胃脘挛痛 537
胃脘疼痛 702
胃脘痛(慢性胃炎) 657
胃脘痛 224,510
胃虚呕吐 566
痿躄 65
痿证(森林脑炎后遗症) 448
痿证(重症肌无力) 383
痿证 481
温病危证 8
无名热(或低热) 697
五色痢 68

X

矽肺 176
习惯性便秘 629
习惯性流产 2,269,554
席汉综合征 485
系统性红斑狼疮 505
下焦温病 183
下肢慢性肿疡 51
痫证 296
先兆流产与习惯性流产 367
腺病毒肺炎 271
相火妄动、血热妄行 41
消渴 131,257,362
消渴并青风内障 519
小肠泄 487
小儿百日咳 720
小儿发热 242
小儿肺热喘咳 619
小儿肺炎 437,719
小儿疳热乳蛾证 712
小儿急性肾炎 436
小儿偏瘫 439
小儿气厥证 712
小儿湿热泻 440
小儿食积痉病 286
小儿胎黄 242
小儿痰饮咳喘 438
小儿心律不齐 435
小儿虚寒泻 434

小儿厌食症　60
小儿阴伤眩晕证　711
小儿重症肺炎　270
小脑萎缩　658
哮喘　342,420,755
哮喘急性发作　94
哮喘证　212,29
胁痛(慢性迁延型肝炎)　650
胁痛　220,496
胁痛并水肿、胃脘痛　113
胁痛并胃脘痛　107
胁痛合并消渴　110
胁痛合并阳痿　110
泄泻(肠功能紊乱)　817
泄泻　88,226,809
心动悸、脉结代　806
心烦嘈杂胃疼吐酸　192
心肌梗死　570
心肌炎　413
心肌炎频发室性期前收缩　208
心悸(房颤)　518
心悸　179,222,621
心悸、气短　535
心悸、怔忡、胸痹(心肌炎)　373
心悸不眠症　642
心悸发热　220
心绞痛　123,407,409
心空晕厥　228
心力衰竭　452
心律不齐　137,415
心律失常　411
心衰　409,416
心衰胸水　410
心下痞满症　191
行经昏厥　451
行经吐血症　710
胸痹　137,508,713
胸痹心痛(冠心病)　813
胸腹剧痛症　693
胸腔癌性积液　542
胸痛胸闷气短　625
虚火喉痹　20
悬饮　127
眩晕(高血压合并慢性肝炎)　647
眩晕　65,216,338
眩晕猝发　136
眩晕证　308,704
血痹　329
血管神经性头痛　316
血亏　810
血淋　233,677
血尿　295,358
血栓性静脉炎　166,600
血小板减少性紫癜症　306
血证(再生障碍性贫血)　815

Y

牙宣　752
牙龈生毛　737
咽干病　687
严重偏头痛　667
颜面播散性粟粒性狼疮(流皮漏)　603
眼底漏脓视物不见症　633
眼肌麻痹　198
眼球突出　188
眼外伤　201
羊水过多症　371
阳痿　515,82,83
阳痿遗精　431
阳痿证　561
阳虚血崩　59
腰痛　299
腰椎外伤术后瘫痪症　644
摇头震颤症　186
噎膈　19
夜尿、尿数(遗尿)症　689
一氧化碳中毒性脑病　478
遗精　166
遗精带血　670
遗尿　100,132
乙型肝炎　577
乙型脑炎(重型)　5
异位性皮炎　609
抑郁型精神病　510
癔症性瘫痪　482
阴道流水样分泌物　390
阴寒浮肿、烦喘　752

阴黄 106
阴茎痰核 590
阴缩 563
阴虚风热喉痛证 711
阴虚内热斑疹 42
阴虚浊带证 709
银屑病(牛皮癣)红皮症 608
婴儿湿疹 609
瘿瘤 174,630
硬皮病 663
疣证 610
疣状胃炎、十二指肠多发性溃疡 160
右肱骨髁上骨折(伸直型) 467
瘀血头痛 692
玉茎结疽 397
郁寒发热 339
原发性不孕 773
月经闭止 669
月经过少 768
月经过少症 549
月经失调、幼稚子宫及卵巢功能低下、习惯性滑胎、久不受孕 368

Z

再生障碍不良性贫血 416
再生障碍性贫血 153
脏躁 480
战汗 323
真热假寒证 749
真心痛(急性心肌梗死) 813
真心痛(心肌梗死恢复期) 812
真性红细胞增多症 385
真阳欲脱证 361
震颤麻痹 160,442
癥积并发血证 112
癥瘕 775
正虚畏寒 362
支气管扩张并咯血 760
肢端冷痛 597
滞颐 93
瘈疭(脑占位性病变) 528
中毒性休克 121
中耳炎 747
中风 217,424,721
中风闭证 7
中风抽搐 699
中风后遗症 378
中风先兆症 673
中风中脏 379
重笃水臌证 285
重度黄疸肝炎合并身痒、瘀斑、关节痛 787
重度神经衰弱 142
重度脂肪肝 803
重型小儿腹泻(慢脾风) 4
重证呃逆 253
重症病毒性肝炎 512
重症肝炎 232
重症肌无力 202,35
重症静脉炎 162
重症瘰疬 432
重症呕吐 726
重症乙型脑炎 435
周痹 232
周身肌无力症 635
蛛网膜下腔出血 449
子痫 646
子宫内膜息肉 776
子宫内膜异位症 394
子痈 350
子肿 683
紫斑 249
左侧胸膜炎及左侧胸腔包裹性积液 147
左耳湿疹 24
左甲状腺囊腺瘤 146
左心衰竭、脑血栓形成 452